外伤性白内障
显微联合手术学

Traumatic cataract
Microscopy Combined
Surgery

外伤性白内障
显微联合手术学

Traumatic cataract
Microscopy Combined
Surgery

主　编　郑广瑛
审　校　张效房　张金嵩

人民卫生出版社
·北　京·

图书在版编目（CIP）数据

外伤性白内障显微联合手术学/郑广瑛主编. —北京：人民卫生出版社，2023.8
ISBN 978-7-117-34720-4

Ⅰ.①外… Ⅱ.①郑… Ⅲ.①眼病–外伤–白内障摘除术–显微外科手术 Ⅳ.①R779.66

中国国家版本馆 CIP 数据核字（2023）第 059494 号

人卫智网	www.ipmph.com	医学教育、学术、考试、健康， 购书智慧智能综合服务平台
人卫官网	www.pmph.com	人卫官方资讯发布平台

外伤性白内障显微联合手术学
Waishangxingbaineizhang Xianweilianheshoushuxue

主　　编：	郑广瑛
出版发行：	人民卫生出版社（中继线 010-59780011）
地　　址：	北京市朝阳区潘家园南里 19 号
邮　　编：	100021
E - mail：	pmph @ pmph.com
购书热线：	010-59787592　010-59787584　010-65264830
印　　刷：	北京盛通印刷股份有限公司
经　　销：	新华书店
开　　本：	889×1194　1/16　印张：41
字　　数：	1033 千字
版　　次：	2023 年 8 月第 1 版
印　　次：	2023 年 8 月第 1 次印刷
标准书号：	ISBN 978-7-117-34720-4
定　　价：	328.00 元

打击盗版举报电话：010-59787491　E-mail：WQ @ pmph.com
质量问题联系电话：010-59787234　E-mail：zhiliang @ pmph.com
数字融合服务电话：4001118166　E-mail：zengzhi @ pmph.com

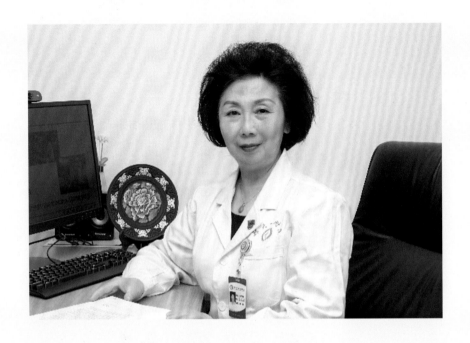

郑广瑛

中共党员,医学博士,二级教授,主任医师,博士研究生导师,博士后指导教师;郑州大学第一附属医院眼科中心门诊部主任及白内障与小儿眼病病区主任、河南省眼科医院副院长;河南省儿童眼病诊疗中心主任,河南省白内障和儿童眼病专业学术带头人。中华医学会专家会员;中华医学会眼科学分会委员和白内障学组委员;中国医师协会眼科医师分会委员和白内障专业委员会委员;中国妇幼保健协会儿童眼保健专业委员会副主任委员;中国医疗保健国际交流促进会眼科分会常委;中国医药教育协会眼科专业委员会常委;中国老年医学会眼保健与疾病防治委员会常委;中国医师协会眼科显微手术专业委员会委员;海峡两岸医药卫生交流协会白内障与屈光手术学组委员;中国女医师协会眼科专业委员会委员;全国科学技术名词委医学名词审定委员会委员、《中华眼科杂志》等杂志编委;河南省医学会眼科学分会副主任委员及儿童眼病学组组长;河南省医师协会眼科医师分会儿童眼病学组组长。

从事眼科临床医疗、教学和科研工作 40 余年。主要研究方向：年龄相关性白内障发病机制的研究、复杂外伤性白内障联合手术的研究、先天性白内障致病基因的研究、功能性人工晶状体植入的研究、儿童眼病筛查数据库云平台的建立和新生儿眼病筛查的人工智能研究。引领河南省眼科白内障、眼前节外伤及儿童眼病专业的学术发展。尤其是对复杂眼前节外伤的功能重建、复杂外伤性白内障的联合手术具有较深的造诣及独到之处；开展了白内障超声乳化联合各种功能性人工晶状体植入术（如非球面、双焦点、可调节、三焦点、无级变焦、区域折射、Toric 人工晶状体等）；开展了飞秒激光辅助的白内障超声乳化手术、有晶状体眼的 ICL 植入术矫正高度近视等多项新技术、新业务；开展了多种复杂的、疑难的白内障手术（如糖尿病、葡萄膜炎、高度近视、复杂眼外伤、儿童白内障及并发症的处理等），完成各类白内障手术近 10 万例。多次参加全国及省内的白内障防盲扶贫手术医疗队，多次带领亚洲防盲基金会捐赠的复明扶贫 16 号手术车到偏远山区和贫困地区为白内障患者做免费手术；2018—2019 年连续 2 年申报并组织参加国家卫健委的大型精准扶贫项目"中华健康快车光明行"，到牡丹江宁安和山西运城为贫困白内障患者做免费手术。2017 年牵头成立了"河南省儿童眼病筛查防治专科联盟"，河南省百余家省、市、县级医疗单位眼科和妇幼系统眼科加入联盟；2019 年申报获批了河南省卫健委"海外英才出国研修团队"和"河南省儿童眼病筛查防治工程研究中心"；2020 年申报获批了"河南省儿童眼病诊疗中心"。在专业核心期刊和 SCI 收录期刊发表学术论文 150 余篇，获河南省科技进步奖 8 项，河南省医学科技成果一等奖 8 项；主持国家自然科学基金面上项目及省部级重点科研项目 19 项，联合申报国家"973"军工项目 2 项，申请和授权发明专利 9 项；参与制定中华医学会眼科学分会白内障专家共识 10 项；主持国家级"白内障手术技能培训"项目 1 项；主编和参编《眼科应用解剖学》《眼屈光手术学》《眼科显微手术学》《眼外伤学》《眼内异物的定位与摘出》《高度近视》《张效房眼外伤学》《眼科学》（"十三五"研究生规划教材）、《白内障超声乳化手术培训教程》等教材和专著 12 部；培养博士研究生 16 名，硕士研究生 50 名；曾获河南医科大学"优秀中青年骨干教师""郑州市优秀教师""郑州市三八红旗手""郑州市十大科技女杰""河南省卫生科技创新型领军人才""河南省文明教师""河南省职工职业道德建设标兵""河南省五一劳动奖章""全国优秀眼科医师"等荣誉称号。

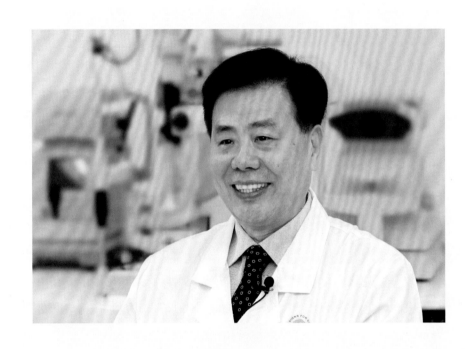

姚克教授

教授,博士研究生导师,浙江省特级专家

浙江大学眼科医院院长

浙江大学眼科研究所所长

浙江大学医学院附属第二医院眼科中心主任

中华医学会眼科学分会主任委员

亚太白内障及屈光手术学会主席

国际眼科科学院院士

国际眼科理事会常务理事

郑广瑛教授从事眼科专业临床、科研和教学工作 40 余年，不忘初心、砥砺前行，克难攻坚、锐意进取。善于运用科学的、先进的技术和理念从事临床和科研工作，尤其擅长从繁复平淡的日常临床和科研工作中发现规律、总结经验、沉淀积累、形成特色，以提高自己的基础理论和专业诊疗水平。

郑州大学第一附属医院眼科（原河南医科大学第一附属医院眼科）是全国最大的眼外伤防治中心，早年国际著名的眼外伤专家张效房教授等老一代眼科工作者辛勤耕耘、严谨求实、积极进取，眼内异物定位与摘出的研究立于国际眼科的先进行列。张效房教授培养了很多优秀的眼科专家，郑广瑛教授是其中之一。她秉承张效房教授的意志潜心于外伤性白内障防治的研究，对外伤性白内障显微联合手术技术具有独到的见解和较深的造诣。

郑广瑛教授主编的《外伤性白内障显微联合手术学》一书，是她 30 余年从事眼外伤防治工作经验的总结和心血结晶，并联合国内相关专业的知名专家教授共同撰写。本书分 3 篇 26 章，100 余万字，插图 700 余幅，视频 31 个，从外伤性白内障的流行病学、临床特点、病理生理学及免疫学特征、术前检查及准备、各种联合手术的适应证及手术时机的选择、手术方法及人工晶状体的选择、并发症的处理等方面，图文并茂，并结合手术录像全面系统地介绍了外伤性白内障显微联合手术技术；其内容除了传承经典传统的白内障手术技术以外，还贯穿了近年来的眼外伤和眼科显微手术领域的新知识、新技术和新理念，并以全新的视角加以评述，让人耳目一新，是一本非常好的、实用性非常强的临床参考书籍，填补了我国白内障领域眼外伤诊疗书籍的空白。相信该书的出版一定会受到广大眼科医师的青睐，对提高我国眼科医师，尤其是年轻医师临床眼外伤防治诊疗水平、推动眼科事业的发展具有重要的作用。

浙江大学医学院附属第二医院眼科中心
浙江大学眼科医院

2023 年 7 月 1 日

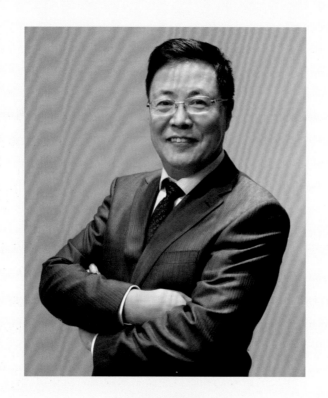

王宁利教授

教授,博士研究生导师

全国政协委员

首都医科大学眼科学院院长

北京同仁眼科中心主任

全国防盲技术指导组组长

北京医学会眼科学分会主任委员

中国医学科学院学部委员

中国医师协会眼科医师分会会长

中华预防医学会公共卫生眼科学分会主任委员

中国医疗保健国际交流促进会眼科学分会主任委员

亚太眼科学会主席

国际眼科科学院院士

非常高兴看到郑广瑛教授主编的专著《外伤性白内障显微联合手术学》出版。我曾经在全国眼科年会、全国眼科医师年会等场合多次听到郑教授关于本书撰写初衷和出版策划的介绍。其中让我最为感动的是，郑广瑛教授作为一位国内知名白内障专家，她把自己的主要精力集中于白内障手术技术的提升和改进，而她本人并不特别在意手术数量的多寡。精湛的医技和高尚的医德，是评价一名眼科医师是否优秀的主要标准，这一点我非常认同。

在多年的工作生涯中，她在白内障尤其是外伤性白内障诊治领域积累了丰富的理论知识和实践经验。此外，郑教授也非常注重理论知识的传播和专业技术的传承。她曾在国内外学术会议、眼科培训班等多次专题讲座中，将她关于外伤性白内障防治的知识和经验分享给大家，得到了众多眼科医生的关注和认可。当有学员向其提出索要讲座相关课件或材料的请求时，她都会毫无保留地分享给大家，并为大家排疑解惑。更为重要的是，她将外伤性白内障的基础理论和临床实践有机地结合起来，形成了一套完善的知识体系，并最终以著作的形式呈现给大家。

本书是以郑州大学第一附属医院的眼科专家为主体，并联合多名国内眼科专家共同完成，涵盖了外伤性白内障防治方面的新知识、新技术和新理念，是对传统经典的外伤白内障手术技术的传承、创新和发展。眼外伤是多个国家社会经济发展和工业化进程中必然面对的问题，它严重威胁着国民的视力健康。我国作为发展中国家，外伤性白内障等眼外伤相关疾病的发病率较过去有所下降，但仍然是我国卫生健康领域面临的重大挑战之一。

读到此书，我心中十分激动。1987 年，我差一点成为了当时的河南医科大学第一附属医院张效房教授的学生。但由于当时招生改革等诸多原因，我最终意外成为了中山医科大学中山眼科中心周文炳教授的学生。干一行爱一行，在周教授的关心和指导下，我在青光眼方面的工作也取得了卓越的成就。当读到本书中"外伤性白内障与青光眼的联合手术"这一章节时，出于对本书的高度关注和喜爱，我特意邀请了我的学生韩崧教授对本书做了关于"外伤性白内障合并难治性青光眼内镜下睫状体光凝术"的补充。

我相信，本书在出版后一定会得到广大眼科医师的喜爱和传播，对提高我国眼科医师在眼外伤，尤其是外伤性白内障方面的诊疗水平、推动眼科事业的发展具有重要的作用。最后，我衷心地祝贺本书顺利出版。

首都医科大学附属北京同仁医院

北京市眼科研究所

2023 年 7 月 1 日

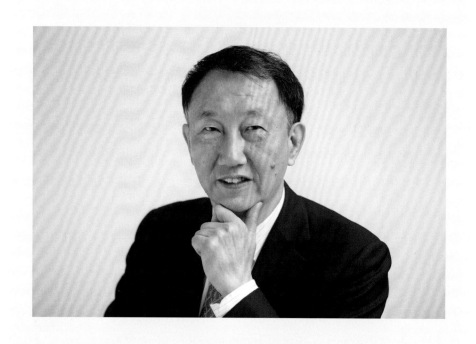

孙兴怀教授

教授,博士研究生导师

复旦大学上海医学院眼科学与视觉科学系主任

复旦大学附属眼耳鼻喉科医院青光眼与视神经疾病学科主任

上海市医学会眼科专科分会主任委员

国家卫健委近视眼重点实验室主任

中华医学会眼科学分会候任主任委员

中国研究型医院学会眼科学与视觉科学专委会主任委员

在眼科的临床工作中,每位医生都会接诊到不同类型的眼外伤,据不同口径统计我国每年发生眼外伤500万~1 200万例,其中外伤性白内障是眼外伤常见的并发症,如诊断处理不当所导致的继发损害将严重危及患眼的视功能,是眼科工作者应高度关注的重要研究课题。

郑州大学第一附属医院眼科(原河南医科大学第一附属医院眼科)是我国最大的眼外伤防治中心,自1950年初始,在老前辈国际著名的眼外伤专家张效房教授的带领下,一直致力于眼外伤及其并发症防治的研究,并取得了令人瞩目的成就,其中眼内异物的定位与摘出达国际领先水平。郑广瑛教授追随张效房教授传承眼外伤及其并发症防治的研究30余年。尤其是近20多年来带领团队潜心外伤性白内障领域的课题研究,郑教授勤奋好学,刻苦钻研,数十年不辍,在外伤性白内障显微联合手术技术方面取得突破,并自成体系,经过不懈努力,终将《外伤性白内障显微联合手术学》呈现于读者面前。

全书共3篇26章,100余万字,插图700余幅,视频31个,图文并茂,内容新颖充实。本书出版前我有幸拜读了部分章节,先睹为快。第一篇外伤性白内障的基础理论和必备技术,系统地论述了外伤性白内障的发病、临床特点、病理生理学及免疫学特征、手术适应证的选择及手术技术,充分吸纳和保留了传统、经典的白内障手术方法;第二篇外伤性白内障的显微联合手术,图文并茂,结合手术录像详尽地介绍了外伤性白内障的各种显微联合手术技术,将近年来白内障和眼外伤领域的新知识、新技术、新理论运用其中,并以全新的视角加以评述,让人耳目一新;第三篇外伤性白内障手术方式及人工晶状体的选择,针对外伤性白内障的临床特点,结合近几年人工晶状体材料、光学区及支撑襻的设计,以及角膜形态及像差检查设备、计算公式的进展,系统地阐述了各种类型的外伤性白内障手术方式、人工晶状体及计算公式的选择,并总结了飞秒激光辅助白内障手术新技术在外伤性白内障中的应用。该专著对眼外伤及白内障的理论知识和诊疗技能既有传承和发展,又有严谨求实和开拓创新的精神,是临床一线眼科医师不可或缺的工具书、参考书。

相信新著的出版必将促进我国眼外伤,尤其是外伤性白内障诊治水平的提高,对该领域基础和临床研究起到重要的启迪和指导,并对减少和避免眼外伤及其外伤性白内障导致的视力残疾和盲起到积极的作用。

复旦大学附属眼耳鼻喉科医院

2023年6月1日

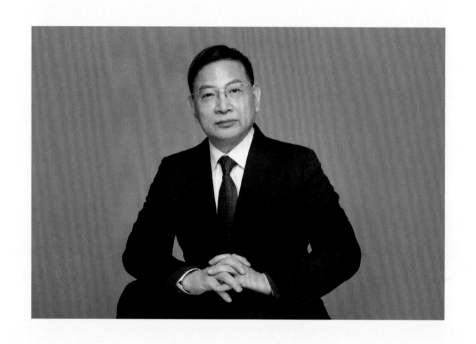

杨培增教授

教授,博士研究生导师

中国共产党第十八次全国代表大会代表

长江学者特聘教授

中华医学会眼科学分会副主任委员

国家杰出青年基金获得者

郑广瑛教授是郑州大学第一附属医院一位优秀的眼科专家,是我国中原地区广大眼科患者尊敬和爱戴的好医生。她在郑州大学第一附属医院工作、学习 40 余年。几十年如一日,勤奋好学、刻苦攻读、自强不息,具有扎实的医学专业基础理论;临床工作中兢兢业业、踏踏实实,善于观察、勤于思考、分析总结,沉淀升华,积累了丰富的临床经验;对专业技术精益求精、勤学苦练、博学众长,娴熟地掌握了眼前后节的显微手术技能。在科研工作中,严谨求实,克难攻坚,乐于接受新知识、新技术、新理念,并应用于临床和科研工作中,解决疑难问题,以便更好地服务于患者,服务于社会。

郑州大学第一附属医院眼科是全国最大的眼外伤防治中心,在著名的眼外伤专家张效房教授的带领下,半个多世纪以来,一直致力于眼外伤及其并发症防治的研究。郑广瑛教授组织编写的《外伤性白内障显微联合手术学》一书,正是秉承张效房教授的意志,是把眼外伤防治工作发扬光大的精神体现。旨在传授新理论、推广新技术、传播新方法,为推动眼科事业的快速发展增添新动力,做出新贡献。

本书共 3 篇 26 章,撰写文字 100 余万字,插图 700 余幅,视频 31 个,图文并茂,洋洋大观。内容既有经典的手术技术的传承,又贯穿着新知识、新技术、新理念。本书是顺应眼科显微手术发展而诞生的,是顺应眼科患者的需求而编撰的,是一本新颖实用、具有时代性的眼外伤防治的参考书籍,对于广大眼科年轻医师、进修医师、研究生、规培生等均是一本不可缺少的、具有重要指导和帮助的工具书。

杨培增

2023 年 6 月 1 日

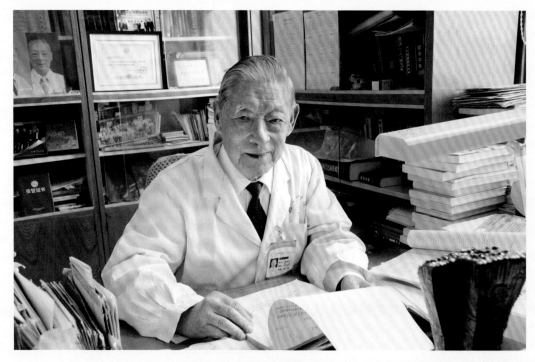

张效房教授

非常高兴看到郑广瑛教授的专著《外伤性白内障显微联合手术学》即将出版。

郑广瑛教授从事眼科临床医疗、教学和科研工作 40 余年,不忘初心,牢记使命;勤奋攻读,克难攻坚;在白内障专业领域具有较深的造诣,积累了丰富的经验,并获得丰硕的成果。她于 20 世纪 80 年代初,即开展了白内障囊内摘除术;80 年代中期在河南省率先开展了现代白内障囊外摘除术;90 年代初在国内又率先开展了白内障超声乳化术,曾在《中华眼科杂志》报道并获奖。自 90 年代后期以来,她带领学术团队一直致力于外伤性白内障的理论研究和临床实践,在相关领域的基础和应用研究方面做了大量的工作,在国内、外专业核心期刊上发表相关学术论文数十篇,获得多项河南省卫生科技成果奖和河南省科技进步奖,是一个不可多得的跨世纪人才。

回首过去，在我百岁诞辰之际，我和我的学生们通力协作、共同努力，总结了我从医 70 余年在眼外伤领域的理论研究和实践成果等毕生的经验和体会，撰写人民卫生出版社抢救性出版计划《张效房眼外伤学》，为伟大的中国共产党诞生 100 周年献礼。其中，郑广瑛教授作为我器重的学生，在该书的撰写和出版过程中做出了重要的贡献。非常欣慰的是在 2016 年《张效房眼外伤学》一书启动时候，她已经开始了《外伤性白内障显微联合手术学》的撰写编著。但是，她首先是全心全意参与了《张效房眼外伤学》的撰写，待该书出版后，她才将自己的精力转移到《外伤性白内障显微联合手术学》的出版工作中。这是她对老师的尊敬和对眼外伤学科全局观念的体现，我心甚慰！

自《外伤性白内障显微联合手术学》一书的构思、撰写的近 5 年时间中，她带领她的团队夜以继日，兢兢业业，踏踏实实，一丝不苟，为本书的顺利出版呕心沥血。尤其是在新型冠状病毒疫情的常态防控下，她能够在完成《张效房眼外伤学》出版之后的较短时间内又完成该书的撰写，她勤奋刻苦的敬业精神让我感动！在书稿的创作过程中，她邀请了国内相关领域的知名专家参与撰稿，并广泛征求了国内该领域的著名教授、专家及年轻医师的意见，根据反馈的意见对该书进行认真修订，她谦虚谨慎的品质、兼容并蓄的精神让我佩服！

《外伤性白内障显微联合手术学》一书共有 3 篇 26 章，撰写文字 100 余万字，插图 700 余幅，视频 31 个，图文并茂，全方位阐释了外伤性白内障相关的应用解剖、病理生理、免疫学及临床特点等基础理论知识及术前检查、联合手术的适应证及禁忌证、围手术期诊疗方案的个性化定制、显微手术技术的联合应用等，真正实现了外伤性白内障相关理论和临床实践的结合。该书总结了她在外伤性白内障领域的长期理论研究成果和临床实践经验，汇聚了她 30 余年来对显微联合手术经典案例思考、临床思维探索和讲学报告精华，并引用了最新的国内外文献，在内容原创的基础上做到了兼容并蓄，并且独树一帜，是对《张效房眼外伤学》的传承和发展，为提高我国眼科医师临床眼外伤防治的诊疗水平，推动眼科事业的发展做出了重要贡献。

郑广瑛教授能够在眼外伤领域竖起外伤性白内障显微联合手术这样一面旗帜，承前启后，继往开来，我感到无限欣慰！在书稿付梓前，我非常高兴在我百岁期颐之年先睹为快，并欣然献言数语，共同为党的百岁生日献礼！

郑州大学第一附属医院

101 岁愚翁 张效房

2021 年 3 月 20 日

在眼科临床工作中,眼外伤极为常见,且危害严重,居单眼盲致盲病因的首位。郑州大学第一附属医院(原河南医科大学第一附属医院)眼科中心是全国最大的眼外伤防治中心,自 20 世纪 50 年代初,在著名眼科专家张效房教授的带领下致力于眼外伤及其并发症防治的研究,取得了令人瞩目的成就,尤其是在眼内异物的定位与摘出方面曾达到国际领先水平。我是一名白内障专科医生,有幸自 20 世纪 80 年代初即在此学习工作至今。外伤性白内障是眼外伤的主要并发症,其发病率高达 32%~52.9%,根据本院统计资料,外伤性白内障居眼外伤并发症的首位(74.49%),是眼外伤致盲主要原因之一,此数据高于其他报道,是由于本院严重眼外伤患者多而集中所致。在临床工作中我们深刻体会到,外伤性白内障不同于年龄相关性及其他类型的白内障,往往伴有眼外伤的其他并发症和后遗症,单纯白内障手术不仅不能恢复良好而稳定的视力,反而会因手术创伤而加重眼外伤的继发损伤。因此,对外伤性白内障的处理不仅要严格选择手术适应证和手术时机,还要根据其不同并发症和后遗症选择不同的联合手术,术后方能获得良好而稳定的视功能。

近年来,随着眼科显微手术技术、设备和相关材料的完善和发展,微切口的白内障超声乳化术、飞秒激光辅助的白内障超声乳化术,虹膜拉钩、瞳孔扩张器、囊袋张力环等眼前节的显微手术技术相继应用于临床;微创玻璃体切除术,包括眼前段玻璃体切除术、眼后段玻璃体切除术、超声粉碎术、视网膜光凝术、术中重水、硅油的应用等眼后节的显微手术技术相继普及并应用于临床,为外伤性白内障的联合手术奠定了良好的基础。处理复杂的外伤性白内障不仅需要娴熟掌握眼前后节的显微手术技术,还需要细心和耐心。眼科医生做一台常规的白内障超声乳化手术可能需要 5~10 分钟,然而做一台复杂的外伤性白内障联合手术往往需要 1~2 小时。一个手术日如果排 20 台常规白内障超声乳化手术可能只需要 4~5 小时,而排 20 台外伤性白内障联合手术往往需要 10~12 小时,所以我们的团队往往是晚上 10 点左右才走出手术室。手术越复杂风险就越大,所以术者还需要有爱心和有担当,不能因为惧怕手术风险而放弃救治,因为眼外伤患者多为中、青年,是社会和家庭的中坚力量,需要通过我们的治疗重新回到工作岗位。在临床实践中我深刻体会到,只要把握好手术适应证和手术时机,术中把控好每一个操作步骤,术后不仅不会增加手术并发症,反而可规避和减少眼外伤的继发损害。每当看到濒于失明的患者在术后第二天露出满意的微笑,我们所有的辛苦和疲劳一扫而光。作为一名医务工作者,能够用自己的爱心和双手为患者呵护光明,我们感到无限欣慰和自豪!

为了普及和推广外伤性白内障显微联合手术的知识和技术,我把近 30 年处理外伤性白内障的经验教训归纳梳理成为《外伤性白内障成功手术实践面面观》的课件,曾在河南各地市及全国部分省市进行过多次学术报告和交流,每次均引起强烈的反响,提问和讨论非常热烈,不少年轻医师向我要课件和手术视频。这促使我想把这些内容撰写成文,且迄今国内尚无讨论外伤性白内障显微联合手术方面的书籍。编写此书是为了使广大的年轻医师在处理外伤性白内障方面有一个可读的参考教材,向他们普及外伤性白内障显微联合手术的知识、技术和理念,使广大的眼外伤患者得到更好的救治和帮助,这是我组织撰写此书的初衷。

酝酿编写本书已有七八年之久,在2016年第十七届全国白内障及人工晶状体学术会议上,我曾与浙江大学医学院附属第二医院眼科中心的徐雯和申屠形超教授谈及此事,两位教授给予了大力支持并积极参与编写撰稿;之后由于临床工作忙碌,一直未能完稿。2018年我们尊敬的老前辈张效房教授已近百岁高龄,为撰写《张效房眼外伤学》仍夜以继日通宵达旦伏案审稿,他为眼科事业呕心沥血、默默耕耘、不计较得失的无私奉献精神深深地感动着我、激励着我,使我重新振奋起来! 在本书的编写过程中,承蒙张效房教授和张金嵩教授的大力支持及审校,分别对本书的全文或部分章节进行评阅并提出修改意见,为本书的编写把关和斧正。张金嵩教授是我的博士研究生导师,在屈光手术方面给予我系统的指导和教诲。全国著名的眼科专家姚克教授、王宁利教授、孙兴怀教授和杨培增教授也对此书的编写给予了高度的关注和大力支持,并在百忙之中赐序,王宁利教授还特意邀请了他的学生韩崧教授对本书做了关于"外伤性白内障合并难治性青光眼内镜下睫状体光凝术"的补充。在此一并表示衷心的感谢!

本书分3篇26章,100余万字,插图700余幅,视频31个,较为系统地介绍了外伤性白内障的基础理论、分类及临床特点、术前检查、手术适应证、手术时机的选择、各种显微联合手术的基本技术和操作要点、不同类型外伤性白内障的手术方法、人工晶状体的选择,以及并发症的防治。

本书的编撰者,除了几位特邀专家教授外,均为郑州大学第一附属医院的专家教授、博士、硕士,既有扎实的专业基础理论,又有丰富的临床经验和娴熟的眼科显微手术技能,他们在查阅收集国内外文献资料的基础上,结合自己的工作经验体会和临床研究成果进行撰写,力求编写的内容系统、新颖和实用,以飨读者,希望能对广大青年医师的临床工作有所指导和裨益。

由于本书编写者较多,尽管以求真务实的态度做了统一审校调整,仍可能存在重复与遗漏的内容;加之不同作者的思路、文笔差异,特别是本人的水平和视野宽度有限,书中的缺点错误在所难免;其中部分手术录像是10年前整理的,画面清晰度欠理想,恳请眼科先贤、专家学者同道及广大读者不吝赐教,予以指正,以便今后修改和完善。

郑广瑛

2023年6月20日

于郑州大学第一附属医院

目录　CONTENTS

第一篇
外伤性白内障的
基础理论和必备技术

1

第一章
绪论

2

第二章
眼前节的解剖组织学及临床应用

11

第三章

外伤性白内障的临床特点

99

第四章

晶状体外伤的病理生理学及
免疫学特征

110

第十三章
黏弹剂的清除及前房重建

305

第二篇
外伤性白内障的
显微联合手术

319

第十四章
外伤性白内障及合并症的
临床特点 320

第十五章
联合手术的适应证及手术时机的选择

376

第十六章
外伤性白内障与青光眼的联合手术

389

目录

目录

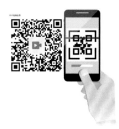

扫二维码免费观看视频

1. 首次观看需要激活，方法如下：①刮开封面带有涂层的二维码，用手机微信"扫一扫"，按界面提示输入手机号及验证码登录，或点击"微信用户一键登录"；②登录后点击"立即领取"，再点击"查看"即可观看网络增值服务。

2. 激活后再次观看的方法有两种：①手机微信扫描左侧二维码；②关注"人卫助手"微信公众号，选择"知识服务"，进入"我的图书"，即可查看已激活的网络增值服务。

手术视频目录

13	过熟期白内障:囊膜染色+术中导航应用+白内障超声乳化+三焦点人工晶状体植入术
14	恶性青光眼:虹膜拉钩+白内障超声乳化+人工晶状体植入+前段玻璃体切除+水囊切开
15	飞秒激光辅助白内障超声乳化+多焦散光人工晶状体植入联合角膜弧形切口矫正散光
16	球内磁性异物的微创取出:双磁棒接力法
17	内镜下睫状体光凝手术
18	外伤性白内障并虹膜前后粘连:分离前后粘连+修剪前囊孔+白内障摘除+后囊圆形切开+前段玻璃体切除+人工晶状体囊袋内植入术
19	硅油取出+人工晶状体悬吊+虹膜瞳孔成形术
20	儿童角膜穿通伤、前段增生性玻璃体视网膜病变:Ⅱ期分离虹膜前粘连+经虹膜周切孔分离后粘连+重建前后房+前段玻璃体切除+人工晶状体睫状沟固位+瞳孔成形术
21	外伤性晶状体不全脱位(1个象限)并虹膜节段性萎缩:超声乳化白内障吸除+大"C"襻人工晶状体植入+瞳孔成形术
22	外伤性白内障、晶状体半脱位(<2个象限):超声乳化白内障吸除+张力环植入+前段玻璃体切除+大"C"襻人工晶状体囊袋内植入术
23	外伤性白内障合并晶状体不全脱位(>2个象限):超声乳化白内障吸除+张力环缝线固定+前段玻璃体切除+人工晶状体囊袋内植入术
24	儿童角膜穿通伤、前房异物、眼内炎、外伤性白内障囊膜破裂:角膜清创缝合+前房异物取出+白内障囊外摘除+前段玻璃体切除+玻璃体腔注药术
25	儿童外伤性白内障:双撕囊联合前段玻璃体切除+人工晶状体囊袋内植入术
26	外伤性白内障并玻璃体浑浊机化:超声乳化白内障吸除+玻璃体切除+视网膜光凝+多焦点人工晶状体植入术
27	外伤性白内障:双撕囊+超声乳化白内障吸除+硅油取出+人工晶状体植入术
28	外伤性可调节人工晶状体脱位:区域折射多焦点人工晶状体睫状沟悬吊术
29	外伤性角膜大散光、无晶状体眼:背驮式Toric人工晶状体悬吊联合瞳孔成形术
30	外伤性角膜大散光、无虹膜、晶状体脱位:硅油取出+背驮式Toric人工晶状体悬吊术
31	外伤性三焦点人工晶状体囊袋复合体脱位:三焦点人工晶状体原位睫状沟悬吊术

第一篇

外伤性白内障的
基础理论和必备技术

第一章

绪论

晶状体是眼屈光间质的重要组成部分之一,其主要作用是屈光和调节,使进入眼内的光线聚焦于视网膜上。晶状体的透明性和形态、位置的正常是维持其生理功能的重要解剖学基础。眼外伤所致的晶状体损害主要包括晶状体透明度的改变(外伤性白内障)或晶状体位置的异常(外伤性晶状体脱位)。本章仅就晶状体外伤的流行病学、治疗和转归以及相关的眼科显微手术技术发展做一简要概述。

第一节 │ 晶状体外伤的流行病学

眼外伤时常发生,临床上较为常见。据统计我国每年发生眼外伤 500 万~1 200 万例,发病高峰年龄为 15~35 岁,男女比例约 8∶1,青年工人较多,其次为农民和学生。根据国内外研究统计,眼外伤引起的视功能损害占所有视功能损害的 20%~40%,是常见的致盲原因之一,更是形成单眼盲的首要原因。眼外伤依据致伤原因分为机械性眼外伤和非机械性眼外伤两大类。前者包括眼球穿通伤、眼球钝挫伤和异物伤等;后者包括眼热烧伤、化学伤、辐射伤和毒气伤等。在机械性眼外伤中以开放性眼外伤(46.95%)、眼球钝挫伤(28.32%)和泪小管断裂(11.47%)占据致伤情况的前三位。在开放性眼外伤中又以角巩膜裂伤、外伤性白内障、虹膜瞳孔的裂伤占据并发症的前三位。在眼球钝挫伤中以前房积血、晶状体浑浊和脱位、玻璃体浑浊积血占据并发症的前三位。

晶状体由晶状体囊包裹核及皮质形成透明的双凸透镜状,借助于悬韧带悬挂于眼前段视轴中央;由于其解剖结构及位置的特殊性(图 1-1-1),因此无论是眼前节或眼后节的外伤、开放性或闭合性外伤均可伤及晶状体。外伤性白内障是眼球穿通伤和钝挫伤后主要的并发症,其发生率高达 32.0%~52.9%。据郑州大学第一附属医院统计报道,在 4 210 例眼外伤住院患者中,眼球穿通伤占据致

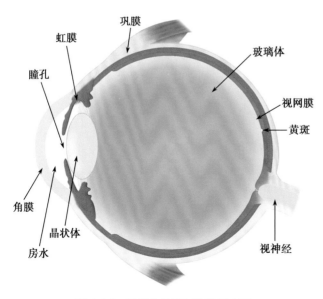

图 1-1-1 晶状体的解剖部位示意图

伤原因的首位(83.73%,表 1-1-1),外伤性白内障占据眼外伤并发症的首位(74.49%,表 1-1-2),均高于以往的统计报道,这可能与郑州大学第一附属医院眼科是全国最大的眼外伤防治中心,眼外伤的患者较多且集中有关。以往我国工人、农民长期以手工操作,如敲击、爆破等为主,因而眼外伤发生率较高,这与欧美发达国家致伤原因多为摩托车交通事故、打架斗殴等有很大的不同。由此可见,外伤性白内障也是眼外伤致盲的主要原因之一,占视力致残者的 28.2%。眼外伤所致的外伤性白内障病情复杂,在治疗及转归等方面均具有其特殊性。

表 1-1-1　眼外伤 4 210 例住院病人致伤性质分析

致伤性质	例数	占比/%	其中眼部异物存留
穿通伤	3 525	83.73	3 070(72.92%)
破裂伤	145	3.44	
贯穿伤	195	4.63	
钝挫伤	242	5.75	
锐器伤	259	6.15	
化学伤	17	0.40	
热烧伤	19	0.45	
其 他	262	6.22	

表 1-1-2　眼外伤 4 210 例并发症统计分析

并发症	例数	发生率/%
外伤性白内障	3 136	74.49
玻璃体浑浊	2 886	68.55
增殖性玻璃体视网膜病变	1 249	29.67
角膜白斑	563	13.37
眼球萎缩	451	10.71
前房积血	368	8.74
眼内炎	467	11.09
眼内容脱出	320	7.60
视网膜脱离	301	7.15
视网膜出血	281	6.67
外伤性青光眼	147	3.49
增生性新生血管	78	1.85
泪道断(破)裂	70	1.66
交感性眼炎	35	0.83
其他	189	4.49

第二节 ｜ 外伤性白内障的治疗及转归

外伤性白内障病情复杂,不单纯是晶状体浑浊,且常伴有许多眼外伤的并发症和后遗症,如:角膜的伤口或瘢痕；虹膜瞳孔的变形移位或前后粘连；晶状体前后囊的破裂；悬韧带的离断；玻璃体脱出等眼前节解剖结构的紊乱。严重者可伴有睫状体、脉络膜、视网膜的脱离，玻璃体浑浊积血，眼内异物的存留或眼内炎等。治疗的手术时机和手术方法选择不当，如对外伤性白内障仅单纯行白内障摘除联合人工晶状体植入术，而不同时很好地处理各种并发症和后遗症，术后不仅不能恢复良好而稳定的视力，反而会出现新的或更严重的并发症。例如：术中虹膜的前后粘连未分离、未重建前后房和行虹膜瞳孔成形术，术后会出现继发性青光眼、角膜失代偿、人工晶状体的偏心移位、后发性白内障等；如果玻璃体脱出未很好地处理，术后由于玻璃体的牵引往往会出现人工晶状体的倾斜、脱位，黄斑囊样水肿，牵引性视网膜脱离等严重的并发症，从而加重眼外伤的继发损害。因此，外伤性白内障的治疗，手术时机和手术方法的选择至关重要，同时要根据不同的并发症和后遗症，选择相关的联合手术，术后方能获得良好而稳定的视力，降低眼外伤的继发损害，将眼外伤对视功能的损伤降低至最低限度。

第三节 | 眼科显微手术技术的发展

近年来，随着眼科显微手术仪器和设备、眼内植入物、眼内填充材料、显微缝合材料等的问世和不断更新发展，如人工晶状体（intraocular lens，IOL）、晶状体囊袋拉钩和囊袋张力环、虹膜拉钩、瞳孔扩张器、重水、硅油等的应用，以及眼科显微手术技术的日臻完善，如白内障超声乳化术、角膜移植术（包括穿透、板层和内皮移植）、前房角分离术、前后房重建术、虹膜瞳孔修复成形术、人工晶状体睫状沟缝线固定术、眼前节和后节玻璃体切除术、视网膜激光光凝术、重水及硅油眼内填充技术等的进展，使眼科显微手术技术从外眼发展到内眼、从眼前段发展到眼后段，进入了迅速发展的显微微创手术时代，为外伤性白内障手术及各种联合手术的开展奠定了良好基础。

一、眼科手术显微镜

眼科手术显微镜的发展先后经历了手术放大镜和手术显微镜两个阶段。17世纪初 Kepler 制成了复合式显微镜，19世纪70年代 Saemisch 在额戴手术放大镜下做了第一例眼科手术。19世纪80年代 Zehender 发明了双目角膜放大镜。传统的手术放大镜的缺点主要表现在：①视野小；②放大倍率有限；③不能改变和选择放大倍率；④没有同轴光照明。但它易于携带，对于手术设备落后的边远地区有一定的使用价值。20世纪20年代 Carl Zeiss 公司和 Holmgern 研制了世界上第一台双目手术显微镜。之后 Perritt 首先将显微手术应用于眼科，从此开创了眼科显微手术发展史上的新纪元（图1-3-1）。

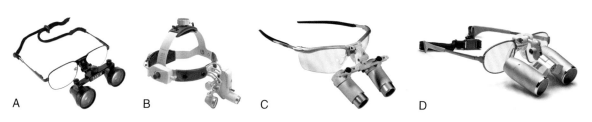

图1-3-1　各种头戴式手术放大镜

现代眼科手术显微镜应具备的条件：①双人目镜，使两人同时看到清晰一致的视野；②放大倍率应能连续变换；③工作时物镜与手术平面的距离要适中，便于手术操作；④物镜视野范围应足够大，并具有同轴光照明和倾斜光照明；⑤采用冷光源。现代新型手术显微镜，多采用同轴光源照明，因为同轴光可形成眼底红光反射，宜于开展白内障和玻璃体手术等。手术显微镜可以是立式的或天花板悬吊式（图 1-3-2），目前生产的均为立式的（图 1-3-3），可自由移动，同轴旋转系统和纵横移动系统可使双目镜正好对准术者的双眼，确保显微镜镜头在手术野的中心，并能在术中随时对焦点及放大倍率进行调节。

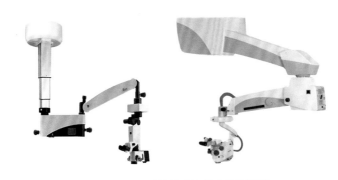

图 1-3-2　天花板悬吊式手术显微镜

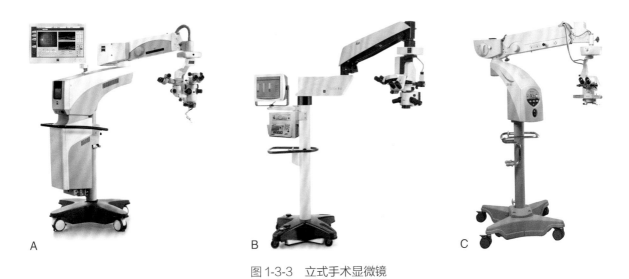

图 1-3-3　立式手术显微镜

二、眼科显微手术相关的设备及技术

（一）白内障超声乳化吸除术及相关设备技术

白内障超声乳化吸除术（ultrasonic phacoemulsification）最早是在 1967 年由 Kelman 发明的，其原理是通过超声波的机械震动将晶状体核粉碎呈乳糜状，然后通过一个小切口从乳化针头的轴管中吸出（图 1-3-4）。它的优点是白内障手术切口小，角膜术源性散光小，术后视力恢复快。白内障超声乳化术是白内障手术发展历程中一次伟大的革命，使白内障手术切口从 9~12mm 缩小至 3mm。

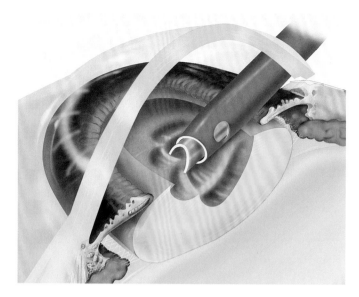

图 1-3-4　白内障超声乳化术示意图

目前经过 50 多年的发展,白内障超声乳化术已广泛应用于临床。近年来,随着白内障超声乳化技术的日臻完善及各种功能性人工晶状体的问世,白内障手术已经由复明性手术时代跨入屈光性手术时代。屈光性白内障手术主要包括两个方面:一是通过精准微创的手术技术摘除白内障;二是个性化地选择功能性人工晶状体以重建患者的眼屈光,使白内障患者不仅要看得见,而且要看得清晰和舒适;不仅要有远、中、近全程视力,而且要有白天、夜晚、晴天、阴天、雨天、雾天均能看得清晰的全天候视力。精准微创的手术技术主要包括微切口白内障手术(microincision cataract surgery,MICS)、飞秒激光辅助的白内障超声乳化术和白内障术中导航系统的应用。微切口白内障手术是指经 2.0mm 或更小的透明角膜切口进行的超声乳化手术;飞秒激光是一种近红外线光,以脉冲形式运转,其脉冲持续时间非常短,只有几飞秒,能通过气化作用切割组织,精准地聚焦产生等离子体,随之产生空化气泡,分离周围组织,其同时具有瞬间高功率、精确的靶向对位等特点,在白内障手术中主要应用于:透明角膜切口制作、前囊切开(连续环形撕囊)、辅助碎核及矫正散光的角膜松解切口制作等方面。

白内障手术导航系统,又名生物标记导引、数字化图像导引、生物标记数字化导航,是指在屈光性白内障手术中,通过识别眼前节高清数字化图像中的生物学特征从而实现一系列手术导航功能。术前应用白内障手术导航系统对患者进行术眼信息采集,进行人工晶状体屈光度数计算以及手术方案个性化设计,其中包括人工晶状体类型、屈光度数的确定及预测术后残余散光情况等;术中与术前信息比对,实现持续、自动、实时的眼球追踪技术(eye tracking,ET),非接触式投射手术信息至术野,辅助屈光性白内障手术医师精准完成白内障手术的各个关键步骤,包括显示切口位置、撕囊边界、toric 人工晶状体植入目标散光轴定位等。

(二) 玻璃体切除术及相关设备技术

玻璃体切除术(vitrectomy)是 20 世纪 70 年代初发展起来的高水准现代眼科显微手术,它的出现被认为是眼科治疗史上的又一伟大革命,突破了既往玻璃体是不能手术的禁区,给无数眼外伤患者带来了光明。自 20 世纪 70 年代早期,美国的 Machemer 博士开始应用经睫状体平坦部的玻璃体切除术(17G 玻璃体切除系统),到 2001 年 Fujii 等设计了 25G 玻璃体切除系统;2005 年 Eckardt 首次报道使用 23G 玻璃体切除系统;至 2009 年 27G 玻璃体切除系统投入临床研究中。微创玻璃体切除术由于创伤小、无缝线、切割速率高、手术时间短、液流稳定性好、术后恢复快、患者舒适度高等优点而成为眼科手术的热点(图 1-3-5)。玻璃体切除术有前段和后段之分,外伤性白内障术中联合前段玻璃体切除术可用于前房、后房或瞳孔区机化膜的切除;前后囊的圆形切开、残留晶状体皮质及脱出玻璃体的清除;眼前段解剖结构紊乱的修复。外伤性白内障术中联合后段玻璃体切除术可用于玻璃体的浑浊、积血,眼内异物的存留,眼内炎等眼后段解剖结构损伤的修复。因此,玻璃体切除术是治疗外伤性白内障不可缺少的措施,是减少手术并发症、降低眼外伤继发损害的有力保障。

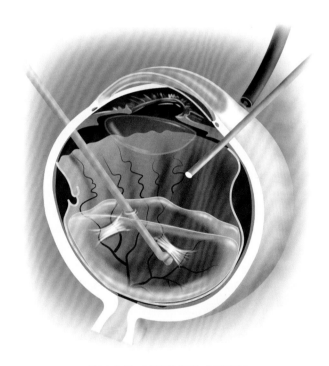

图 1-3-5　玻璃体切除术示意图

视网膜光凝术在眼科尤其眼底病的治疗中得到了广泛的应用。目前应用于视网膜光凝的激光有 532nm 激光、多波长氪激光、氩激光等。视网膜光凝治疗的机制为:破坏视网膜的缺血缺氧区,抑制新生血管生长因子的产生;破坏视网膜色素上皮外屏障,使营养物质可直接由脉络膜弥散进入视网膜,改善视网膜的营养;减少了视网膜的耗氧量。耗氧量高的视网膜光感受器遭到破坏,代之为耗氧量低的胶质组织,使残留的视网膜组织供氧、血循环改善,从而减少渗漏;破坏了视网膜屏障,使渗出液通过视网膜色素上皮层进入脉络膜毛细血管被吸收;直接封闭扩张渗漏的毛细血管及其微血管瘤,降低血管通透性,从而减轻视网膜水肿。

（三）角膜移植术及相关技术

角膜移植术(keratoplasty)根据手术方式不同,可将其分为全层移植的穿透性角膜移植术、板层角膜移植术(全板层和部分板层)、角膜内皮移植术(带和不带后角膜基质)及其他移植方式。穿透性角膜移植术是以全层透明的角膜组织代替全层浑浊角膜组织的方法。适应证按其手术目的不同可分为:光学性、治疗性、成形性和美容性等方面。光学性角膜移植术常见的适应证为圆锥角膜、各种原因所致的角膜瘢痕、角膜营养不良、各种原因所致的角膜内皮细胞功能衰竭。穿透性角膜移植联合白内障摘除及人工晶状体植入术是治疗外伤性白内障合并角膜瘢痕的手术方法。穿透性角膜移植术适用于各种原因导致的全层角膜白斑、伴有角膜基质异常的角膜内皮细胞功能失代偿、不能控制感染的全层角膜溃疡或角膜穿孔等。板层角膜移植术适用于圆锥角膜、角膜基质营养不良、角结膜皮样瘤、免疫相关性角膜病变、未累及全层的各种原因导致的角膜白斑和斑翳、不能控制的未波及角膜全层的角膜溃疡等。角膜内皮移植术适用于角膜基质基本正常的角膜内皮细胞功能失代偿、大泡性角膜病变、Fuchs 角膜内皮营养不良等。与穿透性角膜移植术比较,板层角膜移植术避免了"开放式"手术的种种并发症,如缝线拆除早可致伤口撕裂及排斥反应等。但临床上治疗前部角膜病变仍然较多采用穿透角膜移植术。因为穿透性角膜移植术其术后通常能获得较为满意的矫正视力,而板层角膜移植术后常因板层间浑浊而影响术后视力的恢复。

三、眼科显微手术相关的耗材及器械

1. 人工晶状体　人工晶状体(intraocular lens,IOL)作为白内障治疗手术中的主要耗材,其固位方式经历了早期后房型、早期前房型、虹膜支撑型、改良前房型和改良后房型(包括睫状沟固位型和囊袋内固位型)。其类型、材料和设计也影响着白内障手术效果。临床上多见的功能性 IOL 包括可消球差的非球面 IOL(aspheric intraocular lens,aspheric IOL)、双焦点 IOL、矫正散光的复曲面 IOL(toric intraocular lens,toric IOL)、可调节 IOL(accommodating intraocular lens,AIOL)、多焦点 IOL(multi-focus intraocular lens,MIOL)、连续视程 IOL(extended depth of focus intraocular lens,EDOF IOL)和区域折射型多焦点 IOL(regional refractive multifocal intraocular lens)等。此外还有保护黄斑的蓝光滤过型 IOL、减少后发性白内障的直角方边设计 IOL、减少术后炎症反应的肝素处理 IOL 和用于治疗近视的有晶状体眼的 IOL(implantable contact lens,ICL)等。

2. 黏弹剂　黏弹剂(viscoelastic)为高纯度透明质酸钠和生理缓冲平衡盐组成的无色透明凝胶状溶液。作为黏弹性保护剂用于辅助眼科手术,其主要功能是临床医生作为眼科显微手术的手术垫,起临时支撑手术空间作用,使眼组织免受手术器械的机械损伤,方便手术顺利实施。黏弹剂在手术中所起的作用均与其自身所具有的特性分不开,这些特性包括:黏弹性衬垫功能、假塑料物质功能、组织分离功能、软组织恢复器功能、黏性堵塞功能、黏性止血功能、黏弹性缓冲功能、黏弹性固定功能、黏性限制清除功能等。黏弹剂是复杂外伤性白内障术中分离虹膜前后粘连、重建前后房及虹膜瞳孔成形等组织结构修复重建的有力武器。

3. 10-0 聚丙烯缝线　10-0 的聚丙烯缝线是外伤性白内障术中修复虹膜根部离断、瞳孔括约肌损伤的缝合材料,具有生物相容性好、炎性反应轻、发生降解缓慢等优点,为虹膜瞳孔成形术提供了有力的保障,也是无囊膜支撑的后房型人工晶状体睫状沟缝线固定必备的缝线材料。

4. 虹膜拉钩及瞳孔扩张器　白内障手术时如遇瞳孔小不能散大的情况(如葡萄膜炎并发性白内障、抗青光眼术后并发性白内障等),则增加了手术操作难度,易导致术中、术后并发症。既往处理小瞳孔的方法包括瞳孔领区后粘连分离并撕除,应用黏弹剂直接扩张、多点瞳孔括约肌环形剪开等。但这些方法术中瞳孔开大的程度有限,对虹膜组织骚扰较大,且不利于术后瞳孔括约肌功能的恢复。目前,国内外多在术中使用折叠式瞳孔扩张器和弹性虹膜拉钩等以开大小瞳孔,其中虹膜拉钩以操作方便及扩大瞳孔恒定的优点成为普遍采用的辅助器械。手术时采用虹膜拉钩,可利用虹膜伸缩性较大的特点,使用质地柔韧的超塑性聚合体作为虹膜拉钩的材料,对虹膜进行牵拉。弹性虹膜拉钩能很好地为小瞳孔超声乳化白内障吸除术中提供恒定的大瞳孔(范围保持在5.0mm×5.0mm),可降低虹膜出血和误吸等并发症,更好地保护角膜内皮细胞,以利于撕囊和超声乳化手术的顺利进行,并能获得较好的术后瞳孔状态及良好的视力和视觉质量。

瞳孔扩张器一般由钛镍合金、聚丙烯或PMMA等兼具弹性和柔韧性的材料合成,术中可将瞳孔扩张至6~8mm,稳定虹膜平面,放置和取出方便,利于超声乳化手术操作,便于白内障、玻璃体和视网膜手术中对周边病变的观察和处理;不影响手术器械进出,术中对瞳孔损伤小,术后瞳孔形态得以很好的保留和恢复。

5. 囊袋拉钩及囊袋张力环　对于外伤造成的晶状体半脱位患者,由于其失去部分悬韧带的支撑从而失去囊袋的稳定性,造成手术操作难度增高,同时还可能导致悬韧带断离范围扩大、玻璃体疝并影响人工晶状体的囊袋内植入,而囊袋拉钩及囊袋张力环的应用能很好地解决上述问题。

囊袋拉钩主要用于外伤性晶状体不全脱位的手术,有利于术中保持囊袋的稳定性和居中性。在撕囊完成后,植入囊袋拉钩可均匀有效地固定晶状体前囊、重建生理性晶状体囊-悬韧带隔,为顺利完成白内障超声乳化吸除、囊袋张力环和人工晶状体的植入提供必要的支持,并可有效防止玻璃体疝,避免术中悬韧带离断范围的进一步扩大。

囊袋张力环(capsular tension ring,CRT)是近20年来新兴的一种晶状体囊袋内植入物。1991年Hara发明了囊袋赤道环,但此环为一封闭式环,直径固定,不能适应大小不同的囊袋;且硅胶材料较柔软,不能有效防止囊袋的收缩。1994年Nagamoto发明了以聚甲基丙烯酸甲酯为材料的开放式囊袋支撑环,即为囊袋张力环。1995年Cionni最早报道将囊袋张力环应用于临床,随后Gimbel报道了囊袋张力环的优点:①增加了超声乳化白内障吸除及后房型人工晶状体植入术的安全性;②减少玻璃体的流失;③维持晶状体囊袋圆形轮廓;④防止人工晶状体偏心;⑤抑制晶状体上皮细胞增生和移行,减少后发性白内障的发生。

近年来,囊袋张力环的材料特性、直径、形状、有无凹槽及定位孔和直角边缘,一直是临床研究的重点。张力环的式样较多,通常用分数式表示张力环的特征,如12/10 mm,分子代表最大直径,分母代表压缩后直径。还有专门用于高度近视者,直径13/11 mm和14.5/12 mm的张力环。囊袋张力环必须使用在对悬韧带影响较小的超声乳化技术中,而不适合在白内障囊内或囊外摘除术中使用,而完整的、大小合适的连续环形撕囊是植入囊袋张力环的关键,张力环的开口应背向悬韧带离断处。

综上所述,外伤性白内障病情复杂,常合并有眼前节和眼后节解剖结构的紊乱,处理不当常因并发症和后遗症的存在而影响视力恢复。联合手术是治疗外伤性白内障及其并发症最快速、安全和有效的治疗方法。其中瞳孔虹膜隔的成形至关重要,玻璃体切割术是不可缺少的有力手段,具有拓宽手术适应证、缩短治疗过程、减少手术并发症、降低眼外伤的继发损害等优点,可最大限度地保存和恢复视力,将眼外伤对视功能造成的损害降至最低程度。

(郑广瑛　李亚东　李 霄)

参考文献

1. 丁法德,李曾先,杨景存,等.眼外伤4 210例相关因素临床分析.中国实用眼科杂志,1996,(1):29-32.

2. 高维奇.眼科手术显微镜.2004哈尔滨白内障国际论坛论文集,2004.

3. 李绍珍.眼科手术学.2版.北京:人民卫生出版社,1998.

4. 刘都红,耿晓玲,李创光.眼科手术放大镜和显微镜.中华医史杂志,2007,37(4):225.

5. 徐雯,许哲.关注白内障手术技术新进展,提高白内障手术治疗精准性.中华实验眼科杂志,2022,40(5):389-394.

6. 中华医学会眼科学分会白内障及人工晶状体学组.中国人工晶状体分类专家共识(2021年).中华眼科杂志,2021,57(7):495-501.

7. 周星延,王静,赵江月,等.白内障手术导航系统研究进展.中国眼耳鼻喉科杂志,2017,17(2):101-104.

8. 龚迪,蔡艺娴,陈加第,等.外伤性白内障不同手术时机的术后并发症及疗效的Meta分析.中国医学创新,2022,19(4):166-171.

9. 李杰,刘三梅,李芳,等.27G微创玻璃体切除手术的发展及应用.国际眼科杂志,2016,16(8):1483-1486.

10. 张明,刘依琳.当代玻璃体切割手术的发展趋势和新认识.中华眼底病杂志,2022,38(10):789-792.

11. 王柯鳗,翁宏武,黄金飞,等.视网膜激光光凝在视网膜血管性疾病中的应用进展.中国医药科学,2018,8(1):37-39.

12. 史伟云,李素霞.角膜移植手术新进展.中华眼视光学与视觉科学杂志,2013,15(12):705-708.

13. 张旻,蒋永祥.把握白内障手术的发展趋势与精准运用人工晶状体各种类型的特点.中华眼科医学杂志(电子版),2019,9(5):257-266.

14. 陈佳惠,景清荷,缪爱珠,等.飞秒激光联合Cionni张力环植入治疗外伤性晶状体不全脱位的有效性和安全性.国际眼科杂志,2017,17(7):1323-1326.

15. BORKENSTEIN AF,BORKENSTEIN EM,MALYUGIN B. Ophthalmic Viscosurgical Devices(OVDs)in Challenging Cases:a Review.Ophthalmol Ther,2021,10(4):831-843.

16. YAGUCHI S,YAGUCHI S,BISSEN-MIYAJIMA H. Evaluation of Lens Capsule Stability Using Capsular Tension Ring,Iris Retractor,and Capsule Expander Using a Porcine Model With Zonular Dehiscence .Invest Ophthalmol Vis Sci,2019,60(10):3507-3513.

17. YANG S,JIANG H,NIE K,et al. Effect of capsular tension ring implantation on capsular stability after phacoemulsification in patients with weak zonules:a randomized controlled trial. CTR implantation in cataract patients with weak zonules.BMC Ophthalmol,2021,21(1):19.

18. MENAPACE R,FINDL O,GEORGOPOULOS M,et al.The capsular tension ring:designs,applications,and techniques.J Cataract Refract Surg,2000,26(6):898-912.

第二章
眼前节的解剖组织学及临床应用

第一节 | 角膜

角膜（cornea）位于眼球的最前部，是无血管的透明薄膜，质地坚韧而略有弹性，是屈光间质重要的组成部分。

一、角膜的形态学

（一）角膜的一般形态

角膜前凸后凹，从前面看，角膜呈横椭圆形，其横径比垂直径稍大，是由于其前表面的上方角膜缘部分被结膜血管缘弓覆盖造成的。从后面看，角膜呈圆形（图 2-1-1）。

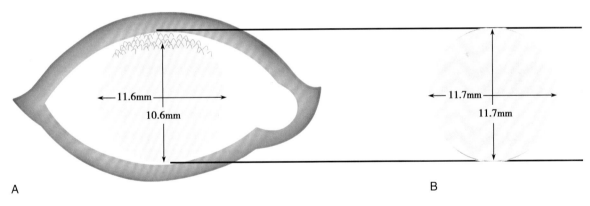

图 2-1-1　角膜的形态和直径示意图
A. 前面；B. 后面。

角膜中央直径 4mm 区域近似球形，是屈光的主要部分，称为光学区。周边部则渐变平坦。角巩膜交界处宽度约 0.75~1.0mm，由于角膜的曲率半径比巩膜小，所以在角巩膜连接处的表面形成一浅沟，称为巩膜外沟。

（二）角膜的直径和曲率半径

正常成年人角膜的横径平均为 11.5~12mm（平均 11.6mm），垂直径为 10.5~11mm（平均 10.6mm）。新生儿角膜横径为 9~10mm，至 3 岁时即达到成人的大小。角膜直径大于 13mm 是大角膜；小于 10mm 是小角膜。

角膜前表面的面积为 107.76mm², 大约占眼球总表面积的 1/16。

角膜前表面的曲率半径为 7.7~8.4mm, 后表面为 6.22~6.8mm; 中央光学区的曲率半径, 前表面为 7.7~7.8mm, 后表面为 6.6~7.0mm(图 2-1-2)。角膜前表面的屈光力为+48.8D, 后表面的屈光力为−5.8D, 前后表面屈光力的代数和为+43.0D, 约占眼球屈光力的 70%。角膜在垂直径线上比水平径线上的曲率半径小, 形成角膜的生理性散光, 并由晶状体的曲度差(倒散光)来矫正。

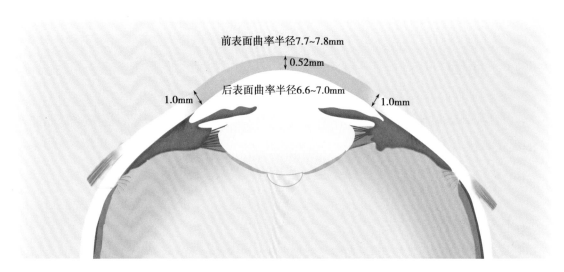

前表面曲率半径7.7~7.8mm

0.52mm

后表面曲率半径6.6~7.0mm

1.0mm 1.0mm

图 2-1-2　角膜的曲率半径和厚度示意图(单位:mm)

(三) 角膜的厚度

应用角膜地形图测得, 角膜中央平均厚度为 0.52mm, 周边为 1.00mm。老年人角膜厚度比青年人稍薄, 3 岁以下的婴幼儿角膜厚度比正常成年人稍厚, 6 岁以后角膜发育完全, 其厚度和成年人一样; 不同屈光状态, 角膜厚度亦有差异, 中度以上近视者, 角膜厚度有变薄的趋势。

二、角膜的组织学

角膜的组织学结构分为五层, 由前向后依次为: 上皮细胞层(cornea epithelial); 前弹力层(Bowman membrance); 基质层(stroma); 后弹力层(Descemet's membrane); 内皮细胞层(cornea endothelial)(图 2-1-3)。

1. **上皮细胞层**　是结膜上皮细胞向前延续的部分, 厚约 50~100μm, 占整个角膜厚度的 10%。不同年龄组上皮细胞的层数不同, 新生儿只有 4 层, 6 个月以后可增加至 5~6 层, 成人始终保持 6 层上皮细胞结构。角膜周边部上皮增厚, 细胞增加到 8~10 层。上皮细胞层为复层上皮, 细胞分为三种: 基底细胞(basal cells); 翼状细胞(wing cells); 表层细胞(superficial cells)。在基底细胞与翼状细胞层间偶尔可见淋巴细胞及吞噬细胞。

(1) 基底细胞层: 基底细胞层为一单层细胞, 位置最深, 排列整齐呈栅状, 细胞的底部紧接前弹力层, 细胞的顶部与翼状细胞连接。每个细胞的大小及形状基本一致。细胞为多角形, 高柱状。基底细胞深面有一层薄而坚韧的基底膜, 其与后面的前弹力层结合紧密, 界限不清, 但与前面的基底细胞层之间结合较为疏松。基底细胞有两种不同的类型:最多的为排列整齐的柱状,也是一直保留在基底细胞层的主要细胞成分。另一种是体积较大而胞浆较暗的棒状细胞,是由分裂产生的新细胞,它可向表层移动以补偿表层上皮细胞的耗损。

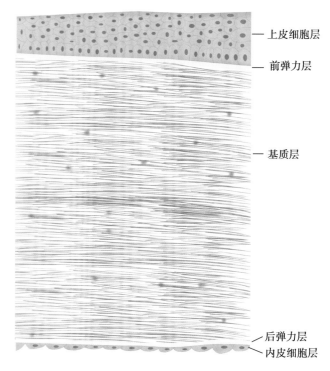

上皮细胞层
前弹力层
基质层
后弹力层
内皮细胞层

图 2-1-3　角膜横切面示意图

(2) 翼状细胞:翼状细胞为多角形,在角膜中央区有 2~3 层,在周边部变为 4~5 层。翼状细胞的前面呈凸面,其后面呈凹面(恰好配合基底细胞的圆头嵌入)。它向两侧面延伸变细,形似翼状,与其相邻的细胞及基底细胞相连接。

(3) 表层细胞:表层细胞位于角膜表面,分为两层。最表面的细胞是扁平形,细胞长而细。其前面的细胞膜显示出许多小的微皱褶(microplicae)及微绒毛(microvilli)。微绒毛及微皱褶是表层上皮细胞正常结构的一部分,对角膜前泪膜的滞留起着重要作用。

2. 前弹力层　又名 Bowman 膜,用电镜观察显示:该膜主要由排列不规则的胶原纤维构成。前弹力层厚约 8~14μm,由胶原及基质构成。除了施万细胞(Schwann cell)延伸到该层以外,前弹力层没有细胞成分。此膜有许多神经穿过形成的隧道,施万细胞的延伸部分沿着神经穿过的隧道到达角膜上皮层。前弹力层的前面是光滑的,分界整齐,与角膜上皮的基底膜相毗邻。其后面与实质层融合在一起,密不可分。角膜周边部的前弹力层纤维排列松散,其胶原纤维逐渐与球结膜的胶原纤维相融合。在角膜缘处,前弹力层呈圆形陡然终止,常以它的终止端作为角膜缘的分界。

3. 基质层　角膜基质层又称角膜实质层或固有层,由胶原纤维和少量的弹性纤维构成,厚约 500μm,占整个角膜厚度的 9/10。基质层由 200~250 个排列极规则、几乎具有相同屈光指数且相互重叠在一起的纤维板层所构成。角膜板层由胶原纤维(直径为 32~36nm)集合成纤维束并互相联合成形。但相邻的板层纤维走行方向几乎相垂直。在板层中,尚有纤维细胞和基质,还可以看到施万细胞,并偶见淋巴细胞、巨噬细胞及多形核白细胞。角膜基质(ground substance)包括黏蛋白(mucoprotein)及糖蛋白(glycoprotein),充满了纤维与细胞没有占据的空隙,形成每一个胶原纤维的外套(coating)。在角膜周边部,基质层结构逐渐接近巩膜,板层及其纤维成分走向不规则,纤维直径增加到 60~70nm。

4. 后弹力层　后弹力层又名 Descemet 膜,是基质层与内皮细胞之间的一层薄而透明、非常规则且有弹性的纤维膜,亦是角膜内皮细胞的基底膜。该膜与前弹力层有三点不同:①与角膜基质层分界清楚;②后弹力层坚固,对化学物质和病理损害的抵抗力强;③当整个角膜基质层化脓破溃时,它仍能完整地保留下来,故临床上可见后弹力层膨出。正常角膜,后弹力层可以再生,如有损伤撕裂为裂隙,将被内皮细胞形成新的后弹力层所修复。后弹力层厚约 10~12μm,约为内皮细胞的 2~3 倍。在角膜缘处,后弹力层散开,形成 Schlemm 管内壁的小梁薄片(sheets)。

5. 内皮细胞层　角膜内皮为角膜最内面的单层六边形细胞。在婴幼儿,内皮细胞进行有丝分裂,但在成年后不再进行有丝分裂,当内皮细胞损伤后,其缺损区由邻近的内皮细胞增大、扩展和移行滑动来覆盖。内皮细胞后壁的细胞膜表面有微绒毛突向前房,每个内皮细胞大约有 20~30 个微绒毛。其前壁细胞膜与 Descemet 膜连接。

三、角膜的血管和神经

1. **角膜的血管**　角膜组织内没有血管和淋巴管,血管终止于角膜缘,形成血管网,营养成分由此扩散入角膜基质层内,然后通过上皮层和内皮层排出。角膜缘周围的血管网由睫状前血管构成。睫状前动脉自四条直肌肌腱穿出后,在巩膜表层组织中向前,行至距角膜缘约 4mm 处发出分支穿入巩膜达睫状体,参与虹膜大环的组成。其本支不进入巩膜,继续前行至角膜缘,构成角膜缘周围的血管网。本支在形成血管网之前发出小分支至前部球结膜,为结膜前动脉,与来自眼睑动脉弓的结膜后动脉相吻合。

2. **角膜的神经**　角膜的感觉神经丰富,主要由三叉神经的眼支经睫状神经到达角膜。睫状神经在角膜缘后不远处,自脉络膜上腔穿出眼球,发出细支向前延伸互相吻合,并与结膜的神经吻合,在巩膜不同深度形成角膜缘神经丛。自神经丛发出 60~80 支有髓神经从角膜缘放射状进入角膜基质层,进入角膜后脱去髓鞘,形成神经丛分布于角膜各层。浅层的神经丛发出垂直小支穿过前弹力层,并分成细纤维分布于角膜上皮之间,构成上皮内丛。所以角膜知觉特别敏感(图 2-1-4)。

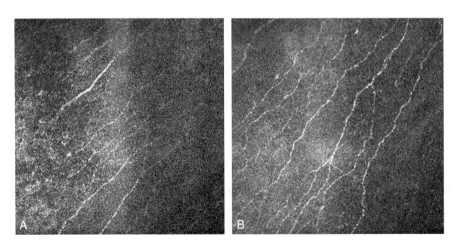

图 2-1-4　角膜的神经
A. 角膜上皮层的神经纤维;B. 前弹力层的神经纤维。

四、角膜的形态学及组织学特点与临床应用

(一) 角膜各层形态及组织学特点与临床应用

1. 成年男性的角膜横径为 11~12mm,垂直径为 10~11mm,女性较男性者平均小 0.1mm。3 岁

以上儿童,其角膜大小已接近成人,这是因为角膜的发育在出生后 2~3 年生长较快。假如角膜横径超过 13mm,都应视为病理性大角膜,角膜的过大过小并不能决定眼球的大小。如果眼球只是前部增大,可形成异常的大角膜。角膜横径可作为诊断的主要依据。如角膜大,全眼球也增大,应首先想到先天性青光眼,其次是角膜性葡萄肿。这两种眼病的角膜都很大,前者被称为"水眼",后者被称为"牛眼"。

角膜厚度各部分不同,中央部分最薄处平均为 0.5mm,周边部分约为 1.0mm。近视眼和老年人的角膜都比较薄,遭受外伤时易发生破裂。新生儿角膜厚度较老人者为厚。故施行角膜移植手术如采用婴儿角膜作供体时,可因移植片太厚,和老人受体者的角膜不相配合,伤口后缘愈合不良而失败。

2. 角膜的上皮细胞层由复层鳞状上皮构成,在解剖学上与结膜上皮相连续,病变在两者之间可互相蔓延。上皮细胞的最底层,还有一层薄而坚韧的基底膜夹在上皮和前弹力层中间,上皮层易于和前弹力层相分离,特别是在眼压升高、角膜水肿后,上皮层和前弹力层间的联系更疏松。

3. 角膜上皮的再生能力和对细菌的抵抗力都很强。临床上经常能见到角膜擦伤的病例,上皮层大片脱落,在不伴有感染的情况下,24 小时即可愈合。平时结膜囊内虽有包括致病菌的多种细菌,但除非角膜上皮有损伤,否则不会引起角膜感染。只有少数几种烈性病菌如白喉杆菌和梅毒螺旋体等,才能穿过完整的角膜上皮而致病。

在病理情况下,如高眼压、角膜上皮细胞水肿等,角膜上皮细胞的抵抗力下降且易脱落。眼球萎缩或角膜葡萄肿者,上皮层除了可发生角化外,还可有萎缩变性和水肿,也使上皮的抵抗力降低,可因眼睑或倒睫的摩擦而致上皮脱落,甚至形成角膜溃疡。粘连性角膜白斑患者,有时会在无任何明显诱因的情况下,发生眼内炎,往往就是因为不健康的上皮脱落,以致致病菌沿虹膜前粘的途径,进入眼内所引起。全身病变特别是维生素 A 缺乏症对角膜上皮所产生的影响已众所周知。

4. 长期高眼压可引起大泡性角膜病变,它的病理改变也是大片角膜上皮细胞萎缩变性,从前弹力层上广泛脱离,形成大小不等的水泡,泡内含有变性的上皮细胞,红、白细胞及富于蛋白的渗出液,眼睑的运动揉擦大泡,牵拉神经,引起剧痛。丝状角膜炎(filamentary keratitis):角膜表面悬挂的丝条也是异常增生并发生变性的角膜上皮细胞从角膜上剥脱的产物。丝状角膜炎易与角结膜干燥综合征(Sjögren syndrome)相混淆,后者无上皮细胞丝条出现,是这两种病的一个主要鉴别点。在复发性角膜糜烂病(recurrent corneal erosions)中,角膜上皮也有水肿、变性和坏死,此病多由外伤引起,现认为也与遗传因素或病毒感染有关。

5. 由于角膜上皮细胞再生能力很强,临床上常利用这一解剖学特点,治疗许多角膜上皮病变。例如丝状角膜炎、复发性角膜糜烂、角膜上皮钙质沉着以及角膜浅层多发性小异物等,均是利用刮去角膜上皮的方法加以治疗。

6. 角膜感觉非常灵敏。角膜反射的灵敏与否,常为诊断许多眼病以及神经病变的一个重要指标。在神经麻痹性角膜炎、海绵窦血栓形成以及眼睑带状疱疹等病中,角膜知觉减退,角膜反射可以完全消失。

7. 位于上皮底层下的基底膜,由上皮细胞分泌而成,破坏后可以再生。此膜在角膜或角膜缘有新生物形成时,是否穿破基底膜是诊断癌变的重要依据。如已穿破基底膜,表示已发生浸润,即可诊断为癌,否则只能诊断为间变或原位癌。

8. 前弹力层是角膜基质浅层特别分化的一部分,由胶原小纤维所构成,与浅层基质的胶原纤维一样。膜上存在许多孔洞,感觉神经纤维末梢即由此通过进入上皮层。大泡性角膜病变时,含有蛋白的液体也是经此孔洞进入上皮和前弹力层之间而积聚起来。正常情况下,膜内看不到细胞或细胞核,病理改变的第一征象就是有细胞核在此膜内出现。这些细胞可能是从浅层基质中来,也可以从上皮层来。在角膜变性血管翳中,血管性肉芽组织增生,可到上皮和前弹力层之间,将此膜向后推去,并且从前面破坏这层膜组织。而在沙眼性角膜血管翳中,血管性肉芽组织增生,先到浅层角膜基质内,从后面侵蚀和破坏这层膜。

此膜对机械性损伤如挫伤或棍棒伤等抵抗力较强,而对化学性物质的抵抗力很弱。无论是外伤、感染(如角膜溃疡病)或其他任何原因,一旦破坏了前弹力层,被破坏的这部分即不能再生,愈合时为瘢痕组织所代替,在临床上即形成角膜薄翳或白斑。因此角膜上皮损伤后必须严防感染,以免发生角膜溃疡将此层膜破坏,导致永久性瘢痕即角膜斑翳的形成。在高度萎缩的眼球中,此膜可呈波浪状皱起。角膜变性时,脂肪物质、玻璃样变物质,甚至钙质都可在此膜附近沉着。带状角膜变性(band shaped degeneration of cornea)就是钙质在角膜前弹力层附近沉着的结果。临床上,带状角膜变性有多种。常见的一种位于睑裂部位的角膜缘内,呈横形带状,一般不到角膜中部,颜色淡灰白色,裂隙灯检查,可见浑浊体呈白色斑点状,分布在前弹力层附近。此变性常出现在已萎缩失明的眼球上;在年轻人中,也可出现在葡萄膜炎引起的继发性青光眼中,少数可继发于严重角膜实质炎之后。总之,看到这种变性,就要警惕严重眼病的存在。只有在老年人中,此种现象可为单纯的退行性变,而不一定有严重眼病存在。近年来,在硅油玻璃体充填术后,角膜带状变性发生率较高,尤其是儿童,原因尚不完全明了。

所谓老年环,也是脂肪物质在边缘部分前弹力层附近沉着的结果。粥样角膜溃疡(atheromatous corneal ulcer)病中,在溃疡部位的前弹力层被破坏,代之以钙化和玻璃样变性的瘢痕组织,之后发生溃破坏死,表面的角膜上皮脱落,使表层的大片钙化区暴露,一部分增生的角膜上皮则深入钙化的瘢痕组织深层,将其和角膜基质隔开。这种溃疡多发生在陈旧性粘连性角膜白斑的基础上,表层组织常坏死、脱落,严重者可因眼内炎而摧毁眼球。

9. 角膜基质层由纤细胶原纤维、角膜细胞和细胞外的黏液基质构成,由胶原纤维构成的角膜小板,分层交错排列,但与角膜表面则基本平行。施行板层角膜移植手术时,沿角膜小板平面行板层分离非常容易;在剥脱性角膜溃疡(sloughing corneal ulcer)病中,变性坏死的角膜小板可以一层层地脱落,这均与角膜小板的平行排列有关。角膜结疤后的瘢痕组织中纤维排列紊乱,新生的瘢痕组织完全由成熟的胶原纤维构成,因而角膜的透明度也相应减退;随着时间的推移,其瘢痕组织中纤维排列逐渐变得比较整齐,角膜的透明度也往往有所改善(图 2-1-5)。

在角膜小板间有一个潜在空隙,为角膜细胞成分的栖身之所。此潜在空隙在角膜炎症时即行扩张,其内贮以渗出液。

10. 角膜基质内的细胞成分有三种。一是角膜固定细胞,实质上就是结缔组织内的纤维细胞。

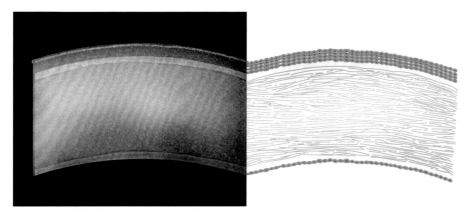

图 2-1-5　角膜的光学切面(左)与组织学切面(右)的示意图

在角膜外伤和炎症时,它能演变为成纤维细胞,产生纤维结缔组织,起到修补的作用。二是游走细胞,是从上皮起源而和神经有联系的类似神经鞘膜细胞。三是在角膜缘附近还有从网状内皮系统起源的组织细胞。

正常时,角膜基质内除固定细胞外,其他细胞成分不多。但在外伤特别是炎症后,因受毒素及化学因素的作用,使角膜缘血管网扩张充血,大量白细胞及渗出液由角膜缘血管网侵入角膜病变区。浅层角膜基质炎时,白细胞主要来自浅层血管网;深层角膜炎症时,则白细胞主要来自深层血管网。在角膜小板未遭到破坏前,白细胞位于角膜小板之间,引起局限性灰白色浑浊,称角膜浸润。进一步发展,浸润区角膜因毒素损害及营养障碍,白细胞破坏后释放出蛋白溶解酶,将角膜小板溶解。角膜水肿和角膜内压力增加,也对角膜小板产生破坏作用,使其发生变性、坏死、脱落形成溃疡。炎症 24 小时后,多形核粒细胞逐渐减少,单核巨噬细胞则大量增多,进入角膜基质内,利用吞噬作用,移去坏死物质,然后转变为成纤维细胞,产生新生的纤维结缔组织,以填补角膜破坏后留下的缺损并形成瘢痕(图 2-1-6)。晚期的修复主要由淋巴细胞和浆细胞完成。在炎症反应的过程中,角膜基质的反应不太活跃而是被动的。角膜小板容易坏死,角膜细胞也是一样。角膜水肿时,角膜基质的黏多糖容易吸收水分而肿张,使角膜小板分离、断裂、坏死。修复期角膜细胞和单核细胞及角膜基质被广泛破坏后,可引起各种各样退行性改变,如玻璃样变性、脂肪变性以及钙质沉着等。

11. 在急性化脓性角膜溃疡,特别是铜绿假单胞菌性角膜溃疡中,有大量白细胞进入角膜,在角膜缘内的一段距离处,白细胞大量集中,发生坏死,在临床上形成典型的环状脓疡。脓疡处角膜基质被溶解,发病急、进展快,可在短期内(24~48 小时)引起眼球穿孔,因而是最严重的化脓性角膜感染,需要紧急抢救,稍有延误,往往以化脓性眼内炎导致眼球萎缩而告终。

12. 角膜炎症伴有大量角膜小板坏死和高度角膜基质水肿者,因角膜营养障碍,易引起角膜血管新生。角膜碱烧伤和过敏性角膜炎以及角膜实质炎,特别是在后一种眼病中,有大量深层血管新生,就与角膜基质长期水肿缺氧以及深层角膜小板大量坏死有关。

13. 角膜变性,严格说,应称为角膜营养不良(corneal dystrophy),其发生在角膜实质层者有三种,都属于家族性遗传性眼病。①颗粒状角膜变性(granular dystrophy),颗粒状的玻璃样变性小体多分布在中央部角膜前弹力层下的角膜基质层,周边部角膜以及玻璃样变性小体以外部分的角膜

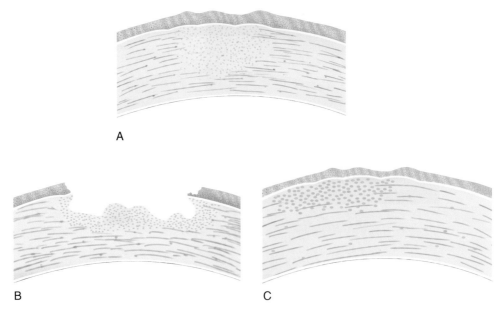

图 2-1-6　角膜炎的病理变化示意图
A. 角膜浸润；B. 角膜溃疡；C. 角膜瘢痕。

基质正常,所以对视力的影响较小而且较晚。②斑点状角膜变性(macular dystrophy),在角膜基质层除有点状玻璃样变性区外,所有角膜小板都萎缩变性,被大量黏液变性的物质所代替,故在临床上表现为弥漫性角膜浑浊。它所影响的范围远较颗粒状角膜变性深而广,从角膜中央到周边,从角膜的浅层到深层均受累。③格子状角膜变性(lattice dystrophy,又称 Biber-Haab-Dimmer 变性),在格子状角膜变性中,角膜小板呈梭形玻璃样变性,病变多在角膜的浅层和中央部分,呈条状浑浊,交叉形成网格状,周边部角膜不受累。视力高度减退者往往由于角膜上皮萎缩变性,上皮下有玻璃样物质沉积而起。施行角膜移植手术治疗角膜变性时,在斑点状角膜变性只能适用于穿透性角膜移植手术,而在颗粒状及格子状角膜变性中,则板层和穿透性角膜移植术均可选用,且都能取得较佳效果。

14. 后弹力层被认为是一层真正的弹力膜,系角膜内皮细胞的分泌产物,常随年龄的增长而变厚,中央较薄,约 5~7μm,边缘部增厚,可达 10μm 以上。老年人中,它的厚度可达 20~30μm。边缘部止于角膜缘的 Schwalbe 线。在此有局限性增厚,称为 Hassel-Henle 小体。20 岁以前,此种小体罕见,年逾 30 岁逐渐增多,有时可出现在角膜的中央部分,形成斑点状角膜变性,影响视力。此膜有一定弹性,受挫伤后常易断裂,断端卷起。眼球钝挫伤病例中,如用裂隙灯检查,在角膜后壁附近,有时能见到不规则的条纹状反光,即是后弹力层断裂的表现。此膜虽然对外伤的抵抗力较低,但对化学性物质如细菌及其毒素等的抵抗力却甚高,故在严重的角膜溃疡病中,角膜基质在某一小范围内可被破坏殆尽,而后弹力层因不能承受眼内压力,向溃疡区膨出,形成所谓后弹力层膨出(descemetocele),却并不很快形成穿孔,说明此膜具有相当的韧性和弹性,也说明它不易被细菌的毒素所溶解和破坏。严重的深层角膜实质炎后,此膜可相应增厚。在裂隙灯下,呈现为很厚的一条不规则的反光带,这是患过角膜深层炎症的依据。在电子显微镜下可以看出,即使在正常眼球中,此膜也非完全一致,还有分层的结构。在病理情况下,此膜可裂开形成多层,这时分层的情况更为明显。有时,除在角膜内面形成一层玻璃膜外,还可大量增生,绕过前房角,到达虹膜表面。在角膜后脓疡中,此膜可被分为几层。在先天性青光眼中,由于眼压持续增高使眼球膨大,以致角膜后弹力层破裂,在后弹力层上出现许多裂口,房水得以进入角膜基质,在临床上即形成一种不均匀的角膜浑浊状态,此种临床表现有助于先天性青光眼的诊断和鉴别诊断。在圆锥角膜和高度近视眼中,也可能有后弹力层断裂的现象出现。

在眼球萎缩、眼压低的病例中,此膜可形成皱褶。白内障手术后在眼压尚未恢复到正常前,在切口附近的上方角膜顶部,常有纵行条纹状浑浊出现,就是由于眼压低,房水经手术切口处进入角膜基质,引起后弹力层皱褶。

后弹力层皱褶除见于外伤、炎症外,还可见于糖尿病患者,据统计其发生率可高达 33%,也可能是由于角膜基质水肿引起。

后弹力层附近可有变性的物质沉着。例如在老年环的患者中,最早期所看到的灰黄色小点状浑浊体就是脂类、胆固醇类物质在后弹力层附近及深层角膜基质内发生沉着的结果,逐渐发展,向前延伸到前弹力层末端附近而终止,故其外缘境界分明,且和角膜缘间有一段透明的角膜隔开,向中央一面,浑浊区就无一个明显的分界线。老年环的产生被认为和角膜缘的血管异常或高血脂有关,不是角膜本身的疾病。

在家族性遗传性肝豆状核变性病(Wilson 病)中,铜代谢紊乱,铜的硫化物以色素颗粒的形式在后弹力层末端附近沉着,形成临床上所见到的淡绿色(或淡棕红色)环,宽约 2mm,称为 Kayser-Fleischer 环,位于角膜缘处。此环的存在,为眼科诊断此病的重要依据之一。

15. 内皮细胞层具有防止水分从前房进入角膜及将角膜过多的水分泵入前房的作用,内皮细胞的功能完善是维持角膜透明的重要因素。正常人角膜内皮细胞密度随年龄的增长而降低。10 岁左右时角膜内皮细胞平均密度为 3 792 个/mm²;成年人角膜内皮细胞的平均密度为 2 500 个/mm² 左右;80 岁左右时为 2 347 个/mm²。婴幼儿内皮细胞总数为 90 万~100 万,25 岁时为 65 万,60 岁下降到 50 万。一般而言,临床上认为当角膜内皮细胞平均密度下降为 1 000 个/mm² 时,为内眼手术后发生角膜内皮细胞失代偿的临界值,但具体到个体病例时,其数值与医生显微手术技术及患者内皮细胞的耐受性有关;内皮细胞平均密度下降为约 500 个/mm² 为其最低值,低于此限度,则角膜内皮细胞难于维持其正常的生理功能,术后极易导致持续性角膜水肿或大泡性角膜病变。因而施行内眼手术(如白内障及人工晶状体植入术)前必须检测内皮细胞的功能状态,常用角膜内皮镜检查内皮细胞的密度和形态。如果没有角膜内皮镜,可用以下两种简易的方法来判断:①根据角膜的厚度,正常角膜厚度为 0.52~0.56mm,超过 0.60mm,则说明内皮细胞的功能明显降低;②用棉签蘸消毒的局麻药,在裂隙灯下将棉签轻轻放在角膜上,并稍做摩擦,如角膜上皮很容易即被推动,则说明患者角膜是处于亚临床水肿状态,手术后很可能发生角膜浑浊、水肿。

从病理学角度来看,内皮细胞很像覆盖体腔(如胸膜腔)表面的间皮细胞,它可发生水肿和形成空泡,可增生成许多层,并突出于前房内,也可脱落漂浮在前房内;又可萎缩、退变和坏死(例如眼内炎、黑色素瘤坏死、前房积脓等病例中);在角膜内皮细胞有病理性改变(如水肿或已被破坏)的基础上,可有一些沉着物,如房水中的细胞、纤维素、色素颗粒等可附着于角膜内皮细胞上,称为角膜后沉着物(keratic precipitate,KP),这是诊断虹膜睫状体炎的最重要体征之一。角膜后沉着物是在房水中预先形成,然后黏附于角膜内皮上。经过一段时间,纤维素及炎症细胞可被吸收,而色素颗粒则遗留下来,故陈旧性角膜后沉着物多为棕色,新鲜的角膜后沉着物则为灰白色。事实上,角膜后沉着物也可出现在完全正常的角膜内皮表面,这种角膜后沉着物被称为生理性角膜后沉着物。在青年人中,这种生理性角膜后沉着物多是房水中的白细胞,在老年人中,则是葡萄膜上脱落的色素颗粒。它和病理性的沉着物不同的是,体积较小,多分布于角膜下方,并且时常交换位置。在视网膜母细胞瘤中,成团脱落的瘤细胞也可附着在角膜内皮细胞上,形成假性角膜后沉着物。此外,在角膜炎中,角膜内皮细胞也可肿胀变性。在裂隙灯下,如能见到后弹力层边界模糊,在舌形的浑浊区内有角膜后沉着物出现,则为梅毒性角膜实质炎早期出现的体征,它可先于充血、疼痛、畏光、流泪等刺激症状。角膜内皮细胞在病理状况下,如受到外伤或炎症刺激等,还可转变成为成纤维细胞,形成膜样组织,在角膜穿通伤中,内皮细胞可移行到角膜后穿通伤口中以填补伤口,以后转变为成纤维细胞,有促进伤口愈合的作用。在角膜移植手术时,如内皮细胞受到损伤,轻则影响角膜和前房之间的离子交换和液体的渗透作用,造成相应部位角膜基质的浑浊,重则刺激角膜内皮细胞,使之增生并转变为成纤维细胞,在角膜内表面形成纤维膜,使手术归于失败。动物实验证明,如将血液注入兔眼前房,或用手术方法使兔前房反复消失,皆可造成角膜内皮细胞损害,导致角膜内面纤维组织膜的形成。

16. 角膜的神经 角膜的感觉神经纤维丰富,来自三叉神经眼支,经睫状前神经分布到角膜。特殊染色显示,这些感觉神经纤维分布到角膜表层者最多,越向深部越少。人类的角膜后弹力层和内皮细胞层内没有神经支配。分布到浅层者在基质层浅层,形成细而密的神经网,发出神经纤维垂直穿过前弹力层上的微孔,绕行于角膜上皮细胞之间,最后分成神经末梢纤维进入细胞质内或细胞间,主要支配角膜上皮细胞的下面4层。神经末梢处往往比较膨大或形成小串珠状,在靠近角膜缘处,也有少数形成神经末梢器官者。角膜外伤或角膜溃疡时,这些神经纤维末梢受刺激或被暴露,因而产生剧痛、畏光、流泪等刺激症状。

角膜神经末梢外面无髓鞘,只有一根纤细的神经轴突。角膜神经在进入角膜之前,其外面既有髓鞘,又有一层施万细胞(Schwann cell,又称神经鞘细胞),被覆于轴突之外。进入角膜内0.3~0.5mm处,髓鞘消失,神经轴突之外仅有一层施万细胞覆盖。所以在使用裂隙灯观察时,在距角膜缘0.5mm的范围内,往往能看到灰白色形如细线的神经进入角膜内,自角膜缘向角膜内分叉前行变细并终于消失其踪迹,该处即为神经脱去髓鞘之所在。在圆锥角膜患者及角膜炎患者中,角膜神经的能见度增加,在角膜内可以看到更多、更长的神经纤维存在。神经麻痹性角膜炎的原因,现认为是由于感觉神经纤维切断后,它的逆向传导(antidromic)活动发生障碍,引起角膜组织新陈代谢紊乱,导致的一种退行性改变,而非真正的角膜炎症。

角膜无运动神经。角膜神经中是否有自主神经成分,则是一个尚无定论的问题。

(二)角膜血管及新生血管

角膜在正常情况下是无血管的。如果角膜上出现了血管,便是一种病理状态,是许多疾病所诱发的新生血管。导致角膜血管新生的真正原因不详。Cogan认为水肿是一个因素,水肿可使角膜板层间原来的密切联系松解,板层间阻力减少,有利于新生血管的长入;Ashton认为角膜内缺氧可能是另一个因素,角膜内缺氧可刺激新生血管长入。临床上我们经常可以看到,全身核黄素缺乏、角膜干燥症、角膜碱烧伤后以及长期迁延不愈的角膜炎症等都会引起角膜新生血管。近年来的研究表明,角膜缘干细胞的破坏,是引起角膜新生血管的主要原因。

角膜缘血管网有深有浅,因而,角膜新生血管也分为浅层、中层和深层三种,它们各自来源于不同深度的角膜缘血管网及虹膜血管,又在一定程度上反映了不同性质的角膜病变。新生血管长入角膜,可有两种不同的方式:一种是以血管襻的方式向角膜内生长,浅层新生血管多属于此类;另一种是毛细血管末端发芽,形成微血管瘤,向角膜内生长,然后微血管瘤破裂出血,新生内皮细胞将出血处包围起来,并形成中空管腔,深部新生血管多属于此种。

1. **角膜浅层新生血管** 其新生血管来自结膜下和巩膜上的血管网,可位于上皮内、上皮下、前弹力层下或在浅层角膜基质中。此种新生血管在前行的过程中,其分支互相吻合,形成树枝状或网状,常见于疱疹性角膜炎、病毒性角膜炎及束状角膜炎等。其临床特点是当病变愈合时,新生血管也随之闭塞。

角膜血管翳也是角膜浅层新生血管的一种,这种新生血管生长的同时还合并肉芽组织形成。沙眼性角膜血管翳是从前弹力层后面开始,向前发展破坏前弹力层;绝对期青光眼或眼球萎缩变性等角膜血管翳则始于角膜上皮与前弹力层之间,由前向后发展,破坏前弹力层,或将前弹力层推开向后侵犯。

2. **角膜基质层新生血管** 其新生血管来自巩膜或巩膜上血管网,而源于睫状前血管,在角膜基质层中层进入角膜板层间。临床特点为笔直沿着一个平面前进,本身可有分支,但一般不与其他血管相互吻合,可呈毛刷状、伞形或弓形,形态多样。多见于结核性或麻风性角膜基质炎后期。

3. **角膜深层新生血管** 有两方面来源:一是来自前睫状血管的深支;二是来自虹膜,绕过前房角,进入角膜深层基质中。裂隙灯检查时,可在不规则增厚的后弹力层之前的角膜深层,看到有放射状走行的毛刷状新生血管,伸向角膜中央,仔细观察,有时还能看到其内有血细胞流动。此种新生血管较以上两种为少,典型的见于梅毒性角膜基质炎晚期并发葡萄膜炎和糖尿病性虹膜睫状体炎合并有虹膜红变(rubeosis iridis)的患者。

裂隙灯下,角膜新生血管其内含有血液者容易辨认,不含血液者,应与角膜神经相鉴别。后者一般位置较浅,分支较多,呈典型的两叉或三叉状分支,直径从粗到细,一般到角膜缘内 0.5mm 左右即行终止。

(三) 角膜伤口的愈合

1. **角膜伤口的愈合根据角膜组织学的特性有以下几个特点** ①角膜本身无血管,故眼球穿通伤愈合时,一般不经过肉芽组织形成阶段,但有葡萄膜组织于伤口中嵌顿时例外;②角膜的两面有上皮细胞和内皮细胞覆盖,它们对伤口的愈合起一定作用;③角膜后面有房水,房水内含有纤维素并形成纤维素团块,填塞在角膜伤口的内口,对伤口愈合起促进作用;④角膜基质两侧有前、后弹力层,角膜穿通伤后,前、后弹力层断端收缩,对伤口愈合有一定的影响;⑤角膜内面除房水外,还有虹膜、晶状体及玻璃体,这些组织一旦嵌顿到伤口内时,就改变了伤口的愈合过程和性质。

2. **愈合过程** ①角膜穿通伤后,由于前弹力层收缩,在角膜前部形成一个前三角形缺损区;在后面由于后弹力层收缩,形成一个后三角形裂开;中间部分的角膜基质纤维因吸收房水而肿胀,两端互相接触,使角膜穿通伤的中部很快愈合。②前部三角形缺损区愈合较快,因为角膜上皮生长迅速,缺损边缘处,健康角膜上皮先是迅速移行,然后分裂增殖,在12~48小时内,即将角膜前部三角形缺损区覆盖填平。在上皮覆盖之下,角膜基质愈合比较缓慢。③角膜后部的三角形裂开伤口愈合较慢,这是因为后三角形伤口在早期为房水中的纤维蛋白所充填,而角膜内皮细胞的增生较上皮细胞缓慢的缘故,并且后弹力层断端收缩向前卷起,对伤口愈合也有不良影响。内皮细胞移行和增生通常需3~4日后才能形成连续的一层,将伤口覆盖起来。1个月后,开始分泌新生的后弹力层,在新生内皮细胞的覆盖下,后三角内的纤维结缔组织逐渐增生,形成瘢痕组织。④后弹力层虽可再生,但新生的后弹力层较薄,以前穿通处的后弹力层断端多向前卷起。前弹力层不会再生,其缺损完全被瘢痕组织所代替,故判断角膜穿通伤时,前弹力层缺损以及相应部位后弹力层断端向前卷起是诊断陈旧性穿通伤的依据。⑤纤维连结蛋白(fibronectin)在角膜伤口愈合中的作用。近年来研究表明,在角膜外伤时(如角膜穿通伤、热灼伤、碱性烧伤以及角膜板层移植等),角膜损伤的部位有纤维连结蛋白沉积,它对于角膜伤口的愈合,特别是上皮细胞的愈合能起到促进作用。

纤维连结蛋白是一种具有生物活性的高分子糖蛋白。正常时,来自成纤维细胞、巨噬细胞及内皮细胞,存在于血浆、多种细胞表面、结缔组织及基底膜中。兔动物实验证明,在受损伤的情况下,角膜上皮细胞、内皮细胞和角膜基质细胞均能分泌纤维连结蛋白,促进伤口的愈合,其作用机制尚未完全明了。有人认为,纤维连结蛋白对胶原有亲和性,它和胶原结合后能够形成细胞附着和迁移时需要的正常基质,即产生所谓生物胶的作用,对新生的上皮细胞间的伸展及其邻近的下层组织间起到黏附和搭桥的作用。此外,据认为,纤维连结蛋白与胶原结合后,可能降低白细胞产生的胶原酶的活性,也对伤口愈合有利。

(四) 角膜水肿

角膜水肿是眼科临床上常见的一种眼部症状,它不仅出现于角膜本身的疾病(例如角膜外伤、角膜变性等);也常发生于角膜邻近组织的病变后,例如急性结膜炎、葡萄膜炎、青光眼;手术损伤(如白内障手术等);甚至也可见于全身疾病(如营养不良等)。角膜疾病所致的水肿多为局限性的,由局部的角膜上皮受累而起;在葡萄膜炎中,角膜水肿为弥漫性的,是角膜内皮细胞损伤所致。手术损伤多见于两种情况:一是手术器械的机械性损伤,角膜水肿为局限性的,愈近切口处愈明显;二是消毒液的化学性损伤,角膜水肿为弥漫性的,且伴有较重的葡萄膜炎反应。而在全身营养缺乏的情况下,往往是角膜上皮层、内皮层和基质层都受到影响。正常角膜组织中含有76%水分,水分含量如增加10%以上,即可发生角膜水肿。例如,用蒸馏水反复冲洗兔的结膜囊,很快引起角膜上皮水肿。用蒸馏水注射到前房内,则因角膜内皮损伤,也可引起角膜水肿。故在白内障手术中,强调用BSS作前房灌注液。有时,角膜内皮损伤后所产生的角膜水肿相当严重,可产生一种延迟性剧烈疼痛,这是因为角膜组织高度水肿,以致压迫了角膜内感觉神经之故。在晚期青光眼中,时常出现的大泡性角膜病变,引起剧烈疼痛,也是由于在前弹力层和上皮之间的感觉神经末梢受到牵拉的结果。在少数病例中,角膜水肿可找不出任何局部原因,可考虑是全身因素或神经受累的结果。假性周围神经炎也可引起角膜水肿。

角膜水肿在病理切片上,表现为角膜各层组织中都有水滴聚积,而以上皮层为显著。上皮水肿可分为上皮细胞内和上皮细胞间水肿两种。过多液体积聚在上皮细胞层和前弹力层之间,形成角膜大泡,可将成片萎缩或水肿的上皮细胞层从前弹力层上顶起,使由前弹力层上孔洞经过的神经末梢受到牵拉,引起疼痛。角膜基质的水肿表现为角膜板层间均匀一致的裂隙出现。内皮细胞水肿时,表现为内皮细胞肿胀,细胞间隙扩大。

(五) 长期配戴角膜接触镜的角膜变化

长期戴用软性接触镜在一部分人中可能引起角膜各层病变,有的在停戴后可以恢复,有的则不能恢复。戴接触镜的机械性损伤可使角膜上皮大片脱落,如继发感染,就会形成角膜溃疡,愈合后在透明的角膜上留下白斑,永久影响视力。长期配戴角膜接触镜还可导致一些生理功能紊乱,进而产生病理改变。

1. 对泪液膜的扰乱和破坏作用 尽管软性角膜接触镜有亲水性和一定程度的透气功能,但长期配戴角膜接触镜,可使泪液膜厚薄不均,甚至部分破裂。角膜因长期缺氧导致角膜缘血管扩张,进而有新生血管形成或角膜水肿等变化。

2. 角膜各层水合作用和酶活性的改变 长期配戴接触镜者,角膜上皮增厚,内皮细胞形态及大小也有改变,实质层可出现局灶性浑浊区,历时长者很难消退。特别是在戴用含水量较低的接触镜时,这些改变更为显著。据研究,角膜透明度的维持有赖于酶活性的变化和水合作用。长期戴接触镜后,上皮层内酸性糖苷酶、酸性磷酸酶等活性显著升高,基质层内碱性磷酸酶的活性下降,在基质层浅层出现活性度较高的溶酶体水解酶,引起局灶性炎症细胞浸润,同时出现糖和蛋白质变性,形成角膜的局灶性浑浊区。

(六) 眼表、泪膜及干眼

泪膜是一层极其重要的功能性结构。它与其周围的眼表组织是相辅相成的。正常泪膜的维持有赖于正常眼表组织;反之,在缺乏正常泪膜的情况下,眼表组织也不能维持其正常结构和功能,如干眼症。

1. 眼表(ocular surface) 是指从睑缘的唇间灰线向后,经眼睑内面至穹隆,再返折回来越过眼球前方,覆盖在角、巩膜表面的整个上皮层。

结膜杯状细胞不均匀分布于除角膜缘之外的整个结膜表面并分泌黏蛋白。角结膜最外层上皮细胞的表面布满了密集的微绒毛和微皱襞,胞质内含有容纳微糖蛋白的单层膜囊泡。囊泡提供微绒毛芽生所需要的膜,糖蛋白分布到整个上皮细胞表面,参与形成细胞外的多糖-蛋白质复合物。Dilly 应用电镜研究发现附着于细胞膜表面的糖蛋白长链伸入上皮细胞的黏液中,他认为这是黏液附着到上皮细胞膜上的物理性附着点,也是泪膜贴附到上皮并保持其稳定性的重要基础。

2. 泪膜(tear film)的结构和功能 泪膜是覆盖于眼表前面的一层泪液膜(图 2-1-7),由前向后依次分为三层,即脂质层(lipid layer)、水液层(aqueous layer)和黏蛋白层(mucous layer)。

(1) 脂质层:该层为泪膜的最外层,厚约 0.11μm,占整个泪膜厚度的 1%,主要由上下睑板腺分泌物组成。其作用是阻止泪液蒸发,特别是在干燥或气流较强的环境中,在睑板腺开口处的脂质可作为疏水屏障防止泪液的溢出。另外,脂质在泪液层扩展也可带动其他液体(Marangoni 反应),

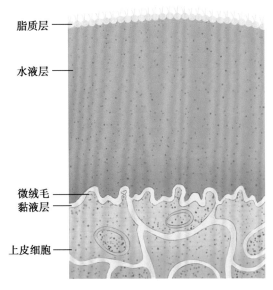

脂质层 ——

水液层 ——

微绒毛 ——
黏液层

上皮细胞 ——

图 2-1-7　泪膜结构示意图

从而使泪膜增厚。正常情况下,泪膜的厚度与睑裂的宽度有关,变化在 0.05~0.5μm,一般约为 0.1~0.2μm。当睑裂开大时,脂质层被牵拉变薄;睑裂缩小时,脂质层被压缩变厚。

(2) 水液层:该层为泪膜的中层,主要由主、副泪腺产生,是组成泪膜的主要成分,厚约 6~7μm,水分占 98.2%,固体占 1.8%。水分的生成和排出的动态平衡对维持角、结膜上皮细胞的湿润状态和提供上皮细胞代谢所需要的营养起着重要的作用。泪液层的化学成分比较复杂,含有水、葡萄糖、氧气、尿素、氨基酸、脂质、溶菌酶、β 溶素、免疫球蛋白和微量元素等 60 多种成分;其中由泪腺分泌的如前蛋白(prealbumin)、溶菌酶、乳铁蛋白和泪液特异性免疫球蛋白 IgA 等 20 余种。前蛋白可作为其他成分的转运载体;特异性和非特异性免疫球蛋白构成了防止眼表感染的第一道防线。泪膜的氧气是角膜需氧的主要来源。

(3) 黏蛋白层:该层为泪膜的最内层,即角膜上皮层表面微绒毛的微皱襞层,是多糖-蛋白复合物(glycocalyx)。其中蛋白质部分镶嵌在细胞膜上;多糖部分携带负电荷并伸入泪膜中,具有吸引泪膜中黏蛋白分子的作用。黏蛋白层主要由结膜的杯状细胞分泌,具有极强的亲水性,它覆盖角膜上皮表面,可克服角膜上皮表面的疏水性,在上皮层和泪液层之间构成亲水界面,从而赋予角膜的可湿润性。此外,还可粘着异物然后卷入下穹隆,从而阻止外来抗原进入上皮层,使致病菌便于被冲洗清洁。

泪膜的形成与破裂:泪膜的形成与眼睑的瞬目运动相关。当开睑时眼睑与眼球间产生一个表面张力很高的水-空气界面,脂质在其表面立即扩散,继之多脂质与黏蛋白一起扩散;同时,通过毛细管的虹吸作用将睑缘处泪河的泪液上吸,在黏液层表面形成水层,并逐渐加厚;随着泪河变窄而负压逐渐增高,限制了泪河对泪膜形成的适量供应,随着时间的推移(通常小于 1 分钟)加之蒸发作用,水层缓慢均匀变薄,脂质层分子逐渐向黏液层靠近,两者接触的局部泪液-上皮界面的张力增高,泪膜即告破裂,形成干燥斑。闭睑时,眼睑压缩泪膜表面的脂质层,消除了泪膜-空气界面,将眼睑与眼球间的泪膜水层驱入泪河及泪阜,随着 Bell 现象使黏液层再重新分布,混入脂质层的黏液,被卷起呈条带状而拉入上下穹隆部。简言之,通过瞬目作用,睑缘将泪膜均匀地覆盖于角膜上皮表面,并随着眼球运动和眼睑的瞬目作用而不断更新。

泪膜的稳定性和破裂时间:泪膜在整个角膜表面保持均匀的厚度,不受重力的影响。在结膜囊内滴一滴荧光素,可见其向各个方向流动而不发生下流现象。蒸发作用下,泪膜厚度会缓慢降低,但仍保持均匀一致。若角膜上皮缺损则泪膜向下流动,这说明角膜上皮和黏蛋白层对泪膜的稳定起重要作用。此外,瞬目动作可防止脂质层与黏蛋白层接触,保持泪膜水层的厚度,维持泪膜的稳定性。泪膜破裂时间(break-up time,BUT)是指一次完全瞬目到泪膜上出现第一个干燥斑的时间,是检测泪膜稳定性的唯一直接测量方法,即了解结膜杯状细胞分泌黏液的功能。检查方法:结膜囊内滴一滴荧光素液,在裂隙灯显微镜下用钴蓝色光观察,可见角膜表面呈现均匀一致的荧光绿色液体薄膜。当眼睑开启一定时间后,淡绿色光滑的泪膜在光照下呈现点片状黑区,即干燥斑。泪膜破裂时间通常比两次连续瞬目所需时间长些,正常人为 15~45 秒,而瞬目动作约 5~6 秒一次,每分钟 10~12 次。所以,正常人不到泪膜破裂即已瞬目,不会发生角膜干燥。

3. 干眼(dry eye) 是以泪液分泌减少、泪膜的稳定性降低并进而导致眼表损害为特征的一组疾病的总称。临床上以干燥性角结膜炎和 Sjögren 综合征最多见。

干眼的发病机制:Sjögren 综合征中的眼干燥几乎是泪腺和唾液腺被淋巴细胞,主要是 CD4$^+$T 细胞浸润造成的。这是一种细胞介导的损伤,使腺体功能失调。因此,SS 的发病机制可能涉及免疫细胞、上皮细胞和血管神经细胞的相互作用。此外,SS 的发病存在着明显的性别差异,提示激素在该病的发展中起重要作用。

(七)角膜缘干细胞及临床意义

1. 干细胞(stem cells,SC) 干细胞是一种存在于自身更新组织内、寿命长且具有强大的分裂潜力的细胞。是自我更新组织内细胞增殖与分化的源泉,可自行繁衍引起细胞和组织更新修复。因此,我们认为在一些自身更新的组织内干细胞是细胞谱系的起源,并最终成为细胞增殖和分化的源泉。我们研究干细胞和致病原因的关系时,除了分析整个细胞谱系更需要了解和重视干细胞这个源头的状态。

干细胞的特征:①分化程度低;②有丝分裂程度低;③DNA 呈非对称分离;④有应激增殖能力。当遇到疾病或组织病变等情况时,干细胞此时应激性增殖,再转化为终末分化细胞来补偿组织修复的需要。

2. 角膜缘干细胞及临床意义

(1) 角膜缘干细胞的解剖定位和分布:角结膜上皮细胞具有高度更新的能力,因而,也同样存在有干细胞。Schermer 等通过利用角膜特异性 K64 角蛋白表达的方法,首次提出 K64 角蛋白在角膜缘部基底细胞缺如,该区域即为干细胞。Bukusoglu、Willey 等最终发现角膜缘上方和下方特异性角蛋白的表达较强,这两个部位对创伤修复和维持角膜上皮的更新和完整起着重要作用(图 2-1-8)。

(2) 干细胞与角膜上皮更新的关系:角膜上皮是一种不断自我更新的组织,每天约有 1/7 的上皮细胞死亡脱落和更新。角膜上皮修复过程是向心性移行过程(图 2-1-9);上皮组织的增殖修复起始于角膜缘部,而且增殖力最强。

在正常情况下,角膜缘上皮可以阻止结膜上皮侵入角膜。当角膜缘部受损时,其上皮细胞修复即出现障碍或异常愈合,主要表现为角膜上皮愈合迟缓、新生血管侵入和角膜结膜化。

在评价化学性眼外伤的预后时,是将角膜缘部破坏范围和缺血程度作为重要指标的。先天性无虹膜致使角膜缘部干细胞发育不良,配戴接触镜引起的缺氧、机械刺激或镜片保存液毒性作用等破坏了角膜缘干细胞等。由于干细胞被破坏或功能不良,影响了结膜转向化导致角膜结膜化,并伴有角膜新生血管,上皮基底膜破坏及炎性细胞浸润。患者可出现角膜上皮复发性糜烂、视力下降等临床表现。

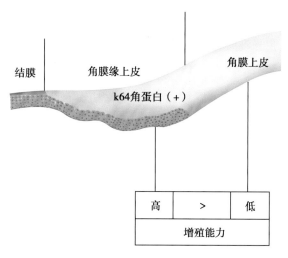

图 2-1-8　K64 角蛋白表达阴性的上皮细胞增殖能力
高于表达阳性的上皮细胞

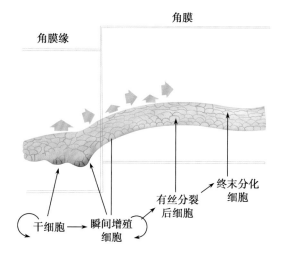

图 2-1-9　角膜上皮细胞与干细胞分化的关系

(八) Vogt 栅栏

Vogt 栅栏(palisades of Vogt,POV)是指角膜缘呈放射状排列、长约 1mm 的色素线。每 1mm 宽度约有 4 根这样的色素线。这些放射状色素线由上皮下富有血管的乳头状褶皱构成,其中的某些基底细胞就是角膜缘干细胞。

1. Vogt 栅栏　正常人的 Vogt 栅栏在裂隙灯下可见,角膜缘上方和下方最清楚,鼻侧和颞侧较模糊(图 2-1-10)。有色人种常伴有色素沉着,更易观察。

2. Vogt 栅栏与角膜缘功能障碍　眼表疾病根据 POV 是否存在,可分为 POV 消失型和 POV 正常型两种。前者治疗困难、转归差。POV 消失所引起的眼表疾病又称为角膜缘功能障碍,临床表现为持续性上皮缺损、复发性上皮糜烂、新生血管生长及假性胬肉侵入,严重者发生角膜融解、溃疡甚至角膜穿孔。

眼表疾病的治疗:一些顽固性眼表疾病,主要指化学伤后遗症和原因不明的角膜、结膜病导致的持续性角膜上皮缺损,复发性角膜上皮糜烂等,药物治疗难以奏效。因此近几年来开展了眼表重建术。归纳如下:

(1) 角膜移植术(cornea transplantation):①穿透性角膜移植(penetration keratoplasty,PKP);②板层角膜移植(lamellar keratoplasty,LKP);③角膜内皮移植(endothelial keratoplasty,EK)。

(2) 结膜移植术(conjunctival transplantation):①自体结膜移植(conjunctival autograft,CAU),②亲属结膜移植(living-related conjunctival allograft,Lr-CAL)。

(3) 角膜缘上皮移植(limbal transplantation,LT):①自体结膜角膜缘移植(conjunctival limbal autograft,CLAU),②亲属结膜角膜缘移植(living related conjunctival limbal

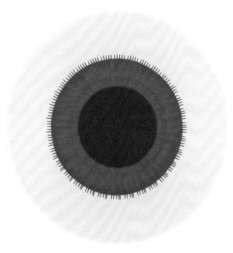

图 2-1-10　正常的 Vogt 栅栏示意图

allograft，Lr-CLAL）。

（4）羊膜移植（amniotic membrane transplantation，AMT）。

（九）角膜内皮检查及临床意义

角膜内皮反射显微镜（corneal specular microscope，CSM）简称角膜内皮镜，是利用镜面反射的原理来观察角膜内皮细胞状态。

角膜内皮镜的应用，使人们对角膜内皮细胞的生理机制、功能变化及其动态过程有了深刻的认识。同时为基因工程和酶工程的现代生物技术研究提供了新的方法和可能性。对临床医学的发展具有重要的指导意义。

临床上角膜内皮镜有两种类型，一种为接触型；另一种为非接触型。目前临床上应用较多的为非接触型角膜内皮镜。因接触型角膜内皮镜检查时需接触患者的角膜，故不易被接受，现已较少应用。

1. 角膜内皮镜的检查与分析　正常人的角膜内皮细胞为一单层扁平细胞，呈六边形镶嵌结构，大小均匀，排列整齐，在维持角膜相对脱水状态及透明性方面起着比上皮细胞更为重要的作用。正常人的角膜内皮细胞密度随年龄增长而逐渐下降，1~10 岁最高，20~50 岁相对稳定，60 岁明显下降。角膜内皮细胞具有一定的代偿功能，一旦受到损伤，周围正常的内皮细胞则代偿性扩大、移行来修复创面，但是当损伤度超过其自身扩大修复的极限时，临床上则出现内皮细胞功能失代偿的严重并发症。

角膜内皮镜检查主要是观察角膜中央部分的内皮细胞。

一般从两方面进行分析：一是内皮细胞的定量分析，二是内皮细胞的定性分析。

定量分析：指对内皮细胞密度、细胞面积的分析。

定性分析：主要观察内皮细胞的形态、细胞的边界与交叉、暗结构及其他。

2. 引起角膜内皮细胞改变的因素

（1）眼病

1）青光眼：无论是哪种类型的青光眼，持续性的眼压升高均可引起角膜内皮细胞的改变。主要表现为内皮细胞的密度不同程度地下降，细胞的形态为多形性，可见大小不等的暗区，这些暗区通常为不可逆的，随着病程的延长，可继续扩大。

2）眼内炎症：许多眼内炎症都可引起角膜内皮细胞不同程度的改变，尤其是前部的葡萄膜炎。由于大量渗出物、炎性细胞产物的刺激和大量单核细胞进入角膜内皮细胞，反复作用后使角膜中央部的内皮细胞数量减少、内皮细胞坏死脱落后形成了暗区。病程越长，损害的程度越严重。

（2）眼部手术：近年来，随着眼科显微手术的普及和提高，使得许多复杂的眼部手术逐步得以开展，无疑为眼病患者带来了福音。但是由于手术造成的角膜内皮细胞损伤却越来越引起人们的关注。

1）白内障超声乳化及人工晶状体植入术：在手术过程中由于人工晶状体、手术器械与角膜内皮细胞的接触以及人工晶状体的设计、材质都会对角膜内皮细胞产生不同的影响，即使操作已非常熟练，仍不可避免地见到角膜内皮细胞的损伤。如果操作不当，甚至会造成角膜内皮细胞功能失代偿。白内障人工晶状体植入后数月,仍可见到角膜内皮细胞进行性减少或形态改变时,应进行相应的治疗。

2) 穿透性角膜移植术:穿透性角膜移植术中的创伤、术后炎症反应、排斥反应及其他并发症,都会引起内皮细胞丧失。一个成功的穿透性角膜移植术,也将损失 15%~25% 的内皮细胞,甚至更多。

(3) 眼外伤:任何一种眼外伤都会造成角膜内皮细胞不同程度的损伤。常见的如眼球钝挫伤、爆炸伤、穿通伤等。

1) 挫伤:由于外界突然的冲击力,使角膜中央部的内皮细胞直接与虹膜接触,内皮细胞被挤压。挫伤引起的外伤性虹膜睫状体炎,大量的沉淀物附着在角膜内皮细胞上,可造成内皮细胞的变性、坏死与脱落。较重的挫伤时,角膜内皮细胞的损伤可达 55.6%。

2) 产钳伤:多发生在大龄产妇,当产钳夹住婴儿头部时,往往给眼球增加压力,导致后弹力层破裂,影响到角膜内皮细胞。

(4) 角膜接触镜:长期戴用角膜接触镜,可引起慢性缺氧和代谢改变如乳酸等毒性物质堆积,造成角膜内皮细胞损伤。内皮镜检查六边形细胞出现率明显减少,与正常者比较有显著差异,最大细胞与最小细胞的比率明显增大。引起角膜内皮细胞的改变,除了镜片的透氧性、戴镜方式和时间外,与镜片下气液交换有关的镜片活动性也不可忽视。

(5) 眼内灌注液及部分药物毒性作用:进入眼内的灌注液成分、渗透压及 pH 值均应近似房水,才能保持角膜内皮细胞的结构完整和功能正常。渗透压过高或过低、pH 值在 6.8~8.2 以外的灌注液,及成分单一的灌注液对角膜内皮细胞均有损伤。

1) 常用的灌注液

林格氏液(Ringer solution):此液 pH 值偏低,可造成局部酸中毒,增加血-眼屏障的通透性,使血浆蛋白等大分子物质直接渗出,使钙、镁等离子成分不足,导致角膜内皮细胞发生肿胀。

平衡盐液(balanced salt solution,BSS):pH 值较林格氏液稳定,其成分的含量及生理性质与正常眼房水相似,但仍有差别,角膜内皮细胞改变较轻。近年来,国内生产的商品化的复方电解质眼内冲洗液(世可)逐渐应用于临床,其配方成分相较于常用的 BSS 灌注液增加了碳酸氢钠和葡萄糖,这两种物质作为眼内能量代谢来源和组织缓冲剂,使其溶液成分更接近生理房水,极大程度减少了术中或术后由于眼内环境改变所导致的眼内组织损伤。

2) 常用的药物

抗生素:高浓度的庆大霉素进入前房,对角膜内皮细胞具有毒性作用,致细胞皱缩或细胞大片坏死脱落。

激素:长期大剂量应用地塞米松,不仅引起角膜上皮层和实质层细胞退行性改变,还将导致角膜内皮细胞损伤及抑制内皮细胞的愈合。

肾上腺素:如滴眼液制剂直接滴入前房,可造成角膜内皮细胞损害,可能由于滴眼液中的抗氧化剂等成分所致。

抗胆碱能药:如毛果芸香碱,用 0.25% 溶液灌注前房可引起角膜内皮细胞空泡变性,较高浓度时可引起严重的内皮细胞变性。

防腐剂:2%戊二醛等消毒液进入前房内,可引起不可逆的角膜水肿,使角膜内皮细胞肿胀与破裂。

抗肿瘤药:如高浓度氟尿嘧啶的毒性反应可导致角膜内皮细胞的改变。

(6) 遗传:Fuchs角膜内皮营养不良,此病多发于中年女性,国内少见。早期的角膜内皮细胞改变为角膜中央可见不规则的点状赘生物及尘埃状色素小点。晚期角膜内皮细胞出现胶原层,细胞密度减少,细胞增大并呈多形性,周边部可出现暗区,角膜上皮及基质水肿。

(7) 全身代谢性疾病:糖尿病引起角膜内皮细胞的改变,主要是细胞形态改变。角膜内皮细胞的六边形镶嵌结构明显低于正常者。

(8) 其他综合征:虹膜角膜内皮综合征(iridocorneal endothelial syndrome,ICE)是一组以角膜内皮、前房和虹膜异常为特征的眼病。包括原发性进行性虹膜萎缩、Chandler综合征和虹膜痣综合征三种类型,此症临床上少见,原因不明。其角膜内皮的改变是六边形的镶嵌结构消失,同时可见到大小不等的暗区。其他特点有:虹膜及小梁网上可见到异位的内皮细胞,可引起继发性青光眼,虹膜萎缩和虹膜小结节。

(十) 角膜形态与屈光的关系及临床意义

在影响眼球总屈光力的诸多因素中,角膜所起的作用最大,占总屈光力的三分之二以上(74%),再加上角膜位于眼球表面,易于操作,因此目前大部分的屈光手术都是在角膜上完成的。

1. 角膜地形图

近年来,随着科学技术的飞速发展,以Placido盘为基础的计算机控制的角膜地形图仪对角膜表面形态及各部位弯曲情况的研究,已显得越来越重要,为眼科疾病的诊断、治疗及转归等提供了一种新的定量分析手段。并随着研究的深入,该检测手段不断显示出其无比的优越性。

2. 角膜地形图在屈光手术中的应用

(1) 角膜屈光手术的术前检查。

(2) 角膜屈光手术术后疗效的评价。

(3) 解释术后的一些现象:①视力的日波动,如RK术后早期轻度矫正不足者,往往早晨视力差、晚间视力好;而轻度过矫者,往往早晨视力好、晚间视力差,这一现象被称为视力的日波动。研究表明,距角膜手术中心1.5~2.5mm角膜屈光度的日波动与未手术眼同一部位角膜屈光度的日波动差异具有显著意义,这是RK术后视力日波动的主要原因。②多焦点效应,在RK术后,即使矫正不足或过度矫正,这些患者中的大多数视力要比相同条件下未手术者好。年龄较大者,RK术后在获得较好的裸眼远视力同时,也可获得相对较好的近视力,这种现象很多人认为是由多焦点效应所引起。Hemenger等(1990)用角膜地形图仪证明RK术后轻度过矫者可出现双焦点效应,患者看远时光线聚焦成像在较后的第一焦点;看近时,光线聚焦成像在较前的第二焦点。

(4) 研究药物对术后效果的影响。

(5) 观察瞳孔大小对角膜屈光状态的影响。

(6) 术中偏中心的研究。

(7) 角膜地形图的指导可提高散光手术的精确性。

（8）在角膜地形图仪的指导下早期选择性拆线还可有效地矫正角膜移植术后的散光。

（9）研究手术切口所产生的角膜曲率改变，及其对术后病人视力的影响。如白内障、青光眼、斜视矫正及视网膜脱离复位术等。

（10）圆锥角膜的早期诊断。

3. 光学生物测量仪和眼前节分析系统在屈光性白内障手术的应用

目前，多种光学生物测量仪和眼前节分析系统已经将角膜地形图内置到其固有技术中，如IOL Master500和Master700、AL-Scan、Lenstar900、OA-2000等光学生物测量仪；OrbscanⅡ角膜地形图仪、Pentacam眼前节分析仪、iTrace视觉功能分析仪等在屈光性白内障手术的术前检查、手术方案的个性化设计、术后视功能和视觉质量的评估等方面具有较显著的优势。详见第五章第二节。

（郑广瑛　王华君　杨子冰）

第二节 | 角膜缘

一、角膜缘的界限和范围

角膜缘通常是指从透明的角膜到不透明的巩膜的过渡区，在眼球表面上很难找出一个明确的界限。然而，在临床和组织学上，角膜缘宽约2mm，通常以球结膜附着于角膜处为其前界，而以球筋膜附着于巩膜处为其后界。角膜缘分前后两部分，前部分靠近角膜，宽约1mm，外观上呈半透明的青灰色；后部分靠近巩膜，宽约1mm，外观上呈不透明的灰白色。于上述前后两部分交界线相对应的眼内结构是Schwalbe线，即角膜后弹力层（Descemet's membrane）的终点，与角膜缘前界相对应的眼内结构是角膜前弹力层（Bowman's membrane）的终点，与角膜缘后界相对应的眼内结构是巩膜突和虹膜根部（图2-2-1）。

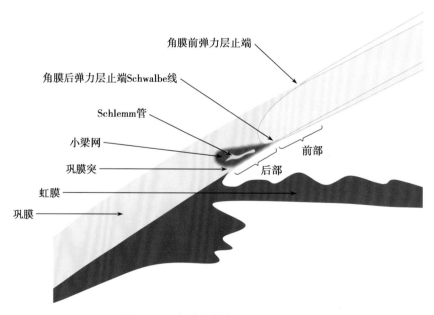

图2-2-1　角膜缘的范围界限示意图

角膜缘的宽度在上、下、鼻、颞侧不尽相同。中国人角膜缘的宽度变异较大，多数较西方人的角膜缘为宽。如把角膜缘前、后两部分分开计算，上方角膜缘前部（即前弹力层止点到后弹力层止点之间）为 1.0~1.5mm，后部（自后弹力层止点到巩膜突间距离）为 0.6~0.9mm。

（一）前部

角膜前部是角膜前弹力层止点和角膜后弹力层止点之间的部分。此部分是由透明的角膜在后和不透明的巩膜在前镶嵌组成，因而外观上呈青灰色。组织学上此部由大约 5 层角膜上皮细胞很快过渡为 10~12 层球结膜上皮细胞，基底细胞瘦小而且含有色素，上皮细胞常向下增生，形成很长的上皮柱，两个上皮柱之间，上皮下结缔组织向上形成乳头，犹如皮肤的真皮乳头，其内有血管及淋巴管分布。这样向下增生的上皮柱和乳头状结构有规则地交错排列在角膜表面呈现为放射形皱纹，故称为 Vogt 栅栏。皱纹之间的距离为 1.5~2mm，相当于两个乳头之间的距离。下方角膜缘的上皮增生和乳头形成最明显，故在下方角膜缘 Vogt 栅栏最显著。向下增生的上皮细胞柱在横切面上类似腺体，是结膜皱襞下陷所形成的假腺。在眼球的水平方向，角膜缘上皮下陷者，称为 Manz 腺。角膜缘的上皮下基质较疏松，而且富于血管；其深层组织虽较致密，但纤维束较粗，不像角膜小板细致和均匀一致，而且纤维束大小不一，在纤维束之间有时能看到血管。

角膜缘前部分宽度在上、下、鼻、颞侧不尽相同。上方的宽度平均为 0.88（0.25~2.0）mm，临床观察以上下方为宽，性别上无明显的差别。但 50 岁以上者，上方角膜缘有增宽的趋势。中国人的角膜缘比西方人宽。

（二）后部

角膜后部是角膜后弹力层止点与巩膜突之间的部分。此部分是由瓷白色不透明的巩膜覆盖着前房角构成，因而外观上呈灰白色。用裂隙灯的强光照射角膜缘时，角膜后弹力层终点是一条白色的反光带，其内相对应的 Schwalbe 线是前房角的起始线，是检查前房角的标志。角膜缘的后部是前房角的外侧壁，其内有 Schlemm 管和小梁，是房水引流的主要部位。组织学上自前外向后内由以下三部分组成。

1. Schlemm 管　Schlemm 管（Schlemm's canal）是围绕着前房角的环形管状腔隙，也称 Schlemm 环管，位于内巩膜沟（internal scleral sulcus）的基底部。管的外侧壁紧贴角膜缘的实质层；管的内侧壁与最深部的角巩膜小梁网毗邻；管的后界为深层巩膜组织；管的前面为角巩膜小梁网。环形的 Schlemm 管其周径约 36mm（Mclwen，1965），其横切面为圆形、椭圆形或三角形，管腔直径变化很大，大约在 350~500μm 之间，Schlemm 管并非一条规则整齐的管道，途中分出若干分支，多者可达 7 条，形成环管丛（图 2-2-2），如同河流，时而分支，时而合流，但最终汇合归一，凡是形成丛的地方，均是接近睫状肌血管的地方。管腔内正常无血液，而是房水。只有在眼内压降低或静脉压升高时，血液才反流入 Schlemm 管内。

Schlemm 管由一层内皮细胞所衬覆，其周围包绕一薄层结缔组织。Schlemm 管的外侧壁厚约 5~10μm，除一层内皮细胞外，主要为纤维细胞及胶原纤维所组成的结缔组织外膜。Schlemm 管内侧壁被称为具有微孔的组织，又称其为筛状区（the cribriform area）和近管的结缔组织（juxta-canalicular connective tissue）。

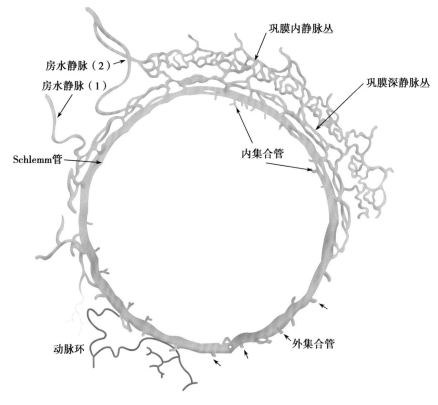

图 2-2-2　Schlemm 管模式图

Schlemm 管腔覆盖着一层内皮细胞,管腔表面光滑,但内侧表面起伏不平,由此可增大 Schlemm 管内壁的表面积。内皮细胞较小,平均直径为 10μm,内侧面细胞较大,直径为 20~50μm。电镜下显示,覆盖管腔的内皮细胞基底膜与其他组织内皮细胞的基底膜截然不同,Schlemm 管腔内皮细胞的基底膜界限不清楚,厚薄不一致,时断时续,基底膜往往被不规则的间隙与内皮细胞相分离。

内集合管(internal collector channels),也称 Sondermann 管。Sondermann(1933)首先提出,覆盖着内皮的管道可能把 Schlemm 管与前房连接起来,以后不少学者提出类似的见解。Iwamoto(1967)及 Hogan(1971)等借助电镜观察发现,内集合管起始于 Schlemm 管后部,向前弯曲形成分支,终止于内层的小梁网。内集合管没有贯穿整个小梁网厚度把 Schlemm 管与前房连接起来,也不是 Schlemm 管与小梁内间隙的通道。实际上内集合管为 Schlemm 管的膨大,以增加 Schlemm 管内侧壁的面积。内集合管的结构与 Schlemm 管相似,管腔覆盖一层内皮,其周围包绕着结缔组织(图 2-2-3)。

外集合管(external collector channel)起始于 Schlemm 管的外侧壁,约 25~35 条,长 30~165μm,直径 5~50μm。房水由外集合管排出,直接注入巩膜深层静脉丛,经巩膜内静脉丛,再注入上巩膜静脉丛,最后汇入睫状前静脉。外集合管内无瓣膜,当眼内压降低时,血液可经这些小管逆流入 Schlemm 管内。有少数外集合管穿过巩膜,出现于巩膜表面,管内为房水,直接注入睫状前静脉,称为房水静脉(aqueous vein)。外集合管相互连接,并且与巩膜深层静脉丛连接,但与邻近的巩膜内动脉没有连接。

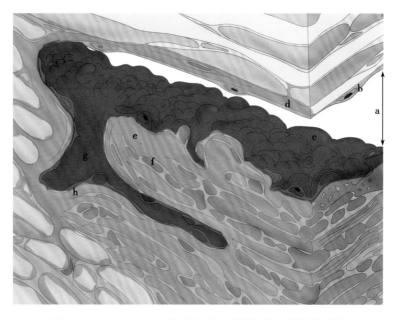

图 2-2-3　Schlemm 管、内集合管及邻近的小梁网模式图

Schlemm 管管腔(a)为内皮细胞(b)所衬覆,Schlemm 管内侧壁的内皮细胞不规则,有很多皱褶,沿着内侧壁可以看到内皮细胞形成的巨大空泡(c),(d)为 Schlemm 管的外侧壁。内侧壁(e)介于 Schlemm 管的内皮和与其毗邻的小梁间隙(f)之间。内集合管(g)起始于 Schlemm 管后壁,管腔覆盖一层内皮,其周围包绕结缔组织的壁(h)。

2. 小梁网(trabecular meshwork)　小梁网位于 Schlemm 管以外的巩膜内沟中,介于 Schlemm 管与前房之间。子午线切面呈三角形,三角形的尖端向前,与角膜后弹力层纤维接近(即 Schwalbe 线),基底部向后,与巩膜突相接。前部小梁网为 3~5 层,后部小梁网为 15~20 层。小梁网分为角巩膜部及葡萄膜部两部分,前者占小梁网的大部,后者为一层疏松的网,覆盖于角巩膜小梁网的内表面(图 2-2-4)。

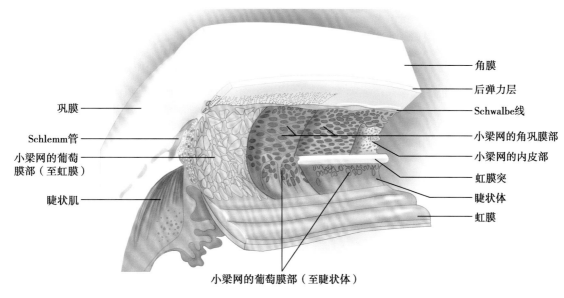

图 2-2-4　小梁网模式图

（1）角巩膜小梁网（corneoscleral meshwork）：角巩膜小梁网起始于角膜后弹力层终端及深部角膜的实质层，向巩膜、巩膜突及睫状体方向伸展，终止于巩膜突。有部分小梁穿过巩膜突与睫状体的基质及睫状肌的纵行纤维相连接。角巩膜小梁网由许多扁平的小梁薄片（sheet）构成。薄片上带有孔洞并有分支，薄片的分支不仅在同一层次相互连接，而且层与层之间也有连接，薄片与薄片之间形成小梁内间隙，薄片上的孔洞与其邻近的小梁内间隙相交通。一层层小梁网重叠排列，但小梁薄片上的孔洞并不重叠，房水从前房经沟通小梁内间隙的孔洞流入 Schlemm 管。薄片上的孔洞大小不等，其直径为 12~20μm，从小梁网的最内层至 Schlemm 管部，孔洞逐渐变小。Schlemm 管的内侧壁没有孔洞。这部分小梁起始端约 4~5 层，近巩膜突处可达 15~20 层，构成有丰富间隙和网眼的海绵状组织，可储留大量房水，起蓄水池的作用，以调节房水生成与排出的平衡，维持眼内压的相对稳定。当睫状肌收缩与舒张时，又能使这部分小梁网眼扩大和缩小，以增加和减少房水的排出，对平衡房水循环和稳定眼压具有一定的作用。

（2）葡萄膜小梁网（uveal trabecular meshwork）：葡萄膜小梁网位于角巩膜部小梁网的内面，其小带起始于睫状体，向前伸延，附着于 Schwalbe 环附近。小梁网小带从睫状体向前延伸发出分支，小带之间的分支相互连接形成网状，并与外侧的角巩膜小梁网连接。小带的直径约 4~6μm，网眼的大小约 30~40μm。葡萄膜小梁网最多不超过 2~3 层。与角巩膜小梁比较，葡萄膜小梁为带状（cords），结构疏松，网眼大；角巩膜小梁网为扁平的薄片（sheet），结构致密，网眼小。

（3）虹膜突（或称梳状纤维）：有蹄动物的眼中，从虹膜至角巩膜交界处有跨越前房角的色素小梁，状如梳齿，故名为梳状纤维（pectinate fibers）或梳状韧带（pectinate ligament）。在人类，上述组织仅存在于 6 个月以前的胎儿，此后大部分消失，但用前房角镜检查，大多数成人眼中仍可见到为数不多的梳状韧带残余。由于该组织起源于虹膜，故又名虹膜突（iris processes）。虹膜突为较大的突起，起始于虹膜，跨越前房角，终止于巩膜突部位，也有一部分终止于小梁网的中部，虹膜突的组织结构与其起始部的前虹膜基质相同，包含有色素细胞、纤维细胞及胶原纤维，虹膜突表面覆盖的纤维细胞为虹膜前表面纤维细胞的延续。起始部的虹膜突直径约 100μm，随着向巩膜突或小梁网方向的伸延，虹膜突变细，并失去纤维细胞与色素细胞。

3. 巩膜突　巩膜突（scleral spur）位于 Schlemm 管的后端，构成巩膜内沟的后凹面，由巩膜纤维组成，是眼球内面巩膜最向前突出的部分，是小梁网后界的标志。角巩膜小梁网附着在巩膜突上，睫状肌的纵行纤维也附着在巩膜突上。所以睫状肌的活动可以通过巩膜突影响小梁网的功能，从而可能改变房水的流畅度。当视近调节时（睫状肌收缩），可使前房角变窄，巩膜突被向后牵拉，小梁网伸展，虹膜角膜角间隙扩大，Schlemm 管内侧壁伸张，有利于房水的引流。当睫状肌舒张时，巩膜突恢复原位，小梁网松弛，Schlemm 管变窄。这一张一弛的变化，均有助于房水的引流。

4. Schwalbe 环　Schwalbe 环（Schwalbe's ring）位于角膜后弹力层终端的外侧，相当于小梁网的最前端，故也称前界环（anterior border ring）。主要由胶原纤维构成，胶原纤维的方向呈环形排列。

5. 神经（nerves）　小梁网的神经包括感觉、交感及副交感神经纤维，来自巩膜突附近的睫状神经丛及睫状体上腔神经丛。从上述神经丛发出的轴突向前向外伸延，其分支进入小梁网，分布于小梁网的各个部分，巩膜突部位更为丰富。小梁网内的神经纤维多为无髓鞘，巩膜突部位的神经纤

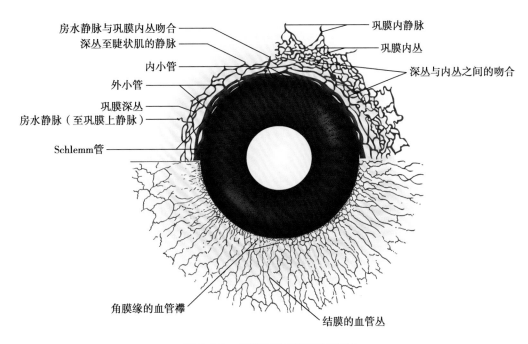

维有髓鞘。进入小梁网的神经纤维穿入小梁,进入小梁薄片的胶原核心。神经纤维终末微丝多为丛状板,偶尔也可以看到终末微丝膨大。

二、角膜缘的组织学

(一) 角膜缘血管网

角膜缘血管网主要来自睫状血管系统,一小部分来自结膜后动脉,后者是眼睑边缘动脉弓的一个分支(降支)。这两系统的血管在角膜缘处吻合,形成角膜缘血管网(图 2-2-5),按照血管分布的深度,可分为四组。

图2-2-5　角膜缘的血管网示意图

1. **结膜血管丛**　由结膜前动脉及结膜后动脉相吻合,形成围绕在角膜之外的边缘血管丛(marginal plexus)。由此再分出两组小分支,一组向前,形成终末支,供应角膜及角膜缘组织,在此常呈三角形分布,三角形之顶朝向前弹力层末端,底部宽广,位于角膜缘上皮下组织内;另一组为返支,朝角膜相反的方向后行,在紧贴结膜上皮下的疏松组织内,供应角膜缘外 3~6mm 的结膜组织。

在角膜缘处,末梢小动脉可进入透明角膜内很短的距离(1mm),然后沿原路折回,形成小静脉,汇合为相应的静脉丛。在角膜缘的 Vogt 栅栏区内,形成深、浅两层排列,深层为终末支,而浅层为返支。此区以外,则仅为一层毛细血管网。正常时,终末血管半数以上不含血液,所以仅在结膜充血时才能看出。其余一半含有血液的,也是微细如线,根据毛细血管的开闭时而改变其流动的方向。

2. **眼球筋膜血管丛**　过去曾认为眼球筋膜本身无血管,但据 Maggiori 观察,在眼球筋膜向前与巩膜上组织融合后,有一很细的血管丛。关于此血管丛的分布情况,目前尚无统一看法和详细描述。

3. **巩膜上血管丛**　巩膜上组织为疏松纤维结缔组织及弹性纤维,其表层与眼球筋膜的疏松结缔组织相连续,深层则逐步过渡到致密的巩膜组织。此层组织内血管丰富,主要来源于前睫状动脉;在直肌附着点处之后,上巩膜组织很薄,每1根动脉由2根静脉伴行,形成网眼很大的血管网。在直肌止点之前,巩膜上组织较厚,由前睫状动脉分支所形成的血管网更密,网眼也更小。到巩膜的最前端,则只有一层毛细血管网,这部分血管充血,就形成临床上的睫状充血。

4. 巩膜内血管丛 巩膜一般无血管,巩膜内血管丛主要是在前部巩膜深层 Schlemm 管附近而与之有直接交通。在这里与 Schlemm 管伴行的有一个不完整的动脉环,它们一部分来自角膜缘的巩膜上动脉丛,另一部分来自形成虹膜大环的前睫状动脉末梢。这些末梢血管重新进入巩膜,分成小支,供应 Schlemm 管,有的直接进入环管而与之相通。静脉更为丰富,在此形成纵横交错的静脉丛,由 Schlemm 管向外引流的外集合管有一部分即汇入此静脉丛,然后引流到睫状静脉系统。

(二) 角膜缘的淋巴管

角膜缘仅于有血管区域才有淋巴管供应。使用裂隙灯显微镜检查时,需要加上黄色滤色镜片方能看清。在结膜下出血吸收过程中,角膜缘淋巴管更易显露出来。这些淋巴管主要分布于上皮下结缔组织中,可归纳为三组:

1. Teichmann 淋巴管环 此组淋巴管最为细小,伴随着小血管,分布于终末血管网区内,多数互相吻合,形成弓状,也可为盲管。

2. 终末淋巴管 借助于一系列放射状走行的淋巴管引流到角膜缘的 Vogt 栅栏状区内,分布到乳头内纤维结缔组织中。在这段过程中,它和放射状走行的动、静脉伴行,但位置较动、静脉为深。

3. 上述各组淋巴管汇合为较大的淋巴管,引流到结膜下淋巴管。它们围绕在角膜缘后 7~8mm 处,形成一个不完整的淋巴管环,由此分别引流到内、外眦部。

三、角膜缘的形态学及组织学特点与临床应用

角膜缘含有丰富的血管网和淋巴管,这是它和无血管的角膜最明显的不同之处;组织学上,角膜缘的上皮细胞多达 10 层以上,尽管角膜缘组织与角膜及巩膜均有明显区别,但在病理切片上,要鉴别角膜、角膜缘和巩膜,有时也并不容易。前、后弹力层均到角膜缘处终止,看到有前弹力层存在时,可判定为角膜组织。但有时前弹力层可被沙眼性血管翳所破坏,所以见不到前弹力层。后弹力层能够再生,可出现在前房角内甚至虹膜表面上。因此,看到后弹力层存在不一定能帮助鉴别其是否为角膜或角膜缘。遇到困难情况时,特殊染色可有一定帮助。角膜小板外围有较多黏多糖,用 PAS 染色时,异染色性较角膜缘组织更为显著。角膜上皮细胞内含有丰富的糖原,而角膜缘上皮内则含有黏液,分别可用 PAS 及黏液染色(黏液卡红)加以鉴别。

许多眼病容易发生在角膜缘,例如肿瘤中的皮样肿瘤、乳头状瘤、鳞状细胞癌。炎症中的泡性角膜结膜炎、春季卡他性结膜炎、变性病中的翼状胬肉、边缘性角膜变性等。

角膜缘的范围及宽度在病理切片上则不像它在临床上那样难以确定。角膜缘应包括前起前弹力层末端,后止于巩膜突的这一段角膜组织。测量时分别通过前弹力层末端,后弹力层末端及巩膜突各做一条垂直于眼球表面的直线。前部即前弹力层止点到后弹力层止点两条平行线之间的距离,是角巩膜组织交错之处,在临床上,它相当于角膜缘的灰白色半月形区。自后弹力层末点(即

Schwalbe 线)到巩膜突形成角膜缘的后部,全部由巩膜组织构成,临床外观上呈瓷白色且不透明。在其内面的巩膜内沟,为 Schlemm 管和小梁网状组织的藏身之所。根据 Magourou 在自体上及显微镜下的测量,上方角膜缘最宽为 1.75mm,下方为 1.45mm,鼻侧、颞侧角膜缘均为 1.0mm。他还把角膜缘的前、后两部分别做了测量,发现上方角膜缘前部为 1.0mm,后部为 0.75mm;下方角膜缘前部为 0.8mm,后部仅为 0.65mm。林文秉按照上述方法对中国人的尸体眼球进行了测量,发现中国人的角巩膜缘较西方人为宽,上方的最大宽度为 2.58mm。

吉民生利用裂隙灯显微镜在活体上进行测量,以角膜缘和透明的角膜交界处为前界,角膜缘和巩膜交界处为后界,共测量男性 32 人,女性 19 人。结果为:上方 12:00 位处,男性平均为 1.75mm,女性 1.43mm;下方 6:00 位处,男性平均为 1.01mm,女性 0.84mm。一般来说,在病理切片上测量,因受到许多因素的限制,不如在活体上测量准确和可靠。

(一) 内眼手术的角膜缘切口

许多内眼手术是通过角膜缘切口进入前房的。但不同的内眼手术要求做切口的部位不同。有些手术要求切口偏在近角膜一侧,有些手术则希望更偏在巩膜一侧。手术切口遵循的原则是:对组织损伤小(包括前房角、角膜内皮、虹膜和睫状体等);操作方便;对合良好;对角膜曲率影响小,术后散光少。通常根据手术的种类及角膜缘解剖和组织学特点来选择切口的大小、形状和部位。

1. 切口的大小

(1) 大切口:10~12mm(120°~130°)的角巩膜缘切口,是白内障囊外摘除手术的常规切口。

(2) 小切口:5.5~6.5mm 的非超声乳化手法碎核无缝线小切口;1.8~3.2mm 的超声乳化及软性折叠式人工晶状体植入小切口。

切口的大小与术后散光成正比,小于 4mm 的切口,一般不产生或很少产生散光。

2. 切口的位置 切口位置越靠近角膜,手术源性散光就越大;巩膜切口小于 7mm 时,手术源性散光一般小于 0.5D。但切口越靠后越易损伤角膜缘血管网(图 2-2-6)。

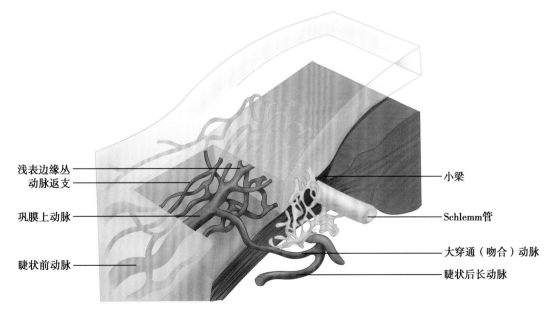

图 2-2-6　角膜缘血管网示意图

(二) 角膜缘的伤口愈合(手术切口或穿通伤口)

角膜缘穿通性伤口的愈合和角膜伤口不同,主要有以下几点解剖组织学上的区别。

1. 在角膜缘处上皮下组织内血液供应丰富,伤口愈合较快,但往往要经过肉芽组织阶段,故在穿通伤口的前部三角形缺口内,不仅有增生的上皮细胞,也有肉芽组织充填其中。

2. 角膜缘处巩膜上纤维结缔组织在伤口愈合中起着积极作用,由此增生的纤维结缔组织,不仅充填在前部伤口内,也可达到穿通伤口的全层,甚至增生到前房内。

3. 结膜瓣对伤口的愈合亦有帮助。如内眼手术常做的以穹隆为基底的结膜瓣,术后结膜瓣覆盖在伤口上,其间为渗出的纤维素所填满,后者使结膜瓣和伤口表面发生粘连,然后被增生的纤维结缔组织及肉芽组织所加固。在白内障手术后 2 周,伤口虽未完全愈合,但结膜瓣和伤口的粘连却很牢固,它对伤口的愈合起了保护和促进作用。这是在角膜伤口愈合中所缺少的有利条件。

4. 角膜缘处的角膜基质伤口的愈合虽然也比较缓慢,但它主要是由巩膜上纤维结缔组织增生来完成,而不是像角膜伤口的愈合那样主要依赖角膜基质细胞及炎症细胞增生来完成,因此还是相对较快的。

5. 在后部三角形伤口的愈合中,内皮细胞增生虽然也能起一定的作用,但主要还是靠来自角膜缘上纤维结缔组织的增生来完成。

6. 既然巩膜上结缔组织对角膜缘伤口的愈合起如此重要作用,那么在分离结膜下组织时,应避免过多的分离、擦拭,不适当的烧灼、冲洗等,尽可能减少对这部分组织的破坏。否则将导致过度的炎症反应,不利于伤口的愈合。

7. 缝线的作用　松紧适度的缝线能维持伤口两唇在最佳的位置上,既有利于伤口的迅速愈合,又能防止纤维结缔组织成分的过度增生产生过多的瘢痕。缝线过松则不起作用;过紧则可割断组织,可导致组织坏死、脱落,坏死区的存在又妨碍缝线外缘纤维结缔组织增生,势必延缓伤口的愈合;过深还可引起上皮细胞植入,这些增生的上皮细胞就是沿着缝线管道增长到眼内;缝线毕竟是异物,它还可引起组织反应和增加感染机会。

(郑广瑛　王华君　杨子冰)

第三节 ｜ 前后房及前房角

一、前房的位置、容积和深度

前房位于角膜之后、虹膜和晶状体的瞳孔区之前,其周边是由角膜缘、睫状体及虹膜根部共同组成的夹角,称前房角,是房水循环的关键部位。内皮细胞覆盖着角膜及前房角的前壁(小梁网),纤维细胞及一些色素细胞覆盖着虹膜和睫状体的前表面。前房直径正常人为 12.4~13.3mm。

(一) 前房深度

从角膜顶点的平面至虹膜根部平面之间的距离约为 4.2mm,从角膜顶点的平面至虹膜瞳孔区平面的距离约为 3.6mm,两者相差 0.6mm,其原因是由于晶状体使虹膜瞳孔区前移所致。前房深度与年龄和性别有一定的关系。20岁以前前房逐渐加深,20岁时达一生中最大深度,以后逐渐变浅,大约每10年变浅0.124mm。前房深度与年龄的关系有一个计算公式:前房深度(mm)=3.485-0.013 1×年龄。

前房深度还与眼的屈光状态有一定的关系,近视眼前房较深,远视眼前房较浅。-3.0D以上者比-3.0D以下者约深0.15mm;+3.0D以上者比+3.0D以下者约浅0.1mm。散瞳后前房深度增加的幅度为0.170~0.255mm。平均增加(0.233±0.022)mm。

(二)周边前房深度

正常人周边前房深度(即虹膜终卷处)约为1.5mm。用裂隙灯于6点钟角膜缘处作光学切面(夹角约30°~45°),在角膜缘最周边处估计周边前房深度与角膜厚度(CT)的比例,可简易测定周边前房深度(图2-3-1)。认为正常眼周边前房深度≥1CT;1/2~1/3CT者应视为浅前房,警惕闭角型青光眼;≤1/5CT者闭角型青光眼的可能性增大(约1/6CT可发展为闭角型青光眼)。Van Herick等(1969)用此法将周边前房深度分为四级(表2-3-1)。

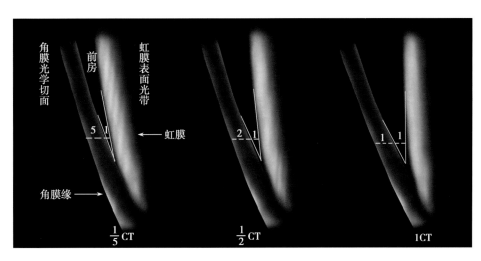

图 2-3-1　周边前房深度的简易测量法

表 2-3-1　周边前房深度的简易测定法

级别	周边前房深度	临床意义
I	<1/4 CT	房角狭窄
II	=1/4 CT	进一步房角镜检查
III	1/4~1/2 CT	房角开放
IV	≥1 CT	房角开放

二、后房的位置、容积和深度

后房位于虹膜及瞳孔之后,晶状体及悬韧带和睫状突之前的间隙内。后房的前界为虹膜后面的色素上皮;前侧界为虹膜和睫状体的连接部;侧界为具有睫状突和突间凹的睫状冠;真正的后界为玻璃体前界膜。后房的容积狭小,形状不规则,为房水所充填。后房间隙的大小受眼的调节

（accommodation）因素影响，在眼使用调节时，晶状体向前凸起，后房即变窄；在调节静止的状态下，晶状体恢复原有的形状，后房又变宽。

后房的分区：①后房的固有部（the posterior chamber proper），位于虹膜的后面，晶状体悬韧带-玻璃体的前面。②悬韧带部分（the zonular porterie），位于前韧带与后韧带之间。③悬韧带后间隙（the retiozonular space），位于后韧带与玻璃体之间，该间隙称为 Petit 管。

在后房的固有部，虹膜根部（即虹膜至睫状体的起始部）与睫状突（与晶状体悬韧带连接的部位）之间有一浅沟，称为睫状沟（图 2-3-2）。此沟的直径与角膜的直径相近似。研究表明，角膜的平均直径，水平径大于垂直径；而睫状沟的平均直径，水平径小于垂直径。因而，睫状沟在巩膜表面的垂直投影位置，在水平径和垂直径也不尽相同，垂直径距角膜缘的距离较水平径大，投影距角膜缘的平均距离约为 1.5~2mm。目前对于睫状沟直径和角膜水平直径相关性的研究，主要集中在需行屈光手术的近视人群当中，对于两者之间是否具有相关性，尚无明确定论，有待进一步深入研究。睫状沟的深度目前尚未看到有关资料记载，据推测应与睫状突的高度，即 0.8mm 相近。此沟在巩膜表面的解剖学定位，在临床上具有重要意义。近年来，随着眼科显微手术技巧的日臻完善、人工晶状体植入术的普及和提高，对于任何原因所致的晶状体后囊或囊袋缺如者，采用后房型人工晶状体睫状沟缝线固定，不仅可保持晶状体近似其生理位置，还可避免植入前房型人工晶状体的远期并发症。根据上述研究，缝线在巩膜表面的位置，应为角膜缘后约 1.5mm。睫状沟的准确定位，不仅术中可避免损伤虹膜根部（偏前）和睫状突（靠后），还可使人工晶状体的两襻准确地固位在睫状沟内而避免光学区倾斜和偏心。

前、后房内充满房水（aqueous humor）。房水是无色透明的液体，其容量为 0.25~0.3mL（前房约 0.18mL，后房约 0.06mL）。房水来自血浆，化学成分与血浆相似，主要成分为水（占总量的 98.75%），蛋白质的含量较血浆明显减少，但 Vit C、Na^+、Cl^-等含量比血浆高。pH 值 7.3~7.5，呈弱碱性；房水的比重为 1.006；黏度为 1.025~1.040，较纯水略高，比血浆低，血浆：房水=1：0.7；渗透压为 3~5mmol/L，比血浆高；屈光指数为 1.336。房水的生理功能是为角膜、晶状体及前段玻璃体提供营养并维持正

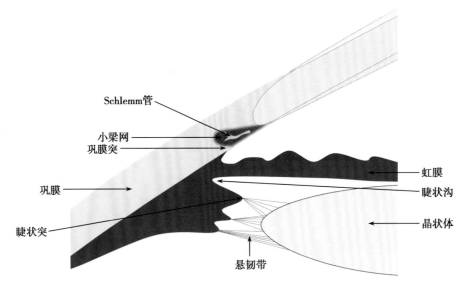

图 2-3-2　睫状沟的解剖部位和毗邻关系示意图

常的眼内压。

　　裂隙灯检查前房时应使裂隙的长度缩至最短(即 1mm),裂隙的宽度也调小到 1mm。此细小光束射入前房,借胶体溶液的 Tyndall 现象,观察前房水是否清澈,因正常房水含有蛋白质 0.05~0.2g/L,所以射入光束衬在黑色的瞳孔区域时,被照亮的房水部分与未被照亮的房水,或多或少存在对比上的不同,放大后仔细观察可在正常房水中发现极轻微的房水光带或称 Tyndall 现象。鉴于在正常房水中识别此种光带是比较困难的,尤其是用细小光束照射时,因此在临床上认为正常房水不显现房水光带,如前房出现房水光带,就表明血-房水屏障的破坏,此时房水蛋白质含量增加(可高达 10 倍以上),并由于小分子白蛋白的消耗,大分子球蛋白相对增多,因此房水(胶体溶液)出现灰色光带,称 Tyndall 现象阳性(图 2-3-3)。房水闪辉可见于急性虹膜睫状体炎,也可见于急性闭角型青光眼、眼钝挫伤等疾病,最终因虹膜应激性反应导致血-房水屏障的破坏,因此不具备特异性。

　　房水光带的色泽是灰暗的,为此必须以黑色的瞳孔区作为背景,房水光带在鲜明的对比下才易于识别。利用操纵杆将裂隙灯显微镜作适当移动,寻求一个良好的观察部位。在白内障眼检查房水光带时,应以虹膜作为背景;若角膜有水肿,应将裂隙稍开大一些,增强射入光,才可看清房水光带。富含血管的虹膜温度较高,角膜无血管且表面有一层泪液不断吸热蒸发,故角膜温度较低(此与气温也有关),二者的温度差别达 4~7℃。因此,房水靠近虹膜处上升,靠近角膜处则下降,此称热对流(图 2-3-4)。当然,透明房水的热对流是看不到的,在虹膜睫状体炎时,白细胞渗入前房,此时不仅具有房水光带,并可见房水中有灰白色的细胞浮游。细胞随房水而流动(平均速度为每 2 秒移动 1mm),故可借细胞的移动反映房水热对流。但在炎症加剧之际,因房水中蛋白质含量增多,黏性增强,房水相对凝固,细胞运动速度减慢,甚至停止移动。观察细胞的移动速度,对于判断疾病转归具有意义。

　　房水细胞是指房水中尘状的颗粒,大小均匀一致。其不同于房水中的漂浮物,后者为大而不均

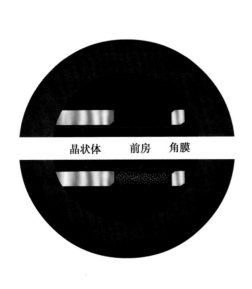

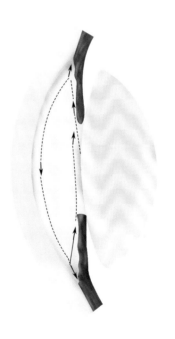

图 2-3-3　上:房水透明;下:前房 Tyndall 现象阳性,且有细胞漂浮

图 2-3-4　前房水热对流示意图

匀的颗粒,多由蛋白凝聚而成;更不同于纤维素样渗出。检查房水细胞需将光源和显微镜的角度调整为 45°~60°,光束应短而宽 1mm×1mm,将光束通过瞳孔区计算所有光束内的细胞数。如果房水闪辉严重,影响细胞的可见性,则可将光束通过上方的前房,此处易于计算细胞数。房水细胞的多少,可分为 5 级。无细胞为 0 级;每个视野 5~10 个细胞计为"+";11~20 个细胞计为"++";21~50 个细胞计为"+++";51 个细胞以上计为"++++"。

三、前房角的组织学和形态学

前房角是眼球的一个重要组成部分,是房水循环的关键部位,又称为导流角。前房角位于前房的最周边部,是角膜缘和虹膜周边部所形成的夹角。前房角的形态,即宽窄,对研究青光眼的发病、诊断及选择治疗方法等均具有重要的临床意义。

(一) 前房角的构成

前房角由前壁、房角隐窝和后壁三部分组成。

1. **前房角的前壁** 前房角的前壁即为角膜缘,其内含有 Schlemm 管和小梁网等重要解剖结构,是房水循环和内眼手术入路的关键部位,其形态和组织学详见上节的角膜缘部分。

2. **房角隐窝** 前房角隐窝的穹隆部是睫状体的前表面,呈棕色环带状。睫状体宽约 6mm,从虹膜根部延伸至脉络膜的周边,由睫状冠和睫状环两部分组成。睫状冠表面有 70~80 个睫状突,正常情况下,睫状突与虹膜之间有一间隙,睫状突与晶状体赤道部之间相距约 0.5mm,其形态学的改变对青光眼的病理状态有重要影响。睫状体基质由三组平滑肌纤维组成,其中的经线纤维占睫状肌最大部分,起始于脉络膜前端,终止于前房角的巩膜突。当经线纤维收缩时,牵引巩膜突向后、内移位,使其与 Schlemm 管的夹角增大,小梁网间隙扩张,促进房水的引流。

3. **前房角的后壁** 前房角后壁即虹膜的睫状区,其结构状态对房角镜的检查尤为重要,由内向外依次排列如下。

(1) 虹膜终卷:位于房角的入口处,微隆起,此处前房最浅。虹膜终卷的位置和隆起程度,是决定前房角宽窄的重要因素。正常情况下,虹膜终卷一般不会遮蔽房角,可以看到虹膜的最周边部。如虹膜终卷隆起过高,则可遮挡前房角。

(2) 虹膜根部:从虹膜终卷到虹膜在睫状体前面的止端,是虹膜最薄的部分。虹膜根部的形态和它与睫状体相连接的状态,对房角隐窝的宽窄起决定作用。如果虹膜根部与睫状体相连接的位置靠前,则虹膜根部粗短,检查房角隐窝较困难;如果虹膜根部与睫状体相连接的位置靠后,则虹膜根部细长,房角隐窝易于看到。在虹膜根部与睫状体相连接的部位,虹膜表层分离时或多或少地遮盖部分睫状体,易与虹膜突或圆锥形粘连相混淆。

(3) 虹膜突:又称梳状韧带,是一种解剖变异。一般来说大多数人没有虹膜突,少数人虹膜终卷表层呈梳齿状突起,跨越睫状带,终止于巩膜突或角巩膜小梁上。

(二) 前房角镜下的前房角形态

在正常情况下前房角镜能看到前房角的全貌(图 2-3-5),检查的顺序一般应从前房角的前缘环即 Schwalbe 线,向后到虹膜根部的虹膜终卷。

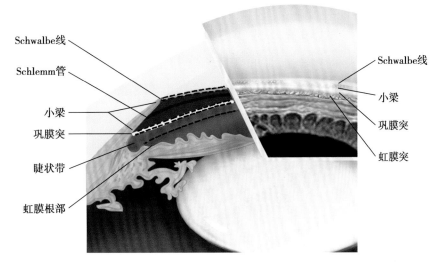

图 2-3-5　前房角镜下的前房角形态

1. **Schwalbe 线**　是前房角外侧壁的前界,是检查前房角的一个标志,相当于角膜后弹力层的止端。在前房角镜下,呈现为一条微凸起的境界清楚且细而有光泽的白色线条,但其直径粗细不等。此线如发育不良,则呈灰白色而边界比较模糊。

2. **小梁**　是介于 Schwalbe 线至巩膜突之间且与 Schlemm 管平行的网状组织,宽约 0.5mm。前 1/3 较薄,呈灰白色(角膜缘的白色露出来),为非功能性小梁;后 2/3 毗邻 Schlemm 管内壁,较厚,呈棕灰色(含较多色素),为功能性小梁。在前房角镜下,小梁区一般呈粗糙的灰白色条纹状,原因是因为小梁上布以大小不等的孔洞,而非均匀一致的组织平面。

3. **Schlemm 管**　Schlemm 管隐藏在巩膜突稍前的巩膜内沟中,表面被功能性小梁所覆盖,一般情况下不易看到。如在检查时,前房角镜轻压眼球表面,使巩膜表层静脉压力增加,血液可倒流,灌注入 Schlemm 管内,这时就可在巩膜突之前,看到淡红色或灰红色线条,由此可以证实 Schlemm 管的部位。

4. **巩膜突**　是前房角外侧壁的后界。在前房角镜下看到的是一条弯弯曲曲灰白色有光泽的线条,其宽度较 Schwalbe 线为细,颜色没有 Schwalbe 线白,境界也不如后者清楚。

5. **睫状带**　由巩膜突向后绕过前房角顶端到虹膜根部,即前房角隐窝,是睫状体和虹膜根部的过渡。在前房角镜下呈现为宽狭不等的条纹状区,它的颜色有棕灰色、淡棕色和棕黑色,视人种不同和葡萄膜内色素多寡而异。表面呈条纹状而非完全光滑,是因为有许多粗细不等的葡萄膜部房角网状组织覆盖的缘故。

6. **虹膜终卷、虹膜突和虹膜根部**　虹膜终卷是虹膜最周边的环行隆起,紧邻虹膜根部,是房角隐窝的内界,又是前房角的后界。虹膜突是从虹膜根部表层伸出的一条梳齿状且色素很浓的韧带样组织,绕过前房角隐窝终止于睫状体外缘、巩膜突或小梁上,即通常称为梳状韧带。它是残存下来的退化组织,所以因人而异,可有可无,可粗可细,可长可短,其颜色可为灰色或棕色。如此突起又多又粗,睫状带可被它遮挡而无法窥见。虹膜根部是虹膜与睫状体连接的部位,其位置决定了前房角的宽窄。

(三) 前房角宽度的分类

检查前房角首先要判定房角的宽与窄、是开角还是闭角，它关系到青光眼的诊断与治疗。房角的宽与窄是解剖形态上的差异，而房角的开与闭是房角病理、生理诊断时所见的变化。

正常人的前房角有宽有窄，差异很大。从解剖组织学角度，影响前房角宽、窄的因素很多，其中最重要的两个因素是：一是虹膜根部在睫状体的起点位置；二是虹膜终卷的高低。虹膜根部的厚薄因人而异，但其在睫状体的起点，变异较多，故对前房角宽度影响较大。虹膜根部起点愈靠前，前房角愈窄；反之，愈靠后即近睫状突一侧，则前房角愈宽。前房角分类方法有多种，都是以房角镜下所能见到的解剖学标志为依据，现临床常用的是Scheie(1957)分类法，将房角分为宽角和窄角两型，窄角又分为4级(图2-3-6)。

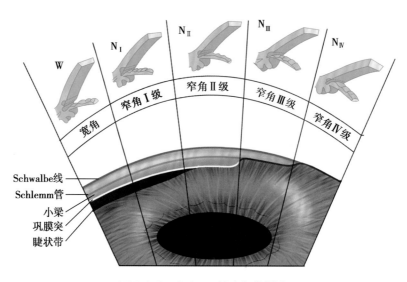

图2-3-6　Scheie前房角分类法

宽房角(W)：房角宽广，静态下房角结构全部可见，前起Schwalbe线、小梁网、巩膜突，后到睫状体带及虹膜根部。

窄房角(N)：分为4级。

窄$_I$(N$_I$)：房角稍窄，动态下观察睫状体带可增宽；或从不可见到可见。

窄$_{II}$(N$_{II}$)：房角更窄，仅能见到巩膜突，动态下观察不到睫状体带。

窄$_{III}$(N$_{III}$)：动态下观察仅见小梁前半部分。

窄$_{IV}$(N$_{IV}$)：房角极窄，除Schwalbe线外，房角其他结构均看不到。

Schwalbe线看不到者既可能为IV级窄角，也可能为闭角。如为IV级窄角，则在房角镜下加压动态观察，Schwalbe线或小梁网即可呈现；若为闭角，则虽通过对房角镜加压，也不能增加房角的能见度。

四、前后房及前房角的形态学和组织学特点与临床应用

(一) 房水的引流途径

房水由睫状突上皮细胞分泌产生，后经排出途径进入眼的静脉系统，此途径称为房水循环。它

承担着两项生理功能：一方面向房水流经的邻近组织（角膜、晶状体、玻璃体等）供给新陈代谢所需要的营养，并带走代谢废物；另一方面是房水的生成与排出保持动态平衡，维持恒定的正常眼内压。

房水排出的主要途径和辅助途径如下。

1. **主要途径**　房水自睫状突生成后，经后房越过瞳孔到达前房，然后经前房角的小梁网进入Schlemm管，再通过巩膜内的集合管至睫状前静脉或直接经房水静脉到睫状静脉而进入血循环。

2. **经虹膜排出**　房水通过虹膜表面细胞间隙，可以较自由地出入前房和虹膜基质层之间。同位素示踪观察，水和非电解质大部分是由虹膜前表面吸收排出，而电解质是经Schlemm管排出。

3. **房水的后方通路**　也有经过悬韧带间隙到晶状体后间隙，通过玻璃体导管进入视神经周围的淋巴循环；另一小部分房水是经过脉络膜上腔，最终由2条途径排出，一部分经由脉络膜血管排出，另一部分可能经过巩膜血管排出。

（二）房水排出系统的阻力部位

1. **生理性瞳孔阻滞**　当瞳孔在极小的状态下，虹膜与晶状体表面的接触面增加、贴紧，增加了瞳孔阻滞的程度和后房内房水的容量，使得房水经后房流向前房的阻力增加。

2. **相对性房角阻滞**　在瞳孔散大状态下，虹膜松弛，其周边部易被房水向前推至小梁；另外，散大的瞳孔造成虹膜周边部膨隆，房角处相对变狭窄，二者作用的结果使房水在房角处的流出阻力增加。

3. **小梁组织**　房水经前房角排出，构成阻力的主要部位是小梁组织。小梁孔径的大小和基质中的无定形物质，如酸性黏多糖的数量、质量及存在状态（聚合或解聚）对房水的排出均具有重要影响。聚合型的黏多糖水化可封闭小梁空隙，增加房水流出阻力。

4. **Schlemm管**　正常情况下，Schlemm管是全部开放的。当Schlemm管腔闭塞、管壁硬化、变性及内皮细胞变性时，房水排出的阻力增大。同时组织学观察提示，管腔对眼压增高的反应，依赖小梁组织扩张。

5. **上巩膜静脉压**　正常人上巩膜静脉压约为9mmHg，一般认为上巩膜静脉压增高房水流出阻力增大，但目前上巩膜静脉与房水动力学二者之间的确切关系还不十分清楚。

6. 正常房水流动方向的改变，也可能会成为产生青光眼的一个因素。特别是当房水向后流动，积聚在后房及玻璃体内，将使眼球后段的压力剧增，发生恶性青光眼。临床上表现为：应用缩瞳剂治疗无效反而恶化，散瞳剂即用大剂量睫状肌麻痹剂能使症状缓解。这种病人往往眼压很高，前房极度变浅甚至消失，因为考虑睫状体环部房水积聚是产生这种青光眼的重要因素，故这种青光眼亦被称为睫状环阻滞性青光眼。典型病例往往发生在闭角型青光眼行减压手术的当时或术后一段时间，其发作多与阿托品治疗的突然中止或开始换用缩瞳剂有关。

（三）影响房水排出的阻力因素

1. **年龄**　房水排出的易度随年龄的增长而降低。

2. **内分泌因素**　房水排出的易度有随月经周期变化的现象，与雌激素水平有关。另外，生长激素、甲状腺素、皮质类固醇等均可使房水排出易度改变而致眼压变化。新近研究认为，前列腺素引起眼压下降，是由于减少房水排出的阻力所致。

3. 神经调节　眼球调节时房水流畅度增加,可能是由于睫状肌的收缩对巩膜突及小梁网孔的改变有关。

4. 黏多糖的作用　用组织化学染色法证实,透明质酸酶可以消除小梁组织结构中的黏多糖物质,使房水排出易度增加。

5. 饮水的影响　大量摄取水分而使血液稀释可使房水排出易度降低而致眼压升高,这就是用于青光眼早期诊断的"饮水试验"的基础。

6. 代偿性变化　当房水的分泌有改变时,为保持比较正常的眼压,房水排出易度也可以出现代偿性的变化。这可能是神经性或神经血管性的变化。如颈动脉结扎后,房水分泌减少,此时测定房水排出易度也降低。

7. 药物　某些药物,如毛果芸香碱可减少房水排出阻力而使房水排出易度也增加。

8. 手术　各种滤过性手术都是通过改善房水排出易度而致眼压下降。

(四) 影响前房角宽度的因素

1. 虹膜在睫状体上起点的位置　虹膜自睫状体上的起始位置,一般是恰在前面的中部,这就形成正常宽度的前房角。如果起点位于睫状体前面的内 1/3,前房角就宽;反之,起点位于睫状体前面的外 1/3,则前房角就偏窄。

2. 虹膜的厚薄和虹膜终卷的高低　虹膜的厚薄和虹膜终卷的高低因人而异。虹膜组织越厚,虹膜终卷越高,则前房角越窄;反之,就越宽。有时虹膜组织虽不变厚,但其根部位置却向前高高抬起,这样形成的前房角也比较窄。

3. 房角胚胎组织残存的多寡　前房角是由眼前部中胚叶组织逐渐萎缩而形成。这部分中胚叶组织萎缩得越彻底,则前房角越宽;反之,这部分组织残存越多,前房角也就越窄。

4. 晶状体的大小和形状　晶状体大小因人而异,并且随着年龄的增长而增大。晶状体越大,越是圆形,则前房角越窄;反之,晶状体越小越扁,则前房角越宽;无晶状体的眼球,其前房角更宽。

5. 屈光状态和睫状肌的发育程度　睫状肌尤其是环状肌的发育越好,前房角越窄。远视眼由于睫状肌发育较好,故其前房角一般较窄;反之,近视眼的睫状肌大多比较扁平瘦小,故近视眼的前房角较宽。

6. 同一眼的不同方位,前房角宽窄不等　一般来说,下方前房角最宽,这可能与人的直立姿势有关;上方前房角较窄;鼻侧前房角较颞侧者为窄。

(五) 前房角镜在临床上应用的价值

实践证明,前房角镜的发明和临床应用为常见眼病的诊断、鉴别诊断和治疗提供了一种很有用实用价值的检查方法和工具。特别对于青光眼的诊断、分类和治疗方面的选择具有独特的优势。前房角镜检查的重要意义,不仅在于它能清楚地了解房角是开放还是关闭,能准确诊断出青光眼的类型;还能使人看到虹膜根部有无粘连,粘连的范围和方位,为医生在诊断、治疗和病因的研究方面提供了客观依据。

此外,在许多继发性青光眼病变的基础上,往往在前房角镜里能看到原发性病变的性质。例如,在色素性青光眼和晶状体囊膜剥脱性青光眼,在前房角内分别能看到色素沉着和晶状体囊膜碎片的集结;挫伤引起的房角后退性青光眼,前房角增宽,从房角处能看到睫状体前面的撕裂以及房角顶端的后退;在出血性青光眼中,可在房角内看到增生的毛细血管网。从这些在前房角内直接看到的病变,可以帮助确定原发病变的性质,有助于制定合理和有效的治疗措施。

前房角镜还可在其他许多种眼病的诊断和治疗方面发挥重要作用。例如,前房角内的微小异物,从眼球前部检查,由于角膜缘的遮盖,一般不易发现,但用前房角镜检查,就可明确诊断。又如,位于虹膜根部和睫状带的小恶性黑色素瘤,只有用前房角镜检查,才能早期发现。一个有经验的眼科医师,还能借助于前房角镜检查发现后房和睫状体部的囊肿和肿瘤,这是无法用眼底镜或其他检查方法来代替的。

此外,对治疗方法和手术部位的选择,评价疗效的随访工作中,前房角镜检查也能发挥重要作用。前者如虹膜根部黑色素瘤如未累及前房角,只需将虹膜连同根部肿瘤一同切除即可解决问题;如已累及前房角,则局部切除将加速肿瘤的扩散而只能施行眼球摘除,这就只能借助前房角镜检查才能取得最可靠的治疗依据。后者如睫状体剥离手术后要了解房角处是否剥开,虹膜切除后要了解虹膜根部是否还有残存,手术后房角内有无血管新生和纤维膜生成等都是评价手术成败以及探索手术失败原因的重要检查方法。

(王华君　宫卫锋　杨子冰)

第四节 ｜ 虹膜

一、虹膜的形态学

虹膜(iris)是葡萄膜的最前部,位于角膜之后,晶状体之前。与中间的睫状体,后面的脉络膜共同构成葡萄膜。富含血管结构,可起到营养、遮光作用。

虹膜呈一圆盘状薄膜,中央有一圆孔,即瞳孔(pupil)。虹膜直径约为12mm,周径为37.5mm,瞳孔直径约为2.5~4mm。瞳孔的边缘称瞳孔缘(pupillary margin)。虹膜的周边称睫状缘(ciliary margin)或虹膜根部(iris root),虹膜根部与睫状体基底的根部相连,即起始于角巩膜交界处的内侧。因此虹膜根部、睫状体基底部外侧、巩膜突、小梁网和角膜缘等共同构成前房角。虹膜最薄处在其根部,即虹膜从睫状体前缘中部的起始处,此处可以薄至只有一层色素上皮,后面又缺少晶状体支撑,外伤时尤其挫伤时根部易与睫状体分离,称虹膜根部断离(iridodialysis),可引起瞳孔变形。虹膜的起始处在正常人群中存在一定的变异,偏前则可使前房角变窄,偏后则表现为前房变宽。根部向内逐渐变厚,至虹膜小环处最厚,再向内至瞳孔缘又变薄。瞳孔缘受晶状体前表面支撑(虹膜根部和晶状体赤道部不接触),当晶状体脱位或摘除后,虹膜失去支撑而变平,并产生虹膜震颤(iridodonesis),是临床判断晶状体脱位的一个重要体征,具有诊断价值。瞳孔相当于胚胎时视杯的杯口,视杯下面的胚裂在胚胎早期即应闭合,如未闭合即为虹膜缺损。严重时可出现脉络膜、视网膜和巩膜的缺损。

透过角膜几乎能将虹膜前面全部看到(图2-4-1),只有虹膜根部被角膜缘掩盖,需用前房角镜才

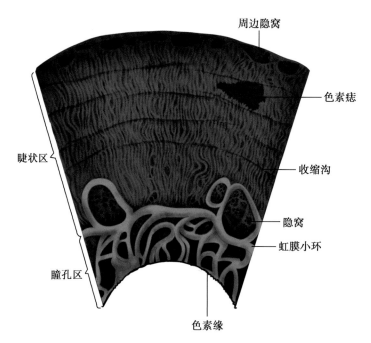

图 2-4-1　虹膜前表面示意图

周边隐窝

色素痣

收缩沟

睫状区

隐窝

虹膜小环

瞳孔区

色素缘

能看到。虹膜表面有很多放射状纹理,称虹膜襞(folds of iris),是虹膜实质血管的轮廓,瞳孔缩小时,纹理变直,开大时,纹理呈波浪状。在正常虹膜表面不能看到血管,这是因为虹膜表面的前界膜中含有大量色素,将基质的血管完全遮挡所致。在虹膜高度萎缩时可在虹膜表面看到规则的放射状血管;在眼部或全身疾病使视网膜缺血时可出现虹膜新生血管,表现为虹膜表面细小而不规则的红线,重者可呈网状甚至将虹膜表面遮蔽,称虹膜红变(rubeosis of iris)或虹膜玫瑰疹,其提示存在严重眼病,应考虑有无视网膜中央静脉阻塞、糖尿病视网膜病变、脉络膜黑色素瘤等眼病。行内眼手术时,虹膜新生血管极易破裂出血,即便是前房穿刺,也可使虹膜表面新生毛细血管破裂,引起前房积血。距瞳孔缘约 1.5mm 处,即虹膜内 1/3 和外 2/3 移行区有一与瞳孔缘平行的齿轮状环形隆起,称为虹膜小环(lesser ring of iris)或虹膜卷缩轮,有些人虹膜卷缩轮特别明显,有些人则不明显。虹膜卷缩轮中含有虹膜动脉小环(lesser anterial circle of iris),此处虹膜纹理不规则,纹理之间有裂隙。在胚胎期,瞳孔膜与虹膜卷缩轮生长在一起,所以在此处常能见到退化的瞳孔膜残留下来的条索或丝状物。虹膜以卷缩轮为界,以内为瞳孔区(pupilar zone),以外为睫状区(ciliary zone)。卷缩轮在各处宽度不一,在内上方常接近瞳孔缘。少数人卷缩轮全部位于瞳孔缘,这部分人就没有虹膜的瞳孔区。

　　1. **虹膜的瞳孔区**　也叫虹膜小环区,各处宽度不一,但与虹膜卷缩轮分界明显。此区可分为内、中、外三个带。

　　(1) 内带即色素缘(pigment frill),由虹膜色素上皮的最前部形成,瞳孔中等大时色素缘为小的圆形环;瞳孔缩小时,圆形环松弛而呈现皱褶甚至外翻,色素缘也加宽;瞳孔开大时圆环形又变平坦,色素缘也变窄,此种现象称为生理性葡萄膜外翻(physiological ectropion uveal)。色素缘上方宽,下方窄,在儿童下方还可有裂。青光眼患者长期使用缩瞳药或一些眼病(如继发性青光眼、Coats 病、视网膜中央静脉阻塞等)使虹膜前形成瘢痕牵引时,可使色素缘明显变宽。在糖尿病患者不仅可出现瞳孔色素缘外翻,还可出现虹膜囊肿及由虹膜后层色素上皮细胞水肿、变性引起的色素脱落,在内眼手术时可使流出的房水呈棕黑色。

(2) 中带为括约肌,只有在含色素较少的虹膜才能看到,呈黄色或微红色,直接位于色素缘周围,也可隔一条窄纹,向外几乎达虹膜卷缩轮。其宽度随瞳孔大小而改变,瞳孔缩小时增宽,开大时变窄。

(3) 外带称周围区,在括约肌部与虹膜卷缩轮之间,此处(及卷缩轮外侧附近和虹膜根部)虹膜襞相互交错呈网状。网状的凹陷部分称为虹膜隐窝(crypt)也称Fuchs隐窝,在瞳孔缩小时隐窝变窄,呈梭形,瞳孔开大时隐窝几乎呈正方形。隐窝所在处没有前面的内皮细胞和前界膜,房水直接与虹膜血管接触,有助于引流。也有人认为虹膜前面有直径 20~50μm 的小孔,房水可通过小孔进入虹膜内,而隐窝只是内皮以内的实质缺损,无生理意义,虹膜血管与房水的接触甚微。新生儿既无虹膜小环,也无隐窝。

虹膜睫状体炎时在虹膜前表面可见到虹膜结节,共有 3 种:Koeppe 结节最多见,位于瞳孔缘虹膜组织内,由细胞组成,较小,呈灰白色,有数个至数十个不等,多在炎症早期出现,数日内可消失,可见于肉芽肿性或非肉芽肿性葡萄膜炎。Busacca 结节多在虹膜卷缩轮附近,大小不等,一般较Koeppe 结节大,呈灰黄色或绒球状,可持续数日或数周,偶有纤维化或玻璃样变者,仅出现在肉芽肿性葡萄膜炎,如 Vogt-小柳-原田综合征、类肉瘤病、交感性眼炎等。虹膜肉芽肿是存在于虹膜内的大的结节,为单个不透明的粉红色结节,消失缓慢,多见于类肉瘤病。

2. **虹膜睫状区** 也叫虹膜大环区,有明显的放射状虹膜襞,由内向外也分为三个带,内带较平滑,中带呈波纹状,并有几条像掌心手纹样的环状收缩沟,在瞳孔散大时加深,这些沟纹的基底处色素较邻近组织为少。外带即虹膜根部,被角膜缘遮盖。睫状区的隐窝较窄且多,可直达虹膜根部。

虹膜后面呈暗棕色,较平滑,也有放射状和环状皱襞,瞳孔收缩时,放射状皱襞较明显,瞳孔散大时环形较明显。

虹膜的颜色主要来源于虹膜基质中所含的色素细胞和色素。虹膜色素上皮只在瞳孔缘处外露,呈黑色的小环,若在白内障衬托下则更为清晰。色素的多少决定了虹膜颜色的深浅:白化病患者虹膜实质、色素上皮均缺乏色素,故虹膜呈粉红色;有些虹膜在出生时因色素较少而呈蓝色,3~6 个月后随着实质中色素的增加,虹膜颜色也逐渐加深;在深棕色和黑色的眼睛上不仅色素细胞多,色素密集,而且色素也较深。不同人种虹膜颜色不同,我国人虹膜实质中富有色素,多为黄褐色;白种人的虹膜实质中缺乏色素细胞,而虹膜后方的色素上皮的色素正常,其虹膜呈蓝色或灰色。虹膜各处颜色并不一致,有颜色深浅不一、大小和数目不等的色素斑,称虹膜黑痣。虹膜颜色可随年龄发生改变,老年人多数(58.5%)仍保持原来颜色,一部分出现颜色变浅(24.3%)或变深(17.2%)。老年人颜色变深者在女性较多,变浅者在男性较多。

二、虹膜的组织学

虹膜由前向后分为 6 层(图 2-4-2):内皮细胞层(endothelium)、前界膜层(anterior limiting layer)、基质层(stroma)、肌肉层(muscular layer)、后色素上皮层(pigment epithelium)、内界膜层(inner

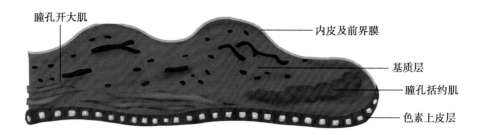

图 2-4-2 虹膜前后切面(瞳孔缘)示意图

limiting membrane)。

(一) 内皮细胞层

指位于虹膜前表面的一薄层细胞,与角膜内皮细胞相延续,核呈椭圆形,胞质较透明。裂隙灯显微镜下状如透明的薄纱。在出生后 1~2 年内,内皮细胞逐渐消失。

(二) 前界膜层

位于虹膜实质层前,是由成纤维细胞和黑色素细胞的突起互相交错缠绕组成的一层致密组织,一些闭合的小血管的胶原纤维和神经末梢也参与此膜的构成。细胞的走向与虹膜表面平行,成纤维细胞较长的突起间互相连接,形成大小不等的孔即虹膜隐窝,故在虹膜隐窝处前界膜完全缺如,而在虹膜的环状收缩沟处前界膜较薄弱。在瞳孔缘,前界膜在虹膜后表面与两层色素上皮连接。在虹膜根部,前界膜突然终止,也可呈丝状、带状或突状向小梁网延伸,甚至可达后弹力层止端,此即在前房角镜下见到的虹膜突,称为虹膜梳状韧带。前界膜的厚度还与虹膜的色素有关,棕褐色虹膜的色素细胞较多,该膜较厚,蓝色虹膜的色素细胞较少,此膜较薄。前界膜中的色素还随年龄变化,儿童期,此层色素较少,使深层色素上皮的棕褐色色素透露出来,因此儿童虹膜颜色较深,呈棕褐色,随年龄增长,此层色素增加,虹膜逐渐向黄色方向转变,至老年人时,虹膜变为黄色。在原发性虹膜萎缩和晚期青光眼患者中,因此层的色素大量脱失,使脱溃的虹膜浅层组织呈斑纸状,一端连于虹膜,一端漂浮于房水中,而在萎缩斑内虹膜组织呈现粗细不同的丝状物相互交织,形似丝瓜筋样的外观。在陈旧性虹膜炎及严重视网膜疾病时,此层可出现新生毛细血管,严重时产生虹膜红变。

(三) 基质层

较厚,是虹膜的主要部分,为含有色素细胞和大量血管的疏松结缔组织。结缔组织中含有大量的胶原纤维和弹力纤维,其中构成虹膜基质的主要纤维成分是纤细的胶原纤维,呈网状交织,网眼中被黏多糖充填;而弹性纤维主要分布在基质后层的瞳孔括约肌和开大肌附近。在疏松的基质中包埋有虹膜的血管、神经及色素细胞。

血管组织占虹膜基质的绝大部分,在虹膜根部,有由睫状后长动脉和睫状前动脉分支吻合成的虹膜动脉大环(annulus iridis major)。由此动脉环发出虹膜血管向瞳孔方向走行,呈放射状排列,并略呈螺旋形,便于跟随虹膜运动。瞳孔缩小时血管变直,瞳孔扩大时血管弯曲。在接近瞳孔缘时,动脉和静脉均呈环状排列,形成虹膜血管小环。自虹膜血管小环又发出放射状分支至瞳孔括约肌(详见虹膜的血液循环)。虽然虹膜基质主要由血管组织构成,但由于虹膜血管壁肌层较其他部位为厚且能够自行收缩,所以手术时剪除一块虹膜一般并不引起出血,但如虹膜血管发生了硬化或新生血管时做虹膜切除则可引起严重眼内出血。虹膜放射状血管发生硬化,是引起老年人瞳孔较小的主要原因,因老年人的瞳孔开大肌已发育完善,所以经用少量散瞳药就可使瞳孔很快散大,婴幼儿因瞳孔开大肌发育不全引起瞳孔较小,且不易被散瞳剂散开。少数老年人瞳孔较小是因瞳孔开大肌较括约肌易于萎缩引起,这时用散瞳剂也不易使瞳孔散大。老年人因虹膜基质中胶原纤维增多变粗和发生玻璃样变而使虹膜弹性减退,也是瞳孔较难散大的原因之一。

虹膜基质中含有两种色素细胞。一种为细长形的大分支色素细胞,数量多,分布于虹膜基质的前、后面,血管和括约肌的四周。在周边部,色素细胞呈链状,将虹膜表面和瞳孔开大肌连接起来。另一种色素细胞为圆形的上皮样细胞称为团细胞(clump cells),分布于瞳孔括约肌附近。团细胞可分成两型,Ⅰ型团细胞是吞噬了色素的巨噬细胞,较多;Ⅱ型团细胞来源于神经上皮,系虹膜后面的色素细胞分化而来。在部分白化病和蓝色巩膜中,团细胞仍保持其色素,裂隙灯下呈暗的团块。在虹膜浅层基质和前界膜附近,可因正常的色素小泡聚集成堆,使虹膜表面形成颜色较深的扁平的色素斑,称为雀斑,多见于老年人。若有异常的色素细胞集结于虹膜前部基质,则在虹膜表面形成突向前房的色素斑块,称为虹膜色素痣,属良性病变,应与恶性黑色素瘤相鉴别,对年龄在40岁以上,病变范围广,发展快,表面粗糙,有血管分布,伴前房积血或大量色素脱落使房水不清呈棕褐色,要考虑恶性黑色素瘤的可能。

电镜观察,胶原纤维形成粗细不等的纤维束,纤维束相互交叉形成大小不等的网眼。在血管、神经及括约肌周围胶原纤维最为丰富,围绕瞳孔缘周围胶原纤维呈环形排列,在括约肌部位胶原纤维呈放射状分布。

根据组织致密程度将虹膜基质分为前叶和后叶,二者之间被一层疏松的结缔组织分开,瞳孔散大和缩小时,前叶在后叶的表面来回滑动。

虹膜基质虽然含有一定数量的结缔组织成分及较原始的间叶细胞,但是正常虹膜形成结缔组织修复其伤口的能力却很弱,无菌性的虹膜伤口既不会为新生的肉芽组织所填充,虹膜后层的色素上皮细胞和虹膜前表面的内皮细胞也不会向伤口增生去覆盖伤口,对虹膜伤口或切除部分长期观察也只是见到切口游离缘轻度增厚、虹膜后层后缩和附近虹膜萎缩脱色,而无丝毫肉芽组织增生痕迹。这是因为虹膜处在不断流动的房水中,无菌性伤口缺少足够刺激,无法在伤口处形成纤维连接蛋白之故。另外正常房水中可能存在抑制结缔组织增生的因子。由于虹膜的这种特性,当小的异物经虹膜进入眼内后常在虹膜上形成一永久性伤口,对诊断眼球穿通伤和眼内异物很有帮助。虹膜部分切除术也是利用虹膜的这一特性设计的。但在眼内炎时,则是另一种情况,虹膜受炎症因子刺激,渗出明显增加,可在前房形成渗出膜。当虹膜嵌顿于角膜伤口时即使无明显细菌感染也可在其表面形成一层渗出膜。

(四) 肌肉层

位于实质层的深层,肌纤维由视网膜虹膜部的外层细胞(外胚层)分化而来,相当于视网膜色素上皮向前的延伸。包括两种平滑肌,一种为环状排列的瞳孔括约肌(pupil sphincter muscles),另一种为放射状排列的瞳孔开大肌(pupil dilatator muscles)。

1. 瞳孔括约肌 靠近瞳孔缘,肌纤维沿瞳孔呈环形排列,宽约0.6~1.2mm,厚约0.1mm。肌肉横切面面积为0.03mm²。括约肌的内缘(瞳孔侧)与瞳孔缘的色素细胞密切联系,由于肌层靠后面,收缩时能将色素上皮推至虹膜前面,以致瞳孔缩小时,虹膜前面的色素缘加宽。括约肌外缘(周边侧)借助少量弓形的肌纤维束与瞳孔开大肌相连,此外括约肌的每一部分都有借助血管和放射状结缔组织束与邻近组织紧密连接,所以部分虹膜切除后,余下的虹膜并不缩起,瞳孔仍有光反射。瞳孔从最大直径(8.0mm)缩至最小直径(1.5mm)时,括约肌的缩短是惊人的,达80%以上,因此肌纤维可能不是完全平行围绕瞳孔缘,而是斜行的。

支配括约肌收缩的神经是动眼神经中的副交感神经纤维,其在睫状神经节内换神经元后,节后纤维经睫状短神经至虹膜。来自交感神经的抑制纤维也支配括约肌。括约肌后面毛细血管丰富,在虹膜急性炎症时渗出物易聚集于此,引起瞳孔领部虹膜后粘连。此外括约肌和其附近的基质也易发生玻璃样变,而使瞳孔散大困难。

2. **瞳孔开大肌**　在虹膜的纵切面上开大肌分两层,前面一层称膜状层或纤丝层,也叫 Bruch 膜、Henle 膜或 Fuchs 后缘层,相当于基质层的后界膜;后面一层则为单一的色素性梭形细胞层,也叫 Fuchs 前色素层。

瞳孔开大肌位于实质和色素上皮层之间。开大肌的肌纤维呈放射状自虹膜周围走向瞳孔,在瞳孔缘附近与瞳孔括约肌融合。开大肌的起始端在虹膜根部,此处开大肌显著增厚,单细胞或多细胞组成的肌束或肌腱斜行伸入睫状肌中,也有人认为其代表了睫状肌的虹膜部分,是睫状突的一种勃起肌(图2-4-3)。

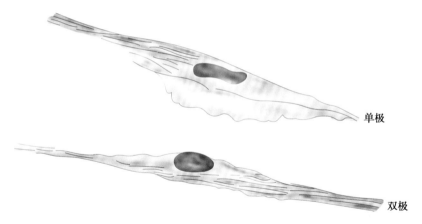

单极

双极

图 2-4-3　瞳孔开大肌细胞示意图

瞳孔开大肌收缩时将瞳孔拉向周边,使瞳孔开大。新生儿的瞳孔开大肌尚未充分发育,所以瞳孔较小且散瞳剂难以使瞳孔充分散大。支配开大肌收缩的神经是来自交感干颈上节的节后纤维(颈睫状神经)。交感神经兴奋时瞳孔开大肌收缩使瞳孔散大。颈交感神经麻痹时则引起瞳孔缩小、眼球内陷,称 Horner 综合征。

(五) 后色素上皮层

由两层具有浓密色素的细胞构成。前层细胞呈扁平梭形,核周含有少量色素颗粒,胞质分化为基质膜(后界膜)。后层细胞较大,呈多边形或立方形,细胞核较小,呈圆形。后层细胞在四周与睫状体无色素上皮相延续,在瞳孔缘与上皮样细胞相接,在瞳孔缘附近色素上皮形成多个环状皱襞,使色素上皮的表面积得以扩大,因此在瞳孔收缩和散大时色素上皮不会受到损伤。

后色素上皮层由外胚层分化而来,相当于视网膜本部向前的延伸,因后色素上皮细胞与晶状体表面相贴,在虹膜炎时易形成后粘连,当用散瞳剂将虹膜拉开后,后层上皮细胞仍可粘连在晶状体囊上,而由视网膜色素上皮向前延伸的虹膜肌层则与虹膜实质紧密粘在一起,这种情况和视网膜脱离时视网膜色素上皮仍和脉络膜的 Bruch 膜紧密粘在一起类似,因此虹膜粘连被撕开时,虹膜肌肉一般不受损伤。

在行周边虹膜切除手术时,有时由于角膜缘切口较小,虹膜组织不能自行脱出,用镊子牵拉时如只拉出了虹膜前层,则可造成色素上皮层未被切穿,使虹膜口不贯通。此外由于部分病人的虹膜前层与色素层之间较疏松或连接不牢固,用镊子夹取虹膜时很难全层拖出,特别是在术前较多或较长期滴用缩瞳剂,使虹膜根部过于紧张,更容易导致只剪除虹膜前层,而使色素上皮层遗留。可用氩激光或 YAG 激光将残留的色素上皮击穿或另换部位重做虹膜切除。

在虹膜两层上皮之间也容易积存液体,形成渗出性囊肿,在慢性葡萄膜炎、急性青光眼、糖尿病,甚至虹膜根部有肿瘤生长时都可有渗出性囊肿形成。胚胎时期视杯前部边缘(相当于瞳孔领部)有一个环状腔隙存在,称为环窦或边缘窦(annular sinus or marginal sinus),实际上是原发性眼泡腔隙(cavity of primary vesicle)的残存,这一部分腔隙在视杯其他部分两层间都闭合后才闭合,其是虹膜后层色素上皮囊肿产生的基础。任何部位视杯两层发生不融合,即可形成一个或多个囊肿。自发性囊肿也可出现在虹膜基质内。在老年性虹膜萎缩病人也可发生瞳孔缘色素上皮增生,但不如睫状体上皮增生严重,后者常形成睫状体囊肿,并可出现在瞳孔领内而被误诊为恶性肿瘤。

(六) 内界膜层

为虹膜最后一层透明而纤细的膜样组织,电镜观察证实存在此层膜样组织。

三、虹膜在胚胎发生上与睫状体、脉络膜和视网膜的关系

从组织学上看虹膜是葡萄膜的一部分,其有些层次和睫状体及脉络膜的层次相对应或相连续。如虹膜血管层是和睫状体及脉络膜的血管层相延续。虹膜色素上皮和睫状体无色素上皮相对应,虹膜肌层和睫状体色素上皮相对应。从胚胎发育角度看,虹膜前 3 层起源于中胚层,为虹膜的葡萄膜部;后 3 层起源于神经外胚层,为虹膜的视网膜部。其和视网膜色素上皮及视网膜神经上皮相对应,故又可称为视网膜盲部。其关系见表 2-4-1。

表 2-4-1　虹膜、睫状体、脉络膜及视网膜的相互关系和起源

胚胎起源	虹膜	睫状体	脉络膜	视网膜
中胚层	1. 内皮细胞层(和角膜内皮细胞层延续)			
	2. 前界膜层			
	3. 血管层	血管层(相续)	血管层(对应)	
神经外胚层	4. 肌肉层	色素上皮层(相续)		色素上皮层(对应)
	5. 后色素上皮层	无色素上皮层(相续)		神经上皮层(对应)
	6. 内界膜层			

四、虹膜的血管和神经

（一）动脉

虹膜的动脉是虹膜动脉大环的分支。虹膜动脉大环的组成包括：

1. 鼻侧和颞侧睫状后长动脉到睫状肌时各分为两支，在睫状肌的前缘呈环形走行并互相吻合，形成虹膜大环的主要部分。

2. 睫状前动脉的分支参与虹膜大环的构成。虹膜动脉大环位于睫状体内睫状肌的"环形纤维"之前，围绕在虹膜根部周围。此环并不是一个完整的单支血管环，而是许多大血管在虹膜根部周围形成环形，血管之间并不形成端对端的吻合，而是在相邻区域各自形成毛细血管网，供应交界处的虹膜和睫状体。自虹膜动脉大环共向虹膜发出 180~200 支小动脉，即每隔 150~170μm 就发出一个分支至虹膜，这些分支在睫状突附着处、虹膜周边隐窝之间进入虹膜，经虹膜的睫状部呈放射状到达瞳孔缘，在走行过程中动脉间很少有吻合。从虹膜各个方向呈放射状走向瞳孔区的小动脉在距瞳孔缘约 250~400μm 处，突然发出许多小支并改变方向呈环形走行，形成迂曲走行的虹膜小环。此小环与瞳孔括约肌的血供相适应。虹膜小环也不是一个完整的单支血管环。从小环发出的小支和毛细血管，有的直接进入虹膜下面的小静脉，大多数至瞳孔缘形成单层毛细血管网，有的分支不经小环直接形成瞳孔缘单层毛细血管网。

（二）静脉

瞳孔缘毛细血管网返折后汇合形成集合小静脉。这些小静脉在到达虹膜小环部位时，在虹膜背面也呈环形迂曲。然后呈放射状走向虹膜根部，沿途收集毛细血管血液，在虹膜根部汇入较大静脉，经睫状体进入平坦部，最后进入涡静脉。

（三）毛细血管

从虹膜大环发出的分支在虹膜根部呈放射状进入虹膜，在行进途中不断发出分支，这些分支有些向前走行，有些向后走行，形成虹膜前面扇形毛细血管网；有些分支向深层走行形成虹膜深层毛细血管网；从虹膜小环发出的分支或某些不经虹膜小环的分支共同形成瞳孔缘毛细血管网。

虹膜有三层血管网：前面为管径基本一致的小动脉及其分支组成的毛细血管网；中层为小动脉和小静脉；后面为毛细血管网和集合小静脉。

虹膜血管略呈螺旋形排列，以适应瞳孔扩大和缩小时虹膜长度的变化。

虹膜血管壁用 Mallory 结缔组织染色法观察呈双套管状结构，外套即血管外膜，由细微的结缔组织构成，与虹膜实质相连续并固定实质中。内套即围绕管腔的内皮细胞及中层平滑肌纤维，内外套之间有相当大的间隙，由薄纱样组织填充，这样管腔内血流受虹膜伸缩运动的影响较小。

虹膜毛细血管的通透性大大低于脉络膜和睫状体毛细血管（后二者均为窗孔型毛细血管），其通透性也低于身体其他部位的毛细血管，形成血-房水屏障。但虹膜血管对炎症的反应较强烈，炎症时毛细血管内皮细胞间隙加大，通透性明显增强。虹膜血管对前列腺素（PGE_1）也很敏感，特别是内源性前列腺素浓度升高可使虹膜血管通透性增加。

(四) 虹膜的血供特点及临床意义

1. 血供特点

(1) 虹膜血管呈放射状走行,管径大小均匀一致,无窦状扩张。

(2) 虹膜根部由较大的动脉和静脉组成,血管层较薄。

(3) 虹膜小环处毛细血管网增厚,与括约肌的供应有关。

(4) 瞳孔缘处仅有一层血管环。

(5) 虹膜血管呈扇形分支。

2. 临床意义

(1) 虹膜血管的分布和形态与瞳孔开大肌和括约肌的走行相一致,有利于适应瞳孔的扩大和缩小及保证瞳孔活动时血液供应。

(2) 由于虹膜和睫状体的血供均来自虹膜动脉大环,且引流至同一静脉,故虹膜炎和睫状体炎常同时发生。

(3) 虹膜动脉大环恰好位于虹膜根部稍后,在行青光眼或白内障手术时,如果切口靠后且较深时,容易损伤虹膜大环引起大出血。在严重急性青光眼时,虹膜根部突然发生前粘连,向虹膜方向去的血液供应突然中断,是虹膜组织发生急性坏死的原因之一。

(4) 虹膜动脉直径为 50~120μm,做激光虹膜周切时,光斑直径在 150~500μm,则完全可将血管封闭,且虹膜根部和隐窝处组织薄弱,适宜于做手术或激光虹膜周切。

(五) 虹膜的神经支配

虹膜基质中神经纤维丰富,均由睫状长神经分出,分为有髓和无髓神经纤维。感觉神经末梢止于基质内,肌肉运动神经末梢止于瞳孔括约肌和瞳孔开大肌纤维,血管运动神经末梢止于血管壁上。虹膜基质内神经纤维特别丰富,甚至每个色素小泡和基质细胞都有自己的专用神经纤维,所以虹膜感觉特别敏锐。在做虹膜手术时为达到好的止痛效果,手术时间较长者必须采用球周麻醉或球后麻醉。手术时间短时(如技术熟练的医生做白内障手术和周边虹膜切除术时)也可采用表面麻醉加前房麻醉的方法。

五、虹膜的形态学及组织学特点与临床应用

(一) 先天性虹膜异常

1. 先天性无虹膜(congenital aniridia) 是一种少见的眼部先天畸形,属常染色体显性遗传,多与早期胚眼的发育过程中胚裂闭合不全有关,常双眼受累。虹膜完全缺失或仅可在房角视及少许虹膜残根,可直接看到晶状体赤道部边缘、悬韧带及睫状突。可有畏光及各种眼部异常引起的视力低下、眼球震颤,由于发育不全的虹膜与角膜粘连、房角粘连或房角内充满中胚叶组织,致使30%的患者发生青光眼。

2. 先天性虹膜缺损(congenital coloboma of iris) 是由于脉络膜裂在虹膜处未完全闭合或闭合后出现虹膜发育异常所致,缺损多位于虹膜下方,使瞳孔呈尖向下的梨形或瓜子形,多伴有下方脉络膜、睫状体甚至视神经缺损。单纯性虹膜缺损则仅表现为瞳孔边缘的切迹、虹膜的孔洞、虹

膜周边缺损、虹膜基质和色素上皮缺损等,多不影响视力。

(二)眼部疾病引起的虹膜异常

1. **前葡萄膜炎(anterior uveitis)** 包括虹膜炎(iritis)及虹膜睫状体炎(iridocyclitis)。虹膜发生炎症后常影响睫状体,故临床上单独的虹膜炎或睫状体炎是很少见的,常同时发病。虹膜炎时,虹膜血管扩张随之水肿浸润,色泽变暗,虹膜表面纹理不清。慢性炎症由于炎症渗出致使虹膜与周围组织发生粘连。虹膜与角膜后表面的黏附则称为虹膜前粘连(anterior synechia of the iris),此种粘连发生于房角处,则称为房角粘连(gonio synechia)。虹膜与晶状体前表面的纤维蛋白性渗出和增殖可使二者黏附在一起,称为虹膜后粘连(posterior synechia of the iris)。如果出现广泛虹膜后粘连,房水不能由后房流向前房,导致后房水压力升高,虹膜被向前推移而呈膨隆状,称为虹膜膨隆(iris bombe)。有时会出现结节,位于瞳孔缘呈半透明小灰色团块的结节称 Koeppe 结节,多见于非肉芽肿性炎症,可在数天内消失。位于虹膜卷缩轮附近的结节称为 Busacca 结节,多见于肉芽肿性炎症。炎症反复发作时,虹膜发生萎缩,其表面形成机化膜和新生血管。炎症损伤可导致虹膜脱色素、萎缩、异色等改变。

2. **虹膜囊肿(iris cyst)** 病因包括先天性、植入性、炎症渗出性和寄生虫性等。其中以植入性最常见,是由于眼球穿通伤或内眼手术后,结膜或角膜上皮通过伤口进入前房,种植于虹膜并不断增生所致。虹膜囊肿位于虹膜表面或背面,裂隙灯下见肿物隆起呈半透明囊泡状向前房生长,逐渐增大,可紧贴角膜内皮。囊肿增大至瞳孔区可影响视力,虹膜囊肿阻塞房角可导致继发性青光眼。

3. **虹膜黑色素瘤(iridic melanoma)** 是一种较少见的发生于虹膜基质内黑色素细胞的恶性肿瘤,可发生于虹膜的任何部位,但多发生于水平面下方。分为局限性和弥漫性黑色素瘤两类,后者罕见。局限性虹膜黑色素瘤为境界清楚、形状不规则的黑色素性肿物,直径一般 >3mm,厚度超过1mm。瘤体内色素分布不均匀。弥漫性恶性黑色素瘤表现为病变区虹膜颜色逐渐变深,虹膜不均匀变厚,且并发无症状性青光眼。瘤体可沿虹膜表面扁平状扩散性生长,也可为多发性肿瘤结节的互相融合。此类黑色素瘤容易累及小梁网组织,导致继发性青光眼。裂隙灯显微镜检查可直接观察病变组织表面的血管、不均匀分布的色素等。UBM 检查可清晰地显示虹膜病变,了解睫状体是否受累并可鉴别睫状体黑色素瘤累及虹膜的情况。

4. **虹膜色素痣(nevus of iris)** 是虹膜浅基质层内异常的色素细胞的聚集,属于一种错构瘤性病变,是由具有良性细胞学形态的黑色素细胞组成的肿瘤性团块。一般无症状,下方虹膜,近瞳孔缘区域好发。临床上分为局灶性虹膜痣和弥漫性虹膜痣。局灶性虹膜痣大小不一,边界清晰,轻度隆起,一般为棕黑或深黑色,色素变异较大,典型的虹膜痣无血管。绝大多数虹膜痣稳定不发展,极少数可影响邻近组织,近瞳孔缘虹膜痣可致瞳孔变形,瞳孔缘色素外翻,但并不表明虹膜痣恶变。弥漫性虹膜痣较扁平,常累及整个或部分虹膜。通过裂隙灯显微镜检查和 UBM 可协助诊断,并与虹膜黑色素瘤进行鉴别诊断。

(李秋明　王梦华　王华君)

第五节 │ 瞳孔

一、正常瞳孔及正常反应

(一) 正常瞳孔

1. **形态和位置** 瞳孔(pupil)是虹膜中央部位的圆形缺损,可散大和缩小,以调节光线进入眼球的多少。实际上瞳孔并不是正圆形,而是稍呈垂直椭圆形,也不位于角膜正中央,一般稍偏向鼻下方,在瞳孔缩小时更为明显。

2. **大小** 瞳孔大小受瞳孔开大肌和瞳孔括约肌支配。生理状态下的瞳孔直径为 2~4mm,平均 3.5mm。小于 2mm 时称瞳孔缩小(miosis),大于 5mm 时称瞳孔散大(mydriasis),均属异常。

正常瞳孔的直径也可因一些因素的影响而变化:

(1) 年龄变化:5 个月以内婴儿因眼球较小,特别是瞳孔开大肌发育较瞳孔括约肌发育晚,故瞳孔较小;儿童至青年期瞳孔最大;20 岁以后瞳孔直径随年龄增长而缩小,是因为呈放射状走行的虹膜血管,随年龄增长而硬化,变直和变长,从瞳孔四周挤压瞳孔缘造成。

(2) 性别差异:在成年人,女性瞳孔大于男性。

(3) 光线强弱:光线强时瞳孔变小,强光下瞳孔直径可小于 1mm;光线弱时,瞳孔变大,在黑暗环境中瞳孔可达 5mm 以上,甚至达 8~9mm。

(4) 屈光状态:近视者瞳孔较大,远视者较小。

(5) 虹膜色素:色素浅者瞳孔较大,深者较小。两眼瞳孔的大小一般对称。

(6) 心理状态:惊慌、焦虑、情绪活动等情况下均可使瞳孔散大。

(7) 生物节律:睡眠时瞳孔缩小,是因为睡眠时大脑皮质对动眼神经核前端的缩瞳核,即动眼神经副核(Edinger-Westphal 核,E-W 核)的抑制作用减弱或消失,起源于缩瞳核的副交感神经兴奋性增强,皮质下的缩瞳作用增强所致。

(8) 麻醉状态:全身麻醉Ⅰ~Ⅱ期时瞳孔中度散大,这是因为大脑皮质兴奋,副交感神经受抑制的结果;Ⅲ期时大脑皮质抑制,失去对皮质下中枢的抑制,引起瞳孔缩小,较正常时为小;Ⅳ期时瞳孔逐渐散大至极度散大,是生命中枢被麻痹的体征。

(9) 瞳孔不等(anisocoria)和 Tournay 现象:约有 25% 的正常人两眼瞳孔大小不等,一般相差小于 0.4mm,其大小差异的程度在每天甚至每小时都不相同,甚至在短时间内出现一眼瞳孔由大变小,另一眼瞳孔由小变大的现象,这种现象的发生率随年龄增长而升高。两眼瞳孔直径相差大于 0.5mm 者称瞳孔不等,若相差在 1mm 以内者仍属生理现象,但对所有瞳孔不等甚至两侧相差不到 0.5mm 者,均需排除病理性改变。当人侧视时可出现瞳孔不等大,即外转眼瞳孔大于内转眼瞳孔,这种表现由 Tournay 在 1917 年发现,故称为 Tournay 现象,或外展散瞳反射。但侧视时瞳孔不等大在 0.5mm 以上者仅占人群的 5%,可能在这些人的瞳孔括约肌和内直肌有联合的神经分布,所以在外转时,内直肌和瞳孔括约肌同时受到抑制,故出现外转眼瞳孔散大。

3. **瞳孔不安** 正常瞳孔在恒定光线照明和集合不变的情况下,瞳孔的大小在不断地发生变化,这种现象叫瞳孔不安(pupil unrest)。此现象表明虹膜的肌肉在不停地调整着瞳孔的大小,以维持恒定的视网膜照明,是瞳孔开大肌和括约肌与视网膜间闭襻式调节的结果。视网膜为感受器,瞳孔开大肌和括约肌是效应器。当视网膜的照明强度发生微小变化时,导致进入瞳孔运动中枢的神经冲动发生变化,瞳孔运动中枢又发出冲动引起瞳孔大小发生变化,进而改变视网膜的照明强度,又引起新的瞳孔运动中枢变化和瞳孔大小的变化,如此反复循环,将进入眼内的光线调整到一理想水平。瞳孔不安在光线适量时最明显,因为当光线过强或过弱时将产生一种恒定的冲动,使瞳孔缩小或扩大,使瞳孔不安的调节机制受到影响。除上述形成机制外,呼吸、血压和情感等因素在瞳孔不安形成中也有一定影响。瞳孔不安双侧对称一致。

4. 瞳孔震颤(pupillary hippus) 表现为自发性的、有节律的虹膜运动,运动幅度较大,往往超过 1mm,每分钟约 8~14 次,双眼一致,与光照无关,是一种特殊形式的瞳孔不安,属于一种生理现象。产生瞳孔震颤的原因不清。

(二) 瞳孔的正常反应

各种刺激引起的瞳孔运动称为瞳孔反应(pupillary reaction),由瞳孔开大肌和瞳孔括约肌协同作用完成,受交感神经和副交感神经支配,正常情况下副交感神经占优势。

1. 瞳孔的光反射 光照一眼引起瞳孔缩小,叫作瞳孔对光反射(pupillary light reflex)。这种对光反射又分为直接和间接两种,被光线照射眼瞳孔缩小,称为直接光反射(direct light reflex),对侧眼瞳孔缩小,称为间接光反射(indirect light reflex)。

神经通路(图 2-5-1):光照一眼后,除引起视觉冲动外,瞳孔传入神经纤维亦向中枢传导光觉冲动。此纤维先伴随视觉纤维入颅,经视交叉,一部分纤维交叉后进入对侧视束,另一部分纤维不交叉进入同侧视束,在接近外侧膝状体前离开视束,经四叠体上丘臂进入中脑顶盖前区,终止于顶盖

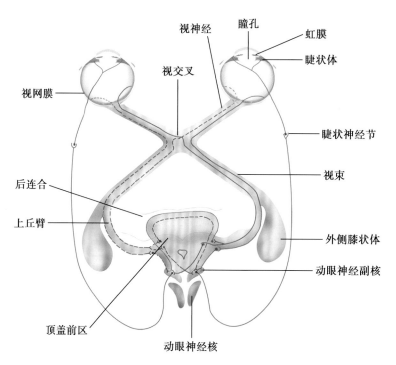

图 2-5-1 瞳孔对光反射通路示意图

前核,交换神经元后,由此核发出纤维,一部分绕过大脑导水管,到达同侧缩瞳核,即动眼神经副核(Edinger-Westphal 核,E-W 核);另一较大部分经后联合交叉至对侧缩瞳核。由两侧缩瞳核发出的瞳孔传出纤维,随同动眼神经入眶,终止于睫状神经节,交换神经元后,由此节发出节后纤维,经睫状短神经进入眼球内,止于瞳孔括约肌。

光反射的作用是:①控制进入眼内光量,调节视敏度。②保护性反射,避免视色素被过多漂白。在药物散大瞳孔或明适应后因视色素被过多漂白导致视敏度下降。③在各种光线强度下增加视力,光线弱时大瞳孔可增加进入眼内的光量以增加视力;光线强时缩小瞳孔可减少屈光系统产生的像差。

2. 瞳孔的集合反应　当两眼先注视远处目标,再注视一近处目标时,立刻出现瞳孔缩小;先注视近处目标,然后注视远处目标时,瞳孔立即散大。这种瞳孔随注视目标的远近而发生的变化称为瞳孔集合反应(convergence reaction of the pupil)或瞳孔近反应(near reaction of the pupil)或调节反应。当两眼注视近处目标时,除双眼瞳孔缩小外还同时发生双眼内直肌收缩产生双眼集合作用,睫状肌收缩使晶状体变凸产生调节作用,这三个动作的共同作用使近距离目标能在视网膜上形成一个清晰的像,而且这个像都落在双眼的黄斑上,完成双眼单视。

集合反应中的三个动作之间的关系如下:

(1) 集合运动可导致瞳孔的收缩,双眼集合时瞳孔缩小,双眼散开时瞳孔散大。但瞳孔缩小不会导致眼球集合。

(2) 调节作用,注视近距离目标本身均不引起瞳孔缩小,只有调节作用引起了集合运动时,才会间接地引起瞳孔缩小。

瞳孔集合反应与光反射不同,光反射引起的瞳孔收缩是光强度改变后瞳孔缩小、散大、缩小的过程多次反复造成的。瞳孔集合反应在背景光强度不变时则是由集合的程度决定瞳孔收缩的程度,且眼球集合程度不变,瞳孔的收缩程度也保持不变。

瞳孔集合反应分为两种:一种是随意性的瞳孔集合反应,如自己注视鼻尖时双眼集合,瞳孔缩小;另一种是反射性瞳孔集合反应,如注视一个由远至近或由近至远的移动目标时引起的瞳孔反应。

神经通路:目前尚不十分清楚。由于在双眼集合和瞳孔收缩之间并未发现传入纤维和传出纤维的联系,故瞳孔的集合反应不能称为反射,只是同一过程中两种运动并行出现的一种协同运动。

3. 瞳孔的闭睑反射　自发性或自主性瞬目引起的瞳孔变化称为闭睑反射(lid-closure pupillary reflex)。闭睑后睁眼时,可观察到瞳孔立即缩小,随即又散大。这是因为闭睑的瞬间黑暗使视网膜光敏感度增加,使睁眼的瞬间瞳孔缩小,接着敏感度下降,瞳孔又散大。闭睑反射是一种单侧性反射,对侧瞳孔不发生变化。此反射的径路可能不是一种中枢性联系,而是面神经与动眼神经之间的联系,故临床可用此反射判断瞳孔运动的下行路径有无损害。麻醉面神经后,此反射即消失。

4. 瞳孔的三叉神经反射　当角膜、结膜或眼睑受到刺激时,引起瞳孔缩小,称为瞳孔的三叉神经反射,也称眼球感觉反射(oculosensory reflex)、眼球瞳孔反射(oculopupillary reflex)。这种反射是双侧性的,未受刺激侧瞳孔也收缩。反射情况是先有短暂的瞳孔散大,接着出现持续的瞳孔缩小。

反射通路通过三叉神经将感觉传至三叉神经主核,再经内侧纵束与 E-W 核联系,由此发出运动纤维使瞳孔括约肌收缩。

5. 暗反射　当一眼或双眼在明适应时,照明中断可使瞳孔暂时性散大称暗反射。若原适应的亮度很暗,即使将光全撤去,瞳孔散大也不明显或不散大。瞳孔散大有两种原因:一是由于光反射活动减少,继而瞳孔括约肌松弛;二是由于交感神经支配的瞳孔开大肌收缩。

6. 瞳孔的心理感觉反射　人在清醒时,受到强烈的知觉或情感刺激,如焦虑、恐慌、极度快乐等刺激可引起瞳孔散大称为瞳孔的心理感觉反射(psycho-sensory reflex of the pupil)。疼痛也可引起瞳孔散大,但疼痛性瞳孔散大出现较为缓慢,在刺激后需稍停一段时间才会出现。引发该反射的因素有两种:一是交感神经兴奋,同时动眼神经副核受抑制,使瞳孔散大;二是强烈刺激使肾上腺素和去甲肾上腺素释放增加使瞳孔散大。

临床上用抓或捏颈部、颊部或下颌部皮肤,由疼痛刺激时引起瞳孔散大的反射则称瞳孔皮肤反射(pupillary skin reflex)或睫脊反射(ciliospinal reflex)(图 2-5-2)。

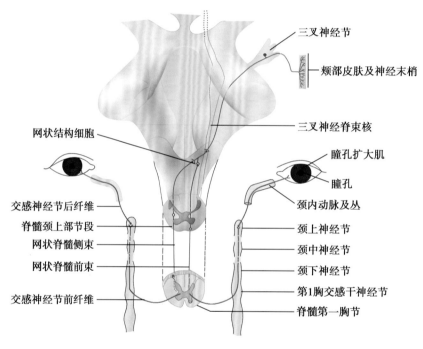

图 2-5-2　瞳孔皮肤反射示意图

7. 瞳孔震颤(见"正常瞳孔"部分)。

8. 瞳孔的前庭反射　在前庭刺激、旋转试验和冷热试验中,前庭感受器受刺激或停止刺激均可引起瞳孔先轻度缩小,继而散大的反应,称为瞳孔的前庭反应(vestibular reflex of the pupil)。反应路径是前庭神经核受刺激后,经内侧纵束与动眼神经核或交感中枢发生联系所致。

9. 耳蜗瞳孔反射　强烈声音,使耳蜗神经受到刺激时,瞳孔先迅速缩小,继而缓慢散大的反应称为耳蜗瞳孔反射(cochleo-pupillary reflex)。反射为双侧性,但受刺激侧的瞳孔反应更明显。反射途径为耳蜗神经核经内侧纵束与动眼神经核及交感中枢联系所致。

10. 迷走神经紧张性瞳孔反射　深吸气时瞳孔散大,深呼气时瞳孔缩小,这种由呼吸引起的瞳孔变化称为迷走神经紧张性瞳孔反射(vagotonic pupillary reflex),也称呼吸性瞳孔反射。反射呈双侧性,反射途径不清,可能由迷走神经背运动核经内侧纵束与交感及动眼神经联系引起。

11. 外展散瞳反射　外展散瞳反射(abducent mydriatic reflex)又称Tournay瞳孔(见"正常瞳孔"部分)。

二、瞳孔异常的临床联系

(一) 瞳孔形态异常与眼病

1. 先天性瞳孔异常

(1) 先天性瞳孔膜存留(congenital persistent pupillary membrane):又称为先天性瞳孔残膜,胚胎期虹膜、晶状体前的血管膜若未按正常规律吸收,留在瞳孔区则形成瞳孔残膜。残膜颜色和瞳孔一致,呈丝状或膜状遮蔽瞳孔,一端连于虹膜小环部,另一端在瞳孔区与晶状体前表面或角膜后壁相连,遮盖部分瞳孔。一般不影响视力和瞳孔运动。

(2) 先天性小瞳孔(congenital microcoria):较罕见,系瞳孔开大肌发育障碍所致,多为双眼,瞳孔直径小于2mm,瞳孔反应弱或缺如。常有调节痉挛。对散瞳剂反应差。有遗传倾向。

(3) 先天性虹膜缺损、先天性无虹膜:见第四节"虹膜"部分。

(4) 先天性瞳孔散大(congenital mydriasis):更少见,系瞳孔括约肌发育障碍所致。瞳孔光反射和集合反应均不存在。应与药物性散瞳鉴别。

(5) 先天性瞳孔异位(congenital corectopia):有遗传性。多见于近视眼中,瞳孔向外上方移位,且瞳孔常呈卵圆形或不规则形。常伴有晶状体异位、小眼球和先天性青光眼。

(6) 先天性多瞳症(congenital polycoria):真正多瞳症极为罕见。一般多是因虹膜萎缩,出现孔洞引起的假性多瞳症,假瞳孔多呈裂隙状等异常形态,没有括约肌和开大肌组织,不会收缩和开大。

(7) 瞳孔异形:多呈竖的裂隙状,为一种返祖现象。

2. 眼部疾病引起的瞳孔异常

(1) 虹膜炎:炎症早期虹膜充血水肿、细胞浸润以及渗出物和毒素刺激,使瞳孔括约肌和开大肌收缩,但以瞳孔括约肌收缩占优势,故出现瞳孔缩小,光反射迟钝。若大量渗出物沉积在瞳孔区,进而形成渗出膜覆盖在前囊上则出现瞳孔膜闭。虹膜发生后粘连时,用阿托品散瞳,未粘连处可被散开,而粘连处不能散开,使瞳孔呈梅花状,叫梅花形瞳孔,如瞳孔缘一圈全部后粘连,则形成瞳孔闭锁。

(2) 青光眼:青光眼眼压升高使瞳孔括约肌麻痹,瞳孔散大。持续的眼压升高常因上方房角粘连较重,牵拉虹膜使瞳孔轻度上移,形成垂直椭圆形散大,固定不动。

(3) 眼外伤引起的瞳孔异常,详见第十七章。

(4) 眼科手术:白内障摘出手术或人工晶状体植入术后的并发症之一是瞳孔变形,常见的形式为瞳孔上移,呈椭圆形、线形或不规则形。引起的原因多是上方虹膜脱出或粘连嵌顿于切口、晶状体囊膜残留、玻璃体脱出、人工晶状体大小或位置不合适等。瞳孔变形一般无明显症状,如瞳孔上移影响视力者,可行手术或激光瞳孔成形术,将6:00位瞳孔缘括约肌切开。白内障手术中如对瞳孔括约肌损伤较重,可出现手术后瞳孔散大,用缩瞳药不能将瞳孔缩小的状态,检查可见瞳孔括约肌萎缩,虹膜基质变薄。患者除在户外阳光下感到耀眼外多无其他不适,可在外出时戴墨镜加以预防。

青光眼因虹膜后粘较重或急性闭角型青光眼充血发作,瞳孔极度散大和强直,常需术中联合瞳孔成形术。

(二) 瞳孔异常定位诊断

1. 传入性瞳孔运动

(1) 单侧眼球和视神经损害

1) 黑矇性瞳孔强直(amaurotic pupil rigidity):一眼视网膜和视神经完全损害导致失明时,除瞳孔散大外,该眼瞳孔直接对光反射和对侧眼的间接对光反射均消失,但患眼瞳孔的间接对光反射和调节、集合反应仍然存在。其双眼瞳孔的集合反应、闭睑反射、意识感觉性反射等瞳孔反应均应存在。

2) 弱视性瞳孔无力(amblyopic pupilary inertia):一眼视网膜和视神经病变致视力严重损害,但未完全失明时,该眼瞳孔的直接对光反射较对侧明显迟钝,持续强光照射瞳孔,才能引起瞳孔收缩,光线稍弱就会使瞳孔散大,或遮盖健眼,患眼瞳孔散大,遮盖患眼,健眼瞳孔不变。

3) 视力损害与瞳孔运动障碍不符:瞳孔运动障碍程度一般和视力损害程度相一致,但前者无后者出现的早,程度也往往无后者严重,如有些病人因长期视盘水肿引起继发性视神经萎缩,视力已降至无光感,但瞳孔光反射仍存在,可能与瞳孔的光反射传入纤维是与视觉纤维伴行的单独纤维,而瞳孔运动纤维不是视觉纤维的一部分有关。但如果病变部位位于视神经管处,则瞳孔运动障碍较视力损害出现早且程度较重,这是因为在视神经管内瞳孔纤维主要分布于视神经鼻侧表面所致。

4) Marcus Gunn瞳孔:一眼患球后视神经炎或其他视神经严重疾病时,分别轮流遮盖双眼瞳孔,可以发现遮盖患眼时健眼瞳孔无变化,而遮盖健眼时患眼瞳孔明显散大,即 Marcus Gunn 瞳孔,又称相对性瞳孔传入障碍(relative afferent pupilary defect)。此检查对鉴别球后视神经炎或伪盲性单眼视力减退很有价值。但在双眼病变时此征为阴性。若病人原来就有双眼瞳孔不等大,此征则无价值。检查注意光源必须放在正前方,切忌从一侧照射,否则易产生错误结果。

(2) 视交叉损害:除出现偏盲外,瞳孔直、间接对光反射仍存在。用手持裂隙灯调成很窄的束状光照射损害半视网膜(即引起偏盲侧视网膜),不引起瞳孔光反射,而照射对侧视网膜则可引起瞳孔光反射,这种由偏盲侧来的光线不能引起瞳孔反应的现象称 Wernicke 偏盲性瞳孔强直,但有时因屈光间质将照射光线分散,致使健侧半视网膜也可受到分散光线刺激,瞳孔仍有收缩现象。故 Wernicke 瞳孔只有参考价值,阳性者有诊断意义,阴性者尚不能完全排除损害存在。

(3) 视束损害:除同向偏盲及 Wernicke 瞳孔外,其前、中段损害可出现双眼瞳孔不等,偏盲侧瞳孔强直和散大。如右侧同向偏盲,即右眼瞳孔发生强直和散大,叫作 Behr 瞳孔(贝尔瞳孔,Behr pupil)。从解剖学解释,右眼同向偏盲为左侧视束受损,即右眼占瞳孔传入纤维总数 2/3 之鼻侧半纤维被损害,而这些纤维又大部终止于右侧瞳孔收缩核,因此,右眼瞳孔对光反射呈强直状态和散大,但瞳孔对光反射极为敏感,仅用损害纤维多少解释,有时结果不准确,故 Behr 瞳孔阳性者有诊断意义,阴性者却不能排除视束损害。视束末端损害因无瞳孔传入纤维,瞳孔各种反射均正常。

(4) 中脑顶盖前区损害:因病变损害了顶盖前核至动眼神经 E-W 核的顶盖动眼束,因而引起瞳孔光反射消失,而瞳孔集合反应正常的特殊症候群,称为 Argyll-Robertson 瞳孔(阿盖尔-罗伯逊瞳孔,阿·罗瞳孔,Argyll-Robertson pupil,AR pupil),也称 Argyll-Robertson 综合征。典型的 Argyll-Robertson 瞳孔包括瞳孔直接和间接对光反射均消失、瞳孔缩小且形状不规则,瞳孔的集合反应存在有时甚至更为活跃,毒扁豆碱可使瞳孔再缩小而阿托品对瞳孔的作用减弱等。这种瞳孔多系双侧性,但也有单侧发生者。典型的 Argyll-Robertson 瞳孔多由神经梅毒引起,可作为病因诊断依据。但有人认为其不仅见于中枢神经梅毒,也是脊髓结核的特征。而由脑炎、多发性硬化、脊髓空洞症、松果体肿瘤或其他中脑病变、糖尿病、慢性酒精中毒等引起的 Argyll-Robertson 瞳孔,经仔细检查则总能发现一些瞳孔集合反应障碍,实际上是一种不完全的瞳孔普遍性强直,应称为假性 Argyll-Robertson 瞳孔(pseudo-Argyll-Robertson pupil)。单眼 Argyll-Robertson 瞳孔与双眼者的临床意义相同,但应与单眼黑矇性瞳孔强直相鉴别。后者有视力障碍,光照失明眼时直接光反射消失,对侧眼(健眼)间接光反射消失,光照健眼时双眼均反应;前者视力正常,光照任何一眼均引起健眼瞳孔的光反射,但患眼瞳孔则不起反应。

(5) 瞳孔中枢和集合中枢之间损害:病变损害了 E-W 核和集合中枢(Perlia 核)之间的联系纤维,而核本身没有损害时,出现反 Argyll-Robertson 瞳孔(inverted Argyll-Robertson pupil),即双眼瞳孔光反射正常,双眼集合运动正常,但瞳孔却没有集合反应。如果病人不仅瞳孔集合反应消失,而且眼球集合运动也有障碍,则瞳孔的集合反应障碍是由于眼球集合运动障碍引起,而非反 Argyll-Robertson 瞳孔。若瞳孔集合反应消失,仔细检查发现也存在轻微光反射障碍时,也非真正的反 Argyll-Robertson 瞳孔,而是不完全型瞳孔普遍性强直。

(6) 枕叶皮质病变:引起皮质盲(cortical blindness),即双眼全盲,但瞳孔光反射存在。应注意与伪盲鉴别。

2. **传出性瞳孔运动障碍** 瞳孔传出神经纤维可分为交感神经和副交感神经纤维两种,兴奋前者或麻痹后者,瞳孔散大,反之则缩小。

(1) 副交感神经病变

1) 麻痹性瞳孔散大:①E-W 核病变损害双侧较多,可出现瞳孔直接和间接对光反射、集合反应、闭睑反射和意识感觉性反射等均减退或消失,且伴瞳孔散大。但视力正常可与单眼视神经损害相鉴别;若仅 E-W 核性病变,则动眼神经支配的眼外肌不受影响;需通过询问用药史等与药物性瞳孔散大相区别。②动眼神经损害多为单侧,除该侧瞳孔散大,瞳孔一切反应消失外,还有眼球运动障碍和集合麻痹。当硬膜外血肿、颞叶肿瘤、大脑后动脉及后交通动脉血管瘤时可使大脑半球向对侧移位,致使颞叶海马沟回疝入小脑幕切迹,压迫同侧动眼神经,多表现为同侧瞳孔变化,最初为动眼神经受刺激出现短暂的瞳孔缩小,继之动眼神经麻痹,瞳孔逐渐散大、固定,一切瞳孔反应均消失,而眼外肌常常还没有受到损害。因此,对颅外伤病人,一旦出现上述瞳孔并伴有对侧肢体瘫痪,应立即考虑到瞳孔变化侧硬膜外血肿的可能,尽快行颅脑手术,抢救病人生命。动眼神经入眶分为上、下两支,眶内段受损时,损害多不完全,上支受损不出现瞳孔运动障碍,下支受损才出现瞳孔受损。

动眼神经所支配的眼外肌也可出现部分麻痹。③一侧睫状神经节损害，仅有患侧瞳孔散大，瞳孔直接和间接对光反射消失，但眼球运动和集合反应正常。

麻痹性瞳孔散大的原因多为脑干、颅底、海绵窦、颅底部脑膜、眶上裂和眶内等处病变。此外，营养缺乏性脑病如缺乏维生素 B_1，神经退化性疾病如遗传性共济失调症等均可发生瞳孔散大和集合麻痹。突然发生剧烈头痛，一侧动眼神经全麻痹，瞳孔开大，眼球固定，上睑下垂，为典型颈内动脉或后交通段动脉瘤的特征。

2) 痉挛性瞳孔缩小：除眼的局部疾病如虹膜炎外，由刺激 E-W 核及其传出瞳孔纤维引起者比较少见，表现为瞳孔缩小，对光反射和集合反应极不明显，可见初期钩回疝和颅底炎症性疾病等。

(2) 交感神经病变

1) 痉挛性瞳孔散大：为交感神经受刺激所致，表现为 Cloud-Bernard 综合征，单侧瞳孔中度散大，睑裂增宽，眼球轻度突出，颜面血管收缩，但瞳孔对光反射和集合反应存在。多见于肺尖结核、支气管扩张、颈部包块、人工气胸、某些脊髓病变和丘脑下部病变等。交感神经受刺激症状一般持续不久，后期由刺激转为麻痹，瞳孔也由扩大转为缩小。

2) 麻痹性瞳孔缩小：交感神经自丘脑下部至眼球间任何部位的损害均可发生瞳孔缩小，对光反射和集合反应正常。常见于 Horner 综合征，其特征为：①瞳孔缩小，是 Horner 综合征的最主要体征，但瞳孔对光反射和集合反应、眼睑反射和眼球感觉反射都保留，可与痉挛性瞳孔缩小相鉴别。②睑裂缩窄，指患侧睑裂较健侧睑裂为小，为 Horner 综合征的一个重要体征。是由于交感神经支配的上睑平滑肌（Müller 肌）和眶底平滑肌麻痹所致，表现为上睑轻度下垂，下睑上举，后者又可作为与动眼神经麻痹出现的上睑下垂相鉴别的依据。③眼球内陷，不一定每一个患者都出现，且内陷程度也不一致，这与眼球的球张肌（Landstrom 肌，该肌在人类属退行性组织）的发育程度有关。④患侧面颈部皮肤干燥无汗，为腺体分泌功能紊乱所致。是否停止发汗，取决于病变部位，因为支配发汗的交感神经纤维在离开颈上节以后即与瞳孔的交感纤维分开，随颈外动脉行进，而瞳孔的交感纤维随颈内动脉入颅。所以如病变位于颈上节、颈上节以前或颈外动脉处时则出现面颈部无汗，若位于颈上节以后的颈内动脉丛或海绵窦丛时，则无发汗停止的体征。此体征有定位诊断价值，可用口服阿司匹林或皮下注射 1% 毛果芸香碱的方法观察出汗反应。⑤眼压降低，可能与瞳孔缩小有关，但这种眼压降低多为暂时性，而且有人报告 Horner 综合征有眼压升高者，现在已不再将眼压改变作为 Horner 综合征的一个体征。⑥虹膜变色，可因损害交感神经而发生，多见于婴儿出生时伤及颈交感神经。在 2 周岁以上患者，因虹膜色素已发育完善，虽伤及颈段交感神经亦无虹膜变色。⑦患侧面颈部皮肤温度升高，多见于初期交感神经损害，发生血管扩张之故，但瞬即消失而以温度降低和颜面苍白代替之。

引起 Horner 综合征的病因极为复杂，自下丘脑至眼眶凡交感神经经过处附近的病变如外伤、手术、炎症、肿瘤、血管损害或畸形等均能引起本征，寻找发病原因和病损部位常不太容易，临床可根据伴随症状作出诊断，也可用药物散瞳法作出定位诊断，方法是分别用 4% 的可卡因和 0.1% 肾上腺素滴眼，均为每 3 分钟 1 次共 3 次，15 分钟后观察瞳孔。结果判断：①可卡因使瞳孔散大，而肾上腺素无反应者，为第一级神经元（自下丘脑经脑干至颈、胸段脊髓的睫状脊髓中枢）损害；②可卡因和肾上腺素均不能使瞳孔散大者为第二级神经元(自睫状脊髓中枢至颈上交感神经节)损害;③可卡因不能使瞳孔散大,而肾上腺素能使瞳孔散大者为第三级神经元(自颈上交感神经节至虹膜瞳孔开大肌)损害。

3. 病因不明的瞳孔运动障碍

(1) 阿迪瞳孔(Adie pupil,既往又称强直性瞳孔):典型的强直性瞳孔包括单眼瞳孔散大,对光反射极为迟钝,光照瞳孔后,必须数分钟后才有缩瞳反应,光照停止,瞳孔开大也极为迟钝;瞳孔的集合和分散反应亦呈强直疼挛状态,反应极慢,且常合并腱反射消失,但对可卡因、肾上腺素、毒扁豆碱和毛果芸香碱等药物反应正常。尤其对胆碱能药物比较敏感,临床多用0.05%的毛果芸香碱滴眼,可引起瞳孔缩小,而此药物浓度不引起正常瞳孔和副交感神经麻痹的瞳孔收缩,可以此对强直性瞳孔进行鉴别诊断。本病原因不明,有人认为是睫状神经节变性引起。

(2) 虹膜震颤:见"正常瞳孔"部分。

(3) 周期性动眼神经麻痹:指动眼神经麻痹伴有短暂的自发性好转,间歇数分钟后又恢复麻痹状态者。极为罕见,原因不明。

三、瞳孔形状、大小对视觉质量的影响

近年来,对人眼视觉质量和成像质量的评价研究逐渐受到眼科医生的重视,临床上使用较多的是主观的检查方法,如视力、对比度视力、对比敏感度(contrast sensitivity function,CSF)等,但它们都是以大脑知觉为基准,通过对客观物理刺激进行主观评价的心理物理方法,会受到被测试者的情绪、心理状态及理解力等影响。而在客观检测方面使用较多的是像差测量系统,但是由于人眼成像系统的复杂性,各高阶像差Zemike项即使在年轻正视眼个体间也存在较大的差异。

低阶像差是自然瞳孔下正常人眼最显著的像差,占总像差的绝大部分,反映人眼大部分的屈光状态。随着不同瞳孔直径的改变,正视眼的视觉质量也随之改变。许多研究已证实,在同阶像差内,各阶像差随瞳孔直径增大而增大,以球差和彗差增速最大。其原因可能是角膜和晶状体前表面中央部较周边部凸,晶状体核的屈光指数中央部也较周边部高。当瞳孔直径小时,由于瞳孔的光栅作用,高阶像差较小。瞳孔直径增大时,从瞳孔边缘进入的光线使高阶像差尤其是球差随之增大。有研究报道,当瞳孔直径由3.0mm增至7.0mm时,球面像差增加了7倍,作为反映视网膜成像质量的客观评价指标也随着瞳孔直径的增大而下降。近年来,随着多焦点人工晶状体的普及和屈光性白内障手术的发展,越来越多眼科医师意识到瞳孔直径和形态对多焦点人工晶状体植入术后视觉质量的影响。《中国多焦点人工晶状体临床应用专家共识(2019年)》建议多焦点人工晶状体植入患者的术前暗室下瞳孔自然直径在3.0~5.5mm,且术前Kappa角<0.5mm或Kappa角小于多焦点人工晶状体中央折射光学区的一半。Kappa角为瞳孔中线(光轴)与视轴(注视目标与黄斑中心凹连线)的夹角。瞳孔对屈光手术视觉质量的影响国内外也有一系列的研究,大部分学者认为无论术前还是术后,像差与瞳孔大小密切相关,瞳孔越大,像差越大,视觉质量越差。所以在临床上评价患者视觉质量的标准时应考虑瞳孔因素的影响。

(李秋明　王梦华　王华君)

第六节 │ 晶状体

2

一、晶状体的形态学

晶状体(lens)是一个极富弹性的透明体,形如双凸透镜(图 2-6-1),屈光力很强。晶状体分前后两面,前表面凸度较小,后表面凸度较大。前表面的精确中心称前极,后表面的精确中心称后极,连结前后极间的直线称为晶状体的轴,即晶状体的厚度。晶状体前、后两面结合部分称为赤道部。晶状体的直径为 9~10mm,其厚度为 4~5mm。晶状体的前表面为扁平椭圆形,其平均曲率半径为10mm;后表面是一抛物面,其曲率半径为 6mm。赤道部所在平面是一个与晶状体轴呈垂直角度的环形表面,有与悬韧带相符的齿状隆起。

晶状体在出生后改变较大。因为晶状体纤维在人的一生中持续不断地形成,新生的纤维包绕在外面,老的纤维被包裹在中央而逐渐失去弹性形成核质。出生时,晶状体的婴儿核已出现,之后外围的晶状体纤维持续新生并附加上去,到青春期婴儿核完全形成。此后,持续而缓慢增加的新生晶状体纤维,形成晶状体皮质,并使晶状体的体积和重量逐渐增大与加重。由于较老纤维的皱缩,晶状体的增大并不与纤维数的增加成正比,65 岁的晶状体只较 25 岁的增大 1/3。而晶状体的重量则是随着纤维数量的增加而加重,与此同时,其外形也随之改变。新生儿晶状体为球形,青春期过后逐渐变成扁平的圆形。这是因为晶状体纤维主要从赤道部生成,因而它的赤道部直径增加较其前后径更快。囊的增厚程度亦不等,后囊终生不变。前囊在前极处增厚 2 倍,而边缘处则增厚约 3倍(图 2-6-2)。

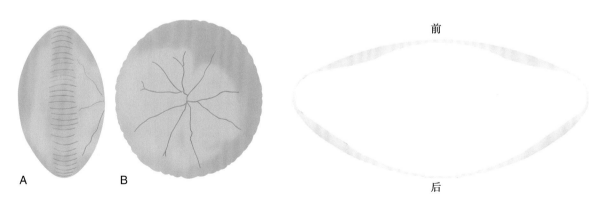

图 2-6-1　晶状体的形态示意图
A. 侧面观;B. 正面观。

图 2-6-2　晶状体囊示意图

不同屈光状态眼的晶状体厚度与晶状体直径亦不同,近视眼晶状体厚度比正视眼厚,而晶状体直径比正视眼大;远视眼晶状体厚度比正视眼薄,晶状体直径要比正视眼小;调节性近视眼晶状体厚度与正视眼接近,但晶状体直径比正视眼为短,这说明调节性近视晶状体处于调节状态是晶状体直径变短的原因。

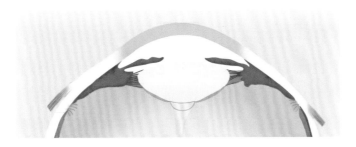

图 2-6-3　晶状体的解剖部位示意图

（一）晶状体的解剖位置

晶状体借助于晶状体悬韧带（zonule）悬挂于虹膜和玻璃体之间（图 2-6-3）。在正常情况下,晶状体借助于悬韧带的悬挂作用,维持在固定的位置上。假如晶状体悬韧带发生先天性发育障碍或外伤后离断,则晶状体就会因此失去正常的悬挂作用引起脱位,虹膜也将因失去支撑而发生震颤。晶状体的前面较为扁平,中央形成前房的后界,并赋予虹膜背面以有力的支撑。晶状体赤道部离角膜缘很近,中间仅隔后房和虹膜根部,故在做抗青光眼手术时,如切口做的过于偏后,不仅会损伤睫状体,引起大出血,还有可能伤及晶状体赤道部,由此产生外伤性白内障,特别是在前房切开、房水已外流的情况下,虹膜晶状体前移,锐器进入眼球内危险更大。玻璃体与晶状体后囊之间,有 8~9mm 直径的环形粘连,称为 Weiger 玻璃体后囊韧带。此粘连很弱,不足以防止晶状体脱位。在介于玻璃体与晶状体之间的环形粘连范围内,有一细微间隙,称为 Berger 晶状体后间隙,又称髌状窝,其中可能由房水填充。有人认为,晶状体后囊和玻璃体前面这种密切联系的途径有三个:①髌状窝毛细作用产生的吸引力;②玻璃体后囊韧带和晶状体的粘连;③胚胎期小纤维将晶状体的后囊和玻璃体前面联系起来。

晶状体后囊背面有残留的玻璃体动脉附着。它起初在玻璃体动脉导管内飘动,5 岁后垂直悬下,儿童时期继续萎缩,可以完全消失不见,也可能有不同程度的残留,在有些人此遗迹终生可见。

晶状体赤道部为圆环形,借助悬韧带与睫状体连接,赤道部与睫状突相距约 0.5mm,赤道部表面有与悬韧带附着相符的齿状隆起,在调节时韧带松弛,隆起趋向消失。悬韧带发源于睫状体的内表面而附着在晶状体赤道部 2.5mm 宽的区域。通过睫状肌的收缩,睫状体（向前）运动起调节作用。同时,又因晶状体囊的弹性作用,晶状体更接近球体。由此,晶状体大致与虹膜表面平行。晶状体的光轴与视轴大致相符,但并不完全一致,二者所成的角为 4°~7°。晶状体颞侧赤道在鼻侧之后,上缘在下缘之后。

（二）晶状体的颜色

新鲜的晶状体透明而清晰,微显黄色。随年龄的增长,晶状体纤维逐渐硬化,其颜色也有所改变。婴儿和幼儿的晶状体接近无色透明;35 岁以上的青年人,晶状体中央部逐渐稍呈淡黄色,随年龄的增长而黄色加重,范围扩大,老年人则呈淡琥珀色或淡灰白色,用灯光侧照时,容易误诊为白内障。此黄色物质为非溶性物质。无论是正常眼或白内障眼,晶状体的这种黄色物质都与蛋白荧光有关。目前已证实,晶状体存在 Maillard 反应,在反应中晶状体蛋白经过很多脱水与重排,形成黄褐色荧光性色素,已有一种这种色素的化学结构被确定,即呋喃酰咪唑化合物,简称 FFT。

二、晶状体的组织学

晶状体的组织结构可分为：①晶状体囊；②晶状体前囊下上皮细胞；③结合质（或无定形物质）；④晶状体纤维（晶状体细胞）；⑤晶状体悬韧带。

晶状体的组织学特点是，这种组织仅仅由一种细胞所组成。最初由上皮细胞缓慢地增殖并逐渐向赤道区移行，在赤道子午线的地方，丧失分裂能力，细胞体延长成为带核的幼稚细胞。经过去核后，则成为成熟的纤维细胞。这些纤维细胞保留在晶状体里，可以看到各个阶段的纤维细胞。

（一）晶状体囊

晶状体囊是包绕在晶状体最外面的一层透明薄膜。来自体表外胚层，胚长 12mm 时，晶状体泡自体表外胚层分离形成晶状体囊原基。该囊是一层透明、无结构、富有弹性的典型玻璃膜，晶状体囊是全身组织中最厚的基底膜，完整地包在晶状体周围。靠近赤道部的前后囊表面有齿状突起，为悬韧带的附着处。

1. **晶状体囊的组织结构** 生物化学研究表明，晶状体囊的成分包括脯氨酸（proline）、羟基脯氨酸（hydroryproline）及其他氨基酸，这些生化成分见于胶原纤维，组成晶状体囊的微丝与胶原网架结构（collagen framework）十分相似，组织间隙充满黏多糖（mucopolysaccharide）。小分子物质可通过晶状体囊，而大分子物质，如白蛋白和免疫球蛋白则不能透过。在光学显微镜低倍镜下，晶状体囊为一平滑、致密之均匀物质。外层极薄，染色不同于深层，此层为小带层，晶状体悬韧带即附着于此部。内层为晶状体囊的本身。小带层与囊本身无明显组织学上的不同，仅有密度上之差异，悬韧带纤维，融合于晶状体囊本身。近年研究认为：囊犹如角膜的 Descemet 膜，并有与其类似的胶原，这种超微结构，可能与囊膜的弹性特征有关。

2. **晶状体囊的厚度** 根据晶状体部位的不同及年龄的变化，晶状体囊的厚度有所不同。其厚度则随年龄增长而有所增加，以前极部的变化最为明显（表 2-6-1），成年人的前囊较婴幼儿者为厚。

表 2-6-1　不同年龄段的晶状体囊的平均厚度

年龄/岁	前极/μm	前囊最厚部/μm	赤道/μm	后囊最厚部/μm	后极/μm
2~5	8	12	7	18	2
35	14	21	17	23	4
70	12	23	13	—	—

晶状体囊各部分厚薄不一（图 2-6-2）。Young（1966）证明晶状体囊是晶状体上皮细胞的分泌产物，为上皮细胞的基底膜，囊与上皮细胞紧密连接，两者之间没有任何间隙。上皮细胞位于前囊下及赤道部，且赤道部上皮细胞代谢旺盛（生发区）。后囊为胚胎上皮细胞的产物，出生以后，后囊下已无上皮细胞，后囊不再增厚。所以前囊较后囊为厚，前囊最厚处距前极中央部 3mm，后囊最厚处距赤道部仅 1mm，前后极都薄，而后极更薄些，最薄为 2μm，最厚为 20μm，可相差 10 倍以上。相当于悬韧带附着范围内的赤道部，更厚于前后两极。前囊中央部与四周的厚度不同，与调节时前囊富有扩张作用有关。在个别老年人中，前囊还可有局限性增厚，类似玻璃疣。

（二）晶状体前囊下上皮细胞

晶状体前囊下上皮细胞（lens epithelium）是一单层的立方上皮，分布在前囊下到赤道部为止的一段距离内（图 2-6-4）。后囊很薄，囊下缺乏细胞，故晶状体后部抵抗力较低，并发性白内障多是从后囊中央开始发生。

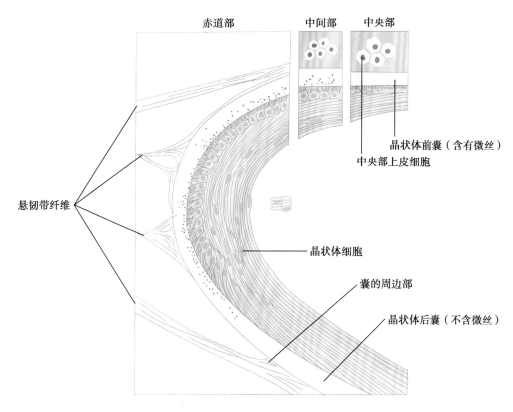

图 2-6-4　晶状体前囊下上皮示意图

晶状体前囊下上皮细胞分为中央部（前极部）、赤道部及介于两者之间的中间部。中央部为静止区，中间部及赤道部为生发区。

中央部上皮细胞位于前极部，细胞呈立方形，宽 11~17μm，高 5~8μm，细胞核为圆形，位于细胞中央略偏顶部。该区一般看不到细胞的有丝分裂。

中间部前囊下上皮细胞位于前极部与赤道部之间，细胞 12μm×20μm 大小，呈柱状，细胞核呈球形，位于细胞的中央。细胞侧面不规则，细胞与细胞有复杂的交错对插。该区常见细胞的有丝分裂。

赤道部前囊下上皮细胞是年轻的晶状体纤维的前身，不断增生形成新的晶状体纤维。赤道部上皮细胞基底伸长由立方形逐渐变为柱形，细胞核变为扁平，伸长的细胞基底部沿着囊的内面向后极延伸。与此同时，上皮细胞的顶部突起在邻近的上皮细胞内面向前极延伸，而至细长的锥形，最后转变为前后排列的带状晶状体纤维。上皮细胞原来与囊接触的部分（即细胞"基底"），发育成晶状体纤维的后端，而细胞"头"（原来朝向内的一端）形成晶状体纤维的前端。由于新的晶状体纤维不断形成，老的晶状体纤维越来越多的并入晶状体皮质。因而各种不同年龄的纤维细胞核在赤道部排列成为一个 S 形的弯曲带。最后,深部的晶状体纤维并入晶状体核且细胞核消失。

(三)晶状体的结合质或无定形物质

结合质是将组成晶状体的各种成分结合在一起的无定形物质,将晶状体各种纤维互相粘合起来。晶状体纤维末端插在无定形质的支架上(即缝合处)。无定形物质尚发现于下列部位:①晶状体囊下,即囊的晶状体侧;②前囊下上皮的后面(可能是胚胎期在晶状体泡内的细胞遗迹);③中央索。

(四)晶状体纤维(晶状体细胞)

晶状体细胞为有棱角的六边形长带状,细胞的横断面呈六边形,由硬蛋白质组成。由于细胞较长,传统上称为晶状体纤维(lens fibers)。成人眼晶状体大约有 2 100~2 300 个晶状体细胞。皮质部的晶状体细胞长约 8~12μm,宽 7μm,厚 4~6μm。表层的细胞比深层的长,最年轻的细胞位于囊下。晶状体细胞有规则地排列成行,纵贯整个皮质,终止于囊下不同深度的前皮质缝和后皮质缝。当晶状体细胞向前后缝延伸时,细胞变得薄而宽,达其末梢端以前变得相当弯曲,与对侧来的晶状体细胞末梢端相汇合,形成复杂的交错对叉(interdigitations)。上皮细胞顶部突起的交错对叉形成前皮质缝,上皮细胞基底部的交错对叉形成后皮质缝(图 2-6-5)。交错对叉出现在同一层(同一代)晶状体细胞之间。在皮质深层,晶状体细胞末端在缝合处连接的方式更为复杂。

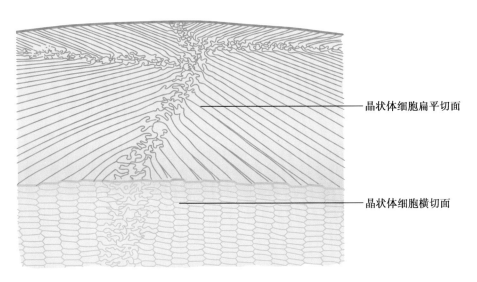

晶状体细胞扁平切面

晶状体细胞横切面

图 2-6-5　晶状体缝合形成的模式图

晶状体纤维发育的各个时期从切片上可以见到。新纤维在较老纤维的外面,造成晶状体的层次结构。冠状面下,板层为横断面,形成 Rabl 放射状板,而横断面下呈一层层向心排列的长纤维。同一板层中的纤维长度相同。最新的(浅层的)纤维细胞核的位置邻近赤道部。纤维的两侧相当平滑。细胞核排列成 S 形。电镜下显示,新纤维的细胞核呈圆形或卵圆形,上皮细胞内有细胞器。纤维逐渐变老而细胞核随之变长,细胞器亦逐渐减少,核的中央狭窄,后来裂为许多小粒。深层纤维的细胞核、细胞器均消失,仅有细胞膜,细胞质内含有均匀一致的颗粒。最老的纤维粗细不规则,由于皱缩而外形呈锯齿状,其齿与邻近纤维互相嵌合。靠内侧的纤维,在横断面下呈 4~6 边形,其粗细也不规则。向周边变为细薄,最后在周边部形成向心性窄条。因同年龄的纤维物理性大致相同,所以全部晶状体呈向心性的板层排列。

晶状体细胞与细胞之间的连接:晶状体细胞的前后两面呈六边形,为同一层(同一代)细胞之间的连接面,以细胞连接突起紧密连接,而其长长的侧面为细胞层与层之间的接触面,晶状体前表层皮质的 8~10 层细胞,侧面细胞之间几乎没有连接。所以,晶状体层与层之间的连接是松散的,这可能为前表层细胞的延展性提供了条件。前部深层皮质及后皮质,晶状体细胞侧面有球与凹的连接,使细胞层与层之间(带与带之间)的连接紧密牢固(图 2-6-6)。

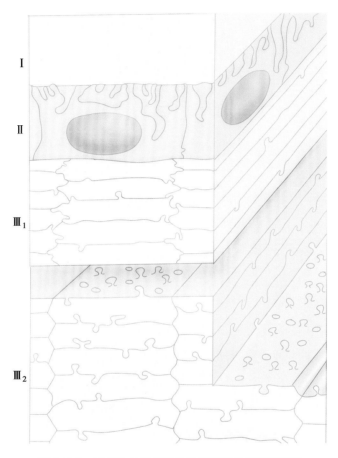

图 2-6-6　晶状体的组织结构及细胞间的连接示意图

1. 晶状体纤维的形成及核位置的演变　由于晶状体纤维是从赤道部的前囊上皮演变来的,所以形成越晚的纤维越是位于晶状体的外围,形成越早的纤维越被挤到中央。因而一个成人的晶状体,往往按照其形成的年龄之不同而分为许多区,形成几个密度不同的板层(称核,图 2-6-7)。

(1) 胚胎核:位于晶状体最中央的透明区,产生在胚胎期的 1~3 个月,往往保持胚胎组织特别透明的特点。

(2) 胎儿核:位于胚胎核之外,由胎儿 3~8 个月时期形成的晶状体纤维所构成,在 Y 形缝合所在之处。

(3) 婴儿核:自生前 1 个月到青春期这段时期所形成的晶状体纤维,是位于胎儿核之外的一薄层。

(4) 成人核:自青春期到成人期所形成的晶状体纤维,为不太厚的一层,位于婴儿核之外。

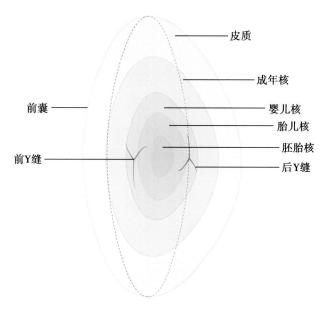

图 2-6-7　晶状体的光学切面示意图

（5）皮质：以后形成的纤维总称为皮质，20 岁以下，皮质极薄，比角膜的厚度还薄；壮年以后则其厚度是角膜厚度的 2~3 倍，与此同时，核的体积则相应缩小。因此，也将晶状体纤维分为原发性和继发性两种，前者是指胚胎核部分，后者是余下所有纤维。通常所说的晶状体纤维指的是继发性晶状体纤维。

2. **晶状体缝合的形成**　虽然晶状体皮质层随年龄增长逐渐增厚，但是晶状体的形状仍能保持圆盘状而不是球形，这就有赖于晶状体缝合的形成。晶状体缝合形成的机制是复杂的，简单来说，除了胚胎时期形成的原发性纤维能从前极直达后极处形成胚胎核，每一根纤维从赤道部形成后，逐渐伸长并被推向中央，由于生长发育的同一阶段每根纤维的长度相同，随着年龄增长，晶状体体积不断增大，新形成的晶状体纤维的起端与止端就离前后极中央越来越远。由于每根纤维的起端与止端均插在无定形质的支架上（即缝合处）（图 2-6-8），互相以细胞连接突起紧密连接，其连接处沿着某种线条形成有规律的排列和分布，即形成了汇合线（图 2-6-9），又被称为"缝"。前、后的"缝"分叉形成三条放射线，类似于 Y 字形，前为直立的 Y 形，而后为倒立 Y 形，Y 字缝贯穿胎儿核的全部厚度（见图 2-6-7）。随着晶状体体积不断增大，每根晶状体纤维的长度并没有变长，因此新的纤维相遇形成的缝在原缝的基础上向两侧分叉，形成新的"Y"字形（图 2-6-10、图 2-6-11）。至成年人晶状体 Y 字缝的条纹更复杂，主纹有六条以上，副纹更多。最后在皮质层则形成复杂的分支状或星形，其结果越是新生的纤维，其起止点形成的缝合越复杂。Y 字缝终生不变，这就保证了晶状体的圆盘形状。

3. **晶状体体积的增大和形状的变化**　晶状体纤维终身不停地增加，故晶状体的体积随着年龄的增加而变大。儿童期晶状体为球形，成人期后则逐渐变扁，由于老的晶状体纤维越来越被挤到晶状体的中央部分，不能自由脱落而更新，因此最老的纤维就逐渐固缩硬化而死亡，形成一个紧硬而密度较高的核心。

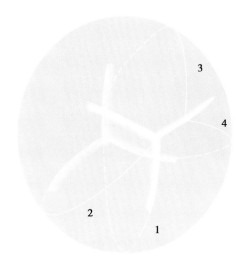

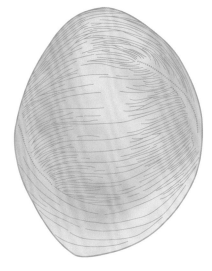

图 2-6-8　晶状体纤维走行方向图解　　　　图 2-6-9　晶状体纤维走行方向与缝合的形成

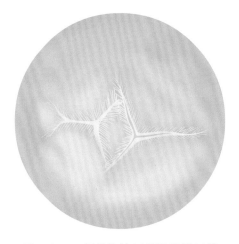

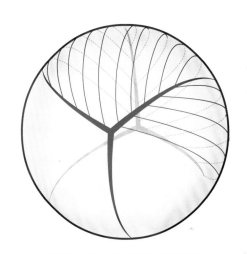

图 2-6-10　晶状体前 Y 缝及后倒 Y 缝　　　　图 2-6-11　晶状体前后星图解

三、晶状体的悬韧带

(一)晶状体悬韧带的形态学

晶状体悬韧带(zonule)是一系列连接晶状体和睫状体的纤维组织,用来保持晶状体的位置,睫状肌也能借之作用于晶状体。晶状体及其悬韧带,形成一横隔,将眼球腔分为前后两部分。前面的一部分较小,容纳房水,后面的一部分较大,容纳玻璃体。全部悬韧带绕晶状体列成一环,其子午切面呈三角形(图 2-6-12),三角的基底凹陷,相当于晶状体赤道及其前、后面的一部分,尖端向后伸长、弯曲,沿睫状突的后缘及睫状体平坦部达锯齿缘;前外边构成眼后房后界的一部分,并沿睫状冠的内面向后;内面和玻璃体的前界膜密切接触。悬韧带纤维并不是均匀地填充在三角形内,主要沿前外边和后内边聚集,分为前后两层。可见,悬韧带起自锯齿缘睫状体扁平部以及睫状突的凹陷部,但是它和视网膜前部,玻璃体前面及玻璃体前界膜均有联系。它在晶状体的止点分为三叶,前叶、后叶和赤道叶。前叶和后叶都形成圆环止点(睫状小带板层),前叶在赤道部之前 2mm 处,后叶在赤道部之后约 1mm 处。

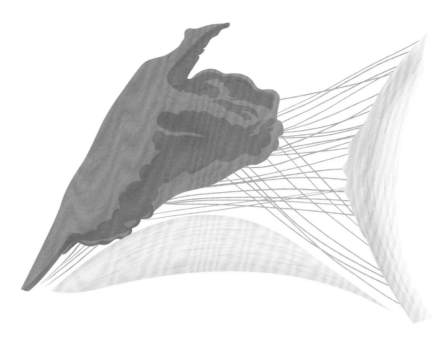

图 2-6-12　晶状体悬韧带的子午切面示意图

　　悬韧带是一种细的三棱形纤维束,长可达 7mm,厚约 8~40μm,纤维包裹在黏稠的黏合质中间,形成薄膜。每束纤维又由透明、坚硬、无弹性且大部分是直的纤维组成,这些纤维大致为圆形或扁平形,并有不明显的纵行小沟。横断面,在相应小沟处呈不规则外观,表示每根纤维是组合而成的。同一纤维束中的纤维粗细一致,不同纤维束中的纤维粗细不一,一般为 2~8μm,有些可达 40μm。大部分悬韧带纤维呈放射状排列,但尚有少数环形纤维隐蔽在玻璃体前界膜皱褶中。晶状体悬韧带紧密附着于睫状体上皮,韧带纤维进入睫状体内界膜中,附着的精确方式尚不完全明白。如撕扯韧带,少数上皮也随之脱落。新生儿的韧带纤维数目较成年人多,这些纤维是从睫状突的最前部,甚至从后房角到达晶状体前囊。儿童期这些纤维消失。老年人多数韧带纤维消失,但睫状突内的纤维增粗。

　　(二) 晶状体悬韧带的组织学

　　1. 肉眼观　悬韧带纤维裸眼即可以看到,借助放大镜看得更清晰,放大后可见到每一睫状突的两侧各有一束悬韧带纤维。如果有 70 个睫状突,则有 140 束纤维。这些纤维束(构成睫状环前囊纤维)起自睫状突间凹陷向前达晶状体前囊。临床上,虹膜缺损和晶状体不全脱位的患者用裂隙灯显微镜也能见到晶状体悬韧带纤维。

　　2. 组织学　根据普通组织学检查,晶状体悬韧带纤维是均一的,若经特殊处理,能发现纤维是由细微原纤维密切联合组成的。扫描电镜下,发现韧带分前、赤道、后三排附着于晶状体表面,间隔相当规则。前后排悬韧带每束直径 25~60μm,赤道部仅为 10~15μm。每束再分为直径 0.3~0.4μm 的小分支。整个附着区均由 35~45μm 直径的纤维细丝覆盖。这些网状纤维细丝通过嵌入粗糙的基质而附着于囊膜。

四、晶状体的形态学及组织学特点与临床应用

（一）晶状体的胚胎发育异常

晶状体的胚胎发育异常是指晶状体在胚胎发育过程中，由于受化学、机械、基因异常或感染等各种不良因素的影响所致的发育障碍，从而导致晶状体异常。例如目前已证实小球体可为渗透压改变所致；维生素 A 缺乏可引起先天性无眼球的畸形；小晶状体和先天性白内障则为基因异常或胚胎期感染所致。

1. 先天性无晶状体（congenital aphakia）　先天性无晶状体分为原发性、继发性两类。

（1）原发性先天性无晶状体：此类先天异常非常罕见，由 Barker（1887）报道首例，此后多沿袭此名。原因是在胚胎 3.2mm 以前体表外胚叶表面受到某种有害因素影响，使晶状体板或晶状体泡形成受阻。如在隐眼畸形中晶状体可缺如或只有痕迹。

（2）继发性先天性无晶状体：此类先天异常比较多见，即为先天性膜性白内障。有人认为是晶状体在形成后发生变性，囊膜脆弱并自行破裂，导致晶状体纤维大部分吸收，中胚叶组织随之侵入；也有人认为与宫内感染有关。在瞳孔区内仅残留几根白色绒毛状组织和瞳孔相连；或是晶状体纤维全部吸收，仅残留一个皱缩的囊膜组织，表面可见富于血管的中胚叶组织残存。此类患者的眼球可较正常为小，也可与正常无异，其玻璃体的发育可以是正常的。如不伴有先天性小眼球、眼球震颤等眼部其他先天异常，则在施行白内障囊外摘除术+前段玻璃体切除术后，病人可恢复部分视力。

2. 先天性晶状体缺损　多见于晶状体部分缺损，常发生在晶状体下方，使晶状体下缘呈切口状、三角形、椭圆形缺损或呈扁平状。缺损大小不一，有时可累及赤道部的三分之一（图 2-6-13）。缺损部分通常无悬韧带。常伴有葡萄膜缺损（如先天性无虹膜等）、晶状体异位和球形晶状体等先天异常。多有家族遗传史，为常染色体显性遗传。在晶状体缺损区既有晶状体浑浊又可见高度晶状体性近视和散光，如缺损区非常大，则呈晶状体性远视和散光，故患者主诉多为视力不良。缺损区如被虹膜遮盖，不散瞳不易看到。

目前，关于先天性晶状体缺损有下列几种原因：①晶状体缺损部残留囊，是瞳孔血管膜在胚胎 4 个月发生机械性发育障碍所致；②胚胎裂前部闭合障碍，悬韧带缺如，缺少了悬韧带的牵引，导致该处晶状体内缩，日久后形成缺损；③妊娠 2~3 个月期间，炎症性晶状体成分改变而导致晶状体或晶状体悬韧带发育不全等；④胚胎时，大血管压迫而致晶状体缺损可能亦为一个原因。

3. 先天性双晶状体　先天性双晶状体有真性双晶状体与假性双晶状体之分。

真性双晶状体两个囊分开。其发病机制为：在胚胎 12~13mm 时，视杯外层胚裂融合时发生轻度异常。即在胚胎早期决定晶状体板发育的视泡已受此缺损的影响使晶状体板形成两个晶状体凹，继而发育成两个分离的晶状体。

假性双晶状体，von Graefe 等报告两个核及皮质在同一囊内。发生机制是：某区域的上皮向晶状体赤道部后伸延，引起晶状体纤维排列不规则，形成两个核及皮质，一个在另一个的前方。

4. 先天性小晶状体（microphakia）或球形晶状体（spherophakia）、小球形晶状体（microspherophakia）　小球形晶状体系胚胎 5~6 个月时晶状体发育停顿所致。胚胎的这个时期，

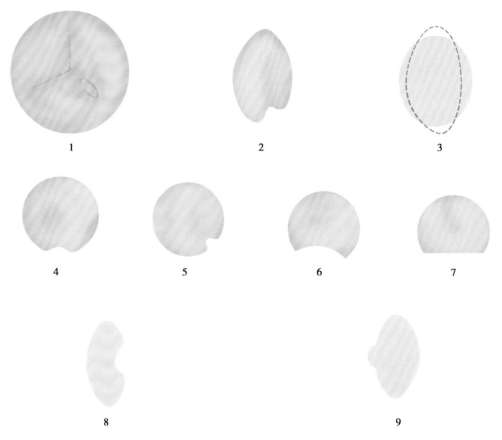

图 2-6-13　晶状体的异常形态示意图

1. 先天性晶状体囊膜缺损；2、4、5、6、7. 先天性晶状体缺损；3. 球形晶状体；8. 晶状体脐形凹陷；
9. 圆锥形晶状体。

晶状体正常即为球形，此时如受到不良因素影响、晶状体血管膜血液供应不足，或悬韧带发育不良、晶状体未被牵拉，则使晶状体发育停顿从而维持其球形（图 2-6-13）。临床上虽少见，但可以单独发生，多为双侧。晶状体直径小，前后径则相应增大，其前极甚至可和角膜内面相接触。球形晶状体的高度屈光力，使此种眼球多成为高度近视，调节能力几乎丧失。在此种发育异常中，由于虹膜和晶状体的异常关系，常有生理性瞳孔闭锁产生，甚至到一定年龄后，可发生瞳孔阻滞导致前房变得更浅、房角狭窄或闭塞，引起眼压增高。即瞳孔缩小时眼压增高，而瞳孔用阿托品散大后，眼压反而下降。晶状体悬韧带也往往伸长或发育不全，故晶状体可移位或发生不全脱位，常脱位于玻璃体内，后期可并发白内障。

先天性小晶状体或球形晶状体伴有其他中胚叶发育异常时，常合并有其他先天性或全身性疾病，例如马切山尼（Marchesani）综合征（球形晶状体短形综合征）和晶状体后血管膜残留（原始玻璃体持续增生症，persistent hyperplasia primary vitreous，PHPV，又称为持续性胚胎血管征，persistent fetal vasculature，PFV）。

5. 晶状体脐形凹陷（umbilication of the lens）　晶状体脐形凹陷为晶状体罕见的先天性异常，可表现为局限性凹陷或晶状体表面凹陷。绝大多数病例均发生在后囊表面（图 2-6-13）。若晶状体浑浊在出生后出现，则临床上不易发现。

晶状体先天性脐形凹陷的原因目前尚不清楚。人们推测可能在胎儿5个月后,由于晶状体纤维发育过程异常停滞,使一些晶状体纤维未长至应有的长度,故不能达到缝合处而遗留下凹陷。

6. **圆锥形晶状体(lenticonus)** 圆锥形晶状体为晶状体囊及皮质在前极、后极或双极部位呈现锥状或半球形隆起的一种异态,多为单眼。晶状体前极、后极或双极部呈圆锥形突出,以后极者较为多见。突出部之后囊处,有不规则点状浑浊。前圆锥形晶状体非常少见。

(1) 前圆锥形晶状体(anterior lenticonus):晶状体前极呈圆锥形,也有人将这些近似球形的圆锥形称为前球形晶状体,实际上在临床上其形态实难区分,故往往称为圆锥形晶状体或前球形晶状体。偶尔可见双眼罹患。通常不会合并其他眼部先天性畸形。本病可伴有局限或核性白内障、小晶状体、后圆锥形晶状体。视力一般明显下降。裂隙灯检查可见晶状体前表面的圆锥和球形部(见图2-6-13),检眼镜下可见晶状体中央呈油滴状。一般在圆锥中均有不同程度的浑浊。某些病例可有圆锥自然破裂和塌陷的现象发生。在凸出的部位,近视度数可高达 -30.0~-20.0D。周边部未受累部位屈光状态为正视。病因可能为胎儿期瞳孔强直,压力致晶状体纤维受损而畸形。

(2) 后圆锥形晶状体(posterior lenticonus):后圆锥形晶状体比前圆锥形多3倍。其晶状体后极突出,形态一般球形多于圆锥形。因此,又称为后球形晶状体(见图2-6-13)。它与前圆锥形相反,主要为单侧,双侧性少见。女多于男,为2:1。临床上,后圆锥晶状体虽可见于外伤以后,但一般均为先天性。圆锥的大小各异,80%圆锥处有晶状体浑浊,有时伴有玻璃体动脉残迹,成年核受影响。裂隙灯检查圆锥的基底四周可见一亮光圈反射,被认为是后圆锥晶状体的特征。以裂隙灯光束通过圆锥处,能见到典型的光束剪状运动。此为圆锥部造成近视而其余部位为正视或远视之故。本病光学切面中显示晶状体后表面局限性突起,而后极性白内障晶状体后表面弧度正常,根据此点可将二者相鉴别。

(3) 双极性圆锥形晶状体:兼具以上两种类型的特点,临床上较为罕见。

7. **米顿道夫点(Mittendorf dot)与玻璃体动脉残留** 胚胎期玻璃体动脉从晶状体后表面延伸至视神经乳头,在胎儿7个月时停止血液供应。其方式为中点断裂,然后从中断的两端分别向晶状体与视神经乳头方向收缩并逐渐萎缩。前段的末端附着于晶状体后极部鼻侧,产生一个小圆形的致密浑浊点,被称为 Mittendorf 点,此点在10岁以下儿童均可见到。偶尔在视神经乳头可见整个玻璃体动脉血管膜,PHPV 患者尤其明显,并含有血液。

8. **晶状体前囊上残留物** 晶状体前囊上残留物,又称晶状体前囊先天性色素沉着。晶状体血管膜萎缩后,仍有部分残留。临床上用裂隙灯检查常见晶状体前囊有残留物。95%新生儿存有囊上残留物,20%成人眼亦可见到。晶状体前囊上残留物可表现为几种形式:

(1) 最常见的是在虹膜环线留有灰白细纤维,延伸至瞳孔领。偶尔可见血管残留于晶状体前囊并形成囊性白内障。

(2) 在前囊形成点状或膜状残留,其上沉着细小色素颗粒或无定形物,这些沉着物大小、数目不同,颜色与虹膜相仿,可能是从后者脱落下来的。若虹膜为蓝色与灰色,沉着物颜色则在灰与灰白色之间。在晶状体囊周边部,沉着物的碎屑呈亮点或白色。色素沉着点数量不一,若致密可影响视力,但临床上较少见。前囊上的残留与前极性白内障有关。

（二）晶状体的形态和组织学特点与临床意义

1. 晶状体囊和前囊下上皮及其病理改变　晶状体囊各处厚薄不一，正常人前囊最厚处在前极中央向外 3mm，施行现代白内障手术时，在此部位做直径 5.5~6mm 的环形撕囊，撕囊孔抗牵拉力最强。后囊最厚处在晶状体赤道部内侧 1mm。此解剖特点对于人工晶状体的固位，尤其当后囊中央破裂时，后囊此部位往往可保存下来，对人工晶状体睫状沟固位后的支撑性具有重要意义。囊的后极处最薄仅 $2\mu m$，而最厚处为 $20\mu m$，相差 10 倍以上，因此，白内障手术中后囊中央最容易破裂；经后路施行晶状体摘除、玻璃体切除、眼内异物摘出及后房型人工晶状体植入的联合手术中，我们往往是保留晶状体前囊行后房型人工晶状体睫状沟植入固位。

晶状体囊富于弹性和韧性，使得白内障术中的环形撕囊孔的边缘具有较强的抗牵拉性，这一解剖学特性为白内障超声乳化及后房型人工晶状体植入术奠定了良好基础。

晶状体囊虽然富有弹性，但却无弹力纤维，而由黏蛋白构成，对化学物质及各种病变具有很高的抵抗力，受到机械性损伤则易破裂卷起。在病理情况下，如外伤、葡萄膜炎，热能或放射能损伤时，囊的表层会一点一点地分离卷起，然后剥落产生碎屑阻塞前房角，甚至引起继发性青光眼。在年龄相关性白内障过熟期，囊可变薄并皱缩，液化的晶状体皮质漏出，进入前房水中，产生毒性作用，引起葡萄膜炎及巨噬细胞反应，后者细胞体积大，大量阻塞房角可引起眼压升高，称为晶状体溶解性青光眼。在个别老年人中，前囊局限性增厚，类似玻璃疣，造成囊外摘除术中的撕囊或截囊困难；年龄相关性白内障中，囊膜可不同程度地变性和局灶性变薄，给白内障摘除术造成困难。过熟期白内障中，后囊会自行破裂，以致晶状体核脱入玻璃体内，形成自发性晶状体脱位。

前囊下有一层上皮细胞，后囊下缺乏上皮细胞层且较薄，使晶状体的后部抵抗力较弱，因而，并发性白内障多从后囊及后囊下皮质开始出现。

上皮细胞内衬于前部和赤道部囊膜下，呈单层排列。赤道部的上皮细胞增生活跃，是形成 Soemmering 环的主要原因。外伤或手术后上皮细胞异常增殖，是导致囊袋皱缩、形成后发性白内障的主要原因。

前囊下上皮受刺激后可增生和化生。眼球穿通伤造成前囊破裂，伤口附近的前囊上皮向伤口处增生，形成结缔组织，以封闭伤口。急性闭角型青光眼急性发作期，由于眼压急剧升高，可使晶状体前囊下上皮发生萎缩变性，乃至灶性坏死，在纤维末端，形成散在的斑点状浑浊，称为青光眼斑。临床上很多眼病，如前葡萄膜炎，严重的酸、碱烧伤，角膜溃疡穿孔等，都可因房水中毒素的影响，引起晶状体前囊下上皮发生萎缩变性，甚至发生灶性坏死，导致白内障形成。糖尿病患者，因房水的渗透压及囊的通透性改变，使前囊下上皮变性，早期以前囊下雪花样浑浊为其临床特点。

2. 晶状体前囊切开技术的改进　随着现代白内障囊外摘除及 IOL 植入术的普及和提高，前囊切开的方法迅速变化。传统的开罐式、圣诞树式等截囊法，所形成的前囊开口边缘为锯齿状，术中在娩核及 IOL 植入过程中容易发生放射状撕裂，不利于将 IOL 植入到囊袋内，并有发生晶状体偏位或脱位的危险。

为了克服上述缺陷，1985 年加拿大的 Gimbel 和德国的 Neuhann 同时发表了连续环形撕囊术（continuous curvilinear capsulorrhexis，CCC），它可保持前囊撕囊孔边缘形成光滑的圆形开口，在囊袋内超声乳化和植入 IOL 所施加的压力沿光滑的囊膜边缘均匀分布,增加了囊膜的抗牵拉力,不易产生放射状撕裂,使得 IOL 稳固植入囊袋内。并推动了儿童 IOL 植入术、囊袋内超声乳化吸除术的发展。因此,连续环状撕囊术是目前备受广大医师推崇和应用的白内障手术前囊切开方法。

近年来,经大量的临床和实验研究证明,连续环状撕囊术与其他几种前囊切开的方法相比,有以下优点:①连续环状撕囊技术可创造一个圆滑的环形前囊缺损。②连续环状撕囊技术有助于 IOL 植入囊袋内,避免了 IOL 的偏位和不对称固定。③连续环状撕囊技术不留有任何囊膜碎片,因此可避免吸皮质时因晶状体囊膜碎片阻塞吸引管所带来的麻烦。④连续环状撕囊技术,适用于各种小切口白内障摘除术,从而增加了囊袋内超声乳化吸除术的效果。⑤术中若遇后囊破裂,连续环状撕囊技术可保留完整的环形前囊边缘,有助于后房型 IOL 睫状沟固位。⑥连续环状撕囊技术促进了小儿 IOL 囊袋内的植入,减少了并发症。⑦连续环状撕囊技术,确保了 IOL 植入囊袋内,由于晶状体囊的支撑作用,避免了虹膜和 IOL 及晶状体前囊的接触,防止了虹膜后粘连的发生,并可维持前房深度,从而有助于减少术后的屈光变化。⑧连续环状撕囊技术明显降低了 YAG 激光后囊切开术后高眼压的发生,因为环形前囊边缘覆盖在 IOL 前表面,阻挡后囊碎片进入前房并阻挡了玻璃体向前突出。

3. 后发性白内障 现代白内障囊外摘除和超声乳化术已成为白内障复明的首选术式。完整的后囊不仅为后房型人工晶状体的植入提供了支架,而且降低了术后视网膜脱离、黄斑囊样水肿、眼内炎的发病率。然而术后后囊的浑浊及纤维化,形成后发性白内障,影响视功能的改善,是远期视力下降的首要因素。其发病率与年龄呈负相关。在成人中可达 35%~50%,儿童中近 100%。

(1) 临床表现:术后视力逐渐下降,可伴有眩光、视物变形,并可有人工晶状体位置的改变,这一点对于功能性人工晶状体危害更大。

(2) 发病机制

1) 残存的晶状体上皮细胞增殖、移行、化生:赤道部增殖的上皮细胞形成 Soemmering 环,上皮细胞自此沿后囊生长,与房水接触后形成球形或半球形的 Elschnig 珍珠,即"珍珠形"后囊浑浊。

2) 术后血-房水屏障的破坏、纤维素性渗出加速了后发性白内障的发展。屏障功能的减退也使得血液中某些生长因子进入眼内,加速上皮细胞的增殖。

3) 来源于虹膜根部和睫状体的色素上皮细胞以及血源性的成纤维细胞、巨噬细胞等转化、移行至后囊。人工晶状体材料 PMMA 和聚丙烯因其表面的疏水性,在补体系统的参与下,产生一定程度的异物反应,致血源性成纤维细胞和多核巨细胞在人工晶状体和后囊上的沉积。当然,异物反应不是后发性白内障的主要原因。

(3) 治疗:一期术中行后囊切开与术后激光后囊切开相比,黄斑囊样水肿、视网膜脱离等发生率高,故应尽量避免。但因为儿童白内障术后后发性白内障发展迅速且严重,且儿童多无法配合术后激光后囊切开,一般主张一期切开后囊,并行前段玻切术,防止上皮细胞沿玻璃体前界膜生长。

当出现与后囊浑浊相一致的视力减退,视力下降达到或超过视力表中的两行,并排除了黄斑囊样水肿的可能,或有难以忍受的眩光、视物变形时,即可行 Nd:YAG 激光后囊切开。激光治疗一般应在手术 2 个月后进行,对较重的浑浊可适当提前。不宜太晚,否则浑浊过厚,难以击穿,而且高能量也增加了术后的并发症。

4. 晶状体纤维的生理和病理改变　用裂隙灯检查晶状体时,可以看到许多灰白色密度不同的带,是由于在各个生理转变时期,晶状体纤维生长的速度各不相等,晶状体纤维密度不同而形成的板层,即晶状体的核。

正常人晶状体随年龄的增加而逐渐增大变为扁平,使屈光力减低;而晶状体核心的硬度增高,则使屈光力相应增加,两者互相抵消的结果,使晶状体总的屈光度保持不变;若晶状体变扁的屈光改变与核心硬化的补偿能力不相一致,则在临床上就会出现晶状体源性的屈光不正。如早期核性白内障患者,老视可逐渐减轻甚至形成近视,就是这个缘故。

晶状体纤维的衰老:晶状体纤维的老化方式有两种,一种是纤维逐渐硬化,固缩在晶状体核心,形成一个坚硬的核;另一种是晶状体纤维很快由长形变为圆形,然后变性、坏死和断开,其内的蛋白质凝固变性,形成 Morgagnian 小体,这是临床上各种白内障形成的病理基础。

(1) 外伤性白内障:由于晶状体囊膜破裂,房水进入,使原来柔软而透明的晶状体纤维吸水肿胀,蛋白质变性浑浊而形成白内障。此外,囊膜有破孔,皮质进入前房,可引起晶状体皮质过敏性眼内炎。这时在玻璃体的周围组织,包括虹膜、睫状体及视网膜均有炎症细胞浸润,形成玻璃体周围组织的炎症。

(2) 年龄相关性白内障:皮质性白内障初发期,晶状体皮质吸收水分,液体积蓄。裂隙灯检查,可发现晶状体内有空泡,水裂和板层分离。①空泡:呈水泡状,常在囊下或成人核的表面,可持续多年无变化。②水裂:多见于 50 岁以上的中老年人,常见部位有 4 处,晶状体缝处;晶状体板层之间;纤维束分离之处;晶状体纤维断裂处。以前两处多见。③板层分离:常发生在前皮质层的浅层或深层,随着年龄的增长发生率升高。此期病人的临床症状是由浑浊的部位及范围而定。当浑浊位于周边部时,对视力影响较小,但光线散射可使病人产生眩光(即眼内自动闪光)。另外中轴区特别是后囊下的皮质浑浊,对视力影响较早,使患者近距离工作困难,尤其是在强光下瞳孔缩小时更为明显。

膨胀期白内障:由于晶状体纤维代谢异常,产生了大量的乳酸和磷酸,从而使晶状体组织偏酸、渗透压增高,导致 β-晶状体蛋白凝固、水分被吸入晶状体内至晶状体纤维之间,晶状体纤维肿胀、变性、崩解成碎片,形成大小不等的小球状聚集,称之为 Morgagnian 小体,同时大量液体聚集在晶状体内,使其体积增大,囊的张力增高,晶状体虹膜隔前移,使房水循环受阻,可导致眼压升高。此期浑浊的皮质与晶状体囊之间尚有部分透明皮质存在,因此,是现代囊外摘除及超声乳化术中环形撕囊的最好时机。

成熟期白内障:膨胀期白内障未得到及时治疗,病程继续发展,较多的晶状体纤维破裂,大量的液体聚集在晶状体囊内,当其与周围的渗透压相等时,水分开始移出,晶状体体积缩小,囊和变性浑浊的晶状体纤维之间仅有一层薄薄的乳白色液体隔开,术中囊膜变得松弛易夹,浑浊的晶状体皮质也易于清除干净;但由于囊和浑浊的皮质之间没有透明层,故造成环形撕囊困难,也给手术带来诸多不便。

过熟期白内障:当晶状体皮质继续崩解液化,液体继续外流,晶状体体积缩小,囊皱褶,核下沉。

当液化皮质进入房水时,这些物质常诱发吞噬反应,吞噬细胞也可进入后段并沉积在视网膜内表面或视盘上,同时吞噬细胞及漏出的蛋白质可阻塞房角,引起眼内压迅速升高,产生晶状体溶解性青光眼。该病发病急,症状重,似原发性急性闭角型青光眼发作期,但前房深,房水高度浑浊,以此可与原发性闭角型青光眼发作期和膨胀期继发的青光眼相鉴别。此外,该病很少形成角膜后沉着物(KP),虹膜也无后粘连,可与一般葡萄膜炎所引起的继发性青光眼相鉴别。

5. 晶状体核的异常 随着年龄的增长,柔软的晶状体纤维细胞逐渐被挤嵌入晶状体核部,脱水硬化使核的体积增大、变厚且有色素沉着,逐渐变成黄色、棕黄色、棕红色、琥珀色、甚至接近黑色,故有"黑内障"之称。此时,裂隙灯检查眼底红光反射常消失,酷似大量玻璃体积血。检眼镜彻照检查,可见红色背景中部有一圆形黑暗区。主观辨色力检查,往往辨色力差,有的仅可辨认红色。此系核的密度高,使进入眼内的光线减少所致。因而,对核性白内障晚期,辨色力检查不应作为常规筛选手术适应证的依据。

6. 晶状体悬韧带的改变 晶状体的悬韧带如遇外力或手术损伤,易发生离断,造成晶状体不全脱位或全脱位。脱位的晶状体可向前脱至前房,阻碍房水循环,引起眼压急剧升高,继发青光眼;也可向后脱位于玻璃体内引起葡萄膜炎、玻璃体浑浊;亦可脱位于瞳孔领区,形成瞳孔嵌顿,并继发青光眼。

此外,悬韧带除与晶状体囊有联系外,还与锯齿缘部视网膜、睫状体扁平部的内界膜及玻璃体的前界膜有密切的关系。在高度近视的患者做白内障摘除术时,应考虑到锯齿缘部常存在有视网膜囊样变性。这种变性常随年龄的增长而增多和变大(原因不详,可能和该部血管外组织营养不良,硬化及变性有关),而晶状体悬韧带又在此处有一个坚韧的附着点,因此,若术中过度用力牵拉晶状体悬韧带、应用强力缩瞳剂,或术后后囊增厚皱缩,均可能从囊样变性处将视网膜撕破,引起视网膜脱离。

7. IOL 植入术在儿童先天性及外伤性白内障中的应用 近年来,随着现代显微手术技术的日臻完善,IOL 植入术的普及和提高,严重并发症的明显减少,使小儿 IOL 植入已逐渐被越来越多的人所接受。目前,多数医师认为给 2~3 岁的小儿植入 IOL 比较合适,因为此时眼球大小、屈光状态及解剖结构与成人接近。植入预留正常的远视屈光度数的 IOL,术后再使用接触镜或框架眼镜来矫正,不但对弱视治疗非常有利,也避免了小儿眼屈光状态改变的问题,这对外伤性和先天性白内障都是可行的。因为低度数的接触镜或框架眼镜,患儿比较容易接受。这样既可以避免将来更换 IOL,又能部分弥补接触镜或戴框架眼镜的不足。在小儿眼 IOL 植入术中,当今被广泛接受采用的方法是连续环状撕囊术,囊袋内 IOL 植入+后囊连续环形撕囊或后囊切开并联合前段玻璃体切除术。

因为婴幼儿晶状体囊膜的脆性高,传统的开罐式截囊所形成的不规整的前囊边缘,在注吸皮质及植入 IOL 时,很容易向周边放射状撕裂扩大至赤道部,因而不能保证 IOL 囊袋内植入。由于小儿晶状体上皮细胞增殖活跃,有丝分裂旺盛;术后血-房水屏障的破坏以及术后残留的上皮细胞受炎症刺激,易发生增殖、化生或纤维化,致使后囊浑浊发生率增高,且后发性白内障形成以后不能配合 Nd:YAG 激光后囊切开。因此,目前在 6 岁以下的儿童行白内障 IOL 手术时,在前囊连续环状撕囊白内障摘除的同时,可实施后囊撕囊术或后囊切开并联合前段玻璃体切除术,这样可以有效地抑制后发障的发生,保证了视轴区的永久透明。由于应用连续环状撕囊术和黏弹性物质,使前段玻璃体切除术后,仍能囊袋内植入 IOL,不但使 IOL 处于眼的解剖生理位置,而且防止了后发障的发生。

(李志刚　王华君　杨子冰)

第七节 | 睫状体及玻璃体基底

一、睫状体的形态学

睫状体(ciliary body)是葡萄膜的中间部分,连接于虹膜和脉络膜之间,后端以锯齿缘与脉络膜为界,前面有虹膜根部附着。主要功能是调节和产生房水。

(一) 后面观(图 2-7-1)

从后面对眼球前半部进行观察可见脉络膜、睫状体和虹膜为一连贯的结构,脉络膜为棕色,至锯齿缘处向前移行为呈黑色环状的睫状体,宽约 5~6mm。睫状体的周围部为平坦的黑色区,称睫状环(ciliary ring),也叫平坦部(pars plana),宽约 4mm,睫状环内面可见有放射状微隆起的细嵴,称睫状襞(ciliary folds)或睫状纹(ciliary striae),该纹自锯齿缘起始,向前延伸至睫状突之间的谷内。在锯齿缘之前常可看到随锯齿缘的凹凸起伏的黑色带,是晶状体悬韧带后部附着的痕迹。睫状环前方增厚的区域称睫状冠(ciliary crown),也称皱部(pars plicata),宽约 2mm,此部可见有明显的放射状突起称睫状突(ciliary process),共有 70~80 个,每一睫状突长约 2mm,宽约 0.5mm,厚约 0.8mm。睫状突前端膨大,明显高起称为头部,后端细小称为尾部。睫状突顶端色素上皮所含色素较少,突间凹陷处色素较多,对比之下使睫状突略显白色外观。在睫状突之间还可见细小的暗色隆起。睫状突与晶状体赤道部相距 0.5mm,借悬韧带相连。新生儿的睫状突较窄,突间距离较宽,突距晶状体赤道也较远。60 岁以后睫状突增长,增厚,可将晶状体赤道部掩盖,使后房变窄,将虹膜根部向前

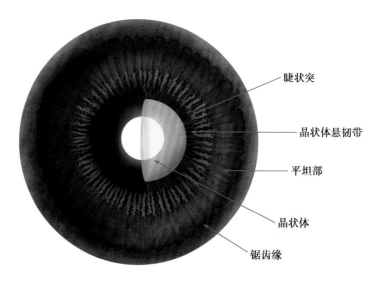

图 2-7-1　眼球前节的后面观示意图

标注:睫状突　晶状体悬韧带　平坦部　晶状体　锯齿缘

推,阻塞前房角,影响房水外流,容易诱发青光眼。

(二) 经线切面观

睫状体呈三角形,三角形的尖端向后与脉络膜相连接;外侧角附着于巩膜突处,由睫状肌肌腱构成;内侧角游离,接近晶状体的赤道部。向前分为前、内、外三边。

前边,也称基底面,最短,朝向角膜中心。在其中央有虹膜根部附着,以虹膜根部附着点分为内、外两部:外侧部构成前房角的顶部,表面可有网状组织覆盖;内侧部与虹膜后面形成一锐角,开口于后房,此角在前后切面上呈一浅沟状,称为睫状沟(ciliary sulcus),将后房型人工晶状体的襻植入此沟可起到支撑和固定作用。

内边为游离缘,朝向玻璃体,前方 2mm 为睫状冠,后方 4mm 为睫状环,睫状突与晶状体赤道相距仅 0.5mm。

外边为睫状肌,与巩膜相接,二者之间有脉络膜周间隙。

(三) 测量

睫状体鼻侧较窄,约 5.9mm,颞侧较宽,约 6.7mm,睫状冠区厚约 2mm。在巩膜表面测量睫状体后端(锯齿缘)至角膜缘距离为 8mm。

二、睫状体的组织学

睫状体组织结构大致与脉络膜相似,由外向内可分为 6 层:睫状体上腔(supraciliary)、睫状肌层(ciliary muscle)、血管层(vascular layer)、玻璃膜(the lamina vitrea)、上皮细胞层(epithelium layer)、内界膜(the internal limiting membrane)。

(一) 睫状体上腔

睫状体上腔又称睫状体棕黑板(lamina fusca),后部与脉络膜上腔相延续,由许多扁平的结缔组织小板构成。结构与脉络膜上腔相似,但所含的胶原板、色素细胞及弹力纤维较少。小板和肌星向前渐消失于睫状肌中,至睫状肌中部以前就没有小板和肌星了,所以前部只是一个潜在的间隙,但有时可见纤维带横过前部间隙,对防止睫状体脱离有一定意义。此腔向前止于巩膜突,向后可达视神经旁一段距离。通过巩膜导血管此腔与眼球外相通,眼内的炎症或肿瘤一旦波及此腔,就可能通过巩膜导血管而蔓延到眼球外。在正常情况下睫状体上腔只是一个潜在的腔隙,但在病理情况下它可成为一个真正的间隙。如在严重眼球挫伤时,暴力作用可使巩膜突处的睫状体附着点脱开,大量的血液从前房进入此腔,在血液吸收过程中可在腔内形成很厚的结缔组织膜。

(二) 睫状肌(图 2-7-2)

睫状肌为平滑肌组织,是构成睫状体的主要部分。在经线切面上呈直角三角形,直角向内朝向睫状突,宽锐角指向前房巩膜突,尖端指向脉络膜,斜边平行于巩膜。睫状体因睫状肌的形状而显三角形。睫状肌的肌纤维有三种走向:外侧为平行于巩膜的前后走向的子午纤维部分(meridional portion),前内侧为平行于角膜缘的环形纤维部分(circular portion),中间为斜形排列的放射状纤维部分(radial portion)。

1. 子午纤维 又叫纵行纤维、纵行肌或 Bruecke 肌,位于最外侧。此肌的最前端通过一段结缔

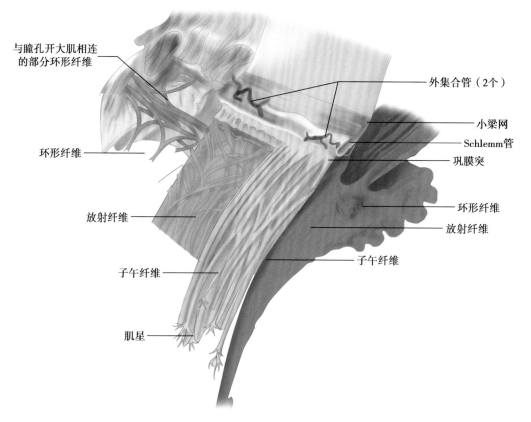

与瞳孔开大肌相连
的部分环形纤维

外集合管（2个）

小梁网

Schlemm管

巩膜突

环形纤维

环形纤维

放射纤维

放射纤维

子午纤维

子午纤维

肌星

图 2-7-2　睫状体的睫状肌示意图

组织融合到巩膜突和巩膜内面,此处是睫状肌的前部起点,也是将葡萄膜组织固定于前部眼球纤维壳内的一个主要固定点,睫状体剥离术即是人为将这个固定点分开,造成睫状体与巩膜的分离,使房水流入脉络膜上腔。另有一部分纵行肌起于房角网状组织和虹膜梳状韧带,这也是睫状肌收缩时可调节眼压的一个原因。肌纤维起始后沿眼球子午线方向在巩膜内面向后走行,在前面部分肌腹较大,向后渐变细,终止于赤道部甚至赤道后的脉络膜上腔的胶原板。肌纤维的终端常呈三支或三支以上的放射状分支,称为肌星(muscle stars)。肌星多为扁平形,与脉络膜上腔扁平小板的结构相适应。在子午切面上肌星呈细长的纺垂形,并存在于脉络膜上组织的两面,延续为或附着于细小的放射状弹性纤维。虽然纵行纤维呈子午向放射走行,但肌束之间常交叉形成"V"字形,"V"字形的开口朝前,尖端向后。在子午纤维的起始点附近还能见到一束很短的肌束,横行向外与巩膜棕色板结合,在睫状体脱离时,有时可见到这束肌纤维仍和巩膜内面相连,而不完全分离。肌纤维收缩可牵拉巩膜突及小梁网,使小梁网组织和 Schlemm 管扩大,有利于房水引流,降低眼内压。在肌束之间有少量的纤维组织,其中常可见色素细胞。

2. **放射纤维**　又叫斜行纤维,有人认为其是子午纤维的斜行部分,位于子午纤维内侧,肌纤维起始后不沿眼球子午线纵行向后走行,而是斜向走行,向内向后,逐渐如扇形散开,过渡到环形肌。放射肌纤维束间常交叉形成夹角更宽的"V"字形,"V"字形的开口朝前,尖端向后。放射纤维以其间质的不同和子午纤维进行区别,放射纤维的间质较多,为网状结缔组织,其中含有血管、神经和色素细胞。通过这种结缔组织向前与房角网状组织和虹膜基质相融合,向内向后与环形肌纤维和睫状体血管层发生联系。放射纤维收缩可能有助于小梁网间隙的扩大。人到老年时,睫状肌有不同程度萎缩变细,而间质则增生、硬化或发生玻璃样变、脂肪和钙质沉积。弹性纤维变性在 40 岁即逐渐出现,以睫状体前部较明显,严重者可在前房角的内侧面形成一个环形变性的弹性纤维束。由于睫状肌肌力减退可使老视出现;由于肌力不足,启动房角通路困难可能与青光眼的发生有关。

3. 环形纤维　又叫 Müller 肌,位于睫状体的前内部分,子午纤维的内侧,正对虹膜根部之后。肌纤维离开巩膜突后急转弯,使肌纤维斜度几乎与赤道平行,故呈环形走向。在前后切面上肌纤维为横断面。肌纤维束相互结成比斜行纤维更宽的“V”字形。环形纤维间质疏松,与虹膜基质相似并相延续。环形纤维不易与放射纤维区别。新生儿无环形纤维,而是在 4~5 岁以后才发育出这部分纤维。此肌的发育程度确定了睫状肌在纵切面上的形态。不同屈光状态,此肌的发达程度不同,在近视眼中此肌不发达甚至完全不发育,远视眼时此肌比较发达。当环形纤维发育不良或滴用阿托品眼药水麻痹后,全部睫状肌呈扁平状,称近视眼型。当环形纤维发育过强或滴用依色林眼药水使其收缩后,全部睫状肌变短变粗,呈三角形,称为远视眼型。

三种肌纤维通常分别叙述,但其在解剖和功能上实际是一个整体。三种肌纤维收缩的结果都能对睫状体起括约作用,即向内侧牵拉睫状体,使晶状体悬韧带松弛,晶状体囊张力降低,晶状体变凸增厚,屈光力增加,有利于看近距离物体。睫状体收缩还能牵紧小梁网,使网眼扩大,调节房水的引流,降低眼内压,另外使眼内压降低的因素还包括睫状肌收缩时牵拉前部脉络膜,使脉络膜内的血含量降低;睫状肌收缩时使睫状肌中走行的动脉管径变小,减少睫状突血液供应,使房水分泌减少。睫状肌的长期强力收缩,不仅牵引前部脉络膜,还会对锯齿缘部视网膜产生牵引,引起周边部视网膜变性,临床上使用强力缩瞳剂使睫状肌持续痉挛收缩,可引起周边部视网膜裂孔。

（三）血管层

血管层在锯齿缘与脉络膜血管层相延续。睫状体平坦部的血管层和脉络膜的血管层相似,但血管较小且无毛细血管层。睫状突主要由血管构成(图 2-7-3),是全眼血管最丰富的部位。由于分布到睫状体的动脉大都通过睫状肌,睫状突中无睫状肌,所以分布到睫状突中的血管大部分是静脉,它们彼此平行循经线向后延续到脉络膜血管。睫状突中毛细血管口径特别粗,内皮很薄,有些地方有窗孔存在,这些毛细血管结构有利于房水生成。血管层的间质与脉络膜间质相似,但结缔组织较多,还有一些弹力纤维,色素细胞不丰富。

（四）玻璃膜

玻璃膜位于血管层的内侧,是脉络膜玻璃膜(Bruch 膜)向前的延续,但结构与 Bruch 膜大不相同,Bruch 膜在锯齿缘分为两层,外层为弹性层(elastic lamina),内层为表皮层(cuticular lamina),到睫状体时二层之间被一层无血管的结缔组织隔开,因此睫状体的玻璃膜自外向内分为三层:即弹性层、结缔组织层和表皮层。弹性层由血管层中的弹力纤维浓缩构成,是脉络膜 Bruch 膜中外弹力层的直接延续,在睫状冠中部以前消失于血管层间质中。结缔组织层由胶原纤维构成,在弹性层消失后也与血管间质融合。表皮层相当于视网膜基底膜向前的延伸,向前一直延伸至虹膜根部,表面高低不平,呈蜂窝状皱褶,是 Müller 纤维形成的网眼,称 Müller 网。其作用是固定位于其上的色素上皮细胞,使每个色素上皮细胞都镶嵌在其网眼内,这样色素上皮表面的睫状上皮便可得到牢固的支

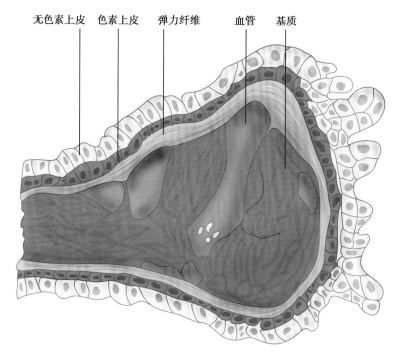

无色素上皮　色素上皮　弹力纤维　血管　基质

图 2-7-3　睫状突冠状切面示意图

撑,使其能承受住晶状体悬韧带的牵拉。

(五) 上皮细胞层

上皮细胞层位于玻璃膜内面,由两层细胞构成:外层为色素上皮,是视网膜色素上皮向前的延续;内层为无色素上皮,是视网膜本部向前的延续。无色素上皮延伸到虹膜后面时变为有色素的上皮。色素上皮和无色素上皮均来源于视泡,并保留它们顶对顶的排列方式,二者之间有多种类型的细胞间连接,如桥粒、缝隙连接、黏附点和紧密连接。紧密连接总是存在于无色素上皮顶部,在色素上皮的侧面缝隙连接较多,无色素上皮的侧面则桥粒较多。由于二者在锯齿缘之前紧密连接在一起,因此视网膜脱离一般不会延伸到锯齿缘之前。

色素上皮以其外侧的玻璃膜为基底膜,镶嵌在 Müller 网的网眼中。睫状体色素上皮细胞一般呈立方形,较视网膜色素上皮细胞短,无细胞突。色素颗粒呈圆形,较脉络膜和视网膜的色素大而深,因此睫状体颜色除睫状冠外较脉络膜为黑。在睫状突的凹陷部分,色素上皮呈不规则多角形;在睫状突的顶部色素上皮细胞较小,色素含量少,使睫状突略显白色或灰白色。此处的色素上皮与其上的睫状上皮间有桥粒连接,并有指状突起伸入到睫状上皮的基底部分,使二者之间形成牢固的联系。在睫状突的前部是其分泌部分,此处色素上皮向下凹陷,形成管状腺样结构,在色素细胞的基底部有许多突起伸入基质并与毛细血管及基质细胞密切接触,有人认为这种结构与睫状体分泌房水功能有关。睫状体平坦部的色素上皮细胞则较为扁平光滑。

无色素上皮也叫睫状上皮(ciliary epithelium),其以视网膜内界膜向前的延续作为基底膜,顶部和色素上皮粘连牢固。睫状上皮细胞在睫状体平坦部呈立方形或矮柱状,高约 10~15μm,但到睫状突的顶端时则变成柱状,高达 30μm,并可增殖形成乳头。无色素上皮细胞内虽不含色素,但仍具有合成色素的能力,其向前到达虹膜根部之前,即在睫状突前方时已含有很多色素,到虹膜根部时则完全变成一层色素上皮,并与虹膜的色素上皮相延续。睫状上皮除分泌房水外,还能分泌酸性黏多糖,以调节玻璃体内酸性黏多糖的含量,并可合成胶原蛋白,形成悬韧带。睫状上皮还有吸收功能。睫状上皮的主要病变是增生,可见于慢性葡萄膜炎、长期视网膜脱离或眼外伤患者,增生的上皮细胞可三五成群,也可形成腺样结构,严重者可在睫状体表面形成一层很厚的膜样组织,形成所谓睫状膜。睫状上皮下的色素上皮往往一同增生。增生的睫状上皮可落入玻璃体引起玻璃体浑浊(飞蚊症)、变性、液化,也可在玻璃体中形成纤维条索。睫状膜收缩可引起睫状体脱离,使眼球萎缩。在没有病变的眼球上睫状上皮也可增生,称为生理性或老年性睫状上皮增生。这种增生在 40 岁以后即可见到,增生的上皮可呈扁平隆起也可呈乳头状、肿瘤状,并可因中央细胞团变性而形成囊肿。增生可能是由于老年动脉硬化后产生刺激增生的因子引起。

(六) 睫状体内界膜

睫状体内界膜是视网膜内界膜向前的延伸,为一层复杂的网状结构,衬于睫状体内表面,直接与房水接触。电镜下见此膜的网眼中充填有均质的低密度物质,在相邻无色素上皮细胞的裂隙处内界膜凹陷将其充填。晶状体悬韧带与此膜相延续并延伸至无色素上皮。此膜在睫状突处厚度为 $1.5\sim4.0\mu m$。在睫状环后部(锯齿缘之前)无此膜。

三、睫状体的血管和神经

(一) 动脉

睫状体的动脉来自虹膜动脉大环及睫状后长动脉和睫状前动脉尚未吻合成动脉环段。在睫状体内可形成第二动脉环,即睫状肌动脉环。睫状体血供由两部分组成,内层由睫状突和平坦部血管组成,外层由睫状肌血管组成。

睫状突的动脉常与虹膜动脉一同从虹膜大环发出,每个睫状突接受从虹膜大环发出的 2~4 支供给小动脉。这些小动脉在睫状突背面上方 1/3 处进入睫状突,主干动脉在睫状突和睫状肌之间走行,并沿途发出分支形成毛细血管网。

睫状肌的动脉由很多动脉组成,包括来自虹膜大环的分支和许多睫状前动脉的分支,这些动脉呈叉性分支后形成致密的毛细血管网,外观上与睫状突明显不同。

(二) 静脉

睫状突的毛细血管引流入睫状突表面和基底部的小静脉,一个睫状突可有 1~3 条表面小静脉,这些小静脉在到达平坦部时形成平行排列、管径大致相同的平坦部静脉,两个睫状突之间可有 7~10 条集合静脉,最后在睫状肌内侧到达脉络膜,加入涡静脉。睫状肌的静脉大部分向后加入到来自睫状突的平行静脉,也有少部分向前穿过巩膜引流至睫状静脉。

(三) 毛细血管

睫状突的毛细血管网较特殊,表现为毛细血管管径较粗,可达 $6\sim24\mu m$,管径大小不一,排列呈多层,毛细血管和小静脉明显充盈,呈窦样扩张,特别位于玻璃体侧睫状突顶端更明显,管径可达 $60\mu m$。在两个睫状突之间也有丰富的毛细血管网。

睫状肌的毛细血管较纤细,呈管径大小一致、网眼不规则的毛细血管网。外层毛细血管网呈纵向排列,供应纵行肌;内层毛细血管有些呈斜行排列,有些呈不规则形排列,供应斜行肌和环形肌。

睫状体动脉管壁为典型的小动脉结构,血管内皮细胞有基底膜,中层有2~3层平滑肌细胞,内弹力层发育不良。外层为疏松胶原组织。

睫状突毛细血管为窗孔型毛细血管,与脉络膜毛细血管相似,但窗孔较脉络膜毛细血管者少。窗孔直径30~100nm。内皮细胞外有基底膜,偶见周细胞。睫状肌毛细血管较细,窗孔很少或无窗孔。

睫状体毛细血管为窗孔型,静脉注射染料后,微粒示踪物质可通过毛细血管进入周围组织,但不能进入房水,这是因为在睫状体表面有无色素上皮和色素上皮覆盖,这些细胞间的连接为紧密连接,构成血-房水屏障。在外伤、炎症或注入组胺、前列腺素等病理情况下,则毛细血管通透性增强,微粒示踪物质可大量渗透到周围组织。同时睫状上皮间紧密连接受损后通透性增加,血-房水屏障破坏,微粒可进入前房。

(四) 睫状体的血供特点及生理意义

1. 睫状突血供特点及意义

(1) 特点

1) 睫状突血供丰富,每一睫状突有2~4支小动脉供给。

2) 睫状突毛细血管网呈多层结构。通过睫状突的血流量大,速度快。

3) 睫状突内毛细血管呈窦样扩张,使表面积加大。

4) 睫状突表面有1~2排管壁很薄的小静脉,管径突然扩大迂曲,呈窦样扩张,可容纳大量引流的血液。

5) 毛细血管为窗孔型,通透性大。

6) 在血管分支处有环形狭窄或括约肌,可调节血流。

(2) 意义:由于睫状突有丰富的血供,才能不断产生房水,并能调节房水循环。

2. 睫状体平坦部血供特点及意义
平坦部血管几乎全由平行密集排列的静脉组成。动脉很少,偶见从虹膜动脉大环发出的回返支经过此处至脉络膜毛细血管网。同时此处视网膜和脉络膜的血管稀疏而且终止。

由于平坦部血流缓慢,血供较差,容易出现变性和炎症,且病程迁延,不易治愈。

3. 睫状肌血供特点与意义
睫状肌血管管径大小一致,无窦样扩张,血管排列与肌纤维走行方向一致。引流静脉数量较少,仅占睫状突的1/10。这些特点与睫状肌收缩时产生调节及牵拉房角对房水的引流产生调节作用的功能相适应。

(五) 睫状体的神经

支配睫状体的神经是睫状长神经和睫状短神经。这些神经随虹膜动脉和睫状后长动脉进入脉络膜上腔,在睫状肌表面形成网眼很大的、带有神经节细胞的神经丛,再发出细小分支支配睫状肌及其邻近的组织。其神经末梢按Agababow的观点分为四种类型,分别具有不同的功能:止于肌纤维者司肌肉运动;止于血管壁者司血管的舒缩;止于肌间纤维结缔组织呈网状结构者司一般感觉;呈树枝状者司肌肉本体感觉。由于睫状体神经末梢非常丰富,在睫状体炎时睫状肌收缩可引起睫状体部剧烈疼痛。远视、散光及视疲劳患者的眼痛和头痛症状也和过度用眼致睫状肌痉挛性收缩及由此引起的反射性疼痛有关。

四、睫状体的形态学及组织学特点与临床应用

(一) 眼球钝挫伤

严重眼球钝挫伤时前房来的外力将房水压向前房角可引起睫状体撕裂,使虹膜和内侧睫状体向后移位,房角加深加宽,称房角后退,其实是睫状体环形肌及斜行肌同纵行肌分离的结果。如整个睫状体从巩膜突处脱离,则称睫状体分离。除这些形态上改变外挫伤还使睫状体及脉络膜产生严重的组织反应,挫伤后先引起血管的痉挛性收缩,继之麻痹性扩张,结果是渗出、出血甚至坏死,严重者可引起反复发作的迟发性出血性眼内炎而致失明。

(二) 眼球穿通伤

眼球穿通伤可合并睫状体撕裂或脱出,往往同时伴有玻璃体脱出和前房积血。锐器伤还能把皮肤或结膜、角膜组织带入睫状体内引起植入性囊肿,但较少见。锐器将睫状肌纤维刺伤,肌细胞本身不会再生,而由来自肌间纤维组织或巩膜的成纤维细胞,或由睫状上皮细胞转化为成纤维细胞来修复,如外伤较重或炎症反应较重,纤维增生较多时可形成睫状膜,收缩时可致睫状体脱离。

(三) 睫状体冷冻术

睫状体冷冻的目的是通过人工制冷产生的低温直接破坏睫状体上皮及血管系统,从而减少房水产生,手术时冷冻头的中心应恰位于睫状体的睫状突处,冷冻头太靠前易损伤小梁网、角膜和虹膜周边组织,太靠后则不能破坏睫状上皮细胞功能。冷冻术后病理变化为早期基质充血水肿,睫状上皮脱离,发生囊样变性,继之上皮细胞核固缩,细胞死亡。冷冻除破坏睫状上皮细胞功能外,还可破坏角膜缘神经组织,从而对绝对期青光眼起到缓解疼痛的效果。由于睫状体冷冻术是一种安全的睫状体破坏性手术,其应用范围已由过去的绝对期青光眼扩展到如新生血管青光眼、无晶状体或人工晶状体青光眼、多次抗青光眼手术失败后的青光眼等难治性青光眼的治疗。

(四) 睫状体平坦部切口

在玻璃体切除和眼内异物摘出时多从睫状体平坦部做切口进入眼内,从此部位进入眼球对眼球壁损伤较小,被认为是除角膜缘切口以外最安全的切口部位。一般玻璃体切除手术时切口部位在成人有晶状体眼应为角膜缘后 3.5~4.0mm,儿童或无晶状体眼为 3.0~3.5mm。做切口时应避开 4 条直肌,因 7 条睫状前动脉在 4 条直肌附着点前方穿入巩膜,两条睫状后长动脉和两条睫状长神经在内、外直肌平面的巩膜内向前,达睫状体平坦部分支,从四直肌附近做切口易损伤这些组织。但为有利于清除严重的前部增殖性玻璃体视网膜病变,也可设计采取非常规位置的平坦部切口。

(李秋明　王梦华　迟英杰)

第八节 ｜ 玻璃体

2

一、玻璃体的胚胎发生

玻璃体(vitreous)是指填充于晶状体和视网膜之间的无色透明胶体。从胚胎发生角度将其分为三期(图 2-8-1),即原始玻璃体、二级玻璃体和三级玻璃体,三级玻璃体即晶状体悬韧带,其在解剖学上和晶状体的关系更为密切。

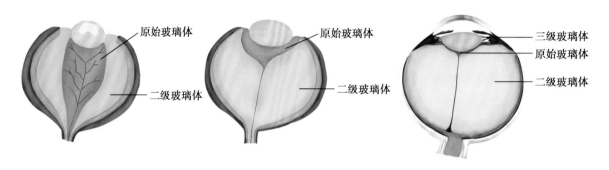

图 2-8-1　玻璃体各期的发育示意图

关于玻璃体的来源仍在探讨中,一般认为原始玻璃体是由神经外胚层、表面外胚层和中胚层共同形成,而二级和三级玻璃体则由神经外胚层形成。

(一) 原始玻璃体(primary vitreous)

在胚胎发生早期,在原始视泡和晶状体之间有许多原生质将二者连接起来,当视泡内陷时原生质被拉成细长的原纤维,连接于晶状体表面和视泡内面,与由中胚叶来的原纤维相混合,并互相缠绕,形成一个充满眼杯的纤维支架,在此基础上形成原始玻璃体,故原始玻璃体是由神经外胚层、表面外胚层和中胚层共同形成。原始玻璃体除纤维较粗、较乱外,以后还由于玻璃体动脉的长入而含有血管成份,这是与二级及三级玻璃体的不同之处,因此原始玻璃体又可称为血管性或纤维性玻璃体。

(二) 二级玻璃体(secondary vitreous)

从胚胎 6 周~3 个月,从视网膜前部形成二级玻璃体纤维,纤维细长,排列整齐,与视网膜表面垂直。随着二级玻璃体的增多,逐渐将原始玻璃体挤压到中央部。此时二级玻璃体随眼球同步增长,在发育完好的眼球中,其体积约占眼内腔的 4/5,被压缩的原始玻璃体只占眼内腔的 1/5。原始玻璃体和二级玻璃体的交界处纤维排列更为密集,形成明显的分界线,分界线围成一个漏斗形的管,称为 Cloquet 管,管的最狭窄处在穿过玻璃体处,仅 1~2mm,最宽阔部位于晶状体后面(称为 Erggelet 间隙),在视盘前方略有增大(称为 Martegiani 间隙)。管壁上没有细胞,只是两种玻璃体交界处纤维排列较为致密而已。管中除原始玻璃体和萎缩的小血管外,还有退化的玻璃体动脉(hyaloid artery)从中通过。玻璃体动脉是视网膜中央动脉的延续支,在胚胎第 5 周时即穿过玻璃体到达晶状体后方,但并不进入晶状体实质,因此晶状体本身无血管供给。玻璃体动脉在出生后完全消失,只遗留该动脉在玻璃体中穿行的管道。玻璃体动脉的主干也可在进入眼球处有部分组织残留,产生飞蚊幻视症状,但对视力影响不大。

(三) 三级玻璃体(tertiary vitreous)

三级玻璃体即晶状体悬韧带(suspensory ligament of lens)。在胚胎 3 个月(60~70mm)以后,视杯缘向前生长形成虹膜睫状体区,由此处的神经上皮分泌的纤维性二级玻璃体在视杯边缘形成边缘束。胚胎 4 个月(95~110mm)时,睫状突与晶状体赤道部密切接触,从睫状突之间的凹陷内长出细纤维,纤维逐渐延长变粗,与睫状体表面呈直角走行,向前横过二级玻璃体的边缘束,同时边缘束的纤维逐步萎缩,二级玻璃体前界后移到锯齿缘,形成玻璃体基底部,前方则被三级玻璃体(晶状体悬韧带)占据。胚胎 5 个月时,眼球迅速增大,睫状突不再与晶状体赤道部接触,此时三级玻璃体纤维更长,走向也更明确,从睫状上皮延伸到晶状体赤道部及其前后的晶状体囊上,与晶状体囊表面的小板融合,形成有力的支点。在胚胎 7 个月时晶状体悬韧带仍较薄弱,到出生时才发育完全(图 2-8-2)。

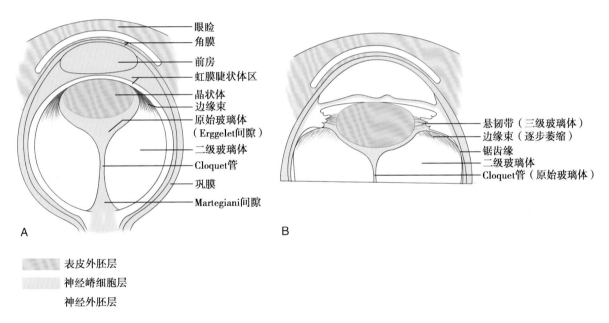

图 2-8-2　晶状体悬韧带的形成示意图
A.胚胎 3 个月时,二级玻璃体形成,同时在视杯缘形成边缘束;B.胚胎 5 个月时,边缘束萎缩,晶状体悬韧带发育,二级玻璃体与锯齿缘紧密粘连。

二、玻璃体的形态学

玻璃体是一种透明、无色、具有一定黏度和弹性的凝胶状物质。填充于晶状体后面的眼腔内,约占眼球容积的 4/5。玻璃体的形状由所在空腔的周围组织的形状决定。前面朝向后房、晶状体赤道部及悬韧带者呈扁圆形;正对晶状体后极部处呈碟形凹陷,称为髌状窝(Berger 间隙),用以容纳凸起的晶状体后极;侧面呈球形,支持着睫状体(有悬韧带覆盖)和视网膜。从锯齿缘到晶状体之间的玻璃体向前突,并与晶状体悬韧带的后内侧纤维密切接触,晶状体悬韧带和玻璃体前界膜之间的间隙叫作 Petit 管（Duke-Elder 小管）。玻璃体和睫状体平坦部及睫状突之间均有悬韧带分隔，并有被悬韧带压迫形成的放射状小沟。

玻璃体可分为玻璃体皮质、中央部玻璃体（即玻璃体髓质）及 Cloquet 管三部分（图 2-8-3）。

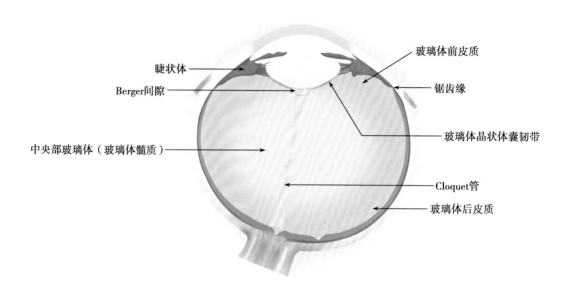

图 2-8-3　玻璃体示意图

玻璃体皮质（vitreous cortex）是指玻璃体外周与睫状体及视网膜相邻的部分。此部分玻璃体中的胶原纤维排列较致密，厚约 100μm。以锯齿缘为界，以前的部分称为前皮质，以后的部分为后皮质。

中央玻璃体（central vitreous）亦称玻璃体髓质，是指玻璃体的中央部分，从视盘边缘开始向前延伸，与睫状体和玻璃体前膜相接触。

Cloquet 管亦称中央管（central canal），是指位于玻璃体中央的一个前后贯穿的透明管，管壁为浓缩的玻璃体，不是真正的薄膜。Cloquet 管是胚胎时原始玻璃体所在部位，有时有透明样动脉残留。成人的 Cloquet 管由于重力作用而呈下沉状，且随眼球和头部的运动而有一定范围的游动。

玻璃体表面与周围组织广泛接触，其中几处有比较牢固的粘连，具有一定的临床意义。

第一个紧密牢固粘连处是前部玻璃体和锯齿缘视网膜及睫状体平坦部的粘连。此处又称玻璃体基底部，实际上是玻璃体的起源处。玻璃体基底部骑跨在锯齿缘 3~4mm 宽的区域内（包括锯齿缘前 1~2mm 和锯齿缘后 2~3mm 之间的一个区域），与视网膜和锯齿缘前的睫状体上皮牢固地粘连着。玻璃体基底部的胶原纤维更为密集且呈放射状排列（后极部皮质纤维呈环形排列），与多层的基底膜和细胞突起相互编织，这是构成此处牢固粘连的基础，即使在病理改变或标本受到固定时，此处玻璃体仍保持粘连；在受到严重外伤时，也不脱离；如果撕下玻璃体，则此处的睫状体上皮也一同被撕下。玻璃体基底部的牵引可引起基底部后缘的视网膜裂孔形成；眼球钝挫伤时因赤道部瞬间向后的牵引力可造成撕裂，同时伤及其下的睫状体上皮和视网膜组织；大多数以玻璃体牵引为主征的疾病,被拉起的玻璃体总是一端与基底部相连。故在生理和病理情况下基底部总是玻璃体与视网膜粘连最紧密的地方。除此之外,玻璃体基底部因含有细胞成分较多,所以还是最易增生的部位,在治疗复杂性视网膜脱离的玻璃体切除术中如未将基底部玻璃体切除,在术后短期内可以因前部玻璃体增生,形成前部增生性玻璃体视网膜病变,使手术失败。如果术前已有前部增生性玻璃体视网膜病变而未做处理,则由于前部牵引没有解除而使视网膜不能复位。因此玻璃体切除术中处理好基底部玻璃体十分重要。

玻璃体与视网膜紧密粘连的第二个部位是视盘边缘(不是视盘表面)(图 2-8-4A)。此处玻璃体纤维牢固地与增厚的 Müller 细胞基底膜相粘。在有些眼,此处视网膜可有局限性裂孔形成,星形胶质细胞通过这些裂孔可增殖到视盘附近的视网膜上,与玻璃体纤维在内界膜和视盘前膜之间相互缠绕,使粘连更为牢固。当玻璃体发生后脱离时视盘处往往是最后分离的部位。在玻璃体手术中也常见到玻璃体后皮质与视盘粘连。当视盘表面的玻璃体也最终脱开时,可在视神经乳头前方漂浮的玻璃体浑浊物中见到一个环形孔洞,背景露出红色反光,即是视盘缘粘连撕开后留下的玻璃体上的缺损(图 2-8-4B),此是诊断玻璃体后脱离的重要体征。在一些视网膜前纤维血管增生性疾病(如糖尿病眼底病变)时,此黏着区即成为血管增生的发源地,玻璃体后界可成为组织增生的支架。外伤和疾病致玻璃体积血时,由于血红蛋白释放的铁离子可破坏玻璃体支架,使玻璃体液化,促使玻璃体后脱离发生。兔眼玻璃体注入 0.1~0.2mL 自血,在 1 周内即有玻璃体后脱离发生,2 周后玻璃体几乎完全脱离。临床上在眼外伤后 1~2 周,玻璃体后脱离发生后行玻璃体切除术,有利于术中将玻璃体切除干净;并可避免术中因玻璃体牵引造成视网膜损伤。

玻璃体与周围组织的第三个粘连处位于晶状体后面。其与晶状体后囊之间有约 8~9mm 直径的圆环形粘连,称作 Wieger 玻璃体后囊韧带。此粘连很弱,不能防止晶状体脱位。在圆环形粘连范围内,有 Berger 晶状体后间隙将玻璃体和晶状体隔开,间隙内含有房水、玻璃体小纤维及其他胚胎残留物等,病理状态下炎症细胞和出血也可在此间隙存留。当玻璃体积血到晶状体后时,有时能

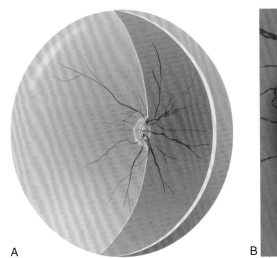
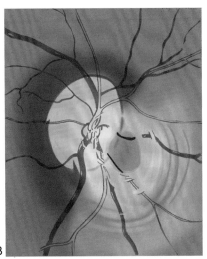

图 2-8-4　玻璃体后裂孔示意图

A. 玻璃体剖面图可见玻璃体与视盘边缘紧密粘连;B. 玻璃体后界膜脱离后形成与视盘一致的圆孔。

看到积血被粘连阻挡而呈一个弯曲的边界,其弧度与晶状体边缘的弧度相一致。此粘连在年轻人较为紧密,随着年龄的增长粘连逐渐减轻,到 40 岁以后此粘连即自行松解。

玻璃体皮质与中心凹略有黏着,似乎是在中心凹周围的斜坡上,此处的黏着可在玻璃体对中心凹牵引导致的黄斑囊样水肿中见到,也可在黄斑裂孔时在悬浮于裂孔前的小盖上见到。在一些以玻璃体后表面增厚的疾病中也可以看到玻璃体与中心凹粘连的现象,这种情况在行玻璃体手术时需做机械性分离。

玻璃体与中周部血管也有黏着,其可解释在急性玻璃体脱离后形成马蹄形裂孔伴有桥状血管跨越裂孔的现象(图 2-8-5)。此外玻璃体与周围组织的紧密黏着特点在 Eales 病、镰状细胞血红蛋白病等眼内增生性疾病中的病因学上有一定意义,皮质玻璃体常在视盘和周围纤维血管增生之间发生后脱离,而增生的组织则沿着脱离的玻璃体后表面生长。

玻璃体皮质与视网膜的紧密粘连也发生在视网膜格子状变性区和脉络膜视网膜瘢痕区(包括某些激光光凝的瘢痕)。人群中约 10% 的眼存在视网膜格子状变性,表现为视网膜中周部的环形走行区域(图 2-8-6),由于玻璃体牵引在变性区的侧缘和后缘及变性区内易出现视网膜裂孔。

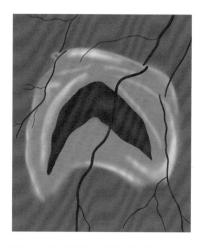
图 2-8-5　桥状血管跨越裂孔示意图

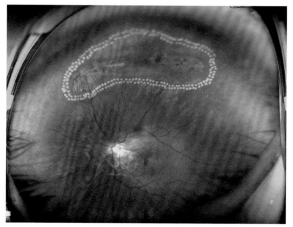
图 2-8-6　视网膜格子状变性

三、玻璃体的组织学

由于玻璃体中的水分较身体其他任何组织都多且不成型,更不适合用普通染色,所以要得到玻璃体的完整纤维标本极其困难。

光学显微镜下可见中央部玻璃体较稀薄,位于外周部分的皮质则较黏稠,皮质表面浓缩形成所谓玻璃膜(hyaloid membrane)。玻璃膜相当于一种界膜或玻璃体与视网膜的屏障。除了在基底部的前方(小带裂)和透明管的后端以外,其他部分均有界膜存在。界膜能有选择性地阻挡某些大分子物质由视网膜血管漏入玻璃体。在视网膜母细胞瘤时,和肿瘤相接触的玻璃膜在未被破坏以前,可以明显增厚并有钙化,金属样反光可能是由于玻璃膜增厚并变得不平而引起。

玻璃体的组织结构可分为后界膜、前界膜、皮质、中央部玻璃体(髓质)和玻璃体细胞。

1. 后界膜(posterior hyaloid membrane)　从玻璃体基底部起向后延伸与视网膜内界膜接

触的膜称后界膜。由于组成膜的原纤维在向后的过程中顺次进入玻璃体中央部,故后界膜逐渐变薄。在视盘周围,与视网膜内界膜紧密粘连;当玻璃体被撕脱时,此处的视网膜内界膜也随之剥离。组织学上玻璃体和视网膜间只有一层内界膜,正常情况下玻璃体的细纤维和内界膜联系密切,但在玻璃体病变时,视网膜和玻璃体之间可有液体积聚,在视网膜内面及脱离的玻璃体上可有梭形或圆形细胞附着,以后形成细胞性膜样组织,即视网膜前膜和玻璃体后膜,这就是裂隙灯检查时借助前置镜可见的玻璃体后界膜和玻璃体内的膜组织。

2. **前界膜(anterior hyaloid membrane)** 自玻璃体基底部的前缘(锯齿缘之前约 2mm),向内到晶状体后面,形成一直径约 8~9mm 与晶状体疏松粘连的圆环(即 Wieger 玻璃体后囊韧带)。由起端到圆环的前界膜较薄,但厚度一致,境界清楚。环范围内的前界膜,因原纤维渐进入玻璃体中央而更薄,在膝状窝的中央几乎没有前界膜。在基底部至 Wieger 玻璃体后囊韧带的范围内,前界膜与睫状环后囊纤维紧密粘连。如果用镊子撕除玻璃体时,这些韧带纤维将随之而下。如让玻璃体自然流出,则一部分玻璃体仍然粘连在该韧带纤维上。

前界膜并不是一层真正的玻璃膜,而是由浓缩的纤维组成,有结缔组织性结构,并由于所组成的原纤维与表面平行而显出细纹(真正的玻璃膜透明、均一、轮廓清楚)。前界膜与后界膜不同,后界膜与视网膜内界膜相接触,但前界膜与睫状体内界膜之间有悬韧带纤维相隔。不过,玻璃体有细小突起伸入韧带纤维之间,到达睫状体内界膜。在睫状冠区域,这些玻璃体突起(Campos 索状韧带)伸到睫状突间凹陷。

小带裂:在玻璃体基底和前界膜始端之间,因表面不受界膜遮盖,是玻璃体中央部突出到表面的部分,称为"裂"。全部小带裂呈一环状与悬韧带密切粘连。

3. **皮质和中央部玻璃体** 皮质包括前玻璃体和后玻璃体,厚约 $100\mu m$,覆盖整个玻璃体表面。玻璃体皮质和中央部在组织结构和化学成分上相似。其在组织学上不属于结缔组织,而是神经外胚层(视网膜)的分泌产物,其化学成分和房水差不多,含有 99% 的水和 1% 左右的盐类和蛋白质。主要区别是玻璃体中含有纤维成分(即玻璃蛋白)和黏液成分(即透明质酸)。这两种成分在组织学上构成玻璃体支架和基质。这些胶原细纤维随意排列、缠绕,形成网状,构成玻璃体的支架,使玻璃体具有一定的弹性和塑性。透明质酸充填于网眼中并吸收大量水分,形成黏液样基质。玻璃蛋白和透明质酸处于平衡状态且互相支持,二者在玻璃体各部的浓度不同,胶原细纤维在玻璃体基底部密度最高,后皮质次之,前皮质再次之,中央部和接近前皮质的区域最少。透明质酸的分布在皮质处最多,移向前方及中央部时浓度逐渐减少。玻璃蛋白和透明质酸在皮质表面密度最高,形成所谓玻璃膜;二者在玻璃体中央部密度最低,所以液化常从中央开始。

4. **玻璃体细胞** 玻璃体内含有两种细胞,即透明细胞(hyalocyte)和成纤维细胞。透明细胞分布在玻璃体皮质表面特别是玻璃体基底部,具有分泌透明质酸的能力,病理情况下可具有吞噬作用。成纤维细胞主要位于玻璃体基底部以及邻近视盘与睫状突的区域,其功能可能与合成胶原有关。这两种细胞在病理情况下都可增生,参与增殖性玻璃体视网膜病变的形成。

玻璃体本身无血管,其营养来自周围的睫状体、脉络膜和视网膜。

玻璃体具有较高的透明性,屈光指数 1.334 9,与房水相似,可让光线顺利通过到达视网膜上;玻璃体富有黏弹性,使眼球成形并有稳定眼内组织的作用;黏弹性物质还能吸收部分能量缓冲外力对视网膜和晶状体的损伤;在视网膜急性缺血时,玻璃体中含有的葡萄糖和氨基酸可在短时间内为视网膜和晶状体提供营养物质;玻璃体可能还具有贮存和清除眼部代谢产物的作用,其中维生素C含量较高,有利于清除因视网膜和晶状体代谢和因光化学作用产生的自由基以保护视网膜;玻璃体有抑制新生血管的作用,胚胎时原始玻璃体消失后不能再生,说明二级玻璃体可抑制细胞入侵和新生血管生长。

四、玻璃体的形态学及组织学特点与临床应用

(一) 先天性玻璃体病变

原始玻璃体持续增生症(persistent hyperplastic primary vitreous,PHPV)又称为持续性胚胎血管症(persistent fetal vasculature,PFV),是由于原始玻璃体没有退化所致,多为单眼发病。有前部PHPV和后部PHPV两种表现。前部原始玻璃体动脉残留,晶状体后血管化纤维膜,小眼球,浅前房,晶状体小,合并白内障,围绕小晶状体可见被拉长的睫状突。后部PHPV可以单独存在,也可以与前部PHPV共同存在。正常或小眼球,前房正常,晶状体透明,不合并晶状体后纤维增殖膜,玻璃体腔内花梗样组织从视盘发出,向前伸延,常牵拉形成视网膜皱襞并将其拉向颞下周边,这些花梗样组织呈扇面样向前部玻璃体展开。

(二) 玻璃体年龄性改变

玻璃体后脱离(posterior vitreous detachment,PVD)指玻璃体后皮质从视网膜内表面分离。通常在玻璃体液化的基础上发生,随着玻璃体中央部的液化腔扩大,玻璃体后皮质层变薄并出现裂口,液化的玻璃体通过裂口进入玻璃体后间隙,使后皮质与视网膜迅速分离。由于玻璃体与视盘边缘有紧密的粘连,分离后在视网膜前出现一个如视盘大小的环形浑浊物(Weiss环)。日久此环可变形或下沉。它的存在,是玻璃体后脱离的确切体征。

(三) 玻璃体变性

星状玻璃体病变(asteroid hyalosis)又名"Benson disease",常发生在老年人,尤其是糖尿病患者。玻璃体腔内悬浮大量黄白色结晶样颗粒,随眼球转动同向移动,转动停止后悬浮物逐渐返回复原,而不下沉。结晶物的主要成分是脂肪酸和磷酸钙盐。

(四) 玻璃体外伤后改变

1. **玻璃体积血(vitreous hemorrhage)** 玻璃体本身无血管,不发生出血。外伤引起睫状体、脉络膜和视网膜血管破裂,可出现玻璃体积血。玻璃体积血量少时患者眼前飘动红色烟雾,眼底尚能视及;积血量大时,整个眼底不能窥见,应进行眼B超检查。

2. **眼内炎(endophthalmitis)** 因眼球穿通伤或眼内异物导致细菌等微生物进入玻璃体可导致眼内炎,外伤性眼内炎占全部眼内炎的40%以上。典型的外伤性眼内炎常可发现角巩膜伤口有脓性分泌物或坏死组织,眼睑和结膜充血水肿、角膜水肿浑浊甚至出现基质脓肿、房水浑浊或有积脓,虹膜肿胀纹理不清、瞳孔缩小或伴有渗出膜、晶状体可有浑浊甚至皮质溶解、玻璃体呈灰白色颗粒或碎片状浑浊甚至形成脓肿,瞳孔区黄白或灰白色反光取代正常的橘红色眼底反光,眼

底模糊不清。

3. 增殖性玻璃体视网膜病变（proliferative vitreoretinopathy,PVR） 外伤性 PVR 一般指的是由机械性眼外伤引起的视网膜表面和玻璃体后面广泛纤维增殖膜收缩、牵引而引起视网膜脱离。

（李秋明　王梦华　迟英杰）

参考文献

1. 李秋明,郑广瑛. 眼科应用解剖学. 郑州:郑州大学出版社,2010.

2. 肖仁度. 实用眼科解剖学. 太原:山西人民出版社,1981.

3. 倪逴. 眼的解剖组织学及其临床应用. 上海:上海医科大学出版社,1993.

4. 张效房,郑效蕙,刘导涪,等. 眼科学. 2 版. 郑州:河南医科大学出版社,1996.

5. 杨培增,李绍珍. 葡萄膜炎. 北京:人民卫生出版社,1998.

6. 管怀进,龚启荣. 现代基础眼科学. 北京:人民军医出版社,1998.

7. 宋琛. 手术学全集:眼科卷. 北京:人民军医出版社,1994.

8. 孙为荣. 眼科病理学. 北京:人民卫生出版社,1997.

9. 张惠蓉. 眼微循环及其相关疾病. 北京:北京医科大学中国协和医科大学联合出版社,1993.

10. 李凤鸣. 眼科全书. 北京:人民卫生出版社,1996.

11. 张朝佑. 人体解剖学:下册. 北京:人民卫生出版社,1978.

12. 张为龙,钟世镇. 临床解剖学·头颈部分册. 北京:人民卫生出版社,1988.

13. 张效房,杨进献. 眼外伤学. 郑州:河南医科大学出版社,1997.

14. 严密. 眼科学. 4 版. 北京:人民卫生出版社,1997.

15. 连慧芳,汤欣,王娟. 年龄及瞳孔直径对成人正视眼调制传递函数的影响. 中华眼科杂志,2010,46(3):227-232.

16. 张效房,季林纾,石硼. 玻璃体切除与眼内异物摘出联合手术. 中华眼科杂志,1989,025(1):6-8.

17. 黎晓新,王景昭. 玻璃体视网膜手术学. 北京:人民卫生出版社,2000.

18. 李绍珍. 眼科手术学,2 版. 北京:人民卫生出版社,1997.

19. 赵东生. 赵东生视网膜脱离手术学. 上海:上海科技教育出版社,1999.

20. 吴振中,蒋幼芹. 眼科手术学. 北京:人民卫生出版社,1994.

21. 张卯年,马志中. 玻璃体显微手术学. 北京:金盾出版社,1994.

22. 周炜,郭希让. 眼科激光治疗学. 郑州:河南医科大学出版社,1998.

23. 肖天林,徐立,姜德咏. 外伤性增殖性玻璃体视网膜病变. 眼外伤职业眼病杂志,1992,14(2):123-125.

24. 陶思思,王华,刘鹏飞,等. 水平角膜直径和前房直径与睫状沟直径的相关性研究. 国际眼科杂志,2019,19(6):1031-1034.

25. 徐婷. 高度近视眼前段生物测量值的相关性分析. 安徽:安徽医科大学,2020.

26. 朱竑. 不同前房深度人群水平角膜直径和睫状沟直径关系. 浙江:浙江大学,2020.

27. 李跃祖,李俊,张洁莹,等. 正常角膜生物力学参数与角膜直径的相关性分析. 眼科新进展,2022,42(7):534-537.

28. 邓宗勇. 近视眼手术人群角膜直径的分析. 重庆:重庆医科大学,2014.

29. REN J,GAO X,CHEN L,et al. Characteristics of the ciliary body in healthy Chinese subjects evaluated by radial and transverse imaging of ultrasound biometric microscopy. J Clin Med,2022,11(13):3696.

30. PANDA-JONAS S,AUFFARTH GU,JONAS JB,et al. Elongation of the retina and ciliary body in dependence of the sagittal eye diameter. Invest Ophthalmol Vis Sci,2022;63(10):18.

31. CHEN ZX,JIA WN,JIANG YX. Lens biometry in congenital lens deformities:A swept-source anterior segment OCT analysis. Front Med(Lausanne),2021,8:774640.

32. MOHAMED A,NANDYALA S,HO A,et al. Relationship of the cornea and globe dimensions to the changes in adult human crystalline lens diameter,thickness and power with age. Exp Eye Res,2021,209:108653.

33. EUGENE WOLFF. The anatomy of the eye and orbit. 4th ed. London:H.K. Lewis& Co. Lted,1954.

34. LEONWEISS,ROYO,GREEP. Histology. 4th ed. New York:McGraw-Hill,1977.

35. DAVIS LK,MEYER KJ,RUDD DS,et al. Pax6 3' deletion results in aniridia,autism and mental retardation. Human Genetics,2008,123(4):371-378.

36. PAVLIN C J,VASQUEZ LM,LEE R. Anterior segment optical coherence tomography and ultrasound biomicroscopy in the imaging of anterior segment tumors. Am J Ophthalmol,2009,147(2):214-219.

37. STARR OD,PATEL DV,ALLEN JP,et al. Iris melanoma:pathology,prognosis and surgical intervention. Clin Exp Ophthalmol,2004,32(3):294-296.

38. GUIRAO A,PORTER J,WILLIAMS DR,et al. Calculated impact of higher-order monochromatic aberrations on retinal image quality in a population of human eyes. J Opt Soc Am A Opt Image Sci Vis,2002,19(1):1-9.

39. MARTINEZ CE,RAYMOND A,APPLEGATE OD. Effect of pupillary dilation on corneal optical aberrations after photorefractive keratectomy. Arch Ophthalmol,1998,116(8):1053-1062.

40. KOKOTAS H,PETERSEN MB. Clinical and molecular aspects of aniridia. Clin Genet,2010,77(5):409-420.

41. BENSON MT,NELSON ME. Cyclocryotherapy:a review of cases over a 10-year period. Br J Ophthalmol,1990,74(2):103-105.

42. HUNT A,ROWE N,LAM A,et al. Outcomes in persistent hyperplastic primary vitreous. Br J Ophthalmol,2005,89(7):859-863.

第三章
外伤性白内障的临床特点

第一节 │ 概述

外伤性白内障是最常见的眼外伤致盲病因,约占眼外伤并发症的 36%~52.9%。它的致伤物种类繁多,大体可分为机械性和非机械性两大类。目前把穿通性外伤、钝挫伤、辐射性损伤、电击伤、爆炸伤等原因引起的晶状体浑浊统称为外伤性白内障(traumatic cataract)。

一、晶状体的解剖及组织形态

晶状体类似一个透明的双凸透镜,前表面的顶点为晶状体前极,后表面的顶点为后极,前后面交界处为赤道部。晶状体位于虹膜与玻璃体之间,借由悬韧带与睫状体相连(图 3-1-1)。晶状体富有弹性,可以通过睫状肌的收缩与舒张调节眼的屈光力。它是人眼重要的屈光间质,约占总屈光度的 1/3,通过调节晶状体可以使物体清晰地成像在视网膜上。生理状态下晶状体是无色、透明、无血管的组织,其营养物质主要来自房水。晶状体结构的完整及细胞正常的理化功能是维持晶状体透明的基础。当外部因素导致结构破坏、细胞功能损伤,就会使透明的晶状体浑浊而形成白内障致视

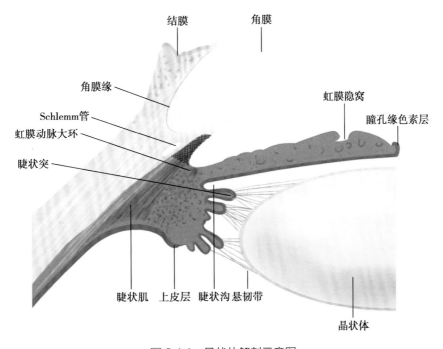

图 3-1-1 晶状体解剖示意图

力下降。

晶状体组织学上由晶状体囊、晶状体上皮细胞、晶状体纤维和晶状体悬韧带组成。晶状体囊是由胚胎期的晶状体上皮细胞分泌的一层具有基底膜性质的胶原弹性膜，由Ⅳ型胶原、硫酸软骨素、纤维蛋白等组成，其中前囊较后囊厚、周边比中央厚。水和电解质可以通过，而对化学损伤及微生物感染具有较强的抵抗力。在机械性损伤、辐射性损伤时容易破裂卷起，特别是辐射、热损伤时，晶状体囊表层会分离并卷起、剥脱。

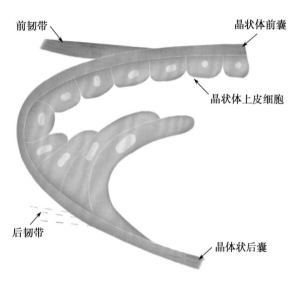

图 3-1-2　晶状体上皮及纤维示意图

前韧带
晶状体前囊
晶状体上皮细胞
后韧带
晶体状后囊

晶状体上皮细胞是晶状体代谢、合成及转运的关键位置（图 3-1-2）。它是位于前囊下及赤道部的单层立方上皮细胞。有研究认为晶状体中 PCP 信号通路对晶状体上皮细胞的规则排列及透明度的维持起到关键作用。晶状体上皮细胞通过无糖酵解途径获得能量，终生具有增生能力，不断向赤道部移行。晶状体上皮细胞的胞膜含有丰富的 Na^+-K^+-ATP 泵，通过 ATP 产生的能量可以将所需的糖类、电解质和核酸转运到晶状体内，并不断合成晶状体纤维蛋白。当晶状体上皮细胞受损时，前囊上皮会有增生和化生改变。当前囊破裂后，伤口附近的前囊上皮会形成类似成纤维细胞的结缔组织在伤口处增生，最后修复伤口。当前囊破裂较大时，不能完全修复伤口，那些残留的上皮细胞不断增殖机化形成灰白色机化膜或形成许多透明小泡，称为 Elschnig 珍珠样体，这也是形成后发性白内障的基础。

晶状体纤维分为初级纤维、次级纤维，它是构成晶状体的主要成分。初级纤维在胚胎期由晶状体泡后侧细胞不断拉伸延长形成，而次级纤维由晶状体上皮细胞不断分化产生。随着晶状体上皮细胞的不断增生，新的纤维逐渐包绕旧的纤维，那些新产生的纤维称为晶状体皮质，而在中央的旧纤维脱水硬化逐渐形成晶状体核。有研究认为，成纤维细胞生长因子（FGF）可促进晶状体上皮细胞分化为纤维细胞，并在分化过程中对维持晶状体的细胞极性起着关键作用。生理状态下，晶状体皮质是柔软而透明的纤维，而在外伤时晶状体囊破损后房水直接进入晶状体，导致晶状体纤维吸水肿胀、蛋白质变性，最终形成白内障。晶状体悬韧带是连接晶状体囊和睫状体的纤维组织，它起着固定及调节的作用。若外伤引起悬韧带断裂则可导致晶状体脱位，当悬韧带撕裂引起晶状体赤道部囊撕脱受损时也可形成外伤性白内障。

二、外伤性白内障的发病机制

生理状态下，晶状体上皮细胞通过"泵"的主动转运和扩散作用来维持微环境的稳定和晶状体的透明。当晶状体上皮细胞和晶状体纤维的结构、功能受损时，晶状体不能完全泵出多余的 Na^+，从而引起水分的聚集,蛋白质合成减少,可溶性晶状体蛋白含量逐渐降低,而 Ca^{2+} 潴留、浑浊的不溶性蛋白增加,以及二硫键的形成,使得糖酵解和其他酶活性大大增加。晶状体外伤时囊膜对谷胱甘肽还原酶的通透性增强,引起 K^+、肌苷和氨基酸的活力丧失,晶状体为了减少谷胱甘肽还原酶从而刺激戊糖的代谢。各种酶及代谢功能异常可导致 ATP 合成减少,从而影响泵的功能,最终导致白内障的形成。

晶状体囊和上皮的再生修复能力较强,而晶状体纤维修复能力一般,且与伤口内的色素上皮细胞、成纤维细胞和胶原细胞的聚集无关。当损伤较小时,晶状体囊和上皮可以快速修复伤口,仅仅表现局部的浑浊。当伤口较大如穿孔伤、爆炸伤时晶状体上皮细胞失去了细胞的分裂、移行,同时失去了合成胶原、晶状体蛋白等蛋白质的能力,且在房水中 IL-6、TGF-β、VEGF 等炎症因子出现增多,打破了增生与抑制平衡,破坏了晶状体上皮细胞的代谢,从而引起晶状体前囊的增生、迁移、分化。

晶状体赤道部囊下上皮细胞对电离辐射很敏感,辐射通过直接损伤和间接氧化损伤引起 DNA 断裂,异常的细胞迁移和复杂的生化改变导致晶状体蛋白质错误折叠和晶状体上皮细胞形态学的失调最终形成白内障。高压电流通过晶状体时,可引起睫状肌有力收缩,牵引晶状体纤维移位并伴随有晶状体上皮细胞的结构改变,从而导致晶状体代谢紊乱,晶状体囊通透性增加,晶状体细胞理化性质改变,且晶状体富含蛋白、电阻大,产生较多热能最终形成白内障。

三、外伤性白内障临床表现

外伤性白内障根据受伤性质、力度、部位不同,晶状体浑浊的表现也不同。较小的伤口或缺损,晶状体的浑浊多呈局限性,对视力的影响较小,发展缓慢。而伤口较大的损伤,可迅速发展成全白内障,从而严重影响视力。同时晶状体皮质弥散入前房还可继发青光眼、葡萄膜炎。伴有异物的穿通性白内障,在异物进入眼球存留于晶状体内者,形成的晶状体浑浊除具有穿通性白内障的特点外,还根据异物理化性质的不同,形成不同类型的晶状体浑浊。如玻璃等惰性异物,浑浊多局限在异物周边,不随时间延长而加重或扩大。而理化性质较活跃的异物,如铁、铜等,尽管造成的伤口较小,可以自行闭合,但晶状体的浑浊仍然会继续发展,最终形成全部浑浊。钝挫伤引起的外伤性白内障根据受伤程度的不同,晶状体浑浊的类型和范围也各不相同。轻度的浑浊,短期内可吸收或消失,对视力影响较小,而有的浑浊持续发展,进而形成全白内障,严重影响视力。

辐射性白内障大多起始于晶状体后囊下皮质,呈点状浑浊,逐渐进展为盘状浑浊并向赤道部延伸,后囊下皮质呈蜂窝状浑浊,最终晶状体完全浑浊。小剂量的辐射可引起晶状体明显的浑浊,但多可逆或局限不发展,大剂量的辐射损伤则不可逆。辐射剂量、辐射暴露的年龄及辐射暴露的类型等都对辐射性白内障的形成有着直接影响。电击伤性白内障可分为工业电击和雷击伤,多见晶状体前囊下浑浊,这可能与上皮细胞变性后产生囊膜皱纹和视轴上形成的纤维斑块有关。白内障形成的时间长短不一,短的即刻发生,长的可达数周、数年。电击性白内障导致的晶状体浑浊可为静止性,也可为持续性。

爆炸伤性白内障是一种复杂的眼外伤,致伤物爆炸瞬间释放的能量巨大,爆炸中心的压力、温度急剧上升,并伴有周围多种异物的飞溅,使得眼部周围形成高速冲击波。通常合并多器官损伤,病情紧急,眼部多见钝挫伤、眼球裂伤、异物伤及热烧伤等,晶状体囊不完整,皮质溢出而形成类似穿通性白内障改变,晶状体悬韧带撕裂可引起晶状体脱位。

第二节 │ 不同类型外伤性白内障的临床特点

眼外伤是一种危害极大的眼科急症,发病人群尤其多集中在儿童、中青年,给社会造成了极大负担。外伤性白内障是眼外伤中常见的并发症,它是由于机械性或非机械性损伤导致的晶状体浑浊,从而引起视力下降、葡萄膜炎或继发性青光眼等改变。根据致伤物性质、部位、晶状体损伤情况可有不同的临床表现,其中穿通性白内障最常见。

一、穿通性白内障的临床特点

穿通性眼外伤多见于青壮年男性,其中 30~40 岁为发病高峰,致伤物多为金属物体,工作场所多见。穿通性白内障(penetrating traumatic cataract)是指致伤物穿入眼球组织,造成眼球壁的穿孔或破裂,破坏晶状体结构而引起的晶状体浑浊。

【病因】 当外伤导致晶状体囊破裂时,由于囊的弹性和周围的悬韧带牵引,使得损伤的囊膜边缘容易卷曲皱缩。如果晶状体囊破坏很小,可以通过周边的虹膜覆盖或晶状体上皮细胞增生愈合修复,晶状体保持透明或者仅有局限性浑浊,视力损伤较小。而晶状体破损较大时,房水大量进入,晶状体上皮细胞凋亡增加、晶状体纤维肿胀、分解,可迅速形成白内障。随着膨胀加剧,晶状体皮质及纤维弥散入前房,引起葡萄膜炎反应,并损伤角膜内皮引起角膜水肿、浑浊,也可随房水流动阻塞房角,形成继发性青光眼。

【临床表现】 随着晶状体皮质的吸收、排出,遗留的晶状体囊与渗出机化物质形成不透明的膜状物,可因为晶状体皮质吸收不完全,残留于囊内,形成膜样白内障或 Sommering 环白内障(晶状体皮质大部分吸收,仅残余赤道部皮质,形成环状)。也可因晶状体囊下上皮细胞增生,形成后发性白内障,发生 Elschnig 珍珠(上皮细胞聚集在部分残余囊膜内形成)。当晶状体浑浊较小时,可呈静止状态,形成局限性白内障。而当损伤较大,皮质溢出时,可形成完全性白内障。

(一)局限性静止性白内障

多由于细小锐器或异物损伤所致,当仅有晶状体前囊被刺破后,这种晶状体浑浊常呈局限性并静止,不随时间而继续发展。少量晶状体纤维可通过破口进入前房,但呈静止状,裂隙灯下可见灰色圈环绕形成瘢痕,周边部可见放射牵引条纹,如果伤口在后囊,可见损伤位置形成圆锥形突出(图 3-2-1)。有些小的刺伤虽然破口在前囊,但破口闭合较快,可表现为轴性浑浊,晶状体纤维连接线呈暗色,可形成玫瑰花形态,也可表现为晶状体纤维之间的气泡形成,类似水聚集。因晶状体浑浊范围小、局限、静止,多不引起视力改变。

(二) 完全性外伤性白内障

当晶状体损伤位置较大,创口闭合较慢或者无法闭合,晶状体局部浑浊会迅速扩大至完全浑浊,临床可见弥漫性浑浊。这种损伤可见晶状体皮质脱入前房、玻璃体,诱发过敏性葡萄膜炎,也可阻塞房角引起继发性青光眼。随着囊破裂时间延长,晶状体纤维可吸收水分膨胀、破裂、变性、乳化,外观可呈弥漫性浅灰色改变(图 3-2-2)。年龄较小者,晶状体浑浊可逐渐被吸收,仅残留囊膜形成无晶状体眼,而年龄较大者晶状体浑浊可逐渐机化、结晶。因晶状体浑浊范围较大可呈进行性发展,视力多损伤严重。

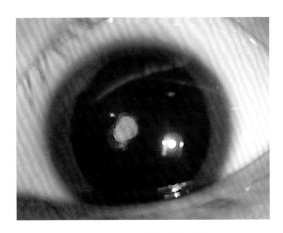

图 3-2-1 局限性静止性白内障

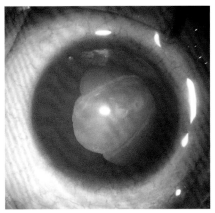

图 3-2-2 完全性外伤性白内障

伴有异物的穿通性白内障,致伤物残留在晶状体内未排出,除表现机械损伤的症状,还可继发相应的理化反应。当异物存留于眼球内时,即使晶状体损伤较小,伤口可以闭合,但由于理化作用,晶状体浑浊也可进一步加重。如铁屑进入眼内,可形成晶状体铁锈征(图 3-2-3),表现为晶状体前囊下上皮细胞内棕色点状改变,并逐渐形成较大的棕色颗粒。铜离子的理化性质较活跃,当铜异物进入眼内,铜离子黏附在 Descemet 膜内可形成 K-F 环,在晶状体囊上可见典型的葵花样白内障(图 3-2-4),铜离子在晶状体内残留时早期可不出现急性化脓性炎症,但随着时间延长可形成眼球铜沉着症。其他惰性异物,如玻璃形成的晶状体浑浊,多局限在异物周边,不随时间延长而继续进展,

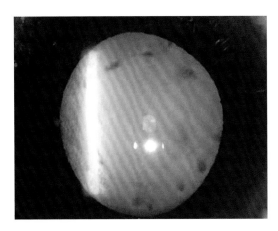

图 3-2-3 晶状体铁锈征

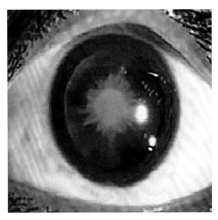

图 3-2-4 葵花样白内障

仅表现机械性损伤。伤口较小且局限的穿通性白内障，不伴随眼内异物的，可以临床观察，若影响视力较重时可择期行手术治疗。而晶状体损伤较大，且存在眼内异物时，应尽快急诊手术。

二、钝挫伤性白内障的临床特点

眼球钝挫伤是指对眼球的钝性打击，不造成眼组织的裂伤。根据受伤力度不同，往往有不同的临床表现，如角膜挫伤、外伤性虹膜炎、前房积血、睫状体脱离、晶状体脱位、晶状体浑浊、视网膜震荡、视网膜及脉络膜脱离等。其中钝挫伤引起的晶状体浑浊称为钝挫伤性白内障（contusion cataract）。

【病因】 一般认为，钝挫伤时晶状体上皮细胞功能受损、晶状体囊通透性增加，晶状体纤维肿胀、断裂，悬韧带异常或玻璃体的反作用致晶状体震荡等多种因素导致了白内障的形成。挫伤严重时，晶状体囊局部破裂，房水进入皮质引起类似于穿通性白内障的表现。

【临床表现】 钝挫伤性白内障可伤后即刻出现，也可数周、数月甚至数年后发生。根据受伤程度的不同，晶状体浑浊的类型和范围也各不相同。轻度的浑浊多可逆，对视力影响较小；而有的浑浊持续发展，严重影响视力。临床可见前囊下散在的点状、片状或线性浑浊。受伤后最常见的为虹膜印环（Vossius 环，图 3-2-5）。

（一）Vossius 环

它的形成主要是眼球遭受正面冲击力时，压力通过房水传导至虹膜，虹膜突然受压后瞳孔收缩并被挤压至晶状体前囊表面，震荡导致虹膜色素脱落附在瞳孔缘后的前囊上皮上，形成一较小的色素颗粒附着环；当冲击力减小或者去除后，瞳孔散大，而玻璃体、晶状体可产生回跳再次贴近虹膜，瞳孔后面的色素及纹理可以附着在晶状体前囊，形成一较大的色素颗粒附着环，最终在晶状体前囊出现双环。通过裂隙灯可观察到晶状体前囊环形分布不均的色素颗粒，早期色素环较明显，这些色素颗粒可存在数日、数月或数年，随着时间推移逐渐消失，一般对视力影响较小。

（二）外伤播散型上皮下晶状体浑浊

当挫伤力量较小时，可在晶状体前部上皮下出现散在针尖样浑浊，多见于中央或赤道部，可大片状扩散也可局限在小区域。该类型浑浊常可逆，伤后数日或数周即可消失，偶尔存在时间较长。随着晶状体上皮的生长，长期存在的浑浊可逐渐移向深层。在裂隙灯下可明确浑浊位置，这种上皮下的浑浊可以散在小点状存在，也可表现为丝状或羽毛状。这种浑浊面积小，多可逐渐恢复，因此视力多良好。

（三）外伤性玫瑰花晶状体浑浊

浑浊部位可在晶状体的前、后极皮下，后极的浑浊常伴有细小穿破伤。初起时晶状体前囊上皮下的纤维结合部位可见多个小滴液体，从中轴向赤道部扩散，形成类似羽毛状浑浊，也可形成玫瑰花结状、花瓣状（图 3-2-6）。损伤较小时，数日、数周后水珠可逐渐吸收，浑浊随之消失，但多数可形成永久浑浊。数年后，皮质层或核内未完全吸收的浑浊可见玫瑰花状改变，根据浑浊程度、部位不同，对视力影响也不同。

（四）弥散性钝挫伤性晶状体浑浊

由钝挫伤引起的晶状体弥散性白内障较少见，一般多见于挫伤力量较大引起囊破裂，房水被吸收而形成的白内障。根据裂口的大小,浑浊的快慢不同。囊破口较小时可很快闭合,形成局限性浑浊。裂口较大时晶状体纤维膨胀,晶状体迅速完全浑浊(图3-2-7)。晶状体皮质可由裂口溢入前房,形成虹膜炎、继发性青光眼等并发症。不论何种表现的白内障,当其明显影响视力时均需手术治疗。

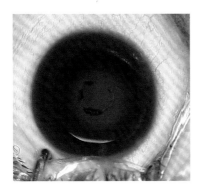

图 3-2-5　Vossius 环

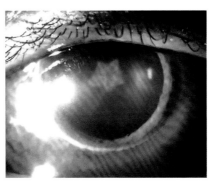

图 3-2-6　外伤性玫瑰花样白内障

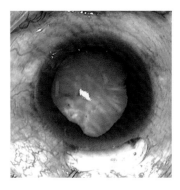

图 3-2-7　弥散性钝挫伤性白内障

三、辐射性白内障的临床特点

辐射可分为电离性辐射(ionizing radiation)和非电离性辐射(nonionizing radiation)。X 射线、γ 射线、中子等所致的损伤称为电离性损伤。紫外线、红外线、可见光线、微波等所致的损伤称为非电离性损伤。辐射性眼损伤可累及眼部多部位,如眼睑、结膜、虹膜、睫状体、晶状体及视网膜等,其中晶状体对辐射最为敏感,有研究表明低于 2Gy 急性辐射剂量的低电离辐射和低于 5Gy 的长期辐射可以形成辐射性白内障(radiational cataract)。小剂量的辐射可引起晶状体明显的浑浊,但多可逆或局限不发展,大剂量的辐射损伤则不可逆。研究发现辐射剂量与辐射性白内障呈线性关系。Nakashima 等发现辐射剂量效应随年龄增加具有显著的统计学意义。认为低年龄组对辐射更敏感,每单位辐射剂量带来的危险要高于高年龄组,年龄越小发生后囊下白内障的风险越大。另外,辐射类型、暴露时间、能量大小、辐射距离及角度等都影响辐射对眼的损伤。

【病因】 DNA 损伤应答是引起辐射性白内障的重要机制。直接损伤和间接氧化引起 DNA 断裂,使得细胞迁移异常、生化改变,晶状体蛋白错误折叠和晶状体细胞形态学改变形成白内障。有研究认为基因遗传因素也影响了辐射敏感性。Smilenov 等研究认为,*Atm*、*Rad9* 和 *Brca1* 基因出现杂合子后,细胞抗凋亡性和辐射敏感性增加,可以加快白内障形成。

【临床表现】 既往认为后囊下晶状体浑浊是辐射引起的晶状体浑浊的特征性改变,而现在发现晶状体皮质中也可出现浑浊。

(一)非电离性辐射

非电离辐射根据波长可分为紫外线、可见光线、红外线、微波等。电子能量较小,主要对组织产生热效应和光化学效应。紫外线有较高的光子能量,主要引起组织的光化学反应。红外线是长波光谱,主要对组织产生热损伤,可透过眼屈光间质,引起眼底视网膜损伤。

1. **紫外线辐射**(ultraviolet radiation) 紫外线主要被角膜上皮、晶状体吸收,少量可达到视网膜。紫外线辐射使晶状体上皮细胞中的 ATP 酶活性丧失,膜泵功能障碍,导致晶状体细胞水肿、浑浊,细胞凋亡。同时晶状体蛋白凝集和结构破坏,晶状体纤维水肿。紫外线光子能量较大,晶状体在吸收紫外线后,引起一系列的光化学反应,其产生的荧光发色团在晶状体核内蓄积,加重晶状体老化。这些荧光发色团可使晶状体内的可溶性蛋白交联聚集形成高分子的不溶性蛋白,晶状体抗氧化失衡。最终晶状体细胞和纤维结构紊乱,不溶性蛋白增多,形成白内障。实验表明,大剂量单次紫外线照射主要损伤晶状体皮质,而小剂量长期照射可引起晶状体核浑浊(图 3-2-8)。晶状体核可呈棕色改变,随着白内障逐渐加重可成黑核,有的则表现为后囊下型白内障,与成熟期老年性白内障类似。

2. 红外线辐射(infrared radiation) 红外线光子能量较低,对组织只产生热效应,因此红外线性白内障又称为辐射热性白内障。对于红外线辐射导致白内障形成的原因目前认为有两种机制:一是间接损伤,角膜、虹膜吸收红外线热能后,使眼前节温度升高促进白内障形成;二是直接损伤,红外线直接损伤晶状体,导致晶状体组织的水解变性,蛋白质凝固形成白内障。红外线对晶状体损伤的典型表现是:早期晶状体后囊下皮质点状、盘状或蜘蛛网样浑浊,逐渐发展形成边界清晰而不规则的碟状浑浊,并由中心向赤道延伸,其中可伴有类似金属光泽的结晶。后皮质可呈板层状排列,尖部伸入核部,最终融合成全晶状体浑浊。另外前囊下皮质也可出现点状、线状或空泡样改变。其次,红外线性辐射又称热辐射,其形成的白内障在瞳孔区前囊的浅层可出现透明膜状剥脱,游离端卷曲漂浮在前房中,形成红外线辐射性白内障,又称为吹玻璃工人白内障(图 3-2-9)。

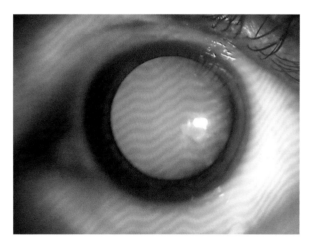 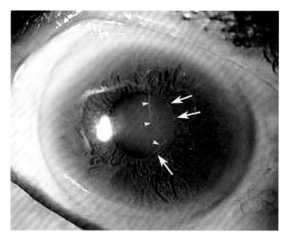

图 3-2-8　紫外线辐射性白内障　　　　　图 3-2-9　吹玻璃工人白内障(箭头为剥脱的囊膜)

3. 微波辐射(microwave radiation) 微波对机体的损伤主要是热效应,损伤程度与频率和功率相关。频率越高穿透性越弱,但被吸收的能量越大,可造成眼睑、结膜和角膜的灼伤。频率越低穿透性越强,而被吸收的能量较小,可引起晶状体的浑浊。微波功率越大,损伤越大。微波使晶状体受热后,破坏其酶代谢系统,维生素 C 含量下降,促进白内障形成。另外微波使晶状体前囊渗透性增加,过多房水进入导致白内障形成。不同微波剂量形成的晶状体浑浊形态不同。当大剂量照射时,晶状体前囊出现弥漫性浑浊,很快整个晶状体完全浑浊。而当剂量较小时,24 小时内前皮质下可见羽毛状浑浊,即刻变成菊花团状,此时浑浊可逆。当剂量更小时,可出现延迟性后皮质浑浊。微波性白内障最初起始于后极部囊下的皮质浑浊,可先出现细小点状浑浊。这些点状逐渐组合成条状或圈形浑浊,然后相互交织成网,最后形成蜂窝状浑浊。其间可见彩色斑点,同时前囊下皮质也会出现薄片状浑浊,最后形成全晶状体浑浊。

(二) 电离性辐射

电离性损伤的放射线主要包括 X 射线、γ 射线、β 射线及中子射线等。电离辐射可以致眼及全身的多部位损伤,其中晶状体是眼部对辐射最敏感的部位。电离性射线进入眼部后,可以产生离子性损害,使局部的原子失去电子,而呈离子化状态。这些离子化自由基可致组织损伤。另外,电离性射线还能直接损伤细胞内的 DNA 分子链,导致链断裂并影响细胞的增生。晶状体赤道部囊下上皮细胞对电离辐射线极敏感。

当放射线破坏细胞内 DNA 后,引起细胞分裂、增生异常,大量氧自由基使抗氧化失衡,破坏细胞代谢,最终形成白内障。研究发现晶状体损伤存在辐射的累积剂量效应。起初晶状体后囊下皮质可见数个点状浑浊,成环形排列,逐渐进展为盘状浑浊并向赤道部延伸,后囊下皮质呈蜂窝状浑浊,最终晶状体完全浑浊。电离性辐射损伤临床多见于工作防护不当,既往最常见于放射科工作人员,近年来放射科安全意识有较大提升,但介入操作人员仍需加强防护意识。

(三) 核辐射

核辐射是一种特殊类型的辐射。核爆炸时可产生光辐射、冲击波、早期核辐射及放射性尘埃等,产生各种损伤效应。光辐射时间极短,可有紫外线、电离辐射等表现,晶状体瞳孔区前皮质可见点状灰白色浑浊,也可见斑块状和大片乳白色浑浊。而冲击波可产生钝挫伤、穿通伤改变。核辐射性白内障是一种复合性的外伤性白内障。

四、电击伤性白内障的临床特点

电击伤(electric injury)可分为工业电击和雷击两种,电击伤通常有电流入口和出口。所致眼部损害取决于电压大小、电击部位与眼部的距离,并与带电导体的接触面积、电流种类、时间及方向相关。头部电击伤常并发白内障,可单侧也可双侧。雷击伤较电击伤发病早,可在即刻,也可伤后数十年,平均为 2~6 个月。引起电击性白内障的电压范围为 500~80 000V,以 10 000V 以上的高压电多见,且交流电比直流电损伤重。

【病因】 工业电击伤和雷击伤形成白内障的性质基本相同,由于电流可以改变晶状体细胞蛋白质结构,可以刺激睫状肌强力收缩使晶状体纤维发生移位,眼前段血液循环障碍影响晶状体代谢。另外电击形成的放射能可导致晶状体囊通透性增加引起晶状体纤维膨胀浑浊,且晶状体富含蛋白,电阻大,产热多。既往有研究发现,电击小鼠后其晶状体上皮细胞出现胞核固缩、凋亡。

【临床表现】 工业电击伤主要形成前囊下皮质浑浊,而雷击伤则可形成前、后囊下浑浊。起始于晶状体前面,偶可见在晶状体后皮质或接近赤道部的浑浊或全部浑浊。典型的表现是晶状体前囊下出现大小不一的空泡,并随着时间推移,空泡逐渐形成环状,融合成葵花样前囊下白内障(图 3-2-10)。整个过程数月到数年不等,完全浑浊者呈乳白色。电击伤性白内障导致的晶状体浑浊可为静止性,也可为持续性。视力影响较大者需尽早手术治疗,若无明显眼底病变者可恢复较好视力。

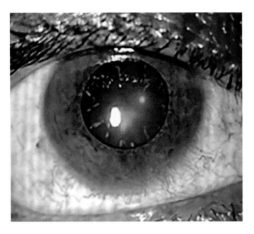

图 3-2-10　电击伤性白内障

五、爆炸伤性白内障的临床特点

眼爆炸伤是严重的复合性眼外伤,爆炸产生的冲击波,可造成眼球钝挫伤、眼球裂伤、异物伤及热烧伤等,眼球损伤较严重。根据郑州大学第一附属医院眼科统计 1981—1991 年间住院的眼外伤 4 210 例,爆炸类眼外伤占 25.87%,仅次于锤敲击伤(38.91%),位于第 2 位。而近年来随着安全防控意识的提高及禁燃烟花爆竹等措施,爆炸性眼外伤比例逐渐下降。1995—2002 年郑州大学第一附属医院统计的爆炸伤占眼外伤的比例约为 5.6%。男性占绝大多数,儿童发病高峰是 11~15 岁,成年人是 20~40 岁。根据致伤物分析,多见于雷管、烟花爆竹、啤酒瓶等。

【病因】　致伤物爆炸瞬间释放的能量巨大,爆炸中心的压力、温度急剧上升,并伴有周围多种异物的飞溅,使得眼部周围形成高速冲击波。当致伤物爆炸时,气浪产生的直接冲击力,在眼内可以造成瞬间剥落效应、内爆效应、压力差效应和血流动力学效应等。有研究认为,当爆炸引起眼球钝挫伤时,血管出现痉挛性收缩,血流量明显减少,血流图即刻出现波幅值及灌注量显著下降。光镜、电镜及视网膜电流图中可以发现脉络膜毛细血管闭塞、消失及纤维化,光感受器细胞出现坏死。

爆炸伤性白内障是爆炸伤中常见的并发症,其临床表现多与穿通性白内障、钝挫伤、异物伤及悬韧带撕裂引起的白内障类似,但晶状体损伤更严重。因其多伴有全身其他部位损伤,尤其是头面部损伤,需急诊抢救生命,待生命体征平稳后尽早行眼部治疗。

(郑广瑛　梁圆圆)

参考文献

1. 张夏茵,龙尔平,刘臻臻,等.生长因子与晶状体的正常发育.中华眼视光学与视觉科学杂志,2016,18(10):636-640.

2. 刘宁.低剂量电离辐射对放射医务人员健康影响的前瞻性队列研究.广州:广东药科大学,2021.

3. 潘萍萍,景丽艳,胡祖应.医学放射工作人员眼部情况分析.中华眼外伤职业眼病杂志,2019(03):227-230.

4. 张鹏,苏建栋,田学敏.复杂的外伤性白内障急诊玻璃体切除术联合晶状体切除术.中华眼外伤职业眼病杂志,2019(05):390-393.

5. 夏添.外伤性白内障不同手术时机人工晶状体植入术疗效分析.中国烧伤创疡杂志,2022,34(02):109-112.

6. 操文莉,陈震,邢怡桥.1587 例机械性眼外伤流行病学特点及预后影响因素分析.实用预防医学,2021,28(10):1201-1204.

7. 董娟聪,程娇,王超,等.辐射敏感指标在我国放射工作人员健康监护中的应用.中国辐射卫生,2022,31(1):119-123.

8. YADAV A,KATIYAR V,PHADIKAR P,et al. A case of isolated bilateral cataract following high-voltage electrical injury. Oman J Ophthalmol,2020,13(1):34-36.

9. SIANTAR RG,AGRAWAL R,HENG LW,et al. Histopathologically proven siderotic cataract with disintegrated intralenticular foreign body. Indian J Ophthalmol,2013,61(1):30-32.

10. AGARWAL R,GOEL Y,ANAND K. Sunflower cataract in chalcosis bulbi. Indian J Ophthalmol,2019,67(1):137-138.

11. SINGH RB,THAKUR S,ICHHPUJANI P. Traumatic rosette cataract. BMJ Case Rep,2018,11(1):e227465.

12. ALODHAYB S,EDWARD DP. Combined true and pseudoexfoliation in a Saudi patient with co-existing cataract and glaucoma. Saudi J Ophthalmol,2014,28(4):335-337.

13. ALAMRI O,ALTURKISTANI D,SAIFALDEIN A,et al. Bilateral impending macular hole,cataract and uveitis following electrical injury. Case Rep Ophthalmol,2020,11(3):647-651.

3

第四章

晶状体外伤的病理生理学及免疫学特征

眼外伤一方面可直接引起眼球解剖结构和生理功能的改变,另一方面也同时启动了眼部的损伤修复和免疫应答反应。外伤对晶状体造成的损伤主要表现为晶状体浑浊和晶状体脱位,即外伤性白内障和外伤性晶状体脱位。外伤性白内障可因机械性损伤造成,也可因化学烧伤、电击伤和辐射伤造成;异物伤时眼内异物存留于晶状体或穿过晶状体亦可造成晶状体浑浊。眼球不仅具有严密的、特殊的固有防御系统,并且可被视为一个微型的免疫器官,具有特殊的免疫学特性。外伤导致的晶状体囊破损后所释放的自身物质可作为自身抗原引起严重的眼内炎症反应,由于不同抗原所启动的免疫应答反应类型的不同,晶状体相关抗原所导致的眼内炎症在临床上表现为一组特征不尽相同的"晶状体相关性葡萄膜炎"。本章将对晶状体外伤相关的病理生理改变及免疫学机制进行阐述。

第一节 ｜ 晶状体外伤的病理生理改变

一、晶状体的损伤修复

晶状体由晶状体囊、晶状体上皮及蛋白含量丰富的晶状体纤维组成。晶状体纤维是构成晶状体的主要成分,由晶状体上皮细胞分化产生,分为外层的晶状体皮质和内部的晶状体核。正常晶状体是透明的,无血管,其营养主要来自房水,新陈代谢过程复杂。当各种原因引起房水成分和晶状体囊渗透性改变或代谢紊乱时,晶状体蛋白变性、水肿,纤维之间出现水分聚集、空泡,以及上皮细胞增生,可致晶状体由透明变为浑浊。

眼的机械性损伤、化学伤、电击伤和辐射伤均可引起晶状体浑浊,导致外伤性白内障,常见有钝挫伤和穿通伤所致白内障、爆炸伤所致白内障和电击伤所致白内障。外伤性白内障形成的主要原因是晶状体蛋白质的变性。机械性眼外伤直接或间接所造成的晶状体囊的破损、通透性的改变可使水分子进入晶状体内,导致晶状体蛋白质变性;化学伤、电击伤和辐射伤等可以直接引起晶状体蛋白质变性。另外,外伤造成的晶状体囊及其囊下上皮细胞和晶状体纤维的损伤,也是白内障形成的因素之一。

晶状体应对损伤的主要修复反应是晶状体上皮细胞的增殖、迁移、黏附及细胞成纤维化等。当眼前段穿通伤造成晶状体囊破裂，如果很小，可被虹膜覆盖，或晶状体上皮细胞增生，形成新的前囊，使伤口愈合，仅留局限性浑浊。但是当严重的眼外伤导致晶状体囊破裂、上皮细胞严重水肿坏死，可迅速形成白内障，此后，溢出的晶状体皮质可被虹膜组织吸收，或堵塞房角引起眼压升高。晶状体挫伤时，可能出现晶状体囊不破裂的情况，但是挫伤带来的机械性刺激或炎症反应可造成晶状体上皮细胞和晶状体纤维受损，启动了晶状体上皮细胞向成纤维细胞分化并增生的病理生理过程。在白内障手术之后，晶状体残留的上皮细胞迁移至晶状体后囊过度增殖、成纤维化，导致广泛的囊膜及囊膜下浑浊形成后发性白内障。

近年来，在晶状体上皮细胞对损伤修复反应方面的研究显示晶状体上皮细胞增殖与生长因子关系密切。碱性成纤维细胞生长因子（basic fibroblast growth factor，bFGF）通过与晶状体上皮细胞膜上的受体结合可启动细胞增殖效应，促进晶状体上皮细胞增殖；手术创伤引起晶状体囊破坏时，会有大量 bFGF 释放，房水中 bFGF 显著增高。表皮生长因子（epidermal growth factor，EGF）与 bFGF 相比，是一种较弱的促细胞分裂因子，有研究显示晶状体上皮细胞一旦暴露于房水，房水中正常浓度的 EGF 即可促进晶状体上皮细胞增殖。胰岛素样生长因子（insulin like growth factor，IGFs）主要是协同 bFGF、EGF 促进细胞增殖，另有研究发现 IGFs 可诱导胚胎晶状体上皮细胞伸长和早期晶状体纤维分化。血小板源性生长因子（platelet-derived growth factor，PDGF）在维持晶状体的透明度方面有一定作用，对晶状体上皮细胞的正常生长有相当影响，并认为其能增加晶状体的重量和可溶性蛋白的容量，在体外培养试验中 PDGF 结合胰岛素可促使晶状体上皮细胞的增殖和生长。房水中的转化生长因子 β（transforming growth factor-β，TGF-β）对晶状体上皮细胞的影响表现为抑制作用。

另外，累及晶状体的外伤往往伴有眼内其他组织的损伤，炎症反应和组织纤维化是外伤后重要的修复机制。炎症反应是外伤后早期即可出现的病理变化。首先是大量蛋白样物质渗出，可表现为前房纤维素样凝块形成及玻璃体腔剧烈的渗出反应；然后是细胞出现在病损区。这一过程与组织的损伤程度有关，损伤轻则反应时间短。而当严重的穿通伤使晶状体、玻璃体，甚至是脉络膜及视网膜受损时，炎症反应将非常剧烈。炎症、外伤等破坏了血-眼屏障，外伤后纤维连接蛋白、纤维蛋白、纤维蛋白原、生长因子的浓度增高，这些强趋化因素对色素上皮细胞、巨噬细胞和成纤维细胞均有趋化作用，进而将这些具有增殖能力的细胞趋化至伤口附近。在临床上表现为一类晶状体相关的葡萄膜炎。

二、血-房水屏障的创伤反应

血-房水屏障（blood-aqueous barrier，BAB）是眼内重要的血-眼屏障之一，主要由睫状上皮细胞和虹膜毛细血管构成，这一屏障阻挡了绝大部分大分子物质及某些小分子物质进入前房。睫状突的睫状上皮细胞是血-房水屏障的关键结构。组织学研究证实，睫状上皮细胞是通过紧密连接、缝隙连接、桥粒、连接复合体等连接方式来使其结构稳固并有效行使屏障功能的。这些细胞间的连接方式所构成的屏障可以阻止铁蛋白混合物、辣根过氧化酶等大分子物质通过，并且对很多溶质的通透性也比较低，仅允许分子量较小的微过氧化物酶等小分子通过。虹膜基质的前面和后面均覆盖有上皮组织，前上皮可视为睫状体无色素上皮细胞的延续，后上皮为睫状体色素上皮细胞的延续。虹膜的前上皮细胞之间有很大的孔隙,对虹膜实质内的溶质渗入前房无任何屏障作用。后上皮细胞间具有紧密连接方式,使细胞间的结合呈密封状。当静脉注入辣根过氧化酶时,酶分子从睫状体的毛细血管渗入到虹膜根部,虹膜的后上皮细胞能阻止其从虹膜实质层渗入后房。虹膜毛细血管内皮细胞是具有紧密连接结构的,也是血-房水的重要屏障结构。血液中的某些物质,如辣根过氧化酶、微过氧化酶,甚至更小的溶质分子,如荧光素,都不能通过虹膜毛细血管进入虹膜实质层。虹膜毛细血管内的某些物质进入虹膜实质,可能主要是通过细胞膜选择性的单向型转运作用实现的。可能由于虹膜毛细血管内皮细胞的内外侧细胞膜的转运蛋白不对称,使这一屏障起到了"清道夫"的作用,将房水内不需要的且影响其透明度的大分子物质清除出来。

机械性眼外伤、化学性眼外伤、辐射性眼外伤,以及治疗所引起的相关组织损伤等,均可引起与急性炎症类似的病理改变,其中包括和其他组织一样的急性非特异性反应,及随之而来的房水成分的改变、眼压改变及瞳孔缩小等 BAB 破坏所特有的反应。急性非特异性反应包括血管口径及血流的改变和血管通透性的增加。虹膜和睫状体是富含血管的组织,对各种损伤性刺激的反应极为灵敏。眼球受到损伤刺激以后,首先是虹膜、睫状体的血管收缩,持续短暂时间后,随之出现血管扩张。最先受累的是小动脉,其扩张导致毛细血管床开放,局部血流量增加。外伤刺激和其他类刺激一样,可引起组胺、缓激肽等细胞介质的释放、细胞骨架和连接的重新组织,可使血管内皮细胞退缩,加之外伤对血管内皮细胞的直接损伤以及白细胞介导的内皮损伤,造成血管通透性增加。另外,当眼受创伤(化学或机械性刺激)后,可引起虹膜合成和释放前列腺素(prostaglandin,PG),PG 由花生四烯酸(arachidonic acid)在多种酶的作用下生成,可引起瞳孔收缩。PG 也因其强烈的生物活性,能引起局部的动脉血管扩张,使毛细血管网充血和血流量增加,并使其通透性发生改变,进一步破坏 BAB。随着血管通透性增加,大量富含蛋白的液体渗出到血管外组织,致小血管内红细胞容积比增加,血液黏稠度升高,进而血流变缓,小血管循环淤滞。同时,白细胞黏附于血管内皮,趋于向间质组织缓行。不同的刺激,虽然导致血管扩张和渗透性增加的机制可有不同,但最终结果均是富含蛋白的液体进入间质中,形成血管内外渗透压差,液体在间质组织中聚积,导致虹膜、睫状体组织水肿及一系列继发改变。

另外,血管破裂出血合并组织直接损伤在眼外伤是极为常见的。除上述的各种创伤免疫反应外,血液直接进入前房,尤其是伴有虹膜、睫状体等组织的直接损伤时,进入前房的各种血液成分及组织碎屑,更进一步诱导白细胞,尤其是巨噬细胞的吞噬反应,同时也会发生一系列病理改变。

眼部受损伤后,血管所做出的各种应激反应,对创伤的修复是有利的,是机体的保护性反应。血浆的渗出可使创伤引起的局部毒素及有害物质得以稀释,抗体、补体的介入起到了中和与调理作用,白细胞的外渗对清除有害异物、杀灭细菌和其他微生物,降解清除脱落坏死组织起重要作用。外伤后的白细胞从血管外渗到间质组织的过程中,大体上经过了白细胞黏附于血管壁、渗出于血管外及向着趋化物移动并被激活的过程。外源性趋化因子如细菌产物,内源性者如补体结合产物、花生四烯酸等,在趋化因子诱导白细胞移动的同时将其激活。被激活的白细胞,在损伤部位可吞噬、消化、降解包括异物、感染的微生物及脱落坏死的组织等。在这一趋化吞噬过程中,其代谢产物如溶酶体酶、花生四烯酸等,也同时会造成组织损伤。

由于 BAB 破坏,大量蛋白及其他血浆渗出物进入房水。此种改变可在裂隙灯下被查及,表现为房水闪辉或浑浊。由于外伤造成的眼内大量 PG 的合成及释放,可刺激虹膜引起瞳孔收缩。BAB 受损后对眼压的影响,被认为和眼内 PG 的含量以及房水流出通道的通畅度有关。目前认为 PG 可影响房水的生成速度、调节房水流出道的通畅性等,其对眼压的变化具有双效作用。由于外伤后 BAB 受损程度的不同,引起进入前房的 PG 量不同,可造成高眼压状态,也可造成一段时期的低眼压。也有观点认为,BAB 破坏所致的房水内的凝块样物质堆积于小梁网,可阻止房水的排出,甚至造成高眼压。

三、晶状体不全脱位或全脱位

晶状体悬韧带较薄弱,外伤时断裂可导致晶状体不全脱位(subluxation of lens)或全脱位(luxation of lens):①由于晶状体悬韧带完全断裂,引起全脱位,可脱位到前房、玻璃体内或嵌入瞳孔区;②如果晶状体悬韧带不完全断裂,晶状体仍位于后房,但位置移动,为不全脱位。后部不全脱位由于刺激睫状体分泌过多房水易引起青光眼,而悬韧带断裂又可导致玻璃体进入前房。

第二节 │ 晶状体外伤相关的免疫学机制

一、相关的免疫学概念

免疫系统具有保护宿主抵御微生物感染、维持自身稳定和免疫监视的功能。免疫分为固有免疫(innate immunity)和适应性免疫(adaptive immunity)两种类型。免疫应答一般指适应性免疫,包括一个连续过程的两个重要阶段:对外源物质的识别和清除外源物质的反应。

固有免疫,又称之为天然免疫(natural immunity)或非特异性免疫(nonspecific immunity),由物理屏障、生物化学屏障、固有免疫细胞和分子组成,针对病原微生物的入侵可迅速应答,其应答模式和强度不因与病原微生物的反复接触而改变,即非特异性地防御各种病原微生物,是宿主抵御病原微生物入侵的第一道防线,并启动和参与适应性免疫应答。机体的物理屏障即为组织屏障,位于机体内外环境界面上,如体表的皮肤以及呼吸道、消化道等黏膜组织,眼睑是眼表组织中抵御感染的第一道防线,作为机械性屏障防御外界微生物或异物的侵害。局部的屏障结构为器官、组织内血液与组织细胞之间进行物质交换时所经过的多层屏障性结构,如血-脑屏障、血-眼屏障、血-睾屏障、血-胸腺屏障等,起到防御病原菌入侵和维持内环境稳定的作用。生物化学屏障包括皮肤和黏膜的分泌物所包含的各种杀菌、抑菌物质,泪液是眼重要的生物化学屏障,含有溶菌酶、免疫球蛋白、补体蛋白和乳铁蛋白等。固有免疫细胞包括吞噬细胞(phagocyte)、树突状细胞(dendritic cell)、自然杀伤细胞(natural killer cell,NK cell)等。吞噬细胞是十分重要的固有免疫细胞,如单核细胞、巨噬细胞和多形核中性粒细胞,这些细胞可结合、吞噬并杀灭微生物。病原微生物活化固有免疫导致炎症反应的发生,使感染得以局限和控制。固有免疫对病原微生物的识别是通过病原体相关分子模式(pathogen-associated molecular patterns,PAMPs)与模式识别受体(pattern recognition receptors，PRRs）的相互结合实现的。PAMPs 存在于病原微生物表面，如革兰氏阴性菌表面的脂多糖（lipopolysaccharide，LPS）、革兰氏阳性菌表面的肽聚糖（peptidoglycan）等。针对非感染性损伤所引起的免疫反应机制，近年来学术界又提出损伤相关的分子模式（damage associated molecular patterns，DAMPs）的概念，意指机体自身细胞所释放的内源性分子，即内源性危险信号，来源于受损或坏死组织和某些激活的免疫细胞，目前已发现多种 DAMPs，主要有高迁移率组蛋白 1、热休克蛋白等。固有免疫细胞表面存在 PRRs，可与广泛类别病原微生物表面的 PAMPs 或 DAMPs 发生特异性结合，启动即时效应，引起固有免疫应答，同时可直接或间接启动适应性免疫应答。另外，单核细胞、巨噬细胞和树突状细胞捕获抗原后，可将抗原信息传递给 T 淋巴细胞，在特异性免疫应答的效应阶段，吞噬细胞、NK 细胞、细胞因子、补体等固有免疫细胞与分子也发挥十分重要的作用。

适应性免疫，又称之为获得性免疫（acquired immunity）或特异性免疫（specific immunity），是机体在长期与外源性病原微生物接触过程中，对特定病原微生物（抗原）产生识别与后续效应，最终将其清除体外的防御功能，即高度特异性地防御某一特定病原微生物。适应性免疫的特征为特异性、多样性、记忆性、特化作用、自我限制和自我耐受。适应性免疫应答的成分是淋巴细胞及其产物，包括具有特异性应答能力的淋巴细胞，分为 B 淋巴细胞（B lymphocyte，也称 B 细胞）和 T 淋巴细胞（T lymphocyte，也称 T 细胞）两类。所有免疫应答均由对抗原特异性的识别所启动，该种识别导致特异性识别抗原的淋巴细胞活化。活化实际代表了抗原特异性的淋巴细胞发生细胞增殖和功能性分化，活化的结果是产生了免疫效应，把抗原清除掉。其后，免疫系统又恢复到自身稳定的基础状态。因此，免疫学家将免疫应答分为抗原识别、免疫细胞活化和效应三个阶段。根据效应成分和功能将免疫应答分为体液免疫应答（humoral immune response）和细胞免疫应答（cellular immune response）两类。体液免疫和细胞免疫分别负责抵御细胞外和细胞内病原微生物感染（在某种情形下，也可以是某一病原体感染的不同阶段），前者主要依靠 B 细胞及其效应分子执行；后者主要依靠 T 细胞介导。

识别抗原并对抗原物质产生免疫应答是免疫系统的重要功能之一。抗原（antigen）是可诱导适应性免疫应答并成为其靶分子的外源性物质。抗原的免疫原性，是指能够刺激机体形成特异抗体或致敏淋巴细胞的能力，即指抗原能刺激特定的免疫细胞，使免疫细胞活化、增殖、分化，最终产生免疫效应物质抗体和致敏淋巴细胞的特性。抗体（antibody）是 B 细胞合成和分泌的免疫效应分子，可特异性识别病原微生物的抗原，存在于血液和黏膜分泌液中，中和病原微生物的传染性，并通过各种效应机制来清除携带抗原分子的病原微生物，介导了体液免疫应答。具有抗体活性和与抗体结构类似的球蛋白称之为免疫球蛋白（immunoglobulin，Ig）。Ig 有分泌型和膜型，其分泌型即为各种抗体。抗体可与细胞外微生物（如细菌）和毒素（如外毒素）结合，导致其得以清除。对于存在于细胞内的外源性微生物，如病毒和某些细胞内感染细菌（如结核杆菌）可在吞噬细胞和其他宿主细胞内生存和繁殖，抗体不能与其结合。针对此种类型的抗原，T 细胞可发挥促进吞噬细胞杀灭细胞内微生物的作用，或直接杀伤受感染细胞，从而起到清除细胞内感染病原体的作用。

理论上，机体的免疫系统可对所有抗原物质产生免疫应答，但实际上，免疫系统仅对"非己"抗原刺激产生较强的免疫应答，以清除抗原，称为免疫应答；而对自身组织细胞表达的自身抗原与分子一般不产生较强的应答或无应答，称免疫低/无应答，即自我耐受。自我耐受的状态由若干机制来保持,包括清除自身反应性淋巴细胞、使自身反应性淋巴细胞功能失活等。在一定条件下机体免疫系统接触某种抗原刺激后所表现出的特异性免疫低应答或无应答状态,称为免疫耐受(immunological tolerance or immunotolerance),其特征是机体再次接触同一抗原时,不发生可查见的免疫反应,但对其他抗原仍保持正常的免疫应答。免疫耐受与机体免疫应答均为抗原诱导的特异性 T/B 细胞应答,但效应不同。免疫耐受与免疫应答之间的平衡对于保持免疫系统和机体的自身稳定相当重要。而一旦免疫系统对自身成分起反应,将导致自身免疫,诱发自身免疫病。自身免疫(autoimmunity)是免疫细胞对"自身"(self)与"非我"(non-self)成分的辨别障碍。

外周免疫耐受中的一个特殊概念是"免疫赦免",即体内存在一些生理性屏障区如胸腺、睾丸、眼、肝和脑等,可将自身反应性细胞与自身抗原隔离,即在这些部位接种或移植具有免疫原性的细胞或组织,这些细胞或组织可以长期存活,形成"免疫赦免区"(也译为免疫偏离部位,immune privileged site)。这些免疫赦免部位具有某些特征,如血-组织屏障、缺乏淋巴回流,可使这些部位的抗原物质被封闭在局部而不易被免疫系统识别。免疫赦免的其他机制还包括存在于这些区域的免疫抑制和激活淋巴细胞的程序性死亡等。

免疫组织与器官是免疫系统的重要组成部分。免疫组织,又称为淋巴组织,广泛分布在机体各个部位。在消化道、呼吸道、泌尿生殖道等黏膜下有大量非包膜化弥散性的淋巴组织和淋巴小结,构成了黏膜相关淋巴组织(mucosal-associated lymphoid tissues,MALTs),在抵御微生物经黏膜侵袭机体方面发挥重要的作用。淋巴器官又称为免疫器官,通常将免疫器官分为中枢免疫器官和外周免疫器官。人类和哺乳动物的中枢免疫器官由骨髓和胸腺组成,外周免疫器官则包括包膜化淋巴器官(脾脏和淋巴结)和非包膜化弥散性的淋巴组织(黏膜相关淋巴组织和皮肤免疫系统)。

黏膜相关淋巴组织是人体各种腔道黏膜上皮细胞下存在的无包膜淋巴组织和散在的淋巴细胞,是机体黏膜表面抵御病原感染的固有免疫和适应性免疫防御系统的主要部分。结构上由黏膜上皮下淋巴细胞组成的滤泡(follicles)构成。这些滤泡内含有抗原提呈细胞(主要为巨噬细胞)和 T、B 淋巴细胞,可直接诱发细胞和体液免疫,分泌抗微生物成分和细胞因子。当它们受到入侵抗原刺激后,除了迅速进行非特异性应答外,活化 B 淋巴细胞分化为浆细胞,产生 IgA 抗体,在黏膜局部发挥特异性免疫作用。机体中主要黏膜相关淋巴组织有肠道 Peyer 淋巴小结和支气管相关的淋巴样组织,构成消化道和呼吸道入口处的防御机构,前者包括阑尾、肠集合淋巴结和大量弥散淋巴组织,后者包括咽部扁桃体和弥散淋巴组织。结膜、泪腺、涎腺以及泌尿生殖道等黏膜处也存在弥散的淋巴样组织。

免疫细胞是免疫系统的功能单元,遍布全身,炎症反应可使免疫细胞定向集中在病灶。炎症反应过程中,局部血管扩张,血液缓慢,血管通透性增强,血浆及中性粒细胞等成分渗出到组织内,这使感染发生时免疫分子和免疫细胞可抵达病灶。在感染的早期,感染部位的中性粒细胞占数量优势,而后期巨噬细胞和淋巴细胞迁移到感染部位。在组织中,吞噬细胞可沿趋化因子的梯度定向迁移到感染部位。

补体是一组存在于血清和组织液中、可介导免疫应答和炎症反应的蛋白质。补体系统属于固有免疫,也是固有免疫和适应性免疫之间的重要桥梁,其整体功能为控制炎症反应。补体活化过程及其活化产物可介导细胞溶解、调理加强吞噬、产生趋化作用、增强局部毛细血管通透性、释放炎性介质、清除免疫复合物等一系列重要的生物学效应。

适应性免疫应答对相同或相似外源性微生物或毒素的刺激产生快速的反应,然而,某些免疫应答产生过度或不适当的反应,通常称之为超敏反应(hypersensitivity),即机体与抗原性物质在一定条件下相互作用,产生致敏淋巴细胞或特异性抗体,如与再次进入的抗原结合,可导致机体生理功能紊乱和组织损害的免疫病理反应,又称变态反应。根据反应发生的速度、发病机制和临床特征将超敏反应分为Ⅰ、Ⅱ、Ⅲ和Ⅳ型。Ⅰ、Ⅱ、Ⅲ型超敏反应由抗体介导,可经血清被动转移;而Ⅳ型超敏反应由T细胞介导,可经细胞被动转移。Ⅰ型超敏反应又称过敏性变态反应或速发型变态反应,由IgE抗体介导,无补体参与,由肥大细胞等释放的介质引起,症状发生及消退迅速,具有遗传倾向,一般仅造成功能紊乱而不引起组织损伤,如青霉素过敏反应、药疹、过敏性鼻炎、支气管哮喘等;眼部常见的Ⅰ型过敏反应主要有变应性眼睑水肿、血管神经性眼睑水肿、过敏性眼睑炎症、过敏性结膜炎等。Ⅱ型超敏反应又称细胞溶解型变态反应或细胞毒型变态反应,由抗组织和细胞表面抗原的IgG或IgM介导,补体活化、炎症细胞聚集并活化以及受体功能异常为该型反应的主要机制,血细胞是主要靶细胞,如血型不符的输血反应、溶血性贫血等;角膜移植排斥反应属于Ⅱ型超敏反应。Ⅲ型超敏反应又称免疫复合物型变态反应,由中等大小可溶性的抗原抗体复合物沉积到毛细血管壁或组织中,激活补体或进一步募集白细胞而造成,如链球菌感染后的部分肾小球肾炎、外源性哮喘等。Arthus反应是一种局部的Ⅲ型超敏反应,即在反复注射抗原后,局部可出现水肿、出血、坏死等炎症反应;蚕食性角膜溃疡、晶状体过敏性葡萄膜炎的免疫病理机制可能也与Ⅲ型超敏反应有关。Ⅳ型超敏反应又称迟发性变态反应,为T细胞介导的一种病理表现,引起组织损伤的机制是巨噬细胞和淋巴细胞的局部浸润、活化及细胞因子的产生,常见的类型是:化学药品(例如染料)与皮肤蛋白结合或改变其组成,成为抗原,使T细胞致敏,再次接触该抗原后,T细胞便成为杀伤细胞或释放淋巴因子引起接触性皮炎;另一个类型称为传染性变态反应,是由某些病原体作为抗原性刺激引起的,见于结核病、梅毒等;此外,器官移植的排斥反应、接种疫苗后的脑脊髓炎、某些自身免疫病等都属于此型。肉芽肿型葡萄膜炎、泡性角结膜炎、角膜基质炎、交感性眼炎等也可能与Ⅳ型超敏反应有关。但是,临床实际情况是复杂的,因大多免疫应答体液免疫和细胞免疫均参与,有些疾病绝非由单一超敏反应所能解释,可能以某一型为主或在疾病发展的不同阶段由不同类型的超敏反应为主;另外,一种抗原在不同条件下可引起不同类型的超敏反应。

二、眼的免疫学特征

眼可被认为是一个微型的免疫器官,既有严密的特殊的固有防御系统来抵御外界各种机械性和生物性侵袭,又可发生各种类型的免疫应答。由于它具有独特的解剖和生理结构,又有别于全身免疫应答,形成了一些独特的免疫生理和免疫病理学特征。

(一) 眼的屏障机制

与机体屏障特征一样,眼的屏障作用也是构成眼非特异性天然免疫的第一道防线,主要包括物理屏障作用、体液屏障作用和细胞性屏障作用。眼睑是眼表组织中抵御感染的第一道防线，作为机械性屏障预防外界微生物或异物的侵害。泪液中的溶菌酶、免疫球蛋白、补体系统、P-溶素和乳铁蛋白等物质为眼表重要的生物化学屏障，眼内的免疫球蛋白、补体系统可视为眼内的体液屏障。眼的细胞性屏障包括眼部相关淋巴组织、NK 细胞、巨噬细胞、朗格汉斯细胞、T 淋巴细胞和 B 淋巴细胞等。另外，一氧化氮系统、氧依赖性杀菌系统和非特异性吞噬细胞系统等也参与眼局部的非特异性杀菌作用，同样属于眼免疫屏障的一部分。

血-眼屏障是维持眼结构完整性、防止发生免疫性炎症的重要屏障。这种屏障存在的意义在于有选择性地透过血液中的有用物质，排除无用物质，维持最适宜的眼内生物环境。当屏障受到有害因素侵袭时就会影响其功能，造成代谢紊乱和眼部病变的发生。血-眼屏障包括血-房水屏障、血-视网膜屏障和血-视神经屏障等，这些特殊结构对防止眼免疫性炎症和损伤的发生起到了重要作用。血-房水屏障的破坏与葡萄膜炎和角膜炎症密切相关，血-视网膜屏障功能的异常是引起视网膜血管病变以及黄斑部病理改变的重要原因之一。

（二）眼相关性淋巴组织

在结膜和泪腺等组织中，存在有黏膜免疫系统，可产生和进行免疫应答。结膜相关性淋巴组织（conjunctiva-associated lymphoid tissue，CALT）的滤泡内具有生发中心，固有层内有淋巴细胞和分泌 IgA 的浆细胞。泪道黏膜相关淋巴组织和泪腺相关淋巴组织，均含有分泌 IgA 的浆细胞、T 淋巴细胞和淋巴样滤泡。这些组织又统称为眼相关淋巴组织（eye-associated lymphoid tissue），共同参与眼组织的免疫防护功能。在局部非特异性免疫应答中，NK 细胞多见于球结膜表面，在基质层较少见，具有重要的抗病毒活性，可分泌抗病毒活性因子，如干扰素-α。巨噬细胞在局部淋巴组织中发挥重要的非特异免疫作用，是第一线抗细菌、病毒及真菌等微生物的细胞，主要生物学功能有补体介导或抗体介导的吞噬病原菌作用、通过过氧化作用杀死被吞噬的微生物、通过分泌趋化因子或炎症因子募集其他免疫细胞参与免疫应答。眼的巨噬细胞通过抗原提呈作用和引发的免疫应答来抗击感染。

（三）眼的免疫赦免特性

眼是一个部分免疫赦免器官，主要的免疫赦免部位有角膜、前房、玻璃体腔、视网膜下腔和黄斑中心凹。一系列复杂和动态的免疫调节机制维持眼的免疫赦免状态，包括完整的血-眼屏障，抗原缺乏淋巴管引流而直接通过血液途径转至脾脏、局部的免疫抑制微环境等。其微环境又包括：局部器官特异性细胞和含多种免疫抑制性调节因子的房水，这些因素可抑制抗原趋动的 T 淋巴细胞活化和增殖、抑制活化的巨噬细胞的功能、改变抗原提呈细胞的抗原处理过程和提呈性质，以及抑制补体的活化。

前房以无血管和无淋巴管的角膜为前壁，以晶状体为后壁，其中充满房水，是"免疫赦免部位"，将组织或抗原植于眼前房、玻璃体腔、视网膜下腔或角膜基质层后，局部的抗原提呈细胞处理抗原并移行到脾脏，选择性激活调节性 T 细胞，从而抑制抗原特异性迟发型超敏反应的表达和结合补体性抗体的产生，但保留正常的细胞毒 T 细胞反应和非结合补体性抗体的产生，此现象称为前房相关免疫偏离（anterior chamber associated immune deviation，ACAID）。ACAID 是构成移植角膜长期存活的主要因素之一,与葡萄膜炎、肿瘤排斥、眼病毒感染和其他免疫性疾病的发生有着密切关系。

三、晶状体的免疫学特性

(一)晶状体蛋白的免疫原性

晶状体的抗原性取决于晶状体蛋白,而晶状体蛋白多有强免疫原性。1903 年,Uhlenhuth 首先发现晶状体的抗原性,其用牛晶状体反复免疫家兔,发现兔所产生的抗体与多种动物的晶状体提取物产生反应,而与牛的血清不产生反应,故认为晶状体抗原具有器官特异性,而没有种族特异性。接着,Kraus、Andrejew、Uhlenhuth 等的实验研究,发现晶状体抗原可介导主动性和被动性过敏反应。豚鼠可被自身晶状体蛋白所致敏,异种异体晶状体蛋白还可导致过敏性休克发生。1964 年 Haekett 等发现约有一半健康人的血清有低浓度的晶状体蛋白抗体。1968 年 Campbell 等应用电泳法发现晶状体内约有 24 种抗原成分。人们把晶状体蛋白分为可溶性和非溶性蛋白两类。可溶性蛋白又称晶状体蛋白、结晶蛋白(crystallins),占全部晶状体蛋白的 86.5%,分为 α、β、γ 晶状体蛋白三种,均具有抗原性,并可诱导抗体产生,抗原性的强弱依次为 α>β>γ。其余为不溶于水的"类蛋白",包括胞浆骨架、胞浆膜及其有关的结合蛋白,这些蛋白均具有抗原性。

晶状体含有多种抗原,其中一些是晶状体所特有的,另一些则与其他组织有交叉抗原决定簇。晶状体蛋白属于 T 淋巴细胞依赖抗原,即需在 T 淋巴细胞参与下使 B 淋巴细胞产生特异性抗体。1974 年 Henley 等检查白内障、青光眼、葡萄膜炎、糖尿病视网膜病变和眼外伤等患者对晶状体蛋白的细胞免疫反应,发现此反应与前葡萄膜炎有明显关系。1977 年 Rahi 用免疫荧光和免疫过氧化酶试验,发现抗晶状体血清除与晶状体呈强阳性反应外,还与眼部其他组织如角膜上皮、虹膜、睫状体和视网膜内层呈阳性反应,亦与眼外组织如胃壁细胞、胃主细胞、肝细胞和肾小管上皮等发生阳性反应。一些效价较高的血清还与鼠的横纹肌、平滑肌纤维和肾小球起反应。

(二)晶状体的免疫赦免特性

晶状体外有一完整的囊包裹,晶状体囊是一层富于弹性无细胞的透明薄膜,完整地包绕在晶状体周围,是无血管组织。正常生理状态下,晶状体处于免疫赦免状态,晶状体囊起着免疫屏障作用。随着年龄增长,晶状体囊通透性亦逐渐增加,随之其免疫屏障作用亦减弱。在受到外伤、手术或出现新生血管时,晶状体的免疫赦免状态就会遭到破坏,晶状体蛋白相关的葡萄膜炎极易发生。

第三节 │ 晶状体相关葡萄膜炎

晶状体相关葡萄膜炎(lens-associated uveitis)是一类因晶状体因素而发生的眼内炎症,1922 年被首次报道时称为晶状体过敏的眼内炎(endophthalmitis phacoanaphylactica),此后随着人们对这类疾病的发病机制或其病理特点认识的不断深入,这类疾病在人类及兽医相关文献中被给予多种命名用以区分疾病的特点和分类,如晶状体溶解性葡萄膜炎(phacolytic uveitis)、晶状体毒性葡萄膜炎(phacotoxic uveitis)、晶状体过敏性葡萄膜炎(phacoallergic uveitis)或晶状体过敏性眼内炎

（phacoallergic endophthalmitis）、晶状体抗原性葡萄膜炎（phacoantigenic uveitis）、晶状体源性葡萄膜炎（phacogenic uveitis）、晶状体溶解性青光眼（phacolytic glaucoma）、晶状体诱导的葡萄膜炎（lens-induced uveitis）等。这些命名不同的各类型晶状体相关性葡萄膜炎的临床表现和病理特征存在个性特点，但是又有一定重叠性，由于目前尚不能从临床上对这类疾病作出明确快速的诊断和分类，而且使用多种名称容易造成临床混淆，因此，使用晶状体相关葡萄膜炎这一名称作为统称更为合适。

一、发生机制

晶状体核及皮质进入玻璃体是引起晶状体相关葡萄膜炎的重要原因。有关晶状体抗原诱导炎症反应的机制目前尚不完全清楚。已有研究证明晶状体抗原诱导了葡萄膜炎发生。动物实验表明，将晶状体抗原和弗氏完全佐剂免疫动物后，刺破晶状体囊可诱发葡萄膜炎。人类晶状体相关的葡萄膜炎多发生于眼球穿通伤或白内障手术之后，推测晶状体蛋白抗原大量暴露，溢出的晶状体蛋白与免疫活性细胞接触，产生抗体或致敏淋巴细胞，引起免疫反应导致了葡萄膜炎，一般属于Ⅲ型或Ⅳ型过敏反应。以上观点基于晶状体的免疫赦免特性，但是也有研究发现在体内存在着对晶状体蛋白的主动免疫，此种免疫在一般情况下是具有耐受性的，并不引起炎症反应，所以提出对晶状体蛋白抗原耐受的破坏才是导致晶状体相关葡萄膜炎发生的关键之观点。目前研究发现，晶状体相关葡萄膜炎患者血清中抗晶状体抗原抗体效价增高，患者的皮肤试验阳性，淋巴细胞对晶状体抗原有活跃的增殖反应，一些患者发生了双侧的晶状体相关葡萄膜炎，这些都说明对晶状体抗原的自身免疫反应应该是晶状体相关葡萄膜炎的一个重要原因。

感染或对感染的免疫可以引起晶状体相关葡萄膜炎。早期观察发现，晶状体相关葡萄膜炎的患者往往有明显化脓性感染，此后又发现一些可疑晶状体相关葡萄膜炎还可伴有厌氧菌感染（如痤疮丙酸杆菌感染）。因此有人认为此种厌氧菌可能起着佐剂的作用，导致免疫耐受性的破坏和抗晶状体蛋白自身免疫反应的形成，并在动物实验中得到验证。感染所致的 T 细胞免疫反应也可能间接地影响了残余的晶状体成分，从而导致炎症反应。另有实验表明，将金黄色葡萄球菌注射至大鼠前房内，同时造成晶状体损伤，可以引起类似晶状体相关葡萄膜炎的表现，但此时房水中的细菌已被清除。这些均表明感染在晶状体相关性葡萄膜炎的发生中起一定作用。

晶状体蛋白的毒性在晶状体相关葡萄膜炎的发生中也起着一定作用。早期学者对晶状体蛋白本身是否具有毒性产生争议，目前认为晶状体所谓的毒性是指在无预先存在的免疫或外伤情况下可以直接引发炎症的能力。在这一过程中，晶状体蛋白或其分解产物可以作为单核细胞的趋化物质，使炎症细胞到达局部；残存的晶状体蛋白本身"存储"的细胞因子及其他生物反应调节物质引起炎症反应。另外，细菌的毒素可能有助于晶状体相关性葡萄膜炎的发生。已有证据表明细菌脂多糖在大鼠或兔可以加剧或诱发晶状体相关性葡萄膜炎，在术中进入眼内的细菌可能隐藏于残存的晶状体蛋白中，从而引起晶状体相关性葡萄膜炎。

二、病理类型

有关晶状体相关葡萄膜炎的分类目前尚无统一的观点,分类主要基于病理形态的不同。主要的病理改变分为3种类型。

1. **经典型病理改变**　也称为晶状体过敏性眼内炎型,这也是最早被 Verhoeff 和 Lemoine 首先所描述的类型。其发病机制为抗原-抗体免疫复合物的 Arthus 型反应。临床表现为炎症反应重的前葡萄膜炎。病理特点是带状肉芽肿炎症(zonal granulomatous inflammation),中央为多层中性粒细胞围绕晶状体物质,试图将其"吃掉";其外为大单核细胞、类上皮细胞、多核巨细胞、巨噬细胞形成的炎症反应带;在此环的外边是纤维血管;最外层为淋巴细胞、浆细胞;这些浸润的细胞呈"洋葱样"分布,形成特殊形态的肉芽组织。这种反应因早期在晶状体纤维中有中性粒细胞浸润和吞噬晶状体皮质的巨噬细胞,也有嗜酸性粒细胞和浆细胞,有时与感染性病变难以区别。而在附近的虹膜睫状体主要有淋巴细胞、浆细胞、嗜酸性粒细胞以及成纤维细胞,前房有多核细胞和单核细胞浸润,所以,临床上这种病理类型的葡萄膜炎多表现为炎症反应重的前葡萄膜炎,可呈慢性化病程。值得注意的是,此种类型也可见于交感性眼炎患者,即出现肉芽肿性反应。但是交感性眼炎主要为全葡萄膜炎,后节多重于前节炎症,浆细胞不多,并有 Dalen-Fuchs 结节。

2. **巨噬细胞反应型**　此型最为多见,可发生于所有晶状体损伤的病例,其特点是巨噬细胞集聚在晶状体囊破损部位,与异物性反应相似。虹膜和睫状体的前部有淋巴细胞、浆细胞和巨噬细胞的弥漫性轻度浸润,是一种非肉芽肿性炎症表现。炎症消失,则在晶状体囊缺损处有纤维瘢痕组织。

3. **肉芽肿性葡萄膜炎**　此类型以肉芽肿性前葡萄膜炎为主要特征,与经典型晶状体相关性葡萄膜炎相比,其眼前节炎症更为剧烈,但是在晶状体附近的病理表现不同于经典型的组织病理所见,表现为在晶状体皮质附近出现成簇的上皮样细胞,并伴有浆细胞和淋巴细胞浸润,并且在葡萄膜组织内有肉芽肿性炎症,没有经典型晶状体相关葡萄膜炎病理改变那样在晶状体纤维间的肉芽肿性细胞浸润。此类型还可伴有视网膜色素上皮细胞被破坏,但是拥有大量浆细胞,这一点鉴别于交感性眼炎。

另外,学者在对晶状体相关性葡萄膜炎进行分类时会特别提及晶状体溶解性青光眼、与感染有关的晶状体相关性葡萄膜炎和纤维化以及非特异性改变。当晶状体受到外伤或是自发出现溶解性反应,破碎的晶状体被巨噬细胞吞噬,阻塞房角,可表现为晶状体溶解性青光眼,房角和小梁网有簇状的巨噬细胞。晶状体溶解性青光眼可视为晶状体相关性葡萄膜炎的一种特殊类型,也可视为晶状体相关性葡萄膜炎的并发症。与感染有关的晶状体相关性葡萄膜炎,表现为晶状体组织附近出现浓集的中性粒细胞,炎症持续时间长。纤维化和非特异性改变,即纤维组织增生,伴有非特异性的炎症反应,可表现为葡萄膜炎的残余期及瘢痕形成。

三、临床表现

临床上不同病理类型的葡萄膜炎的症状表现往往有重叠,所以按解剖位置和病程分类法,晶状体相关性葡萄膜炎可表现为 3 种类型:全葡萄膜炎或眼内炎、慢性眼前段炎症和双侧的慢性炎症。

全葡萄膜炎或眼内炎患者往往有近期(2 周内)白内障手术史或穿通性眼外伤病史,少数患者的炎症可在术后数月才发生,手术中可能有晶状体物质进入玻璃体的病史。患者可出现明显的眼痛、眼红、视力下降或严重下降,常见体征为睫状充血或混合充血、前房中大量炎症细胞、显著的前房闪辉和纤维素样渗出,甚至出现前房积脓,有时可出现假性前房积脓(大量白细胞与晶状体物质混杂在一起),玻璃体可有炎症细胞和浑浊,眼底不可视及。此类炎症虽然可累及眼后段,但通常主要位于眼前段。此种炎症不易与感染性眼内炎相区别,如无适当治疗,炎症将会迅速加重。

慢性眼前段炎症多表现为肉芽肿性炎症,出现羊脂状 KP、虹膜后粘连、前房闪辉和前房炎症细胞。局部使用糖皮质激素可减轻炎症,但残余晶状体物质不被吸收或不被清除时,这种炎症即难以完全消失。若未及时或恰当治疗,可出现虹膜新生血管和睫状膜形成之类的修复性反应。此种炎症与其他类型的前葡萄膜炎不易鉴别。

双侧的慢性炎症此种类型较为少见,表现为双侧的长期轻度的前葡萄膜炎,如出现 KP、轻度前房闪辉、少量前房炎症细胞等。

晶状体溶解性青光眼可视为晶状体相关性葡萄膜炎的并发症,又因其常出现于成熟期或过熟期白内障,也可视为晶状体相关性葡萄膜炎的一种独立类型,出现与急性闭角型青光眼相似的一系列症状,但前房较深或正常,房角开放,房水中和角膜内皮有灰白色或褐黄色小点状物漂游或附着,晶状体前囊上有灰白色或黄褐色斑点等特征。

四、诊断与鉴别诊断

葡萄膜炎易于观察诊断,但要确定出晶状体相关的葡萄膜炎有时较为困难,外伤和晶状体手术史可作为病史证据,超声检查可能发现玻璃体内有残存的晶状体碎片,但要确定诊断往往需要进行组织学检查。前房穿刺房水培养有助于排除感染性眼内炎,细胞学检查有助于诊断。在晶状体相关葡萄膜炎的房水内嗜酸性细胞增多,可占所有炎症细胞的 30% 以上;晶状体溶解性青光眼的房水内含有吞噬晶状体皮质的巨噬细胞。目前对晶状体皮质的皮试和晶状体抗体检查的诊断价值有不同看法,因为皮肤试验和晶状体抗体对晶状体相关的葡萄膜炎不是特异性的,伴有晶状体损伤的葡萄膜炎患者、白内障患者,甚至正常人也可出现晶状体抗体和皮肤试验阳性。

晶状体相关的葡萄膜炎常发生于眼外伤或白内障术后,应与眼外伤后或白内障术后的眼内炎相鉴别;当出现双侧葡萄膜炎时,应与交感性眼炎相鉴别。晶状体相关的葡萄膜炎以前节炎症反应为主,因此应与特发性前葡萄膜炎、HLA-B27 相关的前葡萄膜炎、结核性葡萄膜炎等相鉴别。

白内障术后或眼球穿通伤后的感染性眼内炎有2种类型,一种为急性术(伤)后眼内炎,常发生于术(伤)后2~7天,表现为眼红、眼痛、畏光、流泪、视力下降、眼睑肿胀、结膜水肿、角膜水肿及浸润、前房内有大量炎症细胞、前房积脓或纤维素性渗出、玻璃体浑浊、视网膜静脉周围炎、视网膜坏死等;另一种类型为迟发型术(伤)后眼内炎,发生于白内障术后或眼球穿透伤后数周或数月,症状较轻,可有眼红、眼痛、畏光、流泪、视力下降等,可出现羊脂状KP、前房闪辉和前房炎症细胞,致病菌多为低毒力的条件致病菌,如痤疮丙酸杆菌,在手术中进入眼内,主要位于晶状体囊袋内,少数患者可在激光后囊切开后发生暴发性眼内炎。根据上述表现,外伤后或术后急性眼内炎一般炎症反应更重,不难与晶状体相关的葡萄膜炎相鉴别,但迟发型术(伤)后眼内炎则易与晶状体相关的葡萄膜炎相混淆。鉴别的要点为迟发型术(伤)后眼内炎可出现人工晶状体表面肉芽肿性沉积物、晶状体囊袋内奶油色斑,甚至囊袋内积脓,前房房水组织学检查、囊袋内渗出物或积脓的涂片、细菌和真菌培养等有助于诊断和鉴别诊断。

交感性眼炎发生于各种眼球穿通伤和内眼术后,双眼常同时发病或起病间隔时间短,主要表现为全葡萄膜炎,也可表现为后葡萄膜炎或前葡萄膜炎,可引起脉络膜增厚、浆液性视网膜脱离,病程长者可出现Dalen-Fuchs结节、晚霞状眼底改变,玻璃体和房水中的细胞主要为淋巴细胞。根据上述特点,一般可以将它们区别开来(表4-3-1)。

表 4-3-1　双侧晶状体相关葡萄膜炎与交感性眼炎的鉴别诊断

	晶状体相关的葡萄膜炎	交感性眼炎
病史	白内障摘除术、造成晶状体损伤的眼球穿通伤	内眼手术或各种眼球穿通伤
双眼受累	+	++++
双眼发病情况	先后发病	常同时发病或双眼发病间隔时间短
葡萄膜炎类型	主要为前葡萄膜炎,也可表现为中间葡萄膜炎,偶尔有眼后段受累	主要为全葡萄膜炎,也可表现为后葡萄膜炎或前葡萄膜炎
眼前段受累	++++	++
眼后段受累	-/+	+++
Dalen-Fuchs 结节	-	+++
视网膜色素上皮破坏		+++
晚霞状眼底改变		+++
复发	清除晶状体物质后不再复发	通常反复发作
晶状体囊周围巨噬细胞反应	+++	-
玻璃体和前房炎症细胞	主要为中性粒细胞	主要为淋巴细胞
超声波检查	玻璃体内晶状体碎片	脉络膜增厚,浆液性视网膜脱离
治疗	手术清除晶状体物质和糖皮质激素滴眼剂点眼	糖皮质激素和其他免疫抑制剂局部及全身应用

五、治疗与转归

对于确定的晶状体相关的葡萄膜炎,应立即进行手术,清除残存的晶状体皮质,并给予糖皮质激素、非甾体抗炎药、睫状肌麻痹剂等滴眼剂治疗。一般不需要全身使用糖皮质激素;在炎症严重时,可给予短期口服糖皮质激素。出现高眼压时,可给予 β-肾上腺素受体阻滞剂、碳酸酐酶抑制剂、肾上腺素受体激动剂类降眼压滴眼液治疗。对于可疑晶状体相关的葡萄膜炎,可暂给予糖皮质激素局部点眼和口服治疗。对合并细菌感染者,应给予敏感的抗生素治疗。晶状体相关的葡萄膜炎通常在清除晶状体皮质后不再复发,患者的视力恢复好。

第四节 │ 眼前节毒性综合征

眼前节毒性综合征(toxic anterior segment syndrome,TASS)是在白内障或其他无菌眼前节手术后由于非感染性物质进入前房导致的一组急性前房炎症反应,绝大多数在 12~24 小时内发生,临床散发或是暴发出现。目前认为引起 TASS 的毒性物质广泛且复杂,任何与手术有关的器械、药品和液体都可能造成 TASS 的发生,如不当的化学成分、浓度、pH 值或渗透压的眼内灌注液,还可能源自消毒剂或去污剂、防腐剂、细菌内毒素、金属离子、变性黏弹剂、抗生素、麻醉药物、去离子水等;对于迟发的 TASS,研究认为可能多与人工晶状体、进入前房内的眼膏相关。TASS 主要症状是突然的视物模糊,重者可至无光感,无明显疼痛或疼痛较轻,标志性体征是弥漫性角膜水肿,伴或不伴有轻度的后弹力层皱褶,可伴有轻度睫状充血,前房反应明显,常有纤维素性渗出,瞳孔区有渗出膜,甚至出现前房积脓,但一般不影响眼后节。严重的 TASS 会对眼前节造成永久性的损伤,包括角膜内皮细胞功能失代偿、虹膜萎缩和继发性青光眼等。患者的房水或玻璃体液的细菌涂片检查或细菌培养多为阴性。糖皮质激素治疗可有效缓解 TASS。

TASS 不同于白内障手术后短暂性的前房炎性反应,后者是由于手术创伤、残余晶状体物质、无菌性物质及少量细菌等导致,通常经局部、短期用药后炎症反应即会消退,并不会对眼组织造成损害。

TASS 主要与感染性眼内炎鉴别,后者多因术眼术前带菌、手术器械或敷料消毒措施不严格、滴眼液污染等,多于内眼术后 3~7 天发生,体征不仅局限于眼前节,且患者玻璃体受累明显,玻璃体内有大量渗出形成。大部分眼内炎患者眼部疼痛,并伴有其他感染体征,如术眼畏光、流泪、眼睑肿胀、结膜水肿、分泌物增多、弥漫性结膜充血等。

第五节 │ 人工晶状体与免疫

晶状体外伤后二期手术可考虑人工晶状体的植入,而白内障联合人工晶状体植入术后引起的葡萄膜炎,多为迟发性葡萄膜炎。其发病可能是与患者自身免疫功能紊乱、血-房水屏障破坏、残余晶状体蛋白诱发等有关,值得注意的是人工晶状体本身也是引起葡萄膜炎的重要因素。人工晶状体位置的异常或使用前房型、虹膜固定型或睫状沟型人工晶状体,对眼组织产生刺激,造成组织损伤和前列腺素等炎症介质释放,引起血-房水屏障功能破坏及炎症细胞趋化,导致虹膜炎或虹膜睫状体炎的发生;同时,人工晶状体具有一定的免疫原性,人工晶状体植入眼内后,会经过一个使人工晶状体最终被眼内组织所接受的免疫反应过程,有人发现,非囊袋内植入者比囊袋内植入者发病率高,可能与前者接触葡萄膜的面积更大、引起了更严重的反应有关。随着科技进步和免疫学不断发展,人工晶状体不断推陈出新,人工晶状体材料的生物相容性越来越好,即免疫原性越来越低,人工晶状体植入眼内后的免疫反应亦越来越轻。另外,人工晶状体的设计和制造技术的进步,也大大减轻了人工晶状体植入术后的免疫反应。

人工晶状体引起的炎症常伴有眼压的升高,据统计,前房型人工晶状体植入后继发于葡萄膜炎的青光眼高达2.3%,虹膜固定型人工晶状体植入者其发生率为1.7%,后房型人工晶状体植入者,其发生率仅为0.8%,而超声乳化后人工晶状体植入者,此种类型炎症已鲜有报道。人工晶状体植入后青光眼的发生机制有以下几种:①炎症细胞或碎片阻塞小梁网;②虹膜炎时的虹膜与人工晶状体的后粘连可引起瞳孔阻滞,影响房水的流出;③术后使用糖皮质激素,可以诱发激素性高眼压;④虹膜周边前粘连及小梁网的损伤也可影响房水的流出。

人工晶状体植入术后的炎症反应通常表现为轻度至中度的前葡萄膜炎,检查发现有前葡萄膜炎的体征,如前房闪辉、前房炎症细胞、前房纤维素性渗出,也可发生虹膜后粘连,房角镜检查见下方房角有色素碎片,在单眼不易确定时,比较双眼检查结果则可作出诊断。

人工晶状体植入术后的葡萄膜炎可给予非甾体抗炎药滴眼液及糖皮质激素滴眼剂点眼治疗。炎症得以控制,眼压往往随之降低,但在治疗过程中应注意激素性青光眼的发生。

(李福祯　杜利平)

参考文献

1. 何维. 医学免疫学. 2版. 北京:人民卫生出版社,2010.

2. 张效房. 眼外伤学. 郑州:河南医科大学出版社,1997.

3. 谢立信,黄钰森. 眼前节毒性反应综合征的临床诊治. 中华眼科杂志,2008,44(12):1149-1151.

4. 杨培增. 眼科学基础与临床. 北京:人民卫生出版社,2006.

5. 杨培增. 葡萄膜炎诊断与治疗. 北京:人民卫生出版社,2009.

6. 杨朝忠. 临床眼科免疫学. 北京:人民卫生出版社,2012.

7. 杨培增. 临床葡萄膜炎. 北京:人民卫生出版社,2004.

8. 陆晓和,俞琼,柯晓云,等. 晶体过敏性葡萄膜炎的病理学观察. 第一军医大学学报,2000,20(5):467-468.

9. 张唯伟,姬红培. 迟发性、散发性眼前节毒性综合征临床分析. 眼科新进展,2014,34(10):954-955.

10. 马钰,贺经. 眼前节毒性反应综合征的研究进展. 国际眼科杂志,2017,17(4):669-672.

11. NCHE EN,AMER R. Lens-induced uveitis:an update. Graefes Arch Clin Exp Ophthalmol,2020,258(7):1359-1365.

12. GUFFEY JOHNSON J,MARGO CE. Intraocular inflammatory mass associated with lens-induced uveitis. Surv Ophthalmol,2017,62(4):541-545.

13. MARAK GE JR. Phacoanaphylactic endophthalmitis. Surv Ophthalmol,1992,36(5):325-339.

14. MAMALIS N,EDELHAUSER HF,DAWSON DG,et al. Toxic anterior segment syndrome. J Cataract Refract Surg,2006,32(2):324-333.

15. PARK CY,LEE JK,CHUCK RS. Toxic anterior segment syndrome-an updated review. BMC Ophthalmol,2018,18(1):276.

第五章

术前检查

白内障患者术前必须进行系统的、全面的眼部检查,这有助于术者评估手术的安全性和有效性,以确定手术适应证并排除手术禁忌证。白内障术前检查主要包括常规检查和特殊检查两部分。

常规检查包括视力检查、眼内压的测量、眼附属器检查、裂隙灯显微镜检查、角膜地形图、角膜内皮镜检查、A/B 超声波检查、眼底检查、光学相干断层成像(optical coherence tomography,OCT)和眼电生理检查等。此外,由于白内障手术已经从复明性手术时代进入了屈光性白内障手术时代,各种新型眼用光学生物测量仪及眼前节分析系统在临床上已经得到了广泛的应用,通过上述常规检查能够对患眼情况进行直观的了解。

特殊检查包括超声生物显微镜检查、视野检查、马氏杆检查、视网膜视力检查、内视现象检查、微视野检查、长学相干断层扫描血管成像(optical coherence tomography angiography,OCT-A)、200°超广角眼底成像等,对于特殊病例,如外伤性白内障等,通过上述特殊检查能够对患眼情况进行更加全面的了解。

第一节 │ 白内障术前常规检查

一、视力检查

白内障术前应分别检查患者的裸眼视力和矫正视力,以大致判断患者的视力损害程度与晶状体浑浊程度是否一致。如患者视力下降程度明显与晶状体浑浊程度不相符,则可能存在玻璃体、黄斑、视网膜等眼后节疾病,应进一步做视觉电生理及长学相干断层扫描等眼底检查。当视力低下以致不能分辨眼前指数时,应做光感、光定位和辨色力检查。

(一)光感和光定位检查

光感和光定位检查可以评估黄斑区及周边视网膜的功能。在暗室内,遮盖健眼,患者眼前 5m 置一蜡烛或电筒光源,让患者辨别光源是否存在,以确定有无光感;若无光感,则提示预后不良,应放弃进行人工晶状体植入术。在光感存在的基础上,需分别检查视网膜各个部位的光感情况,即光定位检查。嘱患者遮盖健眼,患眼正视前方,检查者在被检眼前方 1m 远处,将光源分别从中央及上、下、左、右、左上、左下、右上、右下九个方位投射到被检眼,测定其各方向的光定位能力。有光感的方位记录"+",无光感的方位记录"−"。九个方位光定位均良好者为正常。光定位不佳提示可能存在有视网膜脱离、视网膜色素变性、青光眼性小视野等视神经视网膜疾病。需要注意的是光定位并不能确定黄斑区功能，如果怀疑黄斑病变但光定位准确者，可用检眼镜光线持续照射黄斑区约20秒，然后重复光定位检查，如光定位消失提示有黄斑病变，应做进一步检查。

(二) 辨色力检查

辨色力检查是将红、绿镜片分别置于患者眼前，以确定辨色力是否正常。如果患者能准确地辨认各种颜色，表明黄斑区有一定的功能。如无法正确辨认颜色，可能存在视网膜和黄斑病变，提示预后不佳。在进行辨色力检查时必须检查双眼，以排除先天性色觉障碍。

二、眼压测量

白内障术前需常规测量眼压。眼压正常值为10~21mmHg。测量眼压的方法包括指测法和眼压计测量法。指测法为定性评估眼压的方法，要求测量者具备一定的临床经验。除特殊情况外，白内障术前均应以眼压计测量法定量测量患者眼压。临床常用的眼压计主要有Schiötz压陷眼压计、Goldmann压平眼压计、Icare回弹式眼压计和非接触眼压计等（图5-1-1）。各种眼压计特点如下：

1. Schiötz眼压计，该眼压计是以一定重量的砝码通过放在角膜上的底板中轴压陷角膜中央，根据角膜被压陷的深度间接反应眼压。由于其价廉、耐用、易操作，曾在我国广泛应用。但测出的数值受眼球壁硬度的影响。当眼球壁硬度较高时（如高度远视和长期的高眼压者）测量的眼压值偏高；当眼球壁硬度较低时（如高度近视、视网膜脱离手术后）所测的眼压值偏低，所以目前临床上已较少应用。

2. Goldmann压平眼压计（Goldmann applanation tonometry，GAT），结果较为准确、可靠，是国际通用的标准眼压计。它以可变的重量压平一定面积的角膜，根据所需的重量与被检测角膜面积改变之间的关系来判定眼压。基本不受眼球壁硬度和角膜弯曲度的影响，是目前最准确的眼压计。其优点是：①仪器结构稳定，测量数值可靠。②可直接得出眼压值，而不需查表或用其他方法换算。③检查的眼压值不受眼球壁硬度变异影响。其缺点是：①需要麻醉、染色剂、裂隙灯检查并对患者的体位及配合度有特定要求，对卧床患者及配合度差的未成年人群不建议使用。②对角膜水肿、角

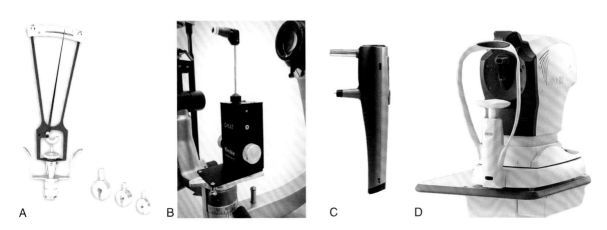

图 5-1-1　不同类型的眼压计
A. Schiötz 压陷眼压计；B. Goldmann 压平眼压计；C. 回弹式眼压计；D. 非接触眼压计。

膜混浊或角膜表面不平者,测量数值不可靠。③其准确性依然受许多因素的影响,如中央角膜厚度,其对压平眼压计眼内压测量值的影响已越来越受到人们的重视。④测量者需要接受严格的训练才能获得准确的结果。这些均限制了其临床上的广泛应用。

3. lcare 回弹式眼压计(rebound tonometry,RBT),lcare 回弹式眼压计是一种新型压平式眼压计,利用磁性回弹式测量原理,使探针以 0.2m/s 的速度向角膜运动,探针撞击角膜前表面,减速,回弹,控电开关监视回弹的磁化弹针引起的螺线管电压,电子信号处理器和微传感器计算撞击角膜后的减速度,最后整合信息转换成眼压读数(0.1 秒内快速获得读数)。测量的数值与 Goldmann 压平眼压计测量值有较高的一致性,但是其测量值相对于 Goldmann 压平眼压计的波动性较大。此方法主要的特点是无须表面麻醉、测量快速、结果精确,使用一次性探针可以避免交叉感染。可用于角膜水肿、混浊或角膜表面不平者,老人、儿童等特殊群体及临床工作中某些体位特殊、麻醉剂过敏等患者的测量具有明显的优势。

4. 非接触眼压计(non-contact tonometer,NCT),又称气动眼压计,是一种不直接接触眼球就能进行眼压测量的仪器。原理是利用一种可控的空气脉冲,将角膜中央部恒定面积压平,借助仪器上的微电脑将所得数据转换成眼压值。由于测量的是瞬间眼压,应多次测量取其平均值,以减少误差。其眼压检测范围在 60mmHg 内。但眼压的准确性在 8mmHg 以下和 40mmHg 以上者误差较大。其优点是操作简便、测量迅速、无须表面麻醉、避免了眼压计接触角膜所致交叉感染的可能,可用于正常眼压测量和大规模普查,特别适用于麻醉药过敏、老人等患者。

此外,还有 Mackay-Marg 压平式眼压计、Tono-Pen 眼压计。Mackay-Marg 压平式眼压计是一种电子式压平眼压计。Tono-Pen 笔式眼压计是手持电子式压平眼压计,含微电脑分析系统,液晶显示器显示结果,便于携带。它们所测结果不受角膜白斑、角膜不规则及软性角膜表面接触镜片的影响。对接受软性角膜接触镜治疗的患者进行测量时,获得的结果也较精确。

临床上如有特殊情况,可根据具体情况选择合适的眼压测算方式,如中央角膜较厚的患者可计算矫正眼压、依从性较差的患者可使用回弹式眼压计等。

高眼压常见于原发性或继发性青光眼,亦可见于高眼压症。除原发性青光眼外,白内障术前高眼压还应特别注意膨胀期白内障、晶状体溶解、晶状体脱位等导致的晶状体源性继发性青光眼以及其他原因导致的继发性青光眼,如:外伤性房角后退、虹膜新生血管、虹膜角膜内皮综合征(iridocorneal endothelial syndrome,ICE)、各种类型的葡萄膜炎等。低眼压可见于外伤性睫状体脱离、视网膜脱离等。这对白内障的术前评估以及治疗方案的确定均具有重要意义。

三、眼附属器检查

白内障术前应常规检查眼睑、泪器、结膜等眼附属器,以评估眼表疾病对手术的影响。严重的睑缘炎、泪囊炎、结膜炎等均有增加术后眼内感染的风险,需暂停手术、及时处理,待炎症控制后再行手术。

泪道冲洗是白内障术前的常规检查,如冲洗液完全或部分反流但不伴有脓性分泌物,提示泪道完全或部分阻塞,术前常规应用广谱抗生素点眼即可,一般不影响白内障手术;如冲洗液反流伴有黏液脓性分泌物,提示患者合并慢性泪囊炎,需暂停手术,实施泪道激光联合泪道置管术、泪囊鼻腔吻合术等治疗,待感染控制后方可行白内障手术。眼睑内翻、外翻、闭合不全或睑板腺功能障碍等均会影响眼表功能,增加术后眼部不适,影响视力恢复和患者满意度。因此术前应积极治疗,症状改善后再考虑手术。

近年来,干眼的发病率逐渐增加,且发病年龄年轻化,从而加重白内障患者术后干眼症状,应得到眼科医师的重视。干眼主要分为泪液生成不足型和蒸发过强型。前者又称为水样液缺乏型干眼(aqueous tear deficiency,ATD),主要由泪腺疾病导致,又可分为干燥综合征(Sjögren syndrome,SS)导致的SS-ATD和非SS-ATD。ATD患者的泪河浅,泪液分泌实验结果低于正常值(正常值为:10~15mm/5min),泪膜破裂时间(BUT)也相应缩短。对于疑似SS-ATD患者,还应询问是否合并口干、关节疼痛等症状,必要时请风湿免疫科会诊,以明确诊断。蒸发过强型干眼主要由睑板腺功能障碍(meibomian gland dysfunction,MGD)导致,裂隙灯下可见患者睑缘充血、肥厚,睑板腺开口可见白色角质蛋白栓,部分患者挤压后可见白色或黄白色牙膏状分泌物。MGD患者以中老年人群为主,但近年来研究发现,年轻人群中亦不缺乏MGD患者。干眼分析仪是一种新型的干眼分析设备,能够非侵入性检查患者的泪河高度、泪膜破裂时间、睑板腺、泪膜脂质层,并对上述结果进行定量或定性分析,从而鉴别ATD和MGD。ATD患者的治疗以人工泪液为主;MGD患者的治疗包括睑板腺熏蒸按摩、强脉冲光(intense pulsed light,IPL)治疗,可同时使用人工泪液等。

四、裂隙灯显微镜检查

通过裂隙灯显微镜可检查角膜、前房、虹膜、瞳孔、晶状体的异常改变,以确定白内障患者的视力下降是否完全是由晶状体浑浊所致,并排除活动性葡萄膜炎、虹膜广泛前后粘连、虹膜红变、晶状体脱位等严重影响人工晶状体植入的病变。

(一) 角膜检查

检查角膜的透明性,注意是否存在角膜浑浊及其部位、大小和程度,有无角膜炎症、变性、营养不良、云翳、瘢痕、新生血管、角膜后沉着物(keratic precipitates,KP)及其他病变。角膜的病变不但会影响手术的正常操作,也关系到手术的预后。如边缘性角膜变性常引起局限性的角膜溶解变薄和高度散光,术后影响切口愈合,严重者会造成穿孔。显著的角膜老年环,特别是位于角膜缘上方部位,会影响手术过程中观察上方前房区域。而这个部位恰恰是术中需要观察的重要部位。严重的角膜血管翳及任何阻挡手术者操作视线的角膜基质浑浊或瘢痕,均会影响术中观察,增加手术难度和风险,术前应与患者及家属充分进行沟通,杜绝潜在的医患矛盾。

(二) 虹膜检查

虹膜的检查主要是在裂隙灯显微镜下注意有无活动性葡萄膜炎,KP的性质及分布,有无虹膜广泛前后粘连及其部位,有无虹膜红变或虹膜萎缩。虹膜新生血管的存在提示有视网膜中央静脉阻塞、糖尿病视网膜病变等眼底血管性疾病,术前应采取相应的检查和治疗措施。虹膜震颤提示有晶状体的异位或脱位,应散瞳做进一步检查。

(三) 瞳孔检查

瞳孔的检查应注意瞳孔的大小、形状和对光反射情况。正常瞳孔的特征为圆形,双侧对称等大,对光反射灵敏。瞳孔散大,对光反射迟钝或消失,提示视神经视网膜病变;瞳孔变形,多由虹膜后粘连引起,同时需排除较少见的 ICE 综合征。散瞳后裂隙灯显微镜下检查瞳孔是否能够充分散大,如糖尿病患者或长期使用缩瞳剂的青光眼患者瞳孔不能充分散大,在白内障超声乳化过程中会增加手术难度。如术前发现瞳孔难以散大,可考虑术中采用相应的辅助措施。瞳孔直接和间接对光反射以及是否存在相对性瞳孔传导阻滞对预测白内障患者术后视力有重要意义。如果瞳孔对光反射异常,说明可能存在视神经病变,会影响术后视力的恢复。另外,瞳孔的大小也影响人工晶状体的选择,如瞳孔过大或过小,都不适合植入多焦点人工晶状体。

(四) 晶状体检查

白内障最突出的表现是晶状体出现不同程度的浑浊。除可疑闭角型青光眼患者外,常规白内障患者术前检查均需充分散瞳,全面了解晶状体浑浊情况。在裂隙灯显微镜下用直接焦点照明法、弥散光照明法和后照法检查晶状体,不仅可以观察晶状体浑浊的形态,还可以将浑浊做准确的定位,并对白内障的类型、核硬度进行分级,这对选择手术方式、判断治疗效果均具有重要意义。同时,还应注意晶状体囊及悬韧带的情况。

1. **晶状体浑浊的分型** 根据晶状体浑浊的形态,可将白内障分为皮质性、核性、后囊下性三种类型。在白内障的早期,可将晶状体浑浊按上述三种类型明确分型;在白内障的中晚期,晶状体的浑浊往往两种类型同时存在。

皮质性白内障的晶状体浑浊一般为灰白色,常呈现楔状、条状、扇形及轮辐状(图 5-1-2),病变开始多出现在晶状体赤道部,逐步向中心部扩展,占据大部分皮质区。

后囊下白内障的浑浊一般从后囊下视轴区开始,呈现灰白色的点状、空泡状、颗粒状浑浊,随着病情进展范围逐渐向周围扩大、颜色逐渐加深形成金箔样或锅巴样浑浊(图 5-1-3)。由于病变位于眼球光学节点附近,因此即使在发病早期病变范围小,也可严重影响视力,是临床上发现视力下降与晶状体浑浊程度不相符的主要原因。此种类型白内障除后囊下浅皮质受累外,其他部分的皮质和晶状体核均透明,所以临床上不细致检查容易误诊为其他眼底病变。

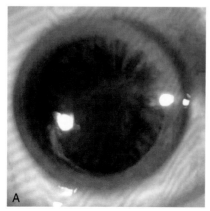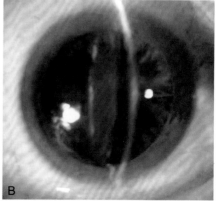

图 5-1-2 皮质性白内障(楔形浑浊)

核性白内障是指晶状体核发生浑浊,随着病情进展,核密度增加,颜色逐渐加深,使晶状体屈光度增加,患者出现进行性的近视改变。裂隙灯下检查晶状体核从淡黄色逐渐变为棕褐色或琥珀色,最终变为黑褐色(图 5-1-4),整个晶状体呈现高密度团块状外观。

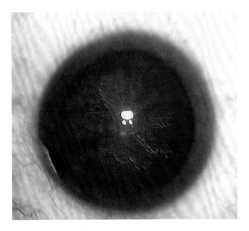 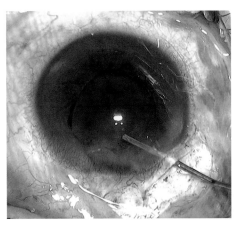

图 5-1-3　后囊下白内障(晶状体后囊膜下锅巴样浑浊)　　图 5-1-4　核性白内障(棕褐色晶状体核)

2. 晶状体浑浊程度的分级　对晶状体浑浊程度的分级主要有 Emery/Little 晶状体核硬度分级标准和 LOCS 晶状体浑浊分级系统(lens opacity classification system,LOCS)。

(1) Emery/Little 晶状体核硬度分级标准:充分散大瞳孔后,在裂隙灯下根据晶状体核的透明程度及颜色将晶状体核的硬度分为 5 级(图 5-1-5)。

Ⅰ级(软核):晶状体核清亮或淡灰白色,一般为皮质性或后囊下白内障,眼底红光反射极明亮。

Ⅱ级(软核):晶状体核呈灰白或灰黄色,主要见于后囊下白内障中晚期及年龄较轻的皮质性老年性白内障,可见眼底红光反射。

Ⅲ级(中等硬度核):大多数进展期老年性白内障的核硬度为Ⅲ级,晶状体核呈黄色或淡棕色,眼底红光反射隐约可见。

Ⅳ级(硬核):晶状体核呈深黄或淡琥珀色,多见于老年性白内障晚期,眼底红光反射极差。

Ⅴ级(极硬核):晶状体核完全浑浊,呈深棕色或黑褐色,看不见眼底红光反射。

裂隙灯下观察记录核硬度分级有助于术者预测手术难度及潜在的风险,制订合适的手术方案。一般情况下,晶状体核硬度在Ⅱ级或Ⅲ级较容易实施超声乳化术,是较好的手术适应证。Ⅳ级核硬度较高,往往需要较高的超声能量,并需要较复杂的劈核手法相配合,因此不适合于初学者。Ⅴ级核过硬,超声乳化操作将很困难,如果遇到此种情况,应果断改变术式,行白内障囊外摘除术。过软的晶状体核在术中不易转动,残留皮质过多,也会给超声乳化的初学者带来一定的困难和风险。

(2) LOCS 晶状体浑浊分级系统:LOCS 晶状体浑浊分级系统是美国国立眼科研究所组织确立的一项分类方法。LOCS Ⅲ 是在 LOCS Ⅱ的基础上发展而来,是一种主观的白内障评分系统,依据患者的 NO(晶状体核浑浊程度)、NC(晶状体核颜色)、C(皮质性白内障)、P(后囊下白内障)这 4 个

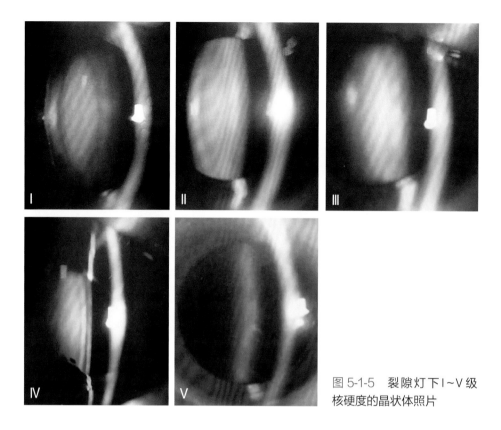

图 5-1-5　裂隙灯下 I～V 级核硬度的晶状体照片

方面对白内障进行评分（图 5-1-6）。LOCS Ⅲ 对患者裂隙灯下晶状体照片的具体分级方法如下：将患者晶状体照片中的核浑浊程度和核颜色、皮质浑浊程度、后囊下浑浊程度分别同下列对应部位的标准照片进行对比，并记录相应标准照片下的分级；如浑浊程度或颜色介于两个标准照片之间，则用小数点表示。

（3）晶状体囊的检查：裂隙灯下观察晶状体前囊是否透明，有无浑浊机化，有无囊破孔，晶状体

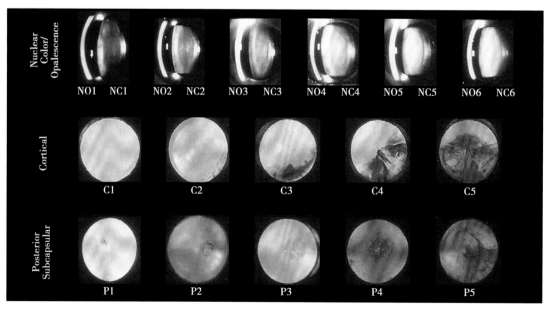

图 5-1-6　LOCS Ⅲ 晶状体浑浊分级标准

皮质是否溢出,并将裂隙灯焦点后移,观察后囊是否完整,有无破孔等异常情况。了解晶状体前后囊情况,对预测手术潜在风险及并发症、制订适宜的手术方案有重要意义。如发现后囊破裂术前手术方案中应准备联合前段玻璃体切除术,并与患者及家属做充分的沟通。

(4) 晶状体位置的异常:散瞳后还应注意晶状体是否存在位置异常,根据悬韧带离断的范围不同分为晶状体不全脱位和全脱位两类。晶状体不全脱位者在裂隙灯显微镜下观察,散瞳前表现为前房深浅不一,有时可见虹膜震颤;充分散瞳后甚至可见晶状体赤道部断裂的悬韧带,玻璃体疝进入前房,表现为在晶状体赤道部与瞳孔缘之间的前房内有淡灰白色飘动的团块,表面有散在色素颗粒。晶状体全脱位在裂隙灯显微镜下观察可见以下几种情况:①晶状体脱入前房,可见角膜水肿,前房内有一金环样反光,虹膜瞳孔视不清(图5-1-7);②嵌顿于瞳孔区,可见晶状体一部分位于前房,一部分位于后房,阻塞瞳孔,引起房水循环障碍,继发眼压升高(图5-1-8);③晶状体脱入玻璃体腔,散瞳前表现为前房加深、虹膜震颤、晶状体缺如,散瞳后可见晶状体落于玻璃体腔,沉于下方视网膜表面;④脱位于结膜下,可见上方结膜下圆形隆起的包块,角膜水肿,前房变浅、积血或消失,瞳孔变形移位,眼压低,常见于严重钝挫伤。

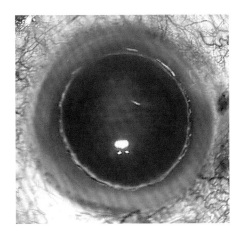 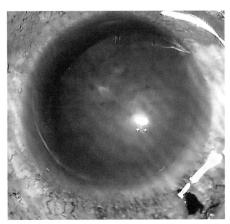

图 5-1-7　晶状体脱入前房　　　　　　图 5-1-8　晶状体嵌顿于瞳孔区

五、前房及前房角检查

白内障术前应注意前房的深度、房水清晰度、前房角结构是否正常,排除葡萄膜炎、青光眼等疾病。浅前房可能合并房角狭窄、短眼轴、小眼球或晶状体虹膜隔前移等。前房过浅术中易损伤角膜内皮,给手术操作带来难度和风险,同时应考虑患者有闭角型青光眼的体质,术前散瞳应高度关注眼压的变化,必要时散瞳前给予高渗脱水剂;深前房可能合并开角型青光眼、外伤性房角后退等,可行前房角镜检查明确房角情况。另外,应特别注意房水中前房闪辉等炎症指标。前房闪辉是眼前段活动性炎症的特有表现,提示血-房水屏障功能的破坏和房水蛋白含量的增加,应暂停手术并查找原因,必要时给予抗炎治疗。

六、玻璃体及眼底检查

除非可疑青光眼,白内障术前应散瞳进行全面的眼底检查,并尽可能记录眼底状况。检查患者双眼玻璃体明确是否合并玻璃体浑浊、变性、积血等情况;检查患者双眼视盘、黄斑区、视网膜、脉络膜等眼底情况,明确是否合并糖尿病性视网膜病变、老年性黄斑变性、黄斑裂孔、高血压及近视性黄斑变性等视网膜疾病及青光眼导致的视神经病变。此外,周边视网膜检查对外伤性白内障或高度近视并发白内障患者尤为重要,以明确是否存在周边视网膜的变性、裂孔、视网膜浅脱离以及玻璃体视网膜牵引等情况,必要时术前行视网膜激光光凝等治疗。

检查者用直接检眼镜或裂隙灯下间接检眼镜观察眼底,浑浊的晶状体可妨碍检查眼底的视线,据此可判断晶状体浑浊的程度;如果眼底清晰可见,说明晶状体浑浊程度较轻,应注意眼底是否有病变;如果用强光的检眼镜依然无法清晰视及眼底,说明晶状体浑浊较重。用间接检眼镜检查白内障患者的眼底比使用直接检眼镜更为清楚,但间接检眼镜不能估计和判断白内障的密度,它的价值在于排除明显的眼底病变。

眼底红光反射是判断晶状体透明度的一个重要指标,同时,在一定程度上可以反映晶状体核密度。软核性白内障呈现明亮的红光反射,并弥散至整个晶状体核;中等硬度核白内障,红光反射亮度减弱,可在瞳孔区弥散出淡棕褐色反光;硬核性白内障,眼底红光反射很弱,有时仅在周边部可见;Ⅴ级极硬核白内障,则眼底红光反射完全看不见。红光反射强弱及均匀程度不仅可以反映晶状体核密度,而且有助于判断和确认撕囊的轨迹,也可以精确聚焦在晶状体的任何层面上,这对于保证白内障术中操作的精确性是十分重要的。

七、A/B 超声波检查

超声波检查是白内障术前的常规检查。A 型超声波可测量眼轴长度,为人工晶状体度数的计算公式提供参数,关于 A 超测量生物眼轴详见本章第二节。此外,A 超还可辅助鉴别眼球后段的病变,如玻璃体积血、浑浊、视网膜脱离、眼内肿瘤、视盘的异常等。检查时一般要取多次测量的平均值,以减少测量的误差(图 5-1-9)。

B 型超声检查可获得眼内组织的超声波图像,它为了解眼内的病理情况提供了客观诊断依据,如视网膜脱离、玻璃体积血、眼内肿瘤等病变。尤其在晶状体已完全浑浊无法直接看到眼底时,B 超检查可协助粗略了解眼底,具有非常重要的价值(图 5-1-10)。

八、角膜内皮镜检查

角膜内皮细胞的生理功能,一是阻止房水进入角膜实质层,起到屏障作用;二是具有活跃的离子泵功能,把角膜基质多余的水分泵出,对于维持角膜的半脱水状态、正常厚度及透明性起着关键作用;三是角膜内皮细胞受损伤后不能再生,只能通过邻近正常细胞的移行覆盖。正常角膜内皮细胞数约为 2 500 个/mm²,但其随年龄不同可略有差异。一般而言,如果内皮细胞密度低于 1 000 个/mm²,术后极易发生角膜内皮细胞失代偿。如果内皮细胞密度低于 400~500 个/mm²,角膜内皮细

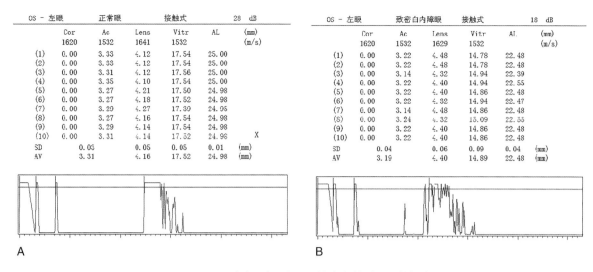

OS - 左眼	正常眼		接触式		28 dB
	Cor	Ac	Lens	Vitr	AL (mm)
	1620	1532	1641	1532	(m/s)
(1)	0.00	3.33	4.12	17.54	25.00
(2)	0.00	3.33	4.12	17.54	25.00
(3)	0.00	3.31	4.12	17.56	25.00
(4)	0.00	3.35	4.10	17.54	25.00
(5)	0.00	3.27	4.21	17.50	24.98
(6)	0.00	3.27	4.18	17.52	24.98
(7)	0.00	3.29	4.27	17.39	24.95
(8)	0.00	3.27	4.16	17.54	24.98
(9)	0.00	3.29	4.14	17.54	24.98
(10)	0.00	3.31	4.14	17.52	24.98 X
SD		0.03	0.05	0.05	0.01 (mm)
AV		3.31	4.16	17.52	24.98 (mm)

OS - 左眼	致密白内障眼		接触式		18 dB
	Cor	Ac	Lens	Vitr	AL (mm)
	1620	1532	1629	1532	(m/s)
(1)	0.00	3.22	4.48	14.78	22.48
(2)	0.00	3.22	4.48	14.78	22.48
(3)	0.00	3.14	4.32	14.94	22.39
(4)	0.00	3.22	4.40	14.94	22.55
(5)	0.00	3.22	4.40	14.86	22.48
(6)	0.00	3.22	4.32	14.94	22.47
(7)	0.00	3.14	4.48	14.86	22.48
(8)	0.00	3.24	4.32	15.06	22.55
(9)	0.00	3.22	4.40	14.86	22.48
(10)	0.00	3.22	4.40	14.86	22.48
SD		0.04	0.06	0.09	0.04 (mm)
AV		3.19	4.40	14.89	22.48 (mm)

A   B

图 5-1-9 A 超探测眼球后段的病变并测量眼轴长度
A. 正常眼 A 超图;B. 玻璃体浑浊 A 超图。

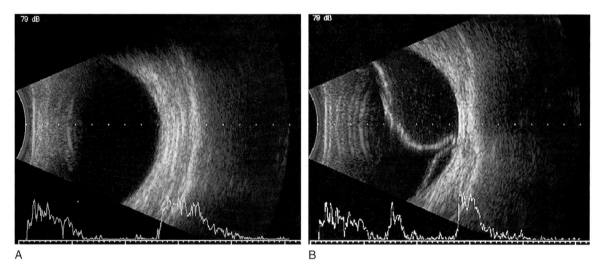

A   B

图 5-1-10 B 超探查眼底
A. 正常眼底 B 超图;B. 视网膜脱离的 B 超图。

胞功能将不能代偿,可导致角膜不可逆转的水肿和浑浊,即大泡性角膜病变。

白内障手术前必须详细了解角膜内皮细胞的功能状态,排除角膜内皮异常,以降低术后持续性角膜水肿的发生率,提高手术安全性。对于有内眼手术史、虹膜睫状体炎、青光眼或眼球外伤等患者更需注意,其角膜内皮细胞储备功能可能严重下降。由于角膜内皮细胞功能的重要性,角膜内皮镜检查现已成为白内障术前检查的常规项目,内皮细胞密度在 1 000 个/mm² 以上时,方可考虑手术。

九、光学相干断层扫描检查

光学相干断层扫描(OCT)的基本原理是弱相干光干涉检测成像,具有成像速度快、分辨率高的特点。该检查能够对活体眼组织进行非侵入式检查并扫描其超微结构,在视网膜疾病、脉络膜疾病、青光眼等疾病的诊断和治疗上具有重要价值。OCT 能够清晰地显示视网膜和脉络膜异常的超微结构,比如黄斑裂孔、玻璃膜疣、硬性渗出、出血、IS/OS 层的变性、视网膜下积液、脉络膜新生血管等。此外,通过其特有的视网膜神经纤维层(retinal nerve fiber layer,RNFL)检查,可以评估青光眼患者的视神经损害程度。目前,OCT 检查已逐渐成为白内障术前常规检查的一部分,可及早发现患者视网膜尤其是黄斑部的病变,为预测患者的术后视力提供依据。术前对合并高度近视、青光眼、糖尿病性视网膜病变、黄斑变性、视网膜色素变性等疾病的白内障患者进行 OCT 检查,可为术者预测患眼术后视力,确定适宜的手术治疗方案提供可靠的依据(图 5-1-11)。

十、视觉电生理检查

视网膜电图(electroretinogram,ERG)、眼电图(electro-oculogram,EOG)和视觉诱发电位(visual evoked potential,VEP)等电生理检查,一方面有助于探索视觉过程的电活动,以阐明视觉电生理,同时借助于这种无创性的客观检查,还可以为视觉系统疾病在诊断、预后及疗效评价等方面提供进一步的依据。在成熟期白内障合并眼底病变的诊断中增加了客观的评估指标。

在白内障超声乳化术前最常用的是 ERG 检查,ERG 对于评价黄斑部视网膜功能有重要价值。但是致密浑浊的晶状体由于对光的吸收和散射作用而影响检查结果。ERG 可测量和记录视网膜节细胞冲动之前的电反应。在视网膜脱离、遗传性视网膜色素变性、视网膜血管病变、糖尿病性视网膜病变、广泛的视网膜脉络膜病以及铁锈沉着症等疾病中,ERG 检查可有明显的异常改变。

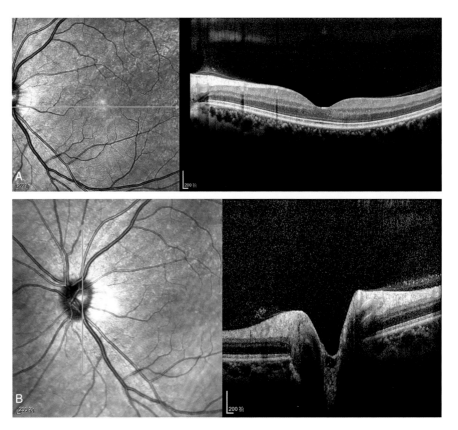

图 5-1-11　正常眼 OCT
A. 正常黄斑区 OCT 图像;B. 正常视盘 OCT 图像。

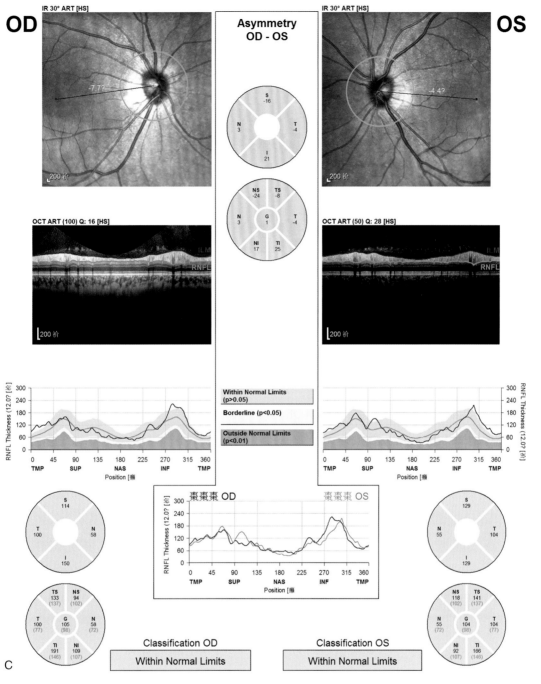

图 5-1-11（续）

C. 正常视盘 RNFL 图像。

　　EOG 代表视网膜色素上皮和光感受器系统的活动。在视网膜色素上皮的病变、后葡萄膜炎等疾病中，EOG 可出现异常波形。

　　临床上常用的另一种视觉电生理检查是 VEP，主要记录大脑视皮层的电活动，因此 VEP 可发现黄斑区、视神经的病变，然而最大的问题是这些测试对黄斑中心凹功能的检查是非特异性的。对于一些中心凹病变如弱视、黄斑变性等，术前电生理检查并不能估计术后视力。图形 VEP 可反映中央视网膜区域功能。闪光 VEP 则可反映视神经综合功能。作为无创性 VEP 测定，可用于婴幼儿、智力低下者视功能判断和伪盲、癔症的鉴别诊断。

十一、角膜地形图检查

角膜地形图仪由三部分组成：

（1）Placido 盘投射系统：将 28 或 34 个圆环均匀地投射到从中心到周边的角膜表面上，使整个角膜均处于投射分析范围之内。

（2）实时图像监测系统：投射在角膜表面的环形图像可以通过实时图像监测系统进行实时观察、监测和调整等，使角膜图像处于最佳状态下进行摄影，然后将其储存，以备分析。

（3）计算机图像处理系统：计算机先将储存的图像数字化，应用已设定的计算公式和程序进行分析，再将分析的结果用不同的彩色图像显示在荧光屏上，同时数字化的统计结果也一起显示出来。

角膜地形图是对整个角膜表面进行分析，其中每一投射环上均有 256 个点计入处理系统，因此，整个角膜就有 7 000 多个数据点进入分析系统。由此可见，角膜地形图具有系统性、准确性和精确性。以往角膜地形图在临床常用来定量地分析角膜性状，诊断角膜曲率异常；此外，还多用于角膜屈光手术的术前检查和术后疗效评价。

近年来，随着人们生活水平的提高，对白内障术后视力的要求也在不断增加，影响术后视力的主要原因为视网膜病变和术后角膜散光。由于白内障手术技术的日趋完善，小切口、超声乳化及折叠式人工晶状体植入所引起的手术源性角膜散光已经很小，但对手术前即存在散光的白内障患者，其术后散光仍是影响其裸眼视力的主要因素。通过手术切口的选择，来改善术前散光是提高患者术后裸眼视力的有效方法，这就要求术前要了解患眼角膜的屈光状态及散光轴向的方位。角膜地形图是了解角膜屈光状态的一种有效的定量分析手段，对现代白内障手术具有较大的指导意义。根据角膜地形图选择曲率较大的轴向做手术切口，减小该轴向的曲率，可以消除或减轻原有的散光，而白内障手术本身又不造成新的术源性散光。目前，多种光学生物测量仪和眼前节分析系统已经将角膜地形图内置到其固有技术中，具体详见本章第二节。

（张 楠 李 霄）

第二节 │ 眼球的生物测量

眼球的生物学测量是白内障术前重要的常规检查。有学者统计，白内障手术人工晶状体屈光度误差大于 2D 的病例中，有 43%~67% 并非来源于人工晶状体计算公式造成的误差，而是由术前生物测量不准确导致的。随着白内障超声乳化技术的发展和新型功能性人工晶状体的出现，白内障手术已经进入屈光性白内障手术时代，这对患者术后的视觉质量提出了更高的要求。因此，精准的生物测量是白内障手术成功的关键。目前，临床常用的眼球生物测量仪器主要分为三类。

（1）传统的 A 型超声诊断仪和角膜曲率计测量眼轴长度和角膜曲率。

（2）IOL Master、AL-Scan、Lenstar 900、OA-2000 等光学生物测量仪，基于部分相干光干涉（partial coherence interferometry，PCI）或扫频源光学相干断层成像（swept-source optical coherence tomography，

SS-OCT)技术,可测量多种眼生物参数,并自动计算出人工晶状体屈光度。

（3）Pentacam 眼前节分析仪、Orbscan-Ⅱ角膜地形图仪、iTrace 视觉功能分析仪等眼前节分析系统,在白内障领域主要应用于功能性人工晶状体及个性化人工晶状体的选择、术后视觉质量评价等方面。

一、A 型超声诊断仪和手动角膜曲率计

尽管多种新型人工晶状体计算公式已将患者年龄、术前屈光状态、前房深度、晶状体厚度等参数作为参考依据,但影响人工晶状体屈光度计算的主要生物测量参数仍然是眼轴长度和角膜曲率。

（一）A 型超声诊断仪

在人工晶状体屈光度的计算中,眼轴的测量尤为重要,1mm 的测量误差可以引起 2.5~3.0D 的屈光误差。对于致密的后囊下白内障、过熟期白内障或患者不能固视等情况,自动化生物测量仪对眼轴的检出率较低,因此 A 超测量眼轴仍然是不可替代的测量方法。

A 超根据声波的时间与振幅的关系,来探测声波的回波情况,声束向前传播,每遇 1 个界面发生 1 次反射,回声按返回时间以波峰形式排列在基线上,以波峰的高度表示回声强度,回声愈强,波峰愈高。超声束垂直入射的平面回波信号最佳,如角膜面、晶状体前表面、晶状体后表面和视网膜平面（内界膜平面）,所以为了正确地计算眼轴,各屈光介质中的超声传播速度尤为重要。当眼球内的屈光介质发生变化时,如在对硅油填充眼并发白内障测量眼轴时,由于超声波在硅油和玻璃体中的传播速度不同,如果未对硅油中超声速度进行矫正,就会出现明显的测量误差。

一般 A 型超声检查方法分为直接接触法和间接浸润法。

（1）直接接触法:表面麻醉后,将探头垂直于角膜表面,声波通过角膜顶点的中央,经晶状体中央、玻璃体中央到达黄斑中心凹,测出多组数据后取平均值以获得眼生物学参数。

（2）间接浸润法:在 Ossoinig 眼杯中注入耦合剂（平衡盐液、人工泪液等）,将探头置于耦合剂内,距离角膜 5~10mm,从而测量眼生物学参数（图 5-2-1）。

由于 A 型超声检查仪具有操作简便、准确性较高、设备价格相对低廉等优点,目前已在临床工作中广泛应用,但它同时也具有以下缺点:①检查时必须使用表面麻醉剂,接触患者的角膜,有可能造成角膜上皮划伤和交叉感染;②压迫角膜通常造成 0.1~0.3mm 的测量误差;③受超声频率的影响,测量精确度为 0.1~0.12mm;④超声波须按眼轴方向进行测量,在患者有后巩膜葡萄肿的情况下,容易产生测量误差;⑤对测量的手法要求极高,检查者必须为训练有素的专业人员;⑥对患者的配合程度要求高。任何关于探头、声速选择、测量技术的变化都可左右测量结果的准确性。

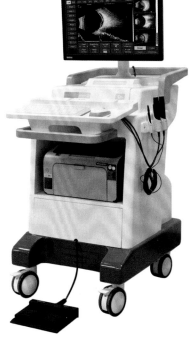

图 5-2-1　A、B 超声检查仪（一体机）

在检查时,应由经过专业培训的技术人员完成测量过程,最好使用间接浸润法,以避免对眼球的压迫。每只患眼必须测量 5 次以上,正常眼轴长度范围内的患者,前房深度、晶状体厚度、玻璃体腔长度和眼轴长度的标准差≤0.05,合并黄斑病变、后巩膜葡萄肿及其他眼内疾病的患者≤0.1,且一般双眼眼轴长度的差值不超过 0.3mm,否则需复核确认检查结果的可靠性。同时注意波形的判定,各标志波应垂直于基线、直行向上、等高,如果主波不垂直于基线、垂直高度不一提示眼球偏斜的可能。

(二)角膜曲率仪

角膜是眼屈光系统中最重要的屈光介质,整个角膜的屈光度约为+43D,约占全眼球屈光度的2/3。随着屈光性白内障手术的开展,角膜曲率的准确测量也越来越受到重视(图 5-2-2)。目前主要的方法有自动式、手动式角膜曲率计和角膜地形图三种测量手段。手动式角膜曲率计的测量前提是假设角膜光学面为球面或球柱面,基于光学反射原理,测量角膜前表面半径中央 3mm 直径区域

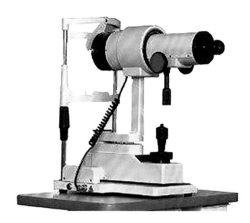

内 2 条互相垂直的经线的曲率半径值,并按修正后的角膜生理屈光指数(1.337 5)计算整个角膜屈光度的扁平 K 值和陡峭 K 值,对于正常范围屈光度(+40.0~+46.0D),具有很高的准确性和重复性,但是它评估的仅是旁中央区角膜两正交子午线上相距 3~4mm 的 4 个点,无法显示其他的角膜光学信息,而 Orbscan-Ⅱ和 iTrace 等眼前节自动式分析仪中的基于 Placido 环原理的角膜地形图系统可以更全面、快速、稳定、准确地获取角膜曲率值,现已广泛应用于临床。

图 5-2-2 角膜曲率仪

二、光学生物测量仪

1999 年 Haigis 等应用 PCI 技术并经过改良,研制出相干光生物测量仪。该测量仪基于双光束PCI 技术,利用半导体激光发射 780nm 的红外激光来测量眼轴,即泪膜前表面到视网膜色素上皮层之间的距离。相较于 A 型超声测量的角膜前表面到内界膜的距离,应用 PCI 原理测量的眼轴误差可低至 0.03mm,更接近于眼轴实际值。应用 PCI 技术的光学生物测量仪主要有 IOL Master 500、AL-Scan 等。近年来,SS-OCT 技术逐渐应用于眼生物测量领域,提高了光学生物测量仪对全白白内障眼轴的检出率。应用 SS-OCT 技术的光学生物测量仪主要有 IOL Master 700、OA-2000 等。这些光学生物测量仪能够测量眼轴长度(AL)、平均角膜曲率(Km)、前房深度(ACD)、晶状体厚度(LT)、中央角膜厚度(CCT)和角膜横径(WTW)等多种参数,有些还可利用内置的人工晶状体计算公式自动计算出人工晶状体度数。本章节就其中几种光学生物测量仪(图 5-2-3)进行概括性描述。

1. IOL Master　IOL Master 500 采用高分辨率的非接触法来测量眼轴长度,测量精度为0.01~0.02mm,其准确性和一致性显著优于超声生物测量法。测量结果不受操作者的影响,更容易实现快速化自动操作。对患者配合度的要求低,测量时只需注视红色固视灯,测量路径自动与视轴重合,特别对于高度近视伴后巩膜葡萄肿的眼球,测量光束可较容易定位于黄斑。但是 IOL

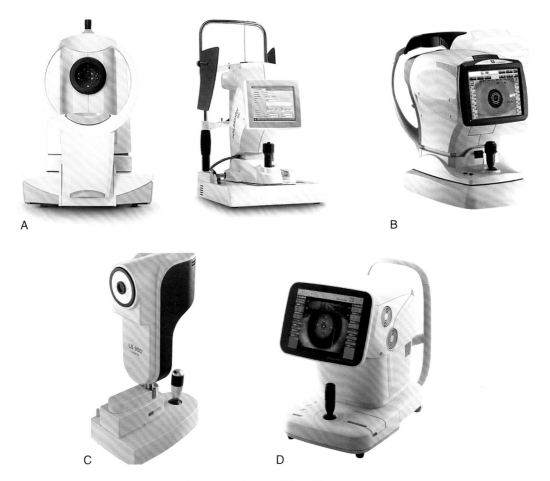

图 5-2-3　各种光学生物测量仪

A. IOL Master700、IOL Master500；B. AL-Scan；C. Lenstar900；D. OA-2000。

Master500 本身也存在不足,主要表现在:①要求被检眼至少注视固视灯 0.5 秒以上,因此在严重的斜视、眼球震颤、中心视力丧失等条件下无法测量;②因屈光间质浑浊,如角膜瘢痕、V 级核的白内障、严重的玻璃体积血等情况下,光束不能到达色素上皮层,限制了 IOL Master 在白内障患者中的应用。在角膜曲率测量上,IOL Master 500 利用 PCI 技术对眼球结构参数进行非接触式测量,采集角膜前表面距中央顶点 2.5mm 处呈六角形对称分布的 6 个点,计算出曲率半径。

　　近年来推出的 IOL Master 700 采用扫频光学相干成像技术,采用 1 035~1 077nm 波长可调节激光测量眼轴长度。IOL Master 700 具备以下特点:①扫描深度达 44mm,几乎可以涵盖所有眼轴长的眼球;②扫描波长更长,穿透性强,对致密性白内障眼轴长度的检出率较 IOL Master 500 显著增加;③增加操作方固视确认技术,操作者可通过扫描的黄斑中心凹图像判断患者固视是否良好;④从 1.5mm、2.5mm、3.5mm 三个范围的 18 个点进行同步三环测量角膜曲率,进一步提高了测量的准确性和可重复性;⑤内置新一代人工晶状体屈光度计算公式,如 Barrett Universal Ⅱ、Barrett True K 公式等。

　　2. 其他光学生物测量仪　AL-Scan 光学测量仪主要利用 PCI 原理和 Scheimpflug 技术,通过先进的测量运算,增强信号强度,提高信噪比,实现对较浑浊晶状体的眼轴测量。其自带的三维自动追踪和自动拍摄装置,可以在 10 秒内快速完成包括 CCT、ACD、AL、WTW 和瞳孔直径等多个眼生物参数的测量,能够适应白内障手术的要求。

Lenstar 900 生物测量仪是由基于低相干光反射(optical low coherence reflectometry,OLCR)原理设计的非接触式的光学生物测量仪,可以一次测量前房深度、晶状体厚度、眼轴长度等多个生物参数。该设备与 IOL Master 不同的是从角膜前表面中央直径 2.3mm 和 1.65mm 两个环上 32 个点的信息计算角膜曲率。有研究认为 Lenstar 900 能够为白内障手术提供除 WTW 外与 IOL Master 同样准确、可靠的眼球生物测量数据,在进行人工晶状体屈光度计算时可互相替代使用。

OA-2000 的基本原理为 SS-OCT 眼轴长度测量联合角膜地形图仪。OA-2000 采用 1 060nm 波长的扫描激光光源,更长的波长增加了光线对组织的穿透能力,这是其眼轴检出率提高的一个原因。有研究证实,基于 SS-OCT 原理的 OA-2000 比基于 PCI 原理的 AL-Scan 具有更高的眼轴检出率;在成功检测出眼轴的患者中,两种仪器的眼轴检测结果一致性良好,可相互替代使用。

本部分介绍了几种临床常用的光学生物测量仪,这些仪器在眼生物测量领域各有优势。目前的研究热点主要集中在上述仪器对白内障患者尤其是晶状体极度浑浊患者的眼轴测量检出率以及检测结果的一致性研究上。另外,通过增加角膜前表面不同直径的检测点以获取更为精准的角膜曲率也是光学生物测量仪的发展方向之一。由于 SS-OCT 原理和角膜地形图技术的应用,光学生物测量仪在眼轴的检出率和角膜曲率的检测一致性方面得到了极大的提高。

三、眼前节分析系统在白内障领域的应用

(一) Pentacam 眼前节分析仪

基于 Scheimpflug 技术的眼用摄像分析系统,通过旋转摄像,拍摄 25~100 张 Scheimpflug 图像,根据测量数据模拟出眼前节的三维图像,能够同时提供角膜前后表面的形态数据,如全角膜的散光、球差等。最新一代的 Pentacam AXL 包含了依据 Scheimpflug 原理的 Pentacam HR 系统和依据 PCI 原理的眼轴测量系统。目前,Pentacam 眼前节分析仪在白内障领域的应用主要集中在以下几个方面:①功能性人工晶状体的个性化优选,包括根据全角膜散光情况选择 Toric 人工晶状体、根据全角膜球差情况选择不同球差的人工晶状体、根据 Kappa 角选择多焦点人工晶状体等;②利用全角膜屈光力计算真实角膜曲率,利用 PCI 原理测量眼轴,计算人工晶状体度数;③Pentacam AXL 的晶状体核密度分级系统能够获得晶状体不同部位的核密度,其作用类似于 LOCS Ⅲ晶状体浑浊分级标准;④其他如评估人工晶状体植入术后的有效位置、诊断囊袋阻滞综合征等。

(二) OrbscanⅡ角膜地形图仪

采用光学裂隙扫描原理并结合 Placido 盘反射影像,同时测量角膜前后表面三维空间信息,经过计算机处理,一次性获得角膜前后表面高度图、角膜前后表面屈光力图和角膜厚度图。目前,OrbscanⅡ角膜地形图仪在白内障领域的应用主要集中在计算角膜外伤术后和角膜屈光术后人工晶状体度数、评估白内障手术前后角膜地形图的变化趋势等方面。

(三) iTrace 视觉功能分析仪

采用窄光束光路追踪技术检查全眼像差,并联合基于 Placido 环原理的角膜地形图仪。iTrace 能够测量全眼像差并进一步分离角膜、眼内(晶状体)像差,确定主要像差来源。同时,iTrace 以"E"

字模拟图模拟了角膜、晶状体、全眼的视觉质量。此外，iTrace 还能提供 Alpha 角、Kappa 角、角膜高阶像差、角膜散光、角膜球差、瞳孔大小等参数，有助于多焦点人工晶状体、toric 人工晶状体、非球面人工晶状体等功能性人工晶状体的个性化选择。例如，术者在评价 toric 人工晶状体是否适合患者时，可通过 iTrace 检查结果作出以下判断：①通过 kappa 角排除瞳孔自然偏心过大的患者；②通过分离角膜和眼内散光排除角膜散光较小的患者；③通过角膜地形图排除不规则散光的患者。这对于需要植入 toric 人工晶状体的患者，尤其是外伤性白内障需联合角膜散光松解切口的患者，具有重要的临床意义（图 5-2-4，图 5-2-5）。

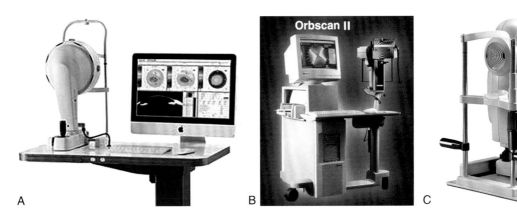

图 5-2-4　几种眼前节分析仪
A. Pentacam 眼前节分析仪；B. Orbscan Ⅱ 角膜地形图仪；C. iTrace 视觉功能分析仪。

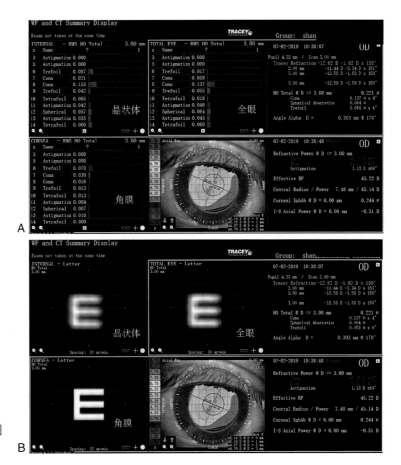

图 5-2-5　iTrace 的波前像差柱状图
和视觉质量"E"字模拟图报告

屈光性白内障手术时代的到来与各种新型眼光学生物测量仪和眼前节分析系统的研发和改进关系重大,同时也要求临床医师深入学习各种仪器的原理和应用范畴,以便更好地进行手术规划并个性化选择人工晶状体。

(张楠　李霄)

第三节 │ 外伤性白内障的特殊检查

外伤性白内障病情复杂,尤其是钝挫伤、爆炸伤性白内障常伴有眼前节和眼后节各层组织的损伤,单纯做常规白内障的术前检查,往往不能全面了解患眼的病情,从而影响正确的诊断、手术方案的制订和术后视功能的预测。因而,应在常规白内障术前检查的基础上,借助现代化的眼科检查仪器设备补充做一些眼外伤相关的特殊检查,可以有效减少漏诊和误诊,大大提高眼科医师对外伤性白内障的诊疗水平。

一、超声生物显微镜

超声生物显微镜(ultrasound biomicroscope,UBM)是 20 世纪 90 年代后期开始应用于眼科临床的一种新型眼科超高频超声诊断设备,由于其对于眼前节结构和病变具有出色的分辨能力,可在活体条件下观察眼前节组织结构的微观改变,近年来在青光眼的发病机制探讨、眼前节肿瘤的评价及眼外伤诊断方面愈发显现出重要的临床价值。眼外伤常并发眼部多处组织的损伤,尤其伴有角膜损伤和前房积血引起的屈光间质浑浊时,将会影响眼前节的观察。而 UBM 检查可以帮助眼科医师对眼外伤造成的眼前节损伤作出明确诊断,尤其是在屈光间质浑浊的情况下,UBM 可清楚地显示角膜水肿、前房积血、虹膜根部断离、房角后退、睫状体脱离或分离、晶状体浑浊、晶状体全脱位或不全脱位、眼前段异物等,具有高清晰、高分辨率、实时、无创伤、非干扰的优点,对眼前节外伤的诊断有着不可替代的作用。

(一) 工作原理

UBM 检查的基本原理与普通 B 型超声相同,不同之处在于其探头的频率高达 40~100MHz,其探测深度仅 4~5mm,而分辨率高达 20~60μm。临床上广泛应用的是 50MHz 的换能器。UBM 探头发出高频的超声脉冲扫描物体,由于物体内部密度不均一,所以其声阻抗也不同,物体反射和散射的超声波被同一探头接收,通过信号传递、滤过、放大和处理形成数字信息,再由数-模转换形成二维图像。

(二) 检查方法

患者取平卧位,给受检眼表面麻醉,根据睑裂大小放入合适的眼杯,杯内放入耦合液(如隐形眼镜护理液或生理盐水)。探头垂直于眼球表面自 12 点位开始顺时针方向进行全周检查,于 3 点、6 点、9 点、12 点位各取 1 图像,检查结束取出眼杯,滴入抗生素滴眼液。

(三) 注意事项

1. 检查前应注意有些患者应避免行 UBM 检查,如裂伤缝合术后一周以内;角膜或者结膜有感染性疾病;配合度欠佳的患者如儿童等。

2. 检查时要注意选择合适的眼杯,探头勿与角膜接触。通过调整患者眼位及探头角度,尽量使声束与被检结构垂直,从而得到清晰图像。

3. 检查完毕将眼杯消毒备用。

(四) 正常眼的 UBM 表现

UBM 可在活体上清晰显示角膜、虹膜、前房角、睫状体、晶状体赤道部及悬韧带、后房及睫状沟、前部玻璃体(图 5-3-1,图 5-3-2)。

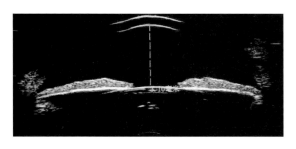 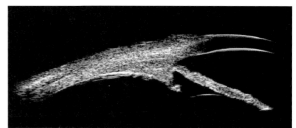

图 5-3-1　正常眼的 UBM 表现(正位)　　　　图 5-3-2　正常眼的 UBM 表现(侧位)

(五) UBM 在眼前节外伤中的应用

1. 角膜

(1) 角膜上皮缺损:在 UBM 上表现为角膜上皮层回声连续性中断,常伴有局部回声强度下降(图 5-3-3)。

(2) 角膜全层水肿:在 UBM 上表现为角膜上皮层回声连续光滑,基质层回声不均匀,回声带增厚,后弹力层呈波浪样回声(图 5-3-4)。

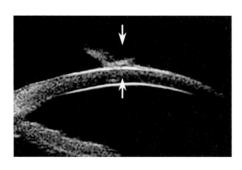 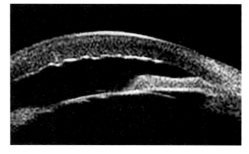

图 5-3-3　角膜上皮缺损　　　　　　　图 5-3-4　角膜全层水肿

2. 前房及前房角

(1) 前房积血:外伤后前房积血在 UBM 上表现为前房散在或密集均匀点状回声(图 5-3-5)。

(2) 房角后退:当眼球受到外力作用后,睫状体的环形肌、放射状肌与纵行肌纤维分离,纵行肌纤维仍附着在巩膜突上,环形肌、放射状肌则向后向内移位,即发生房角后退。UBM 检查可迅速发现房角后退,直观显示房角不同位置、不同程度的损伤及其伴随改变。房角后退在 UBM 上表现为

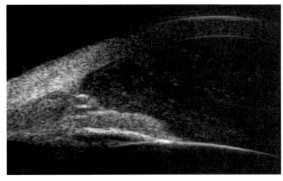

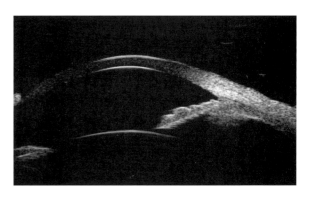

图 5-3-5　前房积血　　　　　　　　　　　　　图 5-3-6　房角后退

虹膜附着处睫状体表面可见深浅不一的条纹状裂隙,睫状肌撕裂部位常呈浅或深沟状,严重者可呈锯齿状,房角增宽、加深,房角变圆钝(图 5-3-6)。

3. 虹膜及瞳孔

(1) 虹膜后粘连致瞳孔闭锁:虹膜后表面回声与晶状体前表面回声相连(图 5-3-7)。

(2) 虹膜前粘连:虹膜回声与角膜内皮回声相连(图 5-3-8)。

(3) 虹膜根部离断:虹膜回声局限性缺如(图 5-3-9)。

(4) 外伤性虹膜植入性囊肿:角巩膜穿孔伤后,角结膜上皮组织进入眼内不断增生而形成。在UBM 上表现为虹膜基质层内可见一低回声团,内回声不均匀,边界清晰,虹膜前表面与角膜内皮回声相连,后表面与晶状体前表面相连(图 5-3-10)。

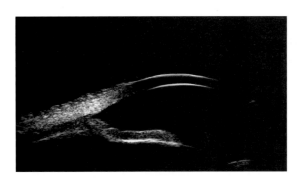

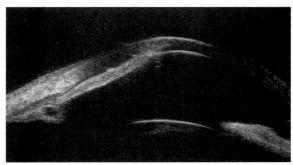

图 5-3-7　虹膜后粘连　　　　　　　　　　　　图 5-3-8　虹膜前粘连

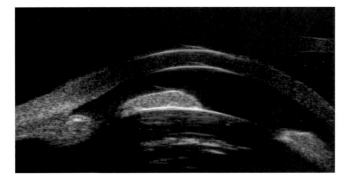

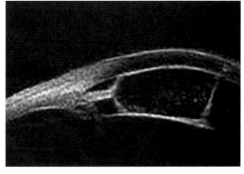

图 5-3-9　虹膜根部离断　　　　　　　　　图 5-3-10　外伤性虹膜植入性囊肿

4. 晶状体及人工晶状体　UBM可清晰地显示晶状体前囊及赤道部以及晶状体与睫状体之间的位置关系。在正常人,晶状体前囊为一条光滑的带状强回声,皮质表现为无回声区,悬韧带则为排列规则的带状强回声。外伤性白内障患者在UBM上表现为晶状体回声增强,但可导致晶状体回声增强的疾病很多,因此仅凭UBM检查不能确诊白内障。

对于有穿孔史的外伤性白内障,UBM检查可协助术前了解晶状体前囊有无破裂、晶状体周边部有无异物,以及破口、异物的位置和大小,为手术方式的选择提供依据(图5-3-11)。

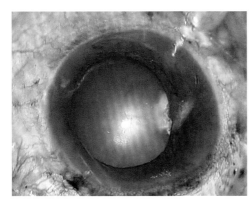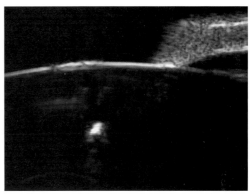

图 5-3-11　外伤性白内障(伴有晶状体异物)

(1) 眼外伤伴晶状体不全脱位的患者,在UBM上表现为晶状体移位,各方位上晶状体赤道部与睫状体之间的距离不等,晶状体悬韧带断裂一侧的间距增宽,晶状体向对侧移位。同时伴有前房深度及虹膜形态的改变(图5-3-12)。

(2) 晶状体全脱位者可向前脱入前房,在UBM上表现为在前房内可探及一类椭圆形环状强回声,内为无回声区(图5-3-13)。晶状体全脱位者可向后脱入玻璃体,在UBM上表现为在正常的晶状体的解剖位置无法检查到晶状体,即晶状体回声缺如,此时可借助B超检查(图5-3-14,图5-3-15)和眼底检查(见本节200°超广角眼底成像)。

对于眼外伤的患者,可用UBM检查360°范围的悬韧带情况,可发现轻度而微小的晶状体不全脱位,避免漏诊。同时UBM可精确地显示出脱位后前房深度的改变,晶状体脱位的范围及程度,以及与睫状突的关系,对于明确诊断、评估预后及指导手术方式有很重要的临床意义(图5-3-14)。

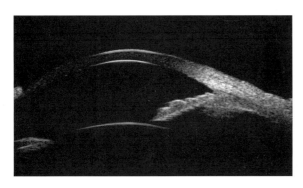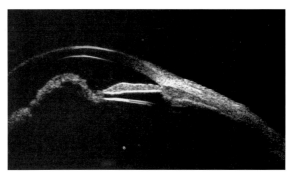

图 5-3-12　晶状体不全脱位　　　　　　　　图 5-3-13　晶状体全脱位(脱入前房)

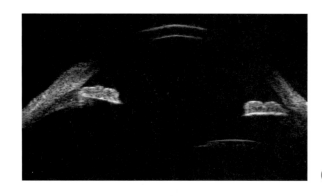

图 5-3-14　晶状体全脱位
(脱入玻璃体)的 UBM 像

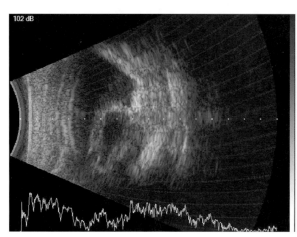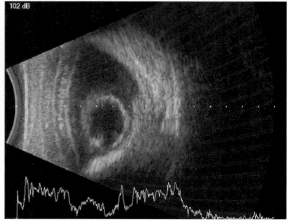

图 5-3-15　晶状体全脱位(脱入玻璃体)的 B 超像

（3）人工晶状体位正:正常的人工晶状体位于晶状体囊袋内,居中位,光学区位于虹膜后瞳孔中央,呈纺锤形强回声,与虹膜后表面有一定距离,且双侧等距对称(图 5-3-16)。

（4）人工晶状体位置偏移:睫状突下点状强回声为人工晶状体襻,人工晶状体倾斜或偏移后,光学区偏离瞳孔中央,两边与虹膜后表面及睫状体的距离不等(图 5-3-17)。

5. 睫状体　眼外伤导致睫状体上腔液体或血液积存称睫状体脱离。当睫状肌的纵行纤维从巩膜突上撕脱,导致前房与睫状体上腔相通时,称睫状体分离。UBM 可早期、迅速地诊断睫状体脱离,并且清晰地显示睫状体脱离的位置、分离口和范围,及周围组织的损伤情况,为手术或药物治疗提供依据。正常的睫状体的矢状位在 UBM 上呈类三角形,与巩膜相贴。当二者之间出现无回声区时

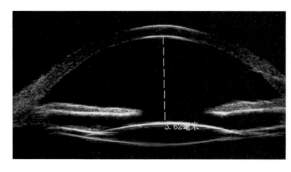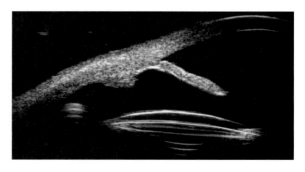

图 5-3-16　人工晶状体位正　　　　　　　　图 5-3-17　人工晶状体位置偏移

提示睫状体脱离。需要警惕的是,有时睫状体与巩膜突已完全分离,但未发现睫状体分离口,通常是因为虹膜根部与巩膜未分开,虹膜已偏离正常的解剖位置,向分离口移位,虹膜根部甚至中周部与巩膜突或巩膜相贴,易被忽视。一些严重外伤的患者,睫状体已严重撕脱而不能显示(图 5-3-18)。

6. 后房　后房异物:睫状体与悬韧带间可探及高于巩膜回声的强回声,形态不规则,与周围组织界限清晰(图 5-3-19)。

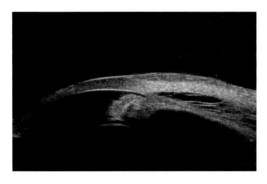 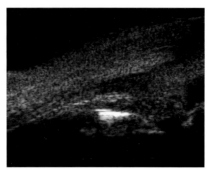

图 5-3-18　睫状体外伤　　　　　　　　　图 5-3-19　后房异物

7. 前部玻璃体

(1) 炎症改变:睫状体平坦部及前部玻璃体可见点状渗出回声(图 5-3-20)。

(2) 前部玻璃体增殖性改变:周边玻璃体内条带状或膜状高回声,与球壁回声相连(图 5-3-21)。

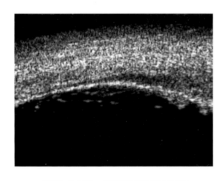 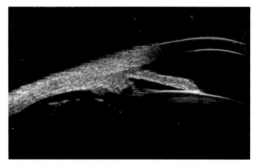

图 5-3-20　前部玻璃体炎症　　　　　　图 5-3-21　前部玻璃体增殖性改变

对于外伤性白内障伴晶状体异物的患者,术前完善检查,避免漏诊是很重要的。当晶状体浑浊严重时,或者异物位于周边部时,即使散瞳在裂隙灯下也很难查到,此时借助 UBM 检查可有效避免漏诊。不论是金属异物还是木屑、玻璃等非金属异物,在 UBM 检查上均表现为强回声,其后可见声影,与周围组织界限清楚(图 5-3-22)。虽然无法鉴别金属与反射强的非金属异物、明确异物性质,但是 UBM 可检查出异物的

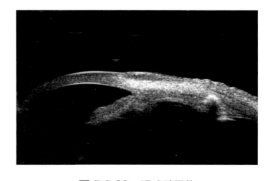

图 5-3-22　眼球壁异物

位置、大小、异物与周围组织的关系，以及有无穿透晶状体前囊，对于手术方式有重要的指导意义。UBM 是一种可准确定位眼前节微小异物的可靠检查手段。

综上所述，UBM 在眼外伤中，尤其是眼前节的损伤，有着良好的应用价值。利用其分辨率高、实时、非干扰、无创伤、不受屈光间质的影响，弥补了传统眼科检查之不足，减少了眼外伤漏诊及误诊的可能性，为眼外伤的诊断和治疗提供了确切的辅助影像资料。

二、视野检查

视野是指受检眼（单眼或双眼）注视不动时能够发现目标的空间范围。视野检查是指测量视网膜黄斑注视点以外的视力即周边视力，是评估周边视网膜敏感度最重要的方法。19 世纪中叶，视野检查首次被引入眼科临床，并揭示了青光眼与旁中心视野缺损和周边视野收缩的联系，随后眼科学者相继发明和改进了各种视野计，从简易视野屏到弧形视野计，Bjerrum 视野屏，从投射式半球形 Goldmann 视野计到计算机自动视野计，视野检查有了长足的发展，显著提高了视野检查的敏感性，使临床视野检查的应用更进了一步。

（一）设备和工作原理

全自动电脑视野仪以 Humphrey Ⅱ型为例。受检者知晓检查方法后，先暗适应 5~10 分钟，在自然瞳孔状态下进行检测。被检眼盯住前方黄灯，用眼睛余光感知周边部，每感知到 1 个白点闪烁就按一下鼠标。检测程序为 30-2 SITA 快速程序，采用 Gaze/Blindspot 监视器，固视目标为中心注视，光标为Ⅲ级白光，持续时间为 100ms，背景光亮度为 31.5asb，每一视野检测中心 30° 范围 76 个检测点。检测结束后打印结果，以结果中双眼 MD（单位为 dB）的平均值作为观察数据。Humphrey 视野计是将白色视标投射在具有固定白色背景光视野屏上的标准方法。白色视标的亮度在 0.08~10 000asb 之间有 54dB 的变化范围，dB 值代表视网膜的敏感度而不是视标亮度，dB 值越高敏感性越高，反之越低。

（二）正常眼的视野表现

1. 视野表现的解剖基础　视网膜上每一个区域在视野上都有一相对应位置。黄斑中心凹对应中心固视点，周边视网膜与周边视野对应。物像投射至对侧视网膜并形成倒像。鼻侧视网膜"看见"的物体位于颞侧视野，而上方视网膜"看见"的物体位于下方视野。在视盘处无感光细胞，因此视野在固视点颞侧 10°~15°，水平线略偏下处对应有一范围为 6°~8° 的生理盲点（图 5-3-23）。

2. 正常视野表现　正常视野在颞侧可达 90°，鼻侧 60°，上方 60°，下方 70°（图 5-3-24），但是诊断性视野检测却绝大部分集中在中心 30° 范围内。视敏度如同一座小岛，山顶代表黄斑中心凹视敏度最高，越向周边视敏度越低。异常视野是指视野敏感度在统计学和临床上有意义地偏离正常视岛。

（三）视野缺损

视野缺损的类型包括：普遍性敏感度下降、视野收缩、半侧偏盲、水平偏盲、中心暗点、弓形暗点、鼻侧阶梯、中心视岛和注视点分裂。

普遍性敏感度下降而没有局部的缺损区域是一种非特异性改变，比同龄人需要更强的光刺激，

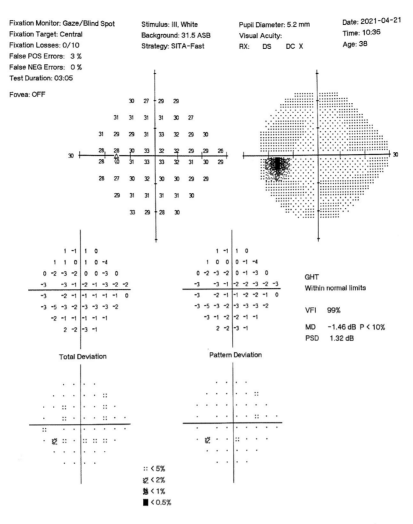

图 5-3-23　视野表现的解剖基础

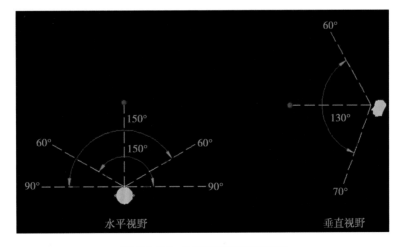

图 5-3-24　正常视野范围示意图

这种现象往往提示屈光间质浑浊、瞳孔较小或检测时未使用适当的矫正眼镜。

视野收缩:伴有周边视野缺损的弥漫性损伤。

半侧视野损伤:鼻侧或颞侧视野缺损,多见于神经系统疾病。

水平视野缺损:上方或下方视野缺损。

中心暗点:指位于中央注视点及其附近的相对性、绝对性暗点,一般指中心 10° 视野范围之内的暗点。中心暗点是视网膜黄斑区或视神经黄斑纤维发生病变的一种表现。

弓形暗点:又称 Bjerrum 暗点,是视网膜神经纤维层纤维束损害的典型视野改变。它绕过固视点上或下与生理盲点相连,并向周边呈弧形扩展,鼻侧宽于颞侧,然后突然终止于水平子午线,与视网膜颞侧弓形神经纤维束的排列与行径相似。

鼻侧阶梯:通过鼻侧水平中线时光敏感度不连贯性差异,是视网膜神经纤维束损害的特殊表现。

(四) 眼外伤后视野改变

因为患者损伤的性质、程度不同,所以患者的视野会发生不同的变化,临床表现也不尽相同。因此术前常规做视野的检查是不可或缺的。视野损害是由于视网膜细胞受损,尤其是视网膜神经节细胞及视网膜神经纤维层进行性损伤所造成。后者是由神经节细胞发出的轴突聚集成束状并互相平行排列而构成。因此,一旦视网膜神经节细胞及视网膜神经纤维层受损,则导致视野发生相应的缺损改变。生理盲点的扩大说明视神经或者视盘的损害。弓形暗点表示患者的神经纤维束发生了损害。在外伤性视神经病变时,尤其是视神经不全损伤时,视野缺损的表现常常比视力下降更为突出。外伤性视神经病变以管内段视神经损伤最为常见,多为单眼受伤,大多表现为单眼视野缺损,即不同程度的视野改变,可表现为视野阈值普遍下降、局限性视野缺损(缺损图形多不规则)、残存视岛或视野完全缺损。视野缺损发生的部位也不尽相同,如:上方、下方、颞侧、鼻侧、中心暗点等都有可能。

1. **视神经钝挫伤** 早期视神经水肿,仅表现为生理盲点的扩大,随着视神经缺血缺氧的加重,可引起类似青光眼性视野改变,出现旁中心暗点或弓形暗点,晚期可发展为视神经萎缩,中心视力丧失,周边视野缩窄,尤其是鼻下方(图 5-3-25)。

2. **黄斑出血** 视敏度下降,伴中心暗点(图 5-3-26)。

3. **外伤性青光眼** 与原发性青光眼一样,晚期表现为视野向心性缩小(图 5-3-27)。

三、马氏杆检查

马氏杆(Maddox rod)是双眼视功能检查中重要的工具。马氏杆可以用作检查水平、垂直隐性斜视以及旋转隐性斜视,在评估双眼视功能和处置双眼视功能异常时具有重要的参考价值。钝挫伤或爆炸伤往往伴有眼外肌的损伤,必要时应在白内障术前行马氏杆检查,以免出现漏诊和误诊。

(一) 设备和工作原理

马氏杆是由多根小玻璃杆彼此平行排列构成,由于柱状透镜具有与轴平行的光线通过时不发生折射,与轴垂直的光线通过时发生折射的性质,因此通过马氏杆看点光源会成为一条与柱镜轴垂

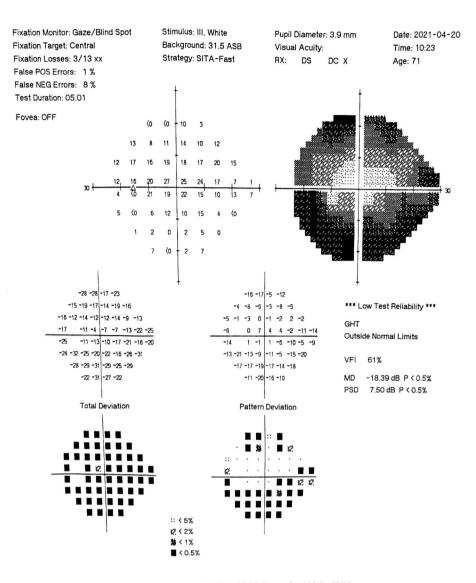

图 5-3-25　视神经钝挫伤所致视神经萎缩

直的光条。单马氏杆法用于定量水平或垂直性斜视量,双马氏杆法用于定性与定量旋转性斜视。

(二) 检查方法

1. 单马氏杆检查

(1) 检查方法:被检查者双眼注视远处点状光源,此时在一只眼前(常规置于右眼前)放置马氏杆,就使该眼前点光源变成直线;而另一只眼前未放置马氏杆所见的点状光源仍为点状,从而使双眼所见物像不同,起到打破融合反射的目的。通过马氏杆观察眼前的点状光源就变成一条线状光,并且此条线状光的方向与组成马氏杆的柱镜长轴方向是互相垂直的。采用马氏杆加三棱镜可检查出斜视度数(包括隐斜和显斜两部分)。通过分析被检查者所见点线的关系,可以判断隐斜的性质。再根据隐斜的性质,决定在眼前放置三棱镜的方向。然后通过逐渐调节三棱镜度数,使所见的点线重合,这样就可以定量检查出隐斜度数。

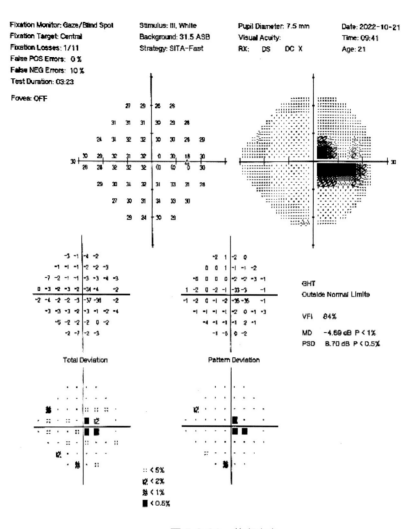

图 5-3-26　黄斑出血

（2）检查结果与临床联系

1）马氏杆水平放置时，看到垂直条状光穿过点状光，表示无水平隐斜。若条状光与点状光分离，条状光在点状光的右侧，属同侧复视，提示内隐斜。若条状光与点状光分离，条状光在点状光的左侧，属交叉复像，提示外隐斜（图 5-3-28）。

2）马氏杆垂直放置时，看到水平条状光穿过点状光，表示无垂直隐斜。若条状光与点状光分离，条状光在点状光的上方，提示左眼上隐斜。若条状光与点状光分离，条状光在点状光的下方，提示右眼上隐斜（图 5-3-29）。

3）用马氏杆加三棱镜检查方法，可以测量隐斜度数。内隐斜时，通过眼前加置底向外的三棱镜，在递增的过程中光带和光点逐渐靠近，直到垂直光带穿过光点，则所加棱镜度即为内隐斜度数。同理，上隐斜时，通过眼前加置底向下的三棱镜来测量上隐斜度数。

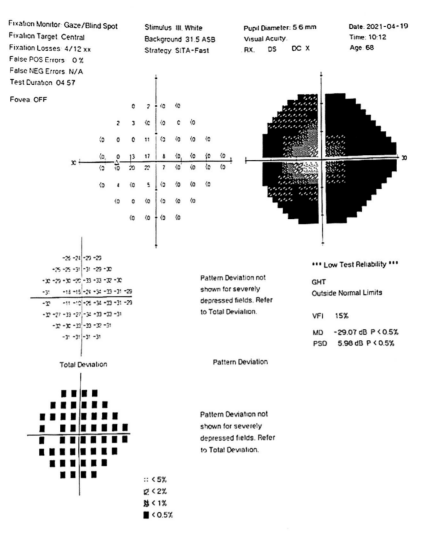

图 5-3-27　外伤性青光眼

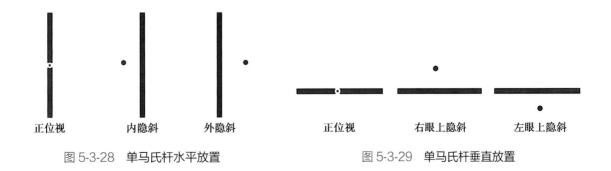

正位视	内隐斜	外隐斜

图 5-3-28　单马氏杆水平放置

正位视	右眼上隐斜	左眼上隐斜

图 5-3-29　单马氏杆垂直放置

2. 双马氏杆检查

（1）检查方法：采用红白两个马氏杆，分别在两只眼前。马氏杆架子常常装在三脚架上，有时放在试镜架上。马氏杆柱镜的方向是垂直的，所以患者看到两条水平光线。让患者自己调整马氏杆柱镜的方向，直到两只眼分别看到的两条光线平行为止。这时，两只眼前马氏杆柱镜的方向不再平行，其夹角即是旋转斜视的度数。如果注视眼前马氏杆柱镜的方向保持水平不变，仅仅旋转麻痹眼前的马氏杆，这时候马氏杆的旋转方向即是旋转斜视的方向。

（2）检查结果与临床联系：以右眼前置红色马氏杆，左眼前置白色马氏杆为例，在左眼前置4BD的棱镜，可见红色线条在下，白色线条在上。若两线平行，提示无旋转隐斜（图5-3-30A）。若红线水平，白线倾斜，提示左眼有外或内旋转隐斜，可旋转白色马氏杆向右或左使两线平行（图5-3-30B）。若白线水平，红线倾斜，提示右眼有外或内旋转隐斜，可旋转红色马氏杆向右或左使两线平行（图5-3-30C）。

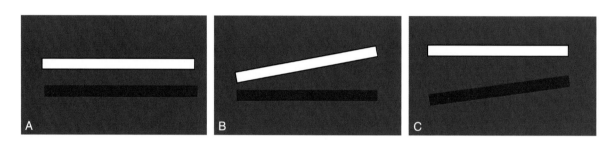

图5-3-30　双马氏杆检查
A. 无旋转隐斜；B. 左眼有外或内旋转隐斜；C. 右眼有外或内旋转隐斜。

3. 检查前注意事项

（1）被检者应完全矫正双眼的屈光不正。

（2）记住哪一只眼戴马氏杆。

（3）检查中记录的方向均为被检查者所视方向。

（4）检查距离为5m和33cm，在明亮环境中进行检查。

（5）对于较高屈光不正者不适用。

四、视网膜视力计

视力是眼科临床中最普通也是最基本的检查项目，也是评价视觉功能最重要的指标，但外伤性白内障患者由于屈光间质浑浊，术前常不能看清眼底，常规视力检查难以进行，黄斑部的病变也难以了解，术后视力预测十分困难。这就涉及以视网膜为起始系统进行视网膜视力的测量。视网膜视力主要指排除屈光间质的干扰，直接测量视网膜上分辨二维空间细节的能力，这对于临床上一些屈光间质浑浊和一些不能通过常规屈光矫正获得矫正视力的患者评价视功能非常有帮助。

视网膜视力计是定量评估视网膜视力的一种检查方式。通常包括以下三种：干涉条纹视力计、潜在视力测量仪和LOTMAR视力计。

（一）干涉条纹视力计（line grid interference retinometer，laser interferometer，LI）

利用杨氏双缝干涉原理，干涉条纹的空间频率与屈光不正及屈光介质的浑浊程度基本无关，利用浑浊晶状体不均一性将激光光波导入，在视网膜产生相干条纹，患者所能识别的相干条纹的空间频率即为患者的视敏度。根据分辨力视力和 Snellen 视力之间的转换关系即 Snellen 视力=空间频率/30，求得患者的干涉条纹视力（IVA）。这种方法测定几乎可以不受眼球光学系统的影响，即使眼球光学系统有明显的缺陷，如白内障、角膜浑浊、高度屈光不正、不规则散光及圆锥角膜，由于激光穿透率很强，且光束很细，只要稍微有点透明区域就能将激光光束导入，仍然可以测定视网膜的视觉功能是否正常。

（二）潜在视力测量仪（potential acuity meter，PAM）

PAM 是一种直接测量通过浑浊介质后视网膜 Snellen 视力的定量测量装置。利用直径约为 0.1mm 的微小的孔径投射 Snellen 视力表于视网膜上。一般的 PAM 检查仪与裂隙灯配套，发出直径 0.1mm 的窄光束，光束含有 Snellen E 视标并投射到视网膜。检查者可以调整光束的位置，使光束避开浑浊的屈光介质，患者就像没有屈光介质浑浊一样阅读 Snellen 视力表，并测出视力结果。

（三）LOTMAR 视力计（lotmar visometer，LV）

LV 是一种白光光栅复色干涉条纹视力计，利用两块成一定角度放置的光栅在白光照射下产生莫尔条纹，改变两个光栅之间的夹角，条纹宽度发生变化，从而获得不同空间频率的干涉条纹，测得浑浊晶状体后的视网膜视力。

（四）视网膜视力计的临床意义

视网膜视力计对不同程度的白内障均有预测作用。一般报道均认为视网膜视力计对轻度到中度的白内障预测较为准确，而对重度的白内障预测欠佳。角膜病变发生后，角膜不规则和不完整性导致了日常视力的检测困难。而视网膜视力计可以忽略角膜的影响评价视网膜视力。玻璃体浑浊相对较轻者能够辨别条纹，术前测定 LI 具有一定价值。而严重的玻璃体浑浊患者，由于激光不能在视网膜上形成干涉条纹，对视力的预测出现假阴性结果。视网膜视力计也可用于特发性、全层黄斑孔手术治疗前后的视功能测定，并且可联合 ERG 检测以及术前术后不同范围内的光敏感度阈值检测程序进行阈值检测，从而了解该手术能否对视网膜的功能状态产生影响。由于视网膜视力计的特殊设计原理，从而在一定程度上可以从视网膜水平评估术后的视觉效果。但涉及眼底病变时，视网膜视力计容易出现假阳性结果，在黄斑变性、黄斑囊样水肿、弱视、视野缺损减少注视或高度近视性脉络膜视网膜病变均可以使得视网膜视力计测量变得不可信。

五、内视现象

视网膜感觉层前的任何不透明物体，经光线照射后都在视网膜上形成投影，患者自己能够看到它的存在。特别在白色或明亮背景的衬托之下（如面对白色墙壁或蓝色天空），看得格外清楚，这种现象称为内视现象。如玻璃体内浑浊物所引起的飞蚊症状，也是内视现象的一种典型表现。常用的方法有以下两种：

（一）Purkenge 实验

利用视网膜感光细胞可感受移动刺激光,产生移动血管影的原理来评估晶状体浑浊后视网膜的功能。

具体方法是嘱被检者闭眼,以强光源经眼睑刺激视网膜。若视网膜正常,则被检者可感受到视网膜血管影的存在,形似叶脉。但本方法有两大缺点:其一,正常人中仅 80% 能见到视网膜血管影;其二,黄斑区无视网膜血管,因此不能检测较小的黄斑部病变。

（二）蓝视野内视现象

以适当强度的蓝光刺激白内障患眼,由于蓝光被黄斑区周围毛细血管内的白细胞反射,因此患者可在视野内看到迅速移动的小球,表明黄斑功能正常。应叮嘱患者注意小球的数目,每一象限密度是否均匀,以及小球运动速度是否一致。但本方法的缺点是需要特殊的仪器和患者的配合,此外致密的白内障易出现假阳性,而黄斑区病变易出现假阴性。

六、微视野检查

传统的静态视野计是量化视网膜敏感度的重要临床工具,在青光眼和视神经疾病中的应用尤为广泛,但它不能准确地评估黄斑功能,且无法避免偏心或固视不稳定的情况,因此其解析度及重复性受到限制。而微视野检查这项新技术可将微视野图准确地叠加到彩色眼底像上,实现视网膜的解剖和功能相结合,分析视网膜不同部位的光敏感性。更重要的是,微视野计通过在视网膜上准确投射不同光强度的刺激,并结合眼位跟踪器不断调整偏心固视和固视缺失,这种校正尤其适用于伴有旁中心固视和不稳定性固视的患者。因此,应用微视野计测量和计算视网膜光敏感度和固视稳定性是评估不同疾病中视网膜尤其是黄斑功能改变的重要工具。

（一）工作原理和设备发展

20 世纪 80 年代初首台结合静态视野计和眼底同步观测的微视野计(SLO 101,Rodenstock)诞生。它通过红外线在选定的视网膜上手动投影不同形状、大小、强度的视觉刺激来对视网膜进行实时检测,但是缺少全自动检测功能和眼位追踪系统。为了克服这些缺点,Nidek MP-1 于 2003 年引入市场。它具有一套眼球追踪系统,可实时监测眼球运动情况,在进行视野检查的同时不断记录固视视标在视网膜上的位置,并随时调整靶信号以保证刺激光斑在视网膜投射的精确性。可对固视缺失或偏心固视的视网膜和脉络膜疾病患者进行快速、可靠的视网膜功能检查。MP-3 是在前者的基础上改进而来,具有更高的刺激强度、更宽的动态范围和更高的分辨率。2006 年 Optos OCT/SLO 微视野计进入市场,它是光学相干断层扫描与微视野计的结合,可将视网膜功能障碍与相应超微结构改变结合起来,但它缺乏彩色眼底照片。MAIA 黄斑功能评估仪是于 2009 年投入市场的最新微视野计,具备高频眼位追踪系统和线式聚焦激光扫描检眼镜,不仅具有较好的灵敏度,而且具有较大动态范围,可对黄斑部进行完整的评估。

（二）MP-3 微视野仪的原理和检查方法

微视野仪采用红外半导体激光和氦氖激光两种光源。红外光源作为扫描光源投射到视网膜上进行逐点扫描。其反射光通过共聚焦裂隙,由光检测器接收放大,并通过计算机合成视网膜图像,其上每一个点与视网膜上的每一个点相对应,从而建立起一种高质量的点对点的视网膜连续动态影像。红外激光为非可见光,穿透性好,即使晶状体或玻璃体浑浊也能获得很好的效果。氦氖激光为可见光,用于产生刺激光标、固视光标和背景照明,光标的强度通过声光调制器调节。声光调制器可根据图像发生器的电子信号迅速调整氦氖激光的强度。中心固视视标为"十"字形、圆形或菱形,监视器监控下投射在视网膜中心凹位置或所需要的位置。然后操作者在直视眼底情况下,将刺激光标准确投射在被测视网膜处。微视野检查采用眼球追踪技术,可在检测者直视情况下通过对某一视网膜解剖标志的位置矫正,追踪被检查眼的固视情况,使视野结果与眼底彩照相重合。患者将头部放在下颌托的适当位置并注视固视视标,当视野范围内出现刺激视标的亮点时按应答键。检查者从监视器上可以观察到视标在视网膜上的投射位置,通过鼠标操作改变刺激光标位置及亮度。检查结束后,视野图重合在眼底图像上输出,黄斑区数字代表此处的视网膜敏感度(dB 数值),同时以相应颜色标识,直观地反映视网膜敏感度、黄斑注视区域以及注视稳定性(图 5-3-31)。

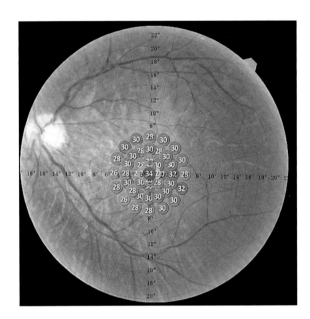

图 5-3-31　MP-3 微视野仪检查结果图

(三) 微视野检查指标分析

微视野的主要检查指标有:视网膜光敏感度、固视性质及固视稳定性。其中固视性质包括中心固视与偏心固视;固视稳定性包括稳定性固视、相对不稳定性固视及不稳定性固视。

1. **固视稳定性分析**　根据固视点在 2° 和 4° 范围内的比例来确定固视稳定性(图 5-3-32)。2° 范围内大于 75% 为稳定;2° 范围内小于 75% 同时 4° 范围内大于 75% 为相对稳定;4° 范围内小于 75% 为不稳定。

2. **固视状态分级**　根据中心凹内固视点的多少来分级。50% 以上固视点在 2° 范围内为中心固视;25%~50% 为部分中心固视;小于 25% 为非中心固视。

这些检查指标丰富了黄斑视功能的评估手段,对疾病诊断、临床病情观察及疗效评估具有重要意义。

(四) 微视野计在眼外伤中的应用

对于外伤性白内障患者,晶状体的浑浊程度越重,其视网膜平均光敏感度值越低(图 5-3-32)。外伤性黄斑裂孔患者,全层裂孔区显示为绝对暗点,且大小与裂孔相对应,周围区域为相对暗点,固视属性为偏心固视。板层孔则无绝对暗点,偶而有相对暗点,固视属性为中心固视。严重的视网膜钝挫伤后可在损伤之初发现暗点,整个损伤区域敏感度下降(图 5-3-33)。有些眼外伤早期检眼镜难以发现细微异常,且视力尚可,但视网膜敏感度已经发生改变,有助于早期诊断和治疗。外伤性白内障患者由于晶状体呈不同程度的浑浊导致无法很好地检查眼底尤其是黄斑有无损伤以及损伤的

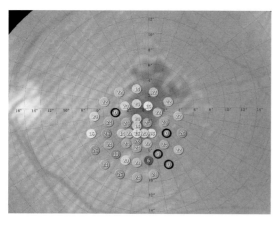

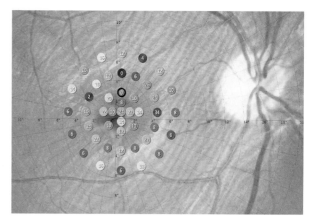

图 5-3-32　外伤性白内障 MP-3 微视野仪检查　　　　　图 5-3-33　视网膜钝挫伤 MP-3 微视野仪检查

程度。术前应用微视野检查可帮助我们充分判断损伤的严重程度,提示和预测白内障摘除联合人工晶状体植入术后患者的视觉质量和疗效,并根据检查结果个性化指导功能性人工晶状体的临床应用。

七、光学相干断层扫描血管成像

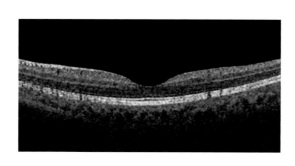

图 5-3-34　OCTA 叠加血流信号的断层扫描成像图

光学相干断层扫描血管成像(optical coherence tomography angiography,OCTA)是近年来新兴的非侵入性、非接触式的眼科血流成像技术。它利用 OCT 设备对视网膜组织中的特定位置进行快速的、连续多次的断层扫描,结合特殊的计算方法和图像处理技术来获得移动的血流信号(图 5-3-34)。现已广泛应用于视网膜、脉络膜及视神经的血管成像。

(一) 工作原理

OCTA 的原理是对同一横断面进行重复扫描(B-scan),获得从血流和相邻的组织反射回来的信号,比较反射信号随时间的变化,从而对视网膜脉络膜血流进行实时成像。该原理基于一个前提,即信号变化来源于视网膜血流中运动的红细胞,而红细胞以外的物质是保持静止的。随着高速 OCT 的发明及 en face 分层扫描模式(C-scan)和高效算法的出现,系统自动分层并处理图像后提供视网膜浅层毛细血管层、视网膜深层毛细血管层、外层视网膜及脉络膜毛细血管层以及对应的结构 C-scan 图像和联合血流的断层 B-scan 图像,并可根据病变手动调整观察层面和切面厚度(图 5-3-35)。

用分频幅去相关血管造影(split spectrum amplitude decorrelation angiography,SSADA)算法,极大地减少了运动伪影及噪声,提高了信噪比。此外,应用于 OCTA 中的算法还有光微血流成像(optical microangiography,OMAG)、血流成像比率分析(OCT angiography ratio analysis,OCTARA)、散斑方差法、相位方差法以及相关匹配法。OCTA 可采用传统的横断面扫描(B-scan)结合冠状面扫描(C-scan)对某个特定位置的视网膜或脉络膜血流进行高分辨率的显像和分层的分析,得出三维立

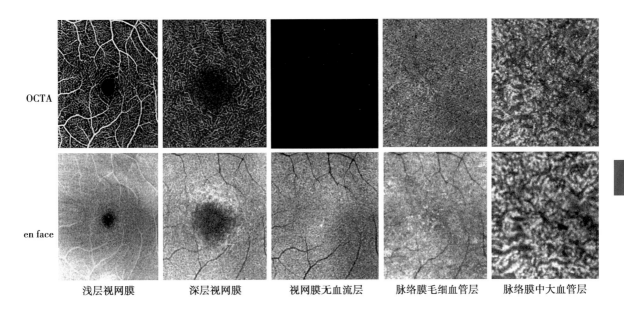

浅层视网膜	深层视网膜	视网膜无血流层	脉络膜毛细血管层	脉络膜中大血管层

图 5-3-35　OCTA 系统默认分层图

体的图像,直接观察到眼部病变范围、深度及新生血管长度、口径大小、面积等变化,具有重要的临床指导意义。

(二) OCTA 在眼外伤中的应用

脉络膜破裂患者 OCT 的 B-scan 可表现为视网膜色素上皮(retinal pigment epithelium,RPE)层或者 RPE-脉络膜复合光带中断,OCTA 显示周围血流信号减弱。若 OCT 的 B-scan 出现团块状中高反射信号,并在 OCTA 上显示血流增强,则说明该患者在脉络膜破裂伤后继发脉络膜新生血管(choroidal neovascularization,CNV)(图 5-3-36)。怀疑外伤所致视神经挫伤、缺血甚至萎缩时,应用OCTA 可以直接检测到视盘周围浅表毛细血管和视盘血管的病变,多表现为视盘周围血管的迂曲缺损以及视网膜毛细血管局灶性低灌注(图 5-3-37)。OCTA 能有效测量和评估视盘区血管密度、视网膜血流量及视网膜神经纤维层(retinal nerve fiber layer,RNFL)厚度,进而评价外伤后视神经的损害程度和转归。

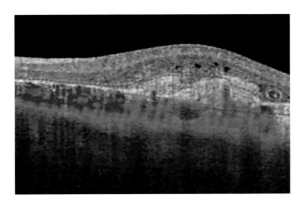

图 5-3-36　脉络膜破裂继发脉络膜新生血管 OCTA 图

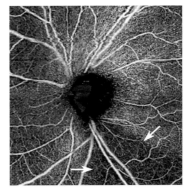

图 5-3-37　缺血性视神经病变视盘 Angio Plex 扫描查看灌注情况

OCTA 最大的优势是快捷、无创、高分辨率和多模式影像分析,但也有几大不足:①扫描范围有限,无法显示周边血流情况;②投射伪迹易干扰图像判读;③无法检测低于最慢可检测流量的血流;④OCTA 为静态显像,不能像荧光素血管造影那样观察血管渗漏。外伤性白内障患者术前进行 OCTA 检查可用来评估外伤有无合并视网膜(主要是黄斑区)、脉络膜及视神经损伤,判断预后并指导治疗。

八、200°超广角眼底成像

眼底病诊治水平的提高,离不开眼底影像学技术的日益进步。眼科临床医生可通过检眼镜、裂隙灯、前置镜、三面镜等主观地观察和描述眼底结构和病变,但无法留存直观的、实时的图像,而且三面镜、前置镜不能同时看到整个视网膜的周边,需要通过转动眼球和仪器分区域查看。不仅需要耗时等候瞳孔散大,也会因瞳孔散大给患者带来诸多不便,甚至有可能诱发急性闭角型青光眼发作。传统的 30°、45°眼底照相能客观地显示并记录眼底改变,但需散大瞳孔,且仅显示后极部病变,容易漏诊,即使拼图也看不到周边病变,也可能拼图失败,费时且费力。传统眼底照相采用白光光源,屈光间质浑浊的患者往往采图不清。200°超广角眼底成像(ultra-widefield imaging)设备弥补了以上不足,因其免散瞳、非接触、无创伤、智能化以及超广角、成像快、图像清、景深大等特点,具有快速、省时、省力、安全、舒适、高效的优点,作为眼病预检查手段,在优化眼病诊治流程、加强医患沟通、提高医疗质量、提供远程会诊方面有极大的应用价值,给眼病诊疗带来改革和创新。

(一) 工作原理

200°超广角眼底成像是以激光共焦扫描检眼镜(confocal scanning laser ophthalmoscopy, CSLO)为基础,结合椭圆镜面的设备。光源包含两束激光束,分别是波长为 532nm 的绿激光和波长为 633nm 的红激光。设备的光路由电光学元件组成,包括数个分色片和一个共焦孔径。两个扫描镜产生快速二维光栅扫描到一个椭圆镜面上。椭圆镜面的优点是有两个共轭焦点,其中一个靠近扫描镜面,当激光扫描时,所有的扫描光线均经过 F1 射向椭圆镜面,经椭圆镜面反射后,这些光线都射向 F2 并相交于 F2。只要控制 F2 落在晶状体前表面中心处,从第一个焦点发出的光线会在患者眼中会聚,即使在小瞳孔的情况下也可以避开瞳孔的影响从而形成宽扫描角。反射的光线通过共焦孔径和多种滤波器折回,在 F1 处被接收器接收并经过光束返回系统处理形成视网膜的图像(图 5-3-38,图 5-3-39)。200°超广角照相机通过红、绿激光光源和相应的滤波器可形成红、绿激光眼底图(图 5-3-40,图 5-3-41)。此外,基于椭圆镜面的 CSLO 所固有的大景深可以拍摄到从眼底后极部到周边部乃至锯齿缘的眼底图像。

(二) 超广角眼底成像在眼外伤中的应用

200°超广角眼底成像采用红、绿激光,可穿透眼外伤患者中等浑浊的角膜和晶状体,在同一张图像上同时显示角膜、晶状体浑浊形态和眼底情况(图 5-3-42,图 5-3-43)。

200°超广角眼底成像可显示脉络膜破裂灶的位置(后极部和周边)、形态及范围(图 5-3-44,图 5-3-45),有无合并玻璃体浑浊、视神经及视网膜水肿等(图 5-3-46)。

200°超广角眼底成像可显示眼内异物的位置及其与周围组织有无牵拉,是否合并玻璃体或视网膜出血等(图 5-3-47)。

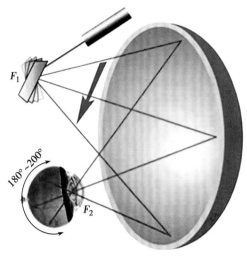

图 5-3-38　200°超广角眼底成像原理示意图

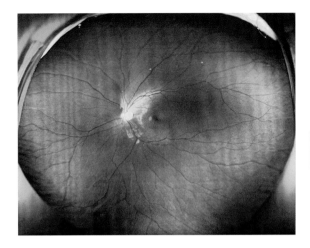

图 5-3-39　200°超广角眼底成像图

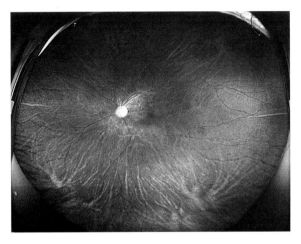

图 5-3-40　红激光眼底图

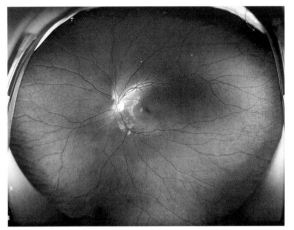

图 5-3-41　绿激光眼底图

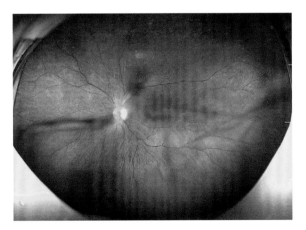

图 5-3-42　外伤性白内障的超广角眼底成像图（SLO）

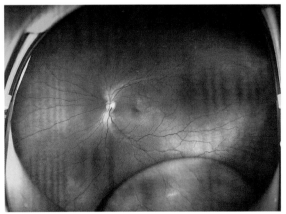

图 5-3-43　外伤性晶状体全脱位（脱入玻璃体）的超广角眼底成像图（SLO）

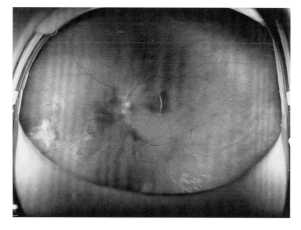

图 5-3-44 脉络膜破裂(后极部)

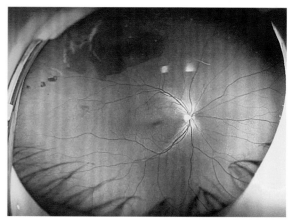

图 5-3-45 脉络膜破裂(周边部)

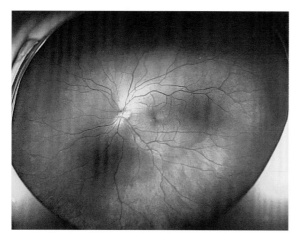

图 5-3-46 眼球钝挫伤所致黄斑区水肿

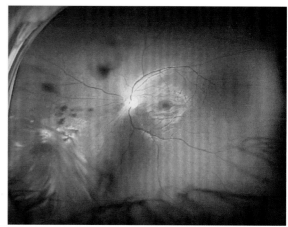

图 5-3-47 眼内异物

(李亚东)

参考文献

1. 何守志. 超声乳化白内障手术学. 北京:中国医药科技出版社,2000.

2. 李凤鸣. 中华眼科学(中). 2 版. 北京:人民卫生出版社,2005.

3. 姚克. 微小切口白内障手术学. 北京:北京科学技术出版社,2012.

4. 施殿雄. 眼科检查与诊断. 上海:上海科学技术出版社,2005.

5. ROGER F. STEINERT. 白内障手术学. 3 版. 刘奕志,译. 北京:人民军医出版社,2012.

6. 汤萍,潘永称. 高度近视白内障患者人工晶状体屈光度数计算公式的选择. 中华眼科杂志,2003,39(5):290-293.

7. 梁四妥,孙靖,张红. 光学相干生物测量仪的临床应用. 国际眼科纵览,2009,33(4):250-253.

8. 杨文利,王宁利. 眼超声诊断学. 北京:科学技术文献出版社,2006.

9. 徐广第. 眼科屈光学. 北京:军事医学科学出版社,2001.

10. 宋学东,杨军,计建军,等. 眼部生物测量的准确性分析. 眼科研究,1997,15(4):278-279.

11. 卜曙旸,徐国旭,李春华. 评价视野检查在外伤性视神经病变临床中的作用. 眼外伤职业病杂志,2008,30 (12):952-953.

12. 程凯尧,赵云娥. 视网膜视力测定在眼科的应用. 国际眼科纵览,2005,29(5):309-312.

13. 高昌卫,龙永华,沈剑. 利用马氏杆测量隐斜在验光配镜中的应用. 临床眼科杂志,2004,12(1):59-60.

14. 金一鸣.Von Graefe 法与马氏杆法测量隐斜的比较研究. 中国眼镜科技杂志,2005,9:43-47.

15. 孔冬,姜清丽,郭玲,等. 超声生物显微镜在闭合性眼外伤眼前节损害的临床应用. 医学影像学杂志,2009, 19(09):1094-1096.

16. 李桥,王育良,邢静. 眼挫伤后睫状体脱离的 UBM 观察. 国际眼科杂志,2011,11(12):2172-2175.

17. 林映父,庄鹏,郑彩慧. 视网膜视力计检查在预测白内障术后视力的价值. 国际眼科杂志,2010,10(3): 547-548.

18. 刘磊. 眼超声生物显微镜诊断学. 北京:北京科学技术出版社,2002.

19. 刘哲峰. 用 Lotmar 氏视力表试验和蓝视野内视试验估计白内障患者的黄斑机能. 国际眼科学纵览,1989, 4:238-239.

20. 卢炜. 临床斜视诊疗图谱. 北京:北京科学技术出版社,2011.

21. 明静,谢立科,郝晓凤,等. 微视野在眼底疾病中的临床应用研究进展. 中华眼底病杂志,2019,35(4): 408-413.

22. 任艳竹. 眼球挫伤的超声生物显微镜检查. 中华眼外伤职业眼病杂志,2012,34(2):87-89.

23. 申尊茂. Haidinger 氏刷子状内视现象在黄斑功能检查上的临床应用. 眼科新进展,1980,1:60-64.

24. 王宁利,刘文. 活体超声生物显微镜眼科学. 2 版. 北京:科学出版社,2010.

25. 王适宜,任珏. 超声生物显微镜及其在眼科临床中的应用. 国际眼科杂志,2012,12(10):1915-1918.

26. 袁援生. 现代临床视野检测. 2 版. 北京:人民卫生出版社,2015.

27. 张燕,王宗华,王辉. 视野检查法. 国际眼科杂志,2008,8(2):375-377.

28. 钟一声,叶纹. 现代临床视野检查与解释. 北京:人民军医出版社,2004.

29. SANDERS DR,RETZLAFF JA,KRAFF MC,et al. Comparison of the SRK/T formula and other theoretical and regression formulas. J Cataract Refract Surg,1990,16(3):341-346.

30. TSANG CS,CHONG GS,YIU EP,et al. Intraocular lens power calculation formulas in Chinese eye with high axial myopia. J Cataract Refract Surg,2003,29(3):1358-1364.

31. ARISTODEMOU P,KNOX CARTWRIGHT NE,SPARROW JM,et al. Formula choice:Hoffer Q,Holladay I,or SRK/T,and refractive outcomes in 8108 eyes after cataract surgery with biometry by partial coherence interferometry. J Cataract Refract Surg,2011,37(1):63-71.

32. ROH YR,LEE SM,HAN YK,et al. Intraocular lens power calculation using IOL-Master and various formulas in short eyes. Korean J Ophthalmol,2011,25(3):151-155.

33. PLAGER DA,YANG S,NEELY D,et al. Complication in the first year following cataract surgery with and without IOL in infants and older children. J AAPOS,2002,6(1):9-14.

34. ARMBERRI J. Intraocular lens power calculation after corneal refractive surgery:Double K method. J Cataract Refract Surg,2003,29(11):2063-2068.

35. OLSEN T,THORWEST M. Calibration of axial length measurements with the Zeiss IOL Master. J Cataract Refract Surg,2005,31(7):1345-1350.

36. PINGER MF,CRANDALL AS,OLSON RJ. Cataract surgery complication in 1 year at an academic institution. J Cataract Refract Surg,1999,25(5):705-708.

37. HO YK, CHANG HS, KIM MS. Risk factors for endothelial cell loss after phacoemulsification: comparison of different anterior chamber depth groups. Korean J Ophthalmol, 2010, 24 (7): 10-15.

38. GHARAEE H, KARGOZAR A, DANESHVAR-KAKHKI R, et al. Correlation between corneal endothelial cell loss and location of phacoemulsification incision. J Ophthalmic Vis Res, 2011, 6 (5): 13-17.

39. VOGEL A, DICK HB, KAUMMENAUER F. Reproducibility of optical biometry using partial coherence interferometry: intra observer and interobserver reliability. J Cataract Refract Surg, 2001, 27 (12): 1961-1968.

40. FREEMAN G, PESUDOVS K. The impact of cataract severity on measurement acquisition with the IOL Master. Acta Ophthalmol Scand, 2005, 83 (4): 439-442.

41. KIELHORN I, RAJAN MS, TESHA PM, et al. Clinical assessment of the Zeiss IOL Master. J Cataract Refract Surg, 2003, 29 (3): 518-522.

42. VRIJLAND HR, VAN LITH GH. The value of preoperative electro-ophthalmological examination before cataract extraction. Doc Ophthalmol, 1983, 55 (2): 153-156.

43. DEVEREUX CJ, RANDO A, WAGSTAFF CM. Potential acuity meter results in cataract patients. Clinical & Experimental Ophthalmology, 2008, 28 (6): 414-418.

44. GAO SS, JIA Y, ZHANG M, et al. Optical coherence tomography angiography. Invest Ophthalmol Vis Sci, 2016, 57 (9): 27-36.

45. Chylack LT JR, WOLFE JK, SINGER DM, et al. The lens opacities classification system III. The Longitudinal Study of Cataract Study Group. Arch Ophthalmol, 1993, 111 (6): 831-836.

第六章
术前准备和麻醉

第一节 | 常规术前准备

任何一个成功的手术首先是从周密的术前准备开始的。术前准备应该达到以下几点目标：①建立良好的医患沟通关系；②帮助患者做好手术的心理准备；③征得患者的同意；④完善手术风险评估；⑤制订围手术期管理计划。

大多数眼科手术都不需要住院，也不涉及失血以及与常规外科手术相关的术后疼痛。即使这样，也不能将之视为微小手术或简单手术。对于患者来说，接受眼科手术是他们人生中的重要事件。在手术前建立完善良好的医患沟通关系可以有效缓解患者的术前焦虑并帮助患者做好术前准备。在术前准备的过程中，充分告知患者病情以及手术相关情况与采集病史同样重要。对于自己病情充分了解的患者在手术过程中会更容易调整心态，有利于配合手术。

患者必须在术前准备过程中签署知情同意书以授权手术。手术医生应该和患者讨论麻醉和手术的方式、手术风险以及其他替代方案。尽管术前谈话一般只需要几分钟时间，也不应该在很匆忙的状态下完成。关于手术风险，应该在患者充分了解自己病情的情况下告知其本人。

完善的术前评估可以使患者获取多项益处。常规的全身检查可以发现隐匿的疾病，有助于早期治疗。认真评估患者隐匿的全身疾病进展程度，决定是否需要额外的治疗以降低手术风险。术前评估不仅可以帮助调控手术风险，而且有助于患者了解其远期的身体健康状况。甚至在术前评估中偶尔会有患者被发现存在需要急诊处理的其他疾病。

术前评估的目的在于提高围手术期的管理质量，有两方面的重要因素可以对其产生影响。即患者全身病情的严重程度和欲实施眼科手术的复杂程度。全身病情严重的患者具有更高的手术风险，需要进行更为严格的术前准备。手术过程更为复杂的患者也需要进行同样谨慎的术前准备。手术医生应该从医学、伦理学到法律角度高度重视术前准备，充分完善各种必要的检查，制定合理的手术方案，做好医患沟通，为手术成功奠定良好的基础。

一、术前全身情况的评估

手术前需要对患者进行以下方面的全身情况评估。

1. 一般情况　如果患者在手术前出现发热、腹泻、精神状态异常等影响围手术期安全的问题，应当暂停手术，进一步深入检查，探寻病因，给予适当处理。

2. **心血管系统疾患**　术前应常规行心电图检查,尤其对有心脏病史者,可请心血管内科医生会诊,协助评估手术风险,手术全程给予心电监护。

3. **呼吸系统和消化系统疾患**　慢性呼吸道疾病患者的频繁咳嗽,以及消化道疾病患者术后的恶心呕吐等症状,均有可能导致手术切口再次裂开、眼内出血、人工晶状体移位以及眼内容物嵌顿于切口等并发症。严重者甚至可能诱发心力衰竭,引起生命危险。

4. **泌尿系统疾患**　手术前应常规进行尿常规检查,协助除外泌尿系感染等疾患。年长男性患者必要时可行前列腺检查,协助判断是否患有前列腺肥大或炎症。

5. **血液系统疾患**　术前常规检查凝血时间、凝血酶原活动度、血黏度及血小板计数等。尤其要重视凝血时间及凝血机制异常情况等可能影响手术质量的相关指标。

6. **内分泌系统疾患**　手术前重点关注患者的血糖状况。由于糖尿病患者术后出现前房炎症、眼内炎、手术切口愈合延迟等并发症的概率显著高于正常人群。在白内障摘除合并人工晶状体植入手术中,高血糖水平的患者术后容易出现迁延不愈的虹膜睫状体炎,严重时前房出现大量渗出物甚至积脓。围手术期必须合理控制患者的血糖水平,以平稳缓步下降为宜。因为不同患者的糖尿病病情各异、病程长短、严重程度、既往治疗方案等均具有个体差异,在调整术前血糖浓度时需要结合既往患者血糖浓度控制史和全身情况,应遵循个性化、平稳降低血糖的基本原则。尽管最新的专家共识建议手术前应将血糖控制在 5.5~10.0mmol/L,但临床工作中还是应该尽量将其控制在8.0mmol/L 以下。

7. **其他**　围手术期对于糖皮质激素的使用,需要考虑患者是否合并有结核、溃疡、真菌感染、糖尿病及骨质疏松症等,尽量减少药物副作用的影响;此外,胶原病、过敏体质等因素可能引起术后出现持续性葡萄膜炎症反应。

二、术前的眼部准备

1. **结膜囊细菌培养**　由于近年来新型广谱抗生素的使用,以及常规开展对手术区严格规范的消毒,结膜囊细菌培养目前已经不作为术前常规实施。仅对某些特殊患者(如:泪道阻塞伴结膜囊慢性炎症患者)具备一定参考价值,必要时可以连续 3 天做 3 次培养,根据培养结果为围手术期用药提供参考依据。

2. **抗菌药局部使用**　手术前 3 天应常规给予广谱抗生素滴眼液滴眼,每日 4 次;如术前时间较为紧迫,可术前 1 天滴眼,每 1~2 小时滴眼 1 次,且总滴眼次数不少于 8 次,但不推荐常规应用。手术当天使用抗生素溶液冲洗结膜囊和泪道。如有慢性泪囊炎存在,应先行泪道探通治疗、泪囊摘除手术或泪囊鼻腔吻合手术等,再实施白内障手术。

3. **术眼睫毛的处理**　尽管手术前剪除睫毛有利于对手术区域更充分的消毒,目前临床中更多的手术医生倾向于使用无菌粘贴手术巾覆盖眼部同时将睫毛向外粘贴,无须剪除睫毛即可达到同样效果。虽然术前剪睫毛仍存在一定程度的争议,但更重要的是清洁睫毛根部并使用无菌粘贴薄膜将睫毛和睑缘完全包入,之后采用结膜专用的消毒剂冲洗结膜囊,但应特别注意消毒剂的浓度以防止术后干眼加重。

三、术前用药

1. 散瞳剂 根据手术方式选择相应的用药方法。传统白内障手术多要求在术前 1 日开始使用阿托品散瞳,尽可能充分散大瞳孔。现代白内障手术则对术中瞳孔大小的控制要求较高,临床多选用短效散瞳剂(如复方托吡卡胺滴眼液)滴眼,一般可在手术前 0.5~1 小时开始散瞳,每 5~10 分钟滴眼 1 次,连续 4 次,多数可获得理想的散瞳效果。在手术过程中,如因手术器械进入前房刺激造成瞳孔缩小时,可用 1：10 000 的肾上腺素平衡液注入前房,可快速散大瞳孔。

2. 镇静剂 局麻患者可在手术前 1 天睡前服苯巴比妥 0.06~0.09g 或地西泮 5~10mg,以辅助消除患者的紧张和焦虑情绪,帮助睡眠。针对某些较为敏感及兴奋的患者,可在手术前肌注苯巴比妥 0.1g。应注意过量应用镇静剂可能会引起患者情绪烦躁不安。对于年龄较大的患者,要适当减少镇静剂用量。

3. 抗生素 术前是否全身应用抗生素,要根据具体情况分析。一般不需全身应用。但对体质虚弱、有易感染倾向(如合并糖尿病等)的患者,应考虑在手术前 0.5~1 小时即开始全身应用抗生素,一次即可。

4. 通便 许多老年患者伴有便秘,如果不采取措施处理,可能影响手术恢复,甚至诱发手术并发症,故而术前应采取一定措施处理便秘问题。譬如口服润肠通便药物,严重者可口服酚酞或灌肠。

5. 降低眼压 在低眼压状态下进行小切口白内障摘除合并人工晶状体植入手术,有助于减少手术并发症,预防玻璃体脱出。但是在超声乳化白内障吸出术及小切口可折叠式人工晶状体植入术中,手术全程基本在闭合状态下进行,对降低眼压的要求相对较低,一般不需要刻意降低眼内压。具体降低眼内压的方法包括物理压迫法和药物降压。物理压迫法多采用指压法和球压法,方法简单、效果理想。但是对于眼压偏高或者合并青光眼的患者,物理压迫法可能无法达到理想效果,需要术前使用药物降低眼内压,包括高渗剂及碳酸酐酶抑制剂,均可有效降低眼内压。快速降低眼压可使用 20% 甘露醇术前半小时快速静滴,或口服乙酰唑胺 500mg,必要时可以联合应用。但在具体手术过程中,高渗剂可诱使产生排尿感,严重时可影响手术的进行。碳酸酐酶抑制剂可抑制房水生成,对术后房水循环可能造成不利影响。故而应根据患者情况,充分考虑各种影响因素,采用合适的方法降低眼内压。

6. 抗炎药物 包括糖皮质激素和非甾体抗炎药,对于葡萄膜炎并发白内障,术前开始局部应用糖皮质激素,持续应用 3~7 日,有助于减轻术后炎症反应。合并糖尿病、高血压以及结核病的患者,可考虑术前局部应用非甾体抗炎药,可抑制前列腺素释放,减轻术后炎症反应。

7. 全身基础性疾病用药 伴有全身基础性疾病需长期服药的患者,譬如控制血糖、血压以及心率等药物,以及长期使用的糖皮质激素,不应轻易中断和更改既定用药方案。手术前存在长期使用华法林、氯吡格雷等抗凝药物的患者,根据病情于手术前 1 周调整用药,必要时以低分子肝素替代,以减少术中、术后出血风险。此外,对于术前使用阿司匹林的患者,近年来多数白内障手术医师认为透明角膜切口出血较少、术前无需停药。

四、手术台上的准备

术前准备程序应该在手术日一早就开始进行,包括术中可能用到的药物、器械等相关物品均要准备齐全。手术室内不宜过早打开手术器械包并用无菌布单覆盖,因为在等待手术开始的过程中往往有可能会遭受污染,而且在掀开无菌布单时也增加了污染的风险,应尽可能在接近手术开始之时打开器械包。

指导患者正确佩戴一次性手术帽,由巡回人员接进手术室,手术开始之前,巡回人员应该再次检查患者的头发和头部是否被一次性手术帽正确包裹。手术眼周皮肤消毒应该以层叠法或同心圆法用消毒液擦拭,消毒范围上至额部发际,外至耳前,下至上唇,内至对侧眼内眦,可以允许范围扩大,但不宜缩小。

手术器械应该摆放在距离术者最近的器械台上,根据手术步骤按先后有序摆放,并能够根据术中具体情况随时调整。术中需要的耗材或辅助器械,应放在手术台附近,随用即开。

在手术开始前,巡回人员还应该检查调试所有手术需要的设备,譬如超声乳化仪、玻璃体切割机、手术显微镜及脚踏等。

大多数眼科手术都要求患者仰卧头平位,头部由垫圈支持固定。巡回人员应在患者舒适的前提下协助患者摆放好体位和头位,术者也可以根据具体需要随时要求巡回人员帮助调整患者体位和头位,以方便术者操作并保证患者舒适。无论是全身麻醉还是局部麻醉,均应在消毒、铺巾之前开始实施。当采用局部麻醉时,尤其注意手术铺巾需确保患者在手术全程当中都有一个舒适的呼吸空间,可以使用头架辅助完成。

手术的无菌区域是由无菌手术巾的正确铺设确定的。只有无菌巾的表面可被认为是无菌区域,其边缘和下面都不是无菌区域。在铺无菌巾之前,建议使用被单覆盖患者,尤其是老年患者,避免因为手术室温度偏低造成患者不适甚至引起疾病;大多数眼科医生会选择一次性无菌手术贴膜来覆盖手术区,要确保无菌手术贴膜能够与皮肤及无菌手术巾紧密粘贴,以避免液体流向患者的面部和颈部;此外,眼部铺巾还应避免过紧,否则可能会造成眼压升高,给手术带来不必要的麻烦。

第二节 ｜ 麻醉

良好的麻醉效果是一切手术成功的基本条件,目的是使患者在无痛及安静的情况下接受手术,为手术的顺利进行创造理想条件。麻醉方法可分为局部麻醉和全身麻醉。一般而言,白内障手术对于能够合作的成人患者采用局部麻醉,对儿童或不能合作的成人患者采用全身麻醉。局部麻醉及全身麻醉在手术过程中,可进行心电监护,防止发生眼心反射等反应,造成心率减慢,引发危险。

一、眼部相关的神经支配

1. 动眼神经 动眼神经是第Ⅲ对脑神经,亦是最大的眼外肌神经,负责支配上直肌、内直肌、下直肌、下斜肌和上睑提肌。动眼神经也包括副交感纤维,可以支配眼内的瞳孔括约肌和睫状肌。

动眼神经核主要包括躯体运动神经核和内脏运动神经核两种类型。其中躯体运动神经核包含5种多极运动神经元的胞体,负责支配相应的眼外肌。内脏运动神经核又称 Edinger-Westphal 神经核,包括一些副交感节前纤维神经元。

动眼神经根纤维从神经核起始后,经动眼神经沟出脑后沿海绵窦外侧前行,穿过总腱环经眶上裂入眶后分为两支。动眼神经上支向内跨越视神经之上,进入上直肌,并穿过上直肌或绕过上直肌内缘分布于上睑提肌。动眼神经下支又分成多个分支,分别支配内直肌、下直肌和下斜肌。支配下斜肌的分支在过程中分出一短粗的小分支入睫状神经节。

睫状神经节位于眼眶后部,距视神经孔约10mm,为灰红色的扁平长方形小体,前后径约2mm,垂直径1mm,属于副交感神经节,节内神经细胞大多是多极神经元。睫状神经节的神经根有三个,分别是:①长根即感觉根,乃鼻睫神经刚入眶时分出的一支细长神经,包含来自角膜、虹膜、睫状体的感觉纤维。②短根即运动根,来自动眼神经至下斜肌的分支。其纤维分布于瞳孔括约肌和睫状肌。③交感根神经纤维来自颈内动脉四周的交感神经丛,于总腱环内入眶上裂。由睫状神经节发出6~10条睫状短神经,伴随睫状后短动脉在视神经的上下弯曲向前,最终在视神经四周穿过巩膜进入球内,在睫状肌表面形成神经丛,分布至角膜、虹膜和睫状体。

2. 滑车神经 滑车神经是第Ⅳ对脑神经,负责支配上斜肌。滑车神经核位于中脑,神经纤维从后颅窝的脑干后表面穿出后穿过蛛网膜与硬脑膜的内层,经过海绵窦,由眶上裂于总腱环外侧进入眶内。在外直肌的上侧转向内侧,紧贴眶上壁内侧缘向前越过上睑提肌起始端,最后以扇形分成3~4支到达上斜肌。

3. 三叉神经 三叉神经是第Ⅴ对脑神经,由感觉和运动2根组成。感觉纤维(一般躯体传入纤维)占大部分,运动纤维(特殊内脏传出纤维)占小部分。三叉神经起自半月状神经节(又称三叉神经节),向前发出三个大分支:第一支为眼支、第二支为上颌支、第三支为下颌支。半月神经节也同样接受来自颈内动脉四周交感神经丛的小分支。

眼神经为三叉神经中最小的一支,属于感觉神经。由三叉神经节的前内侧发出,在眶上裂后方即海绵窦的前方,眼神经分成三个终支,即额神经、泪腺神经和鼻睫神经,经眶上裂入眶。

上颌神经是三叉神经的第二分支,均由感觉纤维组成,由半月神经节前缘中央发出,通过圆孔经眶下裂入眶,随后即更名为眶下神经。眶下神经由眶下孔穿出达面部。其终支分为三小支,即睑支、鼻支和唇支。睑支分布于下睑皮肤和结膜、鼻支分布于鼻侧的皮肤、唇支分布于面颊前部和上唇皮肤黏膜等。

下颌神经为三叉神经最大的一支。下颌神经的运动纤维支配咀嚼肌、颞肌、翼肌;感觉纤维末梢分布到面颊部、耳部、舌部、牙齿、牙龈及下唇等处的皮肤和黏膜。

4. 展神经 展神经为第Ⅵ对脑神经,负责支配外直肌。展神经核位于脑桥,发出的纤维向前走行进入海绵窦,于总腱环内通过眶上裂入眶后进入外直肌。

5. 面神经 面神经为第Ⅶ对脑神经,包括运动、感觉与副交感纤维。其中大部属运动纤维,构成面神经的固有部分;小部为感觉及副交感纤维,合成中间面神经。面神经的颞支沿眶上缘走行,越过颧弓分布于额肌、皱眉肌和眼轮匝肌上部。颧支越过颧骨分布于眼轮匝肌下部。

二、眼科手术常用的麻醉剂

1. 普鲁卡因（procaine）　普鲁卡因又名奴佛卡因（novocaine），易溶于水，水溶液状态稳定，煮沸消毒不易破坏，是一种低毒性的局部麻醉剂。其特点是对局部刺激性小，浸润麻醉作用强。但是穿透组织能力差，不易被黏膜吸收，所以不适合做表面麻醉。一般注射后 1~3 分钟即可发挥麻醉作用，并维持 50~90 分钟。最大允许量为 10~15mg/kg。一般浸润注射用 2% 溶液，球后麻醉时可用 4% 溶液，临床经常以 1∶200 000 之比例加入肾上腺素，这样可以促进手术区血管收缩，减少术中出血，同时减慢药液吸收，避免中毒，延长麻醉作用时间。但有少数人可出现过敏反应，现已不广泛使用。

2. 利多卡因（lidocaine）　利多卡因也称赛罗卡因（xylocaine），易溶于水，水溶液状态稳定，煮沸消毒不受破坏。其穿透组织能力强，易于在组织中扩散，常用于表面麻醉。同时利多卡因也广泛应用于浸润麻醉、阻滞麻醉及硬膜外麻醉，其麻醉作用比普鲁卡因强 2.5 倍，起效快，不加肾上腺素麻醉作用时间仅为 20~60 分钟，最大允许量为 3~4mg/kg。临床常以 1∶1 比例与布比卡因配成混合液用于眼科手术。

3. 布比卡因（bupivacaine）　布比卡因的麻醉作用较强，为利多卡因的 4 倍，药量可达 750mg 而无中毒反应。药效持续时间长，可达 4~12 小时，临床常用 0.75% 布比卡因注射液。其缺点是起效慢，注射时局部痛感较为明显。目前眼科临床常用方法为 2% 利多卡因与 0.75% 布比卡因按 1∶1 比例配成混合液加以应用，必要时加适量透明质酸酶（10ml 混合液中加 150 单位透明质酸酶）。利多卡因和布比卡因均属酰胺类药物，联合应用时应分别减少用量，使用时起效快，维持时间长，注射时不疼痛。为目前眼科临床理想的局部麻醉剂。

4. 左旋布比卡因（levobupivacaine）　左旋布比卡因具有和右旋布比卡因同样的物理化学特性。在体内，左旋布比卡因和右旋布比卡因发挥相似的麻醉作用，但是左旋布比卡因对于心血管系统和神经系统具有更低的药物毒性。与布比卡因相比，使用左旋布比卡因时明显需要更大剂量才有可能诱发心律失常和心搏骤停，即使上述并发症发生，也有更大的可能恢复正常。0.75% 左旋布比卡因实施球周麻醉时效果与布比卡因混合液基本一致，但其安全性却得到显著提高，对于风险较高的年长患者，该药具有明显的优势。

5. 依替卡因（etidocaine）　依替卡因在眼科麻醉中常用浓度为 0.5%~1.5%，维持时间长，效果明显。与布比卡因相比，其起效快，阻断运动神经时间久，但是对于感觉神经的阻滞不如布比卡因。

6. 甲哌卡因（mepivacaine）　甲哌卡因是环状哌啶的甲基衍生物，尽管在临床麻醉中其药效和维持时间与利多卡因相似，但其化学结构却更类似于布比卡因。在眼科手术中其常用 2%~3% 的浓度。亦有研究发现甲哌卡因与肾上腺素合用可以明显增加其药效维持时间。

7. 罗哌卡因（ropivacaine）　罗哌卡因的化学结构类似于布比卡因和甲哌卡因，作为其纯左旋式异构体开发成为临床麻醉药物。罗哌卡因的药动学特点与布比卡因相似，仅在药效上有少许不足。低浓度的罗哌卡因在应用中表现为对感觉神经的阻滞效果优于对运动神经的阻滞，即感觉运动阻滞的差异化表现。尽管如此，在眼科手术中罗哌卡因完全可以达到足够的运动神经阻滞作用，一般采用 0.75%~1% 罗哌卡因球周注射。其麻醉效果基本类似于 0.75% 布比卡因和 2% 利多卡因混合液的作用效果,仅在运动神经阻滞的起效时间方面稍有延迟。罗哌卡因的另外一个优势就是对心血管系统和神经系统的毒性相对较低,但如果提高罗哌卡因的使用浓度时,这一优势就可能不复存在。

8. 肾上腺素(adrenaline) 一般而言,少许局麻药物可使血管平滑肌松弛,导致局部血管扩张,加速麻醉药物吸收,降低局部药物浓度,从而降低麻醉效果,增加毒副作用。在局麻药物中加入肾上腺素可以减少局部血管的扩张作用,有助于延长麻醉药效时间,减少局部手术出血。临床应用时可在局部麻醉药中加 1:500 000~1:200 000 肾上腺素。但应注意对于老年人,心血管异常或伴有青光眼者,应慎用或不用。

9. 透明质酸酶(hyaluronidase) 透明质酸酶可以水解组织中的透明质酸,从而加快局麻药物在组织中的扩散,使其快速生效,增大麻醉范围。但有学者认为因其可加快麻醉剂扩散速度、缩短麻醉剂作用时间,从而增加中毒反应发生的可能。临床常与肾上腺素联合应用,以减少副作用。一般在每毫升局麻药中加 10 单位透明质酸酶。但用于球后注射时,常于 5~10mL 局麻药中加 150 单位透明质酸酶使用。

三、眼科常用的麻醉方法

(一)眼轮匝肌麻醉

眼轮匝肌麻醉又称瞬目麻醉(winking anesthesia),目的主要是为了避免术中闭眼对眼球的压迫,实际操作是在不同部位对面神经实施阻滞麻醉,亦包括部分浸润麻醉作用。临床常用方法主要包括以下几种:

1. Van Lint 法 属于面神经远端麻醉,主要通过浸润麻醉面神经末梢分支支配区以达到麻醉效果。具体方法是以 5 号针头,自外眦眶缘垂直进针至骨膜,注射麻醉剂 0.5~1.5mL;退针至皮下,转向沿上下眶缘约骨膜平面水平进针,边进针边注射,至眶缘中 1/3 后退针,上下眶缘两次分别注射 1.5~2mL,总计不超过 5mL。而后对注射部位轻轻加压按摩,以使药液扩散减少肿胀。

2. O'Brien 法 该方法主要在下颌骨髁状突处,通过阻滞面神经近主干部位达到麻醉效果。具体方法是首先嘱患者张口,可在耳屏前确认下颌关节,触摸到其下方的颌骨髁突,在髁突上方垂直进针约 1cm,直达骨膜,注药 1~2mL。注意尽量避免将针误入关节腔。

3. Atkinson 法 该方法主要是通过浸润麻醉阻滞面神经分支主干及部分末梢以达到麻醉效果。具体方法是自外眦垂直线稍后与颧骨下缘交界处皮肤进针,而后向上越过颧弓至耳廓的上方,边进针边注射麻醉剂约 3mL。

(二)表面麻醉

表面麻醉(surface anesthesia)简单易行,适合在超声乳化手术前使用,并且可在术中不影响手术操作的状态下,根据需要重复使用。临床多用 0.4% 盐酸奥布卡因滴眼液或盐酸丙美卡因滴眼液,术前 15 分钟开始滴眼,每 5 分钟 1 次,连续 3 次即可开始手术。

表面麻醉的优点在于并发症少,应用简单,术后视功能恢复快。但也存在一定的缺点,包括不能阻断眼球运动,对眼内压控制不理想,麻醉的深度和持久性有限。故而对术者要求较为严格,需要能够熟练掌握超声乳化手术技术,手术经验丰富、可短时间内完成手术。

(三) 球后麻醉

球后麻醉（retrobulbar anesthesia）也称作肌锥内阻滞麻醉，是眼科最常用的麻醉方法之一。应用得当，可以达到止痛、制动和降低眼内压的目的（图 6-2-1）。

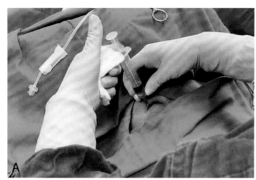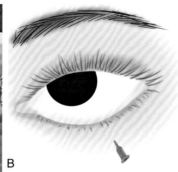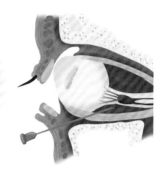

图 6-2-1　球后麻醉
A. 球后麻醉实拍图；B. 球后麻醉示意图。

临床应用时常以 5 号球后注射针头，自下睑眶缘中、外 1/3 交界处皮肤进针。首先与眼球相切，沿矢状面垂直进针，贴眶底进入眶内，刺破眶隔达赤道部，然后针头改变方向，斜向鼻上方，向球后视轴方向继续进针，在外直肌和视神经之间进入球后肌锥内，进针深度约 3.5cm，越过中心矢状面范围。

球后注射 2~4mL2% 利多卡因和 0.75% 布比卡因等比混合液，大约 10 分钟后即可显示麻醉效果。如果麻醉效果欠理想，可在第一次注射 20~30 分钟后重复进行。如果手术时间过长，手术过程中可用 2% 利多卡因追加麻醉。

球后注射完毕，需至少压迫眼球半分钟，预防眶内出血同时可促进药液扩散吸收。球后麻醉的主要并发症包括眶内出血、刺穿后巩膜等。眶内出血的表现是眶压迅速升高，眼球突出，眼睑紧张，出血可蔓延至结膜或眼睑皮下。一旦发生，立即暂停手术，闭合眼睑间断压迫眶部，有助于止血。可疑病例当场进行眼底检查，判断是否伴有视网膜中央动脉阻塞。一旦诊断明确，即应行外眦切开或前房穿刺，降低眼压及眶压。严重眶内出血的病例应推迟手术至少 1 周，再次手术时尽量采用其他麻醉方法。

此外，尽量避免使用过细、锐利以及较长的针头，以减少刺穿视神经和眼球等严重的并发症。

(四) 球周麻醉

球周麻醉（peribulbar anesthesia）于 20 世纪 80 年代在国外开始广泛应用，之后在国内亦得到广泛推广（图 6-2-2）。其间曾得到诸多眼科学者对球周麻醉技术的一系列改良。目前，临床主要采用的方法是双针法。具体操作方法如下。

眼球控制正视位，第一针从颞下眶缘外三分之一与中三分之一交界处进针，紧贴眶底向深部越过眶隔，沿矢状面前行到相当于眼球赤道部，注射麻醉剂 2~3mL，控制进针深度 2.5~3.0cm。第二针由眶上缘中内三分之一交界处进针，沿眶壁向后直到眼球赤道部附近，注射麻醉剂 2~3mL 出针。注射后压迫眼球，帮助软化眼球，扩散麻醉剂。

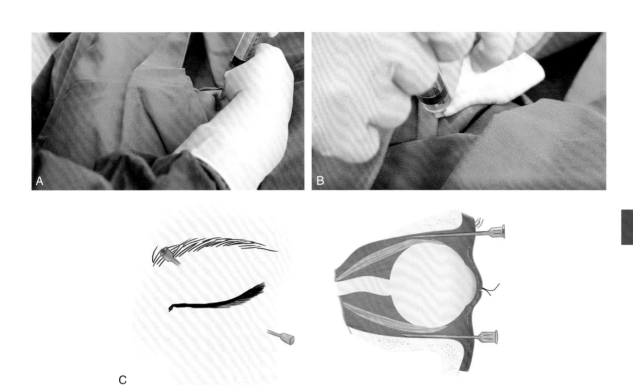

图 6-2-2　球周麻醉示意图

（五）筋膜囊下麻醉

筋膜囊下麻醉又称 Tenon 囊下浸润麻醉（sub-Tenon's anesthesia）（图 6-2-3），最初由 Swan 于 1956 年加以介绍，20 世纪 90 年代后开始得到广泛推广应用。其基本原理是在 Tenon 囊下以钝针头紧贴巩膜将麻醉剂注射到球后 Tenon 囊与巩膜之间的潜在腔隙，以麻醉睫状后短神经，具体操作方法如下。

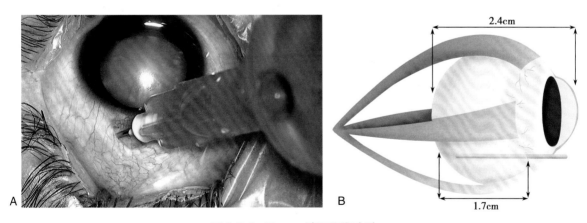

图 6-2-3　Tenon 囊下浸润麻醉

表面麻醉后，于角膜缘后 5mm 剪开球结膜和筋膜，暴露巩膜后以 19 号钝针头紧贴巩膜面进入赤道部后，向 Tenon 囊内注射麻醉剂 0.5~1mL。当麻醉剂扩散到环眼球 360° 时即可开始手术。该方法的优点是：患者几乎没有痛觉，避免麻醉剂注入视神经鞘膜以及刺穿巩膜等球后麻醉的风险。主要缺点则是可能引起结膜水肿和出血，有损伤涡静脉的潜在危险，对正在接受抗凝治疗的患者慎用。

（六）眼内麻醉

又称前房内麻醉，是近年来逐渐发展的一种局部麻醉方法，多用于白内障超声乳化手术中的麻醉。在表面麻醉基础上，手术中将 1% 不含防腐剂的利多卡因直接注射到前房内，亦有将其加入平衡盐溶液内行前房注射，注射后 10 秒即可产生较好的眼内麻醉效果，一般可维持效果 30 分钟以上。

四、眼科局部麻醉的并发症

1. **出血（haemorrhage）** 球后出血的严重程度不一而足。有些属于静脉源性出血，扩散缓慢，不太明显。而动脉源性出血速度很快，可造成眼眶区肿胀，明显的上睑下垂，眼球运动障碍，以及眼睑和结膜下淤血，可以对眼球血供造成严重损害。注射麻醉时保持警觉并仔细观察回抽有无出血非常重要。一旦发现出血，马上垫上纱布嘱患者闭眼给予加压，尽可能降低出血的危害。严重的球后出血发生率据报道最高为 3%，而最近的一个 12 500 例病例观察报告为 0.44%。轻柔缓慢进针且避免多余的晃动可以有效降低球后出血的可能性。为避免刺伤血管，进针部位应尽可能选择血管稀疏的区域。颞下象限部位以及内眦与肌圆锥之间的腔隙为最佳进针部位。鼻上象限因为有眼动脉分布以及滑车结构存在，应该尽量避免从该处进针。眼眶后段的血管比前段要密集且粗大一些，应尽量避免进针过深。

2. **脑干麻醉（brainstem anesthesia）** 脑干麻醉可能发生在眼科手术麻醉过程中。多是局麻药从眼眶经由脑膜下通路直接作用脑干所致，其临床体征表现差异较大。从最轻微的疑似发病，到明显的发抖，双侧脑神经麻痹（包括动眼神经阻滞导致的对侧眼黑矇），半侧躯体、外周躯体或四肢瘫痪，伴或不伴意识的丧失，最严重的导致心血管状态不稳定下的呼吸暂停。临床一旦发现上述体征需要及时考虑麻醉药波及中枢的可能性。治疗措施包括心肺复苏，开放气道持续给氧，建立静脉通道，监测生命体征，根据情况使用迷走神经松弛药、血管升压药、血管扩张剂、肾上腺阻滞剂等药物维持循环系统稳定。

3. **眼球穿通伤和贯通伤（globe penetration and perforation）** 球后麻醉进针时对于组织密度的细微变化感知是安全操作的关键因素，需要规范的训练和丰富的临床经验。球后阻滞麻醉进针是在无法直视的情况下实施的，所以存在潜在的眼球穿通伤和贯通伤等严重并发症的风险，如针头刺破巩膜、脉络膜、视网膜并进入玻璃体腔，导致脉络膜脱离、玻璃体积血、视网膜脱离等，常见于高度近视伴长眼轴的患者。尽管并发症发生的概率非常低，但是因为大量的眼科局部注射麻醉操作每天都在进行，所以即使罕见的并发症也可能会出现，并造成严重的后果，需要引起操作者的高度重视，尽可能降低上述并发症的发生率。

尽管球后注射和球周注射两种方法各有优缺点，但其安全性基本一致。同样，不规范的操作都会在两种注射过程中造成严重并发症的发生。球后注射会更快地产生麻醉阻滞效果，大约 10% 的球周麻醉因为不能产生满意的止痛效果而导致麻醉失败。球结膜水肿更多见于球周麻醉操作中。眶尖部注射少量的麻醉药时即可产生非常好的神经阻滞效果，但同时眶尖部操作的风险也相对更高。安全的进针深度应为从眶缘进针不可超过 31mm，或是眶颞下缘进针不可超过眼球的正中矢状面。在眼球原在位时，眼球赤道部可定位为冠状面的最大安全进针深度。

无论是球后注射还是球周注射,针头都应该保持与眼球切线方向一致进针,且针尖斜面开口应朝向眼球方向,这样可降低刺穿眼球的风险。眶内注射的安全性与操作者密切相关,所以严格规范的指导和训练可以有效降低并发症发生的可能性。

　　4. 肌肉毒性(myotoxicity)　眼外肌功能障碍的长期存在可能是眼眶区局部注射麻醉所致。复视和上睑下垂在较大剂量的眼眶区注射麻醉后持续 24~48 小时比较常见,但是如果持续时间达到数天或数周,甚至一直不能恢复,这种表现可能就是眼外肌的毒性改变。如果肌肉的恢复期超过6 周,大约 25% 的患者将出现永久性的眼外肌功能障碍问题,对已经获得了非常好的术后视力但是却出现灾难性的复视的患者而言,是一个相当严重的并发症。关于眼科手术局部注射麻醉引起的肌肉毒性并发症问题已经有很多文献报道。其中局麻药的浓度过高可能与其有一定关系。但通常情况下,眼外肌功能障碍恢复迟滞的一个重要原因(不管局麻药的浓度如何),是直接注射药物至肌肉内。该类眼外肌功能障碍问题不仅存在于局麻注射时,还包括手术损伤、抗生素注射,以及外伤或出血引起的 Volkmann 型局部痉挛缺血等情况。患者的年龄与肌肉功能障碍恢复也有关系,年龄越长则恢复越差。有大量的文献报道,下直肌的损伤最大可能就是操作者对解剖不够熟悉,在眶底进针企图进入肌圆锥时针尖异常抬高所致。因此,操作者对眼眶和眶内容物的解剖结构有着三维空间概念的掌握非常关键,可以帮助精确地进行眶内注射。

　　对麻醉针头在眶内的位置时刻保持高度的警惕以及对 6 条眼外肌的解剖非常熟悉,可以最大程度地降低肌肉损伤和功能障碍发生的可能性。1951 年 Hamed 在文章中着重强调了球后注射针头的进针方向要保持在“下直肌和外直肌中间”以获取最佳的进入肌圆锥的路线,避免损伤下直肌。该文还建议将球后注射麻醉的进针位置移至颞侧。球后麻醉注射时保持针头全程在眶颞下方位置进针可以更容易避开损伤眼外肌。因为眶缘在颞侧更加偏后,这种球后麻醉的进针方式可以使针头更加安全地进入肌圆锥内。但是,临床使用的 38mm 长针头在上述进针方式下有可能损伤上直肌从而导致垂直性斜视发生。此外,上直肌牵引缝线也是常见原因之一。因为局部注射麻醉导致的下斜肌损伤也有报道。临床相对少见的是上斜肌、内直肌和外直肌的损伤/功能障碍。持续性斜视的发生则多由于原发性的暂时眼外肌麻痹导致其拮抗肌继发性紧张所致。

　　5. 眼球缺血(ophthalmic ischaemia)　通常认为低眼压和较小的眼压波动范围对内眼手术是有利的。过去的观点认为,手术时尽量使眼球“变软”,可以有效避免一些并发症,尤其是脉络膜上腔出血。现代的白内障超声乳化手术与过去的囊内或囊外白内障摘除手术相比,手术切口更小,相应的眼内压波动范围也更小。眼科手术中局部麻醉注射完成后有时会采用物理方式降低眼内压和减小玻璃体腔容积,尤其是球周麻醉注射较大量的麻醉药物之后。由于血液向视网膜、脉络膜和视神经的流动分布依赖于眼内压和局部血管动脉压之间的平衡状态,上述的物理降低眼内压的方式就可能引起眼球缺血。对于那些伴有局部动脉病变、眶内出血、青光眼或血管阻塞的患者而言,局麻药中应该尽量不用或慎用肾上腺素药物。

　　6. 视神经损害(optic nerve damage)　眶尖部注射麻醉时存在直接损伤视神经的风险。针尖有可能直接刺入视神经鞘膜,不但造成脑干麻醉,而且会因为注入的麻醉药物或视神经鞘内出血,从而导致视神经内走行的视网膜血管阻塞或是视神经自身的滋养血管阻塞。即使没有直接损伤到视神经,球后出血导致的眶内压增高也会阻塞那些小的滋养血管,这就可以解释有些视力损害严重但是却没有发现视网膜血管阻塞,后期出现视神经萎缩的病例。患者之前就存在的小血管病变会增加视神经损害并发症发生的可能性。

7. 其他的神经损伤(other nerve injury) 眶内注射的过程中,任何神经都有可能遭到损伤。如果麻醉针头进针时没有适当地向颞侧偏移,那么在眶底位置进针过程中就有可能损伤到支配下斜肌的神经从而导致复视出现。

8. 面神经阻滞并发症(facial nerve block complication) 现代眼科手术中,单独实施面神经阻滞已非必要。在颅骨底部的面神经主干进行阻滞麻醉引起的并发症已有报道。主要包括由于单侧迷走神经、舌咽神经、膈神经和副神经阻滞所引起的吞咽与呼吸困难。实施低于耳部的面神经阻滞时,进针深度不应超过12mm且应避免使用透明质酸酶。对于面神经阻滞尤其注意避免双侧同时进行。

9. 过敏(allergy) 真正对局麻药物过敏是非常罕见的。临床的过敏反应几乎都与酯类药物有关,这些酯类药物分解产生的对氨基苯甲酸可能是过敏反应发生的诱因。大剂量包装的药物中多含有防腐剂如对羟基苯甲酸甲酯,可能会引起交叉反应。对于有此类病史的患者,最好选择不含防腐剂的药物。亦有患者对各种不同的局麻药物产生类似肌无力的反应,据文献报道其为对酰胺类药物过敏产生。

(李志刚 郑广瑛)

参考文献

1. 李凤鸣,谢立信. 中华眼科学. 3 版. 北京:人民卫生出版社,2014.
2. 郭海科. 白内障超声乳化与人工晶状体植入术. 郑州:河南医科大学出版社,2000.
3. 李绍珍. 眼科手术学. 北京:人民卫生出版社,2005.
4. 中华医学会眼科学分会白内障及屈光手术学组. 中国儿童白内障围手术期管理专家共识(2022 年). 中华眼科杂志,2022,58(5): 326-333.
5. 闫晨曦,姚克. 中国糖尿病患者白内障围手术期管理策略专家共识(2020 年)解读. 海南医学,2020, (19): 2449-2450.
6. 艾玲,桂君民,黄义中. 微创玻璃体切割手术中表面麻醉的镇痛效果观察. 中华眼底病杂志,2019,35(06): 599-601.
7. 李文生,陈晓冬. 眼科手术麻醉并发症的预防和处理. 中华实验眼科杂志,2017,35(5): 391-395.
8. 高磊,刘少义,崔蕾,等. 玻璃体切除术球后麻醉致球壁穿刺伤一例. 中华眼科杂志,2016,52(3): 218-219.
9. 赵晶,赵明威,姚涛,等. 盐酸利多卡因眼用凝胶眼表麻醉的有效性及安全性评估——多中心随机双盲临床试验. 中华实验眼科杂志,2021,39(5): 404-409.
10. GOWER EW, LINDSLEY K, TULENKO SE, et al. Perioperative antibiotics for prevention of acute endophthalmitis after cataract surgery. Cochrane Database Syst Rev,2017,2(2):CD006364.
11. SWEITZER B, RAJAN N, SCHELL D, et al. Preoperative care for cataract surgery:The society for ambulatory

anesthesia position statement. Anesth Analg,2021,133(6):1431-1436.

12. TUMBADI KL,NAGARAJ KB,MATHEW A,et al. Manual small-incision cataract surgery under topical anesthesia. Indian J Ophthalmol,2022,70(11):4026-4028.

13. MAHAN M,FLOR R,PURT B. Local and regional anesthesia in ophthalmology and ocular trauma. Treasure Island(FL):StatPearls,2023.

14. JHA RK,KURUMKATTIL R. Can lubrication of the eyelid speculum reduce overall pain perception associated with cataract surgery by phacoemulsification performed under topical anesthesia? Indian J Ophthalmol,2022,70(5):1606-1611.

15. JUNG EUN HYE,PARK KYE HYUNG,WOO SE JOON. Iatrogenic central retinal artery occlusion following retrobulbar anesthesia for intraocular surgery. Korean Journal of Ophthalmology,2015,29(4):233-240.

16. CHANDRA KUMAR,CHRIS DODDS,STEVEN GAYER. Ophthalmic anesthesia. CRC Press,2002,5:51-53.

17. BIERSTEIN K. How much is Medicare spending on anesthesia services? ASA News,2001,65:28-31.

18. KING MS. Preoperative evaluation. Am Fam Physician,2000,62(2):387-396.

19. PALDA V. Pre-opportunity knocks:a different way to think about the preoperative evaluation. Am Fam Physician,2000,62(2):308-311.

20. HU FB,HANKINSON SE,STAMPFER MJ,MANSON JE,et al. Prospective study of cataract extraction and risk of coronary heart disease in women. Am J Epidemiol,2001,153(9):875-881.

21. JOYCE PW,SUNDERRAJ P,VILLADA J,et al. A comparison of amethocaine cream with lidocaine-prilocaine cream(EMLA)for reducing pain during retrobulbar injection. Eye,1994,8(Pt 4):465-466.

22. DOPFMER U,MALONEY D,GAYNOR P,et al. Prilocaine 3% is superior to a mixture of bupivacaine and lidocaine for peribulbar anesthesia. Br J Anaesth,1996,76(1):77-80.

23. HENDERSON T,FRANKS W. Peribulbar anaesthesia for cataract surgery:prilocaine versus lidocaine and bupivacaine. Eye,1996,10(Pt 4):497-500.

24. BEDI A,CARABINE U. Peribulbar anaesthesia:a double-blind comparison of three local anesthetic solutions. Anaesthesia,1999,54(1):67-71.

25. SARVELA P,PALOHEIMO M,NIKKI P. Comparison of pH-adjusted bupivacaine 0.75% and a mixture of bupivacaine 0.75% and lidocaine 2%,both with hyaluronidase,in day case cataract surgery under regional anesthesia. Ants Analg,1994,79(1):35-39.

26. FUJITA Y,ENDOH S,YASUKAWA T,et al. Lidocaine increases the ventricular fibrillation threshold during bupivacaine-induced cadiotoxicity in pigs. Br J Anaesth,1998,80(2):218-222.

27. HUANG YF,PRYOR ME,MATHER LE. Cardiovascular and central nervous system effects of intravenous levobupivacaine and bupivacaine in sheep. Anesth Analg,1998,86(4):797-804.

28. MCLURE HA,RUBIN AP. A comparison of 0.75% levobupivacaine with 0.75% racemic bupivacaine for peribulbar anesthesia. Anesthesia,1998,53(12):1160-1164.

第七章
白内障的手术切口

第一节 │ 历史回顾

　　白内障的记载古已有之,我国中医书籍中,记载的最早的白内障手术方法为针拨术,记载于汉代(公元前 200 年)。唐代白居易的"案上漫铺龙树论,盒中虚撚决明丸,万般灵药皆无效,金针一拨日当空"描述的就是白内障针拨术。至清代黄庭镜(1704—?)所著《目经大成》中就记载了白内障针拨术的手术方法:"针锋就金位,风轮与锐眦相半正中插入,毫发无偏"。1960 年我国的唐由之教授发明了睫状体平坦部切口的现代白内障针拨术(图 7-1-1),方法主要是在外直肌与下直肌之间做平行于角膜缘的 2mm 小切口,垂直刺穿球结膜、巩膜、睫状体平坦部达玻璃体,再持拨障针拨断晶状体悬韧带,仅保留 6:00 位悬韧带,然后用拨障针将浑浊的晶状体移位至玻璃体前下方,附贴于锯齿缘处,使其不再上浮,并划开玻璃体前界膜。后又发明器械将浑浊的晶状体拨离套住、粉碎、套出,将手术方式改良为"白内障针拨套出术""白内障针拨吸出术"。

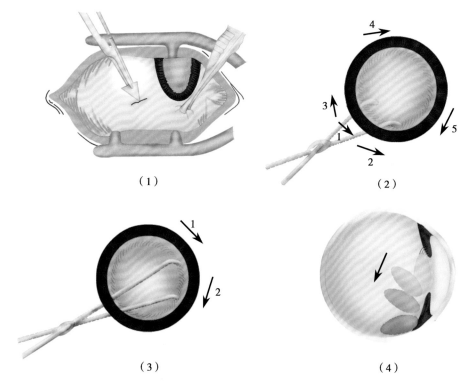

（1）　　　　　　　　　　　　　（2）

（3）　　　　　　　　　　　　　（4）

图 7-1-1　睫状体平坦部切口的现代白内障针拨技术示意图

在西方,白内障摘除始于 18 世纪,Freytag、St Yves 等于角巩膜缘处做切口,摘除脱位于前房的晶状体,为现代白内障手术切口及手术方式奠定了基础。

传统的白内障囊外摘除术,始于 1745 年,Jacques Daviel(法)于直视下以枪状刀自下方角膜缘做切口,针刺截囊后娩核并去除白内障皮质,角膜瓣复位后不缝合切口,完成了首例白内障囊外摘除术。1865 年 Albrecht von Graefe(德)发明线状刀,并自上半周角膜缘做切口,行白内障囊外摘除术及虹膜全切除术治疗白内障。该手术由于切口大不缝合,皮质清除不净而引起瞳孔区浑浊、后发障、术后炎症反应强烈导致虹膜后粘连、瞳孔阻滞、内皮失代偿、眼内出血、视网膜脱离、眼内炎和大散光等并发症;1867 年,Williams 在此手术的基础上,开始使用角膜缝线缝合角巩膜缘切口。

白内障囊内摘除术(intra-capsular cataract extraction,ICCE),在 20 世纪开始兴起。为了克服传统白内障囊外摘除术的诸多缺点和并发症,眼科医师们开始了白内障囊内摘除术的尝试,手术依然是在直视下进行。自 1910 年 Smith(英)以上方角膜缘大切口通过压迫法将浑浊的晶状体完整的娩出来完成 ICCE 之后;1917 年 Ignacio Barraquer(西)设计了晶状体吸引器(phacoerysis)、1924 年 Anton Elschnig(奥)发明囊内摘除镊、1959 年 Krwacwicz 应用液氮冷凝摘除晶状体、1961 年 J Barraquer(德)用 α-糜蛋白酶消化晶状体悬韧带并摘除晶状体等方法相继问世。手术切口仍然位于角膜缘,但手术的安全性随着手术方法的改进而逐渐增加,切口也由单面垂直型逐渐演变为双面斜型(图 7-1-2),切口的术后水密程度逐渐增加,切口长度大多沿角膜缘 160°~180° 范围,术后需缝合切口 7~9 针,这种术式逐渐取代了传统的白内障囊外摘除术成为当时的主流术式。

到了 20 世纪 40 年代,Harold Ridley(英)偶然发现飞行员受伤后有机玻璃碎片可以安静地存留在眼内,以此为基础发明了人工晶状体,用来代替人眼自然的晶状体,并于 1949 年 11 月 29 日完成了世界上第一枚人工晶状体植入手术。

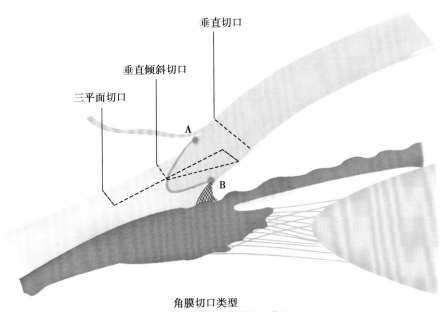

角膜切口类型
A:角膜缘前界,在此之前为角膜切口位置
B:角膜缘后界,在此之后为巩膜切口位置

图 7-1-2　各种类型的白内障手术切口

随着后房型人工晶状体的发展和进步,越来越多的患者选择白内障摘除术后植入人工晶状体,由于白内障囊外摘除术保留了晶状体的囊袋,更适于植入人工晶状体,于是在20世纪60~80年代又复兴起来。同时,由于手术显微镜及闭合注吸系统的发明,白内障手术方式又迎来了一次崭新的变革,以更小更水密的切口、显微操作、显微缝合等一同登上了历史舞台,使白内障手术进入了现代白内障囊外摘除术(extra-capsular cataract extraction,ECCE)时代,切口演变为角巩膜缘隧道切口及巩膜隧道切口(9~12mm),ECCE联合人工晶状体植入,一度是发展中国家的主流手术方式,即使是在发达国家也有部分患者因病情需要选择ECCE手术。

一、现代白内障囊外摘除术

现代白内障囊外摘除术从20世纪80年代初引入我国。ECCE在术中采用了眼科专用手术显微镜和显微手术器械、黏弹剂、闭合式同步注吸系统以及人工晶状体植入术等显微手术技术,极大地推动了白内障手术水平的发展。由于其对手术设备和耗材要求不高、价格便宜、易于开展,曾一度是我国白内障手术的主流术式。目前该术式在我国主要应用于不适合超声乳化手术的白内障患者,如角膜内皮计数较少、晶状体脱位或V级硬核等,但在一些欠发达地区仍然是主要的白内障摘除手术方式。其成为非主流手术方式的原因主要是手术切口大(该切口为角膜缘后1mm、长约9~12mm的角巩膜缘弧形三平面切口)、术毕需要缝合3~5针,术后存在较大的术源性散光、视力恢复慢等缺点。

二、手法小切口白内障手术

手法小切口白内障手术(manual small-incision cataract surgery,MSICS)不但具有ECCE成本低、易普及开展等优点,而且可使患者获得近似白内障超声乳化吸除术的治疗效果,近年来获得了发展中国家眼科医师的大力推崇。手术主要采用5~7mm的巩膜隧道切口,开罐式或连续环形撕囊,充分水分离,晶状体核旋至前房,注入黏弹剂,晶状体圈套器将核娩出,抽吸干净皮质,再次注入黏弹剂充填前房和晶状体囊袋,植入人工晶状体,BSS液置换黏弹剂重建前房达水密,巩膜切口一般无须缝合(图7-1-3)。该术式与ECCE手术相比切口小不需缝合,缩短手术时间;与超声乳化手术相比不需昂贵的手术设备。手术主要的缺点为前房内的过度操作易增加内皮细胞的丢失。总之,MSICS的普及,在节省社会财力投入的前提下,将大大提高白内障的手术率和治愈率。

三、白内障超声乳化吸除术

1967年,Charles D Kelman(美)研制了白内障超声乳化仪,之后40余年来又经过多次改良。目前白内障超声乳化手术(phacoemulsification,PHACO)因其切口小(≤3.2mm)、无须缝合、术源性散光小、视力恢复快、安全高效等优势广泛被各国的眼科医生所接受。该手术主要采用角膜缘或透明角膜切口,连续环形撕囊,水分离与水分层,超声乳化吸除晶状体核,I/A系统清除晶状体皮质,最后植入人工晶状体。这种术式从根本上改良了白内障的手术方法,使得手术切口显著缩小,由既往传统大切口的9~12mm,手法小切口手术的5~7mm,超声乳化手术切口缩小至≤3.2mm;手术的切口

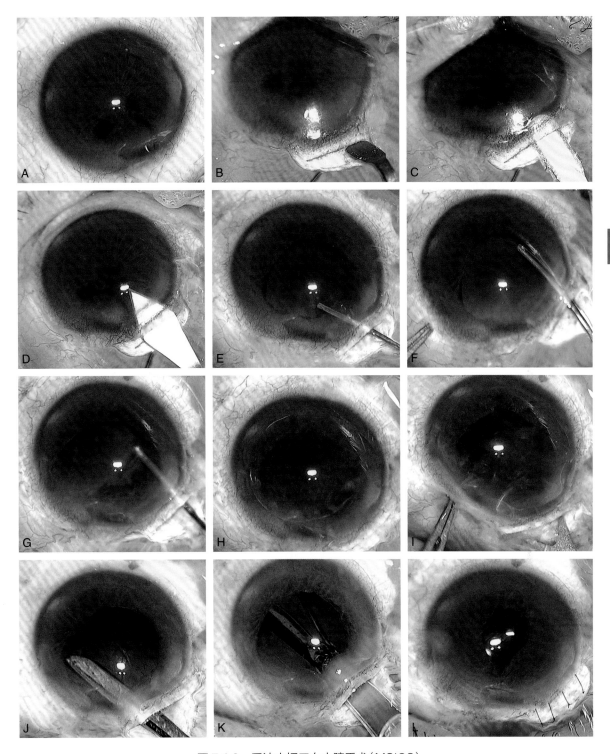

图 7-1-3　手法小切口白内障手术（MSICS）

A. 术前虹膜后粘连、V 级核；B~D. 做巩膜隧道切口；E. 前房内注入黏弹剂分离后粘连的虹膜；F. 连续环形撕囊；
G、H. 将晶状体核旋至前房；I. 娩核；J. 吸除皮质；K. 植入人工晶状体；L. 瞳孔成形并缝合切口。

结构和形状也进一步改进，从巩膜隧道切口至角巩膜缘隧道切口，再至透明角膜隧道切口；与此同时，随着白内障超声乳化仪及手术技术的不断改进，与之相匹配的软性可折叠型人工晶状体的不断问世，手术切口逐渐缩小至 2.8~3.0mm，尤其是微切口白内障超声乳化术切口缩小至 2.2~2.4mm，甚至 1.8mm，从而明显减少手术切口所致的术源性散光（surgically induced astigmatism，SIA），加快了术后视力的恢复和屈光状态的稳定,并显著降低了术后眼内炎等切口相关并发症的发生率,使白内障手术由复明手术时代逐步向屈光手术时代转化。

近年来,随着超声乳化仪的超乳效率和前房稳定性的不断提高、手术技术的日臻完善以及各种功能性人工晶状体(非球面、双焦点、三焦点、连续视程、区域折射、散光矫正 Toric 及 Toric 多焦等)的问世,超声乳化白内障吸除联合人工晶状体植入术的安全性、有效性及术后视觉质量均得到了极大提高,患者的手术时机不再苛刻。该术式堪称是白内障手术发展史上划时代的里程碑,目前已经成为当今白内障手术的主流手术方法。

四、飞秒激光辅助的白内障超声乳化手术

1994 年美国 FDA 批准了 Dodick 等医师研制的 Nd:YAG 激光辅助进行白内障手术。它是利用激光脉冲的能量裂解来做透明角膜切口、晶状体圆形撕囊、预劈晶状体核等。2008 年,Nagy 使用 LenSx 飞秒激光仪对人眼实行了世界上第一例飞秒激光辅助白内障手术;2010 年,美国食品药品监督管理局(the United States Food and Drug Administration,FDA)批准 LenSx 上市;2013 年,我国国家食品药品监督管理总局(China Food and Drug Administration,CFDA)首次批准飞秒激光应用于白内障的临床治疗。飞秒激光辅助的白内障手术使白内障超声乳化手术变成无刀操作,更加精准、安全和微创。同时,飞秒激光辅助的白内障手术联合 toric 人工晶状体、多焦点人工晶状体植入术及矫正散光的角膜弧形切口等技术,相得益彰,极大地提高了白内障患者术后的视觉质量。目前,由于飞秒激光辅助白内障超声乳化手术费用昂贵,并且手术仍需依赖于传统超声乳化手术技术的学习曲线等,在全国范围内正在逐步推进,但尚未能广泛开展。

白内障手术发展的步伐并没有停歇,近年来飞秒激光辅助的白内障超声乳化手术成为新的热点,更精准、更高效、更微创的无刀手术技术,使白内障手术真正意义上从复明手术时代跨入屈光手术时代。

第二节 | 隧道切口

白内障摘除联合人工晶状体植入术是治疗白内障最有效的方法。现代白内障手术发展至今,历经较大切口的白内障囊内摘除术、现代白内障囊外摘除术、到小切口白内障超声乳化吸除术、小切口非超声乳化摘除术、小切口手法碎核摘除术,直至小切口、微切口白内障超声乳化吸除术,白内障手术切口也随手术方法的改进在切口的形状和结构方面出现相应的变化,但总结起来,无非是巩膜隧道切口、角巩膜缘隧道切口和透明角膜隧道切口三种。

从原则上来说,这三种切口在制作时,都需遵循以下原则。

1. 切口位置　在切口位置的选择上,首要考虑的因素是方便术者操作,因此需要考虑患者眶缘骨骼的突出程度,若眶缘骨骼突出,同时眼窝较深,则需要在颞上方甚至颞侧设计手术切口。

其次,还需要考虑一些特殊的解剖因素:如避开虹膜前粘连、角膜浑浊、边缘性角膜变性、既往滤过手术后形成的滤过泡、既往手术瘢痕等。

最后,要考虑到切口的位置与角膜中央的距离,距离越近则手术源性的散光就越大。外切口的位置决定了隧道的宽度,但是过宽的隧道影响术中操作,过窄的隧道内切口活瓣面积小,切口相对不易水密,不同的切口方式都需要在这两者间取得平衡。因此,在超声乳化手术中,巩膜隧道切口和透明角膜切口均越来越接近角膜缘,前者是为了缩短隧道宽度,方便术中操作;后者为了增加内切口活瓣面积,增加术中前房的稳定性和术毕的水密性,并减小角膜内皮细胞的损伤及术源性散光。

2. 切口深度　无论哪种切口,其切口中隧道的深度都需要稳定,并保持在1/2巩膜或角膜厚度为宜。

3. 内切口的位置　无论哪种切口,其内切口都必须位置精确,由角膜血管缘弓前缘处穿刺入前房,以适宜超声乳化针头通过且水密为最佳。同时,内切口需平整并保持一条直线,以提供最佳的水密状态。

一、巩膜隧道切口

1. 球结膜切口　切口位置一般选择在正上方、鼻上方或颞上方,依术者习惯、患者散光轴位、眼部情况和左右眼别而定。沿角膜缘剪开球结膜长约 5~6mm,钝性分离切口至角膜缘后约 3mm,暴露巩膜。其间注意避免损伤浅层巩膜,以保证隧道切口的完整性和稳定性。

以电凝器对暴露的巩膜面烧灼止血,封闭巩膜表面大血管及角巩膜缘血管网,达到封闭巩膜浅层血管网,保留巩膜深层血供的程度,避免过分烧灼导致巩膜缺血坏死。

2. 巩膜隧道切口

(1) 隧道外切口的形状:巩膜外切口的形状分为四种,弧形切口、直线型切口、反眉弓样切口及反“V”形切口(图 7-2-1)。在重力和组织自身张力的作用下,弧形切口的外切口前后唇易分开,引起较大的术源性散光,现已基本淘汰。直线型切口前后唇仅切口中央部略分开,造成的术源性散光中等,眉弓样及反“V”形切口前后唇依然闭合,造成的术源性散光最轻。直线型切口是目前采用最广泛的切口形式,因此我们以直线型切口为例,讲解一下巩膜隧道切口的制作过程。

选取 2.2mm 宽度的月形巩膜隧道刀于角膜缘后 2mm 做垂直于巩膜表面的直线型板层切口,切口深度为 1/2~2/3 巩膜厚度为最佳,过深、过浅均会影响切口质量。切口长度则根据手术类型及术

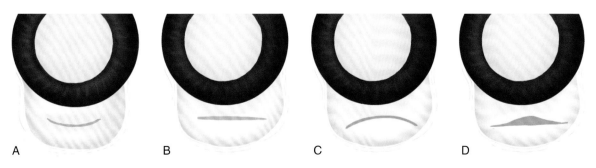

图 7-2-1　巩膜隧道外切口的形状

A. 环弧形外切口;B. 直线形巩膜隧道切口;C. 反眉状外切口;D. 反“V”形切口。

中需要而定,若为Ⅴ级以上黑核,行小切口囊外摘除术式,则切口一般需要8~10mm;若植入硬质人工晶状体,则切口为5.5~6mm;若行超声乳化手术,植入可折叠式人工晶状体,则切口长度只需要匹配超声乳化针头即可,一般为1.8~3.0mm,切口距角膜缘距离也可缩小为1.0~1.5mm。

(2) 巩膜隧道:选取2.2mm宽度的月形巩膜隧道刀,自外切口底部进入,始终保持1/2~2/3巩膜厚度,向前方潜行切开巩膜板层并进入透明角膜层间,到达透明角膜血管缘弓前缘为准。之后根据手术需要选择向两侧扩大切口长度(图7-2-2)。

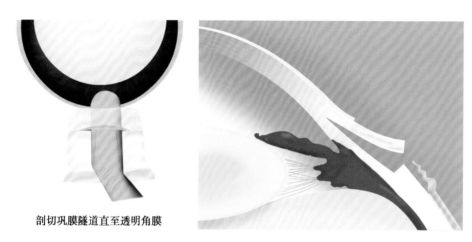

剖切巩膜隧道直至透明角膜

图7-2-2 巩膜隧道的制作示意图

制作巩膜隧道需要注意的是:①在月形巩膜隧道刀向前方分离巩膜的过程中,要始终保持角膜及巩膜湿润,以便判断隧道深度。当月形刀在巩膜瓣下向前分离时,可清晰看到刀刃在瓣下移动,但巩膜瓣平坦且不发生皱褶,提示所做隧道深度正常;如看不到刀刃移动则提示所做隧道过深;如看到刀刃移动但其上巩膜瓣皱褶,提示所做隧道深度不够,应尽早改变深度再潜行分离。②当月形刀向前分离至角膜缘处时,需注意下压月形刀根部,沿角膜的弧度继续向前分离,以免在角巩膜缘曲率改变处过早穿入眼内。③在做隧道切口的整个过程中,可用显微有齿镊固定巩膜以稳定眼球,但应避免直接夹住切口前唇或后唇,导致切口撕裂,影响切口的自闭性。④向两侧扩大巩膜隧道切口时,应使月形刀完全位于隧道内,刀刃达到角膜血管缘弓前缘处,然后再向左右两侧直线型扩大隧道切口,这样能使隧道内切口面平滑有张力,自闭性更好。⑤向两侧扩大隧道切口时,应注意保持隧道切口深度一致,避免提前进入前房。

(3) 隧道内切口:选取3.0mm穿刺刀进入巩膜隧道,尖端到达隧道顶端(角膜血管缘弓前缘)后,刀尖对准角膜中央并略向下倾斜,使穿刺刀与虹膜面平行后,向前经角膜后弹力层穿刺入前房,并保持该平面继续向前穿入,形成位于血管缘弓后0.5mm的直线型内切口(图7-2-3)。若

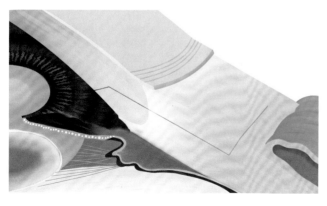

图7-2-3 隧道内切口(三面切口)的制作示意图

手术需要扩大内切口,则需在前房内注入黏弹剂后,向两侧水平扩大内切口。

穿刺过程中,若刀尖过度下压,内切口将中央向前,两端向后,呈反"V"字形;若刀尖向上倾斜,则会形成一"微笑"状内切口;若刀面倾斜,内切口将呈横"S"形。以上形状均会影响内切口的活瓣形成,影响内切口的自闭功能。

内切口太靠前,则使隧道过长,将导致整个手术过程中手术器械过度向下倾斜,牵拉角膜,使角膜产生褶皱和条纹,影响手术视野;内切口太靠后,则使隧道过短,虹膜易脱出,并影响内切口的自闭性。

穿刺刀穿刺后弹力层时,应避免用镊子牵拉巩膜隧道前唇,可用镊子牵拉巩膜隧道后唇后方或隧道外口旁边。

手术完成后,以 BSS 液重建前房后,可用三角海绵或棉签轻压切口后唇检查切口水密性,若无渗漏,可将球结膜瓣复位,切口边缘对合整齐并相互黏附。

(4) 辅助侧切口:根据术者习惯及主切口位置,可选择 9:00 至 10:00 位或 2:00 至 3:00 位做辅助切口,需注意主切口与辅助切口之间夹角应至少大于 60°,否则易影响后续手术操作。以 15° 穿刺刀,在选定部位角膜缘内 1.5mm 处,与虹膜平行穿透角膜进入前房,切口宽度约 1.5mm,且不可与角膜面垂直,以免影响切口的自闭性(图 7-2-4)。

先自主切口处穿刺入前房,注入黏弹剂,再做侧切口,还是调转顺序进行,可根据患者眼部情况和术者习惯进行选择,并无定论。

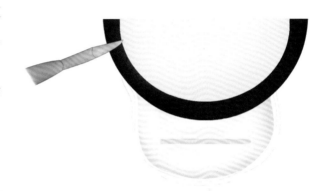

图 7-2-4 辅助侧切口的制作示意图

二、透明角膜隧道切口

随着折叠型人工晶状体和超声乳化技术的普及,自闭式巩膜隧道切口的不足也越来越明显:①需进行球后或球周注药行神经阻滞麻醉;②需制作结膜瓣,增加了出血风险,并且不适用于一些凝血功能或者血小板功能异常的患者;③巩膜表面需烧灼止血,增加了术后散光的可能性,新学手术者烧灼不熟练时,若烧灼过轻,则隧道内部血管可能出血,并通过切口进入前房,若烧灼过度,有巩膜坏死和前段缺血的风险;④巩膜隧道较长,超声乳化手柄活动受限,术中易产生角膜牵拉性皱褶,影响术中视野;⑤植入人工晶状体时,由于大多数人工晶状体具有一定的前倾角度,在由切口进入前房时,由于隧道的限制,其下襻在进入前房时易触及角膜内皮,引起角膜内皮的损伤;⑥作为一种可以规模化开展的复明手术,手术程序烦琐,手术效率低。因此,透明角膜切口就应运而生。

透明角膜隧道切口特别适用于一些局部或全身情况特殊的白内障患者:如做过一次或多次抗青光眼手术,术前存在滤过泡的患者;长期服用抗凝药、抗血小板药或自身凝血功能异常的患者;眼瘢痕性类天疱疮或 Stevens Johnson 综合征等瘢痕化疾病的患者;不能适用或耐受眼眶内注药麻醉的患者。

现有研究表明,透明角膜隧道切口宽度为 3.2mm 或更小时,导致术源性散光小。因此,多焦点 IOL、散光矫正 toric IOL、有晶状体眼 IOL 等高端功能性 IOL 植入时,透明角膜隧道切口即成了最佳的选择。随着飞秒激光辅助白内障技术的问世与普及,使得精准的切口、通过角膜弧形切口进行精准可控地散光矫正均成为可能,透明角膜隧道切口将成为超声乳化白内障手术的主流选择。

1. 切口位置　透明角膜隧道切口可以做在上方、颞上方或鼻上方,也可以做在颞侧,各有其优点。

上方透明角膜切口对于习惯了巩膜隧道小切口手术的手术医生,或者初学者,相对更易掌握。

颞上或鼻上切口主要有以下优点:①保护已有的滤过泡;②为未来可能实施的滤过手术保留更多的选择;③不受眼睑瞬目和闭合的压力以及重力作用的影响,屈光稳定性更高;④无须上直肌牵引缝线,减少医源性上睑下垂等损伤;⑤手术中虹膜平面与显微镜的同轴光相垂直,更有助于观察红光反射及眼内结构;尤其是对于颧骨、眉骨、鼻骨较高的患者,手术切口做在颞侧则更有利于手术操作。

此外,近年来研究发现,将透明角膜切口做在陡峭的角膜经线上,可有效减少术后残留散光,提高视觉质量,更加符合屈光性白内障手术的要求。该观点已被越来越多的眼科医师所接受。

2. 切口类型　透明角膜隧道切口可分为三类:单平面(无阶梯)、浅阶梯(<400μm)、深阶梯(>400μm)(图 7-2-5)。

(1) 单平面切口:选用 3.0mm 宽的钻石刀或一次性穿刺刀于角膜缘血管缘弓终止处呈 30°~45° 进行穿刺,直接形成一个宽 1.25~1.75mm 的切口,此方法操作简单,隧道切口只有一个平面,前房重建后切口可自闭;但是,如术中器械反复进出前房,则切口自闭性较差,仍需水密。

(2) 浅阶梯切口

1) 二平面切口:穿刺刀先自透明角膜缘处进刀,沿角膜的弧度向前潜行并形成 1.25~1.75mm 宽

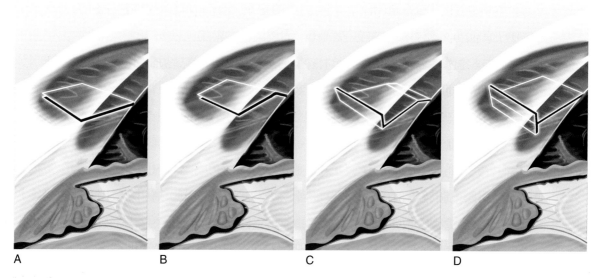

图 7-2-5　透明角膜隧道切口
A. 单平面切口;B. 二平面切口;C. 三平面切口;D. 深阶梯切口。

的角膜隧道,深度约为 1/2 角膜厚度(<400μm),再下压刀尖与虹膜面平行穿刺进入前房,隧道切口形成两个平面。前房重建后切口自闭性好。

2)三平面切口:先垂直于角膜表面做 3.0mm 长的角膜缘板层切口,接着在切口底部沿角膜基质层向前潜行以形成 1.25~1.75mm 宽的角膜隧道,深度约为 1/2 角膜厚度(<400μm),再下压刀尖与虹膜面平行穿刺入前房。隧道切口形成三个平面。前房重建后切口自闭性更好。

(3)深阶梯切口:又被称为铰链型切口,首先在角膜缘处做一垂直于角膜表面、长 3.0mm 的角膜缘板层切口,深度约为 90% 角膜厚度(≈750μm),然后在约 1/2 角膜厚度处平行于角膜表面向前潜行,形成宽 1.5~1.75mm 的角膜隧道,再下压刀尖与虹膜面平行穿刺入前房。该切口剖面图形似"丁"字形,其优势在于角膜的内活瓣具有良好的自闭功能。

3. 优缺点及禁忌证

(1)透明角膜切口具有以下优点:①术后视功能恢复快,减少住院时间,患者满意率高;②术中无出血,术后炎症反应轻,切口无须缝合,术后球结膜平滑无瘢痕;③组织损伤小;④显著缩短手术时间,可在表面麻醉下完成手术,手术流程简化,费用低;⑤可避开抗青光眼术后的滤过泡,并为以后可能进行的滤过手术保留位置;⑥手术全程在无血管区实施,术前不需眶内注药麻醉,适用于接受抗凝、抗血小板药物治疗及自身凝血功能异常的患者;⑦适用于干眼症、巩膜炎、瘢痕性类天疱疮或 Stevens Johnson 综合征等瘢痕化疾病的患者;⑧适用于反复接受过多次眼部手术,结膜瘢痕化的患者。

(2)但是,透明角膜切口也存在着一些不足:①如切口做在平坦的角膜经线上,则会加重术源性散光;②手术学习周期较长,尤其是颞侧透明角膜切口,对于初学者或已经习惯上方巩膜隧道切口的手术医生来说,不能作为初学的培训项目,需要待熟练掌握超声乳化技术并有丰富手术经验和技巧的术者,才可逐渐过渡到颞侧透明角膜切口;③切口的准确性、隧道内部的组织平滑性要求较高,潜行及穿刺过程需一气呵成,不能有明显的误差,也不能对动作进行反复纠正,所以对术者和手术器械均有较高要求,穿刺刀一定要锋利,隧道切口的层间和边缘均要平滑规整。

(3)透明角膜切口也有一些禁忌证:如有角膜放射状切开史(切口达角膜缘)、以角膜边缘变薄为特征的角膜边缘性变性和严重的营养不良者。

在透明角膜隧道切口的愈合上,存在一定的争议。部分研究显示,术后 7 天,位于角膜缘或角膜缘后的切口会发生纤维血管反应和广泛愈合,而透明角膜切口则不会。该研究认为角膜缘切口比透明角膜切口安全性更高。但是,也有学者认为,透明角膜切口的愈合过程与 LASIK 手术相似,是没有纤维血管组织参与的愈合过程,其牢固性、安全性、稳定性并不受影响,而且限制了瘢痕化和炎性愈合反应。

三、角巩膜缘隧道切口

角巩膜缘隧道切口的外口在角巩膜缘后,多在角巩膜缘后 0.5~1mm 处,其隧道较巩膜隧道短,较透明角膜隧道长,且仍然需要切开结膜,术后需结膜复位并黏合(图 7-2-6)。

角巩膜缘隧道切口特别适合初学者或经验不足者,对切口平滑规整的要求较透明角膜隧道切

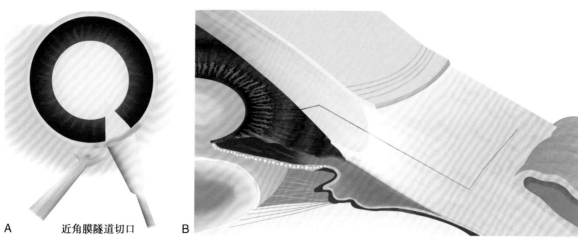

A　近角膜隧道切口　　　B

图 7-2-6　角巩膜缘隧道切口示意图

口低,同时隧道较巩膜隧道短,便于超声乳化手术操作。

角巩膜缘隧道切口具体制作方法与巩膜隧道切口大致相同,但是其省略了剪开球结膜并止血的过程,而是用月形刀或穿刺刀划开结膜,直接做隧道切口。

因此,在手术过程中,角巩膜缘切口最大的缺点是它易引起结膜的气球样水肿,影响手术视野。由于切口制作过程中损伤了结膜,因此需避开已有的功能性滤过泡;同时其切口位置由于术后瘢痕形成,也影响将来在这个部位进行滤过手术。而且,术中不可避免会出现结膜下出血,虽然对视功能并无影响,但是对术后恢复期的外观有较大影响,这难免会对患者的满意度带来一定的影响。

四、并发症及处理

白内障手术中,隧道切口只要操作正确,一般情况下都是很安全的,并发症的发生率很低。但是对于初学者,或者部分眼部情况复杂的患者,并发症也无法完全避免,主要有以下几种。

1. 隧道过深,提前进入前房　若隧道外口巩膜切的过深,透见下方睫状体或隐约透见睫状体,则需要对巩膜层间进行缝合(图 7-2-7),防止术后渗漏致长期低眼压。

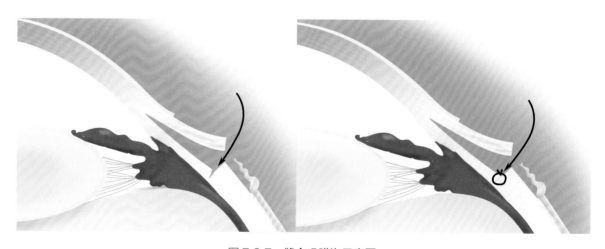

图 7-2-7　缝合巩膜沟示意图

若巩膜隧道过深，或进行性加深，提前穿入前房，进入房角，会导致虹膜脱出，甚至刺伤虹膜。①若此时内切口不大，可自切口处注入少量黏弹剂还纳虹膜，或做侧切口，注入黏弹剂辅助还纳虹膜。虹膜复位后，可于原隧道避开这个穿刺口，向前继续潜行至合适位置，重新穿刺入前房，此时原穿刺口大多可在眼内压作用下自闭，不影响进一步操作；②若此时内切口大且虹膜还纳后随着手术操作反复脱出，则需要将虹膜还纳后，10-0尼龙线缝合切口，另换位置重新制作隧道切口。

2. 隧道过浅　隧道过浅的问题一般发现较早，在隧道切口制作过程中如发现隧道刀上方巩膜瓣过于皱褶，或过于透明，此时一般尚未穿刺进入前房，可直接更换位置重新制作隧道切口。

3. 前房积血　巩膜隧道切口制作过程中，若浅层巩膜烧灼过轻，巩膜层间血管未闭合，则会在隧道制作过程中隧道内出血。一般情况下在穿刺入前房之前在隧道内注入少量黏弹剂压迫即可止血，穿刺前再将隧道内出血冲出，即可防止出血进入前房，避免增加术后炎症反应和感染风险。

若穿刺入前房进行后续操作过程中，眼内或隧道内突然出血，则需立即注射黏弹剂压迫出血部位，并以BSS液灌注前房，升高眼内压，压迫止血。若能辨认出血的血管，其不在切口内，可对其进行烧灼止血。

4. 隧道过宽　隧道过宽一般不会引发严重的并发症，但是在手术操作时易牵拉角膜形成条纹和褶皱，影响手术视野的清晰，对后续手术操作造成影响。此时应用锋利的前房穿刺刀沿原隧道向后退至适当的部位再向下压穿刺前房；或考虑在顺手位置做侧切口，部分操作通过侧切口器械辅助，或直接由侧切口进入器械来完成。

5. 隧道过窄　隧道过窄一方面易引起虹膜脱出，具体处理措施见第一条，这里不再赘述。另一方面，过窄的隧道使得内口角膜瓣面积过小，切口自闭性差，若术后切口始终无法水密，可用30号针头垂直向切口侧缘注射BSS液，使切口两侧的角膜基质水肿，增加切口的张力，从而使切口前后唇闭合。若使用该方法后切口仍然渗漏，可前房内注气顶压切口后唇辅助切口闭合。经上述处理若切口依然渗漏，则需要10-0尼龙线进行缝合。具体缝合方式有以下几种：水平缝合、放射状间断缝合、8字形缝合等（图7-2-8）。

6. 切口过大　由于透明角膜切口、角巩膜缘切口均采用宝石刀或与超声乳化针头相匹配的穿刺刀，因此切口大小一般不会出现偏差。切口过大多见于巩膜隧道切口，若切口过大，则术中超声乳化过程中前房无法维持，导致前房浪涌或持续性浅前房，此时可临时性缝合切口一侧，使切口水密，完成后续手术操作（图7-2-9）。

7. 内切口形状不规整，切口渗漏　若穿刺入前房时穿刺刀未与角膜平行，则易出现内切口形状不规整，导致切口渗漏。此时的处理方法与第5条相同。

8. 内切口过大、过窄、过于靠前或靠后　若内切口制作时操作不当，则可能出现内切口过大、过窄、过于靠前或靠后等并发症，若影响后续手术操作，则考虑10-0尼龙线放射状缝合切口1针后，换位置重新制作内切口。

9. 角膜后弹力层脱离　若穿刺刀过钝或内切口过小，可能导致角膜后弹力层脱离，此时可用黏弹剂注入前房顶压复位，并在术中注意保护。若手术结束前注吸出前房黏弹剂后，后弹力层再次

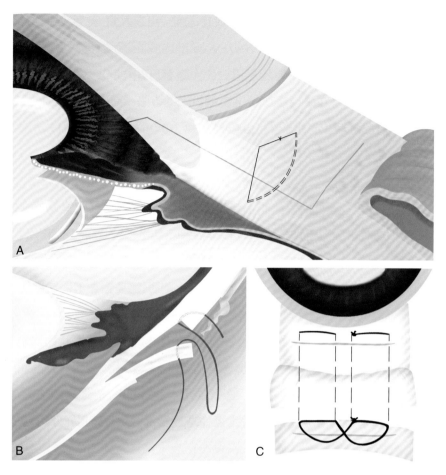

图 7-2-8　隧道过窄时切口缝合方式
A.水平缝合;B.放射状间断缝合;C.8字形缝合。

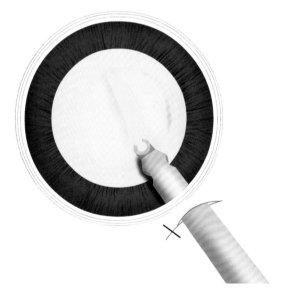

图 7-2-9　切口过大时临时性放射状缝合示意图

脱离,可考虑前房内注入惰性气体或消毒空气,利用气泡顶压后弹力层复位,一般均可取得良好效果。此外,近年来有学者认为,适当扩大内切口,可较好防止术中后弹力层脱离。

(王华君　杨子冰)

参考文献

1. 张骏,孙艳丽,童奇湖,等.飞秒激光辅助超声乳化白内障吸除术治疗白内障的 Meta 分析.中华眼科医学杂志,2016,6(4):153-160.

2. 郑树锋,赵英贤,李武军.白内障超声乳化两种透明角膜切口比较.国际眼科杂志,2009,9(12):2327-2329.

3. 梁继武,丘少杰,陈子林.超声乳化术中后囊破裂的分析及处理.眼外伤职业眼病杂志,2001,23(2):182-183.

4. 叶宏权,钟守国.白内障手术现代切口构筑.实用医院临床杂志,2014(3):179-182.

5. 廖茹娟.白内障手术角膜微小切口闭合性和视觉质量评估的对比研究.石家庄:河北医科大学,2015.

6. 尹厚发.SMILE 来源的人角膜基质透镜联合纤维蛋白胶构建组织工程角膜基质的实验研究.杭州:浙江大学,2017.

7. 覃春燕.肝肾亏虚型白内障术后眼前节变化分析.广州:广州中医药大学,2013.

8. 柯佩玲.3.0mm 颞侧透明角膜切口超声乳化白内障吸除手术前后角膜散光的临床观察.汕头:汕头大学,2016.

9. 吴文婷,武丹蕾,胡佩,等.后路外滤过术治疗睫状环阻滞性青光眼 1 例.中国中医眼科杂志,2018,28(5):340-342.

10. 梁景黎,邢秀丽,杨晓彤,等.2.2 mm 和 3.0 mm 透明角膜切口超声乳化白内障吸除术后全角膜及角膜前后表面术源性散光的比较分析[J].中华眼科杂志.2019,55(7):495-501.

11. 徐凌霄,魏荫娟,宋慧.应用 Corvis ST 测量仪评估白内障超声乳化手术前后角膜生物力学的变化[J].中华实验眼科杂志.2018,36(2):140-143.

12. 张玲.应用前节 OCT 分析白内障透明角膜切口内口位置对术后散光的影响[J].国际眼科杂志.2016,16(11):2136-2138.

13. 王华敏,赵艳华.不同位置角膜切口对白内障术后角膜散光和视力的影响[J].国际眼科杂志.2016(1):138-140.

14. 曹丹敏,王勇,王世明,等.同轴微切口超声乳化白内障吸出术后角膜生物力学变化[J].眼科新进展.2016(2):154-157.

15. 吴志勇,方箴军,李玉梅.透明角膜隧道切口超声乳化摘除术治疗白内障的疗效及对 SDES 评分和 BUT 的影响[J].国际眼科杂志,2021,21(3):417-420.

16. BEATTY S,LOTERY A,KENT D,et al. Acute intraoperative suprachoroidal haemorrhage in ocular surgery. Eye,1998,12(Pt 5):815-820.

17. COREY RP,OLSON RJ. Surgical outcomes of cataract extractions performed by residents using phacoemulsification. J Cataract Refract Surg,1998,24(1):66-72.

18. MARTIN KR,BURTON RL. The phacoemulsification learning curve:per-operative complications in the first 3 000 cases of an experienced surgeon. Eye,2000,14(Pt 2):190-195.

19. FINE IH. Architecture and construction of a self-sealing incision for cataract surgery. J Cataract Refract Surg, 1991, 17(Suppl):672-676.

20. LEAMING DV. Practice styles and preferences of ASCRS members-1997 survey. J Cataract Refract Surg, 1998, 24(4):552-561.

21. GREWAL DS, BASTI S. Comparison of morphologic features of clear corneal incisions created with a femtosecond laser or a keratome. J Cataract Refract Surg, 2014, 40(4):521-530.

22. UY HS, KENYON KR. Surgical outcomes after application of a liquid adhesive ocular bandage to clear corneal incisions during cataract surgery. J Cataract Refract Surg, 2013, 39(11):1668-1674.

23. KIM HYOJIN, WHANG WOONG-JOO, JOO CHOUN-KI. Corneal astigmatism in patients after cataract surgery: A 10-year follow-up study. Journal of Refractive Surgery, 2016, 32(6):404-409.

7

第八章
黏弹剂的应用

近 20 年以来,随着眼显微手术技术的日臻完善和手术设备的更新发展,前房内的操作更加微创、精细,从而极大减少了角膜内皮细胞的机械性损伤。20 世纪 70 年代末,黏弹性物质发明问世,其具有维持前房深度、保护角膜内皮细胞、分离粘连组织及止血等功能,极大提高了手术的安全性和有效性,现已成为内眼手术中必不可少的工具之一,被广泛应用于眼外伤、晶状体手术、穿透性角膜移植等各类显微手术。因此,了解各类黏弹剂的特性,有助于术者合理选择以满足不同手术的需要。

黏弹剂的发现及应用是从寻找玻璃体替代物开始的。1979 年,美国的 Balazs E.A. 教授第一次把 1.0% 的透明质酸钠应用于临床,将其作为视网膜脱离术后玻璃体替代物,取得了较为满意的效果。1977 年,1.0% 甲基纤维素用于在植入人工晶状体前涂敷其表面,1983 年使用 2.0% 甲基纤维素维持前房。1980 年,第一个商品化黏弹剂 Healon 应用于临床,以后的黏弹剂多以它作为比较标准。目前,眼科常用的商品化黏弹剂有 Healon、Healon GV、Viscoat、Duovisc、Provise、Amvisc、Occucoat 和 Endogel 等,而它们的基本成分多为透明质酸钠(NaHA)、羟丙基甲基纤维素(HPMC)、硫酸软骨素(CDS)以及它们相混合后的新材料。

第一节 | 黏弹剂的种类及生物学特性

一、透明质酸钠

透明质酸钠(sodium hyaluronate,NaHA)的化学全名为(1,4)-o-β-D 葡萄糖醛酸-(1,3)-2-乙酰氨基-2-脱氧-β-D 葡萄糖,属于黏多糖物质,最早是从牛眼玻璃体分离提纯的,后来发现 NaHA 广泛存在于脊椎动物的结缔组织中,如皮肤、眼玻璃体、脐带、软组织中。黏多糖呈线状长链排列,可稳定细胞和组织的关系,为眼及肌肉、骨骼提供天然润滑的作用。在分子水平上,它是构成细胞外基质和胞间基质的主要成分,与基质黏合、细胞迁移和细胞间作用有关,具有调节细胞功能、灭活自由基等生理活性,在伤口愈合、血管生成、控制炎症反应中具有重要作用。

NaHA 在眼小梁组织和玻璃体内含量最高。医用高分子量、高纯度 NaHA 从雄鸡冠、脐带或链球菌的培养物中提取,获得不同来源的 NaHA,结构虽然相同,但分子量各异。NaHA 在眼前房内不发生代谢,而是以螺管、大体积片断形式通过小梁组织循环进入血液,在肝脏发生降解。

以 NaHA 为主要成分的黏弹剂商品有：Healon（1.0%NaHA）、Healon GV（1.4%NaHA）、Vitrax（3.0%NaHA）、Amvisc（1.0%NaHA）、Amvisc Plus（1.6%NaHA）等。Healon GV 的弹性是 Healon 的 10 倍，它可以更多地吸收机械振动和冲击力，起到极好的缓冲作用从而达到保护眼组织的目的。同时 Healon GV 较 Healon 有更大的黏滞性，能够在术中维持更深的前房，这些优势在白内障超声乳化联合人工晶状体植入术中表现得更为明显。

二、羟丙基甲基纤维素

羟丙基甲基纤维素（hydroxypropyl methylcellulose，HPMC）是一种葡萄糖大分子聚合物，广泛存在于棉花、树木中，并不存在于动物和人体中。HPMC 可溶于水，分子不带电荷，其溶解度随温度而改变。HPMC 可通过正常的房水途径循环，但由于其无法从动物体内提取，故不能在眼内充分代谢，也不发生酶降解，容易阻塞小梁组织，但造成的高眼压一般并不持久，其排除速度取决于在眼内的分子量、浓度和黏度。

应用于眼内的 HPMC 纯度高，理化性质稳定，无毒无害，室温贮存，可在高温下消毒，但有一定的致炎作用。HPMC 的黏滞性高，涂敷作用好，可很好地保护角膜内皮，维持前房深度。但 HPMC 弹性低，组织分离功能差。在所有黏弹剂中，HPMC 的假可塑性最差，注入眼内时需用粗针头和较大推注力，它不能完全具备 Healon 的优点。商品化的 HPMC 有含 2.0% HPMC 的 Occucoat。

三、硫酸软骨素

硫酸软骨素（chondroitin sulfate，CDS）属黏多糖类物质，存在于较硬的结缔组织中，如软骨、角膜等。CDS 的链长约为 NaHA 的 1/200，具有一个硫酸基，每个重复的双糖单位带有两个负电荷，而 NaHA 仅带一个电荷，其余结构二者则非常相似。因此 CDS 可以更多地中和眼组织、人工晶状体和手术器械上所带的正电荷，具有更佳的包裹与涂敷能力，故常用来涂敷于人工晶状体和手术器械表面，保护眼内组织。

CDS 化学性质稳定，无抗原性，眼内使用无毒副作用。目前使用的 CDS 主要提取自鲨鱼鳍软骨，一般用 20% 浓度（商品名 Chondroitin SO$_4$-II Cilco），其黏滞性低，不能很好地维持空间及分离组织，仅起到涂敷作用。Viscoat 是含有 3.0%NaHA 与 4.0%CDS 的一类混合型黏弹剂，兼具高黏滞性和良好的涂敷能力，能较好地维持前房空间及保护角膜内皮细胞。DuoVisc 同时具有这两种类型黏弹剂，一种是弥散性的 Viscoat，另一种是内聚性的 ProVisc，适用于任何类型的白内障手术。

四、其他

聚丙烯酰胺（polyacrylamide，PAM）系人工合成品，由碳原子长链组成。注入眼内后存留数小时，几周后经肝、脾降解排出体外。其黏弹性及对眼压产生的影响与 Healon 类似。其商品为含有 4.5% 聚丙烯酰胺的 Orcolon。

人体胎盘胶原IV型经离心沉淀，取其上清液即可提取，其商品有 Collagel（Domilens）。

纤维凝胶（Cellugel）为合成的变形碳水化物的聚合物，可高压消毒，无须冷藏，室温可保存 2 年。

其商品由 Vision Biology 公司生产的 Cellugel、Cellugel VSF。

第二节 | 黏弹剂的物理学特性

一、黏弹剂的流变学特性

流变学研究的是物体形变与形变时所受的外力之间的关系。与眼科所用黏弹剂相关的流变学概念有：黏滞性和假可塑性、黏弹性、黏聚性和涂布性等，它们决定了不同种类黏弹剂的基本性质。

（一）黏滞性和假可塑性

液体黏滞性是指溶液的动力学黏度，以 mPa·s 表示，它是对流动的阻力的一个度量，也与温度和所用溶剂有关。对于非牛顿性液体（如黏弹剂）则是指其动力学黏滞性，测量时的温度和剪切率必须注明。具有高黏滞性的黏弹剂在前房内难于移除，并且像外科器械一样可以分割组织。

在眼部手术过程中，剪切率变化范围为 0（静止）到 1 000/sec（黏弹剂以高速通过注射针头）。依据黏滞性是否随剪切率变化的特性，可将液体分为牛顿性和非牛顿性流体。水、空气、硅酮油和硫酸软骨素（CDS）为牛顿流体，其黏滞性固定不变，不随剪切率变化；透明质酸钠（NaHA）、羟丙基甲基纤维素（HPMC）和聚丙烯酰胺（PAM）等的黏滞性则随剪切率而变，剪切率越大，黏度越低，这种表现被称为"假可塑性"。假可塑性是黏弹剂具备的一个重要特性，它直接影响到黏弹剂维持空间的能力和注入的难易程度。

（二）黏弹性

黏弹性是指一种物质被压缩或牵拉后回复到初始状态的趋势。黏弹剂在发生流动形变时，即受到流动阻力，也可发生弹性回复。黏弹性与黏滞性是两个含义不同的概念，黏弹性主要起到保护作用，防止眼内组织受到高频机械能或快速冲洗液流的损伤，如超声乳化术时产生的振动或灌注引起的一些损害。而黏滞性的主要作用则是润滑组织、维持空间和抵抗玻璃体压力。

（三）黏聚性和涂布性

黏聚性指物质自身聚合的程度，与分子量和弹性有关。具有高分子量的长链状黏弹剂分子会缠绕、黏结，并易呈现团块状，易从眼内抽吸清除，而分子链长度较短的黏弹剂则与此相反。高黏聚性使黏弹剂流动缓慢，能维持空间并停留在注入部位相当长一段时间，但也有其不利方面，黏聚性越高，越容易堵塞小梁组织，引起术后眼压升高。

黏弹剂的表面张力，以及眼部组织、手术器械、植入物如人工晶状体的表面张力决定着两个界面之间的作用力及相互之间的黏附能力。硫酸软骨素（CDS）、透明质酸钠（NaHA）/硫酸软骨素（CDS）混合物及羟丙基甲基纤维素（HPMC）的涂布性要好于透明质酸钠（NaHA）。

此外，黏弹剂的分子电荷也可影响其涂布性。具有更多负电荷的透明质酸钠（NaHA）/硫酸软骨素（CDS）混合物，对带正电荷的手术器械、眼部组织和植入物有更大的亲和力，可以较好地涂布于其表面。

二、应用于临床的黏弹剂

应用于临床的黏弹剂需具备无任何颗粒和杂质,有良好的组织相容性,光学上无色透明,有足够的黏滞性、假可塑性和黏弹性,对眼内组织无任何毒性及损伤作用,理化性质稳定等特点。根据生化和物理性质的不同,通常将黏弹剂分为两类:弥散性黏弹剂和内聚性黏弹剂。弥散性黏弹剂通常具有更短的分子链,有良好的附着性,能很好地涂布于角膜内皮表面,残留时很少影响眼压,但手术中需要较长的时间吸除,常用的弥散性黏弹剂有 Viscoat、Endogel 和羟丙基甲基纤维素等。内聚性黏弹剂由较长的分子链缠绕形成,具有高的表面张力和假可塑性,适用于维持前房、形成空间利于手术操作,术中比较容易吸除,残留于眼内容易引起眼压升高。常用的内聚性黏弹剂有 Healon GV、Provisc、Amvisc 等。

第三节 │ 黏弹剂在外伤性白内障手术中的应用

一、黏弹剂的作用

黏弹剂作为内眼手术辅助剂被广泛应用于眼科显微手术和其他学科多种疾病的治疗和手术中,其作用主要体现在以下几个方面。

(一)保护角膜内皮细胞

眼睛是一个精密复杂的光学系统,角膜更是整个屈光系统的重要组成部分,其透明度的维持依赖于角膜内皮细胞结构和功能的完整。超声乳化手术后角膜暂时性或持续性水肿是常见的并发症之一。有文献报道单纯老年性白内障手术角膜内皮的丢失率约 10%~30%。其原因主要为:①手术中超声释放的热量和振动引起的前房扰动;②手术器械和晶状体碎块的机械性损伤;③灌注液湍流的影响。当角膜内皮细胞密度为 800~1 000 个/mm² 时为危险区,白内障手术需谨慎进行;当角膜内皮细胞密度低于 800 个/mm² 时,角膜极易发生失代偿。

随着白内障手术技术的发展,复杂性白内障手术的适应证逐渐扩大。但这种病例常合并角膜损伤及眼内结构紊乱,手术难度大,前房操作时间长,术后前房及角膜炎症反应较重,常伴随角膜内皮严重丢失甚至发生大泡性角膜病变,因此,术中对角膜内皮细胞的保护就显得尤为重要。手术中将黏弹剂涂布于角膜内皮和人工晶状体表面,可以形成一层保护膜,吸收高频机械能,减少手术器械、晶状体碎片、植入物的机械性摩擦和灌注液湍流的损伤,缓冲作用于内皮细胞的压力和摩擦力,减少角膜损伤。黏弹剂在白内障超声乳化手术中减少角膜内皮细胞损伤的作用已被普遍认可。临床上评估黏弹剂对角膜保护作用一般从以下四个方面考虑:①黏弹剂在手术部位的停留时间;②在角膜内皮细胞附着的厚度;③在角膜内皮细胞的覆盖率;④角膜内皮细胞的损失率。

(二)产生并维持手术空间

角膜受到外力发生穿通伤时,眼内压骤然降低,房水外流,前房变浅或消失,虹膜、晶状体、玻璃体前移,常伴有虹膜组织脱出或嵌顿于角膜伤口。由于眼内压的影响及虹膜组织柔软的特性,术中很难将脱出的虹膜还纳入前房,反复操作容易造成虹膜色素脱失,加重术后虹膜炎症及萎缩,损伤晶状体。黏弹剂注入眼内后,其较高的黏弹性可防止其从手术切口溢出,向后推压眼内组织,使前房空间加大,便于伤口的对位缝合、增加手术器械在前房内操作的安全性;同时有助于还纳脱出的虹膜组织,减轻虹膜激惹造成的术后炎症反应,防止术后虹膜萎缩和粘连的发生。有研究表明Healon GV、Healon、Viscoat维持前房功能明显优于其他黏弹剂。

(三)分离组织

由炎症或外伤造成的眼内组织粘连可使显微手术难以进行,用手术器械机械地分离会进一步加重眼内组织的损伤,而将高黏度的黏弹剂注入粘连部位,凭借其机械力柔和的分离作用能够准确地完成分离,如青白联合手术的房角分离。

外伤性白内障往往伴有瞳孔大小及形态的异常,虹膜前后粘连、瞳孔闭锁等,增加了手术的难度。为了提高手术的成功率,首先要对瞳孔进行很好的处理。术前使用托吡卡胺等散瞳药物,术中前房注射肾上腺素溶液并联合黏弹剂充分分离。黏弹剂所具有的物理学特性可在最大程度降低组织损伤的基础上有效分离粘连的组织,使瞳孔散大到一定程度,便于白内障手术操作。当虹膜前后粘连牢固不易分开时,黏弹剂可以在粘连组织之间充填形成一定空间,便于应用锐器如剪刀及虹膜整复器等进行分离,不易损伤正常的组织。

外伤性白内障术后Ⅱ期人工晶状体植入时,由于虹膜广泛粘连常造成囊袋及后房间隙局部或完全消失,难以植入人工晶状体。术中反复注射黏弹剂,利用其软支撑、软分离的作用,联合囊膜剪及虹膜复位器的机械性分离作用,分开粘连的虹膜组织,重新打开闭合的囊袋或后房间隙,为完成人工晶状体Ⅱ期植入奠定基础。

(四)限制或移动眼内组织

在白内障摘除术中环形撕囊前,将黏弹剂注入到前房,既可压迫前囊,使之保持一定张力,利于撕囊,又可阻止撕开的前囊向上卷曲,阻止晶状体皮质沿切开处外溢,便于继续完成连续环形撕囊。白内障术中如遇小瞳孔,将黏弹剂注射于瞳孔缘,可散大瞳孔 1~2mm,并可维持其散大状态,有利于晶状体核处理、晶状体皮质吸除及人工晶状体植入。还可用以复位自行移位或变形脱位的眼内组织。

(五)帮助止血

外伤性白内障常伴有虹膜前后粘连,术中分离虹膜前后粘连时易引起虹膜出血,注入黏弹剂对虹膜引起的前房积血有压迫止血作用,并可将出血固定在局部与其他组织隔离开,使凝血易于清除。

(六)润滑作用

在人工晶状体植入术中,将黏弹剂注入折叠器内,不仅可以起到润滑作用,还可以防止折叠器与人工晶状体的光学部摩擦产生划痕,影响术后的视觉质量;在人工晶状体悬吊术中,将黏弹剂滴于缝线上可润滑缝线,防止缝线扭曲,减少缝合时与组织间的阻力,有助于减少缝线相关的并发症;在前后节联合手术中将黏弹剂滴于角膜表面,可在角膜接触镜和角膜之间起到保湿润滑作用,既可防止角膜接触镜擦伤角膜上皮,又可防止角膜上皮脱水干燥,保持角膜的透明性。

（七）黏性限制清除功能

眼外伤或白内障术后感染前房有渗出或积脓时,用高黏度的黏弹剂如 Healon 注入前房,可包裹封闭炎性渗出膜,并局限脓性分泌物,便于彻底清除,对于控制炎症反应,防止炎症扩散具有重要作用。

（八）预防术后粘连

在眼内显微手术过程中应用黏弹剂可保持眼内正常解剖关系,避免组织间接触粘附。抗青光眼眼外滤过手术,如小梁切除术、引流阀植入术后浅前房或前房消失,经 BSS 液重建前房不成功者,可前房内注入分子量较低的黏弹剂,一方面可以维持前房,防止虹膜与角膜及前房角的粘连,另一方面低分子黏弹剂可以随房水循环排出,不易堵塞滤过通道。

（九）类似前房角镜功能

在外伤性白内障的联合手术中,在角膜表面滴一大滴 Healon GV 或 Healon,可充当 Koppler 角膜接触镜,用于观察周边前房及前房角结构,检查虹膜根部离断缝合复位的位置是否正确、睫状体分离时前房角的漏口及张力环植入睫状沟后漏口封闭的情况等。

总之,由于以上诸多理化特点,黏弹剂在现代眼科手术中发挥着重要作用。在进行复杂性白内障手术时,尤其应该同时准备具有弥散性和内聚性的两种黏弹剂,以备手术中随时需要,这样不仅可以减少角膜内皮细胞的损伤,确保手术的安全性,还可极大增加手术疗效。

二、主要不良反应

（一）眼压增高

使用黏弹剂的最常见的副作用是术后眼压增高,发生于术后 4~24 小时。这种升高眼压的作用,可能是由于术中残留的黏弹剂大分子机械性阻塞小梁组织所致。一般认为黏弹剂通过小梁组织排出的难易度与其黏度和分子量有关,黏度越低、分子量越小的黏弹性物质越容易从眼内清除,引起眼压升高的程度较轻,反之则越重。弥散性黏弹剂引起的眼压升高在局部药物控制下可于术后 72 小时恢复正常;内聚性黏弹剂引起的眼压升高不易控制且持续时间长,应尽早行前房冲洗,排出残留的黏弹剂。

（二）葡萄膜炎性反应

临床上常可见白内障术中黏弹剂冲洗不彻底的患者,在术后第一天会出现轻度的前葡萄膜炎反应,发生率约 7%。产生的原因可能有两种:①术后残留的黏弹剂通常会黏附一些细胞导致前房反应;②黏弹剂的注入或因手术操作等原因引起红细胞静电荷发生变化,从而导致红细胞形态发生变化。这种轻度的前葡萄膜炎反应在局部抗炎药物的作用下通常于术后 3 天内消退。

（三）其他

术毕使用黏弹剂的创口常可掩盖创口渗漏,导致术后浅前房,这一点对于角膜移植手术而言是极为重要的,所以一般手术结束前宜使用 BSS 液重建前房达水密。

三、白内障手术中的"软壳技术"

Balazs 等于 1972 年首次在白内障手术中应用黏弹剂,现在这一技术得到了广泛的应用。根据黏弹剂的生化和物理性质不同,分为两类:弥散性黏弹剂和内聚性黏弹剂。弥散性黏弹剂通常具有低的分子量和短分子链,手术中吸除弥散性黏弹剂需要较长的时间,具有适当弹性的弥散性黏弹剂有 Viscoat、Endogel 和羟丙基甲基纤维素等。弥散性的黏弹剂具有良好的附着性,与眼组织附着牢固,有着卓越的角膜内皮细胞保护功能,眼内压不易升高,残留少量时很少影响眼内压,24 小时内基本排除彻底。内聚性黏弹剂具有较长的分子链且缠绕紧密,术中吸出时容易整团吸出,因此吸出这类黏弹剂比较容易,具有高弹性的内聚性黏弹剂有 Healon GV、Provisc、Amvisc Plus 和 Amvisc 等。内聚性的黏弹剂,具有高的假可塑性、高的表面张力、非常好的弹性和静态黏性,适用于维持前房、眼内组织操作和人工晶状体的植入,能提供很好的视野,术后容易吸出,但眼内残留可致术后眼内压升高。Viscoat 的成分为 3.0% 透明质酸钠(HA,550 000)和 4.0% 硫酸软骨素(CDS,22 000),ProVisc 的成分为 1.0% 透明质酸钠(HA,550 000)。DuoVisc 同时有这两种类型黏弹剂:一种是具有弥散性的 Viscoat,另一种是具有内聚性的 ProVisc,适用于任何类型的白内障手术。

1999 年,Arshinoff 报道将两种性质不同的黏弹剂联合应用,充分发挥弥散性黏弹剂和内聚性黏弹剂的性能优势,即为白内障的"软壳"技术:在超声乳化过程中为了保护角膜内皮细胞,先注入 Viscoat,然后在其下再注入 ProVisc,紧接着进行超乳操作。在植入人工晶状体时先注入 ProVisc,再在 ProVisc 中间注入 Viscoat,恢复眼内压。由于有 ProVisc 的包绕,因此 Viscoat 会很容易被吸出。Viscoat 的弥散作用使其覆盖于角膜内皮表面且滞留于前房内,手术中可保护角膜内皮细胞。

在临床超声乳化手术中,做切口时用透明质酸钠能够有效地阻止虹膜的脱出,恢复并稳定脱出的虹膜;如遇有悬韧带离断或后囊破裂的情况,可以利用羟丙基甲基纤维素容易附着于组织上的特性,将玻璃体向后压入玻璃体腔,与晶状体皮质隔开,避免手术操作时导致玻璃体的前移;当手术中还有皮质残留时,还可利用羟丙基甲基纤维素的黏性作用做局限推移,可将其注入后囊的皮质下推起后皮质,促使后皮质向远离破孔的周边移动,在植入人工晶状体后,吸出黏弹剂的同时吸出残留的皮质。高分子量的黏弹剂相对低分子量的黏弹剂术后更容易引起眼压升高,因此手术结束时要尽量将黏弹剂彻底清除。在疑难复杂的白内障超声乳化手术时,尤其应该同时准备具有弥散性和内聚性的两种黏弹剂,以备手术中随时需要,这样不仅可以减少角膜内皮细胞的损伤,还可增加手术疗效和手术的安全性。

四、临床使用黏弹剂的注意事项

(1) 使用针头注入黏弹剂前后,需仔细冲洗,以免被黏稠物质堵塞。

(2) 注入黏弹剂时要将针头拧紧,如针头不牢固,在注入速度过快、注入量过多的情况下,针头可发生松脱,损伤虹膜及晶状体。

(3) 在向眼内注入黏弹剂时要边观察边缓慢注射,避免注入过多,眼压过高。

(4) 使用黏弹剂时,还应注意与玻璃体相鉴别:黏弹剂很容易从前房冲洗出来,而玻璃体不易被吸除;去除黏弹剂时不会改变瞳孔形状,不引起眼内组织和人工晶状体移位,而处理玻璃体时常可使瞳孔变形,甚至影响人工晶状体位置,牵拉视网膜。

(5) 黏弹剂的残留可以引起眼压增高,还可以引起葡萄膜炎反应,因此在手术结束前应尽可能冲洗出前房内的黏弹剂物质。

(张 楠 郑广瑛)

参考文献

1. 刘奕志,蒋宇振. 软壳技术[J]. 中华眼科杂志,2005,41(7):667-669.

2. 王科华,夏晓波. DisCoVisc 黏弹剂与透明质酸钠在白内障超声乳化白内障摘出术中的应用比较[J]. 中华实验眼科杂志,2015,33(4):367-372.

3. 王儒杰,潘伟华. 软性分离在 Ahmed 引流阀植入术后早期包裹性滤过泡处理中的应用[J]. 眼科,2021,30(1):25-29.

4. 杨斐,李孝纯. 白内障术毕结膜囊应用黏弹剂对患者早期干眼的预防效果[J]. 眼科新进展,2022,42(1):58-61.

5. 杨博. 软壳技术在糖尿病合并白内障患者超声乳化术中的安全性与应用效果. 济南:山东大学,2008.

6. 辛容,张劲松. 黏弹性物质及其在眼科的应用. 中国实用眼科杂志,1997,15(10):579-587.

7. 宋旭东,施玉英. 超声乳化白内障吸除术中晶状体后囊膜破裂的原因和处理方法. 中华眼科杂志,2002,38(12):753-754.

8. 王文斌,顾其胜,吴革,等. 眼科黏弹剂的应用与进展. 眼外伤职业眼病杂志,2000,22(1):114-117.

9. 张红言,孙璐,宋旭东,等. 两种黏弹剂及超声乳化时间对超声乳化白内障吸除联合人工晶状体植入术患者角膜内皮细胞及角膜厚度影响的临床研究[J]. 中华眼科医学杂志(电子版),2020,10(6):357-362.

10. 李文博,贾烨,李杨林,等. 不同黏弹剂对白内障超乳摘除及折叠 IOL 植入术后患者角膜内皮的影响[J]. 国际眼科杂志,2022,22(10):1727-1730.

11. 钟梅,吕勇,赵笑雨,等. 两种黏弹剂在 ICL 植入术中的应用效果比较[J]. 中华眼外伤职业眼病杂志,2020,42(5):341-346.

12. 程玉伟,周小娟,李勇. 白内障玻璃体联合手术术终前房内注射黏弹剂的作用[J]. 中华眼外伤职业眼病杂志,2018,40(10):755-757.

13. 吴华,陈立新,陈勇. 前房维持器与黏弹剂对超声乳化术后角膜散光度及内皮细胞的影响比较[J]. 国际眼科杂志,2017,17(9):1709-1711.

14. 唐常婷,左慧懿,梁皓,等. 灌注液下与黏弹剂下白内障超声乳化吸除术对眼表影响的比较研究[J]. 广西医科大学学报,2017,34(2):198-201.

15. 孟宪虎,尹万昕. 初学超声乳化手术医师巧妙使用黏弹剂经验介绍[J]. 中华眼外伤职业眼病杂志,2016,38(8):628-631.

16. KAUR K,GURNANI B. Viscoelastics. Treasure Island(FL):StatPearls Publishing,2023.

17. MONACO G,GARI M,PELIZZARI S,et al. New ophthalmic dual-viscoelastic device in cataract surgery:A comparative study. BMJ Open Ophthalmol,2019,4(1):e000280.

18. MALVANKAR-MEHTA MS, FU A, SUBRAMANIAN Y, et al. Impact of ophthalmic viscosurgical devices in cataract surgery. J Ophthalmol, 2020, 2020: 7801093.

19. PHAN AD, WUDUNN D, GOULET-RJ, et al. Efficacy of the Ahmed S2 glaucoma valve compared with the Baerveldt 250mm² glaucoma implant, Ophthalmology, 2008, 115(7): 1141-1147.

20. BALAZS EA, FREEMAN MI, KLÊ TI R, et al. Hyaluronic acid and replacement of vitreous and aqueous humor. Mod Prob Ophthalmol, 1972, 10: 3-21.

21. ASHINOFF SA. Dispersive-cohesive viscoelastic soft Shell technique. J Cataract Refract Surg, 1999, 25(2): 167-173.

22. ASHINOFF SA. Dispersive and cohesive viscoelastic materials in phacoemulsification. Ophthalmic Practice, 1995, 13: 98-104.

第九章
撕囊和水分离

第一节 | 现代囊膜手术的解剖学基础

现代白内障手术的主流术式为超声乳化白内障吸除术及小切口白内障囊外摘除术,这两种术式均是将浑浊的晶状体核和皮质摘除而保留囊袋的术式,这就要求手术必须保证囊袋的稳定及后囊的完整。连续环形撕囊技术是近年来新兴的超声乳化手术的关键技术,具有前囊开口光滑规整、抗张力强、支撑囊袋完整和维持人工晶状体居中稳定等优势,对白内障超声乳化手术的顺利完成具有重要作用,目前在临床白内障囊膜手术技术中占据主导地位。

一、晶状体囊的解剖

(一)晶状体的位置和大小

晶状体形态为双凸透镜状,前表面凸度小,曲率半径为 10mm,后表面凸度大,曲率半径为 6mm。晶状体前后表面交汇于赤道部,直径约为 9~10mm,厚度约为 4~5mm,借助与悬韧带附着的齿状隆起悬挂于虹膜和玻璃体之间(图 9-1-1)。晶状体正常的生理位置能够稳固地支撑虹膜,如因悬韧带先天发育异常或其他各种原因导致的悬韧带损伤或者离断,晶状体位置出现异常,虹膜会因

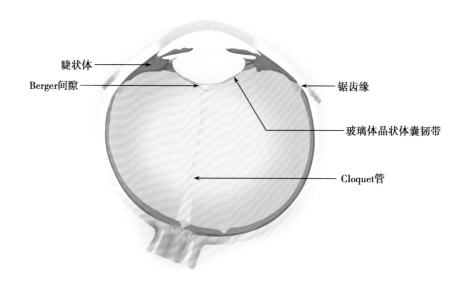

睫状体
Berger间隙
锯齿缘
玻璃体晶状体囊韧带
Cloquet管

图 9-1-1 晶状体的解剖部位

失去支撑而出现震颤。

晶状体的前表面较为扁平,位于虹膜的后方,中央区域为前房的后界,前房深度是指晶状体前囊中央与角膜内皮之间的距离,一般为 3mm。晶状体后表面较凸,与玻璃体之间由一环形区相连,称为玻璃体晶状体囊膜韧带(Wieger 韧带)。晶状体后囊与玻璃体之间的密切联系可能与膝状窝毛细作用的吸引力及玻璃体晶状体囊膜韧带和晶状体的粘连有关。在晶状体的后囊背面,有残留的玻璃体动脉附着,玻璃体动脉从晶状体后表面延伸至视盘,在胎儿 7 个月时停止血液供应,之后分别向晶状体方向和视盘方向收缩并逐渐退化,退化的原始玻璃体变成一条纤细的空腔,称为 Cloquet 管。Cloquet 管的晶状体端附着于晶状体后囊中心,两者之间存在一膝状间隙,称为膝状窝或 Berger 间隙。

晶状体纤维一生不断形成,新的纤维包裹着旧纤维不断向核心部压缩,旧纤维最终形成失去弹性的晶状体核,新生的晶状体纤维则形成晶状体的皮质。因此,接近于球形的新生儿晶状体,随年龄增长逐渐增大,由于晶状体纤维从赤道部产生,且在悬韧带的牵引作用下逐渐变为双凸形,晶状体的体积及重量也随年龄的增加而增大。

晶状体赤道部表面不平,有齿状隆起,借助于悬韧带与睫状体相连,悬韧带的紧张与放松可使齿状突起发生变化,进而起到调节晶状体的作用,悬韧带放松时突起逐渐消失,晶状体变凸。悬韧带起源于睫状体的内表面,在赤道部 2.5mm 宽的区域与晶状体相连,并通过睫状体的收缩运动来调节晶状体的屈光度。

(二) 晶状体囊

晶状体囊是包围在晶状体最外面的一层弹性纤维膜,是全身组织中最厚的基底膜。晶状体囊按解剖学部位可分为前囊、赤道部及后囊,靠近赤道部的晶状体囊表面为悬韧带附着处,致使囊的表面不平,呈齿状突起。用阿尼林染色可将晶状体囊分为较厚的本部及极薄的囊膜表层两部分,表层位于囊的最外层,悬韧带即附着于此,称为悬韧带薄板层。根据晶状体年龄的变化及部位的不同,晶状体囊的厚度也不同(表 9-1-1)。Young 证明,晶状体囊是晶状体上皮细胞的分泌产物,为上皮细胞的基底膜,囊与上皮紧密连接,两者之间没有间隙;晶状体囊膜的前囊较后囊厚,且前囊最厚处距前极中央部 3mm,在此部位做直径 5.5~6.0mm 的环形撕囊所形成的撕囊孔抗牵引力最强;后囊最厚处距赤道部约 1mm,此部位对后房型人工晶状体的睫状沟缝线固定具有重要意义,能够以此为标志准确定位睫状沟的位置并支撑人工晶状体的襻。前后极的囊膜都很薄,最薄处为 2μm,最厚处为 20μm,且随年龄的增长而有所增加,后极部是白内障囊外摘除术和超声乳化术中最易受损而发生破裂的部位。成年人的前囊较婴幼儿厚,个别老年人的晶状体前囊还可发生局限性增厚(图 9-1-2)。

表 9-1-1　不同年龄和部位晶状体囊的平均厚度

年龄/岁	前极/μm	前囊最厚部/μm	赤道/μm	后囊最厚部/μm	后极/μm
2~5	8	12	7	18	2
35	14	21	17	23	4
70	12	23	13	—	—

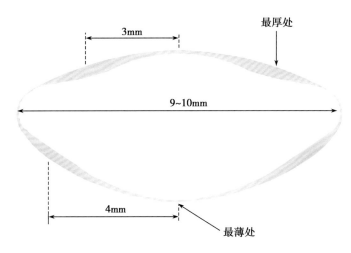

图 9-1-2　晶状体囊厚度示意图

（三）囊下上皮细胞

因晶状体后囊下没有相应的上皮细胞,所以囊下上皮细胞主要是指前囊下和赤道部的上皮细胞。囊下的晶状体上皮细胞为单层立方上皮细胞,宽约 11~17μm,厚约 5~8μm,分布在前极中央至赤道部后 1mm,是晶状体合成、代谢及转运物质的中心。

Duke-Elder 将囊下上皮细胞分为前极部、赤道部及介于两者之间的中间部,其中间部及赤道部为生发区,前极部的上皮细胞看不到细胞的有丝分裂,为静止区。晶状体新的纤维即是从赤道部上皮细胞不断增生形成的。赤道部的上皮细胞为柱状立方上皮细胞,细胞基底伸长,细胞核扁平,伸长的细胞基底部突起沿着囊内面向后极部延伸,而顶部突起则沿着邻近上皮细胞内面向前极部延伸,随后形成前后排列的带状晶状体细胞。晶状体细胞从各个方位的赤道部延伸到前极和后极,不断形成新的晶状体纤维,将老的晶状体纤维向中心挤压逐渐并入深部皮质,细胞核皱缩破裂,细胞器进行性减少,越靠近晶状体中央,细胞核分布越稀疏,最终并入晶状体核且细胞核消失。

（四）晶状体纤维

晶状体纤维是构成晶状体的主要成分,是由赤道部囊下上皮细胞逐渐拉长、延伸、脱核形成规律排列的晶状体纤维。晶状体纤维分为两种,一种是原发性晶状体纤维,是从胚胎早期晶状体泡后部上皮细胞演变而来;另外一种是继发性晶状体纤维,是晶状体上皮细胞分化的产物,由赤道部上皮细胞终生生长而来,是构成晶状体的主要成分。由于赤道部上皮细胞不断形成新的晶状体纤维并将老的晶状体纤维向中心挤压,因而晶状体可由此分离出多个不同的区域:①胚胎核,位于晶状体最中央的透明区,产生于胚胎期的 1~3 个月;②胎儿核,位于胚胎核外围,是胎儿 3~8 个月时形成的晶状体纤维;③婴儿核,包绕在胎儿核外的一层薄的晶状体纤维,是从出生前 1 个月到青春期之间形成的晶状体纤维;④成人核,位于婴儿核之外,青春期以后形成的晶状体纤维,相对较薄;⑤皮质,成人核之后形成的纤维总称为皮质,20 岁以前生成的皮质极薄,比角膜厚度还薄,40 岁以后,皮质的厚度则是角膜厚度的 2~3 倍,同时核的体积也相应缩小。

（五）悬韧带

晶状体悬韧带是一种细的三棱形纤维束,长度可达 7mm,厚约 8~40μm,由睫状上皮细胞分泌而来,是一系列介于睫状体和晶状体之间的纤维组织,一端起源于睫状体扁平部、锯齿缘及睫状突,另一端插入赤道部的晶状体囊,全部悬韧带360°围绕晶状体,从而保持晶状体的正常生理位置。悬韧带在晶状体的止端靠近晶状体赤道部,分为前叶、后叶和赤道叶,其前叶位于赤道部之前2mm处,也就是距离晶状体前极3mm的前囊处,后叶在赤道部之后约1mm处,因此在白内障手术撕囊时,撕囊孔的直径不应超过6mm,以免损伤悬韧带。悬韧带有相当好的弹性,在一项尸检测量结果中,分布在前囊的悬韧带可以被拉伸到3.8mm的长度而不发生断裂,与自然状态下的悬韧带长度1.5~2.0mm相比几乎延长了2倍,但随着年龄的增长,悬韧带的抗牵引能力每10年下降约0.5mm。

二、晶状体囊袋及生理功能

晶状体是构成眼球屈光介质的重要组成部分,其在调节及聚焦方面有其主要作用。眼球的折光系统是一套复杂的光学系统,外界光线进入眼内到达视网膜需要经过4个折射率不同的介质:角膜、房水、晶状体及玻璃体。同时又经过四个不同的折射面:角膜的前表面、后表面、晶状体的前表面和后表面。晶状体囊袋及晶状体本身的弹性是晶状体具有调节功能的基础。

包绕在晶状体最外层的透明而富有弹性的晶状体囊袋,是由上皮细胞和纤维细胞分泌的、由具有弹性的细胞外基质组成,组织学为一均质性结构,含有大量的Ⅳ型胶原纤维和少量的Ⅰ、Ⅲ型胶原纤维,可通过小分子物质,而大分子物质则不能通过。随着年龄的增长,囊膜厚度增加、面积增大,并具有一定的伸展性。晶状体囊在调节时,前表面变凸,曲率半径由10mm缩小至6~7mm,其弹性足以满足晶状体厚度的变化。除了富足的弹性,晶状体囊袋还具有较强的韧性,有学者通过对晶状体进行体外韧性实验发现,正常晶状体囊的最大韧力可达61.5g,最小韧力为58g,并能维持5~8分钟。这些组织学基础为白内障术中撕囊孔的稳定以及术中操作提供了力学支撑。

晶状体囊虽然有弹性,却无弹力纤维,对化学物质及病变具有很强的抵抗力,而在受到机械损伤时则容易破裂卷起、剥落,其脱落的碎屑可阻塞小梁网引起继发性青光眼。而晶状体溶解性青光眼也是由于囊膜通透性的改变使晶状体物质进入前房所致。起源于睫状上皮细胞非色素层的晶状体悬韧带插入赤道附近的晶状体囊,牵引晶状体使得晶状体悬吊于眼前节,位于虹膜组织的后方。随着晶状体悬韧带的张力发生改变,导致晶状体曲率亦发生改变,使晶状体产生调节,可以聚焦远处或近处的物体。晶状体表面曲率是晶状体悬韧带的张力、晶状体囊的弹性、晶状体纤维细胞和上皮细胞的生理特性共同作用的结果。在白内障手术中,晶状体囊袋的重要性已越来越被手术医师所认知,如前所述,经过连续环形撕囊后,晶状体前囊中央形成一约5.5~6mm直径的连续规整的圆形开口,是顺利完成白内障超声乳化手术的基础。

第二节 | 连续环形撕囊术

一、历史回顾

Apple等提出,光滑的撕囊口可以使晶状体核娩出及人工晶状体植入时的囊袋受力均匀,增强囊袋的抗牵引力,从而避免或者降低囊袋放射状撕裂的发生。1985 年,加拿大医生 Gimbel 在美国白内障及屈光手术年会上公开放映连续环形撕囊术手术录像,并于 1990 年在 *Journal of Cataract and Refractive Surgery* 上公开发表,将这一技术正式命名为"连续环形撕囊术"(continuous curvilinear capsulorhexis,CCC)。这种撕囊术开始于晶状体囊袋 6:00 方位,起瓣后顺着裂口两侧分别将裂口沿顺时针及逆时针方向环形撕开,最后在 12:00 位会合。同时期,德国的 Neuhann 医生则以 12:00 位开始,6:00 位会合,形成连续的前囊开口。而在此前,Vogt 的"撕囊术"是以有齿镊夹住前囊的一部分一次性撕除,这种方法需要用到的力量很大,且容易拉断晶状体悬韧带,可控性差。为了改善这一缺点,Kelman 的"圣诞树"样截囊则在可控性及减少眼内组织损伤方面有了很大的改进。开罐式截囊的方法则可精确控制截囊直径大小。为了更好保护角膜内皮,信封式截囊的方法出现在临床,并迅速得到推广,这种截囊方法分两步进行:娩核的操作在信封样开口状态下进行,植入人工晶状体后再将前囊中央撕除。这种方法可在保护角膜内皮及减少眼内组织损伤的情况下去除晶状体核及皮质,但其最大的缺点是不能避免前囊开口锯齿状边缘的放射状撕裂,甚至延伸到赤道部到达后囊,而产生严重的并发症。随着临床的实践及微创白内障手术的发展,居中的连续环形撕囊(central continuous curvilinear capsulorhexis,CCCC,4C)的概念获得了认可,此概念要求前囊开口的圆形中心与瞳孔中心一致,让前囊口完全居中,这种撕囊口最大限度保证了人工晶状体的居中性、稳定性,是白内障手术技术发展史中又一个划时代的进步。下面介绍几种常用的截囊方法,每一种方法都有其优点和局限性,适用于不同的手术方式。

(一) 开罐式截囊

截囊针的制作:选择 1mL 一次性注射器针头,右手持针,左手持刀柄,将针尖斜面贴合于刀柄平面,右手食指压住针尖背面,用力向下压,使针尖长度的 1/2 向斜面反方向弯曲。也可在显微镜下用显微持针器夹持 1mL 注射器针头斜面的 1/2 向背面垂直弯曲制作截囊针,针尖弯曲的角度约 90°,长度约 1mm(图 9-2-1)。

开罐式截囊:以截囊针在前囊做一直径约 6mm 的圆形开口,可从上方开始,亦可从下方开始,根据术者操作习惯而定。根据前囊截开的方式,开罐式截囊可分为两种方法:一种是针点式截囊,另外一种是旋转式截囊。针点式截囊是指截囊针的针尖在前囊上做邮票孔样截开,垂直进针刺破前囊,再垂直沿原路退出,360° 全部截开后,形成一圈像邮票边缘孔样的前囊(图 9-2-2)。旋转式截囊则是用截囊针垂直刺破前囊,然后旋转式退出,针尖的侧刃在旋转式退出时切开前囊,切开过程中应始终是由中心向赤道部方向旋转,以减轻操作过程中对悬韧带的牵引力。每次进针时不可过深,以免扰动皮质影响观察,每一个切口约 1mm,均在直径约 6mm 的圆形轨迹上且相互之间不连续,当截囊超过 1/2 时,囊膜张力偏向未截开区域,切开方向应由未切开处向已切开方向用力,以免过早撕裂囊膜。全部截开后,再以截囊针将每个小切口

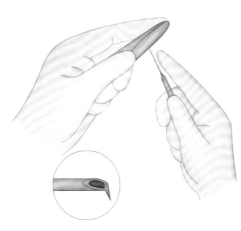

图 9-2-1　截囊针制作

连通在一起,从而完整撕除前囊(图9-2-3)。此种截囊方法适用于圈套器娩核的现代白内障囊外摘除手术,可以控制截囊直径大小,但由于边缘不整齐,容易在出核或者植入人工晶状体时导致囊袋撕裂,从而破坏囊袋完整性。因此,当晶状体核较大时,应先做水分离或水分层,将核娩出后,再用BSS灌注液将核壳从囊袋内脱入前房,从而避免囊口撕裂。

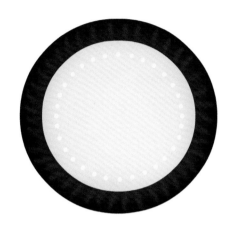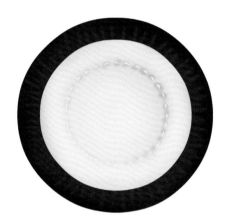

图 9-2-2 针点式开罐截囊　　　　　　　图 9-2-3 旋转式开罐截囊

(二) 信封式截囊

信封式截囊又称线性截囊,也称一字形截囊。于1981年由Baikoff提出,其方法是在上方前囊做一长约6mm的水平线性切开,然后用冲洗针头深入切口下,在前囊下与皮质之间注入BSS进行水分离,通过切口依次完成娩核和皮质的清除,最后形成一个由上方开口类似信封的完整囊袋,待从开口处将人工晶状体植入囊袋后,再用囊膜剪垂直剪开一侧囊膜,最后用撕囊镊夹持被剪开一侧囊膜向未剪开一侧撕除直径约5~6mm的前囊片。信封式截囊的优点是操作简单,娩核、抽吸皮质和植入人工晶状体都在囊袋内进行,对保护角膜内皮及眼内组织起到重要的作用,但是其前囊开口在娩核时的放射状撕裂仍不可控制。

二、连续环形撕囊术的生物力学原理

含有大量Ⅳ型胶原的晶状体囊无方向性,是完成连续环形撕囊的基础。晶状体囊膜的张力大小在一定程度上取决于悬韧带的牵引力和玻璃体的压力,这种力使得前囊存在一种向周围扩散的力,我们称之为离心力,对于撕囊术来说,控制好囊膜本身存在的离心力与撕囊所产生的牵引力、剪切力之间的平衡,才能控制好撕囊的方向和轨迹(图9-2-4)。

(一) 牵引力

撕囊时夹住游离的囊膜瓣向中心牵引,这种牵引力与囊膜在同一平面的离心力相拮抗,其用力方向应与需要撕囊的方向呈直角,当牵引力超过囊膜的最大张力时,可使囊膜撕裂,并出现弧形的撕囊轨迹。在撕囊的过程中,如果出现前房变浅、玻璃体腔压力增高等情况,囊袋的离心力会增加,撕囊口会向着前囊周边放射状裂开。

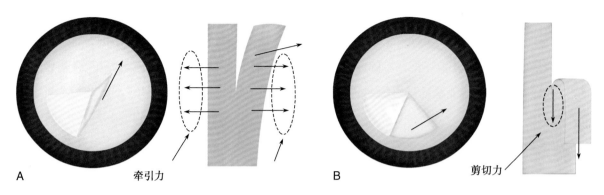

图 9-2-4　撕囊时所用到的两种力
A.牵引力；B.剪切力。

（二）剪切力

在完成前囊瓣的制作后，利用撕囊镊夹住囊膜瓣，使其向撕囊的方向反向折叠，使作用力与撕囊的顶点垂直，其用力方向与撕囊的弧形方向相同，着力点仅在翻转瓣的一点上，撕囊的阻力相对较小，撕囊的力量易控制也相对安全。

三、连续环形撕囊术的主要优点

随着白内障超声乳化手术的普及以及功能性人工晶状体的植入，连续环形撕囊术更加体现出其技术的优势。

1. 连续环形撕囊使得前囊口光滑坚韧而富有弹性，在囊袋内进行超声乳化或晶状体核娩出、皮质吸除及人工晶状体植入等一系列操作时对囊袋产生的张力能够沿前囊口边缘均匀分布，使撕囊孔不易向周边放射状撕裂，保证了白内障手术过程的安全性。

2. 光滑规整而居中的前囊口可与虹膜保持一定的间隔，可避免既往截囊残留的条状囊膜碎片干扰致瞳孔变形和人工晶状体夹持。

3. 撕囊术作用在晶状体悬韧带上的力最小，不易损伤悬韧带，使人工晶状体在囊袋内保持居中稳定，始终接近生理位置，降低了术后人工晶状体偏中心、倾斜及瞳孔夹持的发生率。

4. 在注吸过程中囊袋充盈好、囊袋隐窝容易充分张开，更易区分后囊，使注吸清除皮质及人工晶状体植入变得更加安全顺利。

5. 连续环形撕囊使囊袋周边完整，在囊袋内操作不骚扰虹膜，减少虹膜脱色素和继发性青光眼的发生。

6. 术中一旦发生后囊破裂，前囊口完整的边缘可有效支撑人工晶状体便于睫状沟植入。

7. 便于晶状体囊下纤维和上皮细胞的抛光；同时，连续规整的前囊口覆盖在人工晶状体光学部的边缘，减少后发性白内障的发生。

8. 对于需要Ⅱ期人工晶状体植入的手术，连续规整的前囊口容易将前后囊分开便于将人工晶状体植入囊袋内。

9. 可以提供一个稳定的、可预测的有效晶状体位置。

四、连续环形撕囊术的操作技术

理想的连续环形撕囊是能够连续撕出一个适当大小的、居中的、恰好能够覆盖人工晶状体光学部边缘的圆形囊孔。连续环形撕囊所用到的器械一般为撕囊镊或截囊针,需要双手操作,一手固定眼球,随时调整眼球方向,获取良好的红光反射,利用红光反射的变化来寻找囊膜瓣撕开的轨迹;另外一只手持撕囊镊或截囊针。撕囊开始前要先在前房内注入黏弹剂,它可以更好地维持前房深度,压平前囊的中部,减少前囊的张力,同时可保护角膜内皮。

撕囊的方法主要有两种:一种是单平面牵张撕囊法,此方法不需要翻转囊膜瓣,直接用向心力对囊膜的牵引来进行撕囊;另外一种是翻转剪切撕囊法,即将囊膜瓣翻转,使其和原有囊膜不在一平面上,利用剪切力做连续环形撕囊。这两种技术需要根据术中情况单独应用或联合应用。

(一) 单平面牵张撕囊法

撕囊时,首先调整眼球位置,使囊膜处在红光反射中,在前囊中心或者旁中心处选择撕囊的起点,以截囊针或者撕囊镊在起点处刺破囊膜,并以顺时针或者逆时针掀起一个容易控制的囊膜瓣(图 9-2-5),以截囊针牵拉或撕囊镊夹住游离的囊膜瓣,向囊膜中心牵引,牵引力与囊膜保持在同一平面,并与囊膜的离心力相拮抗,当向心力大于囊的最大张力时才能使囊膜撕开,撕囊过程中应适时更换用力方向,使其用力方向始终与撕囊方向保持垂直并朝向瞳孔中心,使前囊瓣沿 5~6mm 的圆形撕囊轨迹逐渐裂开。

单平面牵张撕囊法即使不移动器械,也会在囊袋本身的张力下发生沿着撕囊口的非控制性裂开。牵张力较大时,撕囊口容易向瞳孔中心缩小;牵张力较小时,撕囊口容易向赤道方向放射状裂开。因此在撕囊过程中随时注意改变用力方向,同时建议应用撕囊镊夹持囊膜瓣的近端以便于控制撕囊方向,最后形成一个连续的、居中的、直径大小约 5.5mm 的圆形撕囊孔。此外,在实际操作中不应以单平面牵张法来作为撕囊的主要方法,而应作为撕囊过程的辅助用力。

(二) 翻转剪切撕囊法

翻转剪切撕囊法即反折撕囊法,是用撕囊镊或者截囊针将制作好的囊膜瓣翻转向撕囊方向(顺时针或者逆时针),使囊膜瓣反折并覆盖于未撕开囊膜上(图 9-2-6)。用撕囊镊夹住囊膜瓣的根部,

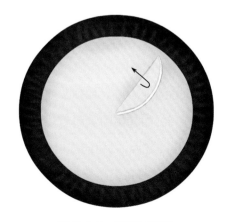

图 9-2-5 起瓣示意图

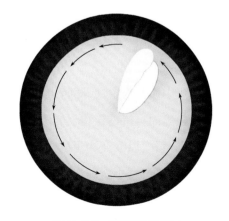

图 9-2-6 翻转剪切撕囊

使作用力与囊膜的根部垂直,以便控制撕囊方向,并向预定的方向撕裂囊膜;在撕囊过程中应不断更换夹持部位,根据术者熟练程度,一般每运行一个象限的范围应重新更换夹持部位,直至与起始处相连,完成连续环形撕囊(图9-2-7)。

翻转剪切撕囊法的作用力集中在反折的部位,并且与所需撕囊的方向一致,因此一般不会发生自发性囊膜裂开。力的作用方向上所受到的阻力只有平面的阻力,即使用很弱的力也足以克服囊袋本身的弹性力量来进行撕囊,撕囊力的方向与所需撕囊的方向一致,所以很容易按照预定的撕囊轨迹进行撕囊。由于用到的力量弱,囊膜裂开的速度就会慢且易于控制,一般不容易向赤道方向撕裂。因此,该方法是绝大多数白内障手术的主流撕囊方式。

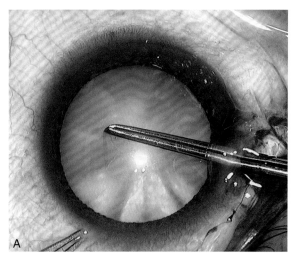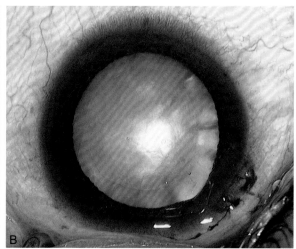

图 9-2-7　连续环形撕囊
A. 起瓣;B. 首尾相连。

(三) 连续环形撕囊应注意的事项

1. **撕囊口大小**　撕囊口的大小取决于以下几方面因素:①在传统白内障囊外摘除术中要满足晶状体核的娩出,可根据核的大小来决定撕囊口的大小;②在超声乳化手术中要满足核在囊袋内的翻转;③要满足不同直径人工晶状体的植入;④一定程度上避免术后囊袋阻滞、囊袋皱缩及后发性白内障的发生。目前对于白内障超声乳化手术来说,多数学者主张撕囊口的大小在 5.5mm 较为适宜,这样既可以保证囊袋的稳定性,安全地进行超声乳化术,又能满足人工晶状体的顺利植入。而且对于大多数光学面直径为 6mm 的人工晶状体来说,撕囊口刚好能够覆盖其边缘,既能保证人工晶状体的居中性和稳定性,同时也能降低后发性白内障的发生率。如须改变撕囊口的大小,可以通过更换囊膜瓣的夹持位置和改变撕囊轨迹的方向来实现;如起始的囊膜瓣较小时,可以牵引囊膜瓣向周边方向运作,以改变撕囊的方向,但切忌使囊膜开口过大,以免向赤道部放射性裂开。在撕囊结束后,如前囊口过小或偏心,需要二次撕囊,应使用囊膜剪在需要修整的囊膜边缘向拟撕开的方向做一锐角形的剪开,再用撕囊镊沿需要撕开的轨迹完成二次撕囊,切忌在囊膜边缘做直角剪开,以免撕囊时向赤道部放射状裂开。

2. **保持前房深度**　由于晶状体的解剖结构和生理特性,前囊的离心力是撕囊过程中最大的不稳定因素,所以在撕囊过程中要克服这种阻力,就要保持一定的前房深度。向前房注入内聚型黏弹剂使前囊表面趋于平坦,从而对抗玻璃体的压力并减少悬韧带的张力;在平坦的晶状体前表面进行撕囊操作会更加容易,撕囊口向赤道部放射撕裂的可能性更小。如果在撕囊过程中黏弹剂从切口处溢出,造成前房变浅,应立即停止操作,补充黏弹剂后再进行撕囊。

3. **良好的红光反射**　拥有良好的眼底红光反射是看清楚囊膜的必要条件,因此术中调整显微镜及控制眼球注视位置对于初学者来说十分重要。在撕囊过程中可适当调整显微镜放大倍率,因撕囊是在晶状体前囊平面进行,所以稍放大倍率更容易观察囊膜,通常情况下撕囊时显微镜倍率放大至7~8倍即可,特殊情况下可放大至10倍。撕囊时,一只手持有齿镊固定眼球,适时调整眼球位置,使前囊的平面与显微镜的同轴光相垂直以获得更好的红光反射,另一只手持撕囊镊进行连续环形撕囊。对于过熟期白内障或其他不能观察到眼底红光反射的患者,可酌情使用台盼蓝或吲哚菁绿等囊膜染色剂。

4. **撕囊向周边放射**　在连续环形撕囊过程中,有时会遇到撕囊口向周边放射,此时要首先保持前房深度,在前房注入适量黏弹剂,压平前囊。在注入黏弹剂的过程中注意留心撕裂口处囊膜的反光,以确定囊膜瓣的情况及撕裂的方向,然后夹住囊膜瓣的根部并翻转,向瞳孔中心撕开,即可改变撕裂方向。如果看到撕裂口的走向指向赤道部且撕裂范围已经到达周边部,应用囊膜剪从另外一侧将囊膜呈锐角剪开,进行反方向撕囊,使二次撕囊的轨迹与撕裂处的撕囊口相连续,或者改为开罐式截囊。

五、特殊情况下的连续环形撕囊术和截囊术

(一) 过熟期的全白白内障

过熟期皮质液化的全白白内障撕囊存在以下难点:①缺乏眼底红光反射,操作中无法辨别清楚晶状体前囊以及撕囊时的轨迹;②前房较浅,操作空间有限,容易损伤角膜内皮及虹膜;③晶状体膨胀、溶解液化,囊膜菲薄、张力高且不均衡,撕囊轨迹难以控制,甚至在刺破囊膜的一瞬间发生囊膜崩裂,俗称"阿根廷旗"现象(图9-2-8)。对于此类白内障在撕囊时可以行前囊膜染色以增加辨认度;

常用的染色剂有台盼蓝、吲哚菁绿等;针对皮质液化膨胀严重的,可在染色后前房注入内聚性黏弹剂把前囊压平,再应用1mL注射器针头在前囊正中轻轻刺破一小孔,30号钝针头插入小孔缓慢抽取囊袋内液化的皮质以降低囊袋张力,然后再次注入适量黏弹剂以压平前囊,完成连续环形撕囊。有学者尝试应用手法二次撕囊技术,即先做一个直径为4mm的小囊口,待人工晶状体成功植入后,再做二次CCC撕囊:在撕囊口边缘以切线方向做一小的锐角切口,再用撕囊镊抓住

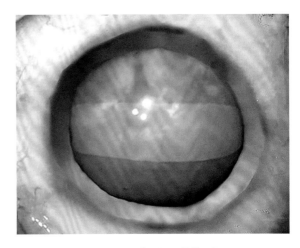

图9-2-8　"阿根廷旗"现象

囊膜瓣根部,完成与原撕囊孔呈同心圆的二次 CCC 撕囊。

(二) 小瞳孔白内障

小瞳孔是指术前最大程度散瞳后瞳孔直径仍小于 4mm,常见原因有葡萄膜炎、眼外伤、青光眼、糖尿病等所导致的瞳孔功能障碍、瞳孔缘机化膜、瞳孔膜闭及瞳孔后粘连。小瞳孔下红光反射差,晶状体囊可见范围小,容易导致撕囊口过小或看不到撕囊轨迹造成囊膜撕裂,可依据不同情况采用黏弹剂分离、瞳孔缘环形剪开、虹膜拉钩及虹膜扩张器扩张等方法适当扩大瞳孔(图 9-2-9)。

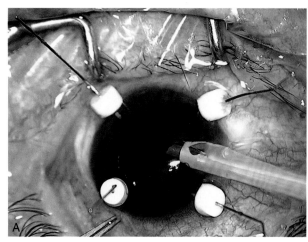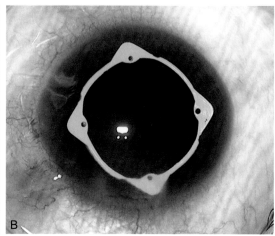

图 9-2-9　虹膜拉钩或瞳孔扩张器扩大瞳孔
A. 虹膜拉钩;B. 瞳孔扩张器。

(三) 前囊纤维化性白内障

由于炎症、外伤等导致前囊纤维化使得前囊的生物力学发生变化,不易完成连续环形撕囊,对于机化膜不在撕囊轨迹中时仍可进行连续环形撕囊,若纤维化面积较大或者位于撕囊轨迹不可绕开的位置时,可借助囊膜剪剪除后继续撕囊。也可采取信封式截囊的方法:先在上方前囊中周部做水平裂隙状切开,再垂直剪开两侧,最后用撕囊镊撕除下方连接的前囊。这种方法做出的前囊开口类似"D"字形,除上方水平线两端有可能出现放射状裂口外,大部分前囊边缘是连续圆滑的。

(四) 婴幼儿白内障

婴幼儿眼球结构特殊,前房空间小,巩膜硬度低、玻璃体腔压力相对较高、囊膜薄而延展性大,撕囊时需要用到的力度较大,撕囊轨迹不容易控制,囊膜容易向周边部撕裂,在撕囊过程中应注意用黏弹剂充分压平前囊,维持前房深度。撕囊时往往需要牵张和反折两种撕囊技术的反复联合应用:如撕囊过程中发现拟定撕囊轨迹向赤道部扩大,迅速改用牵张撕囊法以缩小轨迹;反之,如发现拟定撕囊轨迹向瞳孔中心缩小,随即改用反折撕囊法以扩大轨迹;如此,牵张和反折两种撕囊技术反复联合应用完成 CCCC。Kloti 等人还发明了一种双极射频前囊切开术,采用铂合金齿状探头,以 500kHz 高频电流将加热到 160℃的探头以圆形轨迹在前囊上进行切割,然后再将切割的前囊片撕除。后发性白内障是婴幼儿白内障摘除术后最常见的并发症,发生率高达 100%。因此,有学者主张在 I 期行白内障摘除的同时行后囊撕开或切开以减少后发性白内障的发生,其操作与前囊连续环形撕囊相似,但撕囊孔直径应小于前囊口,以 3.5~4mm 为宜;同时应联合前段玻璃体切除术。

(五) 飞秒激光在连续环形撕囊中的应用

飞秒激光是目前脉冲时间最短的激光,具有瞬时功率大、精密度高和对周围组织损伤小等特点,2009 年匈牙利的 Nagy 等医生首次报道。飞秒激光辅助的白内障超声乳化手术,改变了以往术中操作和术后效果全靠医生临床经验和手术技巧的历史。利用飞秒激光和系统内置 OCT 系统相结合,完成具有挑战性的三平面角膜切口、连续环形撕囊和晶状体碎核步骤,可实时可视化地设计手术的部位、深度和角度,精确度能达到微米级。飞秒激光辅助的连续环形撕囊经过电脑程序的量化,定位精准,与传统手法连续环形撕囊相比,无论撕囊口的大小、形状、居中性等方面都具有显著的优势;这不仅减少了手工撕囊发生前囊口放射状撕裂的风险,还最大限度地减少了人工晶状体植入术后偏心、移位等问题;极大地提高了手术的安全性和可预测性;这对功能性人工晶状体的植入至关重要,因为人工晶状体轻微的位置改变即可影响术后的视觉质量。另外,飞秒激光辅助的连续环形撕囊在复杂白内障手术中亦具有一定的优势:如全白白内障、晶状体不全脱位、悬韧带松弛、假性囊膜剥脱综合征等。但是由于飞秒激光的撕囊口是由一个个激光切囊孔组成,术中应高度关注其边缘抗牵引强度,避免发生放射状撕裂等相关并发症。

(六) 外伤性白内障

直接或者间接性的损伤作用于晶状体可形成外伤性白内障,由于情况复杂,在撕囊中也会遭遇各种情况,如前囊不完整、虹膜后粘连、囊膜纤维化、晶状体移位、玻璃体脱出等。对于外伤性白内障不要求完全做到 CCCC,在撕囊前,首先要清除溢出于前房的皮质及脱出的玻璃体,处理前房内玻璃体时,应避免牵拉及拖拽,可采用玻切头干切的方法将切口处及前房内的玻璃体切除干净。前房应注入充足的黏弹剂维持前房深度,对于前囊已经破裂的患者,如无法完成连续环形撕囊可改为开罐式截囊,如果前囊破口位于中央可以用囊膜剪在破口处做适当的撕囊瓣再行环形撕囊或应用玻切头将前囊破孔周围环形切除形成近似圆形的前囊孔;由于外伤造成的瞳孔后粘连,截囊时应尽量将其分离,充分暴露出前囊;如前囊已经纤维化或者钙化,可用囊膜剪、电撕囊或玻璃体切割器进行前囊撕除。

(七) 晶状体不全脱位

晶状体不全脱位是眼球挫伤常见的并发症,也可为某种全身疾病的眼部并发症,如马凡综合征等。撕囊前应注意前房内不可注入过多黏弹剂,以免对悬韧带造成过大压力;撕囊过程中避免给囊袋施加与悬韧带离断方向相反的牵引力,防止悬韧带离断范围扩大;撕囊口不能过大,以防囊袋张力环植入过程中从囊袋脱出。有条件者,可选择飞秒激光辅助的前囊切开,可能会使手术更加安全。

第三节 │ 水分离和水分层

在现代白内障超声乳化吸除技术中,为了使超声乳化过程中能够顺利安全地旋转核块,并减小悬韧带承受的压力,需要使用 BSS 灌注液将晶状体皮质与囊袋分离,即称之为水分离(hydrodissection);必要时需将晶状体核与皮质分离,即水分层(hydrodelineation)(图 9-3-1)。

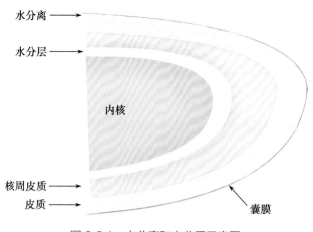

图 9-3-1　水分离和水分层示意图

（图中标注：水分离、水分层、内核、核周皮质、皮质、囊膜）

一、水分离

水分离 1992 年由 Fine 首先提出,是指在囊袋内注入 BSS 液,通过液体的流动将晶状体囊膜与晶状体皮质分离。此方法既可保证囊膜的完整性,又有利于将晶状体皮质彻底清除,防止和降低术后后发性白内障的发生。

操作:在完成连续环形撕囊后,将冲洗针头放置在晶状体的前囊下,轻轻挑动前囊边缘,确定针头在囊膜与皮质之间,缓慢注入 BSS 液,水分离时应在 2~3 个点位分别注液,当 BSS 液经过后囊前时,可以清晰地看到有液体流过,晶状体囊膜与皮质分离,晶状体核上浮。此时若继续注入液体,晶状体核可能会自撕囊口脱出,应以针头轻压晶状体核,液体会向周围扩散,自撕囊口溢出。水分离完成后,晶状体核与囊袋游离,悬浮于囊袋中,在辅助器械作用下可自由转动(图 9-3-2)。在超乳过程中,轻松的旋转晶状体核可将其不同部位转到超乳头对侧的位置,方便劈核及超声乳化吸出。对于晶状体皮质已经液化的成熟期或过熟期白内障,由于液化的皮质已经与囊膜分离,所以在对这类白内障患者行超声乳化手术时不宜对晶状体进行水分离和水分层。对于外伤性白内障囊膜不完整或者有玻璃体脱出的,应先清除溢出前房的皮质及脱出的玻璃体,再补充黏弹剂进行撕囊,必要时

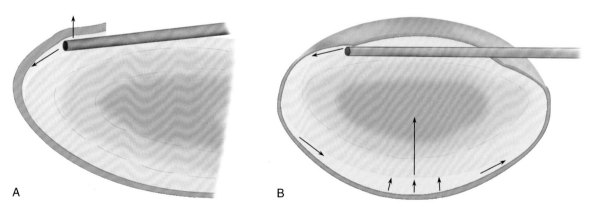

图 9-3-2　水分离
A. 进针位置;B. 液体在囊袋内的流动。

可辅助应用囊袋拉钩稳定囊袋。水分离时应谨慎轻柔，缓慢注入 BSS 液，最大程度地使晶状体核游离，如果是软核，尽量使晶状体核脱出囊袋，游离至前房，从而减少超声乳化过程中对囊袋的牵引。

二、水分层

水分层是在术中应用 BSS 将晶状体的皮质与核分离，从而确定核的大小，帮助术者判断核的硬度及设置手术参数等。也有学者认为水分层是将晶状体的软核与硬核分离，此方法在 1991 年由 Anis 提出，目的在于减少超声乳化的能量，并且留下的软核壳在进行超声乳化时保护囊袋，减少术中并发症。

操作：在完成水分离后，用冲洗针头向核中央进针，直至致密的核中央表面遇到明显阻力，注入 BSS 液，液体将沿内核与核周皮质间隙向周围扩散，从而将晶状体的硬核与软核分离，分离成功后可见硬核上浮，或可见金环（gold ring）出现。金环显示了硬核大小，同时软核附着在皮质内层，可以起到安全垫保护囊袋的作用，使超乳目标更加明确（图 9-3-3）。

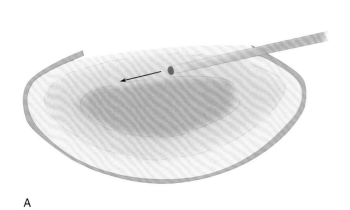 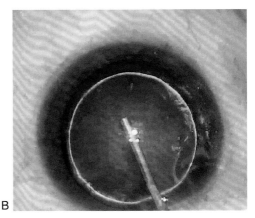

图 9-3-3　水分层
A. 示意图；B. 水分层后出现的"金环"。

三、并发症及处理

一般情况下，水分离的操作相对于其他白内障步骤来说比较安全，出现并发症的概率相对较低，常见的有：

1. 水分离不充分　水分离充分的指征是显微镜下看到水波漫过后囊上方，晶状体核上浮，并且核块可以自由转动，如果出现核块转动之后再复位，说明水分离不充分，需要重复水分离步骤。

2. 后囊破裂　多因注水过多过快，造成术中囊袋阻滞，或者因针头进针过深，越过赤道部刺破后囊，应注意操作的规范和轻柔，完全可以避免。若发现后囊破裂，应立即停止水分离，必要时采用白内障囊外摘除术（图 9-3-4）。

3. 前囊口撕裂　多因注水过快过多，造成晶状体核块脱出囊袋，若撕囊口较小而晶状体核较大时可造成撕囊口的撕裂。所以在做水分离时要动作轻柔，避免注水针头进针过深，注水量过大过快，当看到水波纹漫过后囊上方时注意轻压核块及尝试转动核块，使液体自前囊口溢出。

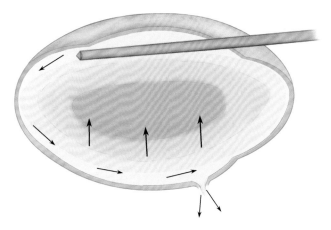

图 9-3-4　水分离时后囊破裂

4. **灌注液迷流综合征**　亦称房水迷流综合征（infusion misdirection syndrome）：是由于手术过程中灌注液或房水迷流经悬韧带间隙或后囊膜破孔进入玻璃体腔，导致眼前段组织前移，眼压升高。发生的原因和机制：手术时间过长，灌注液进入玻璃体腔，可以使玻璃体水化膨胀，压迫虹膜隔向前；超声乳化手术灌注压较高；存在小的后囊膜破裂；玻璃体内存在液体腔，但玻璃体皮质成型性较好，能够阻止液体外流；发生于高眼压的患者眼轴平均约 27.87mm ± 1.13mm，此类患者存在悬韧带松弛成为了房水向玻璃体腔迷流的解剖学基础。危险因素：浅前房、长眼轴、高龄患者、情绪紧张；系统性全身病，如结缔组织病、高血压等。

临床特点：突发性眼压升高、浅前房甚至前房消失、虹膜脱出，通过注入黏弹剂以及升高灌注瓶高度均无法维持前房深度；患者无明显疼痛、烦躁等症状；术中及术后间接眼底镜检查均未发现暴发性脉络膜出血等眼内出血的现象。

治疗：

（1）保守处理

1）缝合主切口，包眼，安静休息，20% 甘露醇快速静滴。眼压下降前房形成后继续实施手术。

2）缝合主切口，终止手术。返回病房后给予 20% 甘露醇快速静滴，次日根据前房及眼压的情况再决定手术。一般静滴甘露醇后，大部分都能形成前房。如果术中静滴甘露醇后，仍不能形成前房。建议安全起见。与病人沟通好后，最好终止手术。先降眼压，择期手术。

（2）手术处理（保守治疗无效的情况下）

1）可行经睫状体平坦部玻璃体腔穿刺（可抽出水样玻璃体液，建议抽取 0.2ml 左右，或以前房形成为度）。

2）可行经睫状体平坦部前部玻璃体切除术，形成前房后，再完成白内障手术。

5. **囊袋阻滞综合征**　囊袋阻滞综合征（capsular block syndrome, CBS），又称囊袋膨胀综合征。是指撕囊孔直径过小，囊袋内黏弹剂等物质无法通过人工晶状体光学部与前囊之间的间隙排出而积存于囊袋内，久之形成囊袋膨胀。患者可表现为前房变浅、近视漂移、人工晶状体与后囊间隙增大（图 13-1-2）。如不及时处理，患者可出现高眼压、虹膜后粘连及后囊浑浊等症状。1998 年 Miyake 对其进行新的分类，根据发生时间分为术中、术后早期及术后晚期囊袋阻滞综合征。

术中囊袋阻滞综合征:术中囊袋阻滞综合征即术中瞳孔阻滞,好发于后极性白内障及眼轴长的成熟期白内障。术中囊袋阻滞综合征通常是由于撕囊孔小(<5mm),连续环形撕囊后,迅速注入大量平衡盐溶液进行水分离时,晶状体核在撕囊区嵌顿,平衡盐溶液积存于囊袋内,导致整个囊袋膨胀、向前移位,进而出现前房变浅、眼压升高。在一些病例中,浅前房常使超声乳化针头难以进入,在吸除表层核后或超声、劈核分核时易发生后囊破裂、核下沉。有专家认为小瞳孔、高弹性的黏弹剂残留在虹膜后会促使囊袋封闭,造成瞳孔阻滞。因此,为了避免术中囊袋阻滞综合征,撕囊直径必须足够大(5~6mm);水分离的速度不宜过快,尤其对于后极性白内障,谨慎行水分离,应使用较粗的针头做水分层;术前应充分散瞳,对于小瞳孔者,应采用高弹性的黏弹剂或用虹膜拉钩等辅助器械将瞳孔拉开。若发生术中囊袋阻滞应尽快解除囊袋封闭、放出液体,但对于有眼底血管性疾病者,则应小心,因为压力迅速减低又会造成眼底出血。

4. 后发性白内障　后发性白内障(posterior capsular opacification,PCO)即白内障手术后由于残余的晶状体上皮细胞(lens epithelial cells,LECs)沿着后囊膜迁移、生长、增殖,形成后囊膜白色浑浊、机化增厚,这是白内障患者术后视力下降最常见的原因。在白内障摘除术后三年以上的发生率高达30%~50%。 如果是儿童期的白内障,手术后发生率几乎高达100%。后发性白内障常见的原因是由于水分离不充分、晶状体囊袋抛光不彻底,造成晶状体皮质及LECs的残留,导致术后后发性白内障的发生。减少后发性白内障发生的重要环节是减少赤道部的LECs向后囊移行、阻止珍珠样小体的形成。这不仅可以通过完全的水分离彻底清除皮质,而且还可以通过选择高生物相容的人工晶状体囊袋内固位来实现。研究发现,充分的水分离使LECs的清除更为彻底,从而减少了PCO的发生。人工晶状体囊袋内固定能使前囊的撕囊孔边缘覆盖人工晶状体光学区的周边部,既能保持人工晶状体的居中位置,又由于其视区的屏障作用,有助于抑制赤道部的LECs向后囊移行及珍珠样小体的形成。在白内障超声乳化手术过程中,吸除后房的黏弹剂时,应用人工晶状体调位钩掀起人工晶状体光学部以利于清除干净人工晶状体后面的黏弹剂,使人工晶状体与后囊膜之间不留间隙,从而有利于人工晶状体与后囊膜紧密贴附,可减少后发性白内障的发生。

(郑广瑛　刘旭辉　谭楠)

参考文献

1. 郑广瑛. 眼科应用解剖学. 郑州:郑州大学出版社,2010.

2. 管怀进. 眼科手术操作技术. 2 版. 北京:科学出版社,2012.

3. 郭海科. 白内障超声乳化与人工晶体植入术. 郑州:河南医科大学出版社,2000.

4. 何守志. 晶状体病学. 北京:人民卫生出版社,2014.

5. 张振平. 晶状体病学. 广州:广东科技出版社,2005.

6. 姚克. 复杂病例白内障手术学. 北京:北京科学技术出版社,2004.

7. SHARMA B,ABELL RG,ARORA T,et al. Techniques of anterior capsulotomy in cataract surgery. Indian J Ophthalmol,2019,67(4):450-460.

8. GIMBEL HV, NEUHANN T. Development advantages, and methods of the continuous circular capsulorhexis technique. J Cataract Refract Surg, 1990, 16(1): 31-37.

9. WYGLEDOWSKA-PROMIENSKA, DOROTA, et al. The evolution of the anterior capsulotomy. Wideochirurgia i inne techniki maloinwazyjne=Videosurgery and other miniinvasive techniques, 2019, 1: 12-18.

10. NAGY Z, TAKACS A, FILKORN T, et al. Initial clinical evaluation of an intraocular femtosecond laser in cataract surgery. J Refract Surg, 2009, 25: 1053-1060.

11. ABBAS ANSERA A, JENNIFER JB, JINKWON C, et al. Recent developments in anterior capsulotomy for cataract surgery. Current opinion in ophthalmology, 2022, 1: 47-52.

12. CARIFI G, MILLER MH, PITSAS C, et al. Complications and outcomes of phacoemulsification cataract surgery complicated by anterior capsule tear. American Journal of Ophthalmology, 2015, 3: 463-469.

13. SHARMA B, ABELL RG, ARORA T. et al. Techniques of anterior capsulotomy in cataract surgery. Indian Journal of Ophthalmology, 2019, 67(4): 450-460.

14. JOSHI, RAJESH SUBHASH. Multiquadrant versus single quadrant cortical cleaving hydrodissection during phacoemulsification of age related cataract. Saudi Journal of Ophthalmology: Official Journal of The Saudi Ophthalmological Society, 2019, 33(4): 347-352.

15. MARQUES FF, MARQUES DMV, MATSUMOTO FK. Posterior argentinean flag-like sign during primary posterior continuous curvilinear capsulorhexis. Arq Bras Oftalmol, 2017, 80(3): 199-201.

16. STIFTER E, MENAPACE R, KRIECHBAUM K, et al. Effect of primary posterior continuous curvilinear capsulorhexis with and without posterior optic buttonholing on postoperative anterior chamber flare. J Cataract Refract Surg, 2009, 35(3): 480-484.

17. YU M, YAN D, WU W, et al. Clinical outcomes of primary posterior continuous curvilinear capsulorhexis in postvitrectomy cataract eyes. J Ophthalmol, 2020, 30: 6287274.

18. WEBSTER R, SASSANI J, SHENK R, et al. Simulating the continuous curvilinear capsulorhexis procedure during cataract surgery on the EYESI system. Stud Health Technol Inform, 2005, 111: 592-595.

19. YU M, YAN D, WU W, et al. Clinical outcomes of primary posterior continuous curvilinear capsulorhexis in postvitrectomy cataract eyes. J Ophthalmol, 2020, 30: 6287274.

20. OUCHI M. Primary posterior continuous curvilinear capsulorhexis combined with diffractive multifocal intraocular lens implantation. Eye(Lond), 2016, 30(1): 95-101.

9

第十章

超声乳化白内障吸除术

随着白内障超声乳化仪器的更新换代和相关手术方式的日臻完善,白内障超声乳化吸除手术已衍生出多种特色鲜明的手术技术,它们之间既相互独立又相互补充,从而极大推动了超声乳化技术水平的普及和完善。本质上,各种超声乳化技术之间并没有严格的界限,对不同手术技术的熟练掌握和运用有利于提高白内障超声乳化吸除术的总体技术水平。

第一节 | 超声乳化吸除术的基本技术

一、刻槽

刻槽(trench digging)是指反复在晶状体核的一个或几个经线上纵形或挖掘式雕刻,直至形成一定宽度和深度的沟槽的过程。刻槽是将晶状体核分成若干碎块的基本和预备性手术技术。根据不同的核硬度,可将刻槽分成三种不同的方式。

(一)纵形刻槽

即从上向下在一个轴线上反复雕刻,以形成一定宽度和深度的纵形沟槽的过程。刻槽宽度一般以能容纳超声乳化针头套管为宜。过窄将影响乳化针头运动,使其难于刻挖到一定深度,过宽则不易形成整齐的侧壁,失去刻槽的基本作用(图 10-1-1)。同时还应注意沟底有足够的宽度,否则也会影响进一步操作。

刻槽的深度,一般以 3/4 晶状体核厚度比较理想,这样所剩的晶状体核后部较薄,很容易将其掰开。术中判断沟槽深度的方法有:

1. 通过红光反射判断 当晶状体核不透明时,刻槽到一定深度后,沟底部即可出现红光反射,通过红光反射的强弱即可判断出沟槽的深度。

2. 以乳化针头口径为参照进行判断 晶状体核厚度大约 4mm,乳化针头直径约为 1mm,当正中部雕刻深度为 3 个乳化针头直径时,即表明深度合适,而周边则只需刻 2 个针头直径深度。

3. 利用视差原理判断 轻轻推动晶状体核,使之摇动,通过沟底和后极部浑浊程度不同而产生的视差效果即可判断出沟槽的深度,沟槽浅时视差效果不明显,沟槽深时则视差效果明显。

沟槽的长度要根据硬核的大小,原则上以不超过硬核的纵径为宜。术中应以水分层形成的金环作为参照,从金环的上缘刻槽直至金环的下缘,金环以外为核上皮质,不需要刻槽即可被吸出(图 10-1-2)。

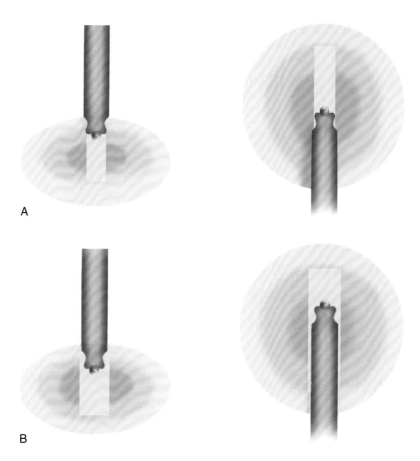

图 10-1-1　刻槽的宽度
A. 过窄将影响乳化针头运动;B. 以能容纳乳化针头套管为宜。

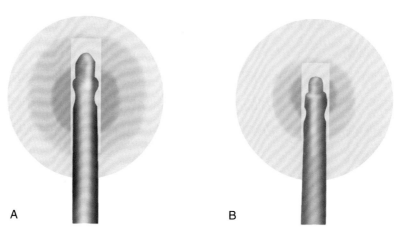

图 10-1-2　刻槽的长度
A. 核大则刻槽长;B. 核小则刻槽短。

当需要加宽深部沟槽时,可将乳化针头旋转 45°,使其倾斜面背向侧壁,并使针头与沟槽纵向偏斜,以发挥侧壁的最大雕刻效果。

刻槽时还应注意避免伤及上方虹膜。当进行表浅雕刻时,不能距离虹膜太近,此时最容易误吸虹膜。但如果雕刻太深则限制向周边部雕刻。只有当乳化针头采取适当深度,保留核上皮质层作为保护,雕刻才能安全进行。

（二）弹坑式刻槽

即在晶状体的中心部雕刻出小范围的深坑，主要用于手法劈核的技术性准备。

（三）挖碗式刻槽

即在晶状体的中心部刻出又深又大的沟槽，底和边越薄越好。主要用于软核和中等硬度核的乳化吸除。

二、分核

无论是软核或硬核白内障，当沟槽刻得足够深，晶状体仅剩有后部相连。此时，如果将其分开是相当容易的事。

分核（cracking nuclear）属于双手技术，即以乳化针头和另一辅助器械协同将核分开。分核时，两个器械抵止点的选择是最重要的。抵止点应选在尽量靠沟槽底部硬核部分相对立的侧壁上。因为底部硬核部分的侧壁有足够的抵抗力，而且距底部连接区最近，可以产生最大分裂的作用力。如抵止点选在靠上方，因距底部太远，只产生扭转力，则两侧翼仅向外倾倒，底板却难以分离（图 10-1-3）。

也可采用劈裂法将核分开，即将乳化针头埋入整体或部分核块内，使其固定，此时一般用较大负压吸引，然后用劈核钩自对侧开始向乳化针头抵止点方向劈拉，利用劈核钩同乳化针头相对运动产生的剪切力将核劈开（图 10-1-4）。

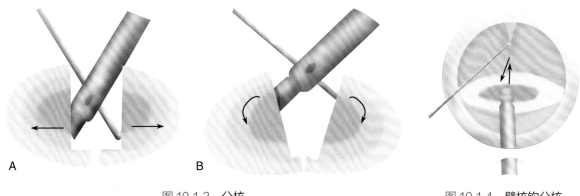

图 10-1-3　分核
A. 分核时抵止点应选在尽量靠沟槽底部；B. 靠上则不易将底板分开。

图 10-1-4　劈核钩分核

三、旋转核

旋转核（rotating nucleus）是超声乳化手术中必要的辅助步骤。比如欲做一个完整的纵形刻槽，单单依靠从上向下的单方向雕刻是很难完成的，这是因为下方及底部易于雕刻，而乳化针头的上方部分却很难形成雕刻角度的缘故。这就必须旋转核，使位于乳化针头上方的 12:00 部分转到下方，再进行雕刻。再比如，当下方 1/2 核已被乳化吸除后，应将上方 1/2 核转到下方，也涉及转核技术。

旋转核的基本原理是要掌握如何形成以核心为中心轴的力矩。欲使核旋转，抵止点就必须选择在中心点两侧，而且越远离中心，产生力矩也越大，越利于旋转。

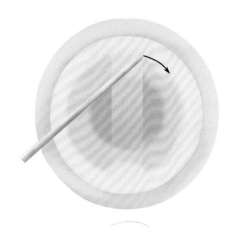

图 10-1-5 以辅助器械做顺时针旋转

以辅助器械自侧切口进入眼内,选择好抵止点后,顺时针一步步将核旋转,(图 10-1-5)。在旋转核过程中,抵止点的选择也很重要,如果选择在较浅的软皮质部分,用力时器械将插进皮质,无法实现旋转;抵止点应选择核心较硬的部分,其抵抗力较大,可以产生稳定的旋转力。

四、核块的乳化吸除

经过刻槽、分核等操作之后,晶状体已被纵形贯通,仅剩薄薄的后板相连,两侧残翼也呈半游离状态,直接以乳化针头侧向吸住一侧残翼,拖拉至中心区乳化吸除,用同样方法再将另一侧残翼吸除,用这种方法清除残余部分比较彻底且较安全。

五、拦截劈核

1993 年 Nagahara 曾提出用劈核器机械劈核的概念,称为晶状体劈裂技术(phaco chop)。之后 Koch 等学者积极倡导,并经过不断改进和完善,将其命名为拦截劈裂技术。

1. Nagahara 的乳化核劈裂技术具体操作步骤如下

(1) 水分离完成后,应用乳化针头先将表层松软的皮质吸除,然后用高负压吸引作用,将乳化针头深埋在晶状体上极和中心部之间的核实质内;从侧切口伸入一特制的劈核钩,自 6:00 位的核赤道部伸入,与乳化针头固定点呈对峙状态;以劈核钩向 12:00 位牵拉切割,在乳化针头的固定状态下,下方晶状体核将被劈裂成两半。

(2) 逆时针方向不断旋转核,以同样方法将晶状体核劈裂成若干小块,然后乳化吸除。

(3) 操作中注意事项

1) 乳化针头埋入核实质层的中心,以能起到支撑和固定作用,如针头埋入过浅,核不易劈裂,并造成核顺时针方向旋转。

2) 劈核钩应从前囊撕囊口下绕到晶状体核赤道部,以免操作时损伤晶状体囊膜和悬韧带。

3) 劈核钩和乳化针头对峙劈核时,用力应在同一轴线上,当两者接近时再改变成切线方向,将核劈裂成两部分。

2. Koch 的拦截劈裂技术具体操作步骤如下

(1) 应用超声乳化针头先在晶状体核中心部作一小范围刻槽或弹坑样雕刻,并按常规方法将其掰成两半。

(2) 将已被分成两半的核逆时针方向旋转 90°,将乳化针头自上半部断面插入到实质内,应用高负压、低能量形成全堵状态,依据晶状体核的硬度按上述的方法将核劈裂为若干碎块,并依次将其乳化吸除。

(3) 将另一半核逆时针方向旋转至下方,用同样方法将其劈裂成若干碎块,并依次将其乳化吸除。

第二节 | 特殊情况下的超声乳化术

一、前房内的超声乳化术

前房内的超声乳化术是 20 世纪 70 年代由 Kelman 最早介绍的一种方法,虽然存在很多缺点,但经过不断改进,仍然具有一定临床应用价值。临床上主要用于以下情况:①手术开始后瞳孔迅速缩小,且难以再次散大者;②外伤性白内障前囊破裂,修剪的前囊孔边缘不规整;或撕囊失败改成截囊,且估计有放射状撕裂已损伤后囊或晶状体悬韧带者;③初学者在术中早期已发现有后囊破裂或在后房操作有困难者;④特殊方法下技术上的要求。前房超声乳化的关键技术是使晶状体核脱位于前房,因此要求撕囊或截囊范围要相对大。

(一) 将晶状体核脱位于前房的方法

1. **垂直翘起法** 以截囊针自切口伸入,直至下方近赤道部,钩住晶状体核,向切口方向牵拉,使晶状体核下方赤道部翘起,在翘起之前力求使晶状体核游离,然后在水平方向轻轻摇摆,并略带旋转(图 10-2-1)。将截囊针移至上方赤道部,用同样的方法,即将晶状体核向下推动并水平摇摆,使上方赤道部脱出囊袋。这样就可以使晶状体核整体脱入前房。

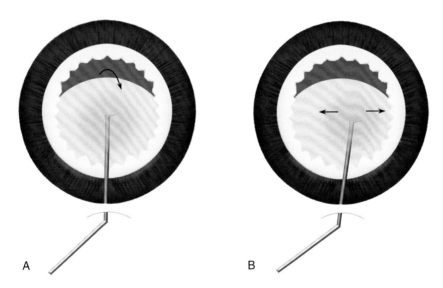

图 10-2-1 垂直翘起法使晶状体核脱位于前房
A. 翘起下方近赤道部;B. 水平方向轻轻摇摆。

2. **水平翘起法** 以截囊针钩住水平方向一侧赤道部,然后向对侧推动并令其翘起(图 10-2-2)。再将截囊针移到对侧,以同样方法翘起这一侧的赤道部,此时晶状体核基本脱出囊袋呈游离状态,最后上下推动略带旋转将晶状体核整个脱入前房。

3. **乳化针头翘起法** 将乳化针头置于晶状体核表面,以高负压及一定超声能量使乳化针头插入晶状体核至全堵状态,此时停止能量输出。当达到峰值负压并牢牢吸住晶状体核后,再轻轻摆动将其翘起,将晶状体核脱位于前房。

4. **铺床单法** 以显微虹膜恢复器、睫状体分离器或带灌注的扁平器械,从上方暴露的赤道部

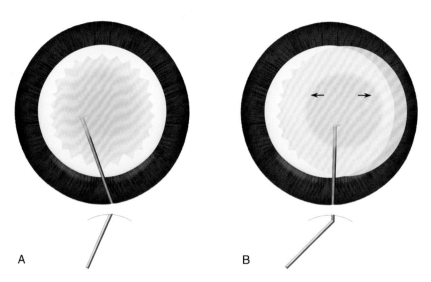

图 10-2-2　水平翘起法使晶状体核脱位于前房
A. 从一侧钩住晶状体；B. 向对侧轻轻推动。

伸向晶状体核后面与后囊之间。轻轻向前伸入器械并同时轻抬晶状体核，此时晶状体核一侧已被游离，如有灌注应同时打开。从一侧向另一侧做水平运动，使对侧晶状体核也被游离。做水平运动时，应保持器械在虹膜平面前。

（二）前房内超声乳化的基本方法

1. 羊角面包法　此为单手技术，适于软核和中度硬核白内障，因雕刻形状与羊角面包相似而得名。操作时，插入乳化针头后，直接自上方赤道部开始乳化，先乳化吸除表浅部分，再向深层过渡。向两侧和下方扩大雕刻范围，不断加深雕刻层次，并不断扩展加深雕刻，形成羊角面包形沟槽。松解切断下方核束带，使"羊角"断为两部分，然后分别将两个残翼乳化吸除。

2. 旋转木马法　也是适于软核和中度硬核白内障的单手技术。先以乳化针头将上方及赤道部软皮质部分乳化吸除。然后向左或向右倾斜移动乳化针头，使针头斜向与晶状体核轮廓相切，在高负压吸引下，随乳化吸除，晶状体核呈现旋转。控制旋转速度，当旋转一周时，环周赤道部核质已被吸除，晶状体核明显缩小，活动度明显变大。残余部分如果仍为软质，则可继续重复旋转切削，直至残留中间较硬部分为止，其余部分则可以其他方法乳化吸除。

3. 扇形分割法　适于较硬核白内障。先将上方扇形区全厚晶状体部分乳化吸除，再以乳化针头或辅助器械将晶状体核旋转 180°，以同样方法再将对侧扇形区全层乳化吸除，最后将残余两翼之间的桥状连接乳化吸出，使之游离，并依此将其乳化吸除。如采用双手操作更加方便，辅助器械可帮助固定脱位的晶状体核，当完成一个扇形乳化吸除后，可协助旋转晶状体核，同时还可将残存的薄片托起，以方便乳化。

二、虹膜平面的超声乳化术

这是最早由 Little 提出的超声乳化技术。虹膜平面的超声乳化技术是将操作平面移向虹膜，从保护角膜内皮角度考虑，是一个很大的进步。此法适于中等硬度核白内障，要求瞳孔充分散大，且撕囊直径也足够大，以免影响晶状体核脱出囊袋。

虹膜平面超声乳化主要分四步完成：

第一步，中心部挖碗式雕刻，即用乳化针头以扇形雕刻技术，依次雕刻晶状体核中心部，挖出又大又深的碗状沟槽（图10-2-3）。

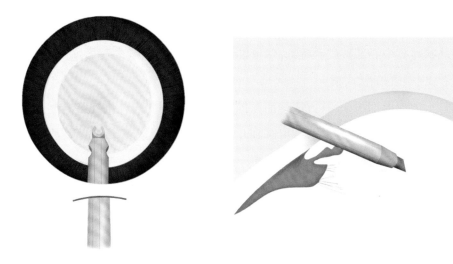

图10-2-3　挖碗式雕刻

第二步，将乳化针头退至上方瞳孔缘后，以辅助器械轻压核碗下方底部，然后退至0挡停止灌注，随前房变浅，核上方赤道部翘起（图10-2-4）。上方赤道部浮起至瞳孔平面，即推动乳化针头向前，抵住晶状体核，同时1挡灌注，此时前房加深，而晶状体核却因乳化针头抵住而留在虹膜平面。此时仅上方脱出囊袋，而下方仍固定在囊袋内。

第三步，在辅助器械协助下，以乳化针头对位于虹膜平面的上方赤道部进行雕刻乳化，不断扩大加深，形成扇形缺损（图10-2-5）。

第四步，用辅助器械协助旋转核到一个新的位置，再对另一个扇形区乳化吸除（图10-2-6）。反复以上动作，直至大部分晶状体核乳化吸除，最后残余部分，则以常规方法乳化吸除。

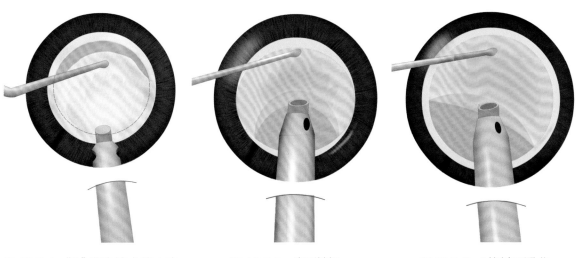

图10-2-4　"0"灌注技术使上方核翘起

图10-2-5　扇形缺损

图10-2-6　对侧扇形乳化

三、后房超声乳化术

后房超声乳化术最早是由 Maloney 介绍的超声乳化技术,操作平面较虹膜平面更向后移,因此对角膜内皮更加安全,但后囊损伤的风险增大。随着经验的积累和仪器性能的提高,后房超声乳化技术很快成熟,并得到迅速推广。其操作步骤如下:

第一步,在晶状体核中心部做扇形雕刻,尽量扩大加深。雕刻足够深度后,旋转核 90°,继续以同样方法雕刻,形成中空的碗状沟槽。

第二步,将核上方赤道部翘起,其方法与前面描述的方法相同,当乳化针头退至上方瞳孔和前囊口边缘,辅助器械抵住下方碗底部后,即可踩到 0 挡停止灌注,当上方赤道部随前房变浅而浮起达瞳孔平面时,以乳化针头将其抵住,同时切换至 1 挡灌注,此时液体会把已翘起的核的外层皮质连同囊膜压向后面,使上方核处于脱位状态。以辅助器械协助将核保持在虹膜平面后进行乳化,因为挖碗时已刻得很深,因此乳化相当容易。

第三步,旋转核,以同样方法依次将全周赤道部核板乳化吸除,最后所剩的中心部分是一小圆盘状核板,质地松软,很容易乳化吸除。

四、囊袋内的超声乳化术

囊袋内超声乳化术是指整个操作过程均在囊袋内完成,无须将任何部分脱出囊袋来操作的一种方法,可分为单手操作和双手操作技术,这是目前最流行的方法。

(一) 单手操作技术

首先在中心部刻槽,逐渐扩大加深,然后以乳化针头侧面向周边部雕刻,并不断旋转晶状体核,反复雕刻,尽量扩大雕刻范围,当周边部仅剩下较软的核上皮质时,以乳化针头抵住核碗的下方内壁并造成全堵状态。实现峰值负压吸引后,轻轻拉动被吸部分向中心移动,并将其乳化吸除,切断束带。旋转残余晶状体核,再以同样方法乳化吸除另一部分束带及周边部皮质。反复重复这一过程,直至全部晶状体乳化吸除。

(二) 双手操作技术

双手操作技术可使手术进行得更快更安全。当刻出一定大小和深度的沟槽时,以辅助器械协助旋转核(图 10-2-7)。用同样方法吸住下方周边部,将其拉向中心部乳化吸除(图 10-2-8)。然后再以辅助器械协助旋转核,乳化吸除另一部分。对残留的核块,也是通过辅助器械将其拨至适合于操作的位置。

五、晶状体不全脱位的超声乳化术

由先天性或后天性(如外伤等)原因引起的晶状体悬韧带发育不良或悬韧带断裂可导致晶状体位置异常,出现晶状体脱位或不全脱位。对伴有晶状体不全脱位的白内障进行超声乳化手术时,透明角膜主切口应尽量避开晶状体脱位的部位,在脱位处应注入适量黏弹剂将玻璃体向后压。连续环形撕囊直径不宜过大,一般选择 5~5.5mm,充分水分离和水分层后,可以在晶状体悬韧带离断

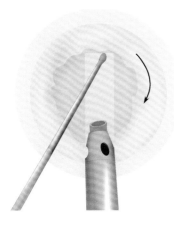

图 10-2-7　协助旋转核

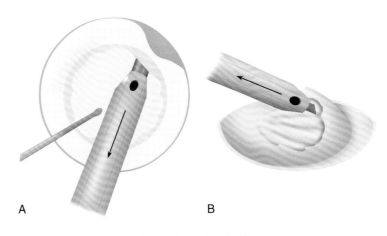

图 10-2-8　双手操作
A. 吸住下方核；B. 拉向中心部乳化吸除。

处用虹膜拉钩或者囊袋拉钩固定前囊撕囊的边缘，方便进行囊袋内超声乳化，防止悬韧带进一步损伤，也可根据晶状体脱位的范围及核的硬度选择植入或不植入囊袋张力环。如果脱位范围小于 1 个象限且核硬度在Ⅲ级以下，可不植入囊袋张力环，但动作要轻柔，避免进一步加重悬韧带损伤。如果脱位范围大于 1 个象限或脱位小于 1 个象限，但晶状体核硬度在Ⅳ级以上，也要考虑植入囊袋张力环。

超声乳化应选择低流量、低灌注、低负压，尽量采用拦截劈核法，有时可借助黏弹剂将核碎块排出囊袋外再进行超声乳化吸除，以减少对悬韧带的压力。也可用囊袋拉钩钩住晶状体脱位处撕囊的边缘，便于超声乳化和皮质的抽吸，并减少悬韧带的损伤。无论后囊是否破裂，只要有玻璃体进入前房，就应设法清除，必要时做前段玻璃体切除术。

六、小瞳孔的超声乳化术

小瞳孔是指直径≤4mm 的瞳孔。引起小瞳孔的常见原因有：①炎症或青光眼发作后等造成虹膜后粘连或瞳孔膜闭；②长期使用缩瞳剂；③马方综合征（Marfan syndrome）等先天虹膜或睫状肌发育不全；④老年性瞳孔开大肌萎缩；⑤假性剥脱综合征；⑥糖尿病虹膜红变或瞳孔开大肌萎缩；⑦玻璃体切除或小梁切除等手术后；⑧特发性。在小瞳孔下进行白内障手术危险性显著增高，可能引起更多的术中、术后并发症。因此，需要采用各种方法使瞳孔扩大，以保证手术的顺利进行。

术中扩大瞳孔的主要方法有：

（一）药物处理

对低反应性小瞳孔，术前除了应用散瞳剂滴眼外，加用非甾体抗炎滴眼液会减少术中瞳孔缩小的可能性。若术前散瞳不理想，可在手术开始时前房注射 1∶10 000 的肾上腺素液快速散大瞳孔。

（二）黏弹剂扩瞳

在使用药物的基础上，术中还可以使用内聚性黏弹剂，利用黏弹剂的推挤力使瞳孔进一步扩大。

(三) 粘连分离

对固定性小瞳孔,尤其是虹膜后粘连的小瞳孔,药物和黏弹剂都不能起到扩大瞳孔的作用,但做了粘连分离术后,瞳孔会有一定程度的扩大。

(四) 借助瞳孔扩张器

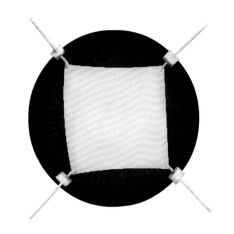

图 10-2-9　四个虹膜拉钩置入后瞳孔呈方形

1. **虹膜拉钩**　是目前应用最普遍的扩大小瞳孔的辅助器械,通过角膜缘穿刺将其放置眼内,以牵拉瞳孔,待 4 个虹膜拉钩全部钩住瞳孔后,再慢慢调节固定环,得到一个边长 5~6mm 的恒定的方形瞳孔(图 10-2-9)。术中注意不要过分牵拉瞳孔,以免增加术后炎症反应或撕裂瞳孔括约肌导致出血、术后大瞳孔等并发症。

2. **Siepser 瞳孔扩张环**　为水凝胶材料,使用前呈椭圆形,为脱水状态,可通过 3mm 的小切口置入眼内,在前房内吸水后则迅速展开呈圆形,并依靠环周边的凸出部分将瞳孔夹持,使瞳孔扩大成圆形(图 10-2-10)。手术完成后,此环仍可通过小切口完整取出。

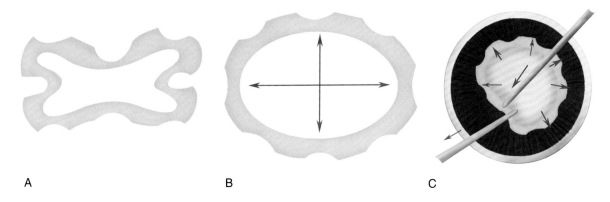

A　　　　　　　　　　　　　B　　　　　　　　　　　　　C

图 10-2-10　Siepser 瞳孔扩张环
A. 瞳孔扩张环使用前为不规则椭圆状;B. 瞳孔扩张环遇水扩张;C. 利用瞳孔扩张环周围的小翼卡住瞳孔缘。

3. **虹膜手术**　虹膜手术可与上述方法一起应用或在缺乏瞳孔扩张器时单独使用。可选择的方法有:瞳孔缘纤维环去除术、虹膜切除术、多点瞳孔括约肌切开术和虹膜缝线法等。缺点主要是术中超乳针头易吸住瞳孔边缘翘起的组织致出血,术后炎症反应相对比较重。

与常规超声乳化手术不同,小瞳孔白内障手术的刻槽要窄、短、深,瞳孔区仍能见其边缘。用超乳针头稳定的负压吸住晶状体核槽的边缘,劈核器进入囊袋内将核中央劈裂,反复旋转核、劈核使整个核分成许多楔形小块,然后在瞳孔中央区用拦截、劈裂、吸出技术乳化吸除所有晶状体核块。

七、外伤性白内障的超声乳化术

外伤性白内障常由穿孔伤或钝挫伤引起,情况较复杂,治疗时不能采用单一的手术方式,应根据不同的情况进行晶状体超声乳化手术。

（一）外伤性皮质性白内障

对于各种外伤性皮质性白内障，只要玻璃体不进入前房与晶状体皮质混合，在角膜伤口缝合后，可在上方角膜缘做 3mm 长的隧道切口，应用 I/A 注吸系统将皮质吸除。需要注意的是穿孔伤患者晶状体前囊常有破孔、撕裂或机化，可以辅助使用囊膜剪或玻切头将前囊尽量修剪成 5~6mm 近似圆形，并且在抽吸过程中降低灌注高度，以避免前囊孔进一步撕裂而导致后囊撕裂等严重并发症。

（二）硬核的外伤性白内障

对于核有一定硬度的外伤性白内障，若前囊口较圆、连续性较好，仍可以行囊袋内超声乳化术；若前囊口不规则或撕裂，在角膜内皮无明显病变的情况下也可将核旋至前房或虹膜平面进行超声乳化。

（三）挫伤性白内障

钝挫伤引起的白内障，常伴有晶状体悬韧带部分离断，此时操作同晶状体不全脱位的超声乳化手术方法。如前所述，合理应用囊袋拉钩和囊袋张力环，注意超声乳化过程中要低流量、低灌注、低负压，避免悬韧带离断范围扩大和玻璃体脱出。

八、并发症及处理

（一）乳化针头进入前房时的并发症

水分离后前房中的黏弹剂部分被冲出，前房变浅，此时将乳化针头插入切口易引起后弹力层脱离、角膜内皮损伤、虹膜根部离断等并发症。所以可通过切口向前房补充黏弹剂，待切口处的前房加深后再插入超乳针头。

（二）前房变浅

超乳过程中前房变浅易产生角膜内皮损伤、后囊破裂等并发症。原因可能有：

1. **灌注不足** 需检查超乳管道、灌注瓶高度、灌注液是否用完等。

2. **切口过大** 切口过大液体渗漏致前房不易维持，可缝合过大的切口或借助镊子封闭切口以加深前房。因此选用与超乳针头直径相匹配的角膜穿刺刀制作切口至关重要。

3. **玻璃体腔压力过高** 首先确认是软眼性（低眼压或正常眼压）或硬眼性（高眼压）浅前房，前者常由机械原因所致；后者可能是由于房水迷流、脉络膜渗漏或脉络膜暴发性出血等引起。

（1）机械性原因：包括球后麻醉不充分、球后出血、开睑器过度牵拉、上直肌牵拉过紧、手术贴膜不当等。

（2）房水迷流综合征：系房水分泌后反流回玻璃体腔，使玻璃体腔压力增高，前房变浅，此时应停止操作，应用 20% 甘露醇 250mL 静脉快速滴注可能有效，或者行睫状体平坦部穿刺放液。

（3）脉络膜上腔渗漏：见于切口完成后，由于眼压突然下降，血-房水屏障破坏，脉络膜上腔渗出过多，玻璃体腔相应减小，迫使玻璃体前移，如果前房很浅应停止操作并立即关闭切口。

（4）暴发性脉络膜上腔出血：这是白内障手术中最严重和最可怕的术中并发症，发生突然，难于处理。患者有高血压动脉硬化病史,术中高血压或/和高眼压是该并发症的病理基础,切口完成后眼压突然下降是最主要的诱发因素,致使血管壁内外压差增大,睫状后动脉破裂出血。一旦疑有此并发症发生,应采取果断措施,立即关闭切口,嵌于切口的组织应尽可能复位,待出血停止后可在脉络膜隆起最高处行巩膜切开脉络膜上腔放液或Ⅱ期联合三通道玻璃体切除手术。

(三) 囊袋口破裂

1. 超乳针头损伤囊袋口 常发生在撕囊口太小或刚开始刻槽时超乳针头雕刻太长直接损伤囊袋口边缘,也会导致误吸囊膜,稍一牵拉即可引起撕裂。所以在刻槽时,对超乳针头行进的长度要有正确的估计。一般情况下核表面的皮质比较松软,刻槽时不需要高能量和高负压,以避免超乳针头失控损伤囊袋口。

2. 分核引起撕囊口破裂 这种情况也常由于撕囊口太小,劈核器和超乳针头在囊袋内分核时幅度过大导致撕囊口破裂。如果撕裂处不止一处或核较硬,可以把核旋转脱入前房在囊袋外进行劈核或考虑改为ECCE。应注意不能有过大幅度的前房波动,以免囊袋裂口继续扩大致玻璃体溢出。待核和皮质吸除后,仍可在囊袋内植入襻较软的人工晶状体以避免囊袋继续撕裂。若估计囊袋内植入人工晶状体后会导致囊袋撕裂或脱入玻璃体腔时可考虑睫状沟缝线固定大"C"襻三体式人工晶状体。

(四) 悬韧带离断

水分离不充分,核在囊袋内未充分游离时转核易发生此并发症。此外,对核施加过大的压力或过分推旋晶状体核,也会造成囊袋破裂或悬韧带离断。悬韧带离断后有两种情况:

1. 囊袋和玻璃体前界膜完整 此时应仔细评估,如果悬韧带还有1/2以上是完整的,可以考虑植入囊袋张力环后再进行剩余晶状体的超声乳化吸除及人工晶状体囊袋内植入。

2. 前界膜破裂玻璃体进入前房 此时首先要估计悬韧带离断的部位和程度,若离断的程度大且位于切口附近时,继续超声乳化将很不安全。此时最重要的是控制晶状体核不要落入玻璃体腔。在晶状体的下方和上方分别注入黏弹剂,进行前段玻璃体切除,先切除脱入前房内的玻璃体,再切除从切口到悬韧带离断处的玻璃体,以减少玻璃体牵引,避免其向前涌动,然后再切除悬韧带离断处后面的玻璃体,使玻璃体形成一凹面。如果悬韧带离断范围少于1/2及核不太硬时,可以考虑先植入囊袋张力环,再谨慎进行囊袋内的超声乳化;当悬韧带离断范围大于1/2时,植入囊袋张力环及后房型人工晶状体之后,张力环需睫状沟缝线固定,以防止远期发生张力环囊袋复合体脱位。

(五) 角膜内皮及虹膜损伤

超声乳化时,若核碎块位于前房靠近周边部或虹膜附近,抽吸时易误吸虹膜使其损伤;若乳化核碎块时平面太高,距角膜内皮太近,常因能量释放或操作过多而损伤角膜内皮,在浅前房和硬核的情况下损伤更为明显。预防的方法是手术中前房及时补充黏弹剂保护角膜内皮,超声乳化平面不要太高,必要时可放弃超声乳化手术改为囊外摘除术。

(六) 角膜后弹力层脱离

如果在进出切口时超乳针头斜面方向太平会导致角膜后弹力层脱离,特别是在切口较小、前房较浅的情况下,为了避免损伤虹膜而将超乳针头方向指向角膜顶端从而造成后弹力层脱离,甚至角膜内皮损伤。若后弹力层脱离范围较小,可在手术结束后向前房注入黏弹剂使脱离的后弹力层复位,然后再用 BSS 液缓慢置换出黏弹剂,前房注入过滤的空气泡顶压;若脱离范围较大,则考虑缝合复位。

(七) 后囊破裂

1. 后囊破裂的原因 后囊破裂可以发生在超声乳化的任何一个阶段,常见原因有:①过熟期白内障、假性剥脱综合征等易发生后囊破裂,外伤性白内障可能术前就存在后囊破裂或悬韧带离断;②眼窝偏深及后房压力高的患者或术中患者突然头部移动致超乳针头损伤后囊;③前囊撕裂后沿赤道部一直裂至后囊;④术中器械过度操作或灌注不足、前房浪涌致后囊破裂;⑤硬核在分核或劈核时前房较浅,硬核碎块的尖部或锐利的边缘损伤后囊;⑥最后一核块乳化吸除后,堵塞消失,负压没有及时停止,前房突然变浅,超乳针头直接损伤后囊。

2. 后囊破裂的表现 术中当发现前房加深,晶状体倾斜,瞳孔变形,核的跟随能力消失或核下沉时则提示后囊破裂同时伴有玻璃体前界膜的破裂。

3. 后囊破裂的处理 超声乳化期间发生后囊破裂必须根据具体情况采取合理措施,避免连带并发症发生。

(1) 单纯后囊破裂:当后囊破裂范围较小,玻璃体前界膜完整,无玻璃体溢出时,可在黏弹剂保护下继续完成超声乳化操作;若残留较大核块,估计难以完成乳化吸除时,则应扩大切口将其娩出。

(2) 伴玻璃体脱出的后囊破裂:先注入足量弥散性好的黏弹剂,将玻璃体压回,并堵塞破口,同时将晶状体核同玻璃体混杂状态分离,用玻璃体切割头尽可能清除溢入前房的玻璃体,然后将残余核块脱入前房,小心乳化吸除,吸除核质后,再彻底清除脱出的玻璃体和残余皮质。若在乳化初始阶段就发生后囊破裂伴玻璃体脱出,不管术者有无丰富经验,均不宜尝试继续进行超声乳化,因为核基本完整,改为囊外摘除最为安全。伴有玻璃体脱出的后囊破裂,经过处理后仍可植入人工晶状体,以睫状沟缝线固定较为安全。

(3) 伴核坠入玻璃体腔的后囊破裂:原则上,只要晶状体核脱入玻璃体腔,就应将其取出,一般分为两种情况。

1) 核落入前段玻璃体:其标志是显微镜下能直接看到核,并且器械也能较容易触及到核。此时应立即停止超声乳化操作,用第二器械托住和固定晶状体核,抽出超乳针头,将黏弹剂注入晶状体核下方以避免核继续下沉,将核稳定在原位后,立即扩大切口,应用晶状体圈匙娩出晶状体核,再彻底清除前段玻璃体和残留皮质,如果前囊未破,可植入睫状沟固定的人工晶状体。

2) 核落入后段玻璃体:应实施闭合式三通道玻璃体切除术,充分游离核块,如核块大而硬,可向玻璃体腔注入重水以浮起核块,待晶状体核块达玻璃体中央或后房时,再应用超声乳化或超声粉碎技术将其乳化吸除。如果为Ⅳ级以上核,则可扩大切口直接将其娩出,关闭巩膜三通道切口后,经原切口注入黏弹剂,植入人工晶状体睫状沟缝线固位。

(张凤妍　郑广瑛　杜珊珊)

1. 郭海科. 白内障超声乳化与人工晶状体植入术. 郑州:河南医科大学出版社,2000.

2. 何守志,李朝辉,王文田,等. 囊前旋转切削超声乳化技术. 中华眼科杂志,1998,34(2):96-98.

3. 何守志. 超声乳化白内障手术学. 北京:中国医药科技出版社,2000.

4. 何守志. 超声乳化白内障吸除手术的并发症及其处理. 中华眼科杂志,2000,36(5):395-400.

5. 晶状体不全脱位的诊治策略[J]. 申屠形超,平熹源. 中华眼科杂志. 2021(01):72-76.

6. 霍昭. 白内障超声乳化术中晶状体后囊膜破裂24例临床分析. 国际眼科杂志,2004,4(2):336-337.

7. 姚克. 复杂病例白内障手术学. 北京:北京科学技术出版社,2004.

8. 蓝庆豪,甘富辉,韦利琼. 白内障行超声乳化术中后囊破裂原因分析[J]. 中华眼外伤职业眼病杂志,2021,43(05):377-380.

9. AGARWAL A,MALYUGIN B,KUMAR DA,et al. Modified Malyugin ring iris expansion technique in small pupil cataract surgery with posterior capsule defect. J Cataract Refract Surg,2008,34(5):724-726.

10. ARSHINOFF SA. Phaco slice and separate. J Cataract Refract Surg,1999,25(4):474-478.

11. BLECHER MH,KIRK MR. Surgical strategies for the management of zonular compromise. Curr Opin Ophthalmol,2008,19(1):31-35.

12. CAN I,TAKMAZ T,CAKICI F,et al. Comparison of Nagahara phaco-chop and stop-and-chop phacoemulsification nucleotomy techniques. J Cataract Refract Surg,2004,30(3):663-668.

13. GOLDMAN JM,KARP CL. Adjunct devices for managing challenging cases in cataract surgery:pupil expansion and stabilization of the capsular bag. Curr Opin Ophthalmol,2007,18(1):44-51.

14. JARDINE GJ,WONG GC,ELSNAB JR,et al. Endocapsular carousel technique phacoemulsification. J Cataract Refract Surg,2011,37(3):433-437.

15. KELMAN CD. Phaco-emulsification and aspiration. anew technique of cataract removal. A preliminary report. Am J Ophthalmol,1967,64(1):23-35.

16. MARTIN KR,BURTON RL. The phacoemulsification learning curve:per-operative complications in the first 3000 cases of an experienced surgeon. Eye(Lond),2000,14(Pt 2):190-195.

17. RAM J,WESENDAHL TA,AUFFARTH GU,et al. Evaluation of in situ fracture versus phaco chop techniques. J Cataract Refract Surg,1998,24(11):1464-1468.

18. RANKIN JK,PINEDA R. Traumatic in the bag intraocular lens subluxation. Int Ophthalmol Clin,2013,53(4):11-21.

19. SALECHI-HAD H,TURALBA A. Management of traumatic crystalline lens subluxation and dislocation. Int Ophthalmol Clin,2010,50(1):167-179.

20. SANTORO S,SANNACE C,CASCELLA MC,et al. Subluxated lens:phacoemulsification with iris hooks. J Cataract Refract Surg,2003,29(12):2269-2273.

21. TAM DY,AHMED II. The phaco hemi-flip:a method of lens removal in nuclei of soft to moderate density. Ophthalmic Surg Lasers Imaging,2011,42(2):170-174.

22. VAJPAYEE RB,SHARMA N,DADA T,et al. Management of posterior capsule tears. Surv Ophthalmol,2001,45(6):473-488.

23. SCHWEITZER C. Syndrome pseudo-exfoliatif et glaucome exfoliatif[J]. Journal Francais d'Ophtalmologie,2018,41(1):78-90.

24. RYOSUKE O,BUMPEI S,SEITA M,et al. Case of asteroid hyalosis that developed severely reduced vision after cataract surgery[J]. BMC Ophthalmology,2017,17(1):68.

25. YANG KYUNG CHO,ANDREW THOMSON,BALAMURALI K AMBATI. Efficacy of haptic sutured in-the-bag intraocular lens for intraocular lens-capsule complex stability:a comparison of three insertion methods [J]. International Journal of Ophthalmology,2022,15(9):1468-1475.

10

第十一章
晶状体皮质的清除

晶状体皮质的清除是整个超声乳化手术过程中的一个重要步骤。晶状体核及大部分核上皮质被乳化吸除后，将面临残余皮质吸除的问题，处理不当皮质残留，近期可导致迁延不愈的葡萄膜炎、黄斑囊样水肿；远期可导致后发性白内障、人工晶状体偏心、瞳孔夹持等并发症。因而，应用超声乳化仪的 I/A（irrigation/aspiration, I/A）系统精确、细致、安全的清除残留的晶状体皮质，对顺利完成手术，防止术中、术后并发症，至关重要。

第一节 │ 基本操作技术

一、清除皮质的基本原则

清除皮质的过程几乎都是在后房或囊袋内完成，此时，后囊完全暴露，且失去内容物支撑而无张力。因此，在清除皮质阶段，主要是预防损伤后囊，为此，必须遵循以下基本原则：

（一）安全

清除皮质过程中，对眼内组织不能有任何损伤，特别注意保护后囊、悬韧带、虹膜和角膜内皮。这一过程中，最重要的是维持前房稳定、防止浪涌。

（二）渐进

清除皮质要循序渐进，不要试图一下子清除很多皮质，要采取"逐个击破"的方法，以减少对后囊和悬韧带的牵拉。特别是对虹膜后方的周边皮质，应按象限依次抽吸，这样既避免了遗漏，又可将大片皮质分隔成小片吸除，较为安全。

（三）保持前房深而稳定

在同时进行灌注和抽吸时，前房始终保持较正常稍深，而囊袋充分展开、后囊向后膨隆的状态，使眼底红光反射良好，可清晰看到残留皮质和囊膜的关系，以便彻底清除（图 11-1-1）。

影响前房深度的两个因素是灌注和抽吸。前者除灌注瓶的高度外，也受管道口径和通畅程度的影响；后

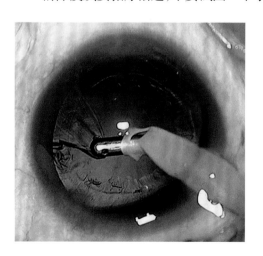

图 11-1-1 灌注/抽吸皮质

者除受抽吸负压影响外,还与抽吸孔直径大小有关。抽吸孔直径越大,抽吸流量越大,越不易维持前房深度,此时负压设定应稍低,以补偿高流量可能引起的前房平衡失调。

(四) 瞳孔充分散大

瞳孔充分散大可以充分暴露隐藏着的皮质,并且可以获得最佳红光反射效果,有利于判断后囊状态及与眼内其他组织之间的关系,减少错误操作,避免误伤眼内组织。

(五) 直视下操作避免盲吸

操作中始终保持I/A针头的抽吸孔在直视下运作,尽量避免虹膜后"盲吸"。抽吸周边部皮质时,应持续1挡灌注,使囊袋充分展开并有足够的后房空间,将注吸头离开虹膜一定距离伸向周边,到位后,慢慢转换到2挡直至吸住皮质并将其拖至囊袋中央可视区,再用高负压吸走(图11-1-2)。切忌突然高负压吸引,避免误吸虹膜及囊袋。

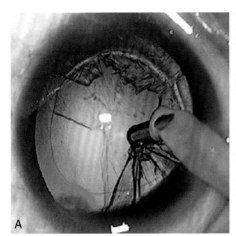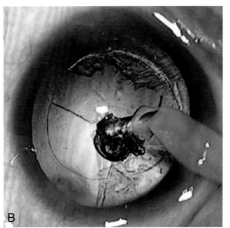

图11-1-2　抽吸皮质
A.吸住皮质块后保持恒定负压将其拖向囊袋中央;B.皮质被拖到中央区后升高负压迅速吸除。

(六) 彻底清除皮质,后囊抛光

应用I/A系统彻底清除残留的晶状体皮质,并应用抛光模式进行后囊抛光,近期可防止或减轻葡萄膜炎性反应、黄斑囊样水肿;远期可防止或降低后发性白内障、人工晶状体偏心和瞳孔夹持等并发症。确保人工晶状体植入到囊袋内且位置居中。

(七) 避免误吸前后囊

I/A针头吸除皮质时应稍稍远离前囊边,距离以1mm为宜。此外,还应注意不要试图吸住前囊残片来将其撕除,这样极易拉断相应部位的悬韧带。一旦误吸,应立即回吐。

这一阶段很容易误吸后囊,一旦吸住后囊,在红光反射下,会立刻出现星状皱褶。如果发生在中心,较容易发现,如果发生在周边部,则较隐蔽。确认误吸后囊后,应立即停止抽吸,启动回吐开关。

二、基本操作技术

对初学者来说,严格执行规范化操作十分重要。以蠕动泵为例,操作程序如下。

1. 在1挡灌注下,插入I/A注吸针头并缓慢接近欲吸除的皮质块,此时只有灌注,前房很深,后囊向后膨出,操作安全。

2. 接近或接触皮质块后,脚踏踩到2挡,此时灌注和抽吸同步工作,前房处于平衡状态,镜下可见前房稍变浅,游离皮质有浮起的感觉。

3. 持续2挡位置,注吸针头将实现全堵状态,负压上升,由于设定负压不高,注吸头只是牢牢吸住皮质块(图11-1-3A)。

4. 牢牢吸住皮质块后,保持恒定的负压,将其拖到中央,此时皮质将以层次关系从周边囊膜上剥下(图11-1-3B)。

5. 当皮质被拖到中心后,升高负压,皮质将被迅速吸除(图11-1-3C)。

6. 按上述程序,反复操作,直至皮质完全清除。

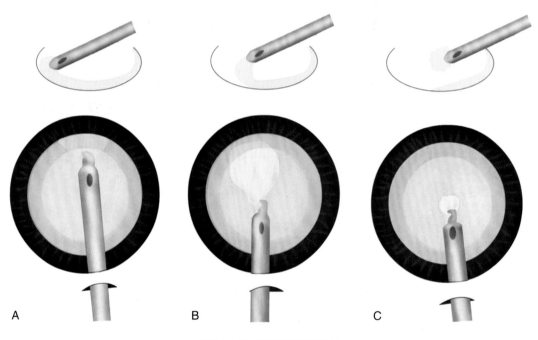

图 11-1-3　清除皮质示意图

三、特殊情况下的皮质清除

(一)外伤性白内障前囊口不规则时的皮质清除

外伤性白内障前囊破裂或机化时,常需要囊膜剪或23G玻璃体切割头修剪前囊破孔使其形成直径5~6mm近似圆形的囊孔,如囊孔边缘连续规整,可实施囊袋内超声乳化术;如囊孔边缘不连续有小切迹,可实施前房内超声乳化术;如前囊破裂严重,可改为开罐式截囊,实施小切口白内障囊外摘除术。如术中残留不规则的前囊片,并伴有放射状小切迹,在抽吸皮质时应特别注意采用低灌注、低流量,以免扩大前囊裂口,并注意避免误吸前囊片残端。此外,穿孔伤导致的白内障往往后囊存在破口,抽吸皮质时也应注意降低灌注,耐心细致,始终保持良好的前房深度,以免扩大后囊破口,必要时用黏弹剂下压后囊破口处的玻璃体,并改用双腔注吸针头从周边缓慢吸除皮质。如有玻璃

体脱出,应联合应用前段玻璃体切除术。操作步骤:

第一步是清除位于前房的大块松软的游离皮质,此时如果前房已经足够深,则预先踩到2挡位后,再将I/A注吸针头插入前房,这样可以避免原已很深的前房突然增加灌注而变得更深,甚至造成后囊被撑破。

第二步是清除下方和两侧周边部的皮质。仍然采用"接近—全堵—拖拉—抽吸"的连贯步骤,抽吸孔始终在直视下运行,且在后囊表面缓缓向周边部滑动。前房浅是误吸虹膜的主要原因,应注意调整灌注瓶高度,检查灌注管道通畅度,避免浅前房的发生。

第三步是清除切口下方的皮质。如果上方截囊充分,无前囊片残留,则会有比撕囊更好的开放程度,从而更容易地吸除切口下皮质。操作时尽量偏斜注吸头,将抽吸孔转向侧面,推开上方虹膜,绕过瞳孔缘方向,直接接触周边部皮质,一旦吸牢皮质,即可将抽吸孔转向上面,将皮质拖拉至中心部然后加大负压吸走。

(二) 切口下方的皮质清除

无论何种类型切口,清除切口下方的皮质始终是一个难点,关键技术是如何接近和吸住这一部位的皮质。常用方法如下:

1. **直接接近法** 这种方法适合于隧道短或角膜缘切口。提高灌注瓶,增加前房深度,在低负压吸引条件下,偏斜I/A注吸针头,接近皮质。抽吸孔可根据皮质所在位置转到侧面甚至后面,一旦吸住皮质,即可拖拉。过分偏斜或下压,会对切口产生扭曲牵拉,使角膜产生以切口为中心的放射状皱褶,影响眼内结构的可见度,同时也容易对虹膜产生损伤。此外,如果瞳孔散大不理想,或上方撕囊不充分,这种方法更难施行,可从侧切孔伸入劈核钩辅助把上方的虹膜和撕囊孔拉开;如撕囊孔边缘不连续,可改用双腔注吸针从侧切孔入路伸至虹膜后吸住残留皮质,拖至囊袋中央部位,再加大吸力清除(图 11-1-4)。

2. **扩大隧道切口** 如隧道切口小,为增加I/A注吸针头在切口内扭转摆动的随意性,清除皮质时,可预先将切口稍扩大。这种方法有更好的操作性,但最大的问题是切口漏水,不容易保持前房深度。为防止漏水,可在注吸头进入并摆好位置后,左手用有齿镊协助并关闭外切口,以减少液体外漏(图 11-1-5)。

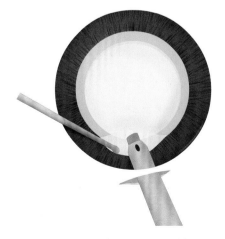 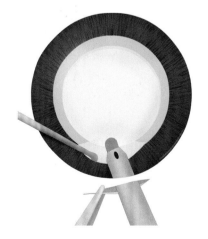

图 11-1-4　直接接近法示意图　　　　图 11-1-5　有齿镊关闭切口示意图

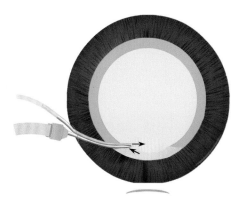

图 11-1-6 双管注吸针自侧切口抽吸皮质示意图

3. 双通道清除法 上方切口保持灌注,从侧切口插入I/A 注吸针头或双腔注吸针头(图 11-1-6),可直接接近上方皮质,将其吸除。也可做两个辅助切口,分别作为灌注和抽吸之用,而主切口自闭无漏水,实现闭合性操作。此种方法不仅可将残留皮质彻底清除,而且可保持正常或稍深的前房空间,视野清晰,便于操作,避免损伤角膜内皮、虹膜组织和晶状体囊膜。

4. 黏弹剂推压法 黏弹剂针头从侧切口进入前房,自上方前囊下伸向赤道部,注入黏弹剂,通过推压使皮质脱离囊膜移向中心部,然后再将其吸除。但某些情况下,皮质与囊膜黏着紧密,这种方法并不一定能够达到预期效果。

5. 人工晶状体旋转法 如果周边部残留皮质难以清除,可以先将人工晶状体植入到囊袋内,再通过旋转人工晶状体,将皮质"刮离"囊膜,但一定要确保人工晶状体植入到囊袋内才可实施。

6. 弯头注吸头抽吸 根据需要可选择 90°或 45°弯头注吸手柄,操作安全方便。但弯头注吸头的抽吸孔通常较大,抽吸时不易保持前房,易损伤切口处的角膜内皮、虹膜组织和晶状体囊膜甚至悬韧带;因此,注吸时发现前房变浅应及时升高灌注,注意操作中避免相关并发症的发生。

(三) 隐藏在虹膜后面的皮质清除

当可见皮质被清除后,应仔细检查是否有隐藏在周边部的残余皮质,特别是在小瞳孔和小直径撕囊的情况下,这种情况很易发生。比较安全的方法是在保持充分灌注的条件下,用辅助器械牵拉瞳孔使其扩大,逐个象限检查。

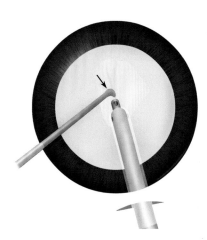

图 11-1-7 辅助器械填入法

如果采用盲吸,应持续灌注维持前房深度,抽吸孔向上,远离虹膜,低负压寻找皮质,试探式拖拉。注意在虹膜后面不能停留时间过长,几乎只是停顿一下即撤回,使抽吸孔在大部分时间内仍在直视范围。操作中还应注意避免误吸前囊边缘。

(四) 较硬的大块皮质清除

主要指较大的核上皮质,往往由于吸力不足而处于"僵持"状态,此时可以用辅助器械协助向抽吸孔内填入(图 11-1-7)。对于较硬的大块皮质吸除,还应注意防止前房涌动。因为吸除这类皮质,往往是在全堵状态下,负压达到峰值才能实现,在全堵解除的一刹那非常容易引起前房塌陷,增加角膜内皮和晶状体后囊损伤的风险,操作时应特别注意。

四、并发症及处理

(一)后囊破裂

清除皮质的过程也是后囊容易破裂的阶段,常见的因素有:①后囊本身存在缺陷,如先天性后囊发育不良、过熟期白内障等；②灌注不足，抽吸负压过高；③操作距后囊过近；④前房不稳定或浅前房下操作；⑤I/A注吸针头受损后毛糙或有锐痕；⑥设备故障；⑦切口下方的皮质与囊膜粘连较紧。

后囊破裂常伴有玻璃体脱出，术中一旦发现后囊破裂应立即停止手术，在撤出I/A注吸针头前先在前房注射弥散性好的黏弹剂，保护破口不再扩大，同时查找原因。如果破裂范围小，残留皮质不多，没有玻璃体脱出，可在低灌注、低负压状态下继续完成抽吸；如果破裂范围较大，残留皮质较多，则用干吸法清除皮质较为安全，或行前段玻璃体切除术，连同残余皮质一起清除。

（二）玻璃体脱出

术中一旦发现玻璃体脱出，特别是残留皮质较多，与脱出的玻璃体混合时，应做彻底的前段玻璃体切除。玻切头可直接通过破口切除破口下及囊袋内的玻璃体，并连同残余皮质一起清除。若后囊破孔不规则，需要通过后囊圆形撕囊或玻切头切囊使其形成连续规整的开口，避免破孔进一步撕裂扩大。操作中注意保护前囊孔周边囊膜的完整，以便能够植入睫状沟固定的人工晶状体。为避免后囊破孔扩大和减少玻璃体脱出，建议行非同轴灌注双手操作技术，即灌注头与玻切头分两路进入前房，由双手分别控制（图11-1-8）。

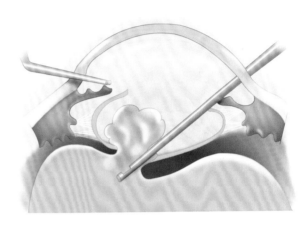

图11-1-8　非同轴灌注双手前段玻璃体切除术示意图

（三）皮质残留

主要见于以下四种情况：

1. 散瞳不充分致皮质不能充分暴露　术中可应用1∶10 000肾上腺素溶液做前房注入散瞳，若瞳孔还不够大，可借助晶状体调位钩、劈核刀等器械拨开不同部位的虹膜，仔细检查是否有皮质残留。升高灌注瓶高度，使囊袋尽可能加深，将I/A注吸针头伸至囊袋赤道部，待皮质阻塞针孔时拖至瞳孔中央安全区，加大负压吸引，吸除皮质。

2. 玻璃体腔压力过高致后房及囊袋呈关闭状态　由于玻璃体压力过高致囊袋未张开，周边部皮质被禁闭在赤道部，注吸头则无法接近将其清除。出现这种情况，应查找原因加以处理，如缝合切口，提高灌注液高度，减少抽吸流量，检查开睑器是否压迫眼球，患者是否屏气使眶压增高等。找到原因及时作出相关调整和处理。

3. 皮质与后囊粘连过紧　这种情况在撕囊范围小和水分离不充分时易出现。此时增大抽吸力量也很难撕下这部分皮质，反而易吸破后囊，可用黏弹剂针头在适量的黏弹剂保护下像抛光器一样慢慢分离这些皮质，然后应用双通道注吸法清除。

4. 撕囊孔太小或欠圆　此时I/A注吸针头不易深入赤道部抽吸周边部皮质，特别是上方皮质。可在囊袋内先植入人工晶状体并转动，利用人工晶状体的襻松动和分离上方囊袋赤道部的皮质，然后在人工晶状体光学部的保护下吸除上方囊袋内的皮质。

(四) 抛光失误

主要见于:①抛光器用力过大;②抛光器械不合适;③囊膜太薄;④浅前房操作;⑤注吸针头抛光时,负压和流量设置过大。这些都可能造成后囊破裂,甚至玻璃体脱出,具体处理方法见前述。

第二节 | 后囊的处理

一、后囊的抛光

后囊抛光主要有三种方法:抛光器抛光法、注吸头抛光法和液流喷射技术。

(一) 抛光器抛光

最常用的抛光器是 Kralz 灌注针头,其顶端略弯曲,表面为磨砂粗糙面。在高倍显微镜下,沿后囊内表面轻轻摩擦,特别是在有上皮细胞和残留物附着的区域。操作中使抛光器保持在同一平面做往复运动,角度太大易损伤后囊。

(二) I/A 头抛光

直接用 I/A 头进行抛光,可随时将残留物吸除,且可应用一定的负压增强抛光效果。抛光时设定低负压(5~15mmHg)和低流量(5~10ml/min),抽吸孔可侧对着后囊表面连续做往复运动。如果运用得当,负压清除要比单纯抛光器抛光效果更好(图 11-2-1)。需注意的是要设定低负压、低流量,并且抽吸孔径不能大于 0.3mm。

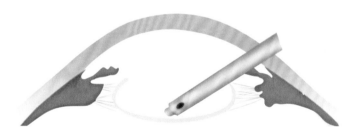

图 11-2-1　I/A 头抛光示意图

(三) 液流喷射技术

中山大学中山眼科中心的刘奕志教授介绍了一种新的后囊抛光方法即液流喷射技术,具体方法是用前房冲洗针头,连续切向后囊残留皮质的部位喷射出平衡盐液流,将其温和地冲刷下来,进入前房顺切口流出,或用 I/A 头吸出。

无论采用何种抛光方法,都应把安全性放在第一位。以下情况应慎重抛光或取消抛光操作:①后囊菲薄,显微镜下很难鉴别,常见于高度近视眼和高龄患者;②玻璃体腔压力较高,不断向前涌动,后囊无法保持稳定的平面;③后囊已发现有破孔;④角膜透明度下降影响观察;⑤瞳孔过小影响操作;⑥发生后弹力层脱离。对特殊情况下不适合做抛光操作的,宁可不做,以保证后囊的完整性,将人工晶状体植入囊袋内;后期出现了后囊浑浊再应用 YAG 激光切开。

二、后囊撕囊术

后囊的撕囊术不是常规操作技术,仅适合于以下情况。

(1) 后囊纤维化、增厚、浑浊,无法抛光处理者。

(2) 新生儿或婴幼儿白内障摘除后,防治后发性白内障。

(3) 老年白内障者,有后囊浑浊高发征象,如第一眼术后已发生后发性白内障,而因局部或全身疾病不能耐受或不能配合 YAG 激光治疗者。

(4) 后囊小范围破裂,需要通过撕囊使其形成连续规整的开口,防止后囊破孔扩大或拟做前段玻璃体切除者。

具体操作步骤如下:

(1) 用高分子量的黏弹剂充填前房,充填应适度,不宜过量,将后囊压平为宜。

(2) 将 1mL 注射器针头尖端弯成 90°,小心在后囊中央划开一小口,并自这一开口向后囊与玻璃体前界膜之间注入少量黏弹剂。

(3) 以撕囊镊夹起开口的游离端,按环形撕囊方法,环形撕除包括浑浊或破孔在内的小片后囊,一般直径以 3~4mm 为宜。

(4) 操作中如前房变浅,可随时补充黏弹剂。

(5) 保持撕囊的连续性和居中性。

(6) 防止连同玻璃体前界膜一同撕下,同时也应避免撕囊范围过大,过大使人工晶状体囊袋内固位困难,并可能引发玻璃体脱出。

(7) 如果撕囊位于中心且范围较小,仍可将人工晶状体植入到囊袋内,如果撕囊偏心或范围较大,则可选择大 "C" 襻或 "L" 襻的人工晶状体植入到睫状沟固位。

(张凤妍　郑广瑛　杜珊珊)

11

参考文献

1. 姚克. 复杂病例白内障手术学. 北京:北京科学技术出版社,2004.

2. 严宏,陈颖. 白内障摘除手术中晶状体囊膜抛光技术及抑制 PCO 的探讨[J]. 中华眼科杂志,2021,57(07):492-494.

3. 刘奕志,刘臻臻,邹颖诗. 抛光晶状体后囊膜的液流喷射技术[J]. 中华眼科杂志,2021,57(07):544-545.

4. 陈文芳,朱俊东,谢丽莲,等. 水冲法抛光后囊预防超声乳化术后后囊浑浊的效果[J]. 中华眼外伤职业眼病杂志,2021,43(01):6-10.

5. 成仲夏,段灵. 白内障超声乳化术中切口下皮质的处理. 中国眼耳鼻喉科杂志,2012,12(3):180-181.

6. 何守志. 超声乳化白内障手术学. 北京:中国医药科技出版社,2000.

7. 何守志. 超声乳化白内障吸除术. 中华眼科杂志,1997,33(4):313-317.

8. HORIGUCHI M. Instrumentation for superior cortex removal. Arch Ophthalmol,1991,109(8):1170-1171.

9. MANSOUR AM, ANTONIOS RS, AHMED Ⅱ. Central cortical cleanup and zonular deficiency. Clin Ophthalmol, 2016, 10: 1919-1923.

10. OZDEMIR HG. A long-term follow-up study of different irrigation/aspiration techniques on formation of posterior capsule opacification. Can J Ophthalmol, 2007, 42(6): 849-851.

11. RENGARAJ V, KANNUSAMY V, KRISHNAN T. Cortical removal simplified by J-cannula irrigation. J Cataract Refract Surg, 2005, 31(6): 1085-1086.

12. VASAVADA V, VASAVADA VA, WERNER L, et al. Corticocapsular cleavage during phacoemulsification: viscodissection versus hydrodissection. Miyake-Apple view analysis. J Cataract Refract Surg, 2008, 34(7): 1173-1180.

13. VASAVADA A, SINGH R. Phacoemulsification in eyes with a small pupil. J Cataract Refract Surg, 2000, 26(8): 1210-1218.

14. URSELL PAUL G, DHARIWAL MUKESH, O'BOYLE DEREK, et al.5 year incidence of YAG capsulotomy and PCO after cataract surgery with single-piece monofocal intraocular lenses: A real-world evidence study of 20 763 eyes. Eye(London, England), 2020, 34(5): 960-968.

15. IM WORMSTONE, YM WORMSTONE, AJO SMITH, et al. Posterior capsule opacification: What's in the bag? Progress in Retinal and Eye Research.2021, 82: 100905.

16. TSONTCHO IANCHULEV, STEPHEN LANE, MARISSE MASIS, et al. Corneal endothelial cell density and morphology after phacoemulsification in patients with primary open-angle glaucoma and cataracts: 2-year results of a randomized multicenter trial. Cornea, 2019, 38(3): 325-331.

17. KAUR MANPREET, TITIYAL JEEWAN S, SURVE ABHIDNYA, et al. Effect of Lens fragmentation patterns on phacoemulsification parameters and postoperative inflammation in femtosecond laser-assisted cataract surgery. Current Eye Research, 2018, 43(10): 1228-1232.

11

第十二章
人工晶状体植入术

第一节 | 人工晶状体的选择

一、人工晶状体的发展史

1949 年英国的 Harold Ridley 研制出了第一枚真正意义上的人工晶状体,是白内障手术划时代的进步,开创了人工晶状体植入手术的新纪元。自此,为获得更完美的术后视觉质量及更少的术后并发症,学者们不断研究探索,从人工晶状体的材料及设计上不断创新,并将这些创新与患者的个性化需求相结合,推动着人工晶状体的不断发展。

人工晶状体问世至今已有半个多世纪,在这 70 余年的发展过程中经历了若干阶段,美国的 Apple 等依据人工晶状体固定方式的不同将人工晶状体的发展划分为 6 个阶段。

第 1 代人工晶状体,由 Ridley 和 Pike 联合设计,Rayner 公司生产的双凸圆盘状后房型人工晶状体,由英国医生 Harold Ridley 于 1949 年 11 月 29 日第一次将它植入人眼内,自此拉开了人工晶状体发展的序幕(图 12-1-1)。第 1 代人工晶状体所面临的问题主要是植入物重量过大、人工晶状体没有襻、前囊截开方式错误等因素导致人工晶状体偏位,另外后发性白内障的发生率高。

为解决第 1 代人工晶状体所引起的并发症,从第 2 代到第 4 代人工晶状体主要是各种类型的前房型人工晶状体。1952 年法国的 Baron 医生第一个将前房型人工晶状体植入人眼,但是由于人工晶状体位置过度前拱与角膜内皮接触较多,导致角膜内皮细胞失代偿,这使眼科医生第一次意识到角膜内皮的问题,而这个问题也是人工晶状体设计及手术技术面临的关键问题。在第 3 代及第 4

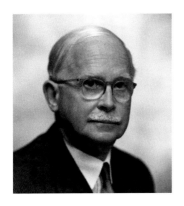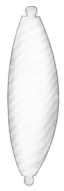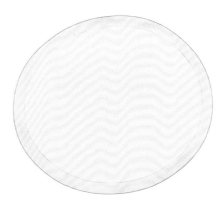

图 12-1-1 Harold Ridley 及第一代人工晶状体

代人工晶状体中仍然困扰着眼科医生。

第3代人工晶状体是虹膜固定型人工晶状体,其固定位置相对远离角膜,在一定程度上减轻了严重角膜内皮细胞失代偿的问题。但是此类人工晶状体为四襻人工晶状体(两襻位于虹膜前、两襻位于虹膜后),或六襻人工晶状体(三襻位于虹膜前、三襻位于虹膜后)(图12-1-2),瞳孔舒缩时虹膜组织与人工晶状体长期机械性接触摩擦,常常引起葡萄膜炎症反应和一些并发症,包括角膜内皮细胞失代偿、黄斑囊样水肿、继发性青光眼等。

第4代人工晶状体是荷兰的 Binkhorst C 医生对第3代人工晶状体做了一些改进,克服了虹膜固定型人工晶状体的并发症,这一阶段是人工晶状体发展史上的重要转折期。他将早期的四襻虹膜夹人工晶状体改为两襻,即 Worst Medallion 虹膜夹持型人工晶状体(图12-1-3),即将光学部置于虹膜前,将襻置于虹膜后,这一改进又将人们的关注点重新带回到第1代人工晶状体植入后就被抛弃了的 ECCE 术及囊袋内固定上。虽然第4代人工晶状体降低了角膜内皮细胞失代偿的发生率,但是这一代人工晶状体仍然面临着晶状体襻摩擦引起的葡萄膜组织腐蚀的问题。这时,一些学者提出了"保护膜"的概念,将某种纤维或弹性透明膜安置在人工晶状体固定部件和邻近葡萄膜组织的脆弱血管之间,人工晶状体植入后在前房角凹的接触处形成纤维瘢痕以达到稳定的固定,此时期具有代表性的是 Choyce 足板型前房人工晶状体。所有成功的现代前房型人工晶状体都采用坚固的 Choyce 襻或足板作为固定部件。"保护膜"原则在此基础上也已成为现代后房型人工晶状体植入术成功的基础(包括可折叠型人工晶状体)。早期前房型人工晶状体的改进和应用,帮助医生向现代囊袋内固定方式的转变,这种囊袋内固定可以说是生物工程原理在人工晶状体植入术中的主要应用之一。那一时期的临床实践也帮助医生重新认识到了将后房作为人工晶状体植入固位的优势所在。随着医生重新采用 ECCE 术及后房型人工晶状体,第5代人工晶状体应运而生。

第5代人工晶状体是早期的后房型人工晶状体,它的设计主要是 PMMA 三片式,固定的位置为睫状沟,由于当时囊膜技术的缺陷,囊袋不完整常使得人工晶状体一个或两个襻在囊袋外。这种不对称的固定易导致人工晶状体光学中心偏位,并且不稳定的襻长期接触虹膜组织引起葡萄膜炎

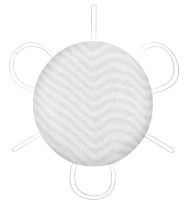

费托拉夫的 "Sputnik" 虹膜
夹型人工晶状体示意图

图 12-1-2　虹膜固定型 IOL Sputnik

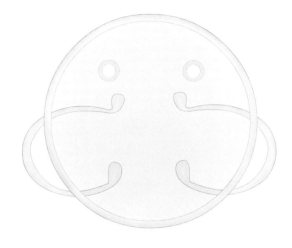

图 12-1-3　Worst Medallion 虹膜夹持型 IOL

性反应,这一时期的特点是普遍缺乏现代的白内障手术技术。第5代人工晶状体时期是非常重要的过渡阶段:第一次尝试植入软性人工晶状体,即现代折叠式人工晶状体的先驱,并开始尝试一些重要的手术技术和应用一些必需的术中物质,包括连续环形撕囊(CCC)、水分离、强化皮质清洗、现代ECCE术和黏弹剂的应用,它们使未来的折叠式人工晶状体的问世变为可能。

从20世纪70年代末期到80年代初期开始逐渐过渡到第6代人工晶状体。正如我们所知,白内障联合人工晶状体植入术开始于20世纪80年代中期,1992年正式推广开来,从此开启第6代人工晶状体向着安全的、囊袋内固定转变。前期高质量的囊外手术主要是大切口植入硬性人工晶状体,随着显微手术技术的不断提高,第6代人工晶状体时期具有代表性的标志是环形撕囊和水分离的应用。正是随着连续环形撕囊和水分离技术的进步,一片式及三片式可折叠人工晶状体成功地植入囊袋内,有效地解决了从第1代到第5代人工晶状体一直存在的角膜、葡萄膜及后发性白内障等并发症的问题,已基本达到现代折叠式人工晶状体的高峰。自1967年白内障超声乳化手术的出现,第6代人工晶状体植入达到了它的顶峰。这些新的手术技术促进了人工晶状体的发展,除了最初的折叠式人工晶状体以外,又设计出了许多新的具有特殊功能的人工晶状体,包括非球面人工晶状体、双焦点人工晶状体、可调节人工晶状体、散光矫正的toric人工晶状体及近年来的三焦点人工晶状体、连续视程人工晶状体和区域折射人工晶状体等。

(一)人工晶状体材料的进展

Ridley在二战中治疗眼外伤时发现飞机挡风玻璃的材料——聚甲基丙烯酸甲酯(polymethyl methacrylate,PMMA)可以长时间在眼内而不引发炎症和异物反应,在Rayner公司John Pike的帮助下,Ridley人工合成了高纯度的PMMA,从而诞生了第一枚人工晶状体。目前市场上流通的人工晶状体材料可以分为硬性的PMMA、软性的丙烯酸酯类、硅凝胶类及胶原聚合物Collamer等(表12-1-1)。

表12-1-1　PMMA、亲水性丙烯酸酯、疏水性丙烯酸酯、硅凝胶材质人工晶状体比较

材质	硬度	优点	缺点	代表人工晶状体
PMMA	硬 (不可折叠)	质轻、不易破碎、性能稳定;屈光指数高,透光率好,抗拉力强;可铸压成型,可抛光切削;化学稳定性好	硬度高,易损伤内皮;弹性小,所需切口大;不能高温高压消毒;易被YAG激光损伤且释放生物毒性单体	硬性虹膜夹持型IOL;肝素化的PMMA IOL
亲水性丙烯酸酯	软 (可折叠)	生物相容性好;机械性能和光学性能好,植入时不易损伤;激光耐受性好;不受温度影响;硅油吸附率低	PCO发生率较高,个别发生钙磷沉积	Akreos系列IOL(博士伦);C-Flex系列IOL(Rayner)
疏水性丙烯酸酯	软 (可折叠)	屈光指数高;黏性高,黏附于后囊降低后发性白内障发生率	黏附性强难以置换;植入过程中易损伤;微泡现象	AcrySof系列IOL(Alcon),Tecnis系列IOL(AMO)
硅凝胶	软 (可折叠)	热稳定性好,耐高压;长期稳定性佳;透光率高;成像质量高;重量轻;耐折叠夹持;生物相容性好	韧性差,抗拉力和抗撕力差;屈光力低;静电反应易黏附眼内代谢产物;硅油黏附性;与水接触时较滑,不易夹持;易引起前囊膜收缩	AQ系列IOL(Canon staar),KS-3Ai(Canon staar),KS-AiN(Canon staar)

由于 PMMA 材质的人工晶状体不可折叠,术中需作 5.5~6.0mm 的切口才能植入眼内,因而不可避免地伴随着大切口手术各种并发症的风险。但 PMMA 良好的眼内稳定性及屈光性能、一片式硬性人工晶状体在睫状沟植入的独特优势及较低的人工晶状体成本等都是 PMMA 材质的人工晶状体发展至今并仍能葆有活力的重要原因。此外,由 PMMA 制作的一些特殊类型的人工晶状体如虹膜夹型人工晶状体、带虹膜隔的人工晶状体等不断扩展着 PMMA 材质人工晶状体的适应证,使其仍有十分广阔的应用市场。

自 1967 年起,超声乳化仪器投入使用,使白内障手术切口的缩小成为可能,也促进了对于可折叠人工晶状体材料的研究和探索。由 PMMA 衍生出的丙烯酸酯,根据含水量的不同分为疏水性和亲水性两大类。疏水性丙烯酸酯人工晶状体的特点:与 PMMA 光学及生物学特性相当,又可进行折叠;屈光指数高,可使人工晶状体相对较薄;与囊袋的黏附性较好,后发性白内障(posterior capsular opacification,PCO)的发生率较 PMMA 及硅凝胶材质低;硅油吸附率高于亲水性丙烯酸酯,低于硅凝胶人工晶状体。但疏水性丙烯酸酯的光学面相对脆弱,植入过程中容易产生压痕、划痕甚至发生撕裂。此外,有些人工晶状体产品在植入后其后表面形成微小气泡(glistening)。疏水性丙烯酸酯人工晶状体的代表包括 Alcon 公司的 Acrysof 系列和 AMO 公司的 Tecnis 系列。

与疏水性丙烯酸酯 <1% 的含水量相对应,含水量较高的亲水性丙烯酸酯人工晶状体的特点包括:生物相容性极佳,术后炎症反应很轻;无空泡现象;屈光指数较疏水性丙烯酸酯低,光线在人工晶状体内部反射小,无眩光现象;弹性适中,展开柔和;硅油吸附率低;可作为药物载体。但有研究认为,该类人工晶状体亲水性的表面易于细胞迁移,使其 PCO 发生率高于其他材料。也有学者观察到,极少数此种材质的人工晶状体会发生钙磷沉积。目前多见的亲水性丙烯酸酯人工晶状体包括博士伦公司的 Akreos 系列,Rayner 公司的 C-Flex 系列及 ZEISS 公司具有疏水表面特性的亲水性丙烯酸酯人工晶状体。

另一大类广泛应用的人工晶状体材料为硅凝胶。硅凝胶人工晶状体是临床上应用最早,最广泛,发展最成熟的可折叠人工晶状体。硅凝胶人工晶状体具有长期稳定性,与其他材料相比,眩光、重影现象减少,且细菌不易附着,发生眼内炎症的可能性更小。但有研究认为,光学面为硅凝胶材质的人工晶状体更易导致前囊膜的收缩。另外,此类人工晶状体易黏附硅油,对于有眼后段手术可能的患者,如糖尿病、高危玻璃体视网膜病变或硅油眼不宜选择硅凝胶人工晶状体。对于此类患者,选择亲水性丙烯酸酯材料更为安全。目前市场上较为成熟的硅凝胶人工晶状体主要包括 Canon staar 公司生产的 AQ 系列、非球面人工晶状体:KS-3Ai 及非球面蓝光滤过型人工晶状体:KS-AiN。

(二)人工晶状体设计进展

1. 一片式设计 根据襻的材料与人工晶状体光学部是否相同及一体化,人工晶状体可分为一片式及三片式人工晶状体。20 世纪 90 年代后,在不同厂家的开发下,光学部及襻为同一种材质的一片式人工晶状体开始出现。最早的一片式人工晶状体为 PMMA 材质。相比三片式人工晶状体,一片式人工晶状体屈光性能好,有良好的稳定性;制作时,无须焊接环节;襻记忆良好,扭曲变形后多数能复原,在推注过程中不易损坏。其缺点是:襻和光学面结合区缺乏直角边,远期发生后发性白内障概率高。三片式人工晶状体的优点:有 360° 全方边,术后后发性白内障发生率低;有良好的记忆性和生物相容性。三片式人工晶状体的缺点：襻易扭曲，推注过程中易损坏；襻弹力强，植入时弹出迅速，若黏弹剂不足，易导致后囊破裂或损伤角膜内皮。

2. **直角方边设计的改进**　大量的临床研究已经证实，直角方边设计的人工晶状体可以有效降低后发性白内障的发生率，圆边设计的人工晶状体已经逐渐退出市场。然而，在早期的实践中发现，直角方边设计虽然可减少后发性白内障的发生，但会带来眩光、光晕及周边光弧等不良视觉体验。此后，Alcon 公司对人工晶状体直角边缘进行打磨，AMO 公司设计了边缘为前圆后方的人工晶状体以减轻眩光现象，改进后的 AcrySof MA60BM（Alcon）及 Sensar Opti Edge（AMO）的眩光现象远低于原直角边缘人工晶状体。常规一片式直角方边人工晶状体由于襻与光学面存在光滑连续区，使上皮细胞仍能向光学区移行。为解决这个问题，AMO 公司设计了 Pro TEC 360°，将光学面设计为360°全方边并进行抛光处理，形成阻断上皮细胞移行的完整屏障的同时，也减少了眩光等不良视觉体验。

3. **人工晶状体表面改性**　指通过对人工晶状体的表面进行处理或新材料修饰，改善人工晶状体的多种性能，如亲水性、生物相容性等，进而调节人工晶状体与眼内环境的相互作用，达到减少白内障术后并发症、提高术后远期视觉质量的目的。目前已经商品化的是肝素修饰的（heparin-surface modification，HSM）IOL。研究表明，HSM IOL 与未经修饰的 IOL 相比，可明显降低术后 1 天前房闪辉的程度，并能较快地消退术后前房炎症反应，但 3 个月后二者均可恢复至术前程度，此外，术后 1 年 PCO 的发生率二者并无明显差别。Margrethe 等将 HSM IOL 与另外两种材质的人工晶状体的长期（12 年）PCO 发生率及严重程度进行对比，并未发现 HSM IOL 长期的 PCO 发生情况有显著不同。除了对人工晶状体表面行肝素修饰，尚有氟表面修饰、碳-钛表面修饰、表面离子基团比例调节修饰、α-烯丙基葡糖苷化合物修饰、抗炎药物修饰以及其他表面修饰方法，目前仍处于研究阶段。

4. **人工晶状体襻的设计**　人工晶状体在眼内的固定很大程度上是由人工晶状体的襻实现的，襻对于保持人工晶状体的居中和稳定至关重要。通常用来制作襻的材料有 PMMA、聚酰亚胺、聚偏氟乙烯（PVDF）。PVDF 具有良好的记忆能力，但因为弹力较大，植入过程中易导致囊膜破裂。襻的形态包括 J 形、C 形、改良 C 形、闭合襻及平板襻等。J 形襻因固定点较短，光学平面不稳定，人工晶状体易发生轴向偏斜。C 形襻为弧线固定，可构成稳定平面。平板襻可使光学平面非常稳定，但放好后较难吸出人工晶状体后的黏弹剂，易造成术后高眼压。Rayner 公司的 C-Flex 平台 IOL 采用了改良 C 襻，襻的宽度较宽，中间为S 形空缺，这样既可增加襻的弹性，又可增加 IOL 植入后的稳定性，还可提供较强的抗囊膜皱缩能力（图 12-1-4）。

5. **其他**　近些年来，显微手术技术的发展和人们对手术期望值的提高对人工晶状体提出了更高的要求，材料学的不断创新及设计的多样化促使人工晶状体逐步向着个体化发展。多种功能型人工晶状体如非球面人工晶状体、双焦点人工晶状体、可调节人工晶状体、散光矫正的 toric 人

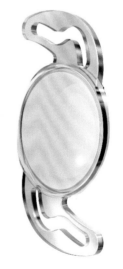

图 12-1-4　Rayner 公司 C-Flex 平台的改良 C 襻

工晶状体及近年来的三焦点人工晶状体、区域折射人工晶状体和连续视程人工晶状体等不断出现，目的在于最大程度提高患者术后视觉质量，满足不同患者视觉需求。随着白内障手术技术的提高及人工晶状体的发展推动着白内障手术由复明性手术逐步向屈光性手术逐步转化。

（三）人工晶状体种类的进展

1. 可矫正散光的人工晶状体　随着白内障手术技术和人工晶状体的发展，白内障术后患者的视力越来越趋于理想。而对于术前自身伴有的角膜散光及手术带来的医源性散光，传统的球镜人工晶状体并不能使之矫正，因而术后仍需戴镜。为了解决这一问题，越来越多的公司在原有成熟的人工晶状体平台中进行功能改良，推出相应的复曲面 toric IOL：这种人工晶状体将柱镜附加在了光学部上，通过术中将人工晶状体的轴位与患者角膜最陡峭屈光力子午线重合，以矫正规则散光。术者可通过术前对患眼行角膜曲率及角膜地形图等检查，确定角膜散光的大小和方向，再由厂家提供的计算软件计算出合适度数的人工晶状体（图 12-1-5）。目前国内临床上使用较多的为 Alcon 公司的球面 AcrySof toric IOL，该种 toric IOL 根据柱镜值 1.5、2.25、3.0D 分为 T3、T4、T5 三种型号，理论上可矫正角膜平面 1.03、1.55、2.06D 的散光。类似的还有 Alcon 公司非球面 AcrySof IQ toric IOL（图 12-1-6）、AMO 公司的 Tecnis toric IOL（图 12-1-7）及 ZEISS 公司的 AT TORBI 709M/MP（图 12-1-8）。张劲松曾报道植入 toric IOL 后 18 个月残余散光为（0.52 ± 0.31）D，手术后脱镜率达到 94%。目前 toric IOL 存在的主要问题是人工晶状体术后轴位旋转。因 toric IOL 轴位与术后角膜最陡峭屈光力子午线重合时才可获得最佳矫正效果，随着轴位的旋转，矫正效果逐渐降低，10° 的旋转会降低 1/3 的矫正效果，当旋转 >30° 时，反而会增加术后散光。选择对囊袋黏附性较好的人工晶状体如 Acrysof toric IOL 可减少 IOL 的旋转。此外，囊袋偏大者选择光学部较大的人工晶状体也可以增加人工晶状体的旋转稳定性。相比植入非散光矫正型人工晶状体合并角膜松解切口，toric IOL 可获得更加理想及稳定的裸眼矫正视力。

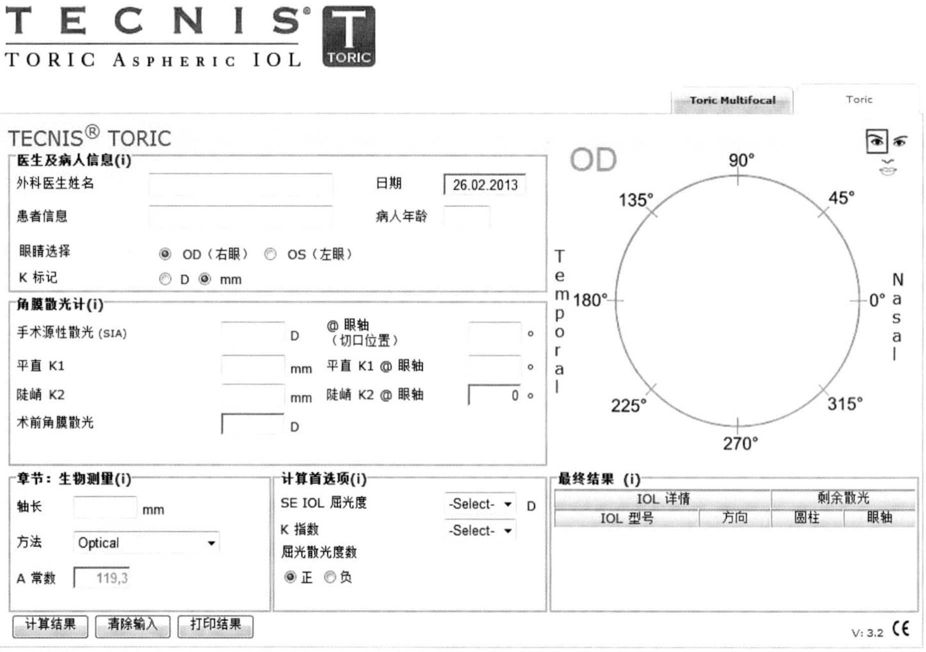

图 12-1-5　Tecnis toric IOL 度数计算界面

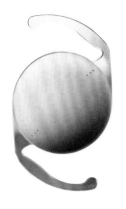
图 12-1-6　AcrySof IQ
toric IOL

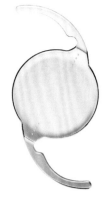
图 12-1-7　AMO 公司的
Tecnis toric IOL

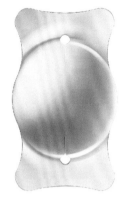
图 12-1-8　ZEISS 公司的
AT TORBI 709M/MP

2. 蓝光滤过型人工晶状体　人眼晶状体的颜色随着年龄的增加逐渐加深,由透明发展成为淡黄色至深黄色,可以滤过部分蓝光,减少蓝光对视网膜感光细胞及视网膜色素上皮的损伤。而白内障手术后,这种保护作用被打破,视网膜更容易遭受蓝光的损伤。为了解决这一问题,多个公司开发出蓝光滤过型人工晶状体,应用较多的包括 Alcon 公司研制的一片式蓝光滤过人工晶状体:AcrySof Natural SN60AT(图 12-1-9)、Canon staar 公司推出的三片式非球面蓝光滤过人工晶状体:KS-AiN 及 Medennium 公司开发的光致变色人工晶状体:Matrix 404 Aurium Acrylic(图 12-1-10)。目前关于人工晶状体材料中上起到蓝光滤过作用的黄色载色基团是否会引起色觉、光亮度、对比敏感度、眩光等视觉质量的变化以及生物节律的改变仍存在争议。蓝光滤过型人工晶状体会使暗视敏感度降低,而 AMD 及糖尿病视网膜病变患者自身暗视功能已受损,老年人暗视敏感度的降低有可能会影响到日常生活,因此,以上患者是否植入蓝光滤过型人工晶状体仍值得商榷。光致变色人工晶状体在室外光下为黄色,在室内环境下逐渐转变为无色,理论上可在保护视网膜的同时最大程度降低潜在的不良影响,其长期临床效果仍需进一步大样本观察。

3. 非球面人工晶状体　自然状态下人眼角膜带有正球差,年轻人的晶状体带有负球差,两种球差相抵,可使年轻人获得最佳的视觉质量。随着年龄的增长,晶状体的球面像差逐渐向正球差转变,并在 45 岁后转变为正球差,使眼球总球差增加,这是老年人视觉质量下降的重要原因。传统的球面人工晶状体为正球差,若白内障术后植入球面人工晶状体,眼球总球差增加,影响患者的功能性视觉。针对这一问题,多个公司在原有 IOL 平台上,开发出相应的非球面 IOL,以矫正眼球总球差,帮助提高患者的对比敏感度及暗视条件下的远视力,增加患者夜间驾驶状态的功能视力。非球面 IOL 包括负球差及零球差非球面 IOL。负球差非球面 IOL 目前应用较广泛的为 AMO 公司的 Tecnis IOL(球差值 –0.27μm)(图 12-1-11)、Alcon 公司的 AcrySof IQ IOL(球差值 –0.20μm)(图 12-1-12)、HOYA 公司的 HOYA251 和 PY-60(图 12-1-13)等。植入负球差非球面 IOL 时,需使人工晶状体居于视轴的中心,尽量减少偏心。对囊袋不完整、撕囊不规则、悬韧带松弛或者将有明显的囊袋收缩等情况,因可能会导致人工晶状体偏心或倾斜,一般不适合植入负球差非球面 IOL。零球差非球面 IOL 对患者原有像差不做任何矫正,对居中性要求较低,适应范围比较广,如博士伦公司的 Akreos AO、MI60(图 12-1-14)和 Rayner 公司的非球面 IOL。人眼球面像差与瞳孔直径密切相关,瞳孔直

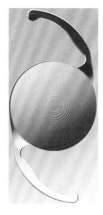

图 12-1-9　AcrySof Natural SN60AT 蓝光滤过 IOL

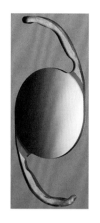

图 12-1-10　Matrix 404 Aurium Acrylic 光致变色 IOL

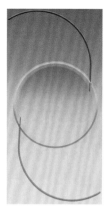

图 12-1-11　AMO 公司的 Tecnis IOL

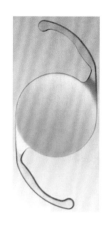

图 12-1-12　Alcon 公司的 AcrySof IQ IOL（球差值 −0.20μm）

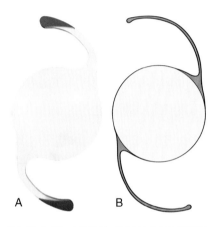

图 12-1-13　HOYA 公司的 HOYA251 和 PY60 IOL

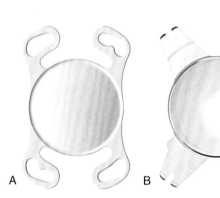

图 12-1-14　博士伦公司的 Akreos AO 和 MI60 IOL

径越大,球面像差越大。当周围环境昏暗,瞳孔直径大于 5mm 时,非球面 IOL 的优势即可明显体现出来,因而对于瞳孔扩张能力较强的年轻人及对暗视力要求较高的人更适合植入非球面 IOL。对于同时患有黄斑病变等明显影响视功能疾病的患者,植入非球面 IOL 的优势则相对不大。当瞳孔大小为 6mm 时,正常角膜球差的平均值为 +0.27μm,但该值在人群中呈正态分布,存在着个体化差异,特别对于曾行角膜屈光手术及有角膜瘢痕的患者,角膜球差更是存在较大变化。目前不同种类的非球面 IOL 可提供 0 至 −0.27μm 不等的球差,因而术前应检查患者角膜的球面像差,为患者个性化地选择非球面 IOL。眼科医生在选择手术患者时应了解哪些患者可以通过非球面 IOL 获益,并为其个性化选择人工晶状体,以使患者获得最佳视觉效果。

4. 有晶状体眼人工晶状体(phakic intraocular lens,PIOL)　PIOL 是指可植入有透明晶状体的眼球内,并矫正其屈光不正状态的 IOL。PIOL 按植入部位可分为前房型及后房型,前房型又可以进一步分为房角支撑型及虹膜夹持型。前者因可能造成角膜内皮丢失、虹膜色素播散及小梁网损伤等并发症而临床很少应用。虹膜夹持型人工晶状体目前临床上主要为 Artisan(Ophtec Groeningen)和 Veilsyse(AMO)。二者材料均为 PMMA,切口需 5.2mm 以上。为减小手术的切口大小,Ophtec 公司开发了 Artiflex——折叠后可通过 3.2mm 切口的虹膜夹型人工晶状体。通过眼内植入

Artisan/Artiflex，可矫正 −1.0~−23.5D 近视，+1.0~+12.0D 远视及 1.0~7.5D 的散光。但虹膜夹型 IOL 因较后房型 IOL 距角膜内皮更近及其虹膜固定方式，存在远期角膜内皮细胞失代偿、葡萄膜炎及色素播散性青光眼的风险，长期手术安全性尚待观察。后房型 PIOL 目前主要是指 STAAR Surgical 公司的眼内接触镜（implantable Collamer lens，ICL）。ICL 由猪的胶原和二羟乙基甲基丙烯酸酯的共聚物（Collamer）制成，生物相容性良好。相比角膜屈光手术，ICL 植入术不受角膜厚度和形状的限制，保留了角膜的完整性，且手术具有可逆性，目前与角膜屈光手术互为补充，成为矫正近视，尤其是高度近视的主流手术。目前，国内常用的型号为 EVO ICL（V4C ICL）（图 12-1-15A），与 STAAR Surgical 公司之前的型号相比，EVO ICL 在光学区中央、周边和脚襻位置，共有 5 个直径为 360μm 的孔，这些孔有利于术中黏弹剂的清除，为晶状体前表面提供了更大的房水流通面积，不改变房水生理性的循环通路，以避免术后瞳孔阻滞的发生及因房水循环障碍而诱发的白内障。因为这些孔的存在，植入此型 ICL 不必像既往的无中央孔型 ICL 一样做虹膜周切孔。因为 EVO ICL 良好的临床效果，该公司在此基础上又开发了可矫正散光的 TORIC EVO ICL（图 12-1-15B），可在矫正高度近视时同时矫正包括 ≥2.0D 的散光。

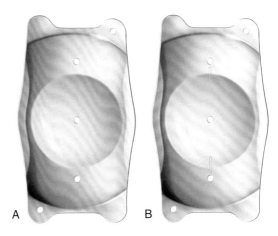

图 12-1-15　STAAR Surgical 公司的后房型 PIOL
A. EVO ICL；B. TORIC EVO ICL。

5. 多焦点人工晶状体（multifocal intraocular lens，MIOL）　传统的单焦点 IOL 只能使光线聚焦在一点，术后患者可获得特定距离的良好视力，而其他距离的视物则需要戴镜辅助看清。MIOL 的光学面分为不同光学区，远、近物体发出或反射的光线通过 MIOL 光学区时均可在视网膜上聚焦，从而实现视远及视近功能。MIOL 根据成像原理分为全光学面折射型、全光学面衍射型及折射衍射结合型。全光学面折射型 MIOL 的前表面由数个屈光度不同的同心圆光学区组成，视觉质量受瞳孔直径和晶状体偏位影响较大，目前应用较多的为 AMO 公司的 Array 系列（图 12-1-16）及 Rayner 公司生产的 M-Flex 系列。全光学面衍射型 MIOL 前表面为光滑球面，后表面有数十个同心圆显微坡环，利用光的衍射原理，形成远近两个焦点。与折射型相比，此型受瞳孔直径及晶状体移位影响较小，代表产品为 AMO 公司的 Tecnis 非球面 MIOL（图 12-1-17）。折射衍射结合型 MIOL 中央部为衍射区，用于视近；周围逐渐过渡为折射区，用于视远，此型也为非瞳孔依赖，眩光、光晕等视觉症状减轻，以 Alcon 公司的 AcrySof ReSTOR（图 12-1-18）为代表。除了以上经典 MIOL，其他新型的 MIOL 也不断被研发出来。Oculentis 公司的区域折射型 MIOL——Mplus 系列（图 12-1-19），将人工晶状体的光学面分为上下两部分，光线经过不同部位的折射分别用于视远及视近。ZEISS 公司推出了三焦点 IOL——AT LISA tri 839MP，该种 MIOL 光学面中央提供中近焦；周边为双焦区，负责远近焦，全光学面衍射环，通过折射衍射结合获得良好的远中近视力（图 12-1-20）。ZEISS 公司的双焦散光 IOL——AT LISA TORIC 909M，前表面为柱面镜设计，后表面为双焦设计，全光学面衍射环，+3.75D 近视力补偿，使散光患者也能够实现脱镜的愿望（图 12-1-21）。AMO 公司近期推出了 TECNIS

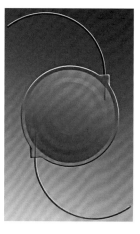

图 12-1-16　AMO 公司的 Array MIOL

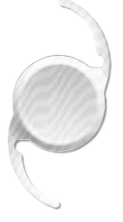

图 12-1-17　AMO 公司的 Tecnis 非球面 MIOL

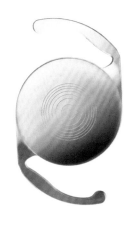

图 12-1-18　Alcon 公司的 AcrySof ReSTOR

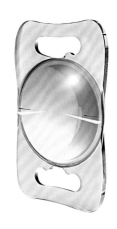

图 12-1-19　Oculentis 公司的 MPlus 系列 MF30

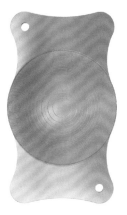

图 12-1-20　蔡司公司的三焦点多焦人工晶状体 AT LISA tri 839MP。

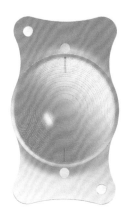

图 12-1-21　蔡司公司的双焦散光人工晶状体 AT LISA TORIC 909M。

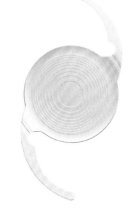

图 12-1-22　TECNIS Symfony 无极变焦人工晶状体

Symfony 无极连续视程人工晶状体(图 12-1-22),该款人工晶状体通过衍射光栅设计可为患者提供连续的、完整范围的高质量视力,为目前唯一的连续视程人工晶状体。为了提高患者的视觉体验及生活质量,新型人工晶状体不断地被研发出来,它们具体效果如何,尚需今后在临床中进行大样本观察验证。

由于多焦点人工晶状体的成像对比敏感度不及单焦点人工晶状体,同时在暗环境中可能存在眩光、光晕等异常光学现象,因而对于术后摘镜愿望迫切的患者,应对其眼部状况和合理的手术期望进行全面评估,严格筛选。植入多焦点人工晶状体的适应证为:①迫切要求减少对眼镜依赖的患者;②相对健康的眼;③预计术后散光 <1.50D;④预计术后视力 0.7 甚至 1.0 以上;⑤折射型多焦点人工晶状体对瞳孔直径有着严格要求,多为 2.5~4.0mm,衍射型则对瞳孔直径的包容性较大。对于角膜散光大、儿童、先天性瞳孔异常、合并眼底疾病及暗环境下工作者,需精细近视力者等特殊患者,则不适合植入 MIOL。确定 MIOL 度数时,一般将术后目标屈光状态设定在 0~+0.25D,为了减轻术后眩光及光晕现象,一般应该避免术后近视状态。

6. 可调节人工晶状体(accommodative intraocular lenses,AIOL)　另一大类旨在提高白内障患者术后全程视力的拟调节 IOL 为 AIOL。根据作用原理不同,AIOL 可分为位移型 IOL、变形 AIOL 及注入式 IOL。位移 AIOL 的发展相对成熟,代表为 Crystalens(BAUSCH & LOMB)(图 12-1-23)、1CU 可调节 IOL(Human Optics)(图 12-1-24)及 Tetraflex(LensTec)(图 12-1-25)。其中 Crystalens 是首个获得 FDA 认证的可调节 IOL,术中植入后可使患者获得 1~2D 的调节力。经过广泛的临床试验证实,植入 Crystalens 可改善大多数患者的近视力,降低术后戴镜率。目前 AIOL 存在的问题主要有:①调节力有限;②调节力依赖于睫状肌的收缩功能,对于睫状肌功能减弱或受损的患者价值有限;③随着术后时间的延长,调节功能下降(囊袋机化,襻关节活动度降低)。其他种类的 AIOL 如双光学面的位移型 IOL、变形 AIOL、注入式 IOL 及电子 IOL 等仍处于研究探索阶段。研究表明,AIOL 可使患者术后早期的远近视力得到提高,但其长期的临床效果及与单焦或多焦人工晶状体的对比尚待进一步观察。

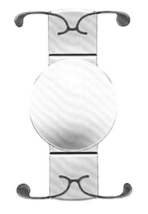

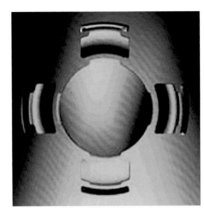

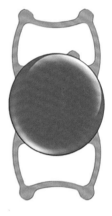

图 12-1-23　BAUSCH & LOMB Crystalens 可调节 IOL

图 12-1-24　1CU 可调节 IOL(Human Optics)

图 12-1-25　LensTec 的 Tetraflex 可调节 IOL

7. 带虹膜隔人工晶状体(black diaphragm intraocular lens,BDI)　对于先天性或外伤性虹膜缺损过大(>1/2)、无虹膜或瞳孔极度散大(>7mm)者,若白内障手术中植入常规 IOL,术后将有明显的畏光及眩光症状。为改善患者的不良视觉体验,Morcher 公司生产了 BDI 67G,其材料为 PMMA,总长度为 12.5mm,中央光学部为 5mm,光学部外周为宽 2.5mm 的虹膜隔部。虹膜隔外为两个 C 型襻,襻上各有一孔,可缝线固定于睫状沟处(图 12-1-26)。理想状况下,通过植入该型人工晶状体,可重建晶状体虹膜隔结构并改善患者的屈光状态。由于 BDI 比一般睫状沟固定的人工晶状体更大也更重,常需通过缝线固定。虽然 BDI 与配戴硬质透气性角膜接触镜均可改善患者畏光、眩光症状,改善患者视觉质量,但 BDI 更容易导致继发性青光眼、葡萄膜炎、角膜内皮细胞失代偿及人工晶状体脱位等并发症,因而临床中宜谨慎选择。

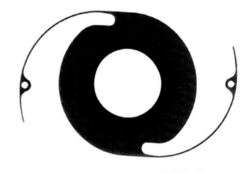

图 12-1-26　Morcher 公司的带虹膜隔 IOL

8. 可植入式微型望远镜　对于进展期晚期的老年性黄斑变性患者,由于黄斑处瘢痕造成的视力损害及中心暗点,严重影响患者的生活质量。目前可供此类患者选择使其提高部分视力及生活质量的眼内植入装置包括可植入式微型望远镜(implantable miniature telescope,IMT,VisionCare

Ophthalmic Technologies）、the IOL-VIP system（IOL-VIP system）、Lipschitz mirror implant（Optolight Vision Technology）及 the Argus Ⅱ retinal implant by Second Sight（Second Sight Medical Products）。前三者植入于眼前段，后者为眼后段植入。单眼植入 IMT 可将物像放大 3 倍，投射到 55°的视网膜范围内，相比人自身晶状体能投射的 5°视网膜范围，IMT 可为患者提供单眼放大的中心视力，而另一眼保留周边视力，适用于有黄斑变性及弱视造成的低视力者，并已于 2010 年通过了美国 FDA 认证。

二、理想的人工晶状体的标准

理想的人工晶状体应尽可能模拟正常人眼晶状体的视觉和生理功能，并有强大的稳定性、固定性和生物相容性，在给个体带来舒适的视觉体验的同时，几乎不会引起人工晶状体相关的手术并发症。尽管目前还没有完全仿生的人工晶状体，但是研究者和生产公司都在不断努力接近这一目标。理想的人工晶状体应满足：①质量轻，可折叠，植入、取出方便；②具有良好的光学特性，能够吸收紫外线；③无不良视觉现象如眩光和光晕；④具有化学惰性和生物相容性，能够长期稳定地存于眼内，并不引起排斥及炎症反应；⑤无毒，无致炎、致癌作用；⑥不易黏附眼内代谢产物，后发性白内障发生率低；⑦固定性良好，不发生偏位、脱位、轴性转动、倾斜及旋转；⑧不会带来术后并发症；⑨具有调节能力。

面对目前及将来可能出现的多种多样的人工晶状体，为了使患者最大程度获益，如何个体化地选择人工晶状体也是需要术者综合多种因素考虑的问题。眼科医生应根据患者的眼部状况、全身情况及心理和经济状况，考虑到患者的需求及术前的生活方式，与患者共同选择合适种类、合适度数的人工晶状体。例如，经常外出旅游运动的人需要更清晰敏锐的远视力；经常用电脑的人群需要良好的中距离视力；经常看手机、看书、绘画的人群需要良好的近视力；经常开车的人需要在明光及暗光下都有良好的全程视力。又如，对于需行白内障手术的糖尿病患者，因可能行眼后段手术，选择人工晶状体时应注意勿选择易黏附硅油的硅凝胶材质。此类患者可能后期会行眼底激光光凝治疗，而蓝光滤过型人工晶状体可能会影响激光的治疗及激光治疗后受损的夜间视力，因而也不推荐使用。总之，人工晶状体的选择应在得知患者的诉求下，个体化地为患者设计人工晶状体植入方案，并与其充分沟通并告知，在患者权衡利弊后，与医生共同选择最合适的人工晶状体。

三、特殊情况下人工晶状体的选择

（一）病理性近视患者人工晶状体的选择

由于病理性近视患者伴发视网膜脱离的可能性较高，因而伴有病理性近视的白内障患者选择人工晶状体时不宜选用硅凝胶材质的人工晶状体。此类患者的悬韧带较常人显著薄弱，常伴发悬韧带松弛或晶状体不全脱位。此外，这类患者囊袋偏大，应尽量植入光学面直径在 6.0mm 以上的人工晶状体，较大的光学面便于发现周边视网膜病变，如 Rayner 公司的 Superflex（光学区 6.25mm）（图 12-1-27）及 ZEISS 公司的 Big bag（光学区 6.5mm）（图 12-1-28），其中 Big bag 特殊的 3 个 80°耳形襻起到了囊袋张力环的作用,对悬韧带松弛、有玻切史或将行玻切的患者可保证人工晶状体的稳定和居中。此外,Big bag IOL 光学部特殊的前凹后凸形设计,减少了前后囊膜浑浊的发生。此外,爱博诺德公司的大光学面高次非球人工晶状体 ALD(光学区 6.5mm)(图 12-1-29)也广泛应用于高度近视患者。

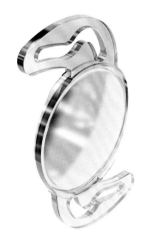
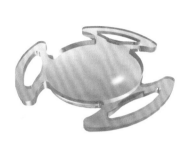
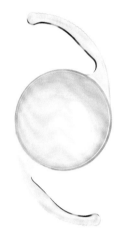

图 12-1-27　Rayner 公司的 Superflex(光学区 6.25mm)　　图 12-1-28　Zeiss 公司的 Big bag(光学区 6.5mm)　　图 12-1-29　爱博诺德公司的大光学面高次非球人工晶状体 ALD

高度近视的患者大多为病理性近视,人工晶状体的选择需根据患者生活工作习惯、对眼镜的依赖程度、眼轴的长度和双眼手术间隔时间个性化选择。高度近视患者术前多有近距离工作习惯,为适应术前的视物习惯,在与患者充分沟通的前提下,术后宜保留近视状态,以提高术后舒适度。Yokoi 等认为大部分高度近视的白内障手术患者术后保留 -2.25~-3.25D 的近视状态为佳。如视近需求较少,可保留 -1.5~-2.5D 的屈光度,患者可视远视近均不用戴镜或视远戴低度近视镜。也有学者认为应根据患者眼轴长度来决定预留的术后屈光度数,眼轴越长预留的近视度数越大。在术后度数的设计上应注意不要形成双眼屈光参差(双眼屈光度相差 3.0D 以上),对于短期内不行另一眼手术的患者,应与患者充分沟通,或保留近视与另一眼屈光度相似,或根据患者的需求矫正至目标屈光度,若产生屈光参差,则通过戴隐形眼镜、角膜屈光手术或植入 ICL 等方法矫正。

(二)高度远视患者人工晶状体的选择

屈光度 >+5.0D 的患者,称为高度远视。由于高度远视常伴短眼轴及眼前节缩短,故在人工晶状体测量时易产生较大误差。在高度远视眼进行人工晶状体测量时,通常选择 Hoffer Q 公式能够获得较为准确的人工晶状体屈光度数;此外,近年来 Barrett 等第五代公式在短眼轴患者的人工晶状体度数计算准确性上也得到了初步证实,但仍需大样本量的临床观察。由于除 Cannon Staar 公司外,大于 +30.0D 的人工晶状体较少见,如需此种高度数人工晶状体植入时,可选择背驮式双人工晶状体植入:即一枚人工晶状体选择最大度数行囊袋内植入,剩余度数选择另一枚人工晶状体行睫状沟植入。

(三)角膜屈光术后人工晶状体的选择

目前越来越多曾行角膜屈光手术的患者接受白内障摘除手术。在种类的选择上,曾接受过近视角膜屈光手术者,角膜的正球差增大,植入带有负球差的非球面人工晶状体可改善患者的视觉质量;而曾行远视角膜屈光手术的患者,角膜的球差减小甚至转化为负球差,因此不宜植入负球差非球面人工晶状体,而应选择植入零球差的非球面人工晶状体或球面人工晶状体。在度数的选择上,因角膜屈光术后,角膜曲率及屈光指数均发生变化,若按正常测量计算方法,常带来术后远视偏倚;角膜屈光术后,多种计算公式对术后有效人工晶状体位置估算不准;该类患者常伴有眼轴增长或后巩膜葡萄肿,以上因素都将导致人工晶状体度数预估误差。目前矫正以上误差的方法也有很多种,包括对已知屈光手术资料的患者建议用结合临床病史法的 Double.K 值代入 Hoffer Q 公式(对于眼轴超过 26mm 以上的高度和超高度近视眼,临床病史法所测的值误差较大),而针对资料不全或是无资料的患者,可以采用 Haigis-L 公式,Barrett True-K 法,OCT 法,Obscan Ⅱ或 pentacam 直接测量法,Holladay Ⅱ公式及 Shammas 法。但不管是哪类患者,都应进行多种方法反复比较,选出其中最适合的方法。此外,手术医生在术前应对患者进行充分告知,包括术后有屈光误差,存在人工晶状体置换或双人工晶状体植入的可能。

(四) 后囊膜不完整时人工晶状体的选择

白内障术中若发现晶状体后囊膜不完整或发生晶状体后囊膜破裂,需根据后囊膜的具体情况,选择相应的人工晶状体植入方式。

若术中发生后囊膜破裂,残留后囊膜尚足以支撑后房型人工晶状体,最佳方案是行人工晶状体睫状沟植入,这样人工晶状体稳定性好,创伤小,可有效提高患眼视力。睫状沟植入时,人工晶状体的总直径应为 13~13.5mm,以保证人工晶状体在眼内稳定。相对而言,三片式人工晶状体的襻较细而有弹性,在狭小的空间内可以提供稳定的支撑力,因而睫状沟植入人工晶状体宜选择三片式人工晶状体。可供选择的人工晶状体有 Alcon 公司的 Acrysof MA60AC(图 12-1-30),Cannon staar 公司的 AQ2010V 及 AMO 的 AR40E(图 12-1-31)等。当睫状沟植入人工晶状体时,因植入位置比囊袋内植入位置偏前,植入计划的囊袋内人工晶状体会带来一定程度的近视。若要达到目标屈光度,人工晶状体的度数需按计划囊袋内植入人工晶状体的屈光度大小进行调整。Dubey 等认为,当原计划囊袋内植入的人工晶状体度数 <18D 时,应在原有度数的基础上减 0.5D;当原计划人工晶状体度数在 18.0~25.0D 之间时,应在原有度数的基础上减 1.0D;当眼轴长度 <22mm,计划人工晶状体度数 >25.0D 时,应酌情在原度数基础上减去 1.5~2.0D 再行睫状沟植入。

对于晶状体脱位或外伤后无囊膜支撑的病例,可以选择植入虹膜夹持型人工晶状体或睫状沟缝线或无缝线固定人工晶状体来矫正无晶状体眼状态。由于虹膜夹持型人工晶状体为前房内虹膜固定,因而植入时仍需严格选择适应人群:①前房深度 >3.2mm;②内皮基本健康,数目正常;③有足够健康的虹膜组织支撑虹膜夹型人工晶状体;④未合并葡萄膜炎、无法控制的青光眼、糖尿病性视网膜病变等情况;⑤因存在虹膜

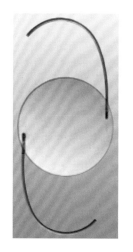

图 12-1-30 Alcon 公司的 Acrysof MA60AC 折叠人工晶状体

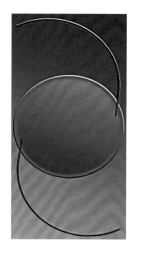

图 12-1-31 AMO AR40E 丙烯酸折叠人工晶状体

脱色素的风险,小梁网功能欠佳者需衡量利弊,谨慎选择。虹膜夹持型人工晶状体相比睫状沟缝线固定的优点包括操作相对简单、手术时间短,发生脱位、偏心或进行置换较容易,眼底并发症相对较少。缺点为:人工晶状体位置前移,增加了角膜内皮丢失的风险;人工晶状体稳定性相对较差;对虹膜有潜在的损伤;目前多为硬质人工晶状体,手术切口大。睫状沟缝线固定人工晶状体在临床中的使用时间更长,在实践中具有肯定的效果。它的适应范围包括单纯囊膜缺失及合并复杂眼前节结构异常如眼外伤导致的严重虹膜组织缺损、广泛的虹膜前粘连或需行角膜内皮移植的病例。由于睫状沟缝线固定的人工晶状体更加符合人体正常的解剖结构,术后患者可以获得更好的视觉效果。相比虹膜夹型人工晶状体,睫状沟缝线或无缝线固定还具有对角膜内皮及虹膜的影响更小、可选择的人工晶状体种类较多、不受虹膜条件的限制等优点。但在另一方面,睫状沟缝线或无缝线固定人工晶状体的手术操作步骤复杂,出现眼内出血、视网膜脱离等严重并发症的风险相对较大。此外,睫状沟缝线固定的潜在隐患——缝线的侵蚀、包埋不当或暴露,可能会造成人工晶状体偏位、脱位或眼内炎。两种手术人工晶状体植入方式各有优劣及适用范围,手术医师应根据患者的具体情况,合理选择手术方式。

(五)儿童白内障人工晶状体的选择

个体出生后,经历了新生儿、婴儿、幼儿及儿童,到达成年,身体各个器官逐渐成熟。眼睛的轴长在 2 岁前增长较迅速,2 岁后到成年逐渐发育至稳定,12 岁后眼球轴长的增长将十分缓慢。对于儿童白内障人工晶状体的植入时机,目前普遍认为,<1 岁的患儿因术后炎症反应较重,且难以确定人工晶状体的度数及大小,不推荐植入人工晶状体;而≥2 岁患儿囊袋大小与成人类似且术后眼部相对稳定,可行人工晶状体植入。随着患儿眼轴不断地增长,会出现 4.0~6.0D 的近视漂移。目前多数专家认为低龄儿童术后应留低度远视,残余的度数通过戴镜矫正,以避免成年后形成高度近视,但也应避免两眼间形成屈光参差;少数专家认为人工晶状体植入后应接近正视,成年后根据屈光改变程度选择屈光矫正手术。关于预留的屈光度目前尚未达成统一,Enyedi 等推荐的术后屈光状态:1 岁 +6.0D,2 岁 +5.0D,3 岁 +4.0D,4 岁 +3.0D,5 岁 +2.0D,6 岁 +1.0D,7 岁正视,8 岁 -1.0~-2.0D;谢立信等认为术后早期应保留的屈光度数 2~3 岁患儿为 +1.0~+2.0D,4~5 岁患儿为 0~+1.0D,6~7 岁患儿为 0~-1.0D,8 岁以上患儿为约 -1.0D。

从材料上来说,目前可折叠的人工晶状体因更好的生物相容性、后发性白内障发生时间相对较晚而更受术者的青睐。囊袋内的人工晶状体植入可选一片式的人工晶状体,而睫状沟植入则推荐三片式人工晶状体。对于伴有葡萄膜炎的儿童白内障,则可选择表面肝素化的 PMMA 人工晶状体,以降低术后的炎症反应。由于儿童的视功能正在发育,快速良好的全程视力对其非常重要。但因多焦点人工晶状体适应证控制较严格,近视漂移可能会导致多焦点人工晶状体不能同步视觉改变,同时后发性白内障及囊袋收缩导致人工晶状体偏位,以及术后需要相当长的学习过程,以上均限制了其在儿童白内障患者中的应用。

(六)伴眼底疾病患者人工晶状体的选择

对于合并眼底病变患者,人工晶状体选择时应注意:在材料上,如患眼为硅油眼或有植入硅油可能,应选择非硅凝胶材料。在形状上,选择大光学部直径便于眼底观察及激光治疗、直角边等预防 PCO 的设计。因 MIOL 和 AMD 患者均为低频对比敏感度受累,衍射型多焦点 IOL 在后续进行眼底手术时术中可能影响术者术野和视觉质量,上述种类 IOL 均不推荐植入。已经合并严重的黄斑病变患者,蓝光滤过型人工晶状体也有可能影响患者的对比敏感度,在使用时应慎重考虑。

(徐 雯 郑广瑛 迟英杰)

第二节 │ 前房型人工晶状体植入术

前房型人工晶状体植入术是将特殊类型的人工晶状体植入前房,以前房角和虹膜作为支撑固位的白内障术后无晶状体眼的矫正方法。与后房型人工晶状体植入术相比,前房型人工晶状体植入术具有手术操作简单、可视性好、植入路径短、手术技巧易掌握等优势。但由于该手术人工晶状体位于前房,非晶状体的生理位置,光学效果和视觉质量差;距角膜内皮近,长期位于前房,对角膜内皮和前房角、虹膜组织均可造成较严重的损伤,远期并发症多。因此,该术式目前并非白内障人工晶状体植入术的主流手术,而是在特殊情况下作为后房型人工晶状体植入术的替代和补充。

一、前房型人工晶状体植入术的进展

(一) 前房型人工晶状体的发展

从 1949 年英国眼科医生 Harold Ridley 在白内障囊外摘除术后把用有机玻璃做成的人工晶状体插入虹膜后而完成第一例人工晶状体植入术至今,人工晶状体先后经历了第 1 代 Ridley 后房型人工晶状体,第 2 代前房型人工晶状体(包括弹性闭合襻人工晶状体,盘状前房型人工晶状体,前房型三脚支撑型人工晶状体,J 型襻人工晶状体,Choyce 前房型硬人工晶状体等),第 3 代虹膜固定型人工晶状体(包括虹膜夹型人工晶状体和虹膜囊型人工晶状体),第 4 代弹性开放襻前房型人工晶状体和后房型人工晶状体。

广义来说,前房型人工晶状体是指人工晶状体位于前房内,可分为房角支撑型和虹膜夹型两大类。在过去很长一段时间,前房型人工晶状体成为缺乏足够后囊膜支撑的 II 期人工晶状体植入的主要选择之一。当时前房型人工晶状体的种类繁多,包括 ORC 11 Stableflex,IOL ab 91Z(Azar IOL,Duluth,GA),Surgidev style 10(Leiske IOL),Surgidev style 10(Leiske IOL),Hessburg,Dubroff Choyce,Novaflex,Kelman flexible 4-point。这些前房型人工晶状体中以闭襻型为主。但是在 20 世纪 80 年代中期,临床证据表明,植入硬性闭襻型前房型人工晶状体后可导致一系列相关的严重并发症,包括角膜内皮丢失引起大泡性角膜病变、术后难治性炎症甚至引起黄斑囊样水肿、房角结构的破坏、周边前粘连、脚襻与房角接触引起纤维化及瞳孔阻滞导致眼内压升高甚至继发青光眼,人工晶状体与虹膜摩擦引起的损伤,以及前房积血等。

前房型人工晶状体设计的不断改善,特别是弹性开襻型前房型人工晶状体及虹膜夹型人工晶状体的出现让前房型人工晶状体重回舞台,也受到一些临床医生的青睐。不同于闭襻型人工晶状体植入后持续不断与房角产生慢性刺激性的摩擦,弹性开襻型的前房房角支撑型人工晶状体有一个脚

襻可以防止对房角的腐蚀以及脚襻的纤维化增生。一般有三个或者四个固定点，这是保持人工晶状体稳定的与房角最小的接触面积。但是在固定点设计的小孔却并不理想，之后的研究发现这就类似微型的闭襻，引起周边前粘连（图12-2-1）。从1983年到1990年被广泛使用的Kelman Omnifit Ⅱ前房房角支撑型人工晶状体中有一个0.5mm直径的小孔设计，之后的临床研究发现纤维色素组织缓慢进入小孔，使得在之后的5~16年中，大部分出现了并发症。此类晶状体往往易于植入，也易于取出，其脚襻部分在取出

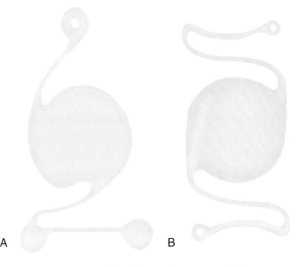

图12-2-1 弹性开襻型前房型人工晶状体

时相对较难滑出，或者滑出时造成过度的组织损伤，所以不管是临床还是病理资料都推荐使用具有良好弧度的Choyce样式的脚襻设计，往往不会被房角粘连完全包围。另一方面，现代前房型人工晶状体的拱形设计仍保留，但是其高度越来越小，使得人工晶状体与角膜可能的接触最小化。设计上的不断改善，让前房型人工晶状体的并发症发生率较以往大大降低。但目前临床上仍可见到因角膜内皮细胞严重丢失所致的前房型人工晶状体取出（尤其房角支撑型发生率0.06%~0.16%）的病例。

常见的前房房角支撑型人工晶状体有：Clemente Optifit 13A，the 351C or 352C（Pharmacia & Upjohn，Kalama-zoo，MI）；Corneal AJPR，S122UV or L122UV（Bausch & Lomb，Claremont，CA）；and AC 260（Ophtec，Groningen，Netherlands）。

常见的虹膜夹型人工晶状体有Artisan虹膜夹型人工晶状体。从1978年虹膜夹型人工晶状体最原始的设计——Iris Claw晶状体开始发展，Artisan虹膜夹型人工晶状体的设计几乎保持不变，直到1997年在人工晶状体的拱形设计和椭圆孔径上有所改善（图12-2-2）。

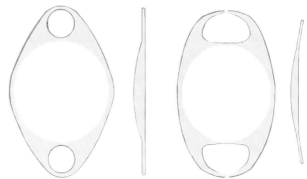

图12-2-2 虹膜夹持型人工晶状体

（二）前房型人工晶状体植入的手术时机

1. 外伤性白内障 对于外伤性白内障术后行白内障摘除及人工晶状体植入的时机一直存有争议。一般根据晶状体皮质情况、炎症反应程度及眼球伤情行Ⅰ期或者Ⅱ期人工晶状体植入。

原则上，外伤性白内障治疗，除晶状体皮质溢入前房引起严重反应，皮质或玻璃体接触角膜，以及继发青光眼等须尽早手术外，应尽可能先予以抗炎治疗1~2周，待炎症得到控制或稳定后再行白

内障摘除,并根据受伤眼的性质、程度和炎症反应情况考虑是否Ⅰ期人工晶状体植入。

一般来说,眼外伤程度较轻,眼内的炎症反应较轻,眼底情况尚可无明显视网膜玻璃体复合损伤者,在炎症控制后,确保晶状体皮质吸除干净后可Ⅰ期植入人工晶状体。Ⅱ期人工晶状体植入适用于眼外伤较重,内眼炎症反应强烈或者有明显的后段损伤者。

对于儿童,尤其是10岁以下处于视力发展关键期的儿童,其发生外伤性白内障时,国内外的意见都较统一,要尽量早期行白内障手术,并且在条件允许的情况下(大部分认为2岁以上的儿童,眼球大小及屈光状态和解剖结构与成人接近),尽量行Ⅰ期人工晶状体植入术,防止单眼形觉剥夺性弱视。

2. 白内障术中后囊破裂,不足以支持后房型人工晶状体睫状沟植入,符合适应证者,可根据术眼的情况决定Ⅰ期或Ⅱ期植入人工晶状体。

(三) 前房型人工晶状体的优缺点

前房型人工晶状体的优点:手术时间短,操作简便,取出或者更换晶状体相对简单,也没有缝线相关的并发症,比如缝线侵蚀眼球壁,持续潜在眼内感染可能等,因为对后段组织扰动小,因此大大减少了眼内出血、黄斑水肿、视网膜脱离等风险。

前房型人工晶状体的缺点:术后角膜内皮细胞计数减少一直是前房型人工晶状体最被关注的问题之一。尽管前房型人工晶状体的形状和类型不断在改进中,但关于内皮细胞丢失的问题一直没有得到很好的解决,在临床应用时,术前角膜内皮细胞计数较少或者前房较浅者禁忌植入前房型人工晶状体。

(四) 前房型人工晶状体的并发症

1. 瞳孔异形呈椭圆是前房型人工晶状体的一个特殊的并发症。无论是房角支撑型还是虹膜夹型都有可能引起。原因是人工晶状体襻支撑在房角,引起轻微的结构改变,使得虹膜后退,瞳孔呈椭圆形。人工晶状体襻夹持在虹膜中周部,若夹持位置不对称或者夹持的虹膜量不均一,都可能会引起瞳孔变形。明显的瞳孔异形易引起眩光。

2. 前房型人工晶状体位于瞳孔的前方,其光学面边缘会产生像差。因此术眼瞳孔的大小与人工晶状体光学部中央的关系是需要术前评估的极其重要的因素之一。一方面,瞳孔的中心与人工晶状体光学部中心有可能不一致。另一方面,在暗环境中,术眼瞳孔直径大于人工晶状体光学部直径,则不宜植入该前房型人工晶状体,因其术后极易出现眩光等主观的不舒适感。

3. 前房型人工晶状体以硬性PMMA材料为主,角膜大切口造成术源性散光。

4. 在临床上,植入前房型人工晶状体后,还可发生色素播散以及色素沉积于人工晶状体表面,大多不影响视力,偶有色素的沉积以及术中出血的红细胞阻塞小梁会引起眼内压升高。

5. 前房型人工晶状体位于虹膜前方,无论是房角支撑型还是虹膜夹型,都需要有虹膜的支撑,当瞳孔运动时,易引起人工晶状体与虹膜的摩擦,从而引起长期的慢性炎症。

6. 植入前房型人工晶状体较严重的并发症是急性瞳孔阻滞性青光眼。由于前房型人工晶状体的光学面阻塞瞳孔,造成房水无法通过瞳孔,积聚于后房,导致眼压升高。术前的激光虹膜周切或者术中的虹膜周切都可以预防瞳孔阻滞性青光眼。

二、开放支脚弹性襻前房型人工晶状体植入术

新型开放支脚弹性襻前房型房角支撑型人工晶状体是在原有的前房型人工晶状体基础上,去除了固定点的小孔设计,进一步减少了粘连的风险。同时,增加了脚襻的成角,扩大并修改了脚襻上的单个支撑点,使得水平的脚襻更薄(图 12-2-3)。

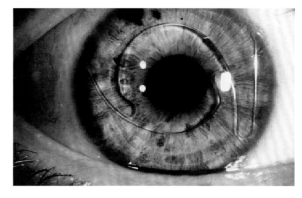

图 12-2-3　开放支脚弹性襻前房型人工晶状体植入术后

(一) 新型的弹性开放襻前房型人工晶状体的优点

1. 一体式的设计使其生物相容性好,在眼内可长期耐受,滚动式抛光工艺使整个晶状体表面非常光滑,大大减少了人工晶状体对眼内组织的刺激。

2. 富有弹性的开放襻不需要精确测量房角间距,也不需要准备不同规格的人工晶状体,襻可保持适当的屈度,不会引起眼球变形。

3. 晶状体襻只与巩膜突呈局部点状接触,晶状体支撑稳定,不会损害房角组织。

4. 襻与光学部有一定度数的拱角,可避免光学部与虹膜表面的接触和摩擦,也尽可能远离角膜内皮,不影响瞳孔的活动,不易引起瞳孔阻滞。

5. 开放支脚弹性襻前房型人工晶状体植入术学习曲线短,初学者易于掌握;人工晶状体容易取出;不涉及缝线相关的并发症;手术操作本身对眼后段骚动极小。

(二) 开放支脚弹性襻前房型人工晶状体的缺点

由于房角支撑型人工晶状体的支撑点与角膜非常接近,植入后 5~10 年引起角膜内皮持续丢失甚至失代偿的病例而最终取出人工晶状体者时有所见。尽管设计上不断改进,但是关于内皮丢失的问题始终没有得到很好的解决,使得近年来此类人工晶状体在临床上的应用大为下降。此外,还有房角损伤,瞳孔阻滞,虹膜脱色素,青光眼加重,慢性炎症的担忧并未完全消除。因此,此人工晶状体在临床上已逐渐被淘汰。

(三) 开放支脚弹性襻前房型人工晶状体的适应证及禁忌证

适应证:①计划性晶状体囊外摘除后房型人工晶状体植入术中后囊破裂范围大、玻璃体脱出、缺乏后囊膜或悬韧带支撑,无法植入后房型人工晶状体者;②无单纯Ⅱ期后房型人工晶状体植入条件者(无足够后囊支撑);③人工晶状体取出后更换;④因晶状体异位或脱位必须行晶状体囊内摘除者。

但是为了保证安全的人工晶状体与角膜内皮距离,植入此类人工晶状体患者的前房深度须大于 3.4mm。禁忌证:①对于术前已有眼压高,前房浅者;②术前已有房角异常者或者虹膜有新生血管或者粘连者;③瞳孔强直散大 >6mm 者;④角膜内皮小于 1 000 个/mm² 者。

(四) 手术方法

术前 30 分钟充分缩瞳,20% 甘露醇静脉滴注降低眼压,球后麻醉后指压眼球使眼压降至 T-1;

在颞侧或者上方做角膜缘隧道切口,直径约5~6mm;缩瞳后,前房注入黏弹剂,将人工晶状体植入前房内,注意人工晶状体的襻不能推挤或钩拉虹膜组织,要保持瞳孔圆形;做周边虹膜切除术后,吸除黏弹剂,缝合切口即可。

三、虹膜夹型人工晶状体植入术

(一) 虹膜夹型人工晶状体的发展史

自从1986年Jan Worst发明Worst-Fechner晶状体后,虹膜夹型人工晶状体的设计经一系列探索和改善,发展到目前最常见的为Artisan虹膜夹型人工晶状体。用于无晶状体眼的Artisan虹膜夹型人工晶状体常见的尺寸为光学部直径5mm,总直径8.5mm,矫正范围在+2.0D到+30.0D。Artisan虹膜夹型人工晶状体夹持于虹膜中周部,因此不影响房角正常生理结构。

对于术前散光较大的无晶状体眼,目前Ophtec公司还研制出了PMMA材料的环曲面Artisan虹膜夹型人工晶状体,用于同时矫正柱镜度数,这类人工晶状体的矫正范围在+12.0D到-20.0D,柱镜矫正范围在1.0D到7.0D。度数的选择按照生产商提供的Van der Heijde公式得到。

虹膜夹型人工晶状体一般被放置于瞳孔前,通过人工晶状体上的小爪(claws)钩在虹膜上来使其固定。当前房浅或有较大面积的虹膜周边前粘连时,人工晶状体无法钳夹于虹膜前表面,或是固定在瞳孔前容易造成角膜内皮丢失。2004年,Brasse等人提出将虹膜夹型人工晶状体植入于瞳孔后,夹持于后房的虹膜上。后亦有临床研究报道了虹膜夹型人工晶状体植入矫正无后囊膜的无晶状体眼。但是循证证据尚不充足,仍需大样本长时间的临床研究。

(二) 适应证与禁忌证

1. 适应证 虹膜夹型人工晶状体植入术常用于外伤、晶状体严重不全脱位或者全脱位者无足够后囊膜支撑的无晶状体眼。

2. 禁忌证 对于人工晶状体植入术前已有角膜内皮计数低、前房深度浅、青光眼、周边前粘连、慢性葡萄膜炎、虹膜或者瞳孔功能异常、视网膜脱离或者增殖性糖尿病性视网膜病变者不宜植入虹膜夹型人工晶状体。

(三) 植入方法(图12-2-4)

1. 前房植入固定镊法 ①在12:00位做一个5.5mm宽的透明角膜隧道主切口,在3:00和6:00方向做1.6mm的穿刺口;②注入缩瞳剂,辅以黏弹剂扩大操作空间和保护内皮;③将人工晶状体从主切口处垂直植入,并调整晶状体至理想的位置(一般襻的位置在3:00和9:00位置),确保晶状体光学区对准瞳孔中央;④然后一手通过主切口插入植入镊,紧紧抓住人工晶状体的光学面边缘使之固定不动,另一手从穿刺口插入固定镊,从人工晶状体"爪型襻"的缝隙中抓起周边部分虹膜轻轻向上提起,同时第一只手用植入镊将人工晶状体爪型襻轻轻向下压在虹膜折叠处,然后松开固定镊,人工晶状体爪型襻会紧紧抓住虹膜折叠部分,以实现人工晶状体的固定,同法固定对侧襻;⑤可在术后或开始手术时做周边虹膜切开术或虹膜切除术,以避免术后瞳孔阻滞,同时也可以防止虹膜脱出;⑥吸除黏弹剂后BSS液重建前房,应用10-0的尼龙线缝合切口防止渗漏[图12-2-4 4(A)]。

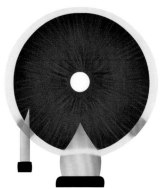

1. 做主切口及角膜穿刺口

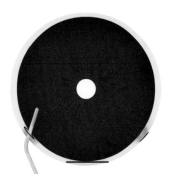

2. 注入缩瞳剂、高黏度黏弹剂

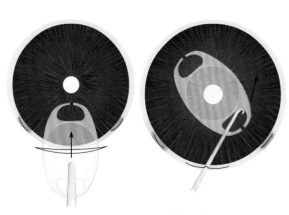

3. 植入人工晶状体并调位

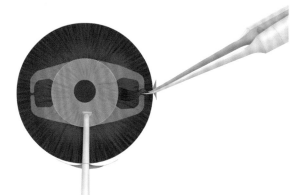

4（A）人工晶状体植入（固定镊）

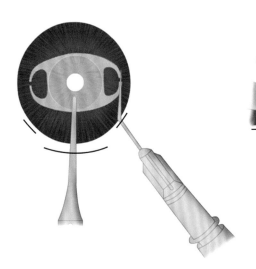

4（B）人工晶状体植入（固定针）

图 12-2-4　虹膜夹持型
人工晶状体植入术

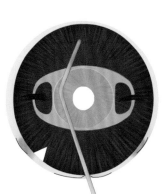

5. 周边虹膜切开（除）术、
吸除黏弹剂、缝合切口

2. 前房植入固定针法 ①在 12:00 方位做一个 5.5mm 宽的透明角膜隧道主切口,在 2:00 和 10:00 方向做 1.2mm 的穿刺口;②注入缩瞳剂,辅以黏弹剂扩大操作空间和保护内皮;③将人工晶状体从主切口处垂直植入,并调整晶状体至理想的位置(一般襻的位置在 3:00 和 9:00 位置),确保晶状体光学区对准瞳孔中央;④用非主手将虹膜固定针插入第一个穿刺口,通过主切口插入植入镊,紧紧抓住光学面边缘,当植入镊安全抓住晶状体时,用固定针将少量虹膜组织折起,在想要固定的部位做倒钩动作,用针抓住虹膜的折叠部,同时将它往人工晶状体的爪型襻的缝隙上轻压,这样就抓住了虹膜组织;⑤将固定针递交另一手,而后相同方法对第二襻做相同操作[图 12-2-4 4(B)],在操作过程中要保持人工晶状体位置居中;其后操作同固定镊法。

(四) 并发症

与所有的前房型人工晶状体相似,虹膜夹型人工晶状体的植入也会加速角膜内皮丢失的进程。特别在术后 2 年的随访中,角膜内皮丢失率高达 14.2%,明显高于自然的角膜内皮丢失率。因此术前必须严格控制适应证,对于浅前房、角膜内皮计数低、眼部瘙痒患者应禁忌植入虹膜夹型人工晶状体。

虹膜夹型人工晶状体夹持固定于虹膜,可能引起少数虹膜脱色素变化。一般仅术后早期出现夹持部位的虹膜轻度脱色素,且症状较轻微,多为暂时性,且不影响视力。极少有虹膜粘连、穿孔、变性坏死等严重并发症。研究表明虹膜造影结果显示晶状体脚襻没有影响虹膜的血液供应,虹膜血管没有荧光渗漏,推测虹膜脱色素是手术操作引起的。因此术中操作应轻柔,避免反复刺激虹膜,以减少虹膜脱色素。

虹膜脱色素,导致色素沉积有可能影响小梁网的功能,导致术后眼内压升高,该并发症发生率较低,且往往与个体小梁网功能退化有关。因此,对于有色素性或者假性囊膜剥脱性青光眼既往史的病例不应选用虹膜夹型人工晶状体。

虹膜夹型人工晶状体夹持虹膜组织的量不一致或者夹持点不对称会引起术后瞳孔变形、人工晶状体的偏位甚至脱位。建议对称地夹取 1.5~2.0mm 虹膜组织,保证人工晶状体位置的稳定。

因虹膜夹型人工晶状体植入术操作简便,手术时间短,对后段扰动少,因此后段严重并发症发生率低。

(五) 虹膜夹型人工晶状体植入术的优势

国内外的临床研究报道都肯定了虹膜夹型人工晶状体(主要指 Artisan)具有良好的有效性及安全性。虹膜夹型人工晶状体的手术操作相对简便,手术所用时间也较短,术后视力提高明显,对眼部组织包括球结膜、巩膜尤其是后节结构的骚扰少,更大程度上减少了组织损伤,降低了术中并发症的发生率,并且术者的学习曲线短,更易于推广和应用。

虹膜夹型人工晶状体植入术的整个手术操作在前房中进行,其术中相关并发症多为虹膜相关并发症,黄斑囊样水肿、玻璃体积血、脉络膜脱离等眼底严重并发症发生率相对较少。

人工晶状体植入的位置对患者术后的视觉质量影响很大。虹膜夹型人工晶状体术后大多能保持良好的中心定位,对于矫正屈光不正提供了良好的保障。即使出现晶状体的偏位或者脱位也相对容易处理,可以取出、重新调整位置或者进行置换。

对于外伤性的无后囊膜支撑的无晶状体眼,常合并虹膜损伤导致的瞳孔不规则、偏位。虹膜夹型人工晶状体的光学区可以根据瞳孔的位置进行微调,有效减少眩光,改善术后的视觉质量。

再者,眼外伤常易继发青光眼,若术眼有抗青光眼滤过手术的需要,球结膜和巩膜条件非常重要。虹膜夹型人工晶状体植入的手术方式保护了球结膜和巩膜的完整性,对已行或拟行抗青光眼滤过手术者的无后囊支撑的无晶状体眼提供了一种选择。

(六) 虹膜夹型人工晶状体植入术的不足及缺点

虹膜夹型人工晶状体植入术最大的不足就是角膜内皮的丢失,继而引发角膜内皮细胞失代偿。Güell 等人报道植入虹膜夹型人工晶状体 1 年内角膜内皮丢失率为 7.78%,在植入后 36 个月内角膜内皮丢失率为 10.9%。表明了虹膜夹型人工晶状体的植入确实存在增加角膜内皮丢失的风险,因此对于角膜内皮计数不符合最低要求或者有进行性角膜内皮病变以及前房深度不满足最低要求者均不能植入该人工晶状体。另外,在慢性结膜炎,眼部瘙痒等患者中,因频繁揉眼可能引起角膜内皮与人工晶状体的接触、摩擦,继而加速角膜内皮的丢失,使得虹膜夹型人工晶状体在该类人群中的应用受到限制。

其次,虹膜夹型人工晶状体依靠脚襻夹持于虹膜中周部固定,虹膜缺损范围过大或者虹膜萎缩者,无法提供足够的虹膜夹持量,不能植入此类人工晶状体。

最后,鉴于人工晶状体对角膜内皮和对虹膜距离的要求,人工晶状体的度数也受到一定限制,对无晶状体眼屈光状态的矫正范围受限。

无后囊支撑的无晶状体眼接受前房型人工晶状体植入,除了上述几类较常见的人工晶状体外,还有一些临床上应用较少的人工晶状体植入方法曾被报道。

四、前房型人工晶状体虹膜支撑固位法

人工晶状体虹膜支撑固位法分为两种。一种是将人工晶状体缝于虹膜上。一种是将人工晶状体的脚襻插于周切孔中固定。

(一) 人工晶状体虹膜缝线固定法

该方法的技术要求相对简单,主切口较小,避免了缝线与硬性的 PMMA 材料接触摩擦后引起的远期的缝线破坏。因中周部虹膜较稳定,做虹膜缝线时较容易,而且虹膜放射状血管管径较细小,不易引起出血。手术步骤如下:

1. 术前 30 分钟充分缩瞳,20% 甘露醇静脉滴注降低眼压,球后麻醉后指压眼球使眼压降至 T-1。

2. 在 9:00 位做 3.2mm 角膜主切口,在对侧做角膜穿刺口。

3. 前房内注入氯化乙酰胆碱缩瞳,1% 透明质酸钠黏弹剂填充并加深前房,防止虹膜的移位以及瞳孔扩大。

4. 必要时做玻璃体切除。

5. 从 9:00 位主切口用人工晶状体镊将人工晶状体折叠后(图 12-2-5A)放入前房(图 12-2-5B),使得脚襻通过瞳孔,进入后房,而光学部在虹膜平面。

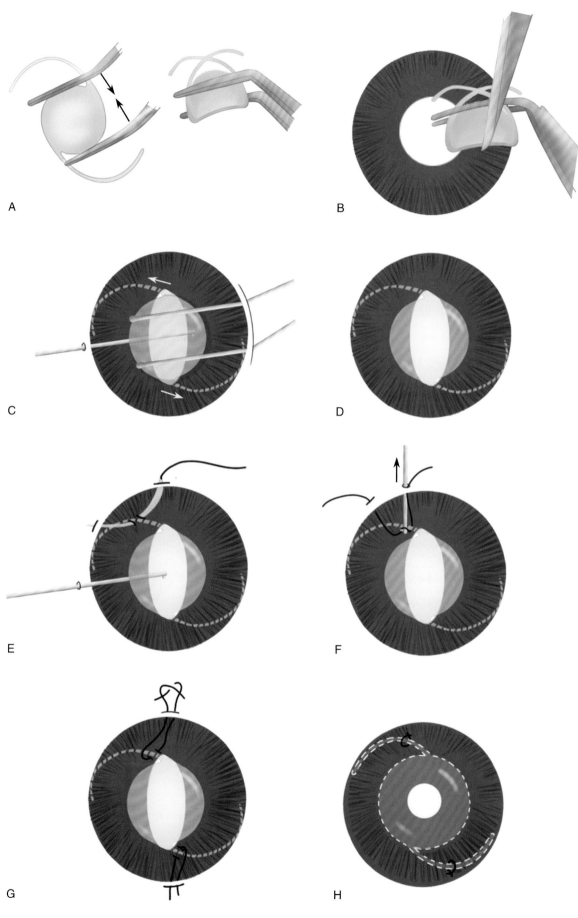

图 12-2-5　人工晶状体虹膜缝线固定法

6. 将虹膜恢复器从穿刺口放入,置于人工晶状体光学部下方后,慢慢展开人工晶状体,虹膜恢复器将人工晶状体光学部稳定地支撑在虹膜平面(图12-2-5C),当脚襻在瞳孔后方完全展开后,使得人工晶状体光学部夹持在瞳孔区(图12-2-5D)。

7. 改良的McCannel缝线用来固定人工晶状体,即一根穿着10-0聚丙烯线的长弯针,从周边部穿过角膜、周边虹膜,于后方绕过人工晶状体襻,再通过虹膜及角膜穿出(图12-2-5E),此时在人工晶状体襻上方做穿刺口,将缝线从穿刺口钩出(图12-2-5F),打单结。其余的脚襻也用同样的方法初步固定(图12-2-5G)。

8. 用人工晶状体调位钩将人工晶状体放入虹膜后方(图12-2-5H)。

9. 此时将轻轻拨动虹膜使其平整,使得瞳孔保持圆形,并再在前房注入氯化乙酰胆碱使得瞳孔缩小。

10. 固定好人工晶状体后,重新调整光学部位置,使其居中且不倾斜,将固定人工晶状体襻的缝线打结系紧。

11. 清除前房内的黏弹剂。

12. 缝合主切口,平衡盐溶液恢复前房后,水密切口。

用周边虹膜作为支撑固定人工晶状体虽然避免了做巩膜缝线通道,术后也不会形成外露的缝线,但是通过角巩缘切口植入虹膜缝线支撑固定的人工晶状体的技术要求较高。国外报道亦采用Siepser滑结来固定人工晶状体襻与虹膜,以避免额外的前房穿刺及对虹膜的过度牵拉。缝线从周边部穿过角膜、周边虹膜,于后方绕过人工晶状体襻,再通过虹膜及角膜穿出后,此时无须再做穿刺口,而是去除缝针,用虹膜钩或者人工晶状体调位钩从一侧的缝线口进入前房,钩住前房内的缝线,拉出一个回环,通过缝线口拉出眼外,将同一缝线口的眼外残留缝线穿过这个回环,慢慢拉缝线两端,将打出的结拉进眼内,打于虹膜上,如此重复打2~3个结,系紧。同样的方法固定其他人工晶状体襻。最后用Vannas剪通过角膜穿刺口进入前房内,剪掉多余缝线。

当然,该技术也并非临床上广泛使用的无晶状体眼人工晶状体植入术的选择。该植入术后出现虹膜摩擦,色素播散,慢性炎症,进展性的周边前粘连形成,甚至因为没有后囊支撑,人工晶状体在术中或者术后掉进后部玻璃体腔的一系列并发症仍成为临床医师关注的重要问题,因临床研究资料较少,其远期效果和安全性仍需长期和大样本量的观察。

(二) 人工晶状体的脚襻插于周切孔中固定法

该固定法报道较少,国内有临床医生报道用兔眼尝试将一片式可折叠后房型人工晶状体植入前房内。人工晶状体的两个襻插于虹膜根切口内,以此固定人工晶状体。该手术方法过程简单,不需要缝线,数分钟即可完成,也不同于房角支撑型人工晶状体,不损伤房角,不影响小梁网功能,且位置更靠后,发生角膜内皮细胞失代偿的可能较小。晶状体插于周切孔中也基本稳固,不易发生脱位。本身存在的虹膜根切口能有效防止瞳孔阻滞性青光眼,后房型可折叠人工晶状体通过小切口植入,对眼球的损伤更小。在报道的兔眼中未出现人工晶状体脱位、角膜内皮细胞失代偿及青光眼等并发症,也没有明显的炎症反应。

而在国外已有将此法用于病人的临床报道。早在2006年,土耳其已经有眼科医师用此法。但

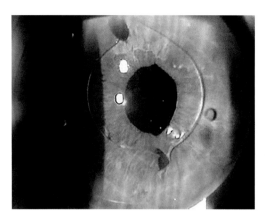

图 12-2-6 人工晶状体的脚襻插于周切孔中固定法

是国内鲜有用于人眼的报道。

利用虹膜周切孔作为人工晶状体支撑固定的方法（图 12-2-6），可用于白内障摘除术中出现后囊膜破裂导致无法植入后房型囊袋内植入式人工晶状体，也可以用于无后囊支撑的无晶状体眼的 II 期人工晶状体植入。其手术步骤为：

1. 术前 30 分钟充分缩瞳，20% 甘露醇静脉滴注降低眼压，球后麻醉后指压眼球使眼压降至 T-1。

2. 如有前段玻璃体嵌顿或脱出者，先彻底清除嵌顿的前段玻璃体。

3. 缩瞳后，在 7:00 位和 1:00 位的虹膜中周部做两个虹膜周切口。

4. 人工晶状体植入前房后，脚襻通过虹膜周切口插入后房。

5. 水密切口。

在 Kükner 等人报道的平均 2 年多的随访中，并发症较少。术中虹膜周切时有时可发生前房积血，但都是短暂性的。术后角膜水肿均为手术切口引起，5~7 天后均消退，并无后遗症。术后脚襻移位发生率极低，在 33 只术眼中只发生了 1 例。33 只眼中有 6 只眼发生了轻微的瞳孔变形。随访期间没有发现角膜内皮细胞失代偿水肿、虹膜萎缩、葡萄膜炎、角膜与人工晶状体的接触以及视网膜脱离。

植入的人工晶状体可以是硬性的 PMMA 材料，也可以是可折叠的一片式的人工晶状体。但是由于术后一部分 PMMA 材料的人工晶状体植入后出现了瞳孔阻滞，需要 Nd:YAG 激光虹膜周切解除瞳孔阻滞，所以还是推荐使用可折叠材料。

2007 年，同样是一位土耳其眼科医师报道了一例将人工晶状体植入固定在 5:00 位和 11:00 位两个方向的虹膜周切孔中，术后随访期内角膜透明，眼压正常，并未发现并发症。

虹膜周切口支撑固定的人工晶状体植入术为无后囊膜的无晶状体眼植入人工晶状体提供了一个选择。但因只有个别报道，其临床研究资料过少，因此还需要临床上大量的样本更长时间的观察来证实其有效性和安全性。

（徐 雯　申屠形超　郑广瑛　迟英杰）

第三节 ｜ 后房型人工晶状体植入术

人工晶状体作为机械屏障，可阻止玻璃体前移、防止血管活性物质向后扩散，使得与虹膜-睫状体炎性相关的并发症减少。后房型人工晶状植入术最符合晶状体自然的生理位置，位于瞳孔后方，光学效果好，物像放大率仅 1%~2%，对眼内组织如：角膜、虹膜、前房角结构等损伤最轻，不干扰瞳孔的正常生理活动，对房水的循环无阻碍，能获得良好的视觉效果。目前是白内障摘除术后矫正无晶状体眼、提高视功能的一种主流手术方法。

后房型人工晶状体植入术在外伤性白内障手术中也是常采用的一种安全、有效的植入方法。在外伤性白内障术中后房型人工晶状体植入的方法有以下几种:①后房型人工晶状体囊袋内植入术;②后房型人工晶状体睫状沟植入术;③后房型人工晶状体睫状沟缝线固定术;④后房型人工晶状体睫状沟无缝线固定术;⑤背驮式人工晶状体植入术。在外伤性白内障摘除联合后房型人工晶状体植入术中,抑或选择哪种植入方法,应根据眼部损伤的情况具体问题具体分析。其结果依据外伤所涉及的眼部解剖结构:如角膜、前房、房角结构、虹膜瞳孔形态、晶状体囊袋的完整性和居中性及悬韧带离断范围等临床特点来选择合适的人工晶状体和植入方法,以保证手术的安全性和术后远期的视觉效果。

一、后房型人工晶状体囊袋内植入术

后房型人工晶状体囊袋内植入是白内障摘除联合人工晶状体植入术中最理想和最安全有效的手术方法。与前房型人工晶状体相比,后房型人工晶状体囊袋内植入更接近晶状体的生理位置,有较好的光学效果,并且远离角膜内皮细胞和小梁网,并发症少;同时,还可以提供一个机械屏障,阻止玻璃体脱出和眼前节血管活性物质向眼后节的扩散,避免引起黄斑囊样水肿或视网膜脱离等并发症,因此,是后房型人工晶状体植入术中主流的手术方法。

(一) 手术概念和设计原理

由于外伤导致的晶状体浑浊,但晶状体囊袋完整、悬韧带健康,经过环形撕囊、超声乳化吸除手术后保留一个前囊孔边缘规整的囊袋,人工晶状体植入囊袋内固位;或前、后囊中央有小的破孔,通过撕囊镊或玻切头将前、后囊的破孔修剪成前大后小的双撕囊孔,并把人工晶状体植入到双撕囊孔的囊袋内;或部分悬韧带离断致晶状体不全脱位,通过植入囊袋张力环保持囊袋的居中性,人工晶状体植入囊袋内,以确保人工晶状体长期的居中性和稳定性。

(二) 手术适应证和禁忌证

1. 适应证

(1) 伴有角膜、虹膜不同程度损伤的外伤性白内障;

(2) 外伤性白内障,晶状体囊袋和悬韧带无异常者;

(3) 因锐器穿通伤导致晶状体前、后囊破裂,其位置位于中央区,未涉及晶状体囊袋周边和悬韧带者;

(4) 外伤性白内障伴有晶状体悬韧带的离断,离断的范围不超过 3 个象限者。

2. 禁忌证

(1) 外伤性白内障伴晶状体悬韧带离断,其范围超过 3 个象限或完全离断者;

(2) 外伤性白内障伴晶状体前、后囊较大范围破裂,无法通过手术的方式修剪成居中的双撕囊孔者。

(三) 手术步骤

手术步骤同常规白内障超声乳化联合人工晶状体植入术,其不同之处主要从晶状体囊袋完整性和囊袋居中性两方面评估是否可以行人工晶状体囊袋内植入术。

1. 晶状体囊袋的完整性主要常见以下三种情况。

（1）钝挫伤所致的外伤性白内障晶状体囊袋完整者,按常规白内障超声乳化联合人工晶状体植入手术操作步骤。

1）做透明角膜切口或角膜缘隧道切口和侧切口;

2）前房内注入黏弹剂,前囊连续环形撕囊,直径约 5~5.5mm;

3）应用 BSS 液行水分离或水分层;

4）超声乳化吸除晶状体核及皮质并抛光后囊;

5）前房及囊袋内注入黏弹剂,应用折叠镊或推注器将后房型人工晶状体植入囊袋内,并调整人工晶状体于囊袋内居中固位;

6）BSS 液置换前房及囊袋内的黏弹剂,重建前房达水密。

如果患眼术前检查情况符合屈光性白内障手术的条件,也可根据患者的主观视觉需求选择功能性人工晶状体,如:多焦点、区域折射、散光矫正等人工晶状体植入囊袋内以达到更好的功能性视觉效果(图 12-3-1)。

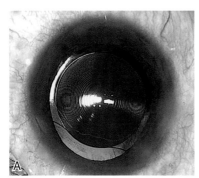 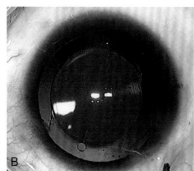 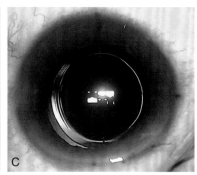

图 12-3-1　功能性 IOL 植入术

A. 三焦点 IOL 植入囊袋内;B. 双焦散光 IOL 植入囊袋内;C. 散光 Toric IOL 植入囊袋内。

（2）眼球锐器穿通伤导致的晶状体前囊破裂者,破孔位于前囊中央,破裂的范围长径小于 5.0mm,经撕囊镊撕囊或应用 25G 玻切头将前囊破孔修剪成直径 5.0~6.0mm 的近似圆形的囊孔,可选择囊袋内植入的人工晶状体,其操作步骤同上述。

（3）部分由于外伤或并发症导致的晶状体前、后囊破裂,但破孔位于前后囊的中部(如较小的异物穿通道、较细的锐器穿孔伤等所致)或超声乳化术中后囊破裂(破孔直径≤3mm,)者,前囊破孔经撕囊镊环形撕囊或应用 25G 玻切头将其修剪成直径 5.0~6.0mm 近似圆形的囊孔;后囊破孔修剪成直径 3.5~4.0mm 的近似圆形的囊孔,囊袋的赤道部是连续完整的,也可选择后房型人工晶状体植入双撕囊孔的囊袋内固位(图 12-3-2),操作步骤亦同上述。但是在此过程中要注意低流量、低灌注,防止植入的人工晶状体从后囊孔滑落入玻璃体腔内。

2. 晶状体囊袋的居中与否取决于晶状体悬韧带的完整和健康。眼球钝挫伤或超声乳化术中致悬韧带出现部分离断,使晶状体向悬韧带离断的对侧偏移,在选择人工晶状体时应考虑和评估晶状体囊袋的居中性,主要常见于以下几种情况。

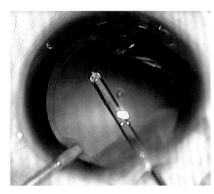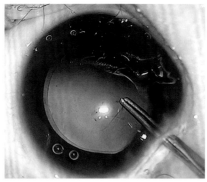

图 12-3-2　双撕囊孔

（1）若术前或术中发现晶状体悬韧带离断范围≤90°（即 1 个象限），而囊袋居中性及稳定性尚好，此时为保持囊袋的稳定及人工晶状体的居中性，常选择支撑性较好的大"C"襻三体式人工晶状体（两襻端距 13mm），植入囊袋后将一襻顺时针方向旋转至悬韧带离断处固位，大"C"襻可支撑离断的晶状体赤道部达睫状沟，把囊袋展平（图 12-3-3）。

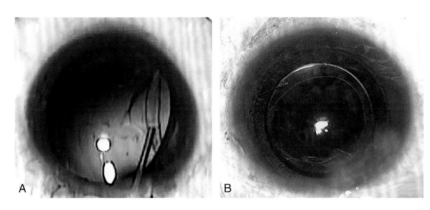

图 12-3-3　悬韧带离断一个象限时大"C"襻 IOL 植入

A. 悬韧带离断范围小于 90°；B. 选择大"C"襻 IOL 植入，使卷曲的囊袋赤道部展平。

（2）若术前或术中发现晶状体悬韧带离断范围大于 90°而小于 180°（即 2 个象限）时，应根据术前测量的角膜缘及睫状沟的水平径大小选择合适直径的囊袋张力环植入以辅助囊袋的居中性（图 12-3-4）。如囊袋张力环植入后，晶状体囊袋展平且居中性良好，可选择一体式囊袋内固位的人工晶状体；如囊袋张力环植入后，晶状体囊袋展平但居中性不好，可选择大"C"襻三体式人工晶状体，一襻支撑在悬韧带离断处，可保持囊袋及人工晶状体的长期居中性和稳定性。

（3）若术前或术中发现晶状体悬韧带离断范围大于 180°而小于 270°（即 3 个象限）时，应在囊袋拉钩的辅助下，选择白内障超声乳化＋复合式囊袋张力环植入；如果术前或术中玻璃体脱出，还需联合前段玻璃体切除术；然后应用 10-0 聚丙烯缝线将张力环的辅助钩缝合固定在悬韧带离断处中部对应的睫状沟，使晶状体囊袋能够保持居中位，此时可选择囊袋内固位的人工晶状体植入。如果没有复合式囊袋张力环，可以植入单纯式囊袋张力环，人工晶状体植入囊袋后，应用 10-0 聚丙烯缝线双针从囊袋赤道部"褥式骑跨"张力环将其缝合固定在悬韧带离断处中部对应的睫状沟，使囊

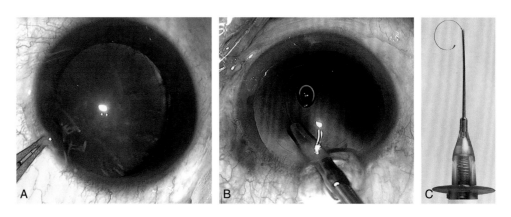

图 12-3-4　植入推注式囊袋张力环

袋保持居中位。此部操作应注意的是:人工晶状体囊袋内植入后,应用低灌注、低流量、低负压完成前房及囊袋内的黏弹剂的清除;然后在需要缝合张力环的部位,应用少量内聚性黏弹剂把囊袋张开,看清张力环后,再应用 10-0 聚丙烯缝线双针从眼内"骑跨"张力环从睫状沟穿出至角膜缘后预制好的隧道切口内(图 12-3-5)。

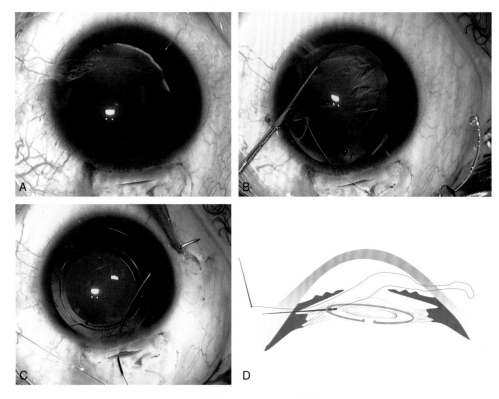

图 12-3-5　囊袋张力环植入后睫状沟缝合固定

(四) 术中并发症及处理

1. **撕囊孔偏心或放射状撕裂**　在手术过程中,初学者常见的并发症是撕囊孔偏心或向周边放射状撕裂。

(1) 产生原因:主要是因为浅前房、后房压力高,晶状体前囊凸起;过熟期白内障皮质液化使晶状体膨胀、体积增大、囊膜张力高,眼底红光反射差;外伤性白内障前囊破裂,破孔靠周边无法完成居中的连续环形撕囊等。

(2) 预防方法:首先要查找原因,解除浅前房和后房压力高的因素:如患者过度紧张仰头憋气;睑裂小,眼窝深,开睑器大压迫眼球;肥胖、短颈患者,仰卧位时胸腹腔压力增高,上腔静脉回流受阻致眶压增高;或术前患者即存在浅前房、短眼轴,散瞳后眼压升高等。术前准备时应让患者采用仰卧头平位,头部稍垫高,使患者的眼部与下颌处在同一个平面上,避免紧张时仰头、憋气使后房压力增高;如为小睑裂、深眼窝者,应选择儿童用的开睑器,避免压迫眼球,必要时球后注射 2mL 利多卡因使眼球浮起,同时放松眼外肌对眼球的挤压;或局麻下将外眦角剪开 0.5~1cm(术后不必缝合,可很快自行愈合),既扩大术野又可减轻对眼球的压力;术前浅前房者,散瞳前先静滴 20% 的甘露醇 250mL,避免散瞳后眼压升高,切口前可间断指压软化眼球,使眼压降至 T-1。

(3) 处理方法:①如果术中发生撕囊孔偏心,可在人工晶状体植入术后再二次撕囊,将囊袋孔边缘较宽的一侧撕除,避免挤压人工晶状体光学部,使人工晶状体偏位。方法:黏弹剂加深前房,在撕囊孔较宽的对侧角膜缘周边便于操作的地方做一侧切孔,从此孔伸入囊膜剪,做一与囊孔边缘呈锐角、长约 1mm 的切口,再用撕囊镊将此处锐角瓣反折拉起,将过宽的囊膜边缘近圆形撕除(图 12-3-6),人工晶状体双襻避开囊孔边缘较窄的方向固位;②如果术中发现撕囊偏离拟定的轨迹向周边放射状撕裂时,应立即停止手术,应用内聚型黏弹剂加深前房,然后改用牵张撕囊法将撕囊轨迹拉回至晶状体中周部,再完成环形撕囊;如改用牵张撕囊法也无法将撕囊轨迹拉回,并继续向周边

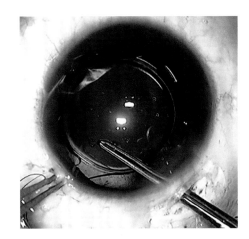

图 12-3-6　撕囊孔偏心 IOL 植入术后二次撕囊

放射者,应从撕囊孔放射状撕裂的对侧方便操作的部位做角膜周边侧切孔,从此孔进入囊膜剪在囊膜较宽的地方做一与撕囊孔边缘呈锐角的切口,然后再用撕囊镊从相反的方向做环形撕囊,使撕囊瓣的末端与放射状撕裂处相衔接,形成连续的边缘,避免继续向周边放射状撕裂,伤及悬韧带及后囊。

(4) 过熟期白内障:晶状体皮质溶解并吸水膨胀,撕囊前应用吲哚菁绿行前囊膜染色,再用内聚型黏弹剂压平前囊中央,然后用 1mL 注射器针头从前囊中央刺破,从此孔伸入 25 号钝针头抽吸液化的皮质,减轻囊袋内的压力,然后再用撕囊镊做环形撕囊;如撕囊轨迹仍有向周边放射的倾向时,应将撕囊轨迹改为先小于 4.0mm,然后逐环扩大至 5.5mm 完成环形撕囊(图 12-3-7);或将撕囊轨迹改为 4.0mm,完成核的超声乳化吸除、清除皮质,人工晶状体囊袋内植入后,再行二次撕囊,使撕囊孔直径达 5.5mm。顺利完成此步操作的前提是晶状体核的硬度在Ⅲ级以下,如为硬核白内障在较小撕囊孔的情况下操作,易导致劈核、转核困难及发生后囊破裂、悬韧带离断等相关并发症。

2. 人工晶状体偏心和倾斜　在人工晶状体植入的过程中,如果人工晶状体植入囊袋后,光学部向某一个方向偏位,无论怎样旋转方向,人工晶状体均无法居中固位,这种现象称之为人工晶状体偏心;另一种情况是人工晶状体植入囊袋后向某一个方向偏位,并在偏位一侧光学部的边缘与对

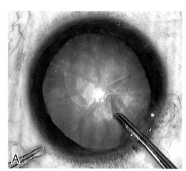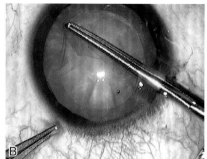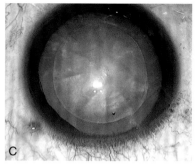

图 12-3-7　过熟期白内障吲哚菁绿前囊染色后撕囊

侧不在同一水平面,这种现象称之为人工晶状体倾斜。有研究表明,人工晶状体偏心 >0.4mm、倾斜 >7° 术后即可产生视觉质量问题,尤其是对非球面人工晶状体和功能性人工晶状体影响较大。人工晶状体偏心和倾斜产生的原因主要是因术中瞳孔小,不易散大,视野不清,在人工晶状体植入过程中未及时发现囊袋的异常情况所致。

（1）人工晶状体偏心

1）产生原因:人工晶状体偏心常由于人工晶状体一襻植入囊袋内,另一襻植入睫状沟,使人工晶状体向植入睫状沟一侧偏位,但偏心的量一般不超过 2.0mm。主要原因是撕囊孔偏心或在超声乳化的过程中囊袋在某个方向放射状撕裂,人工晶状体的一襻在植入的过程中从撕囊孔边缘较窄的地方或在囊袋放射状撕裂的地方滑出囊袋至睫状沟所致。

2）处理方法:首先散大瞳孔,前房内应用 1/10 000 的肾上腺素或内聚型黏弹剂扩张,必要时应用虹膜拉钩或瞳孔扩张器,扩大瞳孔后看清囊袋的情况,将人工晶状体双襻植入囊袋,顺时针方向旋转将人工晶状体襻避开囊袋较窄或放射状撕裂处固位,同时将囊袋边缘较宽处进行二次撕囊,以免对人工晶状体光学部产生挤压;经过处理仍不能居中固位者,应将人工晶状体双襻从囊袋内调出来行睫状沟固定,如人工晶状体双襻的端距短,睫状沟固位仍不能居中者,应更换大"C"襻或"L"襻人工晶状体睫状沟固位;同时人工晶状体屈光度也应作适当的调整。

（2）人工晶状体倾斜

1）产生原因:常由于术前或术中晶状体悬韧带在某一方向离断而没有被发现,人工晶状体双襻未完全植入囊袋内,一襻从悬韧带离断处脱出滑向周边玻璃体腔,此时人工晶状体光学部会产生严重偏位 ≥2.0mm,并在悬韧带离断侧向下倾斜,如不及时处理,人工晶状体有滑入玻璃体腔内的风险。

2）处理方法:迅速应用内聚型黏弹剂加深前房,把人工晶状体光学部压平,然后再应用弯头平角人工晶状体植入镊夹持人工晶状体的一襻将其拉入前房,检查悬韧带离断的范围,如果悬韧带离断范围 ≤1 个象限,应用黏弹剂填充囊袋,将人工晶状体植入囊袋内,顺时针方向旋转使一襻支撑在悬韧带离断处,观察人工晶状体光学部是否居中;如仍不能居中,应更换大"C"襻睫状沟固定的人工晶状体放入囊袋内,将一襻旋转至悬韧带离断处,使该处囊袋周边被顶至睫状沟固位。如果悬韧带离断范围 ≥1 个象限者,应选择植入囊袋张力环以辅助囊袋居中,然后将人工晶状体植入囊袋内。如果没有囊袋张力环,应选择人工晶状体睫状沟缝线固定。

3. 晶状体后囊破裂　是初学者常见的手术并发症（图 12-3-8）。

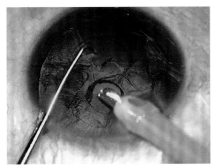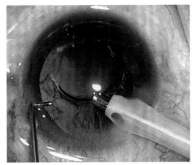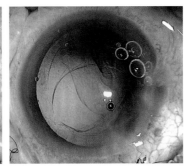

图 12-3-8　超声乳化术中后囊破裂

（1）产生原因：撕囊孔发生放射状撕裂，损伤晶状体悬韧带及后囊；或反向撕囊的末端未与放射状撕裂处相连形成一连续的边缘，而是存在有小的切迹，在超声乳化、I/A 和人工晶状体植入的任何过程中均可引发囊孔边缘切迹向周边放射状裂开，并通过悬韧带撕裂后囊；此外，超声乳化手术过程中前房浪涌，超乳针头损伤后囊，在后囊上形成一边缘不规则的穿孔。

（2）处理方法：首先检查后囊破裂的部位和范围，有无玻璃体的脱出。人工晶状体植入的方法应从以下几种情况来考虑：①如果后囊破裂孔小且在中央部位，且无玻璃体脱出时，应将黏弹剂从侧切孔处注入前房压平后囊之后，再退出超乳针头，防止突然前房变浅使后囊破孔扩大或完全撕裂。然后应用黏弹剂从后囊孔处压平注入玻璃体前界膜，完成后囊孔近似 4.0mm 的环形撕囊，人工晶状体可植入双撕囊孔的囊袋内固位；如果后囊孔内有玻璃体脱出，应联合应用前段玻璃体切除术（干切技术），之后完成后囊的环形撕囊，人工晶状体仍可植入囊袋内；②如果后囊破裂孔较大且伴有玻璃体脱出，但前囊撕囊孔完好存在，且前囊孔周边有约 3.0mm 宽的囊膜边缘，可先行前段玻璃体切除术，然后选择睫状沟植入的人工晶状体（注意调整屈光度）植入后房睫状沟固位；③如果前囊放射状撕裂，使部分悬韧带离断并导致后囊破裂、玻璃体脱出时，应先行前段玻璃体切除术，然后选择后房型睫状沟植入的人工晶状体双襻巩膜缝线固定或选择大"C"襻三体式人工晶状体睫状沟无缝线巩膜固定术。

4. 晶状体核及碎块坠入玻璃体腔

（1）常见原因：是术中后囊破裂未及时被发现，使晶状体核或碎块在超乳灌注流量压的作用下坠入玻璃体腔，是超声乳化术中严重的并发症。

（2）处理方法：如果小块碎核坠入玻璃体腔，浮在前段玻璃体中，应采用干切技术将核碎块切除；如果较大晶状体核块坠入玻璃体腔，由于重力作用加之水流冲击很快沉到视网膜面上。此时应关闭角膜缘切口，采用平坦部三通道入路行后段玻璃体切除术将其清除。人工晶状体的植入参考上述"晶状体后囊破裂"的处理方法。

5. 后弹力层脱离　是超声乳化术中较少见的并发症（图 12-3-9）。

（1）常见原因：主要是手术刀不锋利，使切口边缘不规整，或是切口较小，手术器械进出前房时将后弹力层撕裂，此种情况撕裂的范围较小，且多位于主切口和侧切口边缘附近，术中不需要特殊处理，术毕应用 BSS 液重建前房时可自行贴附。大范围的后弹力层脱离多见于Ⅳ级以上的硬核，浅前房，在超声乳化劈核过程中损伤、撕裂后弹力层。此种情况脱离的范围大且多位于中央部，有时

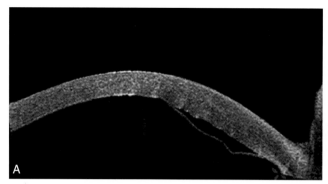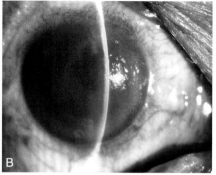

图 12-3-9　角膜后弹力层脱离,角膜水肿

呈多片状撕裂。

(2) 处理方法:术中要首先区分漂浮在前房的膜状物是脱离的后弹力层、或是晶状体囊膜,避免将后弹力层误认为是晶状体前囊膜撕除。区分方法:在前房膜状物的周边注入黏弹剂,如果膜状物向下退入后房即为晶状体前囊膜;如果膜状物向上贴于角膜即为后弹力层。确认为后弹力层脱离,一般不需终止手术,应用弥散型黏弹剂充满前房将脱离的后弹力层展平对合复位,然后在黏弹剂的保护下完成手术,最后应用 BSS 液缓慢置换出前房内黏弹剂,通过 BSS 液的冲刷将后弹力层复位,并对合好,前房内注入消毒空气泡顶压。如后弹力层脱离范围过大,前房注气无法复位,可应用 10-0 尼龙线对位缝合复位,并联合前房注气(愈合后再拆除缝线)。术后患者应是仰卧位从手术室送回病房,持续仰卧 12 小时以上。为防止前房气泡阻滞房水循环致高眼压,可给予 20% 甘露醇250mL 静脉点滴,其他术后用药同常规白内障手术。

(五) 术后处理

后房型人工晶状体囊袋内植入术如果手术顺利,术后仅有轻微短暂的前房炎性反应,一般经过局部抗炎治疗,2 周后趋于稳定。常规术后第 1 天复诊,主要观察视力、眼压、眼前节炎症反应情况;视力恢复不良者,再进一步行眼后节的检查。以后每周复查一次,1 个月后每 2 周复查 1 次,3 个月眼部情况稳定后可验光配镜。

(1) 局部抗生素、糖皮质激素滴眼液预防感染、抗炎,一般一日 4 次滴眼,以后每周减量一次,直至减完停药。

(2) 局部应用非甾体抗炎滴眼液协同抗炎,一般每日 3 次滴眼,持续时间 4~6 周,儿童、严重的外伤、葡萄膜炎反应重及糖尿病患者可应用 6~8 周。

(3) 应用复方托吡卡胺滴眼液活动瞳孔防止术后炎症反应导致的虹膜后粘连。常用方法:术后第 1 天查房后 5~10 分钟滴眼一次,观察散瞳剂滴眼几次瞳孔直径能散大至 5.0~6.0mm,并于次日观察瞳孔是否回复至正常瞳孔大小。如果次日瞳孔回复至正常,嘱患者及家属以后按此散瞳方法每日晚上活动瞳孔;如果次日瞳孔未回复至正常直径,嘱患者隔日活动瞳孔,避免术后长期大瞳孔导致的虹膜后粘连,造成畏光和视觉质量问题。术后 2 周瞳孔自然对光反射恢复后停用散瞳剂。

(4) 围手术期干眼的防治,手术前后局部应用人工泪液,防止围手术期因局部应用抗生素、激素、非甾体抗炎药物而导致出现干眼症状或使原有的干眼症状加重。

（六）术后并发症及处理

后房型人工晶状体囊袋内植入术后并发症常与术中手术技术、设备、黏弹剂、灌注液、缩瞳剂等诸多因素有关。包括术后早期并发症和术后远期并发症两大类。

1. 白内障人工晶状体植入术后早期并发症及处理

（1）角膜水肿

常见原因：白内障超声乳化术中前房维持不好，超声能量过多释放（前房空超），灌注液及晶状体碎核块过度冲击角膜内皮细胞，器械及人工晶状体反复进出前房等；此外还有部分患者既往有内眼手术史、严重的钝挫伤、急性青光眼发作期之后均可致角膜内皮受损（图 12-3-10）。

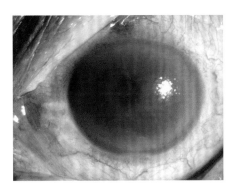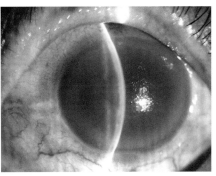

图 12-3-10　术后角膜水肿

处理方法：轻度的角膜水肿，早期局部应用糖皮质激素滴眼液频繁滴眼，如百力特滴眼液，每日 4~6 次，同时联合应用高渗脱水剂滴眼，如 4% 氯化钠滴眼液或自行配制的 10% 高渗葡萄糖溶液，每日 4~5 次，一般 5~7 天即可恢复。中、重度角膜水肿早期需结膜下注射糖皮质激素，必要时可口服糖皮质激素以防止角膜内皮细胞失代偿。同时辅助应用保护角膜上皮的滴眼液，如重组牛碱性成纤维细胞生长因子滴眼液（贝复舒）、小牛血去蛋白提取物眼用凝胶（速高捷）等。如保守治疗 3 个月，角膜水肿不能恢复，可认为角膜内皮细胞功能失代偿，需行角膜内皮移植手术。

预防措施：术前对角膜内皮细胞计数的测定非常重要，如果内皮细胞计数≤1 000 个/mm²，选择手术时应极为慎重；如必须手术者内皮细胞的计数应控制在≥800 个/mm²，术中操作应极为轻柔，并应用眼科显微手术的软壳技术保护角膜内皮细胞，避免器械和人工晶状体机械性损伤；尽可能在前房深度稳定的状态下操作，避免前房浪涌；建议灌注液选用对内皮细胞无毒性的平衡盐溶液（BSS）或复方电解质眼内灌注液；术中需应用的散瞳剂和缩瞳剂均应按常规浓度稀释后再用。

（2）葡萄膜炎症反应：是白内障摘除手术后常见的并发症，轻者房水闪辉（0~+），重者虹膜后粘连，人工晶状体光学面色素颗粒沉积或纤维渗出膜形成。常见原因：轻度的炎症反应是由于手术创伤所致的一过性血-房水屏障破坏；中、重度的炎症可能与皮质残留或者手术复杂，术中过度骚扰虹膜组织有关；或术前患有糖尿病、眼外伤和葡萄膜炎等局部或全身免疫系统疾病者，即使操作很轻柔，术后也可能发生葡萄膜炎症反应。

处理方法：轻度的炎症反应，局部应用抗生素、糖皮质激素滴眼液每日 4 次，非甾体类抗炎滴眼液每日 3 次，同时应用短效散瞳剂活动瞳孔；如果有少量晶状体皮质残留，保守治疗 3~5 天即可吸收;如果有大团块皮质残留应尽早手术清除。中、重度葡萄膜炎症反应,前房可出现纤维蛋白渗出伴虹膜后粘连,应局部给予抗生素、糖皮质激素药物联合强力散瞳剂(盐酸肾上腺素 0.2mL+硫酸阿托品 0.2mL)结膜下注射,半小时之后观察瞳孔是否散大,4 小时后局部继续应用抗生素滴眼液每日 3 次、糖皮质激素滴眼液每 2 小时 1 次;非甾体类滴眼液每日 2~3 次。3 天后如果炎症反应明显好转,纤维渗出膜变薄、可仅局部用上述滴眼液点眼,直至瞳孔区纤维蛋白渗出膜完全吸收后开始减量。如果渗出膜不能完全吸收,待活动性炎症静止后进行激光治疗或二次手术撕除。

预防措施:前房有活动性炎症者一定要待炎症静止后 1~2 个月再实施手术;术前 3 天应用非甾体类抗炎药滴眼以预防或减轻术后葡萄膜炎症反应;术中应用黏弹剂的软壳技术保护虹膜,操作要精准轻柔,避免过多骚扰虹膜组织;彻底清除残留的晶状体皮质;术毕应用 BSS 灌注液置换前房和囊袋内的黏弹剂,重建前房达水密,避免黏弹剂和切口的相关并发症。

(3) 继发性青光眼

常见原因:术中黏弹剂未吸除干净或皮质残留阻塞小梁网;人工晶状体襻反复摩擦虹膜后表面导致色素细胞脱失;或术后葡萄膜炎性反应、小梁网水肿等引起术后一过性高眼压。

处理方法:在应用预防抗感染、抗炎滴眼液的同时,局部给予降眼压滴眼液,如布林佐胺滴眼液每日 2 次;溴莫尼定滴眼液每日 2 次,一般一过性的高眼压 2~3 天可恢复至正常。如果黏弹剂或晶状体皮质残留过多,眼压持续高,可手术将黏弹剂和残留皮质冲洗干净。

(4) 瞳孔变形:白内障术后理想的瞳孔为圆形,直径 2~3mm,居中,对光反射存在。术后瞳孔变形常表现为水滴状或椭圆形。

常见原因:不规整的囊膜边缘牵拉、瞳孔缘局限性后粘连、少量玻璃体皮质束干扰和上方虹膜嵌顿于切口内等因素,通常并不影响视力。

处理方法:不规整的囊膜边缘牵拉可尽早通过散瞳和缩瞳滴眼液联合应用活动瞳孔,能使瞳孔恢复至正常大小和圆形;如果是虹膜后粘连应用强力散瞳剂在粘连一侧结膜下注射将其拉开;如果瞳孔区有丝状玻璃体束牵引,可应用 Nd:YAG 激光切断;如果虹膜嵌顿于切口内,应尽早手术整复。

(5) 眼内炎:是白内障术后最严重的并发症。以往统计我国白内障摘除手术后急性感染性眼内炎的发病率为 0.033%~0.11%,经济发达国家白内障摘除手术后感染性眼内炎的发病率为 0.012%~0.053%。近年来随着白内障手术技术、医疗设备、围手术期防护措施的改进、完善和提高,大幅度地降低了眼内炎的发生率(图 12-3-11)。

处理方法:白内障术后眼内炎应尽早发现、及时诊断并采取安全有效的治疗措施,对控制感染、保存视力至关重要。当白内障术后早期出现明显的睫状充血、角膜水肿、前房房水闪辉加重或纤维素性渗出甚至积脓时,应尽早诊断,及时进行实验室检查,对前房抽出液和睫状体平坦部玻璃体抽出液(干切)进行病原微生物培养并做药物敏感试

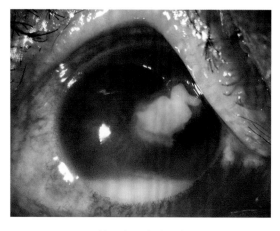

图 12-3-11　IOL 植入术后瞳孔区渗出及前房积脓

验。同时针对处于不同的感染阶段,采取不同的治疗方案。第 1 阶段:仅前房炎症细胞 2+,未见前房积脓和玻璃体浑浊,须密切观察,必要时可采用前房抗生素溶液灌洗和(或)辅助疗法,如:万古霉素联合广谱抗生素的结膜下注射、滴眼液点眼、静脉注射等。第 2 阶段:出现前房积脓,B 超检查未见玻璃体浑浊,可进行前房抗生素灌洗和玻璃体内注药,联合辅助疗法。第 3 阶段:前房积脓合并玻璃体浑浊,直接采用玻璃体切除手术和玻璃体内注药联合辅助疗法。在临床工作中,对眼内炎的患者应每隔 4~6h 观察 1 次病情。对于病情进展迅速者,需每隔 2h 观察 1 次病情,并根据病情所处阶段,不断调整治疗方案。在细菌培养和药敏实验结果未出来之前,应及时行万古霉素前房冲洗联合玻璃体腔内注药术以控制感染;细菌培养和药敏实验结果出来之后,及时应用敏感的抗生素行前房冲洗联合玻璃体腔内注药术。病情发展迅速时及时行玻璃体切除联合硅油注入术。一般认为已植入的人工晶状体并不影响抗生素的治疗效果,如经上述措施治疗数天无效,人工晶状体及囊袋周围有大量脓性分泌物时可取出人工晶状体。请参考《中华眼科杂志》2017 年 11 月第 53 卷第 11 期发表的《我国白内障摘除手术后感染性眼内炎防治专家共识》。

预防方法:术前 3 天局部应用广谱抗生素滴眼液点眼,每日 4 次;如果是术前 1 天用药应每日8 次滴眼。手术前充分清洁结膜囊、冲洗泪道,术中严格无菌操作,术毕前房内注射头孢呋辛或结膜囊涂广谱抗生素眼膏。一般的白内障患者术后全身不需要应用抗生素。但是高危患者,如高龄、糖尿病、葡萄膜炎、外伤、独眼等患者可以在手术后全身应用广谱抗生素以预防眼内炎的发生。

2. 白内障人工晶状体植入术后远期并发症

(1) 人工晶状体位置异常:尽管后房型人工晶状体的位置是位于晶状体囊袋内,但是由于种种原因手术后仍会出现位置改变。主要有以下几种情况。

1) 瞳孔夹持:常见于术后切口渗漏,前房变浅,使人工晶状体光学部或支撑襻从后房脱出,嵌顿于瞳孔区;术后散瞳不当致瞳孔持续药物性散大,使虹膜与人工晶状体囊袋边缘后粘连,使后房消失,人工晶状体光学部从瞳孔区部分或全部脱入前房;瞳孔夹持分为发生在术后早期的游离性夹持(图 12-3-12 A、B)和术后晚期发生的固定性瞳孔夹持(图 12-3-12 C、D)。前者虹膜与晶状体囊膜未发生粘连,可以通过先散瞳、后缩瞳的办法复位。当虹膜与晶状体囊膜发生难以分离的粘连,形成固定性瞳孔夹持,则须手术复位。

2) 日出综合征:是指后房型人工晶状体向上方偏位,其光学部较大部分位于瞳孔区上方,光学部的下缘在瞳孔区可视及,似太阳刚从地平线升起,称之为"日出综合征"(图 12-3-13A)。常见原因是上襻不在囊袋内,而下襻位于囊袋内,由于下方囊袋内有残留皮质或炎症发生粘连、收缩,使人工晶状体向上方移位所致。如果人工晶状体偏位在 1.0mm 左右,可以暂不处理,对视力影响不大。如果偏位严重至瞳孔区可见光学部的边缘和下襻时,说明上方悬韧带部分离断,上襻从离断处滑向上方周边,此时视力严重下降。应手术处理:术中分离虹膜后粘连,旋转人工晶状体上襻至囊袋内;或将人工晶状体旋转至水平位固位;如仍不能使人工晶状体处于居中位,应将上襻睫状沟缝线固定,或更换睫状沟植入的人工晶状体水平固位。同时前房内注入少量的曲安奈德颗粒减轻术后的炎症反应;如果虹膜节段性萎缩,漂移性增加且瞳孔大,应同时行虹膜瞳孔成形术,增加虹膜隔的张力,防止虹膜再次发生后粘连。

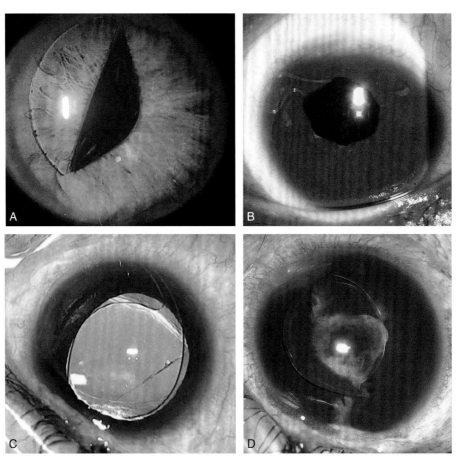

图 12-3-12　IOL 瞳孔夹持

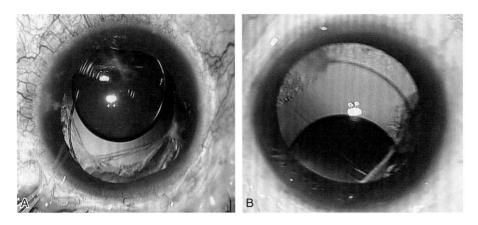

图 12-3-13　IOL 位置异常
A. 日出综合征；B. 日落综合征。

3）日落综合征：是指后房型人工晶状体向下方偏位，在瞳孔区可视及人工晶状体光学部的上缘和上襻，似太阳落入地平线下，所以称之为"日落综合征"（图 12-3-13B）。常见原因是手术中下方晶状体悬韧带离断，或者人工晶状体下襻沉至后囊破裂孔内，但手术中未被觉察。此类患者视力差，必须手术复位，可根据不同情况选择下襻睫状沟缝线固定，或更换大 C 襻人工晶状体水平放置固位。

（2）后发性白内障：是术后晚期最常见的并发症，成人的发病率在白内障术后 3 年为 30%~50%，而儿童则可高达 100%（图 12-3-14）。

主要原因:术后早期由于炎症控制不好,晚期晶状体上皮细胞增殖移行所致晶状体后囊浑浊、机化增厚。后发性白内障的早期使患眼出现视物模糊、眩光等视觉质量问题,晚期后囊增殖机化增厚使患眼视力严重下降。

处理方法:当后囊浑浊引起明显的视力障碍时,给予 Nd:YAG-激光后囊切开,目前是主流的安全有效的治疗方法。如果后囊机化增厚坚韧不能应用激光切开、或学龄前儿童不能配合激光治疗者,应选择手术切开,并联合前段玻璃体切除术。无论是激光切开还是手术切开后发性白内障都可能致眼压一过性升高或并发葡萄膜炎症反应,术后应局部给予非甾体抗炎药,必要时联合降眼压药物的应用。

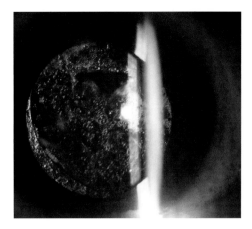

图 12-3-14　后发性白内障

(3)视网膜并发症:后房型人工晶状体植入术后的视网膜并发症并不多见,主要是远期的黄斑囊样水肿和视网膜脱离。

1)黄斑囊样水肿

常见原因:多是由于术中后囊中央部破裂玻璃体脱出牵拉未处理好,或术后长期迁延不愈的葡萄膜炎症反应未控制好所致。黄斑囊样水肿多导致视力下降、视物变形,OCT 检查可明确诊断。

处理方法:病变轻微者采用保守治疗,局部给予非甾体类抗炎药滴眼,口服改善视网膜微循环的药物,多数患者黄斑水肿在数周内消退。视力严重受损的患者治疗困难,首先寻找病因并针对病因治疗。如炎症所致,应口服或局部应用非甾体类抗炎药;如为玻璃体牵引所致,多伴有黄斑前膜,应先注射抗 VEGF 药物,再行玻璃体切除联合黄斑剥膜术,术后根据视力和 OCT 检查情况决定加强应用抗 VEGF 药物的治疗。

2)视网膜脱离:白内障人工晶状体植入术后视网膜脱离的发生率较低,多是由于术中后囊周边部破裂玻璃体脱出牵引未处理好,导致锯齿缘部的裂孔所致。需手术处理,详见眼后节的视网膜脱离复位术。

(4)术后散光:由于现代白内障手术已经由复明性手术转变为屈光性白内障手术,因而控制固有的角膜散光和术源性角膜散光已成为一个不容忽视的重要问题。

预防方法:对于术前存在≥0.75D 散光的患者,可以植入矫正散光型 toric 人工晶状体;如散光度数较大者,术中可同时联合对称角膜弧形松解切口等方法。为避免术源性散光叠加,对于有角膜瘢痕的外伤性白内障患者,尽量做角膜缘后 1mm 的隧道切口。如术前是近视散光,主切口应做在散光的陡峭轴上;如术前为远视散光、斜轴或水平轴的散光,主切口应做在平坦的经线上,通过切口的加压缝线使平坦轴变陡峭来矫正术前存在的较大散光。

处理方法:由于大多数术源性角膜散光在术后 3 个月内有部分自然回退,所以,术后散光需观察 3 个月后再做处理。如果是切口缝线导致的术源性散光可以应用 Nd:YAG 激光切断或拆除引起角膜散光的过紧缝线;对于 1~2D 散光可选用框架镜矫正;如果角膜散光超过 2.5D,可考虑实施手术矫正。

二、后房型人工晶状体睫状沟植入术

对于部分外伤性白内障患者,由于外伤导致晶状体囊袋破裂,前、后囊不完整或白内障超声乳化术中出现并发症致后囊大面积破裂,此时囊袋条件不能够支撑植入后房型人工晶状体,为了防止出现人工晶状体偏心、倾斜和脱位等并发症,应根据后囊破裂的情况,残余囊膜的位置、面积,悬韧带离断的范围等综合考虑,选择后房型人工晶状体睫状沟植入术。此类方法创伤小,稳定性较好,可在极少干扰眼后节情况下达到提高患眼视力的效果。

(一) 手术适应证和禁忌证

1. 适应证

(1) 晶状体前囊破裂,后囊尚完整,囊袋不复存在者。

(2) 眼钝挫伤或爆炸伤致晶状体后囊破裂,前囊尚完整,囊袋不复存在,可选择三通道后段玻璃体切除将晶状体皮质处理干净,保留完整的晶状体前囊,选择睫状沟植入的人工晶状体也能保持其远期的居中性和稳定性。

(3) 晶状体前后囊均破裂,无论前囊或后囊破孔只要经过修剪形成直径约 3.5~4mm 的近似圆形的囊孔,即囊孔的周边残存有≥3mm 宽的囊膜边缘,足以支撑后房型人工晶状体者,均可选择后房型人工晶状体睫状沟植入术。

2. 禁忌证

(1) 因外伤导致的晶状体前、后囊均不存在,或晶状体悬韧带完全离断者。

(2) 外伤性白内障,周边囊膜边缘残存的宽度小于 3mm 者。

(二) 手术步骤

按常规白内障超声乳化联合人工晶状体囊袋内植入术的步骤,详见前述。在植入人工晶状体时应注意:

1. 对于前囊或者后囊完整者,前房内注入黏弹剂,把选择好的睫状沟固位的人工晶状体植入前房,顺时针方向旋转人工晶状体的支撑襻至后房睫状沟固位,保持人工晶状体居中位,最后应用 BSS 液置换前房内黏弹剂,重建前房达水密。

2. 对于前囊和后囊均不完整者,应选用 23G 或 25G 玻切头切除前段玻璃体至睫状沟平面以下,修剪残留的囊膜形成直径 3.5~4mm 的近似圆形的囊孔,周边残存宽度约 3mm 的囊袋边缘,前房内注入黏弹剂,人工晶状体植入前房,顺时针方向旋转人工晶状体支撑襻以残留的囊袋边缘为依托,植入到睫状沟固位。检查人工晶状体位置居中后,应用 BSS 液置换前房内黏弹剂,重建前房达水密。必要时缝合手术切口防止玻璃体切除术后的低眼压和渗漏。

(三) 术中并发症及处理

术中并发症常见为人工晶状体偏心、移位、倾斜和脱位。主要见于以下几种情况。

1. 人工晶状体偏心　人工晶状体光学部中心向某个方向偏移≥2mm 者,称之为人工晶状体偏心(图 12-3-15)。主要原因是选择的人工晶状体的襻长和睫状沟的直径不相匹配、人工晶状体两襻端距小或选择的类型不合适所致。植入睫状沟后可发生偏心及随眼球转动而轻微移动,与虹膜或

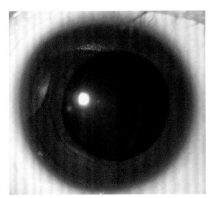
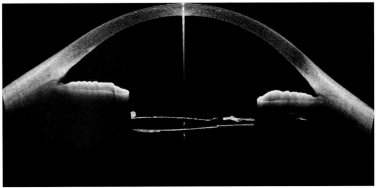

图 12-3-15　人工晶状体偏心

睫状沟葡萄膜组织摩擦导致色素颗粒脱失播散。预防及处理方法:术前要测量角膜直径,如果角膜直径为 9.5~11mm,建议选用一片式四襻人工晶状体架在后囊上或残留的囊环上,因为四襻人工晶状体任意两襻的对角线长为 10.5~11.0mm,四点支撑人工晶状体可以保证居中性和稳定性。如果角膜直径为 11.0~12.5mm,应选用三体式大"C"襻或"L"襻的人工晶状体架在后囊上或残留的囊环上,因为三体式人工晶状体襻常用的材料为 PMMA 或聚丙烯,具有纤细及弹性大的优点,在睫状沟狭小的空间内可以提供较稳定的支撑力;同时人工晶状体两襻的端距总长度为 13.0~13.5mm,可抵达睫状沟内;大"C"襻或"L"襻与睫状沟的圆弧有较多吻合,可保持人工晶状体良好的居中性和稳定性。

2. **人工晶状体倾斜**　人工晶状体光学部中心向某一方向偏移且边缘部上下或左右不在同一个平面上(图 12-3-16),称之为人工晶状体倾斜。常见原因是术中瞳孔小观察不够细致,未及时发现有小范围悬韧带离断,导致植入后的人工晶状体一襻向悬韧带离断侧滑脱。此时要根据具体情况采取不同的处理方式。如是小范围悬韧带离断,应用黏弹剂加深前房,顺时针旋转人工晶状体两襻避开悬韧带离断处固位;如悬韧带离断范围较大或人工晶状体两襻端距较小,需行人工晶状体两襻睫状沟缝线固定。

3. **人工晶状体脱位**　人工晶状体向某个方向倾斜并向玻璃体腔内滑脱,称之为人工晶状体脱位(图 12-3-17)。常见的原因多是在后囊有破孔的病例中,人工晶状体植入速度过快、黏弹剂注入不足或眼压偏低时易出现。预防在行前段玻璃体切除或修剪后囊孔的过程中,要在角膜缘建立前房灌注通道,随时调整灌注压的高低,保持前房的稳定性。植入人工晶状体时,在保持眼压稳定的前

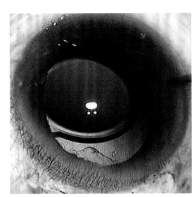
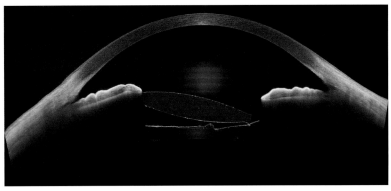

图 12-3-16　人工晶状体倾斜

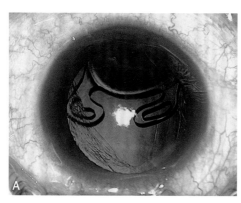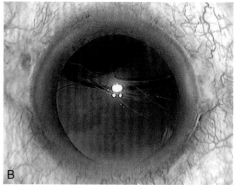

图 12-3-17　人工晶状体脱位

提下缓慢推注人工晶状体至前房内,在直视下顺时针方向旋转支撑襻至虹膜后方,架在残留的囊环上至睫状沟固位,防止推注过快使人工晶状体从后囊孔处滑脱至玻璃体腔内。

(四) 术后处理

1. 术后的检查与随访　如后房型人工晶状体睫状沟植入术中未出现并发症,术后的处理及复诊时间均同常规人工晶状体囊袋内植入术。术后第 1 天检查视力、眼压、眼前节及后段情况,以后 1 周复查 1 次,1 个月后每 2 周复诊 1 次,3 个月眼部情况稳定后可验光配镜。

2. 术后用药同人工晶状体囊袋内植入术,不再赘述。

(五) 术后并发症及处理

后房型人工晶状体睫状沟植入的并发症较多同人工晶状体囊袋内植入术,但是也有一些常见的特殊并发症。

1. 色素播散性青光眼或慢性葡萄膜炎　常见于三片式改良 "C" 襻人工晶状体睫状沟植入,由于两襻端距小于睫状沟的直径,襻纤细且硬,弹性大,患者跑、跳等活动时襻对睫状沟和虹膜组织可产生撞击和摩擦,甚至跳出睫状沟嵌顿于虹膜根部后面,摩擦致虹膜色素脱失、虹膜后粘连、人工晶状体光学部前表面色素颗粒沉积或渗出膜覆盖并继发眼压升高等;尤其见于儿童和角膜直径较大者。因此在后房型人工晶状体睫状沟植入时,要注意根据患者的年龄选择合适的人工晶状体材质。儿童及青少年在睫状沟直径允许的情况下尽可能选择一片式丙烯酸酯材料的四襻或 "L" 襻的人工晶状体,其优点是:生物相容性好,发生排斥反应概率低;患者跑、跳等活动时襻对睫状沟产生撞击和摩擦相对较轻,远期并发症少。如果角膜直径较大选择三片式大 "C" 襻人工晶状体时,一定要选择丙烯酸酯材料的,且两襻水平方向固位,尽可能减少对睫状沟的撞击和摩擦。如果是成年患者可选择任何材料的人工晶状体,但推荐优先选择丙烯酸酯材料。

2. 术后屈光度的近视漂移　在后房型人工晶状体睫状沟植入时,因人工晶状体植入的有效位置较囊袋内位置偏前,要注意人工晶状体度数的调整,按原计划囊袋内植入的人工晶状体屈光度会造成一定程度的近视漂移。因此,为达到目标屈光度,人工晶状体的屈光度和类型需按睫状沟固位的原则调整。Dubey 等认为,当原计划囊袋内植入的 IOL 屈光度数≤18.0D 时,应在原有度数的基础上减 0.5D;当原计划囊袋内植入的 IOL 屈光度数为 18.0~25.0D 时,应在原有度数的基础上减 1.0D;当眼轴长度≤22mm,拟植入的人工晶状体屈光度数≥25.0D 时,应酌情在原度数基础上减去 1.5~2.0D。现有的人工晶状体屈光度计算公式均是基于囊袋内固位的，关于睫状沟固位的人工晶状体屈光度的调整和计算需要我们在临床上通过大样本进一步观察、总结、归纳和完善。

三、后房型人工晶状体睫状沟巩膜缝线固定术

对于部分严重眼外伤导致的眼前节解剖结构异常、晶状体完全脱位或晶状体前后囊损伤较大的患者；或复杂视网膜病变行晶状体切除联合玻璃体切除术后未保留晶状体前后囊的患者；因这类患者无足够的晶状体囊膜支撑，故无法行常规的人工晶状体囊袋内或睫状沟植入术。在对此类患者行屈光重建时，可选择角膜接触镜或后房型人工晶状体睫状沟巩膜缝线固定术。但相较于前者，后房型人工晶状体睫状沟巩膜缝线固定术是一种可获得较好视觉质量的手术方法。1986 年，Malbran 首次报道了后房型人工晶状体的巩膜缝线固定术，之后经过手术技术的改进和发展，现已衍生出"一点式固定法"、"两点式固定法"和"多点式固定法"等多种手术方法。

(一) 手术适应证和禁忌证

1. 适应证

（1）晶状体前后囊膜均缺失的无晶状体眼患者；

（2）后囊膜不完整或悬韧带离断范围较大，不足以支撑后房型人工晶状体植入的无晶状体眼患者。

2. 禁忌证

（1）外伤导致的角膜内皮细胞密度 <1 000 个/mm^2 的患者；

（2）外伤致眼前节解剖结构紊乱且无法修复的患者；

（3）外伤致新生血管性青光眼、脉络膜脱离、视网膜脱离或其他玻璃体视网膜病变，须预先治疗或手术的患者。

(二) 手术方案的设计

在设计人工晶状体睫状沟巩膜缝线固定术时，可从以下几个方面考虑。

1. 如果晶状体囊膜破损致前囊或后囊周边残存的囊膜范围大于 2 个象限者，经玻切头或囊膜剪修整后残存的囊环宽约≥3mm，可选择大"C"襻人工晶状体，将一襻置于残存的囊膜环前的睫状沟，另一襻以聚丙烯线固定于对侧睫状沟，即"一点式固定"。此方法仅用于角膜直径 <11.0mm 的患者。如为角膜直径大于 11.0mm 或高度近视的患者，单襻缝合可导致人工晶状体偏心及倾斜，故应慎用。

2. 如果晶状体前、后囊均破裂且囊破孔较大，经修剪形成直径 >6mm 的近似圆形的囊孔，且囊孔的周边残存不足 2mm 宽的囊膜边缘；或残存的囊膜边缘不完整，在某一方位是缺失的；或无囊膜边缘者，人工晶状体的固位已不安全；应选择聚丙烯缝线双襻睫状沟缝线固定，即"两点式固定"。还有一部分由于自身解剖结构异常如高度近视的患者睫状沟直径较大，常规人工晶状体襻长相对偏短，两襻固定后容易发生倾斜或偏位，此时需要行三襻或四襻缝线固定（图 12-3-18），即"三点或四点式固定"，以免发生人工晶状体脱位。

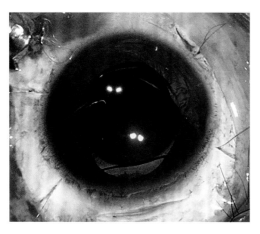

图 12-3-18 人工晶状体四点式固定

3. 需要注意的是由于三体式人工晶状体襻均较光滑、纤细,出现缝线滑脱的风险较高,因此常选择一体式改良 "C" 型襻或四点支撑型人工晶状体。较常用的类型如 Akreos AO、Quatrix、NIDEK SZ-1 等非球面人工晶状体等。而板式支撑襻人工晶状体由于脚襻上无缝线固定孔,故术中无法固定缝线,建议慎重选择。然而,近期有研究表明,板式人工晶状体可在人工晶状体脚襻部行缝线穿孔固定,且术后随访发现视觉效果良好。但是该方法由于在脚襻上穿线破坏了人工晶状体自身的结构,可能会导致人工晶状体的力学改变进而引起支撑襻扭曲变形,还有人工晶状体襻被缝线切割断裂的风险,因此常规情况下不推荐该类人工晶状体在此术式中的应用;但在特殊情况下可以用于双襻睫状沟缝线固定,详见第二十四章第一节。

(三) 手术步骤

1. 制作侧切口　于左侧角膜周边 3:00 位做一侧切口,预置眼前节灌注通道,以便术中随时控制眼压维持前房的稳定。

2. 制作主切口　于上方角膜缘后 1.0mm 做长约 3.0mm 的隧道切口,因眼外伤患者角膜上多有伤口或瘢痕,为减少透明角膜光学界面的损伤,不建议做透明角膜切口,应尽可能选择角膜缘隧道切口。为避免术后出现术源性散光与角膜固有散光相叠加而影响视力恢复,主切口尽可能选择做在陡峭的经线上。

3. 预置埋藏睫状沟巩膜缝线切口　临床上大多数采用"两点式固定法",常选择在 2:00、8:00 位透明角膜缘后 1.5~2.0mm 处,方法有:①做以角膜缘为基底的三角形巩膜瓣;②做垂直角膜缘的放射状巩膜板层切口;③做角膜缘后与透明角膜缘平行的巩膜隧道切口;④做巩膜层间 "M" 字形缝合法。具体操作方法分述如下。

(1) 做以角膜缘为基底的三角形巩膜瓣:在 2:00、8:00 位剪开球结膜,分离暴露巩膜,分别在角膜缘后 1.0mm 处各做一个以角膜缘为基底 3mm×2mm 大小的三角形板层巩膜瓣,厚度约 1/2~2/3 巩膜厚度(图 12-3-19)。

(2) 做垂直角膜缘的放射状巩膜板层切口:在 2:00、8:00 位剪开球结膜,分离暴露巩膜,分别在角膜缘后 1.0mm 处各做一个与角膜缘垂直的放射状巩膜板层切口,长度约 2.0mm,深度达 1/2~2/3 巩膜厚度(图 12-3-20)。

(3) 做与透明角膜缘平行的巩膜隧道切口:在 2:00、8:00 位剪开球结膜,暴露巩膜,分别于角膜缘后约 2.0~2.5mm 处做与透明角膜缘平行的隧道切口,宽约 2.5mm,深度达 1/2~2/3 巩膜厚度(图 12-3-21)。

(4) 做巩膜层间 "M" 字形缝合法:剪开 2:00、8:00 位球结膜,暴露此处巩膜,表面烧灼止血,以备后续在巩膜壁层间做 "M" 字形缝线固定(图 12-3-22)。

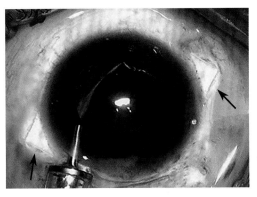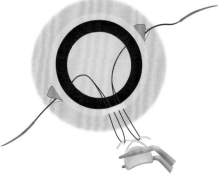

图 12-3-19　三角形巩膜瓣

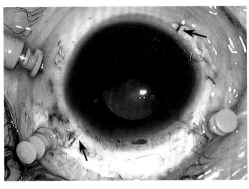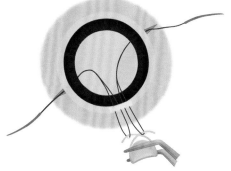

图 12-3-20　巩膜放射状板层切口

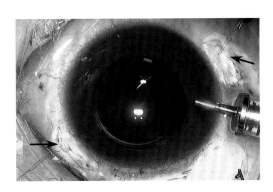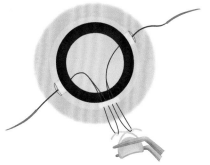

图 12-3-21　角膜缘巩膜隧道切口

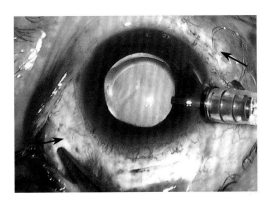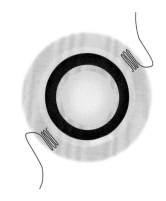

图 12-3-22　巩膜层间"M"字形缝合

4. 分离虹膜的前、后粘连，重建前、后房　若术中发生玻璃体脱出，做前段玻璃体切除，确保前房内无玻璃体残留的情况下分离虹膜的前、后粘连，重建前、后房。如果眼前节解剖结构紊乱，在黏弹剂保护角膜内皮的情况下，以黏弹剂扩张，同时应用晶状体调位钩推、拉、分离等手法分离瞳孔缘的后粘连，向周边扩大瞳孔，逐一观察后囊膜及其机化膜存在的情况；虹膜和晶状体囊膜粘连紧密者，充分借助囊膜剪、玻切头等显微手术器械将其切除分离，重新建立正常的眼前段结构，恢复足够的前、后房空间，寻找稳定的人工晶状体固位的依托，打开必要的植入通道。在此过程中，要注意用黏弹剂或前节灌注通道维持足够的前房深度和眼压的稳定，尽可能减少术中并发症（如眼内出血、睫状体脱离和脉络膜脱离等），使手术顺利进行。

5. 植入人工晶状体　植入前先用 10-0 聚丙烯双线或 8-0 聚丙烯单线系在人工晶状体对角线的两襻对称的位置，提起固定两襻的缝线，检查人工晶状体光学面是否平衡，不发生反转和倾斜（图 12-3-23），说明两襻缝线的位置对称。然后将聚丙烯缝线的长针再自上方主切口进入前房，自虹膜后、残留的晶状体囊膜前达睫状沟的部位穿入巩膜，分别于 2 点、8 点位角膜缘后 1.5mm 处预置的巩膜切口处出针。该人工晶状体悬吊缝线的巩膜固定方法按照上述几种预置的巩膜瓣不同分述如下。

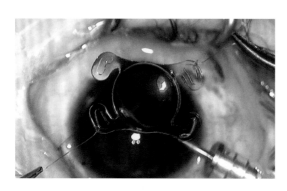

图 12-3-23　检查 IOL 光学面是否平衡

（1）三角形巩膜瓣：系人工晶状体襻的聚丙烯线自预制的三角形巩膜瓣下，距透明角膜缘约 1.5mm 处穿出，在巩膜瓣下用 10-0 聚丙烯线另预置一根固定缝线，将此固定缝线与穿出的系人工晶状体襻的缝线打结，线结埋藏于预置的三角形巩膜瓣下，最后以 10-0 尼龙线间断缝合三角形巩膜瓣，并将线结埋入巩膜瓣下，防止远期线结暴露。

（2）垂直角膜缘的放射状巩膜板层切口：系人工晶状体两襻的双长针聚丙烯线分别从距角膜缘后约 1.5mm 处预置的放射状巩膜板层切口中穿出，再于放射状切口的巩膜层间侧壁上用 10-0 聚丙烯线另预置一根固定缝线，然后与穿出的系人工晶状体襻的缝线打结，线结埋藏于放射状的巩膜板层切口内，最后以 10-0 尼龙线间断缝合板层切口，防止远期线结裸露。

（3）平行角膜缘的巩膜隧道切口：系人工晶状体两襻的聚丙烯线长针从距角膜缘约 1.5mm 处预置的巩膜隧道表面穿出，以晶状体调位钩自隧道切口层间钩出聚丙烯线并剪断，在巩膜隧道侧壁上用 10-0 聚丙烯线另预置一根固定缝线，将此缝线与从隧道口内拉出的系人工晶状体襻的缝线打结，线结埋藏于隧道切口层间。此种缝合固定方法不用再缝合巩膜隧道切口，简化了手术操作步骤。

（4）做巩膜层间 "M" 字形缝合法：系人工晶状体两襻的聚丙烯线长针从距角膜缘约 1.5mm 处穿出后，平行于巩膜缘进针，在巩膜壁层间上以 "M" 字形往返穿针，每条巩膜层间穿针的长度为 4~5mm，每侧在巩膜内穿行 3~5 次即可承受足够拉力不发生松解和退缩，以保持人工晶状体的居中性和稳定性，最后线结埋入远离 "M" 字形缝线的巩膜层间，防止裸露和滑脱。该术式操作简单快捷，优势在于不需要制作巩膜瓣或巩膜切口,固定人工晶状体的缝线在巩膜层间穿行,可减少双襻结扎过紧所造成的术源性散光。

在上述人工晶状体睫状沟巩膜缝线固定术中,应注意的问题是:在结扎双襻缝线时一定要升高眼压至 Tn 或 T+1,在正常眼压情况下使缝合的人工晶状体处于居中位双襻同时结扎,以免造成人工晶状体偏心或在低眼压下缝线结扎过紧导致较大的术源性散光。如果有虹膜损伤或瞳孔较大时,要同时联合虹膜瞳孔成形术,详见第十七章。

6. BSS 液置换前房内黏弹剂,缝合关闭主切口并埋藏线结,前房内注入少量曲安奈德颗粒,重建前房达水密,复位并缝合结膜瓣。

(四) 术中并发症及处理

1. 术中出血　随着显微手术技术的娴熟和精准,此术中并发症亦不常见。

(1) 常见原因:在眼压低下向睫状沟穿针时,由于前、后房空间狭小,睫状沟关闭,缝针伤及虹膜根部或睫状体部的血管。

(2) 处理方法:升高灌注压,利用玻切头对准出血部位,边玻切边吸除,直至出血停止。

(3) 预防方法:稳定的眼内压和娴熟精准的手术技巧是预防的关键。①术中一定要在角膜周边预制前房灌注通道,术中保持稳定的眼内压。睫状沟穿针时一定要升高灌注压,使前、后房充盈,在前房角、后房周边及睫状沟均处于开放状态下进行,可避免伤及睫状沟周围的血管组织。同时亦可以防止在手术过程中突然眼压降低致睫状血管出血,导致睫状体脱离或脉络膜脱离。②手术过程中应注意睫状沟缝线穿刺点选择在 2:00 和 8:00 位角膜缘后 1.0~1.5mm 处,因为睫状后长动脉分别在大约 3:00 和 9:00 位水平前行汇入虹膜动脉大环,在 3:00 和 9:00 位穿刺易增加出血的机会,应当避免选择完全水平的睫状沟缝线固定。③长针经后房达对侧睫状沟穿出,注意针尖不要损伤虹膜根部的大动脉环或睫状冠部的睫状突,以免引起玻璃体积血。对于初学者为避免出针时的盲目性,可应用 1mL 注射器针头从对侧角膜缘后 1.5mm 处巩膜面进针至睫状沟出针于前房,将聚丙烯线长针插入 1mL 注射器针头的针孔内,然后退出至巩膜面将长针引出来。用 1mL 注射器针头或胰岛素注射针头做引针,可保证穿透巩膜时一次到位,减少对眼内组织的损伤。

2. 人工晶状体发生偏心和倾斜

(1) 产生的原因及处理:①人工晶状体偏心,是由于两襻缝线结扎时力量不均衡,一边紧,一边松,使人工晶状体向缝线紧的一侧偏位。轻度的偏心(1.0mm 以内者)尤其是零球差人工晶状体不需要处理;严重的偏心需要重新调整缝线使人工晶状体保持居中位。②人工晶状体倾斜,主要是由于人工晶状体双襻的缝线部位不对称,或双襻缝线在巩膜面的出针不在同一个平面上,一侧偏前,一侧偏后所致。

(2) 为避免此类并发症的出现,需要注意的是:①首先系人工晶状体双襻或四襻对角线的缝线部位一定要对称,双襻系好后一定要在眼外拉起双悬吊线测试一下人工晶状体光学面是否平衡而不发生倾斜。如发生倾斜,应调整双襻系线的部位至测试不发生倾斜为准,然后植入眼内可以有效地降低人工晶状体倾斜的发生率。②人工晶状体植入前应将两襻缝线分离开,避免植入时襻被聚丙烯线缠绕,同时要注意前房内注入足量的黏弹剂保护角膜内皮。③人工晶状体缝合固定于预置的巩膜瓣下时要注意两襻缝线的张力保持均匀一致,巩膜穿刺点与角膜缘的距离要保持一致(角膜缘后1.5mm);同时升高灌注保持眼压为正常或稍偏高的状态,一侧缝线结扎时,让助手协助牵拉另一襻缝线,保持人工晶状体光学面居中,然后双襻同时结扎,防止某一缝线打结时过紧或过松,造成人工晶状体偏位;在正常眼压状态下结扎缝线,可有效降低缝线结扎过紧导致较大的术源性散光。

(五) 术后处理

后房型人工晶状体睫状沟巩膜缝线固定术后观察指标、局部用药和复诊时间等术后处理同人工晶状体睫状沟植入术。此外,由于手术切口多、操作复杂、手术时间长,睫状沟缝线固定术后容易导致术后一过性低眼压,葡萄膜炎症反应重,甚至可发生黄斑水肿,应作相应的对症处理。

(六) 术后并发症及处理

后房型人工晶状体睫状沟巩膜缝线固定术后并发症包括术后早期并发症和术后远期并发症两部分。

1. 术后早期并发症及处理

(1) 术后低眼压:发生率相对较高。

常见原因:主要是由于主切口渗漏,隧道切口上唇巩膜瓣较薄或缝线较松(为防止术源性散光);其次是由于炎症刺激致睫状突上皮细胞分泌功能降低;较少见于术中低眼压导致的睫状体脱离。

处理方法:术后连续3天给予抗生素、糖皮质激素药物结膜下联合半球周注射抗炎,同时双眼加压包扎,一般1周左右眼压即可恢复正常。如果经保守治疗1周后眼压仍偏低,需散瞳检查眼底、UBM和眼部B超检查,以排除睫状体脱离和脉络膜脱离。部分患者眼压恢复正常后会出现一过性的高眼压。发生原因是由于术后低眼压及炎症反应致小梁网水肿,眼压恢复正常后小梁网水肿尚未消退,导致房水循环受阻进而引起眼压升高。此时应局部给予降眼压滴眼液对症处理,待眼压逐渐恢复正常后停用。

(2) 葡萄膜炎症反应:相较于常规白内障手术,人工晶状体缝线固定术后的葡萄膜炎症反应相对较重,且恢复较慢;因而局部应用抗生素、糖皮质激素和非甾体抗炎药物的时间应长于常规白内障手术。

(3) 重视散瞳的重要性:按照前述的散瞳方法,一方面可使炎症反应减轻以减少发生虹膜后粘连;另一方面便于观察有无后段葡萄膜炎、玻璃体积血等、以及后续眼后节疾病的检查和治疗。

(4) 重视术后屈光的矫正:术后视力恢复一般比较缓慢,最佳视力的恢复期在1个月后,因为人工晶状体睫状沟缝线固定术后可能会导致部分患者出现球镜的屈光度误差及缝线所致的术源性散光或使原有的散光加重,因此要重视术后主觉验光以获得最佳矫正视力。

(5) 术后随访:定期复诊的时间要比常规白内障手术长,一般术后1天、1周、2周、1个月复诊1次;1个月后如无术后并发症可以1个月复诊1次,坚持3~6个月;术后2~3个月即可验光配镜。

2. 术后远期并发症及处理

(1) 人工晶状体脱位

常见原因:①在缝合人工晶状体襻部时牵拉力较大或打结过紧,使聚丙烯线切割作用致襻断裂,从而引起人工晶状体一襻脱落,人工晶状体向玻璃体腔内倾斜、脱位;②固定缝线选用10-0聚丙烯单线,由于缝线降解使固定人工晶状体襻部的缝线脱落,导致人工晶状体脱位。

预防方法:为避免此类并发症的发生,应尽量选择 10-0 聚丙烯双线或 8-0 聚丙烯线缝合,因其具有较好的生物相容性,且在眼内不易发生生物降解,可用于永久性固定;此外,10-0 聚丙烯缝线双线,比 10-0 单线加固了一倍,因而在眼内的长期稳定性更佳。近年来,国内外均有报道应用 8-0 或 9-0 的聚丙烯缝线做人工晶状体的悬吊,想必将会获得更好的远期稳定性。

(2) 术源性散光

产生原因:①主切口做在平坦的径线上,由于角膜的偶联效应,使陡峭径线上散光增大;②在巩膜预置切口内结扎人工晶状体双襻缝线时,由于眼压低,人工晶状体双襻结扎过紧,使双襻缝线所在的径线上产生较大的近视性散光;③负球差人工晶状体严重偏心(≥1.0mm),也可导致散光增加。

预防及处理:①术前行角膜地形图检查以确定陡峭轴和平坦轴,主切口做在陡峭轴上,采用 3.0mm 的角巩膜隧道切口,因其自闭性好、无需缝线,可减小术源性散光约 0.3~0.5D,同时可防止术源性散光与角膜固有散光相叠加。②人工晶状体双襻缝线结扎时,一定要升高灌注,在眼压正常或稍偏高的状态下结扎双襻缝线,不宜结扎过紧造成较大的散光。③人工晶状体睫状沟缝线固定时,尽可能选择零球差的人工晶状体,如果是负球差人工晶状体,一定要注意不要造成严重的偏心。散光的处理:轻度的散光可以配戴框架镜矫正,重度散光(≥3.0D)应采用手术矫正,详见第二十三章第四节。

(3) 继发性青光眼和葡萄膜炎性反应

主要原因:是人工晶状体缝合的位置靠前,人工晶状体的襻与虹膜摩擦脱色素致继发青光眼和迁延不愈的葡萄膜炎症反应,甚至长期慢性炎症致虹膜后粘连或人工晶状体前表面色素颗粒沉积。

处理方法:术中操作动作要轻柔;随时调整灌注通道保持眼内压稳定,使前、后房充盈,前房角及后房周边睫状沟均处于开放状态,便于睫状沟穿针时定位准确,避免伤及虹膜和睫状沟周围的组织,减少虹膜脱色素导致的相关并发症。

(4) 眼内炎:此并发症发生率较低,一旦发生对视功能损伤严重。常见于人工晶状体睫状沟缝线线结在巩膜面的裸露。

主要原因:睫状沟缝线固定人工晶状体的线结暴露于巩膜或结膜表面,直接与结膜囊内泪液或分泌物相接触,固定缝线又通过巩膜与眼内相通,感染的细菌或微生物沿着巩膜缝线进入玻璃体腔内,增加了感染性眼内炎的风险。

处理方法:最好采用深度达 1/2~2/3 巩膜瓣下固定线结,并缝合巩膜瓣埋藏线结,防止睫状沟缝线与眼外相通,增加眼内感染的风险。

(5) 术后屈光度近视漂移:因该术式人工晶状体睫状沟缝线固定与常规囊袋内人工晶状体相比有效位置偏前,所以计算人工晶状体屈光度时,原则上应同上述人工晶状体睫状沟植入术。

(6) 玻璃体积血、牵引性视网膜脱离:该并发症发生率较低。

主要原因:在睫状沟缝线时伤及虹膜动脉环和睫状冠部的血管,尽管术中已止血,但术后由于患者过早的活动或者切口渗漏低眼压导致睫状血管再次出血,大量的出血流入玻璃体腔,术后未及时发现和处理引起机化增殖牵拉;或因外伤术前未发现和处理视网膜周边的危险因素(因虹膜后粘连瞳孔未充分散大),手术的刺激加重了周边视网膜的损伤,使术后发生视网膜脱离。

预防及处理方法:眼外伤患者术前要充分散瞳检查周边视网膜,如发现异常问题尽早激光治疗;术中止血要充分;术后早期散瞳观察眼后段情况,如玻璃体积血没有吸收形成机化条索时应及时行后段玻璃体切除术。

（7）黄斑囊样水肿

1）主要原因:是术中眼压低和慢性葡萄膜炎性反应所致。

2）预防方法:术中随时调整眼内灌注通道,维持眼内压,减少虹膜刺激;术后及时应用抗生素、糖皮质激素药物预防感染、控制炎症反应直至炎症静止;非甾体类抗炎药局部持续应用2~3个月,避免过早停药。

四、后房型人工晶状体睫状沟巩膜无缝线固定术

后房型人工晶状体睫状沟缝线固定术虽然在一定程度上解决了角膜瘢痕、虹膜缺如、无囊膜支撑等解剖学问题所致的无法植入前房型或后房型人工晶状体的问题,但是该法并不能在睫状沟直视下进行,而是需根据角膜缘与邻近组织的关系判断估计操作,具有一定的盲目性。手术技术要求高,步骤烦琐,操作相对复杂,反复地经睫状体进针、出针势必会给眼球带来一定的创伤,增加球内出血、感染的风险,且术后缝线的侵蚀和断裂也是不容忽视的并发症。后房型人工晶状体睫状沟巩膜无缝线固定术是近年来发展起来的一种矫正无囊膜支撑的后房型人工晶状体植入的新方法。通过将人工晶状体襻固定在巩膜内,与周围组织形成瘢痕而达到固位作用,以保证人工晶状体的稳定性,可有效避免缝合人工晶状体与缝针、缝线相关的并发症。

（一）手术适应证和禁忌证

1. 适应证

（1）晶状体前后囊均缺失的无晶状体眼患者;

（2）后囊膜不完整或悬韧带离断范围较大,不足以支撑后房型人工晶状体植入的无晶状体眼患者。

2. 禁忌证

（1）外伤导致的角膜内皮细胞密度<1 000 个/mm² 的患者;

（2）外伤致眼前节解剖结构紊乱且无法修复的患者;

（3）外伤致新生血管性青光眼、脉络膜脱离、视网膜脱离或其他玻璃体视网膜病变,须预先治疗或手术的患者。

（二）手术方案的设计

后房型人工晶状体睫状沟巩膜无缝线固定术在 2007 年 Gabor 和 Pavlidis 首次报道了使用 24G 的套管针将晶状体襻植入巩膜隧道固定的手术方法。Yamane 于 2017 年报道了使用 30G 的针头辅助将晶状体襻穿过巩膜层间隧道的巩膜内无缝线人工晶状体固定法。我们在 Yamane 报道的手术方式基础上给予改良,其设计基本同上述"两点式"睫状沟缝线固定术。

（三）手术步骤（图 12-3-24）

1. 定位和制作手术切口　以术前坐位的水平标记点为参照，先分别标记 11:00、1:00、10:00 透明角膜缘位置；再标记 2:00、8:00 位距离透明角膜缘 2mm 的巩膜穿刺点位置；于 11:00 位做透明角膜缘主切口，以备应用推注器植入人工晶状体；分别于透明角膜缘 1:00、10:00 位做侧切口，以备伸入辅助镊。

2. 植入人工晶状体　前房内注入黏弹剂，推注器自主切口植入一枚三体式大"C"襻人工晶状体，其上襻悬挂或支撑于主切口或残留的囊边上，以防滑脱于玻璃体腔内。

3. 人工晶状体襻的巩膜内固定　于标记的 2:00 位巩膜穿刺点应用 25G 注射器针头沿角膜缘顺时针方向穿刺进入巩膜内，在穿刺的隧道长 3.0mm 处，针尖向内倾斜进入眼内，在虹膜下方瞳孔区穿出进入前房，自 10:00 位伸入视网膜镊夹持人工晶状体的下襻插入 25G 针芯内，25G 针头接力后回退出巩膜外；再以调位钩旋转另一襻（上襻）进入前房内，以同样的方法自 8:00 位应用 25G 针头沿角膜缘顺时针方向穿刺进入巩膜内，在穿刺的隧道长 3.0mm 处，针尖向内倾斜进入眼内，在虹膜后穿刺进入前房；自 1:00 位透明角膜切口出伸入视网膜镊夹持上襻插入针芯内，同法 25G 针头接力回退出巩膜外；再以调位钩轻微调整人工晶状体位置，保持其居中位。

4. 襻末端的处理　裸露在巩膜外的襻以烧灼器低温烧灼至末端膨大，将末端回退送至隧道内，使其不裸露于巩膜表面。

5. 应用复方电解质眼内灌注液置换前后房内的黏弹剂，重建前房，水密切口。

（四）术前及术中注意事项

1. 术前确认人工晶状体襻应与注射器针头管径相匹配　需要准备一个 25G 的注射器针头和

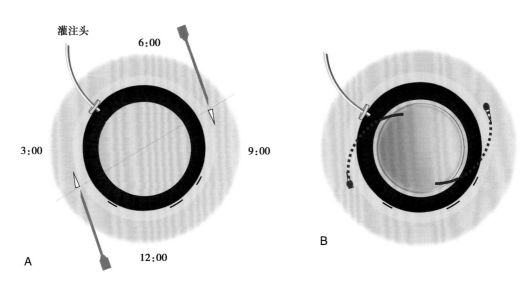

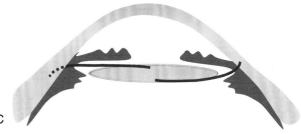

图 12-3-24　睫状沟巩膜无缝线固定人工晶状体手术示意图

A. 于 11:00 位处做透明角膜缘主切口，1:00、10:00 位做侧切口，2:00、8:00 位距透明角膜缘 2mm 的位置为巩膜穿刺点；B. 人工晶状体襻在巩膜内固定，低温烧灼至末端膨大；C. 睫状沟巩膜无缝线固定人工晶状体剖面示意图。

三体式大"C"襻后房型人工晶状体。人工晶状体襻的材质为PMMA,襻粗细的直径约小于0.15mm,保证襻能插入25G注射器针芯内,一般常选用的是ZA9003或AR40e人工晶状体。

2. 无缝线巩膜隧道的制作　使用25G注射器针头制作无缝线的巩膜隧道时,25G注射器针头穿刺的位置在角膜缘后2mm的2:00、8:00位,尽量避开3:00、9:00位,避免伤及睫状前动脉;穿刺的方向与角膜缘切线方向的夹角呈约20°~30°,25G针头在巩膜上的两侧穿刺点及针头进入前房的穿刺点均应相距180°,位于同一角膜径线上,防止人工晶状体植入眼内出现偏心;两侧穿刺进入眼内的部位均应与虹膜平面向下保持10°的夹角,避免人工晶状体植入眼内发生倾斜或与虹膜发生摩擦;穿刺进入巩膜隧道的距离至少约2.0mm,保证人工晶状体襻固定在巩膜层间有一定的长度,以减少人工晶状体脱位于玻璃体腔内及巩膜隧道口渗漏导致的低眼压风险。

3. 襻引出巩膜外之后,襻的末端需使用低温烧灼器形成一个庞大的梭形,既能保证襻末端不滑脱又能退回到巩膜隧道内不裸露。

(五) 手术并发症及防治

人工晶状体巩膜无缝线固定常见的并发症如下。

1. 术中和术后出血　主要常见于进入巩膜内的穿刺位置靠前,不慎刺伤睫状突血管或虹膜血管所致。需要注意在术前定位和术中操作准确,术中眼压保持稳定,曾行玻璃体切除术后的无晶体眼应在透明角膜缘做前房灌注通道,这样有利于25G注射器针头准确定位穿刺点和制作巩膜隧道,以防止发生眼内出血。

2. 术中襻的折断　在把襻插进25G针芯接力时,尤其是第二只襻如用力和方向不当时容易出现襻的折断。需注意的是在送上襻进入针芯时夹持的力量不应过强,要操作轻柔、用力适当,方向保持一致,这样可以避免此类并发症的发生。

3. 襻裸露致结膜磨损或眼内感染　襻末端一定要低温烧灼至膨大呈梭形退至隧道内,襻末端的烧灼凸扣既不能太大也不能太小,太大的襻凸扣不容易回退送至巩膜隧道内,长时间暴露在巩膜表面可能会引起眼内感染;太小的襻凸扣又不能起到良好的固定作用,易致人工晶状体偏心或脱位。

4. 黄斑水肿、视网膜脱离、脉络膜脱离等并发症　常见的原因主要是术中眼压不稳定、眼压偏低或眼内出血致玻璃体大量积血机化增殖所致。

预防措施:术前需常规先行全视网膜镜检查,发现危险因素及时行视网膜光凝术,2~4周后再行手术治疗;术中眼压稳定至关重要,操作准确、轻柔,防止眼内出血;缩短手术时间,术后常规应用糖皮质激素和非甾体抗炎药,减轻炎症反应,防止发生黄斑囊样水肿。

尽管后房型人工晶状体睫状沟巩膜无缝线固定术无须缝合,可以避免缝线相关的并发症,但是也面临一些问题和挑战。

1. 有巩膜炎或巩膜软化史的病例要特别谨慎采用此手术方式,以防止出现巩膜溃疡、穿孔等远期并发症。

2. 目前还没有研发出适合无缝线固定专用的人工晶状体,现阶段常用的三体式人工晶状体对于长眼轴或白到白距离较大的病例来说,由于襻长度较短,人工晶状体巩膜内固定较困难,人工晶状体倾斜、偏位甚至脱位的并发症时有发生。

3. 由于两侧襻的着力点不同,还有出现人工晶状体自发断襻的情况。

后房型人工晶状体睫状沟巩膜无缝线固定术是一种相对安全可靠的手术方法,为无囊膜支撑的无晶状体眼后房型人工晶状体植入提供了一种新的选择,是对外伤性白内障人工晶状体植入手术的进一步完善和补充。但对于一些大眼球、长眼轴如高度近视的患者,不宜采用此术式,应选择人工晶状体睫状沟缝线固定术。

五、背驮式人工晶状体植入术

背驮式人工晶状体植入术又称双联人工晶状体植入术,于1993年由 Gayton 等首次报道,该手术技术是在一只患眼内植入两枚人工晶状体,第二枚人工晶状体植入的位置是在第一个人工晶状体的背肩上,所以将这种植入方式又称为背肩式植入。

(一) 适应证

此手术方式主要应用于一些特殊的屈光不正,如在外伤性白内障患者中由于外伤所致角膜大散光形成的高度屈光参差病例,患眼接受常规人工晶状体植入术后仍不能获得良好的裸眼视力,并与健眼形成较大的屈光参差而无法应用框架镜和长期应用 RGP 镜矫正,背驮式人工晶状体植入术为这些特殊的患者提供了可供选择的治疗手段。

1. 轴性超高度远视或超高度近视眼 对于单眼轴性超高度远视患者行白内障摘除术时,使用目前现有的可供选择的单枚极高度数的人工晶状体仍不能完全矫正无晶状体眼的超高度远视、术后仍有屈光参差无法应用框架镜矫正者,所以选择用另一枚人工晶状体植入矫正残余的屈光度。同样,用来治疗超高度近视眼的负度数人工晶状体也由于技术的限制,目前尚不能制造出太高的负度数人工晶状体。植入背驮式人工晶状体可成为这类患者的较好的选择。

2. 外伤性角膜瘢痕所致的高度散光 外伤性白内障术前存在角膜瘢痕导致的≥5.0D 的高度散光,并与健眼形成高度屈光参差,术中如果不矫正散光,术后仍是无法配戴框架镜或长期配戴 RGP 镜矫正。因此选择一枚 toric 人工晶状体架在一枚"0.00D"的人工晶状体上,以矫正高度散光,剩余的散光术后可以配戴框架眼镜或行角膜周边弧形松解切口来矫正。

3. 儿童及婴幼儿白内障,对儿童不断发育的眼球,Mittelviefhaus 等设计了专用的背驮式人工晶状体系列,即在一枚后房型人工晶状体表面锁定一枚单独的可更换的人工晶状体光学部,通过手术更换前面的光学部以适应婴幼儿白内障术后患眼不断增长的眼轴,以防止弱视的发生,并避免更换人工晶状体而引起的并发症。

(二) 手术步骤

按照常规行白内障超声乳化手术步骤,在人工晶状体植入时,分以下几种情况。

1. Ⅰ期植入时,将第一枚人工晶状体植入囊袋,在囊袋内穹隆部及人工晶状体上面重新注入黏弹剂撑开囊袋,将第二枚人工晶状体植入囊袋内。如果打算将第二枚人工晶状体固定在睫状沟内,就将黏弹剂注入第一枚人工晶状体和前囊膜与虹膜之间,然后将第二枚人工晶状体襻固定在睫状沟,两个人工晶状体的襻可以调整成相互平行或相互垂直。

2. Ⅱ期植入时,如果首次植入人工晶状体的时间距离Ⅱ期植入较久,且因囊袋内粘连紧密无法分开,则较难将第二枚人工晶状体植入囊袋内。适合的方法是将第二枚人工晶状体固定在睫状沟内。

3. 对于晶状体囊袋不完整、周边残留的囊边宽 2.0~3.0mm 的外伤性白内障合并较高角膜散光的患者,可以选用背驮式人工晶状体睫状沟缝线固定术,详见第二十三章第五节外伤性白内障联合角膜散光的手术矫正。

上述所介绍的几种方法,切记关闭切口前,均应将前房内包括两个人工晶状体之间的黏弹剂清除干净,然后应用 BSS 液重建前房达水密。

（三）注意事项

背驮式人工晶状体植入术需要注意以下几点:

1. 植入前人工晶状体度数的确定　Gills 提供了一种方法可根据术眼的屈光状态估算出拟Ⅱ期植入的人工晶状体的度数(表 12-3-1)。同时 Holladay 也提供了一种粗略的估计方法:若需要植入负度数的人工晶状体,人工晶状体度数与验光的眼镜度数之比约为 1:1;若需要植入正度数的人工晶状体,两者之比约为 1.5:1。关于第二枚人工晶状体植入不同位置是否需要对屈光度数作相应的调整,各家看法不一。

表 12-3-1　Ⅱ期背驮式人工晶状体植入的人工晶状体屈光度的计算

	过矫的人工晶状体眼 (近视状态)	欠矫的人工晶状体眼 (远视状态)
短眼轴(≤22mm)	P=1.5×SE−1	P=1.5×SE+1
中等眼轴(22~27mm)	P=1.4×SE−1	P=1.4×SE+1
长眼轴(≥27mm)	P=1.3×SE−1	P=1.3×SE+1

注:P:拟植入的人工晶状体屈光度(D);SE:待矫正屈光度(D)。

2. 如果拟植入的是 toric 人工晶状体,术前还必须表面麻醉后采取坐位应用裂隙灯标记 3:00、9:00 位水平轴,否则行球后或球旁麻醉后再行标记,或患者平卧位时,眼位可能有所改变,术中再标记散光轴向的可靠性将降低。

3. 如果是 toric 人工晶状体的背驮式植入,注意两枚人工晶状体捆绑后散光轴位置的标定应和角膜标记的散光轴位一致;然后再标记背驮式人工晶状体对角线双襻或四襻需缝合的位置,避免 toric 人工晶状体矫正散光的轴位发生偏移或旋转。

4. 如果拟选择背驮式双人工晶状体植入,在做前段或后段玻切时,一定要在前囊或后囊周边保留 1.0~2.0mm 宽的囊袋边缘做依托,以免仅靠两根缝线悬吊双人工晶状体发生光学部倾斜、扭转和远期缝线降解和脱位。术中仔细检查周边部视网膜,如有问题及时处理。

（四）术后并发症

1. 虹膜炎症或虹膜损伤　由于人工晶状体襻的摩擦发生局限性虹膜缺损、慢性葡萄膜炎。尽量在术中使用大量的黏弹剂,减少与虹膜刺激相关的手术操作;如合并有虹膜损伤、大瞳孔,虹膜膈的张力降低,漂移性增大,易与人工晶状体光学部发生后粘连并产生摩擦。应在术中同时联合虹膜瞳孔成形术,增加虹膜隔的张力,重建前后房,以减少或避免虹膜与人工晶状体光学部和襻的摩擦。

2. **远视漂移** 原因可能有:①两枚人工晶状体之间周边部的细胞增殖造成后方人工晶状体后移,两个人工晶状体光学部周边分离,影响晶状体悬韧带的强度,导致晶状体囊袋复合体后移;②撕囊口下 Elschnig 珍珠样增生物质将双人工晶状体向后推移;③患者通过双人工晶状体间的中央接触区视物造成远视;④周边增殖的珍珠样小体使双人工晶状体周边分离、中央粘着,改变了人工晶状体光学部的弯曲度。应手术清除撕囊口下或周边部 Elschnig 珍珠样增生物质。

3. **后发性白内障** 细胞增殖引起双人工晶状体间 Elschnig 珍珠样浑浊和后囊浑浊,晚期双人工晶状体间浑浊的发生率较高。笔者在外伤性白内障合并大散光植入背驮式人工晶状体的观察病例中,并未发现后发性白内障的问题,可能与我们手术中将两枚人工晶状体支撑襻捆绑在一起,在捆绑之前严格冲洗人工晶状体光学部,不残留黏弹剂使两者紧密相贴;植入后反复抛光背驮式人工晶状体前后表面;并做了前段或后段玻璃体切除术,没有玻璃体作为支架组织,阻滞了晶状体上皮细胞的增殖迁移等因素有关。

为了避免背驮式人工晶状体植入术后并发症的发生,术后需要局部应用糖皮质激素滴眼液维持 1~2 个月,然后再应用非甾体抗炎滴眼液局部维持应用 2~3 个月,以预防慢性葡萄膜炎、双人工晶状体层间浑浊及后囊浑浊的发生。

综上所述,以上后房型人工晶状体植入的手术方法各有其优缺点,在选择手术方法时,要扬长避短,针对不同的病例选择适宜的手术方法;根据每位患者眼外伤后局部不同的解剖学改变和临床特点,个性化地选择人工晶状体和制订植入的手术方案;力争手术操作精准微创、简单易行,在保证潜在并发症最少的情况下为患者带来最好的视觉效果。

(郑广瑛 李 莉)

参考文献

1. 徐雯,梁冠璐.虹膜夹持型人工晶状体优于睫状沟缝线固定型人工晶状体治疗无后囊膜支撑的无晶状体眼.中华眼科杂志,2015,4(51):259-261.

2. 中华医学会眼科学分会白内障及人工晶状体学组.我国白内障摘除手术后感染性眼内炎防治专家共识(2017年).中华眼科杂志,2017,53(11):810-813.

3. 中华医学会眼科学分会白内障与人工晶状体学组.我国散光矫正型人工晶状体临床应用专家共识(2017年).中华眼科杂志,2017,53(1):7-10.

4. 中华医学会眼科学分会眼底病学组,中华医学会眼科学分会白内障及屈光手术学组中华医学会眼科学分会眼外伤学组,中华医学会眼科学分会青光眼学组.中国眼科手术后感染性眼内炎诊疗专家共识(2022年).中华眼科杂志,2022,58(7):487-499.

5. 宋玮,张晗.晶状体后囊膜不完整时的人工晶状体植入术.中国实用眼科杂志,2010,28(8):803-806.

6. 雷方.外伤性白内障人工晶状体植入手术时机的探讨.中国实用眼科杂志,2006,24(12):1314-1316.

7. 郭海科. 外伤性白内障与人工晶状体植入. 国外医学·眼科学分册,1990,14(3):146-150.

8. 代云海,谢立信,黄钰森. 开放襻前房型人工晶状体取出的临床分析. 中华眼科杂志,2011,6(47):546-549.

9. 滕贺,张红,田芳,等. Artisan 虹膜固定型人工晶状体植入治疗玻璃体切除术后无晶状体眼. 中华眼科杂志, 2014,50(2):89-94.

10. 魏芬,艾明. 亲水性丙烯酸酯人工晶状体植入后的生物相容性和并发症. 中国组织工程研究,2015(34): 5547-5551.

11. 牛国光,朱思泉,郑欲东,等. 用于治疗白内障的人工晶状体材料及表面修饰研究进展. 化学通报,2008,71 (1):10-16.

12. 张劲松. 散光人工晶状体的应用进展. 中华眼视光学与视觉科学杂志,2010,12(6):401-403.

13. 姚克,汤霞靖,陈佩卿,等. 非球面人工晶状体与球面人工晶状体临床应用的对比研究. 中华眼科杂志. 2007,43(8):709-712.

14. 汤欣. 正确理解像差合理选择非球面人工晶状体. 中华眼科杂志,2010,46(8):673-675.

15. 宋旭东,郭佳. 如何理解和选择非球面人工晶状体. 眼科,2007,16(2):82-84.

16. 鲍永珍. 非球面人工晶状体的临床应用. 中华眼科杂志,2011,47(4):382-384.

17. 叶盼盼,姚克,李霞,等. 双眼植入 Tecnis 多焦点和单焦点球面人工晶状体的临床比较研究. 中华眼科杂志,2010,46(7):625-630.

18. 赵云娥. 多焦点人工晶状体的研究进展及临床应用. 中华眼科杂志,2006,42(10):942-945.

19. 郭元懿,孔珺,张劲松. 多焦点人工晶状体的发展和临床应用. 中国实用眼科杂志,2010,28(7):694-698.

20. 骆芳,孙康. 可调节人工晶状体的研究进展. 临床眼科杂志,2013,21(1):88-91.

21. 柏凌,张振平,易桂兰,等. 高度远视白内障患者人工晶状体屈光度数计算公式的选择. 中华眼科杂志, 2008,44(12):1063-1065.

22. 宋超. 角膜屈光术后人工晶状体度数的计算现状. 中华眼外伤职业病杂志,2012,34(12):957-960.

23. 张丰菊,祁媛媛,孔德言,等. 角膜屈光手术后人工晶状体屈光度数的 IOL Master 评估. 中华眼科杂志, 2010,46(11):989-993.

24. 徐雯,梁冠璐. 虹膜夹持型人工晶状体优于睫状沟缝线固定型人工晶状体治疗无后囊膜支撑的无晶状体眼. 中华眼科杂志,2015,51(4):259-262.

25. 鲍永珍,元力. 后房型人工晶状体睫状沟固定优于前房型人工晶状体虹膜固定. 中华眼科杂志,2015,51 (4):257-258.

26. 黄钰森,谢立信. 儿童双眼先天性白内障人工晶状体植入术后眼轴长度和屈光状态的变化. 中华眼科杂志,2005,41(4):335-339.

27. 郑广瑛,陈玉浩,王利群,等. 外伤性白内障后囊破裂人工晶状体植入的手术方式选择. 中华眼科杂志, 1998(5):7-9.

28. 郑广瑛,陈国岭,陈玉浩,等. 白内障超声乳化吸出及人工晶状体植入术. 中华眼科杂志,1996(2):16-18.

29. 郑广瑛,万光明,张卫霞,等. 外伤性白内障人工晶状体睫状沟植入解剖学研究. 眼外伤职业眼病杂志, 2004,26(1):10-12.

30. 郑广瑛,温成林,杨进献,等. 复杂的外伤性白内障联合手术方式的探讨——小切口折叠式人工晶状体植入术. 眼外伤职业眼病杂志,2006,28(12):892-895.

31. 郑广瑛,张风清,陈富胜,等. 后发性白内障后囊切除术. 眼外伤职业眼病杂志,1998,020(5):421-422.

32. 郑广瑛,王倩,李秋明,等. 马凡综合征半脱位晶状体切除人工晶状体植入的临床探讨. 眼外伤职业眼病杂志,2008,30(3):196-199.

33. 郑广瑛,王梅,陈建民,等. 玻璃体切除联合人工晶体植入术治疗复杂的眼球穿通伤、眼内异物. 眼科研究,

1997,15(2):119-120.

34. 郑广瑛,马惠惠,李莉. 外伤性晶状体不全脱位不同手术方式的临床效果. 中华眼外伤职业眼病杂志, 2016,38(10):721-725.

35. 杨进献,郑广瑛,张素芳,等. 复杂性眼外伤的眼前段多联手术. 眼外伤职业眼病杂志,2001,23(4):370-371.

36. 郭淑英,郑广瑛. 外伤性白内障手术方式的选择与术后视力的关系. 眼外伤职业眼病杂志,2009,31(08):578-581.

37. 王鑫莹,王婷,刘平. 人工晶状体巩膜固定术的手术进展. 国际眼科杂志,2019,19(06):941-944.

38. 滕贺,田芳,张红. 巩膜内无缝线后房型人工晶状体固定. 国际眼科纵览,2020,44(02):91-99.

39. LIM ES,APPLR DJ,TSAI JC,et al. An analysis of flexible anterior chamber lenses with special reference to the normalized rate of lens explantation. Ophthalmology,1991,98(2):243-246.

40. H BURKHARD DICK,ALBERT J AUGUSTIN. Lens implant selection with absence of capsular support. Curr Opin Ophthalmol,2001,12(1):47-57.

41. SHIMON RUMEL & URI REHANY. The influence of surgery and intraocular lens implantation timing on visual outcome in traumatic cataract. Graefes Arch Clin Exp Ophthalmol,2010,248(9):1293-1297.

42. ELLERTON CR,RATTIGAN SM,CHAPMAN FM,et al. Secondary implantation of open-loop,flexible, anterior chamber intraocular lenses. J Cataract Refract Surg,1996,22(7):951-954.

43. DROLSUM L. Long-term follow-up of secondary flexible,open-loop,anterior chamber intraocular lenses. J Cataract Refract Surg,2003,29(3):498-503.

44. KAZEMI S,WIROSRKO WJ,SINHA S,et al. Combined pars plana lensectomy-vitrectomy with open-loop flexible anterior chamber intraocular lens(AC IOL)implantation for subluxated lenses. Trans Am Ophthalmol Soc,2000,98:247-251.

45. MALINOWSKI SM,MIELER WF,KOENIG SB,et al. Combined pars plana vitrectomy-lensectomy and open-loop anterior chamber lens implantation. Ophthalmology,1995,102(2):211-216.

46. BIRO Z. Results and complications of secondary intraocular lens implantation. J Cataract Refract Surg,1993, 19(1):64-67.

47. YE HSING,GA LEE. Retropupillary iris claw intraocular lens for aphakia. Clin Exp Ophthalmol,2012,40(9): 849-854.

48. CLEARY C,LANIGAN B,O'KEEFFE M. Artisan iris-claw lenses for the correction of aphakia in children following lensectomy for ectopia lentis. Br J Ophthalmol,2012,96(3):419-421.

49. BOURNE WM,NELSON LR,HODGE DO. Central corneal endothelial cell changes over a ten-year period. Invest Ophthalmol Vis Sci,1997,38(3):779-782.

50. TENG H,ZHANG H. Comparison of Artisan iris-claw intraocular lens implantation and posterior chamber intraocular lens sulcus fixation for aphakic eyes. Int J Ophthalmol,2014,7(2):283-287.

51. IOANNIDIS A,NARTEY I,LITTLE BC. Traumatic dislocation and successful re-enclavation of an Artisan phakic IOL with analysis of the endothelium. J Refract Surg,2006,22(1):102-103.

52. WEENE LE. Flexible open-loop anterior chamber intraocular lens implants. Ophthalmology,1993,100(11): 1636-1639.

53. DROLSUM L,HAASKJOLD E. Secondary implantation of flexible open loop anterior chamber IOLs. Aeta Ophthalmol,1993,71(4):482-486.

54. DICK HB,AUGUSTIN AJ. Lens implant selection with absence of capsular support. Curr Opin Ophthalmol,

2001,12(1):47-57.

55. LETT KS,CHAUDHURI PR. Visual outcomes following Artisan aphakia iris claw lens implantation. Eye, 2011,25(1):73-76.

56. GUELL JL,VELASCO F,MALECAZE F,et al. Secondary Artisan-Verysise aphakic lens implantation. J Cataract Refract Surg,2005,31(12):2266-2271.

57. RICHARD D STUTZMAN,WALTER J STAR. Surgical technique for suture fixation of an acrylic intraocular lens in the absence of capsule support. J Cataract Refract Surg,2003,29(9):1658-1662.

58. GARRY P CONDON. Simplified small-incision peripheral iris fixation of an AcrySof intraocular lens in the absence of capsule support. J Cataract Refract Surg,2003,29(9):1663-1667.

59. GARRY P CONDON,SAMUEL MASKET,CHRISTOPH KRANRMANN,et al. Small-Incision Iris Fixation of Foldable Intraocular Lenses in the Absence of Capsule Support. Ophthalmology,2007,114(7):1311-1318.

60. DAVID F CHANG. Siepser slipknot for McCannel iris-suture fixation of subluxated intraocular lenses. J Cataract Refract Surg,2004,30(6):1170-1176.

61. KUKNER AS,ALAGOZ G,ERDURMUS M. Anterior chamber fixation of a posterior chamber intraocular lens:A novel technique. Indian J Ophthalmol,2014,62(4):487-489.

62. OKSUZ H,TAMER C,ARPKAYA A. Implantation of a posterior chamber intraocular lens into the anterior chamber via double peripheric iridectomies. Can J Ophthalmol,2007,42(2):336-337.

63. FUJITA S,TANAKA T,MIYATA A,et al. Cell adhesion and glistening formation in hybrid copolymer intraocular lenses. Ophthalmic Res,2012,48(2):102-108.

64. HAYASHI K,HAYASHI H. Intraocular lens factors that may affect anterior capsule contraction. Ophthalmology,2005,112(2):286-292.

65. MCLOONE E,MAHON G,ARCHER D,et al. Silicone oil-intraocular lens interaction:which lens to use? Br J Ophthalmol,2001,85(5):543-545.

66. BUEHL W,FINDL O. Effect of intraocular lens design on posterior capsule opacification. J Cataract Refract Surg,2008,34(11):1976-1985.

67. KRALL EM,ARLT EM,JELL G,et al. Intraindividual aqueous flare comparison after implantation of hydrophobic intraocular lenses with or without a heparin-coated surface. J Cataract Refract Surg,2014,40(8):1363-1370.

68. KRALL EM,ARLT EM,JELL G,et al. Prospective randomized intraindividual comparison of posterior capsule opacification after implantation of an IOL with and without heparin surface modification. J Refract Surg,2015,31(7):466-472.

69. RONBECK M,KUGELBERG M. Posterior capsule opacification with 3 intraocular lenses:12-year prospective study. J Cataract Refract Surg,2014,40(1):70-76.

70. KESSEL L,ANDRESEN J,TENDAL B,et al. Toric intraocular lenses in the correction of astigmatism during cataract surgery:a systematic review and Meta-analysis. Ophthalmology,2016,123(2):275-286.

71. CIONNI RJ,TSAI JH. Color perception with AcrySof natural and AcrySof single-piece intraocular lenses under photopic and mesopic conditions. J Cataract Refract Surg,2006,32(2):236-242.

72. MUFTUOGLU O,KAREL F,DUMAN R. Effect of a yellow intraocular lens on scotopic vision,glare disability,and blue color perception. J Cataract Refract Surg,2007,33(4):658-666.

73. MAINSTER MA. Violet and blue light blocking intraocular lenses:photoprotection versus photoreception. Br J Ophthalmol,2006,90(6):784-792.

74. PACKER M,FINE IH,HOFFMAN RS,et al. Improved functional vision with a modified prolate intraocular lens. J Cataract Refract Surg,2004,30(5):986-992.

75. KOHNEN T,TITKE C,BOHM M. Trifocal intraocular lens implantation to treat visual demands in various distances following lens removal. Am J Ophthalmol,2016,161:71-77.

76. ONG HS,EVANS JR,ALLAN BD. Accommodative intraocular lens versus standard monofocal intraocular lens implantation in cataract surgery. Cochrane Database Syst Rev,2014,5:CD009667.

77. QIU X,JI Y,ZHENG T,et al. Long-term efficacy and complications of black diaphragm intraocular lens implantation in patients with traumatic aniridia. Br J Ophthalmol,2015,99(5):659-664.

78. SINGER MA,AMIR N,HERRO A,et al. Improving quality of life in patients with end-stage age-related macular degeneration:focus on miniature ocular implants. Clin Ophthalmol,2012,6:33-39.

79. YOKOI T,MORIYAMA M,HAYASHI K,et al. Evaluation of refractive error after cataract surgery in highly myopic eyes. Int Ophthalmol,2013,33(4):343-348.

80. HAYASHI K,HAYASHI H. Optimum target refraction for highly and moderately myopic patients after monofocal intraocular lens implantation. J Cataract Refract Surg,2007,33(2):240-246.

81. FANG Y,LU Y,MIAO A,et al. Aspheric intraocular lenses implantation for cataract patients with extreme myopia. ISRN Ophthalmol,2014,2014:403432.

82. AMIGO A,BONAQUE-GONZALEZ S,GUERRAS-VALERA E. Control of induced spherical aberration in moderate hyperopic LASIK by customizing corneal asphericity. Journal of Refractive Surgery,2015,31(12): 802-806.

83. WANG L,TANG M,HUANG D,et al. Comparison of newer intraocular lens power calculation methods for eyes after corneal refractive surgery. Ophthalmology,2015,122(12):2443-2449.

84. DUBEY R,BIRCHALL W,GRIGG J. Improved refractive outcome for ciliary sulcus-implanted intraocular lenses. Ophthalmology,2012,119(2):261-265.

85. WILSON ME JR,BARTHOLOMEW LR,TRIVEDI RH. Pediatric cataract surgery and intraocular lens implantation:practice styles and preferences of the 2001 ASCRS and AAPOS memberships. J Cataract Refract Surg,2003,29(9):1811-1820.

86. ENYEDI LB,PETERSEIM MW,FREEDMAN SF,et al. Refractive changes after pediatric intraocular lens implantation. Am J Ophthalmol,1998,126(6):772-781.

87. BANTA JT,ROSENFELD PJ. Cataract surgery and intraocular lens selection in patients with age-related macular degeneration:pearls for success. Int Ophthalmol Clin,2012,52(2):73-80.

88. JACOBI PC,DIETLEIN TS,JACOBI FK. Scleral fixation of secondary foldable multifocal intraocular lens implants in children and young adults. Ophthalmology,2002,109(12):2315-2324.

89. CONDON GP,MASKET S,KRANEMANN C,et al. Small-incision iris fixation of foldable intraocular lenses in the absence of capsule support. Ophthalmology,2007,114(7):1311-1318.

90. HANNUSH SB. Sutured posterior chamber intraocular lenses:indications and procedure. Curr Opin Ophthalmol,2000,11(4):233-240.

91. ZHANG Q,ZHAO P,JIN H. Intraocular suture looping and overhand friction knot:a flapless technique to refixate dislocated intraocular lenses. Retina,2019,39(Suppl 1):62-67.

92. HOLT DG,YOUNG J,STAGG B,et al. Anterior chamber intraocular lens,sutured posterior chamber intraocular lens,or glued intraocular lens:where do we stand? Curr Opin Ophthalmol,2012,23(1):62-67.

93. GABOR SG,PAVLIDIS MM. Sutureless intrascleral posterior chamber intraocular lens fixation. J Cataract

Refract Surg,2007,33（11）：1851-1854.

94. YAMANE S,SATO S,MARUYAMA-INOUE M,et al. Flanged intrascleral intraocular lens fixation with double-needle technique. Ophthalmology,2017,124（8）：1136-1142.

95. SHEN JF,SOPHIE D,KRISTIN MH,et al. Intraocular lens implantation in the absence of zonular support：An outcomes and safety update：A report by the American academy of ophthalmology. Ophthalmology,2020,127（9）：1234-1258.

96. CABEZA GI,CALVO B. Predicting the biomechanical stability of IOLs inside the postcataract capsular bag with a finite element model. Calvo Comput Methods Programs Biomed,2022,221：106868.

97. WORMSTONE IM,WORMSTONE YM,SMITH AJO,et al. Posterior capsule opacification：What's in the bag? Prog Retin Eye,2021,82：100905.

98. SUN YM,ZHANG ZT,WEI YT,et al. Intraocular lens fixation technique without corneal incision in minimally invasive vitrectomized eyes. Ophthalmology and Therapy,2022,11（2）：729-737.

99. LIU ZZ,LIN HT,JIN GM,et al. In-the-bag versus ciliary sulcus secondary intraocular lens implantation for pediatric aphakia：A prospective comparative study. American Journal of Ophthalmology,2022,236：183-192.

100. WANG SH,LIM DH,LEE S,et al. Temporary piggyback intraocular lens implantation versus single intraocular lens implantation in congenital cataracts：Long-term clinical outcomes. Chung Invest Ophthalmol Vis Sci,2018,59（5）：1822-1827.

12

第十三章
黏弹剂的清除及前房重建

黏弹剂应用于眼科始自 20 世纪以来,它使眼科显微手术取得了突破性进展,已成为眼内手术中不可替代的工具之一。理想的黏弹剂不仅能在术中发挥良好的辅助和保护作用,术毕也能被有效地抽吸清除。因为黏弹剂在眼内残留,可阻塞小梁网,影响房水循环,从而导致术后早期高眼压、炎性反应等相关并发症,从而给患者视功能造成不必要的损害。因此在术毕对黏弹剂的清除也是手术医师需要重视的问题。

第一节 │ 黏弹剂的清除

术中冲洗前房及晶状体囊袋内的黏弹剂是一个非常重要的手术步骤,因为黏弹剂在眼内残留,可阻塞小梁网,引起术后的一过性高眼压,从而给患者的视功能造成不必要的损害,特别是囊袋内人工晶状体后的黏弹剂残留,可导致术后屈光改变(近视漂移)、囊袋阻滞综合征、后囊膜浑浊等一系列并发症的发生。因而,白内障术毕彻底地清除晶状体的皮质及眼内残留黏弹剂能有效防止术后相关并发症的发生。

一、连续环形撕囊的黏弹剂的清除

连续环形撕囊在白内障超声乳化及其他白内障手术中是关键的手术步骤,也是手术顺利进行并获得成功的基础。在外伤性白内障手术时,完成标准的连续环形撕囊,仅适合于前囊无破口或破口较小、已经闭合,并且远离周边部的患者。连续环形撕囊形成的囊袋口边缘光滑规整,具有较强的韧性和弹性,在后续的操作中前囊口不易发生放射状撕裂,在囊袋内的操作更为安全。但是,由于撕囊孔的边缘与人工晶状体光学面相贴,使清除囊袋内,尤其是人工晶状体后面的黏弹剂相对困难。

清除黏弹剂常用的方法是通过 I/A 针头应用平衡盐溶液或复方电解质眼内灌注液置换前房和囊袋内的黏弹剂(图 13-1-1)。清除的顺序是:先注吸置换前房和前房角内的黏弹剂,然后一手应用人工晶状体的调位钩从侧切口伸入前

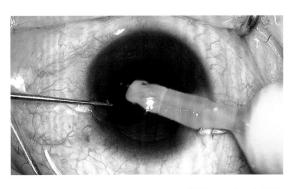

图 13-1-1 调位钩协助清除人工晶状体后面的黏弹剂

房,通过近主切口侧的撕囊孔边缘插入到人工晶状体的后面将其拉起来,另一手持 I/A 针头插入人工晶状体后将囊袋内的黏弹剂注吸置换干净,再用调位钩协助 I/A 针头将人工晶状体在囊袋内调至居中位,之后撤出调位钩,用 I/A 针头轻压人工晶状体使之与后囊相贴;然后再注吸置换从囊袋内溢出至前房内的黏弹剂;最后,应用 BSS 液加深前房使眼压恢复 Tn,水密切口;检查主、侧切口是否渗漏。如有渗漏再应用 5mL 注射器装 30 号注水针头从切口层间注入灌注液,使切口水肿密闭,再次检查眼压是否达 Tn。

在整个注吸置换黏弹剂的过程中,由于连续环形撕囊形成的囊袋口边缘光滑规整,不易发生放射状撕裂。所以,手术过程顺利,安全性相对较高,可大胆从容地操作,但应注意以下问题,尽可能减少手术并发症:

1. I/A 针头硅胶套管的 2 个侧孔应放在金属针头吸孔的两侧,这样注吸时灌注液从 2 个侧孔流出进入前房,由两侧向中心会聚,裹挟前房内的黏弹剂和残留皮质从 I/A 针头的吸孔被负压吸走,两侧的灌注液流分别沿前房的圆形轨迹向中央汇聚而被吸走,不易在前房形成涡流而影响注吸的速度,增加液流的跟随性。

2. I/A 针头在前房注吸时,在人工晶状体光学区的前面时,针的吸孔应向上;在虹膜面和前房角时,针的吸孔应向外侧方;在囊袋内时针的吸孔应向上方,即向人工晶状体光学面,避免误吸虹膜或后囊而造成组织损伤。前房内的黏弹剂应尽可能清除干净。眼内的黏弹剂吸除干净的表现如下:切口很好时前房不会变浅;用冲洗针头向前房内注液加深与放液变浅时,前房内看不到有成形的果冻样透明物质在游动、瞳孔可缩小、角膜内皮面贴附的小气泡活动度良好;人工晶状体两襻顶点将后囊顶起时偶见后囊膜上横向皱褶,且该皱褶出现的方向与两襻顶点的所在位置是一致的。

3. 黏弹剂清除干净后,如瞳孔仍大至 6mm 以上,应用缩瞳剂将瞳孔缩小至覆盖人工晶状体光学区的边缘。常用的缩瞳剂有卡米可林。瞳孔缩小后再用 BSS 液将缩瞳剂置换出来。

二、非连续环形撕囊的黏弹剂清除

由于外伤后相当一部分晶状体前囊膜有破口,靠近周边部时,难以完成标准的 CCC 操作。因此,临床上常以囊膜剪将前囊膜修剪成近似圆形的囊孔。此类撕囊孔的边缘多是不光滑规整的环形,大多有呈放射状走行的细小裂口,少见沿切线方向的小裂口,且放射状走行的撕囊口周围囊膜表面张力分布不均匀,韧性和弹性较差。术中操作稍不适当会使裂口向周边进一步扩大,甚至导致后囊膜破裂。因此,在注吸过程中除了重视上述几个问题外,还应注意以下几个问题,尽可能减少手术并发症。

1. 在注吸黏弹剂过程中,注意使用低灌注、低负压、低流量,此举是为了确保前房的稳定性,避免前房忽深忽浅,减少人工晶状体在囊袋内的移动致撕囊孔放射状裂开。将 I/A 注吸头轻轻抵在人工晶状体光学部中央,可以帮助维持前房的稳定,由脚踏 2 挡的低位开始,逐渐上升,缓慢将黏弹剂吸出即可,不必追求快速的吸出效率。

2. 人工晶状体后面残留的黏弹剂,不要用 I/A 注吸头伸到后面进行注吸,以免撕囊孔裂开。我们可以把同轴注吸改成非同轴双手注吸技术,或改为抽吸负压相对小的手动注吸操作。双手分体

13

注吸能更好地维持前房压力,使前房保持稳定,避免前房涌动出现,从而创造安全的手术操作空间。应用前房维持器通过侧切孔进行灌注,使灌注方向不直接对着后囊;应用双管注吸针通过主切口抽吸黏弹剂,使灌注与抽吸分开。由于注吸的针头直径较小,能顺利通过较小的角膜穿刺口,有效防止房水外漏。即使是通过较大的角膜隧道切口时,对切口的挤压亦小,房水外漏较少,能减少由于房水外漏引起的前房涌动,从而较好地维持前房的稳定。稳定的前房压力能使前房保持足够的深度,维持眼内正常的前房结构,从而为手术者创造一个宽敞安全的手术操作空间,避免因器械反复进出及手术操作而伤及眼内组织。稳定的前房压力还能保持眼内血管正常的压力,避免突然眼压降低导致出现暴发性大出血等并发症,这对术中过度紧张的高血压患者尤为重要。前房浪涌的减少,炎性物质的产生也减少,术后炎性反应相对较轻,视力恢复快。同时,灌注液通过前房维持器注入眼内,使晶状体囊袋扩张至原位,并且具有一定张力,抽吸皮质及黏弹剂时后囊不易起伏波动,避免损伤后囊。因此,在外伤性白内障无法完成连续环形撕囊的手术时,应用双手分体注吸方法清除黏弹剂,术中出现前囊孔撕裂或后囊膜破裂的概率明显减小,提高了手术的安全性。但在整个注吸过程中要耐心细致,始终保持良好的前房深度,不要单纯追求注吸过程的速度。

三、相关并发症及处理

(一) 术中并发症及处理

1. **撕囊孔放射状撕裂** 这在撕囊孔本身存在有小裂口的情况下较易出现。I/A 针头吸住撕裂处的囊膜瓣,从而使裂痕向外扩展。最经常发生在主切口的下方,尤其巩膜隧道切口更易发生。由于外伤后前囊撕囊口处大多呈放射状走行,少见沿切线方向的撕裂口,且放射状走行的撕囊口周围囊膜表面张力分布不均匀,边缘往往呈"绷紧"的高张力状态。术中过多的操作会使周边裂口进一步扩大,甚至导致后囊膜破裂。在操作过程中,一旦发现裂口撕向了赤道部,应迅速撤出 I/A 针头,以免过大的压力使整个囊袋撕裂。这时可用黏弹剂充填前房仔细观察情况后再行进一步处理。建议改为抽吸负压相对较小的双手法手动注吸。

2. **后囊膜破裂** 后囊膜破裂是注吸过程中最易发生的并发症。这往往是由于 I/A 针头吸住后囊膜后,术者未及时松开脚踏板或发生牵拉后破裂。所以一旦发现后囊膜被吸入抽吸针孔时,应立即松开脚踏板,不要移动 I/A 手柄,必要时踩回吐键,吐出已吸入抽吸孔内的后囊膜。为预防此并发症,一是注吸针孔勿对着后囊,以免误吸后囊导致后囊破裂;二是把同轴注吸改成非同轴双手注吸技术。双手注吸时可以从主切口进行灌注,从侧切口伸入注吸针头吸除切口下方囊袋残留的皮质和黏弹剂。一旦出现后囊破裂,先停止注吸操作,注入黏弹剂将后囊及裂口处压平,其后的操作应该在前房稳定的情况下力求准确和一步到位,在不扰动玻璃体的前提下,尽快将残余的皮质吸出来。

3. **玻璃体脱出** 在注吸过程中,如果在吸破后囊的同时玻璃体前界膜也破裂,就可能出现玻璃体脱出,若晶状体皮质已经和玻璃体混在一起,则皮质和黏弹剂就很难被单独吸出。发生皮质与玻璃体粘连的特征是:注吸针头被透明的玻璃体阻塞而吸不住残余的晶状体皮质和黏弹剂;灌注液从后囊破孔处进入玻璃体腔使后房压力增高,前房变浅;或是玻璃体从破孔处脱出使后囊破孔扩大、前房加深。若后囊破裂较大,玻璃体呈大团状溢出,则可以发现虹膜边缘略向后方卷曲,活动度降低、僵硬,向前房注入黏弹剂困难,不易将虹膜向后压平,此时,应及时改行双手前部玻璃体切除术,同时应用曲安奈德染色,切除脱出的玻璃体直到该处虹膜形状恢复,无成角畸形。此种情况下若能 Ⅰ 期植入人工晶状体,手术方式只能有两种选择:①人工晶状体睫状沟植入或缝线固定;②植入前房型人工晶状体。后囊破裂后,如果前囊残留囊环足够宽且连续完整,周边悬韧带完好无断裂,则可选择三体式大"C"襻人工晶状体或一体式"L"襻、板式襻人工晶状体植入到前囊环前方睫状沟固位;如果后囊的中央裂口比较大,且前囊环周边没有足够宽,没有绝对的把握,不要贸然植入折叠的一体式人工晶状体,可选择三体式大"C"襻人工晶状体双襻睫状沟缝线固定;如考虑人工晶状体Ⅱ期植入,至少在 2 个月后进行。过早手术,残留的囊膜尚未能形成足够结实的支撑,人工晶状体固位不稳定,而且术后炎症反应也较重。如患者年龄较大且全身条件差,不能耐受Ⅱ期植入手术者,也可选择前房型(虹膜夹型)人工晶状体植入术。

(二) 术后并发症及处理

1. 眼压升高　黏弹剂的主要不良反应为可引起术后早期眼压升高。有文献报告白内障术后早期眼内压升高大部分与黏弹剂残留有关。黏弹剂堵塞小梁网,影响了房水循环。研究发现白内障术中用不同分子量的黏弹剂,术后眼压的升高程度及眼压升高发生的概率均有差别,即使同一种黏弹剂采用不同的冲洗清除方法,术后眼压的变化情况也不完全相同。黏弹剂根据其组成和理化性质不同,可分为内聚性黏弹剂和弥散性黏弹剂。弥散性黏弹剂分子量小,具有低假可塑性和低表面张力,在手术过程中更容易黏附于虹膜和角膜内皮表面,且不易被清除,从而更好地发挥保护角膜内皮的作用;但形成和维持空间、平衡压力的作用较内聚性弱。而内聚性黏弹剂分子量较大,具有高假可塑性和高表面张力,在手术过程中可以更好地维持前房和晶状体囊袋的空间,容易被清除,可避免术后黏弹剂在眼内的过多残留。目前,利用两种黏弹剂的不同理化特性,手术时先在前房内注入弥散性黏弹剂形成稳固的角膜内皮保护层,再注入内聚性黏弹剂,一方面能顶压弥散性黏弹剂使其更牢固地贴附于角膜内皮表面,另一方面可压平晶状体前表面的凸起,降低晶状体前囊膜的张力,维持前房的操作空间,降低撕囊时的离心力,有利于顺利完成连续环形撕囊术,保证手术的安全性;这种黏弹剂的使用方式称为软壳技术(soft shell technique,SST)。SST 兼顾了两种黏弹剂的优势,并且由于两种黏弹剂的相互融合使弥散性黏弹剂更容易在手术后被清除,从而减少了术后并发症的发生。研究表明,对于硬核白内障患者、合并有 Fuchs 角膜内皮营养不良的白内障患者而言,白内障超声乳化术中使用 SST 较单独使用一种黏弹剂对角膜内皮细胞具有更好的保护作用。Lilian Torngren 等人应用多种不同的黏弹剂对兔眼房水进行注吸置换实验,结果表明所有的黏弹剂残留均会造成眼压的升高,眼压在术后 24 小时后恢复至术前的水平。各组的最高眼压之间有着明显的差异,其眼压升高的幅度与使用的黏弹剂的成分以及其分子量有着明确的关系。其中弥散性黏弹剂 Viscoat 在术后 4 小时达到眼压升高的高峰,且升高幅度明显高于其他的黏弹剂。为了避免和预防术后高眼压,应注意手术时用最小量的黏弹剂达到充填前房之目的;术中应用黏弹剂软壳技术,除必要的术中充分注吸清除外,术后应注意监测眼压,尤其是外伤性白内障前囊撕囊孔不规整、黏弹剂注吸置换不充分、有潜在青光眼素质的患者,必要时适当地给予降眼压药物。对手术后眼压易升高的高危病例、复杂白内障、视盘已有损害或有视网膜病变患者,更应高度重视,选用优质的黏弹剂、术中彻底清除残留黏弹剂、术后早期密切关注眼压的变化并及时给予相应处理。

2. **葡萄膜炎** 在临床中常可以看见使用过多黏弹剂的眼科手术患者在术后第一天通常会出现轻度前葡萄膜炎,这一炎症反应在有黏弹剂参与的眼科手术中的发病率为7%左右。产生术后炎症反应的原因有两种:①术后前房内残留黏弹剂可黏附一些炎症细胞;②黏弹剂的注入或手术操作等可引起红细胞静电荷发生变化,从而导致红细胞形态发生变化。这一轻度的前葡萄膜炎可在术后3日自行消退。近年有部分报道提示使用黏弹剂可能会造成术后眼内炎的发生,发生的原因为使用的黏弹剂中含有部分内毒素。为避免黏弹剂相关性眼内炎和免疫反应发生,该研究建议手术中应尽量使用较纯的黏弹剂,特别是此类黏弹剂必须在眼内存留的情况下。当术后出现不明原因的眼内炎时,应考虑是否与黏弹剂的内毒素有关,从而采取相应的治疗措施,减少其危害。

3. **影响创口的愈合** 尽管从临床研究结果来看黏弹剂的使用并不会造成术后眼部创口的愈合错位或愈合迟缓,但是在联合角膜移植手术时,术中缝合创口或术毕缝合切口前一定要用灌注液将黏弹剂清除干净,以避免影响创口的密闭,延迟创口的愈合。

4. **囊袋阻滞综合征** 囊袋阻滞综合征(capsular block syndrome,CBS),又称囊袋膨胀综合征,是指撕囊孔直径过小,囊袋内黏弹剂、灌注液等物质无法通过人工晶状体光学部与前囊之间的间隙排出而积存于囊袋内,久之形成囊袋膨胀。患者可表现为前房变浅、近视、人工晶状体与后囊间隙增大(图13-1-2)。如不及时处理,患者可出现高眼压、虹膜后粘连及后囊浑浊等症状。1998年Miyake对其进行新的分类,根据发生时间分为术中、术后早期及术后晚期囊袋阻滞综合征。

(1)术中囊袋阻滞综合征:术中囊袋阻滞综合征即术中瞳孔阻滞,好发于后极性白内障及眼轴长的成熟期白内障。常表现为水分离时前房变浅、眼压升高。此并发症常发生于白内障超声乳化术的水分离步骤中,详见第九章第三节。

(2)术后早期囊袋阻滞综合征:通常发生于术后1日至2周。发生原因尚不明确,考虑是因为术中黏弹剂未被彻底抽吸而留在囊袋内。Sugiura等对囊袋内液体进行高效液相分析发现囊袋内的

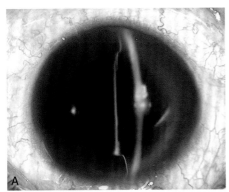
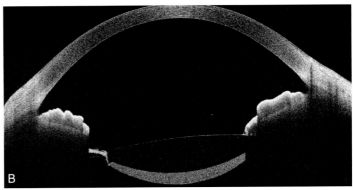

图13-1-2 囊袋阻滞综合征

透明液体的洗脱时间与黏弹剂相同,推测囊袋内的透明液体可能是术中残留在 IDL 后的黏弹剂使囊袋内渗透压升高,使房水通过半透膜作用进入囊袋内。囊袋内压力相应升高,使人工晶状体前移,加之囊袋膨胀形成的凸透镜样作用,患者往往伴有近视度数的增加;囊袋的急剧膨胀,还可向前挤压引起虹膜膨隆、前房变浅、甚至继发瞳孔阻滞性青光眼。另外囊袋的膨胀使人工晶状体与后囊分离,减弱了人工晶状体对晶状体上皮细胞的机械性阻挡作用,晶状体上皮细胞可沿膨胀的囊袋向后移行和增生。术后早期囊袋阻滞综合征好发于撕囊孔过小同时选择植入弹性襻人工晶状体后(硅凝胶、水凝胶、丙烯酸、三体 PMMA)。有研究认为四襻式丙烯酸酯人工晶状体在囊袋内具有良好的稳定性,但因易残留黏弹剂,较三片式丙烯酸酯人工晶状体更易发生 CBS。因此,植入四襻式及光学部大的人工晶状体,应充分吸除人工晶状体后方黏弹剂及残留皮质,术后注意观察有无 CBS 发生,及时诊断和治疗。

(3)术后晚期囊袋阻滞综合征:多见于术后 2 个月至 8.5 年,平均发生时间为术后 3.8 年。此型不伴有眼部炎症反应,多伴有后发性白内障。由于病程缓慢发展,玻璃体腔容积的变化可代偿囊袋的膨胀,屈光度、前房深度、人工晶状体位置、眼压多无改变。由于囊袋内液体多为乳白色,曾称之为液性后发性白内障、撕囊相关性囊内乳化症。

少数 CBS 病例可自行缓解,大多数需要临床处理。YAG 激光直接行后囊膜切开是治疗 CBS 的有效方法。由于后囊膜后移,无法使用接触镜,可直接激光后囊膜位置,能量比一般后发性白内障切开后囊要大一些,击中后囊后,囊袋内液体会流入玻璃体腔,后囊膜缓缓前移再扩大后囊切口至 3~4mm。囊袋阻滞综合征主要以预防为主,预防的重点在于手术医生要认识到 CBS 发生的可能原因,根据晶状体核和人工晶状体的大小设计合适的环形撕囊口直径、使撕囊口的开口恰好遮盖人工晶状体光学面的边缘、术中操作轻柔、术毕彻底清除黏弹剂、术后有效的抗炎治疗均为晶状体囊袋阻滞综合征的预防措施。

第二节 | 闭合切口及重建前房

白内障超声乳化手术过程中应用 BSS 水密切口和重建前房,对手术的成败至关重要。近年来,随着超声乳化系统和手术器械的不断更新,人工晶状体材料、设计理念和工艺的日臻完善,白内障手术切口的设计也一直在不断的改进,手术切口越来越小,从而保证术后更优质的视觉质量。理想的手术切口具有良好的自闭性,能最大限度降低术源性散光,并减少眼内感染的风险。目前,临床最常见的手术切口主要有透明角膜切口、角巩膜缘隧道切口和巩膜隧道切口三种。随着科学技术的革新和发展,飞秒激光辅助的白内障超声乳化手术可以帮助手术医师制作个性化、组织黏附性更好、更易水密的手术切口。每种类型手术切口各有利弊和助力手术成功的关键点。了解各类手术切口制作的要点和对水密切口、重建前房的优势,可以帮助术者制作更为理想的手术切口。同时,可使术者在水密切口重建前房的过程中,能快速识别切口构建中的问题,通过及时调整手术操作,灵活运用各类手术技巧,处理好由于手术切口引起的各种相关并发症。

一、白内障手术切口

（一）巩膜隧道切口

巩膜隧道切口在 1977 年由 Richard Kratz 首次提出，具有术源性散光小，切口密闭性好，术后视力恢复快和炎症反应轻等优点，尤其适合合并有角膜病变的患者。制作方法：做以穹隆为基底的结膜瓣，分离暴露角膜缘，烧灼止血。应用隧道刀于角巩膜缘后 2mm 先垂直巩膜面做一平行于角膜缘切线方向的直线切口，长约 3.0mm，深达 1/2 巩膜厚度（第一平面），然后用隧道刀沿巩膜层间向前分离达角膜缘的血管弓处（第二平面），再应用 3.2mm 的前房穿刺刀平行于虹膜面穿刺进入前房（第三平面）。白内障摘除联合人工晶状体植入后，应用 BSS 液重建前房，切口自闭，无须缝合。切口呈三平面构建，从而达到更好的切口稳定性；切口与视轴距离较远，产生的术源性散光更小，以及视力恢复更快。巩膜隧道切口的优势在于增加切口强度和自闭性，术中易水密重建前房。但由于隧道较长，限制了超乳针头在眼内的运动，牵拉产生的角膜条纹会造成术中前房视野不清，使超声乳化手术相关操作更加困难；另外，当植入人工晶状体时也会因隧道较长而使操作困难，尤其是小睑裂、深眼窝的患者手术更加困难。且制作步骤复杂，手术时间长，对青光眼滤过术后或拟行滤过手术患者的结膜滤枕有影响。

（二）角巩膜隧道切口

为了克服上述巩膜隧道切口存在的隧道长，制作复杂，增加了白内障超声乳化及人工晶状体植入手术操作难度等缺陷，有学者提出了角巩膜隧道切口。角巩膜隧道切口是通过简化巩膜隧道切口逐渐演变形成的，简化了制作巩膜隧道步骤，在上方角膜缘后界处应用前房穿刺刀平行于角膜面穿刺进入角膜层间，向前行进约 2mm 达角膜缘血管弓处（第一平面），再平行虹膜面穿刺入前房（第二平面），其隧道长度较巩膜隧道短，它既保留了巩膜隧道切口的部分特点，如自闭性好无须缝合、术源性散光小、术后高眼压发生率低、需切开球结膜烧灼止血等；又简化了切口制作步骤，并缩短了切口长度，使后续的眼内操作更容易进行，适用于刚开展白内障超声乳化吸除术的术者。在做角膜隧道切口时，有学者注意到该切口因缺乏结膜瓣覆盖而存在潜在感染的风险；另外，当后囊破裂时，需扩大切口手法娩核时，切口术源性散光不可忽视。

（三）透明角膜隧道切口

随着白内障手术技术的改进和日趋完善，带来了无缝线透明角膜切口的发展。1992 年 Fine 报道应用透明角膜隧道切口完成白内障超声乳化联合折叠式人工晶状体植入手术。该制作方法是应用前房穿刺刀紧贴角膜缘结膜血管弓的前端穿刺进入角膜层间，平行于角膜面向前行进 1.75mm，然后再平行于虹膜平面穿刺进入前房。该切口的构建既保留了角巩膜隧道切口的优势，两平面自闭性好，易水密重建前房，又进一步简化了制作步骤，缩短了隧道长度和手术时间，不受角膜以外组织（如青光眼滤过术后的结膜滤过泡等）的影响和限制，很快受到广大眼科手术医师的青睐，目前是最流行的白内障超声乳化手术切口。

最初该切口宽 1.75mm、长 4mm，确保人工晶状体的植入。由于切口隧道较短，水密困难，导致部分患者术后发生细菌感染和眼内炎。Fine 医生提出了角膜基质层注水技术来帮助切口水密。随着白内障超声乳化手术技术和设备的革新和发展,手术切口愈来愈小,透明角膜隧道切口长度缩短至 2.8~3.2mm,宽 1.75mm。迄今透明角膜隧道切口持续减小至 1.8~2.2mm。微切口导致术源性散光更小,且伤口密闭性更优。其优势包括切口构建高效、自闭性好、术源性散光小、切口稳定、无结膜操作和损伤。颞侧角膜切口除具有常规透明角膜切口的优点外,还具有易操作的优点,由于角膜横径更大,颞侧切口较少会影响视轴。另外,颞侧切口可抵消中老年白内障的逆规散光。目前颞侧透明角膜切口已成为白内障手术最主要切口方式。透明角膜切口的不足之处包括术中可能的热损伤或机械损伤,同样也有细菌感染和继发眼内炎的风险。有研究表明透明角膜切口的稳定性与切口构建形态、角膜上皮活性、角膜水肿程度和内皮功能相关。临床研究发现透明角膜切口患者术后眼内炎的发生率高于巩膜隧道切口。

(四)飞秒激光辅助透明角膜切口制作

近年来,飞秒激光技术被应用于白内障手术时透明角膜切口的制作。该项新技术保证了透明角膜切口的长度、深度及形状制作的精准性和可重复性。有研究者应用频域眼前段 OCT 评估了飞秒激光制作透明角膜切口的形态,并与传统角膜钢刀制作的切口比较,发现飞秒激光辅助切口对角膜内皮损伤更小,发生后弹力层脱离概率更低。随着激光和 OCT 技术的进一步革新,激光制作角膜切口的精准度和可靠性将会进一步增加。

二、切口构建的问题

切口的构建就是在切口的制作过程中,切口的部位、隧道的长度、宽度、深度及不同平面均应规范掌握。切口构建不佳可导致伤口渗漏以及由此引起一系列术中和术后并发症,包括术中前房浪涌、后囊膜破裂和玻璃体脱出、损伤角膜内皮等;术后出现低眼压、浅前房、人工晶状体移位、细菌或毒素进入眼内导致感染等。因此,切口的制作和构建应高度重视。规范的白内障超声乳化手术切口应是切口的左右宽为 2.8~3mm,前后长为 1.75~2mm,呈规则的长方形;内外切口均呈横的直线型,四边相互平行;隧道在角膜层间光滑平整;尤其是内切口不能做成"舌"形或不规则形,无张力,前房重建时切口不易水密自闭。临床上常见的有关切口制作不良的相关并发症及处理如下。

(一)巩膜隧道切口

1. **切口太浅**　一般超声乳化术的隧道切口深度应为 1/2 巩膜厚度。切口太浅会使隧道上唇变薄,导致切口松弛,密闭性差,前房不易维持;同时上瓣易豁伤,破坏了瓣的完整性,从而失去切口的自闭功能。术中如发现器械进出前房时,切口上唇皱褶即表明切口太浅,应选择锋利的穿刺刀从原切口底部向下再分离一层,重新制作两平面隧道;如没有把握应更换部位重做切口。

2. **切口太深**　如果隧道切口做的太深,则增加隧道内出血的机会,从而导致术后前房积血。切口太深会使隧道下唇变薄,切口易提前穿透角膜进入前房,切口自闭功能差;术中虹膜组织反复自切口涌出,超乳针头在操作时易损伤葡萄膜组织造成出血,给手术造成困难。所以在操作时应注意观察隧道刀的深度,不断调整刀尖,尤其在进入透明角膜缘时,要顺角膜弧度进行分离。如果术中已发现进刀太深,要及时调整,从切口的上唇适度劈开进入角膜板层,完成两平面隧道;必要时可更换部位重做切口。

3. 内切口太靠前　隧道切口向透明角膜中央延伸的太远,超乳针头及其他器械进入前房操作时使角膜在内切口处形成凹陷和皱褶,严重改变局部角膜曲率,影响对术野的观察;同时易造成切口周围基质层浸润水肿,加重了观察术野的难度,易导致内皮细胞损伤和后弹力层剥离。如术中发现早,切口隧道尚规整,可应用锋利穿刺刀在隧道下唇适当的部位穿刺前房,缩短隧道的宽度;否则,应更换部位重建切口,以免出现严重的并发症。

4. 内切口太靠后　切口过早进入前房,切口的自闭性差,虹膜易嵌入或突出于切口内,不易维持前房深度。超声乳化针头进出易损伤虹膜组织,手术当中应提高灌注量,维持有效前房空间。超声头进入前房时应在1挡位(单纯灌注),超乳针头斜面(针孔)向下通过切口,减少对虹膜的激惹。如果虹膜已嵌入内切口,可用黏弹剂将虹膜推入前房后再进入超乳针头。术后切口闭合不严者,需缝合。

5. 切口过小　切口的大小,应以超乳针头的直径大小来决定,以超乳针头软套管刚好顺利通过切口并与切口形成严密吻合为宜。目前公认的标准超乳针头以3mm切口为宜。如切口过小,使超乳针头进出前房困难,操作不灵活;进水管(外软管)紧锁,灌注减少或阻滞,使前房变浅或浪涌增加;热置换减低,易灼伤眼组织;切口的热损伤表现为蛋白凝固,角膜组织失去弹性,切口自闭功能减退或消失。如果前房灌注始终得不到改善,使房水持续加温,严重者能使整个角膜瞬间变白。术中应及时发现及时处理,避免产生严重的并发症。

6. 切口太大　主要是穿刺刀的横径与超乳针头软套管的外径不相匹配,大切口可导致灌注液从切口处渗漏,致前房过浅、深度难以维持,浪涌增加,操作困难,对角膜内皮和后囊造成严重威胁。此时,应升高灌注流量,维持前房进行手术。情况严重者,切口加缝1~2针或另辟新径。

（二）透明角膜或角巩膜缘隧道切口

由于透明角膜切口完全建立在透明角膜上,对曲率的影响较为明显,因此仅适用于3mm左右或更小切口的白内障超声乳化吸除手术。该切口除可能发生上述巩膜隧道切口的并发症以外,还要注意以下几点。

1. 外切口靠后　外切口太靠后易伤及球结膜,造成出血;易使灌注液流入球结膜下,导致液体在球结膜下积聚,形成球结膜环形水肿,严重者将影响手术视野的观察和操作。应停止手术,剪开球结膜放出积液。

2. 外切口靠前　外切口太靠前将使隧道切口向角膜中央延伸,影响角膜曲率,加重术源性散光。外切口部位的选择应在不伤及球结膜的原则下越靠近角膜周边越好。

3. 切口隧道过短　易造成切口密闭不良,前房深度不易维持,切口薄弱,易裂伤。处理方法同上述巩膜隧道切口。

4. 切口隧道过长　超乳针头出入切口困难,操作不便,易伤及后弹力层;角膜易变形且基质浸润水肿影响术野的观察。透明角膜切口的隧道最短不应少于1.5mm,最长不应多于2.0mm。制作隧道过程中要注意刀的锋利程度,刀过钝易在角膜基质内过度前行导致隧道延长,刀尖起始太深易提前穿透角膜层间导致隧道过短。建议使用锋利的一次性隧道刀,一次性完成两平面切口,力求透明角膜切口规整平滑、闭合严密。

5. **隧道深浅不一和内切口不规整**　多出现于应用普通钢刀或不太锋利的一次性穿刺刀。由于刀刃不锋利,隧道切口深浅不一,内切口端面粗糙,不是一条直线,自闭性差,术后易发生角膜水肿甚至延迟愈合。刀刃钝,隧道内切口不规整,器械进出切口时甚至导致后弹力层脱离,术后切口产生明显的浑浊瘢痕。

6. **球结膜水肿**　如果切口太靠后,易使灌注液灌入球结膜下,使结膜水肿膨隆,呈"游泳圈"样改变,严重者使眼内结构视不清。此时,应停止手术操作,退出超乳针头,在隆起的球结膜上做两个以上小切口,帮助液体流出。

三、切口相关并发症及处理

(一) 切口灼伤

切口过窄、过长均导致灌注液前房灌注不足、致超乳手柄过热,均可造成手术切口灼伤。切口灼伤若不能及早发现和处理,可造成切口变形。术者在术中可观察到切口发白、收缩,提示切口灼伤。近年来,随着超声乳化仪器和设备的更新换代,冷超声及主动液流系统等先进的理念和设备应用于临床,此种并发症已很少发生。

(二) 切口渗漏

切口渗漏可导致前房变浅或消失、低眼压、人工晶状体移位、眼内感染、角膜内皮细胞失代偿等严重并发症。早发现并及时正确处理是减少和避免相关并发症的关键。手术结束时,透明角膜切口可采用角膜基质水化来确保水密;如角膜基质水化后切口仍有渗漏,应用10-0尼龙线缝合密闭切口。术后如因缝线过紧导致角膜散光,可于术后2周尽早拆除缝线。

(三) 后弹力层脱离

巩膜隧道切口和透明角膜切口均可发生后弹力层脱离。原因是前房穿刺刀不锋利,隧道切口过长且不规整,手术器械的反复进出易导致后弹力层脱离。小的后弹力层脱离可自愈,无须处理,而较大的脱离则需要前房注入气泡,并嘱患者配合仰卧位来保持气泡顶压后弹力层使其复位。

(四) 其他切口相关并发症及处理

如果切口处有虹膜嵌顿,可在表面麻醉下轻轻按摩切口使虹膜复位至瞳孔圆形,然后术眼加压包扎,减少活动,密切观察3日;如果虹膜仍不能复位,应尽早手术处理。如果瞳孔不圆呈"泪滴"状,其尖端指向角膜切口,多是因为脱出的玻璃体皮质束牵引所致,可应用YAG激光切断牵引的玻璃体皮质束,瞳孔即恢复圆形。此并发症应早发现早处理,时间长了玻璃体皮质束与虹膜粘连,应用YAG激光切断后瞳孔也不能恢复至圆形,则需手术整复。

四、闭合切口及重建前房

正常情况下白内障超声乳化手术结束前,应用BSS液置换前房内的黏弹剂,重建前房达水密是整个手术过程中不可缺少的重要环节。因此,正确而规范的手术切口的制作和构建对保证整个手术过程的顺利进行,尤其是对切口闭合前房重建,减少和避免术中和术后并发症至关重要。

(一)闭合切口重建前房

临床上,白内障超声乳化吸除联合人工晶状体植入手术结束时,闭合切口、重建前房常用的有以下几种方法。

1. **水密切口重建前房** 这是白内障超声乳化手术结束时最常用的封闭切口重建前房的方法。如果隧道切口制作的是规范的两平面切口或三平面切口,常规应用 BSS 液重建前房达正常深度时,即虹膜平坦部位于角膜缘平面,人工晶状体的平面在瞳孔缘平面以下约 1mm,切口应自然闭合,应用棉签擦拭并对眼球施加一定的压力,观察切口无渗漏,眼压应达 Tn。如果指测眼压偏高,应从侧切口缓慢放出少量灌注液使眼压达 Tn。如果前房重建达正常深度时,检查切口仍有渗漏,可通过水化切口、升高眼压的方法,使切口的前后唇在眼内压的作用下紧密闭合,并抵抗外部一定的压力。这种水密方法无需缝合,具体操作方法是:应用 26 或 27 号的钝性针头将平衡盐溶液轻柔地推注入切口的两侧边缘的角膜基质层内,可见角膜基质层呈灰白色水肿浑浊,增加了隧道切口上下唇的张力,使其严密对合。角膜内皮泵的流体静力作用将有助于封闭切口。角膜基质水化是密闭透明角膜切口的有效方法,可使隧道切口的上唇和下唇严格对位获得更安全的封闭,具有操作简单、效率高、无须多余器械等优势。如果切口的结构近似于正方形构造,其长度不大于隧道的宽度,则切口可具有足够的完整性和自闭性。有时侧切口也需水密。另外一个获得良好闭合的要点是使前房稍微过度充盈,然后通过侧切口缓慢释放液体直至获得正常的眼压。这种操作有助于闭合超声乳化切口的内唇以促进切口水密。

2. **气密切口重建前房** 经上述水密的方法密闭切口、重建前房后,切口仍渗漏,灌注液无法保持前房。可以应用注入消毒空气形成前房。消毒空气的制作:在手术室层流的情况下,用无菌纱布包裹连 5mL 注射器的 27 号钝性针头,吸取无菌过滤空气 2~3mL。从侧切孔注入前房,使空气泡推压和堵塞隧道内切口使之严密闭合,检查外切口无渗漏。但应注意注入的空气量不宜过多,观察空气泡呈圆盘形覆盖内切口,棉签擦拭外切口无渗漏即可,气泡周围仍有少量的灌注液流动,眼压指测 Tn;空气注入过多术后易发生瞳孔阻滞性高眼压;注气时用力要均匀,不能过猛,以免前房突然加深。注气过于缓慢,气泡易变为许多细小泡沫,不利于挤压堵塞内切口。特别需要注意的是后囊破裂者不能进行前房注气,以免体位变动时气泡窜入玻璃体,造成术后前房消失,应缝线闭合切口。

3. **缝合切口重建前房** 制作标准的两平面或三平面切口,前房重建后切口稳定且自闭。但若隧道过短,切口太浅,隧道深浅不一和内切口不规整,术毕重建前房后切口仍不能自闭,应用 10-0 尼龙线间断或 8 字缝合一针,以保证切口紧密闭合不发生渗漏。值得注意的是,切口前后唇在垂直方向不必完全对合,仅需在前、后方向关闭切口避免前房渗漏即可。若试图将收缩的前唇拉至后唇严密对合,术后将会导致严重散光。保持切口密闭的方法很多,但缝合仍是最有效的手段。尤其是对于儿童患者,由于儿童巩膜硬度较低,且喜欢揉眼,大多数术者选择缝合切口。即使是折叠式人工晶状体植入的小切口仍需缝合以达到水密状态,辅助切口也需要用 10-0 尼龙线进行间断缝合,以保证儿童在眨眼或揉眼时切口不会重新裂开。

4. **组织黏附剂** 近年来,眼部液体黏附绷带,包括 OcuSeal(Beaver-Visit ec,Waltham,MA)

和ReSure密封胶(Ocular Therapeutix,Inc.,Bedford,MA)被发明并应用于眼部白内障切口的密封。这些透明聚合物水凝胶可用于眼表并可在眼表聚合形成黏附表层。尽管OcuSeal在美国还没有开始被应用,但是ReSure密封胶已开始被应用。ReSure密封胶是一种水凝胶,由聚乙二醇、三赖氨酸、缓冲盐、90%的水组成。近期研究表明,与缝线相比使用液体胶会产生更小的术源性散光,虽存在异物感和结膜充血等不良反应,但与缝线切口、无缝线切口相比,黏附组织的异物感更小。总体而言,水凝胶对预防白内障术后切口渗漏具有更好的安全性和有效性。

(二) 术后并发症及处理

1. **隧道口渗漏**　可导致前房变浅或消失、眼压偏低,行荧光素染色溪流征阳性。无感染者可再加压包扎1~2天,直至前房再形成。严重者行10-0缝线缝合切口。

2. **继发性青光眼**　如果是空气泡瞳孔阻滞性青光眼,多发生在仰卧时。发现时嘱患者立即半卧位或侧卧位,使空气泡避开瞳孔区,同时滴复方托吡卡胺散大瞳孔能很快缓解瞳孔阻滞。如果是因为黏弹剂残留引起的眼压升高,可持续数天。若眼压太高或有严重症状,可滴注甘露醇、口服醋甲唑胺和局部应用降眼压滴眼液。严重者也可行前房穿刺。

3. **前房积血**　积血多来自虹膜、角巩膜隧道内的血管。一般少量出血可自行停止。若出血不止,应采取坐卧位或侧卧位。当前房为空气时,让出血处位于最高点,利用上浮的空气进行压迫止血;当前房为黏弹剂或液体时,让出血处于最低点,让积血沉积于局部形成血块止血。若眼压偏低,可加压包扎术眼。较多的出血伴有继发性青光眼时要及时进行前房冲洗术。

4. **后房气泡阻滞致前房再消失**　当体位改变时,无晶状体眼前房空气可经虹膜周切孔或瞳孔窜入玻璃体腔,后移的气泡难以再返回前房,挤压虹膜前移,使前房再度变浅或消失。因此,嘱患者采取仰卧位观察气泡不能进入前房,可采用坐位或半卧位,前房即可形成,眼压高者对症处理。对于无晶状体眼无后囊者不宜前房注入空气泡,应缝合关闭切口。

5. **角膜散光**　近来研究发现,白内障术后角膜散光的大小与手术时切口的大小及位置有密切关系。手术切口越长,术后散光越大,术后屈光状态稳定需要的时间也就越长。不同类型的缝线对术后角膜散光的影响大致相同,结扎的松紧是造成术后散光的重要原因。结扎越紧散光越大,切口越靠前缝线作用越大,缝线的跨度越大、线距越密造成的散光越大。间断缝合可以术后选择性拆线,但各线张力不均匀,术后易产生不规则散光,连续缝合缝线张力均衡连续,便于控制散光。对于因缝线而造成较大散光者,可行选择性地拆线、断线。拆线的指征是术后6周角膜散光仍大于2.00D者;如果术后早期为高度顺规散光,拆线的时间也可适当提前,但应以保证切口闭合为前提;对于散光引起的视力不佳或无双眼单视,也是术后拆线、断线的指征。

(郑广瑛　谭楠)

参考文献

1. 姚克,徐雯,陈佩卿,等. 角巩缘隧道切口的白内障超声乳化摘除及折叠式人工晶体植入术. 中华眼科杂志,

1999,35(2):94-97.

2. 姚克.复杂病例白内障手术学.北京:北京科学技术出版社,2003.

3. 张伟.白内障超声乳化术后当日眼内压升高及部分相关因素分析研究.天津:天津医科大学,2004.

4. 徐明,王勤美,赵云娥.YAG激光治疗晶状体囊袋阻滞综合征.眼科,2004,06(13):372.

5. 万美玲,刘丹.超声乳化术中不同位置巩膜隧道切口对角膜散光的疗效.国际眼科杂志,2015,(4):678-680.

6. 许丽疆,徐国兴.后发性白内障防治的研究.国际眼科杂志,2012,12(10):1887-1889.

7. 王科华,夏晓波.DisCoVisc黏弹剂与透明质酸钠在超声乳化白内障摘出术中的应用比较.中华实验眼科杂志,2015,33(4):367-372.

8. 威廉·菲什坎德.超声乳化白内障摘除和人工晶状体植入术操作技巧及并发症.卢奕,译.上海:上海科学技术出版社,2019.

9. BENJAMIN L.白内障手术操作与技巧.刘虎,主译.南京:江苏科学技术出版社,2013.

10. 李莜荣.白内障与人工晶状体.北京:人民卫生出版社,2011.

11. 田芳,张红,袁佳琴.囊袋阻滞综合征.中国实用眼科杂志,2001,19(8):572.

12. 刘樊志,蒋宇振.软壳技术.中华眼科杂志,2005,41(7):667-669.

13. 孙智勇,颜华.飞秒激光在白内障手术中的应用进展.眼科新进展,2021,41(01):94-97.

14. PAUL H,ERNEST MD. Posterior capsule opacification and neodymium:YAG capsulotomy rates with AcrySof acrylic and PhacoFlex Ⅱ silicone intraocular lenses. J Cataract Refract Surg,2003,29(8):1546-1550.

15. PENG Q,APPLE DJ,VISESSOOK N,et al. Surgical prevention of posterior capsule opacification. Part 2: Enhancement of cortical cleanup by focusing on hydrodissection. J Cataract Refract Surg,2000,26(2):188-197.

16. HERRETES S,STARK WJ,PIROUZMANESH A REYES JM,et al. Inflow of ocular surface fluid into the anterior chamber after phacoemulsification through sutureless corneal cataract wounds. Am J Ophthalmol,2005,140(4):737-740.

17. CALLADINE D,TANNER V. Optical coherence tomography of the effects of stromal hydration on clear corneal incision architecture. J Cataract Refract Surg,2009,35(8):1367-1371.

18. WALTERS TR. The effect of stromal hydration on surgical outcomes for cataract patients who received a hydrogel ocular bandage. Clin Ophthalmol,2011,5:385-391.

13

第二篇

外伤性白内障的
显微联合手术

第十四章
外伤性白内障及合并症的临床特点

第一节 │ 外伤性白内障合并角膜损伤

角膜是眼球暴露于睑裂区的一个透明无血管组织,主要功能是折射光线,使视网膜可以汇聚到足够的光强度产生电信号。成人角膜平均厚度是 515μm,包括五层结构,分别是上皮层、前弹力层、基质层、后弹力层和内皮细胞层。成年人的上皮层有 6 层细胞;前弹力层由不规则排列的胶原纤维构成;基质层是由多层纤细的、排列极规则的、具有同等屈光指数的纤维薄板组成,损伤后不会再生,任何伤及基质层的化学和机械性损伤,都会导致角膜瘢痕的产生,严重影响视力;后弹力层是内皮细胞层的基底膜;内皮细胞层由 500 000 个六边形单层细胞构成。角膜缘或者巩膜的损伤可以导致角膜曲率的改变,产生严重的散光,视力预后不佳。因而角膜损伤的修复不仅仅是创口的修补和组织连续性的恢复,还需要重构精细的屈光界面,否则会严重影响到后续手术处理和患者的视功能。角膜位于眼球最前面,外伤导致的晶状体损伤,无论是晶状体的破裂或是脱位,往往都会伴有不同程度的角膜组织的损伤,想要处理好外伤性白内障使患者恢复视力,需要首先处理好合并的角膜损伤。

角膜 5 层结构的创伤修复机制都不尽相同。角膜上皮剥脱或者缺损时,非创伤区的上皮细胞会立刻向伤口迁移,同时上皮细胞进入 S 期开始为有丝分裂准备。随之上皮细胞进入 M 期。在角膜上皮修复过程中细胞的分裂增殖起关键性作用。通常而言,小面积单纯上皮损伤可在 24 小时内修复完毕,但大面积的损伤需要 3~4 天,而上皮细胞与前弹力层的牢固粘连则需长达数周。当角膜破裂时,基质层会与房水直接接触吸收水分,破口创缘处出现水肿,多形核白细胞、单核细胞和成纤维细胞自角膜缘血管弓渗出并迁移至创缘,形成前胶原和胶原栓。

值得注意的是角膜内皮细胞,正常的细胞密度为 3 000~5 000/mm²。只有当内皮细胞减少至 400~700/mm² 时才会出现严重的角膜内皮细胞失代偿——即角膜水肿,甚至大泡性改变。说明正常角膜内皮细胞有一个较大的安全系数,所以轻的损伤,角膜能很快恢复正常厚度,但是损伤严重时,细胞丢失较多,角膜将发生失代偿,需要做角膜内皮移植才能修复。研究证明角膜内皮有丝分裂能力很差,成年人基本依靠邻近细胞移行和体积增大来修复,仅在新生儿观察到内皮细胞可以进行有效的有丝分裂。因而内皮细胞的损伤修复进展很慢,损伤区域不能恢复原有密度。损伤区移行来的内皮细胞相互接触后依靠伪足和其他细胞表面凸起形成缝隙连接和顶部连接,触发接触抑制,细胞停止移行和增大。同时,内皮细胞的 Na⁺-K⁺-ATP 泵和屏障功能也逐渐恢复。研究证实,内皮细胞的修复时间和创面大小相关,纤维连接蛋白和表皮生长因子能拉长细胞长轴,提高细胞有丝分裂率,加速角膜内皮的愈合。

一、角膜伤口的形状和类别

外伤性白内障常合并有角膜的损伤,角膜伤口的形状和类别与致伤的原因和性质有关。如由锋利锐器所致的角膜机械性损伤统称裂伤,常引起角膜线形的穿通性伤口,有时可有眼内异物存留;由钝器所致的挫伤或爆炸伤,常因受伤的程度不同,所致伤口的形状和类型也不尽相同,包括角膜钝挫伤、角膜板层裂伤、角膜异物伤、角膜破裂伤等。

(一) 角膜裂伤

角膜全层裂伤是指损伤穿通角膜全层,包括后弹力层及内皮细胞层而进入前房,包括角膜穿通伤、角膜贯通伤和眼内异物。

【致伤原因】 在儿童多因玩耍时,小刀、小叉子、针、尖角玩具等刺伤;在成人,常见于各种尖锐器具、飞溅的金属、玻璃等碎片等损伤,甚至动物爪、牙的抓、咬伤均可引起。

【临床特点】 将各种角膜裂伤按受伤部位分为瞳孔区裂伤、角膜周边裂伤、全角膜裂伤、角巩膜裂伤(图 14-1-1);按伤口的形状,可分为规则的线形裂伤、不规则的 Y 形或星形裂伤(图 14-1-2);按损伤的严重程度,可以分为单纯角膜裂伤和合并有眼内容物脱出、眼内异物存留、前房和/或玻璃体腔积血的复杂性角膜裂伤(图 14-1-3)。

【手术处理】 需要分期进行。I 期手术主要是清创缝合角膜伤口,保存完整的眼球结构,止

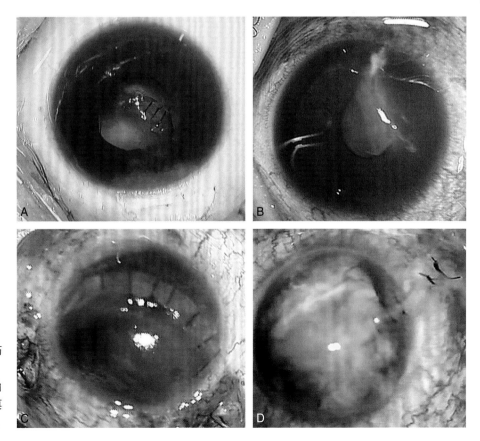

图 14-1-1　角膜裂伤按受伤部位分类
A. 瞳孔区裂伤;B. 角膜周边裂伤;C. 全角膜裂伤;D. 角巩膜裂伤。

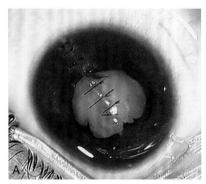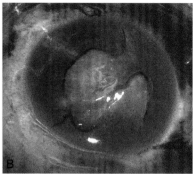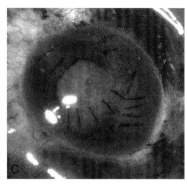

图 14-1-2　角膜裂伤按伤口的形状分类
A. 线形裂伤;B. Y 形裂伤缝合前;C. Y 形裂伤缝合后。

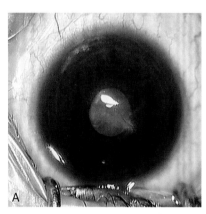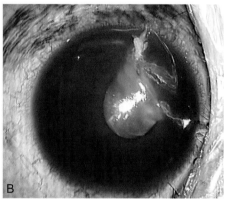

图 14-1-3　角膜裂伤按损伤的严重程度分类
A. 单纯角膜裂伤;B. 合并眼内容物嵌顿的复杂角膜裂伤。

血、抗炎和预防感染。原则上要高度关注角膜的屈光界面,强调角膜裂伤必须在手术显微镜下进行良好的对位、认真细致的缝合,像完成屈光手术一样,尽可能保存角膜的屈光界面,减少散光。在临床实践中我们观察到细致规范缝合的角膜伤口,即便是在角膜中央区,术后散光仅有1~2D(图 14-1-4);反之对合不良、缝合不细致规范者,可形成粗大的角膜瘢痕,术后角膜散光可高达4~6D,严重影响视力的恢复(图 14-1-5)。在 I 期缝合角膜伤口的同时,要保存和还纳脱出的眼内容物(如虹膜),清除前房内的积血、异物(可视的)、溢出的晶状体皮质和玻璃体,重建前、后房,尽可能地减少眼外伤的继发损害。Ⅱ期手术要根据不同的并发症和合并症来选择不同的联合手术,恢复视力和视功能。

(二) 角膜挫伤

角膜挫伤因受伤的性质和程度不同临床特点也不尽相同。临床上常分三类,即角膜擦伤、角膜异物伤和角膜板层裂伤。

1. 角膜擦伤　角膜擦伤多见于树枝刮擦、动物抓伤以及钝器击打。若仅仅伤及上皮细胞层且不继发感染,可迅速愈合,常在 24~48 小时内完全修复;若伤及前弹力层则愈合缓慢;损伤深达基质层则会遗留角膜云翳、斑翳甚至白斑而影响视力。因角膜的前弹力层密布感觉神经末梢,伤眼的临床表现包括剧烈疼痛、畏光流泪、睫状充血、眼睑疼挛。检查时,患者往往因疼痛无法配合,可滴用

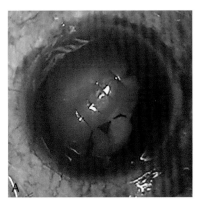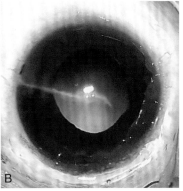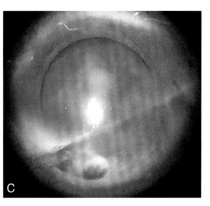

图 14-1-4　细致规范缝合后的角膜伤口及瘢痕

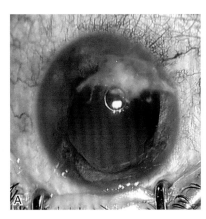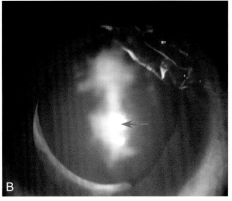

图 14-1-5　粗大的角膜瘢痕

表面麻醉剂后在裂隙灯下细致检查。为了清晰显示损伤面积可以在结膜囊内滴 2% 荧光素钠染色剂,钴蓝光下观察,上皮缺损区呈绿色荧光着染。

角膜擦伤还有一种特殊情况称为反复性角膜糜烂。原因是角膜上皮细胞之间存在半桥粒连接,当角膜的前弹力层和上皮细胞基底膜损伤后,上皮细胞可以迅速铺满创面,但半桥粒连接的修复需要很长时间。在此过程中角膜表现为损伤愈合之后数日或数周后,突然出现疼痛、畏光流泪等刺激症状,经 24~36 小时后,症状自动消失,数周内无任何原因,又自动出现,自动消失。如此反复可达数年之久,但多数出现的间隔时间越来越长,症状越来越轻。反复的角膜外伤,异常的泪液分泌,甚至眼睑的摩擦都可以诱发。

2. **角膜异物伤**　角膜异物以金属碎屑、金属片、石块和碎玻璃片为主,也可见植物纤维、木刺,较少见的有爆炸伤形成的大量细小铁质、泥沙颗粒。玻璃和石质异物性质稳定,如位于浅层可以取出;如果过深位于后弹力层附近可以观察,没有感染可以不予处理;突破后弹力层者可以经内眼手术取出。金属和植物性异物原则上都应取出。尤其是铁和铜质异物,可以不断释放铁离子、铜离子与组织蛋白反应形成铁锈症和铜锈症,需要尽早取出。

铁屑或铁砂进入角膜未及时取出,最快 2 小时后即可发现有局限性或弥漫性铁质沉着,一般异物存留 1~2 日可在其周围出现明显锈斑。在临床上称为角膜铁锈症,因此角膜异物应及早剔除。锈斑的形成是由于铁质异物黏附于角膜表面,生成的三氧化二铁（Fe_2O_3）,呈红色粉末沉积于组织并向周围浸润,导致锈斑形成。另外,热铁灼伤时引起角膜组织烫伤,更加重局部损伤,增加感染机会,严重者可引起角膜炎症。角膜铁锈症的形成不仅与时间长短有关,还与异物的化学性质及引起损伤的条件有关。

3. 角膜板层裂伤 角膜板层裂伤多是由于锋利、高速的片状物将角膜割裂,深达基质层,但未穿透角膜后弹力层。以斜行切割伤多见,可在角膜表面形成"舌形"瓣。

患者前房正常,临床症状较轻,可有畏光、异物感,通常疼痛、流泪等。伤口两侧角膜出现局部水肿浑浊,如非视轴区一般不影响视力。较小的板层伤口经预防感染加压包扎,上皮细胞很快覆盖创面,伤口几小时即对合,角膜水肿一天之内可以迅速吸收,恢复透明。较大的板层伤可导致广泛的角膜水肿,一般4~5周方可恢复,特别是伤口水肿严重造成舌形瓣翘起者,常需缝合关闭伤口,如自行修复可遗留严重的瘢痕。

角膜板层裂伤的合并症:①异物存留,浅层异物可以裂隙灯下剔除,深层异物需在手术显微镜下取出;②伤口对合不良导致严重散光;③遗留角膜白斑,多见于较大伤口或合并感染导致角膜溃疡,可产生角膜白斑,溃疡较深者甚至可导致角膜膨出。

(三) 角膜破裂伤

眼挫伤和爆炸伤所致的角膜破裂伤病情复杂,根据伤口的位置和形状,可分为角膜非线形破裂伤、角膜不规则破裂伤,角膜缘破裂伤,跨越角膜缘的角巩膜破裂伤。常伴有眼内容物的脱出嵌顿、前房和/或玻璃体积血、眼内异物存留、晶状体前囊和/或后囊破裂、晶状体全脱位或不全脱位、睫状体和/或脉络膜脱离、眼内炎等并发症和合并症。其临床特点分述如下。

(1) 角膜非线形破裂伤:挫伤所致的角膜伤口非直线形,伤口边缘不整齐,水肿增厚(图 14-1-6)。以此可以与锐器所致的角膜穿通伤相鉴别。

(2) 角膜不规则破裂伤:严重的挫伤和爆炸伤所致的角膜伤口往往是不规则形,伤口多种多样。除了伤口边缘不整齐、水肿增厚外,常伴有眼内容物的脱出嵌顿(图 14-1-7)。

(3) 角膜缘破裂伤:角膜缘是眼球壁较薄弱的部位,严重的挫伤可致眼球壁沿角膜缘全层裂开(图 14-1-8)。结膜由于弹性和延展性好往往不发生破裂而覆盖在破裂的角膜缘伤口上。临床特点是:角膜水肿、前房变浅或消失、前房积血、瞳孔偏位、破裂伤处球结膜下可见棕褐色葡萄膜组织脱出、

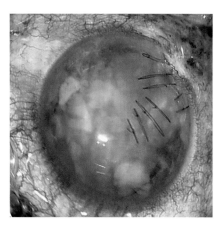 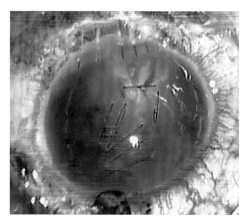

图 14-1-6 角膜非线形破裂伤　　　　图 14-1-7 角膜不规则破裂伤

眼压降低;严重者可见晶状体脱出位于伤口处球结膜下。

（4）角巩膜破裂伤:严重的挫伤和爆炸伤均可致跨越角膜缘的角巩膜全层破裂（图14-1-9）。

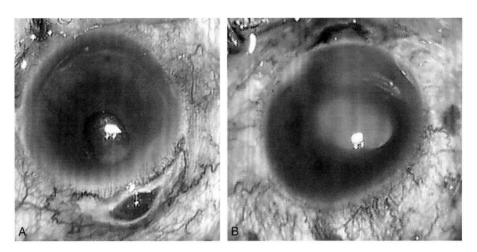

图 14-1-8　角膜缘的裂伤

A. 角膜缘全层破裂伴眼内容物脱出嵌顿;B. 角膜缘全层破裂合并眼内炎。

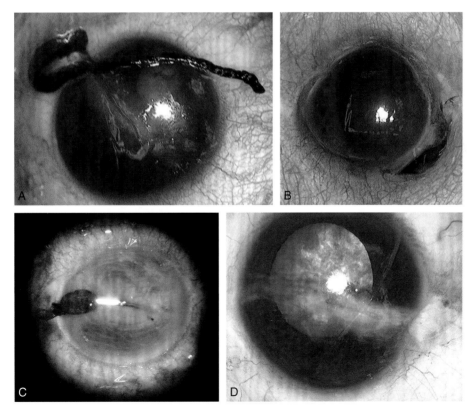

图 14-1-9　角巩膜破裂伤

A、B、C. 角、巩膜破裂伴虹膜嵌顿;D. 角巩膜瘢痕。

二、角膜伤口的清创缝合

（一）角膜伤口处理的术前准备

角膜是重要的屈光组织，角膜外伤后的散光和瘢痕会严重影响视力，角膜外伤还常伴有眼睑、虹膜、晶状体的损伤，伤情复杂，术前的详细检查对于决定手术方式、评估视力预后至关重要。同时角膜密布感觉神经末梢，对痛觉敏感，患者往往伴有眼睑保护性痉挛，局部的组织出血还会遮盖病情，造成术前检查困难。

角膜外伤的诊断并不困难，但病史询问依然十分重要。通过询问患者的受伤原因可大致判断患者有无可能合并影响生命的颅脑及其他重要器官的外伤。如果是车祸、高空坠落、严重的打架斗殴都要密切观察患者的生命体征，并在急诊手术前排除患者是否有颅脑损伤、脏器出血和脊柱四肢骨折。通过询问致伤物可以大致判断有无眼内异物，刺伤、划伤、扎伤等穿通伤，或拳头等击打所致挫伤一般不会有眼内异物，而金属溅入则大概率合并眼内异物，值得注意的是树枝、木棍等植物扎伤即便取出异物，眼内也可能残留植物性毛刺、纤维造成术后严重的眼内炎。通过对致伤物的询问也有助于判断眼内异物的性质，从而决定影像学检查（如 CT、B 超、MRI 等）的类型。另外角膜外伤常合并角膜水肿、浅前房、前房积血和晶状体浑浊等，使眼后节检查困难，通过病史询问可以判断是否可能合并视神经挫伤、视网膜震荡、视网膜裂孔等。对于儿童患者的病史询问尤为重要，儿童患者往往不配合检查，部分患儿害怕父母责罚往往掩盖病情，常在受伤后数日来诊，来诊时患儿家长焦虑、情绪不稳定等都容易影响对病情的判断，从而无法在术前进行有效的沟通。

角膜外伤的检查，尤其是可能伴有外伤性白内障的角膜穿通伤和角膜撕裂伤也有一些特殊之处。伤眼通常无法进行视力检查，但视力检查仍然不能忽略。在伤眼视力严重减退的情况下，还应该仔细确定是否存在指数、手动、光感及光定位是否正常。对于无光感患者，如术前 CT 检查发现眼环严重变形，应考虑眼球破裂伤，即便急诊行清创缝合保存眼球，亦一定要就是否行眼内容物摘除同患者及家属深入沟通，因为此类患者Ⅱ期行眼内容摘除术可能性很大，患者及家属需要较长的时间来思考接受，提前沟通可减少不必要的纠纷。患者健眼的视力检查也是必要的，通过对健眼的评估可推测伤眼有无其他影响视力的眼病。须知外伤患者往往牵涉法律纠纷，从法医学角度来看，准确的视力记录也是客观上的需要。

患者在可以配合检查的情况下一定要做裂隙灯检查，以便发现角膜穿孔、破裂的位置，虹膜有无脱出，前房的积血程度和是否有前房积脓，前房的深度改变有助于判断细小对合整齐的伤口的自闭性、晶状体的损伤或脱位的程度。在伤情没有明确前不要为了缓解患者的痛苦而盲目给予表面麻醉药物，检查时一定不能对眼球造成任何压力，以免眼内容物进一步脱出。对于不能配合的患儿可以仰卧于检查床，用两个眼睑拉钩仔细分开上、下眼睑，在手电筒照射下检查角膜损伤的部位及范围。必要时可采用水合氯醛口服（0.5mL/kg）镇静或采用盐酸右美托咪定滴鼻诱导睡眠。尤其当水合氯醛镇静失败后，补充使用盐酸右美托咪定滴鼻可以达到良好的诱导睡眠作用。在 1~6 个月儿童中用量为 0.4µg/kg，7~12 个月是 0.5µg/kg，13~24 个月是 0.9µg/kg，25~36 个月儿童为 1µg/kg，三岁以上儿童可用到 2.5µg/kg。检查完毕，如初诊医院判断无急诊手术条件需要转院者，尽可能行抗生素和地塞米松结膜下注射并清洁包扎后尽快转院。对于角膜穿通伤和角膜撕裂的患者切忌涂布眼膏，避免眼膏进入眼球内。

术前影像学辅助检查首选 CT。B 型超声波检查在明确玻璃体积血、玻璃体后脱离、视网膜和脉络膜脱离以及眼内异物存留方面优势明显，但对于角膜开放性伤口可引起眼内组织脱出。因而，在伤口缝合前应尽量避免做 B 超的检查。眼眶正、侧位 X 线照片可以很好地显示和定位眼内金属异物，但无法了解眼环的完整性，也无法了解是否存在玻璃体积血和晶状体脱位；小的金属异物也容易被骨质遮挡造成漏诊，目前已较少应用。磁共振检查(MRI)在显示非金属异物方面有较大优势，然而一旦眼内有金属异物就会造成无法挽回的继发损伤，所以检查前一定要排除金属异物。CT 检查需要同时行薄层冠状位和轴位扫描以免漏诊合并存在的眶骨骨折、颅底骨折、视神经管骨折和颅脑软组织损伤等。

原则上，在生命体征稳定之后应尽早进行手术。如果因处理四肢或颅脑伤而采用全身麻醉时，眼科手术部分可在外科医生手术完毕之后再进行；条件许可的情况下也可同时进行，以缩短麻醉时间。

手术处理大致可分为 5 个步骤：①用生理盐水洗干净污物，一般用 100~200mL 生理盐水轻轻冲洗，可以二次再用稀释的抗生素溶液冲洗；②清洁、游离嵌顿在伤口内的眼内容物，将眼内组织还纳入眼球内，并尽量恢复到原来位置；③认真、细致、稳妥、合理地缝合伤口，像完成一次屈光手术一样，尽可能减小角膜散光，保存角膜的屈光界面；④重建前、后房，处理虹膜的前粘连并初步处理合并的晶状体损伤；⑤围手术期用药，包括局部及全身应用抗生素预防感染、抗炎、散瞳、止血，必要时适当给予镇静止痛药，但要在排除颅脑及内脏严重损伤后应用。

在做手术准备前要签署手术同意书。鉴于眼外伤的复杂性，术前沟通一定要让患者及家属清楚地了解到：手术方式存在不确定性，术前无法完全预测术中情况，会根据病情变化而调整、修改既定的手术方案；角膜外伤修复通常是急诊手术，手术条件所限不可能 I 期处理完所有合并损伤，很可能需要 II 期手术植入人工晶状体，或 II 期行玻璃体切除、视网膜脱离复位术等。需要强调的是，术前一定要就术中是否行眼内容物摘除进行详细的沟通，术中剪开结膜后可能发现术前无法发现的严重的破裂伤，术中对此讨论是困难的，患者和家属在没有心理准备的情况下也难以接受。总之手术中探查清楚其眼部损伤情况，有时可附加其他手术，亦要患者明白任何眼球外伤都存在有交感性眼炎的风险。

(二) 角膜挫伤的处理

1. **角膜擦伤的处理**　单纯角膜擦伤，涂抗生素眼膏，伤眼包扎约 24~48 小时，上皮即修复愈合。单眼包扎会导致治疗期内患者不但无法拥有双眼视功能，造成生活和工作的不便，还会延长愈合时间。为了加快愈合应该选择双眼包扎，但是如果患者没有合并全身其他严重外伤的话，双眼包扎会给患者带来明显的不便。有研究证明，包扎不是角膜擦伤修复的必选项，单独应用抗生素眼膏和散瞳滴眼液即可。联合应用非甾体抗炎药会增加舒适性且不会延缓角膜愈合。角膜绷带镜可以防止伤口移位、对合不良，还可以保护角膜避免眼睑的摩擦，减少疼痛，促进伤口的愈合。抗生素眼水，非甾体抗炎药联合角膜绷带镜可以显著缩短角膜愈合时间，减轻患者的不适。

针对复发性角膜上皮糜烂,可以早期应用高渗剂,如5%氯化钠或40%的葡萄糖滴眼液。高渗剂可以减轻角膜水肿,促进半桥粒连接的恢复。角膜绷带镜可以减轻对疏松角膜上皮细胞的机械性刺激。钝性刮除角膜上皮并磨平前弹力层可以诱导正常上皮的再生。顽固病例可以考虑前基质层针刺,基质层的针刺可以使上皮细胞机械性植入前弹力层,促进局部成纤维细胞增殖和角膜上皮细胞的黏附。该技术操作简单可以在裂隙灯下完成,但会导致局部眩光影响视力,注意避免在视轴区操作。近年研究证实,准分子激光治疗性角膜切削术(phototherapeutic keratectomy,PTK)也有很好的治疗效果。相对于机械性刮除,PTK更为精准,减少病情反复。

并发症中最易出现的是感染,细菌可来自慢性泪囊炎,或因使用不洁净的手巾或污染的手指揉眼,均可导致浅层角膜溃疡,应按角膜溃疡治疗。

2. **角膜异物伤的处理**　角膜异物伤(图14-1-10)的处理,先局部滴用表面麻醉剂,5分钟1次,连续滴3次表面麻醉后,用5%聚维酮碘溶液和生理盐水冲洗结膜囊,再用抗生素滴眼液点眼,数分钟后将患者头部固定于裂隙灯显微镜前,进行异物及锈斑剔除手术。应先剔除异物再清除锈斑。对点状锈斑可采用异物针或7号注射针从锈点的上缘向下挑起轻轻剔下,针头应与角膜平面保持45°进行操作。对圆状、圆盘状及不规则形状锈斑,可采用异物铲剔除。一般采用从12点处起,沿锈斑顺时针方向剔除,可避免损伤中央区正常组织。操作角度保持55°~60°。术后常规结膜下注射抗生素联合糖皮质激素,涂布抗生素眼膏,包扎术眼。24小时复诊,再改用局部滴用抗生素滴眼液和眼膏、成纤维细胞生长因子、小牛血清眼用凝胶等促进伤口愈合。特别需要注意以下两点:①一旦角膜感染就会严重影响视力,手术无菌观念要强。为预防感染,术后应常规结膜下注射抗生素,并连续局部应用抗生素眼药,直至创面完全愈合。②铁锈环往往不能一次清除干净,对深层的铁锈斑可采取分次剔除。剔除后剩下的棕色锈环,其成分为不溶性含铁蛋白质,与角膜基质黏附牢固,很难剔除干净。锈环会刺激周围角膜基质白细胞浸润,24小时后较易剔除。因此为减少术后斑翳的形成,可翌日再次剔除,避免一次剔除过深加重角膜组织的损伤;还可滴2%依地酸二钠(EDTA-Na)滴眼液,铁、铜等金属离子可与EDTA-Na形成稳定的螯合物,将金属铁从含铁蛋白质的某些化学基团中解脱出来。另有报道诺氟沙星滴眼液是喹诺酮类高效广谱抗菌眼药,其成分为有机酸(R-COOH),可与铁锈中的Fe^{2+}形成可溶性络合物,因而能替代依地酸二钠滴眼液。

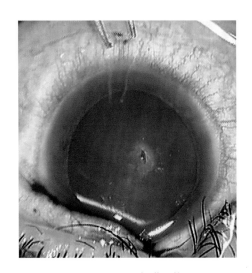

图14-1-10　角膜异物

减少该病的发生重在预防和宣传,眼科医生有责任做好宣传教育工作,更应呼吁全社会重视,防患于未然。要提高工人自我保护意识,自觉地配戴防护眼镜,以减少受伤机会,一旦发病,应尽早治疗。

3. **角膜板层裂伤的处理**　角膜板层裂伤的处理原则是减少并发症的出现,具体来说包括清洗伤口,取出异物,预防感染,促进上皮再生和组织愈合,减少瘢痕和散光。为了加快伤口愈合,减少并发症,应采取积极的治疗措施。小的伤口可以结膜下注射抗生素,涂布眼膏,包扎双眼,限制眼球运动,促进创面愈合。较深的伤口应做溪流试验,明确是否全层穿透。未穿透且伤口对合良好的患者可以配戴软性角膜绷带镜。角膜绷带镜具有夹板作用,可以压紧创缘,促进创缘的对位愈合,保护角膜不受眼睑运动的影响,促进上皮再生和基质修复。选择绷带镜要注意透气性,透气性高的可以使角膜得到充分的氧气;而较厚和硬的绷带镜对角膜创缘夹持更紧,更有利于易活动或翘起的创缘修复。配戴时先将坏死的大片角膜上皮组织轻轻除去,在硬性角膜接触镜内侧凹面涂上氰基丙烯酸酯黏合剂,压在角膜表面,形成黏附的硬性角膜接触镜。要连续戴镜3~6周,直到伤口稳定和上皮完全修复为止。戴镜期间可以应用抗生素滴眼液预防感染并联合应用成纤维细胞生长因子滴眼液和异体消毒血清,可促进角膜上皮移行和成纤维细胞的增生和转运。如果伤口上皮形成不良,可戴镜2个月以上,以便上皮-基底膜连接复合物稳定形成,如此可以将复发性上皮糜烂的发生降至最低。需要注意的是各家绷带镜有不同的配戴时长,通常为数周,需长时间配戴者要及时更换。戴镜后若出现前房变浅,说明存在房水持续渗漏,要及时改为手术缝合。对于不能密切随访和不能配合的儿童要慎用角膜绷带镜。注意配戴角膜绷带镜时,局部只能应用滴眼液,而不能应用眼用凝胶,避免破坏角膜绷带镜的透气性。

如果伤口过长或形成舌形瓣(图14-1-11),哆开明显,则需要显微镜下缝合。缝合要点包括:①将角膜上坏死组织除去、拭干。②应用10-0尼龙线缝合,进针和出针位置应在伤口创缘两侧等距,通常为1~1.5mm,创缘两侧缝线不等距会导致伤口两侧力量不平衡,伤口错位、哆开;接近角膜中央的缝线跨度要短,且避开视轴中央区或在视轴的两侧部位缝线;缝合时进出针的部位应准确,尽量避免同一位置反复进出针,加重伤口创缘的水肿。③进针深度应达到3/4或4/5角膜厚度,缝针过浅则伤口内皮面裂开,使术后瘢痕粗大;相反缝线过深可以作为微生物从眼表面侵入眼内的管道,且使房水外溢。所以缝合时切忌穿透角膜全层。预防的办法是缝合时,用显微有齿镊夹住角膜伤口的一侧,然后从伤口创缘1.5mm处垂直角膜面进针至角膜全层的3/4处,继之取镊子夹住对侧伤口,利用对抗力量将针呈弧形前进,穿入对侧创缘的相应部位,在角膜上皮层距伤口创缘1.5mm处出针打结。④打结时缝线结扎松紧要适度,使伤口两侧创缘平展紧密对合而不产生皱缩,尽可能地减小角膜散光;对于较长的基质板层撕裂伤口要先从中央开始缝合,再依次向两侧等距对称缝合。⑤对于舌形伤口,第一针应选在舌形瓣的中央,再依次向两侧等距对称缝合,尽可能使得角膜瓣平整,散光最小;对于创面倾斜的角膜伤口,应该与伤口的内侧边界呈等距离安置缝线;连续缝合法可使伤口趋于线状化,但可使不规则或曲线状的伤口变形;所以,不规则或曲线状的伤口缝合时建议采用间断缝合,所有的缝线均应垂直于伤口放置,以避免伤口边缘的横向移动。⑥缝合完毕应拉动缝线将线结理入角膜深层,然后反方向拉动,使之恰巧位于创缘相对健康的角膜表层之下,如此术后不易产生线结刺激且易于拆除。

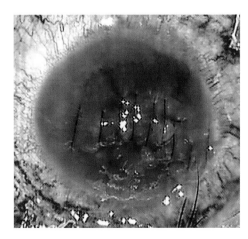

图14-1-11 角膜中央舌形伤口缝合后

对于有少量中央组织缺损伤口、伤口对合不良或需要缝线的视轴区伤口、不能自行闭合的局部小裂伤可在对合处涂氰基丙烯酸酯黏合剂。首先在充分表面麻醉后将角膜上坏死组织除去,需要刮除距伤口周围 1~2mm 范围的角膜上皮,并吸干创面表面水分。挤出小量液体黏合剂,涂在细敷药棒或一次性注射针头表面,然后直接涂在角膜组织缺损区,几秒钟内液体变成固体,开睑器要留在原位 3~5 分钟让黏合剂聚合与角膜组织紧密结合,然后在伤眼角膜表面扣戴软性角膜绷带镜。在 6~8 周之后观察到周边伤口如果黏合范围已有新生血管形成,或 12~16 周后发现角膜中央的伤口有适量的基质瘢痕,可以用镊子轻轻地将黏合剂除去。

(三) 角膜裂伤的处理

1. **单纯角膜线状裂伤** 角膜线状裂伤缝合相对简单。小的线状裂伤往往自闭,前房可变浅但不会完全消失;大的线状裂伤可由于虹膜的嵌顿、堵塞,前房可完全消失。缝合时首先清洁脱出虹膜,分离虹膜与角膜创口的粘连,将其还纳至前房,然后选用 10-0 尼龙线缝合。伤口缝合的基本要求同前。

对于前房变浅或接近消失的患者应当小心,避免缝合过程中前房完全消失,虹膜脱出范围增加。因此在缝合时一定要用有齿镊抓住一侧创缘并向对侧轻轻牵引,进针后以该侧伤口边缘压迫对侧的伤口边缘。结扎缝线时,避免缝线轴向上角膜出现放射状张力线,一旦出现说明缝线过紧。角膜创缘两侧通常存在不同程度的水肿,缝合时会有一定张力,应采用 2-1-1 锁结,更易于第一结缝合后压线,控制缝合的松紧度;相对于 3-1-1 缝合,其更易埋藏线结。

角膜伤口缝合后一定要埋藏线结。埋藏线结时要以左手持有齿镊固定埋藏缝线对应处的角膜缘,右手持无齿镊夹持缝线将此向创缘一侧牵引,使线结转入角膜层间。需要注意的是埋藏时要考虑到拆线。所有的线结都应浅表地埋藏在远离视轴一侧的角膜浅层基质内,埋藏后要逆方向拉动缝线使得线结的末端朝向远离角膜表面,以便以后易于拆除。

角膜伤口缝合后一定要用 BSS 液重建前房。对于伤口不规则、创缘不整齐、缝合后轻度渗漏的伤口应避免反复拆除缝合,造成角膜的继发损伤,也尽量避免缝合过紧过密造成术后巨大的角膜瘢痕和高度散光。可以经原伤口或另做透明角膜缘切口注入消毒空气,达到气密重建前房。应当注意的是:横过瞳孔区的伤口,最好是在瞳孔两侧缝合,中央区不缝或只做浅层缝合;对斜形切伤,为了防止散光形成,有人主张做 2 针浅层缝合,但是也有学者认为采用角膜绷带镜,单纯加压即可。

2. **角膜 T 形和 Y 形裂伤** 角膜 T 形和 Y 形裂伤基本缝合要求同线状伤口缝合。处理的难点在于伤口连接处,伤口不容易对合,对合不佳形成的瘢痕薄弱,在眼内压的作用下,该处角膜可以出现扩张,形成角膜葡萄肿。另外伤口边缘对合不齐,还会导致伤口的上皮细胞大量增生,沿伤口进入角膜内,布满前房角及虹膜表面,直达睫状体及晶状体,产生上皮植入,形成上皮植入性虹膜囊肿。伤口缝合过浅,内皮面伤口哆开会导致基质层的新生细胞及纤维迷失方向,长入前房,布满角膜内壁、前房角、虹膜、睫状体,直至晶状体,形成前段 PVR(anterior proliferative vitreoretinopathy),严重破坏眼球的解剖结构。

T 形伤口的缝合,可于 T 形伤口顶点处将两三角瓣 X 交叉缝合,其余部分按线形伤口处理(图 14-1-12);Y 形伤口要首先将伤口变成线形伤口,方法是观察 Y 形三臂相互间夹角大小,先行缝合夹角较小臂的两侧伤口,将角度较大、近似 180°的两臂当成线形伤口处理(图 14-1-13)。

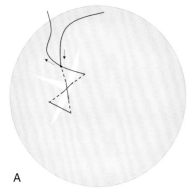
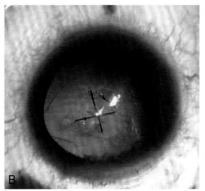
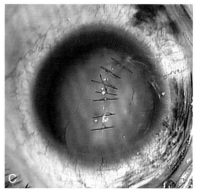

图 14-1-12　T 形角膜伤口的缝合
A. T 形伤口 X 缝合示意图；B、C. T 形角膜伤口缝合后。

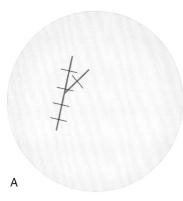
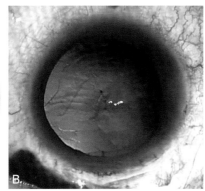
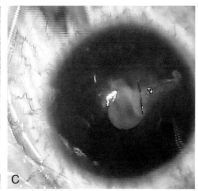

图 14-1-13　Y 形角膜伤口的缝合
A. Y 形伤口缝合示意图；B、C. Y 形角膜伤口缝合后。

3. 角膜星形裂伤　星形伤口处理难度最大，伤口不规则且合并角膜部分组织缺损的可能性大，缝合困难，没有固定的缝合方法，可单独或者联合采用间断缝合、桥状缝合及荷包缝合法（图 14-1-14）。间断缝合主要用于星形的直边，较细的角膜三角瓣无法在两侧间断缝合可采用桥状缝合用于压平上翘的三角瓣尖端。对于存在多个细小三角瓣无法用桥状缝合压平的伤口需要采用荷包缝合，荷包缝合后伤口无法达到水密，有轻微渗漏者，可前房打入消毒空气，维持气密以待角膜自行修复。术后配戴角膜绷带镜可以辅助封闭渗漏的角膜伤口。

对于缺损较大的角膜伤口可以在初步缝合后再行结膜瓣遮盖（图 14-1-15）。方法沿靠近角膜伤口一侧角膜缘剪开球结膜，制备带蒂结膜瓣，将结膜瓣旋转缝合于角膜伤口上。视角膜缺损面积，几周后角膜缺损处被纤维或纤维化组织填补后，可剪除结膜瓣，以后再考虑做穿透性角膜移植术恢复视力。

4. 角膜复杂裂伤

（1）合并巩膜损伤的处理：最为重要的是角膜缘要对位良好，否则会引起严重的散光。可首先根据伤口张力大小采用 10-0 尼龙线缝合角膜缘一针，以恢复正确的解剖关系。此后根据巩膜裂伤的大小、位置选择手术方式。

1）对于巩膜裂伤位于眼外肌附着点前的病例需要首先缝合巩膜伤口 1~2 针以防玻璃体脱出，随后再认真细致地缝合角膜伤口。

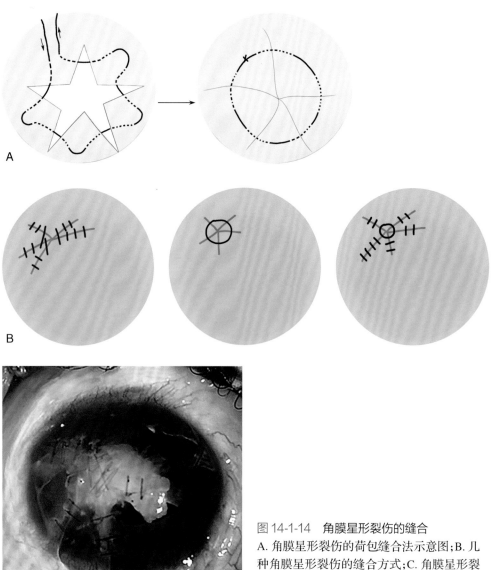

图 14-1-14　角膜星形裂伤的缝合
A. 角膜星形裂伤的荷包缝合法示意图；B. 几种角膜星形裂伤的缝合方式；C. 角膜星形裂伤缝合后。

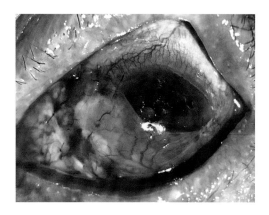

图 14-1-15　较大角膜穿通伤缝合后行结膜瓣遮盖

2）若巩膜伤口靠后难以暴露，为防止缝合过程中眼内容物经角膜伤口挤出，需先缝合角膜伤口，然后仔细排查巩膜伤口的位置和范围，严密缝合。排查时需要清除被探查区巩膜面上的筋膜，清晰暴露巩膜伤口止端。

3）对于延伸到赤道以后的伤口，可以放置眼肌牵引线，如果仍不能清晰显示完整伤口，可先在眼肌止端稍后双套环缝合眼肌后将眼肌剪断，待伤口探查及修补完成后，再用该预置缝线使眼肌复位。

由于延伸到眼外肌附着点后的巩膜裂伤常伴有视网膜破裂，所以修补这种伤口时不要对眼球施加过分的压力及牵引，防止或尽可能减少脉络膜、视网膜和玻璃体脱出。如果有少量脉络膜脱出，可以首先经脱出部位巩膜伤口的每侧分别穿针预置缝线，然后用钝性器械将脱出的脉络膜压回伤口内以避免针尖刺破脉络膜；如果眼内组织脱出较多或有眼内出血，当伤口水密闭合时，应经睫状体平坦部向玻璃体腔注入 BSS 液恢复眼内容积；如果修补伤口时发现视网膜脱出伤口外，应在清除脱出的玻璃体后，使脱出的视网膜复位，可经巩膜伤口处注入甲基纤维素，促使被嵌顿的眼内组织复位入眼内，再缝合巩膜伤口。引起视网膜脱离常见的原因通常是由于嵌顿于伤口内的玻璃体收缩所致，故建议在伤后的 2~4 周于邻近的玻璃体基底做冷冻治疗，以避免在锯齿缘处出现视网膜裂孔。不提倡术中对锯齿缘后巩膜行冷冻治疗，以免因脉络膜充血而促使眼内出血。伤后创口区脉络膜及视网膜的瘢痕形成会提供强有力的粘连，故不会因此而引起视网膜脱离。

（2）合并玻璃体脱出的处理：角膜外伤合并玻璃体脱出十分常见，急诊手术时主要的目的是清除嵌顿于伤口内的玻璃体，促进伤口愈合，同时防止玻璃体机化过程中纤维收缩、牵拉造成黄斑囊样水肿、玻璃体纤维变性，甚至视网膜脱离。手术过程中清晰地分辨出玻璃体是彻底清除的关键。脱出于角膜、巩膜外的玻璃体可以使用捻干的纤维素海绵或棉签在伤口处轻沾，如发现黏条状透明物质就是玻璃体；如果发现晶状体全脱位、不全脱位，或者晶状体后囊破裂提示前房内存在玻璃体；在抽吸晶状体皮质时如果发现抽吸困难，一定避免继续盲目抽吸，往往是玻璃体堵塞注吸孔；应在前房内注入稀释的曲安奈德，这样可以清晰地显示出脱位的玻璃体。

清除前房内玻璃体的最佳方法是行玻璃体切除术。急诊手术时一般不行后段玻璃体切除术，因患眼的眼压往往较低，眼球变形，无法完成标准的三通道。伤口外的玻璃体可以直接切除或者棉棒沾起后剪除。前房内的玻璃体可以在虹膜复位和伤口缝合之后再进行处理。一般情况下不要直接经伤口放置玻切头或灌注头，玻切过程中会加重伤口的损伤，同时导致已经密闭的伤口再次开裂，反复缝合导致角膜水肿，闭合困难，增加手术难度。应在合适的角膜缘位置做手术切口进行前段玻璃体切除并采用高切速（大约 4 000 次/分）和低吸力模式（100mmHg）。切除完毕要观察瞳孔的运动及瞳孔缘是否有尖角变形。对于散大的瞳孔要用卡巴胆碱缩瞳，如存在瞳孔尖角变形提示该处有骑跨的玻璃体束存在，应进行切除。

（3）角膜外伤合并晶状体损伤的处理：角膜裂伤，病情复杂多样，可以是单纯的穿通伤，也可以形成 T 形、Y 形或星形不规则伤口，甚至是多层撕裂。患者往往合并有虹膜脱出，晶状体、玻璃体脱出甚至视网膜脱离，眼球壁破裂。对这类裂伤的处理原则是尽快恢复眼球解剖结构的完整性，预防感染，防止继发损害。复杂角膜裂伤处理要分为急诊处理和Ⅱ期合并症的处理。急诊处理分为三步：①脱出虹膜的处理；②恢复前房；③缝合伤口。

虹膜血供丰富，侧支循环发达，对脱出的虹膜，应尽量避免切除，有报道脱出 48 小时的虹膜还可还纳而不引起严重的眼内炎症。术前及术中要结合脱出范围的大小、时间来判断有无感染及坏死等。对于大范围脱离（>3/4 全周）且破碎严重的虹膜可以考虑切除，否则应行还纳保留，为Ⅱ期行虹膜瞳孔成形术奠定基础。

具体步骤是首先用抗生素液冲洗脱出的虹膜及结膜囊，轻轻擦净虹膜表面的分泌物。多数情况虹膜表面粘着一层纤维素性渗出膜，可用有齿镊及角膜剪小心剥离并剪除。以虹膜恢复器将脱出虹膜压回前房后缝合伤口。大的角膜裂伤，脱出虹膜范围大，很难以虹膜恢复器完全压回，可取10-0 尼龙线临时缝合角膜伤口张力最大处数针，不必要求一次缝合深度到位，先做浅层缝合以利虹膜部分压回至前房。对于剩余顽固脱出的虹膜可在黏弹剂辅助下压回前房,并以黏弹剂充填前房恢复眼压。此后在正常眼压情况下,边仔细缝合角膜伤口边拆除临时角膜缝线。注入眼内的黏弹剂推荐使用透明质酸钠,其内聚性优于甲基纤维素,有更好的支撑性。但透明质酸钠需在缝合完成后立即清除干净,否则术后引起顽固性高眼压。清除方法:缝合完毕后做透明角膜缘或角巩膜缘隧道切口注吸。两种切口各有利弊,透明角膜切口简单、便捷,但外伤患者通常眼压较低,角膜缝线对切口会产生一定牵拉导致切口自闭性差,如手术结束时缝合切口就会增加患者的散光;角巩膜隧道切口稍显烦琐,但可有效避免上述缺点,更值得推荐。

如果上述方法不能使脱出的虹膜完全复位,仍有部分嵌顿于切口,则通过前房机械性复位。方法同上,在角膜伤口基本闭合的情况下在眼球 12:00 位做巩膜隧道切口,经切口以晶状体调位钩伸入对侧的虹膜根部向伤口部位横扫,将脱出组织强力拉回,恢复至原位,最后在角膜裂口 3/4 深度,用 10-0 尼龙线缝合结扎。

对于合并晶状体破裂的患者,需要根据病情来决定手术时机和方式。对于角膜伤口较小且自闭的患者,如果晶状体前囊伤口也自闭,没有大量皮质涌入前房,可以择期手术,完善术前人工晶状体度数测量后,I 期行白内障摘除联合人工晶状体植入;但对于前囊或后囊破裂,皮质大量涌入前房或后房,晶状体周围可见明显高密度影时,则应立刻行 I 期白内障摘除联合玻璃体切除,人工晶状体需要 II 期植入。对于需要 I 期缝合的角膜开放性伤口,患者术前无法准确测量人工晶状体度数,无论晶状体前囊是否自闭,均应待角膜缝线拆除后再行人工晶状体植入。

需要注意的是 I 期处理白内障时要在术前和术中仔细评估是否有后囊破裂以及是否有玻璃体脱出。术中当前房有大量皮质,注吸时皮质随行性下降,尤其是吸出困难要高度怀疑玻璃体脱出,应行玻璃体切除,避免对玻璃体过度牵拉造成视网膜裂孔。对于急诊没有玻璃体切除条件的,可先行缝合角膜伤口,如无明显眼内炎症反应、玻璃体脱离及白内障,留待 7 日后玻璃体后脱离再行 II 期手术;术中发现的玻璃体脱离要用囊膜剪反复剪断,切忌盲目注吸、牵拉。较为特殊的情况是前囊孔自闭,但后囊破裂有大量皮质进入玻璃体。在受伤早期通过 B 超检查如果发现玻璃体前部明显浑浊提示可能存在后囊破裂,还有文献报道,20MHz B 超可以准确地检测出晶状体后囊破裂,10MHz B 超结合水浴也能得到相似的结果。

第二节 | 外伤性白内障合并虹膜前后粘连

无论是眼球穿通伤还是钝挫伤,都会引起眼球结构的改变,导致虹膜位置发生改变,这种改变如果不能得到及时的修复,在眼内炎性因子和纤维性渗出物的作用下,虹膜向前会与角膜和房角粘连,成为虹膜前粘连;向后则与晶状体的囊、人工晶状体或前段玻璃体粘连,称之为虹膜后粘连。

一、虹膜前粘连

根据粘连部位不同,虹膜前粘连可分为 3 种情况:虹膜局部前粘连、虹膜周边广泛前粘连、房角粘连。

(一)虹膜局部前粘连

多见于眼球破裂伤或眼球穿通伤后,虹膜在眼内压的作用下随房水流出,嵌顿到伤口处甚至脱出到眼外。穿通伤导致虹膜嵌顿常出现在角膜中央3mm以外的区域,可使伤口自闭,如无其他眼部组织受伤,患者甚至无法察觉,裂隙灯下可见嵌顿处前房变浅,瞳孔变形。破裂伤导致的虹膜前粘连与角膜缝合后没有很好地进行虹膜复位、重建前房有关。I期缝合时手术医生仅仅是将脱出的虹膜自角膜裂伤处还纳,正确的做法应该是角膜缝合后做标准白内障隧道切口,自切口注入黏弹剂后调位钩在前房内将虹膜完全复位。这种情况下的虹膜嵌顿通常只有虹膜基质的前层。虹膜前粘连会干扰角膜的愈合过程导致嵌顿处瘢痕加重形成前粘性角膜白斑,同时由于嵌顿虹膜的牵拉,会导致嵌顿处角膜扁平,患者出现严重的不规则散光。

(二)广泛虹膜周边前粘连

这种病变最常见于抗青光眼及白内障等各种内眼手术后前房延迟形成者,术后虹膜膨隆显著者或者长期I级或II级浅前房,虹膜与角膜接触、粘连者。外伤患者如果角膜缝合后没有充分地重建前房,或者伤口长期渗漏、前房变浅,也会出现相似的改变。裂隙灯窄光带45°斜照角膜周边可以看到周边虹膜与角膜相贴。需要注意的是,虹膜与角膜粘连的部位通常在角膜后弹力层止点之前,虹膜根部和小梁网仍是开放状态,临床上此类患者即便粘连范围大于270°仍很少出现眼压升高,也提示患者的房角功能是健康的。

(三)房角粘连

虹膜与角膜粘连的部分更加靠后,虹膜根部与小梁网粘连称为房角粘连。外伤通常导致虹膜根部的撕裂,形成房角后退,房角粘连并不常见。它与炎性渗出物堆积在房角以及瞳孔膜闭导致虹膜根部膨隆有关,患者的临床表现类似于慢性闭角型青光眼。

二、虹膜后粘连

虹膜向后移位可与晶状体前囊、人工晶状体或前段玻璃体粘连。根据粘连部位不同而分为3种:即部分虹膜后粘连、环状虹膜后粘连和完全性虹膜后粘连。

(一)部分虹膜后粘连

瞳孔缘与晶状体前囊之间的节段性粘连称为部分虹膜后粘连(图14-2-1)。常见于晶状体前囊完整的患者,裂隙灯下仔细观察瞳孔缘可以见到粘连处瞳孔缘色素紊乱,周围晶状体前囊可见点状色素颗粒沉积。小瞳孔下,瞳孔缘不整齐,通常为近似圆形;散瞳后可以明显看到瞳孔呈D形或梅花形。此类虹膜后粘连术中容易分离,不会造成严重并发症。

(二)环状虹膜后粘连

也称为瞳孔闭锁,指的是虹膜瞳孔缘全周与晶状体前囊紧密粘连。完全粘连者前后房无法沟通,房水在后

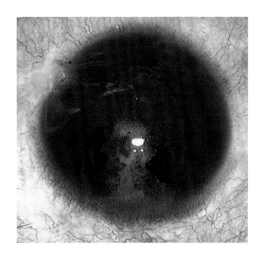

图14-2-1 虹膜后粘连

房堆积会推挤虹膜根部,临床上可见虹膜全周环状隆起,前房浅,甚至房角关闭,患者眼压通常升高明显。有部分患者虽然表现为环状后粘连,但在裂隙灯下仔细观察可以看到虹膜和晶状体前囊之间还存在针尖样裂隙。另外还有部分患者除了虹膜全周后粘连外,瞳孔区还有机化的渗出膜遮盖晶状体,临床上称为瞳孔膜闭。

(三) 完全性虹膜后粘连

整个虹膜后表面与晶状体囊粘连,称之为完全性虹膜后粘连。常见于严重的渗出性虹膜睫状体炎或眼内炎,由于成形性纤维蛋白沉积于虹膜后与晶状体囊前,机化后使虹膜和晶状体囊广泛粘连在一起。其中下半部的虹膜比上半部更易发生完全性粘连,因为成形性纤维蛋白多沉积于下半部。完全性虹膜后粘连与一般后粘连形态不同之处有两点:①虹膜依附于晶状体前表面,在瞳孔缘处最为突显;②虽然前后房循环已告中断,但因虹膜已广泛粘在晶状体囊上而不发生虹膜膨隆。当晶状体摘除以后虹膜瞳孔缘可以粘在晶状体后囊或玻璃体前界膜上。

第三节 | 外伤性白内障合并虹膜瞳孔损伤

虹膜是位于角膜和晶状体之间的环形组织,中央较厚为 0.8~1.0mm,根部薄约 0.5mm,最薄处与睫状体相延续。虹膜组织纤薄,悬浮于房水中,前后表面缺乏支撑,这样的结构位置决定了当眼球受到外伤时,无论是钝挫伤、穿通伤还是破裂伤,虹膜都极易受到波及。外伤性晶状体全脱位、不全脱位通常由眼球钝挫伤导致,往往会伴有瞳孔括约肌麻痹或虹膜根部离断;外伤性白内障通常由眼球穿通伤或破裂伤导致,常会伴有虹膜的粘连、嵌顿、萎缩,因此很多外伤性白内障手术都需要在术前或术中同步处理虹膜损伤。

一、穿通伤致瞳孔括约肌断裂

瞳孔括约肌沿瞳孔排列,但其肌纤维并不是完全平行瞳孔缘,而是宽为 0.5~1mm 的斜形排列的肌纤维。因此局部瞳孔括约肌的撕裂并不影响瞳孔的对光反射,裂隙灯下仅可见瞳孔缘小的裂口,瞳孔呈水滴形。面积较大的裂伤,可伴有瞳孔小环的撕裂,临床上可见前房积血,撕裂处虹膜会出现节段性萎缩,但其余正常瞳孔仍会保留对光反射的能力。

二、钝挫伤致瞳孔括约肌麻痹

瞳孔在不同亮度的光线刺激下可以发生散大或收缩。通常认为瞳孔缩小与分布在瞳孔缘、支配瞳孔括约肌的副交感神经纤维有关;瞳孔扩大与分布在基质层呈放射状分布的交感神经有关。外伤导致的瞳孔散大主要与副交感神经麻痹和瞳孔括约肌的撕裂有关。瞳孔括约肌和副交感神经主要分布在瞳孔缘,瞳孔缘是虹膜的游离段,活动度最大,在其后面还有晶状体。在眼球受到打击后,外力通过角膜、房水传递到瞳孔缘,将其推挤到后方的晶状体表面,剧烈的震动会刺激支配瞳孔括约肌的副交感神经纤维,导致发生痉挛性的瞳孔缩小,通常这一过程历时很短。随后产生的虹膜细胞代谢紊乱,释放出大量组胺类物质和前列腺素类物质进入到组织间隙,导致毛细血管扩张、充

14

血,发生钝挫伤性虹膜炎,严重时可导致副交感神经不可逆性挫伤,括约肌麻痹。临床检查:可见受伤眼裸眼视力下降,角膜散在灰白色点状 KP,房水闪辉阳性,个别患者还可见到虹膜表面纤维素性渗出。

钝挫伤引起的外伤性瞳孔散大通常直径在 5mm 左右,患眼直接及间接对光反射均迟钝,会产生眩光并引起不适感,滴缩瞳剂如毛果芸香碱,可以改善。但缩瞳剂并不能治愈瞳孔括约肌麻痹,药效过后,患者瞳孔仍会恢复散大状态。此外,临床观察发现,采用缩瞳剂和扩瞳剂的交替使用,以增强瞳孔括约肌的活动强度,可在一定程度上促进瞳孔括约肌功能的恢复。少数患者还会合并睫状肌损伤,引起调节功能麻痹,晶状体屈光度增加,患者表现为近视度数增加。睫状体的麻痹通过局部应用糖皮质激素和非甾体抗炎滴眼液可逐渐恢复,缩瞳剂和扩瞳剂的交替使用对睫状肌功能的恢复也有一定的帮助,对于不能恢复的患者需要验光后配戴矫正眼镜。

三、钝挫伤致虹膜根部离断

单纯的外伤性虹膜根部离断是眼球钝挫伤常见的合并症,其原因与多种因素有关。首先是解剖因素,虹膜根部纤薄,最厚只有 0.5mm,对于有陈旧性葡萄膜炎、青光眼等会导致虹膜萎缩的基础病变患者,虹膜根部甚至只有一层上皮细胞与睫状体相延续。其次当角膜中央受压变形时,压强可随房水向后方及周边均匀传导,由于虹膜根部组织最为薄弱,同等压力下最易发生断裂;加之角膜受压时,眼球变形角巩膜环有扩大趋势,同时睫状肌受刺激,发生痉挛,将虹膜向瞳孔区牵拉,形成了一对对抗力,更可加重虹膜根部的受力,使之发生断裂。虹膜根部离断的诊断通常并不困难,裂隙灯下可见虹膜周边出现新月形裂隙。需要注意的是要仔细观察虹膜根部离断处是否有玻璃体嵌顿,如果可以观察到玻璃体,提示我们此处有悬韧带的离断和晶状体的脱位。玻璃体是透明胶冻样物质,不易直视观察到,但脱出的玻璃体往往会粘有色素细胞或者前房内的血细胞、纤维素性渗出等组织碎片,可以辅助我们观察诊断。如合并有大范围的悬韧带离断,玻璃体还会脱出于瞳孔区。虹膜根部离断都会伴有不同程度的前房积血,前房积血会遮盖虹膜根部,影响临床观察,因此大量前房积血的患者如果能观察到瞳孔呈 D 形或心形改变,即可提示存在虹膜根部离断。

部分严重的患者,虹膜根部与睫状体连接处会出现 360° 断裂。可导致全周虹膜根部离断的眼外伤几乎无一例外地都会合并有严重的眼球破裂伤,离断的虹膜可全部或部分自眼球破裂处脱出于眼球外,这类患者往往还会存在严重的前房积血、晶状体全脱位甚至视网膜脱离。对于虹膜根部全部离断或大部分离断的患者,不要轻易放弃,还纳脱出的虹膜后在前房内展开,多点褥式缝合在巩膜突处。临床观察发现,此类患者如果不与虹膜根部对位缝合,即使存在少量虹膜与睫状体附着,远期仍可见脱离的虹膜因缺血发生萎缩,退缩至前房角卷曲成一灰色小团,最后脱入玻璃体腔内。如果与虹膜根部对位缝合,远期脱离的虹膜也会因缺血发生萎缩,但萎缩的程度较轻,在前房角周围形成窄而薄的虹膜环(图 14-3-1)。

范围较小的虹膜根部离断不需要临床处理,大的根部离断会形成双瞳孔导致单眼复视,需要手术复位。合并眼球破裂或眼球穿通伤的患者,I 期先行角巩膜裂伤缝合,II 期再根据患者是否合并青光眼、白内障、视网膜脱离等行联合手术。虹膜根部离断复位方法有两种,一种是虹膜嵌入巩

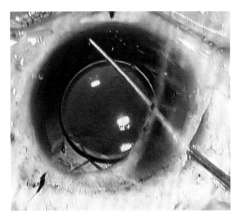

图 14-3-1 钝挫伤后虹膜萎缩形成窄而薄的虹膜环（大瞳孔）

膜缝合法,即在虹膜根部离断处,角膜缘后 1mm 做长约 2mm 的自闭性板层切口,将离断的虹膜根部牵拉至切口处,使少量虹膜根部组织嵌顿在内切口处,然后以 10-0 尼龙线缝合切口。此方法简单,不需要特殊缝线,但虹膜根部不是解剖复位,仅适用于小范围的虹膜根部离断;大范围的根部离断如此缝合将会导致眼压升高。另外一种是闭合式双针缝合法,即在虹膜根部离断处角膜缘后 2mm 向前做深约 1/2 巩膜厚度的隧道切口。在虹膜根部离断处对侧做 1mm 长的透明角膜切口,10-0 聚丙烯双长针自对侧角膜切口进针,从前房虹膜面褥式穿过虹膜根部 0.5mm,然后自虹膜根部离断处的巩膜突也就是角膜缘后 1mm 处穿出巩膜,再应用虹膜钩将褥式缝合的双线拉入角膜缘隧道切口内,打结并将线结埋藏到隧道切口内(图 14-3-2)。此种缝合方法可将虹膜根部解剖复位至巩膜突处,不损伤小梁组织,对眼压无明显的影响。对于大范围的根部离断可以多针缝合,缝针间距 1~2mm,缝合方法详见第十七章。对于合并晶状体全脱位/不全脱位或晶状体浑浊的 II 期手术患者需要先行虹膜根部离断复位再处理晶状体。合并前房积血的处理参见前房积血相关章节。

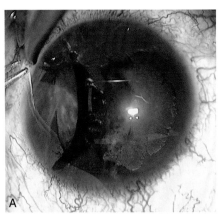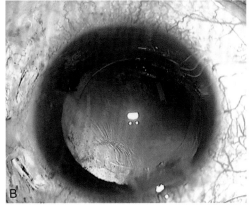

图 14-3-2 虹膜根部离断的闭合式双针缝合法
A.虹膜根部离断缝合前;B.虹膜根部离断双针缝合后。

四、钝挫伤前房积血及虹膜溶解吸收

前房积血的主要原因是虹膜根部的损伤,晶状体囊破裂形成的外伤性白内障常常是穿通伤的结果,即使合并有大量虹膜脱出也很少会有前房积血;而与眼球钝挫伤相关的晶状体弥漫性浑浊和晶状体全脱位/不全脱位,往往会合并不同程度的前房积血。研究发现,外伤性前房积血的发病率大约是 0.02%,男女比例是 3:1。在所有外伤原因中运动伤占比最高。Sohein 等报道在 3 184 例眼外伤中,运动伤仅占 3.4%,但其中 50%~60% 的前房积血病例都是由运动伤引起。

按照受伤后出血的时间划分,伤后即出现者为原发性前房积血;伤后 2~5 天出现者为继发性前房积血。Oksala 按照前房积血量划分，不到前房容积的 1/3，位于瞳孔缘之下者为一级；占据前房容积的 1/3~2/3 为二级；超过前房容积的 2/3 以上，甚至充满整个前房者为三级。按照积血持续时间划分，7 天以内者为新鲜出血；1~2 周为亚急性陈旧性出血；2 周以上者为慢性长期出血。

（一）前房积血的原因与转归

在构成前房的角膜、虹膜、睫状体及晶状体等组织中只有虹膜和睫状体有血管，因而也是前房积血的来源。首先是虹膜，它起始于睫状体前缘中部，此处最薄可只有 0.5mm，向内虹膜逐渐增厚，在虹膜小环处最厚，再向瞳孔缘变薄。虹膜的血供主要是睫状后长动脉和睫状前动脉。鼻侧和颞侧的睫状后长动脉在睫状肌前缘进入虹膜，进入后与穿过巩膜的睫状前动脉吻合形成虹膜动脉大环。由虹膜动脉大环发出 150~200 条虹膜小动脉，这些血管之间缺乏吻合同时管壁肌层厚，能自行收缩使管腔闭合，因而手术时剪除、切开虹膜时一般较少出血。但在虹膜根部例外，这里最为薄弱，同时虹膜动脉大环位于睫状体环形纤维之前，围绕在虹膜根部周围，外伤时通常导致前房严重积血。除虹膜动脉大环外在瞳孔缘还有虹膜动脉小环，从小环发出大量的动脉小分支和毛细血管网供应瞳孔缘和瞳孔括约肌，临床上瞳孔缘受伤时，常可见少量出血。

少量前房积血很快沉积在下方房角，并在 1~5 日内吸收，不会影响视力。严重前房积血需要 10 日或更久才能逐渐吸收。前房积血的吸收目前存在争议的是吸收方式，是依靠血供丰富的虹膜睫状体还是通过房角外流尚未定论。小梁网通道的平均孔径为 1.5~2.25μm，最大可达 4μm，而红细胞的直径为 7.5μm，厚 2.0μm，许多人认为它不可能穿过小梁网到达 Schlemm 管。红细胞膜由双层磷脂与胆固醇排列组成，其中嵌入可移动蛋白质，此膜本身具有很大流动性，还具有很大弹性和韧性，被称为液态膜。正常红细胞表面积和体积之比高于 1.5，可被拉伸至原长的 230% 而无损害。易玉珍等也证明在生理上小梁网可张可缩、可稀可密。因而前房积血完全可以通过 Schlemm 管吸收。Sinskey 通过将含磷标记的红细胞注入动物前房证实完整的红细胞可以通过小梁网进入血液循环。

血-房水屏障的存在使得大部分虹膜表面无法吸收房水内的红细胞。在虹膜小环和虹膜根部，虹膜皱襞不是放射状而是交织成网状，网格凹陷处称为虹膜隐窝。隐窝处虹膜没有前界膜和前面的内皮细胞。但此处是否有利于前房积血的吸收还有争议。有人认为红细胞直径过大，不能通过。但有人认为虹膜隐窝处房水可以直接和虹膜血管接触，而健康红细胞有良好的变形性可以进入虹膜血管。Wolff 及邓志强均曾先后证实，房水及红细胞可以通过隐窝进入毛细血管。缩瞳时虹膜隐窝变窄，呈梭形，不利积血吸收，瞳孔散大时虹膜隐窝呈方形，有助积血吸收。

原发性前房积血好转后又突然发生新鲜前房积血称为继发性前房积血。2%~38% 的患者会发生继发性前房积血。继发性前房积血群体差异性很大，据报道男性发生率约 20%，高于女性（15%）；儿童为 23% 高于成人（14%）；黑人大约有 24% 高于白人（15%）。继发性前房积血通常发生在首次出血后的 2~7 日。一般认为继发性出血与初次出血量有关。初次出血量愈大再出血发生率愈高。发生前房积血后，血管的修复需要两个过程。首先是出血后即可开始的血栓形成，封闭血管破口，随后开始血管的细胞修复，这一过程大约需要 5 日。因而伤后 5 日是继发出血的危险期。继发性前房积血的特点是出血量大，出血吸收慢，容易发生创伤性葡萄膜炎、角膜血染、继发性青光眼等并发症，后果严重对视力危害大。房角后退指的是睫状肌的环形纤维与纵行纤维分离，是继发性前房积血的高危因素。解剖上,虹膜动脉大环即位于此,其血液供应除了来自两根睫状后长动脉外,睫状前动脉的分支穿过巩膜后,亦在此进入睫状体前部,另外此处血管缺乏成纤维细胞的修复能力,血管内的血凝块容易较早产生溶解作用,血管的断端不能有效收缩,这些因素的综合作用导致前房再出血。总体而言继发出血的原因包括以下几点:①纤维蛋白和血块溶解脱落;②愈合过程中产生的新血管机械抗性差,揉眼、激烈活动、咳嗽、便秘等导致眼内压波动引起血管破裂导致再次出血;③持续低眼压导致房水静脉压高于眼压,血液返流入前房而再出血;④挫伤后虹膜毛细血管释放大量组胺,或因葡萄膜炎症致毛细血管扩张,渗透性增加血液进入前房。

眼压升高是前房积血的最常见并发症,通常为一过性,少数会发展成顽固的继发性青光眼。大量积血时,血细胞不能及时变形通过小梁网就会发生机械性阻塞,导致眼压一过性升高,血细胞吸收完,或者大部分沉降到下方房角后,小梁网开放,眼压恢复正常。外伤导致的房角后退、小梁网撕裂常在早期表现为低眼压,在组织瘢痕修复后眼压顽固性升高。前房积血后除了血细胞,还有一些蛋白、炎症细胞和血浆成分会通过血眼屏障进入前房,这些成分会导致小梁网肿胀,小梁内皮细胞受损,因而也会发生顽固性高眼压。

出血长期不吸收,红细胞会退变为血影细胞。临床表现为前房内漂浮细小褐色的细胞。双凹形的正常红细胞退变为血影细胞后体积增大,血红蛋白逸出细胞形成高铁血红蛋白并沉着于细胞膜表面形成可相互聚合的 Heinz 小体,最终退变为黄褐色的中空球体,直径 4~8μm,无法通过小梁网。研究表明,等体积的血影细胞较之正常红细胞可以使房水流出阻力增加 3 倍。前房积血通常在形成足够多血影细胞影响眼压前,即迅速吸收,因而其导致的血影细胞性青光眼并不多见,反复前房积血并且眼压降低后再次升高者应引起足够的临床重视。血影细胞一旦形成就不再继续退变,可在前房内维持数月,应及时清除。前房积血伴有晶状体不全脱位,晶状体前囊破裂也会引起眼压升高,诊断时需要完善 UBM,前节 OCT,B 超等检查综合分析。

其次是角膜血染,又称为角膜铁染。据统计角膜血染占外伤性前房积血的 6.5%,在继发性出血中占 20.7%。青光眼能增加角膜血染的机会。眼科大辞典将之定义为"长期充满前房的积血同时伴有眼压升高时,由于高眼压和前房红细胞碎片的刺激,可引起或加重角膜内皮暂时性代偿机能失调,红细胞破碎产物通过角膜内皮进入实质层,血红蛋白形成含铁血黄素,使角膜呈巧克力色盘状浑浊"。可见角膜血染有两个条件:一是前房积血引起眼压升高;二是内皮细胞损伤。病理学观察发现角膜血染时红细胞在角膜基质层变形崩解,血红蛋白被基质细胞和巨噬细胞吞噬,进而导致含铁血黄素在这些细胞内沉积,最后基质细胞和巨噬细胞也变形崩解。电子显微镜下可见大量电子高密度物质沉积在角膜胶原纤维之间。角膜血染一旦发生,严重影响患者视力,严重的永久性角膜内皮损伤引起的角膜血染则是不可逆的。以后由于白细胞吞噬作用角膜周边开始渐恢复透明,恢复一定视力,但过程缓慢需数年之久。角膜严重水肿是角膜内皮功能障碍的表现,标志着角膜将发生不可逆的病理改变。

(二) 前房积血的治疗及处理

前房积血的治疗原则是促进积血吸收,防止并发症。然而在体位、眼部包扎、是否散瞳以及局部和全身用药等诸多方面存在争议(表 14-3-1)。

表 14-3-1 前房积血的治疗方法及争议

治疗方法	赞成理由	反对理由
坐位	重力作用可以使积血沉积在下方,避免积血遮蔽瞳孔;可以降低眼部静脉压有利积血吸收	不能促进积血吸收,反而影响患者生活质量,增加患者的烦躁情绪
双眼包扎	充分限制伤眼活动,预防继发性出血	不能缩短积血吸收时间,也不能减少并发症,但严重影响患者的生活,还可对儿童造成不必要的心理创伤
缩瞳	可以扩大虹膜面积及前房角引流,前房血液可以顺利地从虹膜表面隐窝吸收及从 Schlemm 管排出	扰动虹膜和房角,增加继发出血的概率
散瞳	70% 的前房积血是由于睫状体撕裂,睫状动脉受伤所致。瞳孔散大、睫状肌麻痹后,虹膜聚集在根部,可使血管收缩,停止出血	导致瞳孔在散大情况下发生后粘连,影响视觉质量
伤后立即使用糖皮质激素	立即口服糖皮质激素,连续 5 日,可以减少充血、前房角出血的发生率	早期使用,抑制血液吸收,应当在合并虹膜炎后使用

对于以上争议我们认为应当具体分析后采用不同的措施。少量前房积血,伤情一般较为局限,受伤后很少会一直采取卧位,就诊时也通常是在伤后数小时,此时再强调体位意义不大。双眼包扎对于儿童来说,反而容易引起剧烈的不安和哭闹,得不偿失,嘱咐家长多安抚患儿,更容易让患儿平静和配合。至于缩瞳和扩瞳,我们认为重点在于预防瞳孔的后粘连,扩瞳和缩瞳的目的不在于促进积血的吸收,而在于通过药物干预,促进瞳孔的活动,将早期与晶状体前囊粘连的虹膜拉开,对于合并外伤性瞳孔散大的患者要缩瞳,反之则要扩瞳,需要强调的是散瞳要避免使用长效的阿托品。瞳孔在散大情况下后粘连对患者的视觉影响更大。糖皮质激素药物的使用也是同样目的,早期局部应用可以减轻炎症反应,减轻虹膜前后粘连。

【药物治疗】 前房积血后使用止血药物没有争议。常见的止血药物有氨基己酸,氨甲苯酸(止血芳酸),氨甲环酸(止血环酸)以及中药云南白药,田三七粉,生地四物汤和通窍活血汤等。前三者是化学药物,作用机制是抑制纤维蛋白溶酶原的激活因子,可在受伤早期口服,起到降低再次出血的作用。而中药既能止血又能活血,在早期可以防止再次出血,病情稳定后继续口服又有促进积血吸收的作用。中药的止血和活血双向作用看似矛盾,实际二者在中医理论中是非常密切的统一体,"血瘀"是中医辨证中的一种证型。中医甚至认为"出血即瘀血",制定有"活血、止血"的治疗原则。中医关于活血与止血统一的观点是以中医"血瘀"理论为基础的。许多血症,瘀血内阻是出血的主要原因之一,因为瘀血内阻,血液阻行,脉络不通,血不循经而妄行外溢,故治法不是盲目止血,而是以活血化瘀为主。

【手术治疗】《中华眼科学》第 2 版上将手术适应证归纳为 5 条:①眼压 8.0kPa(60mmHg),应用降眼压药 72 小时,毫无好转现象;②眼压 6.7kPa(50mmHg),持续 5 日不降;③裂隙灯下,角膜呈现水肿及少量血染;④眼压 3.3kPa(25mmHg),前房积血为全量,持续达 6 日;⑤眼前房积血为二级,持续达 9 日。但也有人认为达到以下条件也应手术:①眼压 >50mmHg,持续 5 日,或 >35mmHg,持续 7 日,既往史有青光眼或缺血视神经病变者应提前;②有角膜血染的早期体征或出血在Ⅳ级,眼

压 >25mmHg 达 5 日以上,或怀疑有内皮功能障碍者(如上皮水肿、实质增厚);③前房内成形血块不吸收超过 10 日,前房角周边粘连或积血积满前房达 5 日以上;④血影细胞性青光眼。我们认为当上述条件存在时,前房冲洗是必需的选择,但不应教条地等待上述条件满足。对于眼压不高的前房积血,可以等待 3~4 日让其自行吸收。对于眼压高的应提前手术冲洗,治疗 1 日后眼压不能降到 25mmHg 以下者可以即刻手术。有时轻微的高眼压对于部分患者的视神经来说也是致命的,尤其是镰刀状红细胞贫血患者的视神经对高眼压的耐受水平低,只要眼压持续超过 25mmHg 达 24 小时就必须行前房冲洗。对于眼内大量积血形成"黑球"者,反而手术不宜过早,因此类患者一般损伤较重,早期冲洗容易发生复发性出血,理想的时间是伤后 4~5 日,此时血块开始收缩,与房角、虹膜粘连疏松,同时还没有形成机化与粘连。对于粘连的血块可以先用纤溶药物,如尿激酶、纤溶酶等将血块溶解后再冲洗。

手术取出前房积血的方法有前房穿刺和前房冲洗。少量出血可在角膜缘平行虹膜刺入 25~27G 针头,依靠眼内压及针头的毛细现象,使得积血自动外流。前房冲洗吸出术,适用于血液有凝缩时,需做长 >2.2mm 的透明角膜隧道切口,伸入 7 号或 8 号灌注针头边冲洗,边吸出积血。注吸时要注意避免伤及晶状体,同时保持注吸平衡,以防眼压忽高忽低,诱发再次出血。对于粘连紧密的血凝块可用尿激酶溶解后冲洗,尿激酶 5 000U 用 2mL 0.9% 氯化钠溶液配制冲洗前房或 10 000U 尿激酶溶于 1mL 生理盐水中,缓慢注入前房 0.3mL,每 3 分钟冲洗前房 1 次,直至大部分血凝块冲洗掉,最后再用 BSS 液冲洗并重建前房。

(三)外伤性虹膜萎缩吸收

临床上还可见到一些角巩膜裂伤严重,虹膜根部大范围离断并脱出眼外的患者,其最终结果会造成虹膜缺失或严重萎缩形成外伤性无虹膜。还有一些特殊患者没有开放性眼球损伤,但在前房积血吸收后会出现虹膜萎缩甚至完全溶解吸收。外伤后虹膜容易出现萎缩甚至溶解消失与虹膜的解剖特点有关,虹膜的血液供应来自睫状后长动脉和睫状前动脉,在瞳孔缘和虹膜根部会形成虹膜小环和虹膜大环,但这两个环并没有形成完整的单支血管环,而是一段段血管在虹膜根部聚集形成的断续环形结构,相互之间没有吻合支,这就造成了部分虹膜血供受到影响后无法通过侧支循环代偿。当大部分虹膜根部血管受到损伤,虹膜就会萎缩。虹膜整体成干瘪的丝瓜络样外观,色泽灰暗、基质吸收变薄、纹理消失。严重的病例还会存在瞳孔括约肌离断,瞳孔极度散大,虹膜卷曲到房角,裂隙灯下只能看到房角处有少量虹膜组织,但很多患者及时手术可将卷曲虹膜展开,经瞳孔成形术后形成直径 4~5mm 瞳孔。卷曲的虹膜如果长期保持卷曲状态,会导致粘连,基质吸收融合机化,最终虹膜完全溶解、吸收。患者常合并晶状体损伤,需要行人工晶状体植入术。针对虹膜大部分缺失的患者,有带虹膜隔的人工晶状体可供选择。该人工晶状体最早是在 1991 年由 Reinhard 发明,经过二十年的改进和探索,最终国内外多数学者发现其存在无法克服的远期角膜内皮细胞失代偿和继发青光眼的问题,并发症产生的原因与这种人工晶状体太大,囊袋或者悬吊线无法确保其在眼内固定,伴随着体位的改变,该型人工晶状体会不可避免地摩擦房角以及周边角膜内皮有关,因此国内 2010 年后就很少看到相关报道。

五、钝挫伤致前房角劈裂和后退

前房角位于前房的最周边,由角膜缘构成的前壁、房角隐窝和虹膜睫状区构成的后壁组成。1892 年 Collins 首先报道了眼球钝挫伤患者的房角后退。房角后退是因虹膜根部和睫状体内侧环形肌向后移位导致房角加宽、变形的一类房角器质性改变。文献报道在眼球钝挫伤的患者中70%~93% 都会发生房角后退,尤其是伴有前房积血的患者几乎都存在不同程度的房角后退。

(一)房角后退的分级和分型

房角后退的临床征象主要是在房角镜下可以看到虹膜睫状带变宽,虹膜根部在更靠后的位置插入房角,甚至是睫状体撕裂,晚期瘢痕化以后可以看到房角内表面有灰白色的纤维膜遮盖,伴有明显的色素沉着。

房角后退的分级目前没有统一标准。1965 年 Howard 根据房角后退的严重程度和解剖改变,将其分为三种类型。1972 年 Mooney 在此基础上修改为由轻到重的三度。

1. **一度撕裂(轻度)** 虹膜终卷撕裂,睫状带无明显裂缝,但有葡萄膜小梁网撕裂分离,因此睫状带和巩膜突裸露。与对侧眼比较,睫状带变得更暗些、宽些,巩膜突变得更白些。

2. **二度撕裂(中度)** 虹膜睫状带撕裂,睫状肌纤维间有明确的裂缝,房角变深。

3. **三度撕裂(重度)** 睫状肌撕裂,环形肌和纵行肌分离。前房角明显加宽,房角镜检查时看不到裂缝的顶部,常伴有广泛的睫状体分离。

我国《眼科临床实践》第 2 版,天津眼科医院等采用了不同的分型方法。由重到轻分为 I~Ⅲ型。

1. **Ⅰ型房角后退** 相当于上面三度中的最为严重的睫状体分离型,即睫状肌在巩膜突处完全分离。前房角镜下表现为睫状体和巩膜之间呈"V"形裂隙,可见到白色巩膜内壁及附于其上的杂乱色素,后期由于色素吸收,巩膜及巩膜突更加明显。该型是房角后退最重的一型。

2. **Ⅱ型房角后退** 相当于上面二度和三度中较轻的类型。以睫状体内纵形肌与环形肌分离为特征,但纵形肌仍附着于巩膜突上。前房角镜下表现为巩膜突消失,睫状体带加宽,其表面有深浅不一的裂隙,晚期裂隙表面有白色网状纤维组织瘢痕。

3. **Ⅲ型房角后退** 即外伤性虹膜层间分离型,特征是虹膜基质与色素上皮分离,前房角镜下表现为虹膜睫状体带增宽,但表面无明显外伤性裂隙,此型最轻也最为常见。

(二)房角后退的临床表现与诊断

房角是房水流出的通道,房角后退也会影响到眼压的波动,眼压的升高还是降低与房角后退的严重程度、后退的范围还有伤后时间有关。

1. **Ⅰ型房角后退** 存在严重的睫状体分离,往往伴有大量的前房积血,在伤后 1~2 小时内由于红细胞阻塞小梁网或急性损伤导致小梁网水肿,进而眼压明显升高。但随后挫伤所致的睫状体炎,导致睫状体分泌功能下降,房水生成减少,同时睫状体分离后,房水经脉络膜巩膜途径流出增加,眼压逐渐降低,通常在 1~2 日内转变为低眼压,受伤眼眼压通常低于 10mmHg,或双眼眼压差大于5mmHg。眼压的恢复与睫状体分离的复位有关,持续 1~2 个月。

2. **Ⅱ型房角后退** 眼压多正常或升高。早期同时存在前房积血、小梁网水肿等眼压升高的因

14

素及睫状体炎导致的睫状体分泌功能下降的因素,眼压总体维持在正常水平或略高。随着睫状体功能的恢复,这些患者中有 4.5% 会发生房角功能障碍导致的青光眼。研究证明,发生继发青光眼有两个时间点,1 年以内和 1 年以上。1 年内的称为早发型房角后退性青光眼,眼压的升高与小梁组织结构受到严重破坏造成房水外流阻力增加有关,电镜下可见大量色素颗粒在小梁组织间堆积,小梁细胞及纤维结构变性,Schlemm 管塌陷。1 年或更长时间发生的眼压升高称为迟发型房角后退性青光眼,病理切片可见睫状体环形纤维与纵形纤维分离后萎缩消失,纤维组织增生并覆盖于小梁网内面与角膜后弹力层相连续。

3. Ⅲ型房角后退　房角结构改变轻微,损伤范围也很少超过 100°,因此很少引起房水流出受阻,眼压升高。

针对眼球钝挫伤导致的房角后退有几点是需要强调的。首先,UBM 可以明确房角后退的诊断和后退的范围,但其分辨率低于前房角镜,对于房角后退严重程度的分型不如房角镜准确,因此在检查房角后退时房角镜的作用是不可替代的。其次,房角后退在组织的愈合过程中,分型和范围会不断变化,因此在条件许可的情况下应尽早做房角检查,明确分型和损伤范围。例如受伤早期可以发现睫状体分离,诊断为Ⅰ型房角后退,经过一段时间后,睫状体复位,此时在房角镜下则表现为Ⅱ型。甚至有时因发生虹膜周边前粘连,可将原来的房角后退完全遮盖,给诊断带来困难。最后,要牢记房角后退的患者 10 年后还有发生继发性青光眼的可能,需要告知患者坚持复诊。另外,外伤患者很容易有法律纠纷,我国《人体损伤程度鉴定标准》明确规定一旦明确房角后退即可评定为轻伤二级,因此切勿仅将房角后退作为一种体征来描述,而不作最后诊断。

(三) 房角后退的治疗

外伤性房角后退的治疗比较棘手,治疗方案的选择与受伤的程度有很大关系。通常认为Ⅱ型房角后退往往伴随有继发性青光眼,此类青光眼的治疗方案同开角型青光眼,但因术后滤过泡瘢痕化比例高,应当首选药物治疗,药物治疗无效的才可考虑手术。Ⅰ型房角后退,常伴有广泛的睫状体与巩膜突完全分离,需要手术复位睫状体,升高眼压,避免眼球萎缩。

但在临床工作中,房角后退常同时合并有晶状体全脱位或不全脱位。这类患者的处理不同于单纯的房角后退患者,他们眼压升高通常发生在外伤后数小时至数天内,高眼压的原因除了出血和炎症导致的红细胞、炎症细胞堵塞房角和外伤早期小梁网水肿,房水流出阻力增加有关外,玻璃体疝是最主要的原因。一旦患者前房内可见到明显的玻璃体并有显著的眼压升高时,要尽快行前段玻璃体切除联合晶状体摘除术。此时患者的角膜通常是高度水肿,术前无法准确地测量人工晶状体度数,加之患者存在明显的眼内炎症反应,需要数月后再Ⅱ期行人工晶状体睫状沟缝线固定术。

对于眼压在 30mmHg 左右的患者,没有玻璃体疝,手术时机的选择要视晶状体不全脱位的情况而定。对于合并存在 ≤180° 的晶状体不全脱位,先行药物控制眼压,通过积极的药物治疗,高眼压一般都能消退。要早期应用糖皮质激素、非甾体抗炎药、止血药,降眼压也要联合用药,肾上腺素能拮抗剂、α_2 肾上腺素能兴奋剂,碳酸酐酶抑制剂都可使用。需要注意的是此类患者不能使用毛果芸香碱缩瞳。1979 年 Bleiman 发现一例单侧房角后退性青光眼患者,局部点用毛果芸香碱后眼压升高,而改为阿托品麻痹睫状肌后眼压反而下降,他认为阿托品麻痹睫状肌,松弛了睫状肌束间裂隙,增加了房水经葡萄膜巩膜途径外流使眼压下降,而毛果芸香碱不能松弛睫状肌,反而会造成晶状体凸度增加、房角处虹膜根部前移、加重房角阻滞,增加房水流出阻力。同理,在选用降眼压药物时,应当首选可以增加葡萄膜巩膜外流的前列腺素类药物,同时合并应用减少房水生成的碳酸酐酶抑制剂。对于药物无法完全控制的青光眼,可考虑行激光手术。

治疗开角型青光眼的激光手术的方法有 Nd:YAG 激光小梁成形术(argon laser trabeculoplasty,ALT)和 Nd:YAG 激光小梁穿刺术(Nd:YAG laser trabeculopuncture,YLT)。ALT 的原理在于通过激光照射小梁网组织,引起小梁网胶原皱缩,小梁环缩短,小梁网间隙增大,房水流出阻力减小,但文献报道对于房角后退性青光眼疗效欠佳。疗效不好的原因尚不清楚,可能与 ALT 术后降低眼压有赖于睫状体收缩牵拉巩膜突,增大小梁网孔径有关,而房角后退的患者无一例外的存在不同程度的睫状体巩膜突分离。因此 Melamed 对房角镜检查发现少部分小梁网可维持其解剖结构,房水能进入 Schlemm 管的病例,选择更高能量的 Nd:YAG 激光,击穿小梁网和 Schlemm 管内壁,直接将房水引流到 Schlemm 管内,结果证明 7 例患者中有 6 例有效地控制了眼压。

而对于合并存在 >180° 的晶状体不全脱位或晶状体完全脱位但没有玻璃体疝的患者,为了避免晶状体不全脱位进一步发展成全脱位以及脱位晶状体对玻璃体和视网膜的扰动,应该积极手术干预。手术应当在药物最大限度降低眼压后实施。手术需要先行超声乳化晶状体摘除联合囊袋张力环的植入,然后行三通道后路玻璃体切除并仔细检查眼底尤其是锯齿缘有无变性和损伤。对于眼底存在明显裂孔的患者应当先行视网膜光凝术后再行硅油填充,3 个月后再考虑人工晶状体悬吊和小梁切除手术。对于没有明显眼底病变的患者可以 I 期联合人工晶状体悬吊和小梁切除手术。需要强调的是此类患者与传统穿透性小梁滤过手术相比,术后滤过泡纤维化发生率高,手术易失败,术后往往需要多种降眼压药物联合治疗,因此手术时应当考虑使用丝裂霉素等抗代谢类药物,如果丝裂霉素等抗代谢类药物匮乏,也可使用生物羊膜贴附在小梁切除手术的巩膜瓣和结膜瓣下来防止滤过泡瘢痕化。对于小梁滤过手术失败的患者可以考虑引流钉和引流阀植入,仍可获得良好的临床效果。

相对于房角后退引起的青光眼,I 型房角后退导致的睫状体与巩膜突完全分离,处理起来更为棘手。既往传统的治疗方法是施行睫状体缝合固定术、前部巩膜缩短术、睫状体巩膜面穿透性电凝术、睫状体巩膜表面电凝或冷凝术、激光光凝术等。对睫状体分离范围 <90° 或不能明确脱离部位者,可考虑睫状体上腔放液加前房空气注入术。传统的治疗方法因手术创伤大,操作存在一定的盲目性和术后疗效不确切等缺陷。近年来,对于合并睫状体分离的外伤性白内障提出了一种全新的超声乳化白内障吸除联合人工晶状体 + 囊袋张力环睫状沟植入内顶压的手术治疗方案(详见第十七章)。

第四节 │ 外伤性白内障合并晶状体囊破裂

眼外伤可以分为钝挫伤、穿通伤、破裂伤、化学伤以及物理损伤等,晶状体解剖位置靠前,晶状体上皮及悬韧带脆弱,因而这些损伤多会影响到晶状体,其所造成的晶状体损害依据受伤部位的不同可分为外伤性白内障和外伤性晶状体全脱位/不全脱位。外伤性白内障产生的病因有两大类,一是晶状体囊的破裂导致局部或整个晶状体浑浊;二是晶状体囊袋完整,机械或者理化损伤影响晶状体囊生理功能,导致晶状体局部浑浊。

一、晶状体前囊损伤的形状及临床特点

(一)钝挫伤所致 Vossius 环

虹膜的肌肉层和后色素上皮层都来源于神经外胚层,其中肌肉层是视网膜色素上皮层的延续,而后色素上皮层是视网膜神经上皮的延续,与视网膜相似,虹膜的这两层结构连接疏松。眼受到钝挫伤后,虹膜在压力波的作用下紧贴晶状体前囊,疏松的虹膜后色素上皮层在晶状体前囊上留下一个相当于瞳孔的棕红色色素环,这一现象是 Vossius 在 1903 年首先介绍的,因而命名为 Vossius 环。Vossius 环的临床特点有:①位于瞳孔区,晶状体前囊上的环形、分布不匀的棕色颗粒;②环呈单层或双层排列,直径约 3mm;③一般经过几周或几个月后逐渐消失,亦有延续至几年者,视力恢复良好。

临床上 Vossius 环需要与虹膜睫状体炎引起的色素沉着相鉴别:①Vossius 环产生的过程是当角膜受压时,借由房水传导,虹膜突然受压贴近前囊,将色素黏附在前囊上皮上呈环状(内环),这种改变主要是在瞳孔缘,当压力去除,角膜、虹膜弹性复原,因为晶状体依靠悬韧带固定,活动度较大,惯性前冲后再次碰撞虹膜,此时瞳孔不同程度散大,形成较大色素环(外环);②虹膜睫状体炎引起的色素粘连多为虹膜后粘连形成的孤立色素团块,往往伴有视力下降,纤维蛋白性渗出等。此外,前房积血、青光眼急性发作等也可在晶状体前囊表面留下散在、不规则的色素颗粒。

(二)钝挫伤所致外伤性播散型晶状体上皮下浑浊

整个晶状体仅前囊下存在一层单层立方上皮,对维持晶状体透明和代谢起到至关重要的作用。眼球挫伤时的击打力直接作用在晶状体上皮细胞上可以导致该层细胞局灶性的萎缩、坏死。临床上表现为晶状体前部的上皮下许多散在的浑浊,可以呈大片状,或者是针尖样、点状浑浊。晶状体前囊下上皮细胞是年轻晶状体纤维的前身,可以不断分裂、增生。对于较轻的浑浊,周围上皮细胞可以分裂、移行至坏死区,在伤后几天或几周内替代受伤细胞,局灶性的白内障即可消失。如果受损较重,不能完全替代,局灶性浑浊将会持久存在,由于晶状体上皮的不断生长而逐渐移向深层。临床上可以根据浑浊所在深度估计出受伤的时期。此类晶状体浑浊通常不影响视力,预后良好。

眼球钝挫伤导致的白内障,晶状体浑浊常较为局限,浑浊程度也保持稳定,如果视力没有明显下降,角膜及角巩膜没有破裂,晶状体囊完整者,不需要手术,伤后可滴托吡卡胺散瞳,每日一次,保持瞳孔轻度散大,同时联合应用糖皮质激素和非甾体抗炎眼水以控制炎症反应,防止发生虹膜后粘连。患者还可试用吡诺克辛、法可林滴眼液,以及谷胱甘肽滴眼液等,这些眼药水都可以和特定的蛋白结合,减少非溶性蛋白质的产生,延缓晶状体浑浊的发生,但这些药物的效果缺乏有力的循证医学证据。如果患者的晶状体浑浊逐渐加重,影响视力,仍要考虑手术。

(三)穿通伤所致局灶性白内障

前囊上皮细胞受到刺激后可发生增生和化生。穿通伤所致晶状体囊破裂,裂口附近的前囊上皮向裂口处增生,形成结缔组织,以封闭伤口。因而当小而轻的穿通伤,如针刺伤、高速金属铁屑等异物刺伤晶状体前囊,晶状体上皮分泌形成的纤维结缔组织可以封闭伤口,避免房水的进一步流入,使得晶状体浑浊局限化。临床上通常表现为小片状、星状、玫瑰花状或羽毛状浑浊。

穿通伤所致晶状体浑浊的形态与受伤类型、部位和程度有关。当前囊伤口位于虹膜下时,虹膜、晶状体纤维细胞及其分泌的纤维素性渗出堵塞裂口使得晶状体皮质少量溢出呈蘑菇状。裂隙灯下可见伤口周围有一个灰色圈环绕,随后逐渐形成瘢痕。

而小的、自闭性伤口多形成星形白内障(star shaped cataract)或玫瑰花样白内障。之所以会形成这种特殊形态与晶状体纤维的排列有关。晶状体纤维按其发生分为原发性晶状体纤维和继发性晶状体纤维两种。前者是胚胎早期(1~3个月)从晶状体泡后部的上皮细胞演变而成,在以后的晶状体增长过程中,被挤到晶状体的中央。继发性晶状体纤维是前囊上皮细胞的分化产物,以赤道部为生发中心,终生不停地形成、老化。成人晶状体按其形成年龄的不同而分为不同的区,表现为密度不同的板层。晶状体细胞的横断面呈六边形,同层细胞间有紧密连接,不同层次间几乎没有连接,外伤后房水进入晶状体易于在晶状体纤维不同层次间扩散,因而在受伤早期晶状体前囊上皮下的纤维接合部的小滴液体,可从中轴向赤道部辐射,形成羽毛状浑浊。如果房水进入较多,每个晶状体纤维接合线均被累及,变成玫瑰花结状。此类玫瑰花结状改变,在伤后几小时至几天内即出现,以后浑浊逐渐缩小甚至消失。亦有永久存留者,但其形态则由星芒状变为花边状。个别在伤后十多年仍可在皮质层或成年核内见到许多小颗粒状浑浊,但通常它与晶状体前囊之间变得透明。此类浑浊如位于晶状体前部,而且很稀薄,对视力的影响很小,患者可以没有感觉;如果很致密,视力会严重受影响。

(四)前囊破裂合并白内障

晶状体囊大的破损可导致晶状体即刻或在数小时内整个浑浊。通常有以下2种情况。

1. **伤口被遮盖封闭** 先在局部形成一个局限性静止性白内障,而后浑浊逐渐扩大,形成外伤性完全性白内障。临床上可表现为弥漫性浑浊,晶状体纤维呈有层次而不规则的普遍性浑浊,而或分叶状浑浊。浑浊的晶状体如不手术摘除,晶状体内乳白色浑浊水分可以逐渐被吸收。年轻人没有致密的晶状体核,浑浊组织可被完全吸收仅残余囊膜,形成膜性白内障。浑浊的晶状体吸收过程中可继发虹膜睫状体炎症反应,残留晶状体囊上形成纤维素性渗出并不断机化,最终形成残余皮质、结缔组织与囊膜的结合物,临床上称之为膜性白内障。如果仅中央皮质浑浊和晶状体核吸收,周边残留皮质与囊膜发生机化、增殖形成环形白内障,又名Sommering环白内障,表现为中央区呈盘状透明区,但周边部者,被前后囊包绕,其中的上皮细胞继续增殖,在虹膜后形成一个哑铃状浑浊。

2. **囊膜破裂,创口张开而不能闭合** 大量晶状体皮质脱入前房,可诱发过敏性葡萄膜炎。对于这些患者,首先要判断的是患者是否合并有感染性眼内炎。对于角膜伤口自闭,而晶状体皮质大量涌入前房者,如在数小时内就诊,患者的症状主要与脱出的皮质和玻璃体阻塞瞳孔或前房角,导致继发性青光眼有关,采取局部和全身药物降眼压、抑制炎症反应效果通常不佳,需要急诊行晶状体切除联合玻璃体切除术。对于晶状体皮质少量脱出,且在数天后来诊的患者,如果伴有明显的眼内炎症反应,应当仔细鉴别是无菌性的晶状体相关葡萄膜炎还是感染性眼内炎。临床上二者的鉴别是困难的,临床表现十分相似,均可有房水闪辉、KP和前房积脓或纤维素性渗出。临床查体,晶状体源性的无菌性炎症通常局限在前房和晶状体周围，而感染性眼内炎常常伴有玻璃体腔的炎症反应。前房房水组织学检查、囊袋内渗出物或积脓的涂片、细菌和真菌培养等是金标准，有助于诊断和鉴别诊断。

伤后晶状体囊有较大裂口，晶状体皮质进入前房者，可立即行白内障冲洗吸出术。需要注意，这些患者大都合并有角巩膜裂伤，虹膜脱出，前房消失等，在处理白内障之前，首先要恢复眼球和眼内结构的完整性。具体步骤是清洁伤口完整暴露创面，10-0 线和 8-0 线对位缝合角膜、巩膜的伤口，前房内注入含有肾上腺素之平衡盐溶液或黏弹剂以恢复前房和眼压，做角巩膜缘隧道切口，处理虹膜前后粘连并吸除前房内之纤维素性渗出及出血。上述步骤有几个注意事项：

（1）角膜巩膜缝合不要在低眼压下完成，会造成很大的术源性散光，应该在初步缝合后经创口向前房内注入黏弹剂恢复眼压后再调整缝线松紧并继续缝合。

（2）任何时候都应当避免前房的剧烈波动，尤其是在吸除皮质时，此类患者的前后囊通常都是不完整的，前房剧烈的波动会导致玻璃体前涌，进一步撕裂不完整的前/后囊，致玻璃体脱出干扰皮质的吸除，最重要的是晶状体囊孔扩大，后期人工晶状体植入时无法提供很好的支撑，以致不得不行人工晶状体睫状沟缝线固定。避免前房剧烈波动，首先要注意注吸针头的方向，针头头端要微微上翘，同时在隧道内的针头体部要轻轻上挑前唇同时避免推挤眼球导致眼球下转，另外可以做侧切口置入前房维持器并采用输血器连接注吸针头以加大前房灌注，防止前房突然塌陷。

（3）尽量保留完整的前后囊，无论是前囊还是后囊，二者有一是完整的就可避免人工晶状体悬吊。异物很少是从角膜正前方射入眼内，因此当异物以一定角度射入眼内时前囊和后囊破孔位置往往是错开的，比如异物自鼻侧射入，前囊鼻侧破孔，鼻侧囊边较窄，而后囊孔会在颞侧，颞侧囊边较窄，在处理皮质后如果囊孔不扩大，可用玻切头修剪囊孔，使之形成连续环形孔，如此人工晶状体在睫状沟即可获得良好的支撑。即使囊袋破损严重，人工晶状体无法植入睫状沟仍要尽量留存部分囊边，这些残存的囊边可以很好地支撑悬吊的人工晶状体避免其发生倾斜，以提高患者的视觉质量并减轻人工晶状体对虹膜的刺激。

（4）虹膜前、后粘连必须 I 期分离，虹膜根部离断和瞳孔散大、缺损可以待 II 期人工晶状体植入时处理。

（5）如果手术中发现晶状体后囊破裂或玻璃体脱出，最稳妥的办法是做眼前节玻璃体切除术。术后如果晶状体后囊保存，裂口不大于 4.5mm。可将后房型人工晶状体植入睫状沟内；如果裂孔较大，后囊不完整，则应按无晶状体眼处理；如果后囊破裂，晶状体皮质进入玻璃体，则应从睫状体平坦部入路做玻璃体手术。将玻璃体切割头直达破裂的晶状体，将软性白内障吸除，如果是硬核，可用玻璃体切割头咬切或用超声乳化器乳化后，再吸出之。同时用玻璃体切割器清除进入玻璃体前部的晶状体碎块物质，防止晶状体蛋白引起晶状体过敏性眼内炎。其他手术步骤同前节所述，术后结膜下注射抗生素＋地塞米松，术后散瞳。

外伤性白内障最大的特点是解剖结构不完整，无论是晶状体前后囊的破裂导致的囊袋不完整还是悬韧带离断后导致的晶状体不全脱位，都无法将人工晶状体植入到囊袋内，因此对人工晶状体的选择有一些特殊要求。对于后囊破裂，但囊环完整的患者，需要将人工晶状体植入到睫状沟内，要根据患者的角膜直径来选择,对于角膜直径在 11mm 以下的可以植入如博士伦的 AO、MI60 以及蔡司的 XLSTABI-SKY 三襻型可折叠式人工晶状体等,对于角膜直径大于 11mm 小于 12mm 的可以植入襻长 13mm 的人工晶状体,其中以 ZA9003 为代表的三体式大"C"襻人工晶状体可以提供更好的支撑性可作为首选,而对于角膜直径大于 12mm 的患者,目前常见的人工晶状体总襻长最长为 13mm,但也很难确保植入后位置居中不偏心,此时即使囊环完整也应考虑双襻悬吊,以确保人工晶状体不发生偏心和倾斜。

二、晶状体后囊破裂的形状及临床特点

临床上虽然偶有报道眼球钝挫伤或电击伤引起的晶状体后囊破裂,但绝大多数病例都是由眼球穿通伤引起的,而且几乎都合并有前囊的破裂和皮质的浑浊,因此临床表现隐匿,裂隙灯下由于前囊和皮质浑浊的遮挡,很难直接观察到后囊破裂的特异性改变,只能通过病史以及角膜、晶状体前囊存在穿通道进行推测。只有少数钝挫伤导致的后囊破裂,在受伤早期通过裂隙灯可以看到前囊完整,后囊破裂处皮质局限性浑浊并呈圆锥形向后突出。外伤性白内障患者的后囊是否完整决定了手术是否要联合玻璃体切除,以及是否要选择适合睫状沟植入的人工晶状体,因此术前确定后囊的状况至关重要。其诊断目前主要依靠眼科 B 超。研究证明,B 超的临床诊断符合率超过 90%,其临床征象包括:后囊反光粗糙增厚;后囊规则弧形回声中断;玻璃体暗区内可见与晶状体后囊回声相连的团块状强回声(图 14-4-1),后运动阳性;玻璃体内出现异物样强回声。

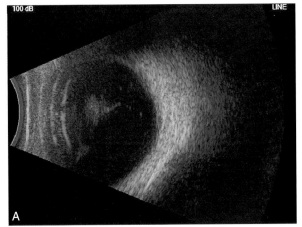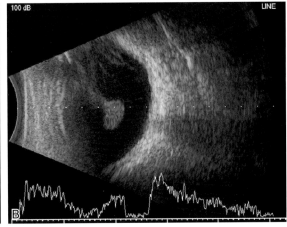

图 14-4-1　晶状体后囊破裂的 B 超影像

需要指出的是,超声检查有效探查深度和分辨率与超声波的频率有关。频率越高,探查深度越浅,分辨率也越高。临床上常用的超声设备有 UBM、20MHz 超声和 10MHz 超声,UBM 的频率在 50~100MHz,探测深度只有 5mm,因此无法用于晶状体后囊检查;10MHz 超声有足够的探测距离,但分辨率低,对于后囊的显示欠佳;因此 20MHz 超声最适合用于晶状体后囊的检查。

钝挫伤所致的后囊破裂,一周后脱出的晶状体皮质被睫状体、葡萄膜组织吸收,并发中周部葡萄膜炎,临床特点为:睫状充血、房水闪辉、晶状体浑浊进一步加重呈黄光反射,玻璃体浑浊,呈无菌性眼内炎的临床表现。

眼球突然遭受钝挫伤后,压力迫使眼球变形,眼球中间段的水平直径扩大,房水冲击晶状体,随后,由于反弹力作用,玻璃体回跳冲击晶状体,如此晶状体前后反复震动,致晶状体悬韧带离断,引起晶状体不全脱位或完全脱位,前者是部分脱离原位,后者是指完全脱离原位。这与钝挫伤力量的大小、作用的方向、悬韧带断裂的数目及断裂的部位,有时呈正相关,有时则不相关。挫伤力大的,可以将晶状体悬韧带完全断裂,晶状体完全脱位,有的向前脱入前房,有的向后脱入玻璃体腔内,或嵌在巩膜与睫状体之间。眼球破裂者可脱入眼球筋膜下、球结膜下,甚至脱出眼球之外而丢失。

一、晶状体不全脱位

（一）轻度不全脱位

晶状体不全脱位(图 14-5-1),指晶状体一部分悬韧带断裂,一部分悬韧带被牵引拉长,晶状体偏向一侧,在瞳孔区尚看不到晶状体的赤道部边缘,前房深浅不一,悬韧带完整一侧晶状体向前方突出,虹膜随之膨起,前房变浅;而悬韧带断裂部位,则虹膜下陷,前房变深,悬韧带断裂部位的虹膜震颤。眼压开始时偏低,以后逐渐升高,发生继发性青光眼,如果有虹膜根部离断,裂隙灯下透过离断处空隙,可以看到晶状体赤道部及断裂的晶状体悬韧带,患者常自觉视力下降。部分轻度不全脱位,瞳孔区看不到晶状体边缘,眼内结构改变不明显,而且患者无自觉症状者可定期随访观察。

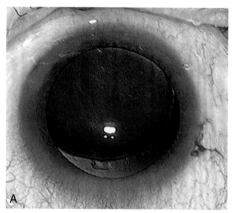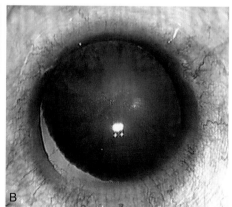

A B

图 14-5-1 晶状体不全脱位

（二）重度不全脱位

裂隙灯下,瞳孔略大但不圆,虹膜面一部分高一部分低,前房深浅不一,瞳孔区被一弧形线分为明暗相间两部分,明亮部分为有晶状体部分的光反射,暗区为无晶状体部分。彻照法检查,有晶状体区发暗,无晶状体区呈红色新月形。检眼镜检查,在一个瞳孔区可以看到两个视盘,无晶状体部分,用 +10.0D 屈光度,可以看到眼底,视盘小,视网膜血管细,虹膜震颤;有晶状体部分呈正常眼底像。

不全脱位的晶状体,常移向瞳孔的一侧,有时略显倾斜,如果插入玻璃体腔,可伴有少量玻璃体疝,如通过破裂的虹膜或散大的瞳孔,则可突入前房。患眼先有视力减退或单眼复视,以后可产生白内障,常见的并发症有并发性葡萄膜炎、继发性青光眼或视网膜脱离等。

外伤性晶状体不全脱位的处理,根据病情而异,因此术前检查十分重要,包括常规检查及各种特殊检查,如双目检眼镜,裂隙灯,OCT 及非接触性眼压计等。重度不全脱位应做白内障囊内摘除术。口服降眼压药,静滴脱水剂如甘露醇,然后在球后麻醉下做角巩膜缘切开或扩大原来伤口,用冷冻法或圈匙,将晶状体取除,修剪脱位玻璃体,虹膜复位,伤口缝合,定期复查。3~6 个月后再次门诊做全面检查,患眼条件允许者,可做 Ⅱ 期人工晶状体植入术,将后房型人工晶状体襻缝合固定于睫状沟,否则即应配戴角膜接触镜。

二、晶状体全脱位

(一)晶状体脱入前房

晶状体一旦脱入前房(图 14-5-2),有时可翻转 180°,后面对着角膜。在前房内晶状体可以保持透明,有的几乎占据整个前房;亦有沉于前房偏下部位者,犹如一滴油珠,边缘显闪闪金光。虹膜被推向后,前房加深,瞳孔有时因痉挛性收缩而变小,有时也可见瞳孔括约肌麻痹而散大。可以刺激虹膜导致虹膜睫状体炎或阻碍房水循环导致急性继发性青光眼等并发症。

(二)晶状体脱入玻璃体腔

晶状体脱入玻璃体腔(图 14-5-3)使伤眼变成无晶状体眼,产生无晶状体眼的各种症状。如前房变深,虹膜震颤,玻璃体突出于前房,视力下降。晶状体在玻璃体腔内,早期尚可活动,时间久了常被固定于下方,眼底检查可以看到发灰的边缘,主要并发症有因玻璃体牵引产生的视网膜脱离;晶状体循视网膜裂口进入视网膜间隙;晶状体前囊上皮变性,晶状体完全浑浊,甚至过熟而出现晶状体过敏性眼内炎及晶状体溶解性青光眼。这种情况与早期针拨白内障术后并发症完全一样,但是针拨白内障的眼球没有严重的外伤史。

(三)晶状体全脱位嵌于瞳孔区

钝挫伤时如果瞳孔括约肌没有完全损伤,晶状体可一侧脱位嵌于瞳孔区,临床上表现为瞳孔中

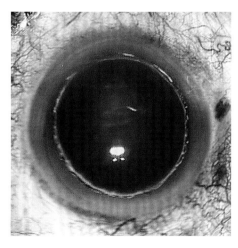
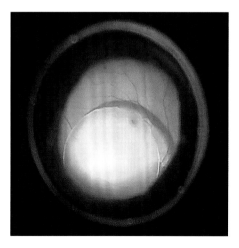

图 14-5-2　晶状体脱入前房　　　　图 14-5-3　晶状体脱入玻璃体腔

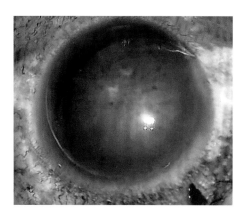
图 14-5-4　晶状体全脱位嵌于瞳孔区

度散大,晶状体一侧脱入前房,裂隙灯下能见到晶状体边缘特有的金环(图 14-5-4)。还有部分患者,其晶状体赤道部没有进入前房,表现为悬韧带断裂后晶状体整体前移嵌顿到瞳孔区,患者的瞳孔缘全周与晶状体前囊紧贴,虹膜膨隆前移,前房极浅,眼压急剧升高,临床表现类似恶性青光眼。

(四)晶状体全脱位嵌于巩膜伤口

眼球遭受严重挫伤后,眼球破裂,晶状体脱出,有的进入前房,有的部分嵌在巩膜裂口内或角巩膜缘处的裂口内,球结膜下肉眼可以看到嵌顿的晶状体及角巩膜缘或巩膜裂开的伤口。

(五)晶状体脱入球结膜下

晶状体脱出眼球外、存留于球结膜下,肉眼可以见到一个圆形隆起,巩膜有伤口,附近有出血,如果脱出于筋膜下,局部亦可见隆起及出血,眼压低,检眼镜彻照检查瞳孔区无晶状体,视力严重下降。

(六)严重钝挫伤晶状体脱失

晶状体完全脱位后,可以脱出到球结膜外甚至丢失,患者尚不知道;新鲜病例可以看到眼球破裂的伤痕及体征;陈旧病例,仅有外伤史,仔细检查,可以找到眼球破裂的伤痕。

外伤导致的白内障临床类型多样,但归根到底治疗上就是选择合适的人工晶状体在合适的时间进行手术植入。通常认为外伤性人工晶状体植入术的一般条件是:①伤后 3~6 个月,病情稳定,无炎症反应;②B 超及视觉电生理检查无玻璃体积血,无视网膜脱离,视网膜及黄斑功能无明显异常;③无晶状体眼状态下,患者的矫正视力可提高两行以上;④虽有粘连性角膜白斑或小的角膜瘢痕,但角膜中央的瞳孔区在 3mm 直径内保持透明。

至于人工晶状体类型的选择详见第二十四章。但需要指出的是外伤性白内障晶状体囊袋通常都是不完整或缺失的,人工晶状体需要植入睫状沟内或前房内,即医师首先要面对的选择是植入前房型人工晶状体还是后房型人工晶状体。前房型人工晶状体主要有两种类型,房角弹性支撑型和虹膜夹持型,前者长期观察会造成严重的角膜内皮细胞失代偿,而后者会造成虹膜的节段性萎缩、人工晶状体的脱位以及角膜内皮细胞失代偿,但其最大优势是植入方便,操作简单。我们认为尽管植入后房型人工晶状体存在植入技术较为复杂的缺点,但其优势也是显而易见的,这些优势主要包括两点,首先是更符合正常的眼球解剖特点,将人工晶状体置入后房,部分恢复了眼前后节的生理屏障,有助于阻止前后房血管活性物质的交换和玻璃体的波动,从而减少对视网膜尤其是对黄斑区的干扰,减少黄斑水肿和继发视网膜裂孔等的发病率;其次后房型人工晶状体对虹膜、房角和角膜内皮扰动较少,不会形成瞳孔和房角的阻滞,减少继发青光眼和角膜内皮细胞失代偿的发生率。因此,面对外伤性白内障我们应当通过提高手术技巧以及选择合适的后房型人工晶状体来规避其可能带来的临床问题。

(刘 玥　郑广瑛)

第六节 | 外伤性白内障合并玻璃体浑浊积血

一、玻璃体浑浊的临床特点

（一）病因与发病机制

正常玻璃体为无色透明的胶体样结构，其成分为 98% 的水，以及 2% 的胶原纤维支架和填充于支架组织中的透明质酸。玻璃体的胶原纤维成分包括 II 型、IV 型、V 型和 VI 型胶原。透明质酸是由 D-葡萄糖醛酸和 N-乙酰氨基葡萄糖组成的黏多糖。玻璃体的胶原纤维与透明质酸相互作用，构成玻璃体的网状结构，维持玻璃体的凝胶状形态。

由于玻璃体不存在明确的界膜，与其毗邻的睫状体、脉络膜、视网膜组织病变产生的炎性渗出物、细胞可直接进入玻璃体腔，造成玻璃体浑浊（vitreous opacity），玻璃体浑浊不是一种独立的眼病，而是眼科临床常见体征之一。

眼外伤后，多种因素可造成玻璃体浑浊。包括：睫状体、脉络膜、视网膜的损伤及其继发性炎症和出血；巩膜伤口部位的出血；开放性伤口所引起的眼部感染或非感染性炎症；眼内异物及其继发的组织炎症、增殖性改变；眼内屏障的破坏，使眼内自身免疫性抗原或半抗原释放，引起的自身免疫反应；以及外伤后期的增殖性玻璃体视网膜病变等。同时，受伤眼在致伤之前由于炎症、变性、pH 值变化、胶原酶等作用，其玻璃体网状结构可能已遭到破坏，表现为不同程度的支架结构的塌陷。再者，随着年龄的增长，正常玻璃体也可随着年龄的增长发生透明质酸溶解和玻璃体液化现象。因此，外伤性玻璃体浑浊常常表现出形态各异的影像特征。

（二）临床表现

1. **症状** 玻璃体浑浊患者的症状主要是由于屈光间质浑浊造成的不同程度的视力下降。可伴随其原发病的相应症状，如眼内炎症所造成的疼痛、畏光、流泪等。由于伴随外伤性白内障，轻度玻璃体浑浊所造成的视力下降不易觉察。严重的玻璃体浑浊，特别是玻璃体腔充满积血时，可表现为光感。

2. **一般检查** 利用裂隙灯及前置镜检查，表现为玻璃体腔内呈尘埃状、丝状、絮状、条索状、云片状浑浊。轻度浑浊时，可视及大部分眼底，但具体细节分辨不清；中度浑浊时，可视及眼底大血管，而小血管和黄斑区结构不能分辨；重度浑浊时眼底大血管及视盘均无法视及，仅可看到眼底红光反射。严重的玻璃体浑浊（如玻璃体内充满积血）时，眼底红光反射消失。

3. **超声检查** 对于伴随外伤性白内障的玻璃体浑浊来说，超声检查是最有价值的检查手段，可以详细地了解前玻璃体、后玻璃体、玻璃体下腔隙、视网膜、脉络膜、巩膜、视盘等结构的情况。常用的超声检查包括 A 型、B 型和彩色多普勒超声。

外伤性玻璃体浑浊因损伤部位、损伤程度的不同，超声表现各异。睫状体损伤，常表现为眼前段炎症、前部玻璃体浑浊、睫状体脱离及其继发性低眼压表现；脉络膜的损伤常表现为脉络膜破裂、重度玻璃体浑浊、脉络膜出血性脱离、继发性视网膜脱离等；视网膜的损伤表现为玻璃体浑浊、视网膜出血性脱离、视网膜裂伤、孔源性视网膜脱离、视网膜水肿等；眼穿通伤常表现为局部较浓厚的玻璃体浑浊积血；眼内异物常伴随穿通伤道浑浊、异物及其包裹的纤维机化增殖等；眼球破裂伤则表现为浓厚的玻璃体浑浊、积血，视网膜脉络膜的裂伤和脱离等；感染性眼内炎常表现为弥漫的、浓厚的玻璃体浑浊，及眼内积脓表现；部分眼内异物引起的真菌感染性眼内炎，早期可表现为异物存留部位的局限性浑浊；严重的眼外伤患者，其玻璃体腔内呈大量机化增殖性改变（图 14-6-1）。

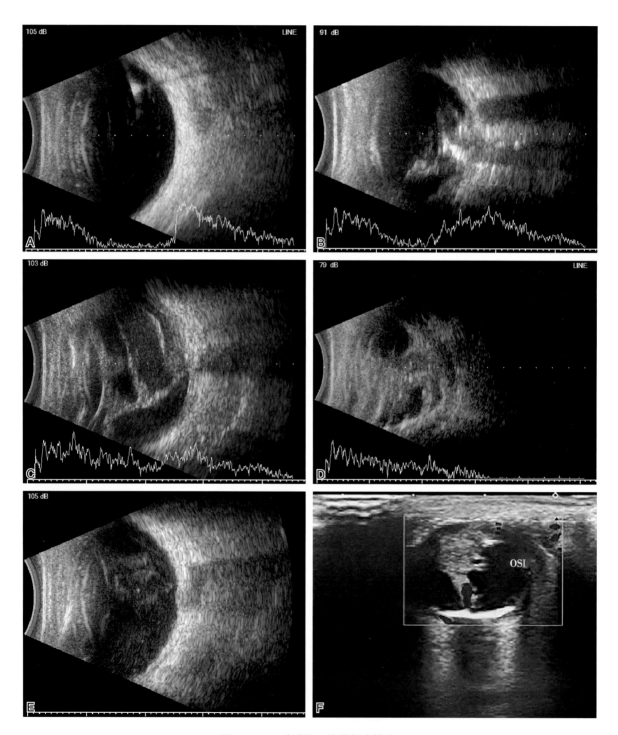

图 14-6-1　玻璃体浑浊的超声检查

A. B 超显示：玻璃体腔内异物；B. B 超显示：玻璃体腔内异物伴随出血；C. B 超显示：增殖性玻璃体病变；D. B 超显示：玻璃体重度外伤浑浊；E. B 超显示：眼内炎玻璃体浑浊；F. 彩超显示：玻璃体浑浊伴随视网膜脱离。

4. **眼电生理检查** 由于屈光间质浑浊可不同程度地衰减刺激光的强度,而使记录到的电反应振幅低于正常值。浓厚的玻璃体浑浊及玻璃体纤维增殖,可形成光学屏障,导致 ERG 波形明显降低,甚至消失。对玻璃体浑浊眼,用强闪光 ERG 更容易记录到 ERG 反应。若应用高强度闪光刺激,ERG 波幅仍严重下降甚至消失,则表明可能存在着明显的视网膜损伤、视网膜脱离、金属异物毒性等。

(三)治疗和预后

玻璃体浑浊的治疗视其原发病而定,必要时可行玻璃体切除手术。由于伴发的眼部损伤范围和程度不同,外伤性玻璃体浑浊的预后差别较大。单纯的玻璃体浑浊,术前眼电生理检查显示 ERG、VEP、EOG 均正常者,视力预后较好。术前眼电生理结果明显异常者,其视力预后不良。但术前 ERG 并不是预测玻璃体切除术后视力好坏的绝对指标,术前 ERG 熄灭的患者,并不排除术后恢复一定的有用视力。

二、外伤性玻璃体积血的临床特点

外伤性玻璃体积血是外伤性玻璃体浑浊的最常见原因,也是眼外伤的最常见眼部表现。玻璃体积血来源于眼穿通伤或眼挫伤所致视网膜、葡萄膜或巩膜血管破裂。常常伴随巩膜、葡萄膜、视网膜破裂,视网膜、脉络膜、睫状体脱离,眼内异物存留,增殖性玻璃体视网膜病变等。

(一)病因与发病机制

由于受伤部位及作用力大小不同,玻璃体积血量及眼底损害程度也有所不同。一般来说,前部外伤性玻璃体积血多为虹膜睫状体血管破裂所致。后部外伤引起的玻璃体积血源于视网膜脉络膜血管破裂。玻璃体腔内积血存留可引起玻璃体、视网膜的继发性变化。

临床观察及实验研究都表明,玻璃体积血时,积血出现浓缩、凝聚致玻璃体浑浊、变性、液化和后脱离,从而使玻璃体丧失正常的凝胶结构和对视网膜的支撑等功能。

玻璃体积血是否对视网膜有毒性作用,目前仍有争议。血红蛋白释放的铁对视网膜的毒性反应,以及超氧化物自由基损伤可能参与视网膜的损伤。但是,据临床观察,玻璃体积血并不一定对视网膜产生毒性作用。

玻璃体积血可诱发轻度的眼内细胞增殖,向玻璃体内注射全血,或红细胞、白细胞、血小板以及血红蛋白,都可导致不同程度的玻璃体膜机化形成。眼外伤后,纤维增殖细胞沿伤口和穿通伤道向玻璃体内生长,形成增殖性玻璃体视网膜病变。眼内异物的存留则更加剧这一过程。惠延年等观察到,眼球穿通伤合并玻璃体积血后,4~7 日时伤口内侧的细胞增殖活跃,附近玻璃体胶原纤维凝聚成束,成纤维细胞沿细胞束生长,巨噬细胞多见。2 周时自伤口长入的增殖条索粗大,主要由成纤维细胞和胶原纤维组成,并有新生血管、巨噬细胞和铁反应阳性的色素细胞。4 周后,增殖组织致密。组织学检查表明,视盘上可见到增殖的纤维血管膜,玻璃体条索内含有成纤维细胞和巨噬细胞。与此同时,胶质细胞穿过内界膜形成视网膜前膜。

反复的玻璃体积血还可导致继发性青光眼。这是因为积血溶解后释放含铁血黄素,后者可造成小梁网硬化和小梁网阻塞;此外,自红细胞中释放的血红蛋白被巨噬细胞吞噬后,也可阻塞小梁网,造成房水循环障碍;再者,失去血红蛋白的红细胞失去变形能力,呈球形或近似球形,坚硬并有脆性,也难以通过小梁网,造成阻塞。当小梁网功能失代偿时,就导致眼压升高。

（二）临床表现

1. **一般检查**　正常玻璃体存在一些腔隙,是玻璃体积血潴留的潜在部位。如:在晶状体和前部玻璃体之间的 Berger 腔,玻璃体腔中央有 Cloquet 管,玻璃体后界膜与视网膜之间,玻璃体腔内的液化区等。玻璃体积血可表现为上述一个或多个部位的积血。再者,玻璃体积血量存在差异。因此玻璃体积血的形态表现各异。

外伤性玻璃体积血按积血的多少可分为轻度、中度、重度积血;按玻璃体积血的分布位置,可表现为局部性积血或弥漫性积血。

新鲜的玻璃体积血,当积血量少时,患者眼前飘动红色烟雾,视力出现不同程度的下降。检眼镜检查可以看到视盘或部分视网膜。出血量大时,患者视物发黑,视力显著下降,眼底不能被视及,但若无视网膜脱离等疾病,仍可透过瞳孔区观察到眼底的红光反射。若整个玻璃体腔内充满积血,视力可下降至无光感。红光反射消失。玻璃体积血发生于玻璃体后界膜和视网膜之间时,眼底检查可见典型的"舟状出血"。

随着时间的进展,玻璃体积血逐渐由鲜红色转变为黄红色、黄色、灰白色。若不被组织吸收,陈旧的玻璃体积血表现为灰白色浑浊。由于重力作用,积血下沉,视轴区玻璃体透明度改善,此时患者有视力提高。检眼镜检查可看到上方的视网膜,下方则被浑浊遮挡。

单纯的玻璃体积血一般没有葡萄膜炎症反应。当合并感染性或非感染性眼内炎时,可表现为轻重不等的葡萄膜炎反应,包括角膜水肿,角膜后沉着物,前房水闪辉,虹膜粘连,瞳孔异常,晶状体浑浊等。同时有玻璃体腔浑浊加重以及明显的视功能下降。

玻璃体积血合并眼球Ⅲ区开放性伤口、眼内异物存留、脉络膜视网膜脱离时,一般积血较重,眼底不能视及,需借助辅助检查了解眼内情况。

2. **超声检查**　眼用 A、B 超是目前评价玻璃体积血的最主要检查手段。以了解玻璃体积血的部位和厚度、玻璃体腔内的增殖膜、视网膜脱离以及玻璃体与视网膜之间的关系。彩色多普勒超声诊断仪能在二维影像基础上很好显示正常或病变的血管特征,并能进行血流速度的定量测定。

单纯的外伤性玻璃体积血,出血量少时,在 B 超图像中表现为点状或短线状改变。出血量越大,浑浊点越多,甚至呈团块样(图 14-6-2A)。动态观察时,这些光点或光团随眼球转动而飘移,形态多变,后运动幅度大。在 A 超图像中,少量出血可见链状低振幅的波峰。出血量多时波峰反射增多。新鲜的外伤性积血可局限于出血病灶附近,也可弥漫全玻璃体腔(图 14-6-2B)。若患者玻璃体已经液化并后脱离,出血可分布于液化腔内,表现为低反射的弥漫性均质改变,并随体位的改变而移动。随时间推移,积血由于重力作用,下沉并分层,可形成高反射的假膜样改变,该假膜两端变薄并向上延伸,消失于玻璃体腔内。

严重的眼挫伤造成的玻璃体积血可伴随以下病变:隐匿的后巩膜破裂伤,在 B 超图像上显示巩膜破裂区域形态不光滑,局部增厚或回声降低。局部玻璃体嵌顿、周围脉络膜视网膜增厚或脱离,

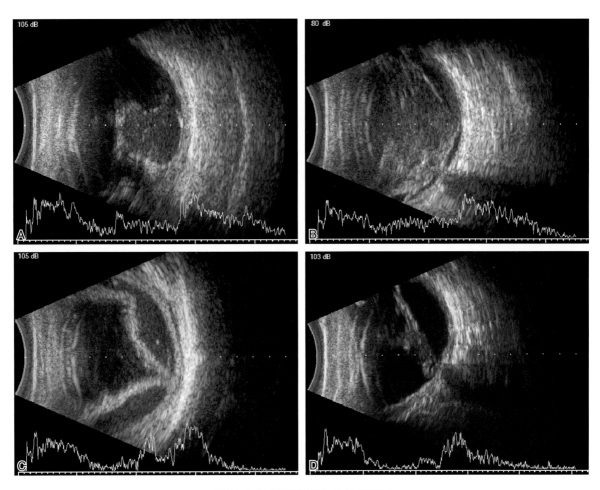

图 14-6-2　玻璃体积血的 B 超图像

A. 团块样玻璃体积血;B. 弥漫性玻璃体积血;C. 出血性脉络膜脱离"对吻征";D. 陈旧性玻璃体积血致牵引性视网膜脱离。

以及该部位眼球外局部出血是巩膜破裂的相关征象;出血性脉络膜脱离则表现为高度球形隆起,可形成"对吻征"(图 14-6-2C);穿通伤道处玻璃体条带状增殖和浑浊;视网膜脱离;眼内异物存留;陈旧的玻璃体积血,可显示机化增殖所致的条束状强回声,可伴发牵引性视网膜脱离(图 14-6-2D)。

3. **眼电生理检查**　由于屈光间质浑浊,妨碍了常规检查及对视功能的判断。眼电生理检查是外伤后的重要检查项目。轻度的单纯玻璃体积血对眼电生理影响不大。浓厚的玻璃体积血可使光、电信号受到阻挡,表现为视网膜电图的波幅下降。如果是单纯的玻璃体积血,通过增加刺激光强度,仍可记录到波形。多数患眼在 1~2 周内 ERG 下降,在 8~10 周可恢复。对玻璃体积血患者视功能的评价,最好是联合使用 ERG 和 VEP 检查,以使预测准确率提高。

(三) 治疗

临床上,玻璃体对血液的吸收快慢不一。外伤性玻璃体积血完全吸收,常需 1~24 个月,平均 8 个月。血液吸收的速度,与出血量的多少、出血部位和玻璃体、周围组织的健康状况有关。

轻度的单纯玻璃体积血,无Ⅲ区开放性伤口,经超声和电生理检查不合并视网膜脉络膜病变者,可行药物治疗,并观察积血的吸收情况。

玻璃体积血经保守治疗 2~4 周后仍未吸收,或出现玻璃体增殖机化,或合并Ⅲ区开放性伤口、眼内异物存留、脉络膜视网膜脱离、眼内炎等疾病时,要及时进行玻璃体切除手术。如合并白内障,可联合行白内障超声乳化手术,术中视眼底情况决定是否Ⅰ期植入人工晶状体。

第七节 │ 外伤性白内障合并眼内异物的存留

一、眼内异物的性质及临床特点

(一) 眼内异物的性质

眼内异物伤是最常见的严重眼外伤。眼内异物伤发生于人类生产、生活的多种场景,如工厂、矿区、农田、家庭、公共场所、学校等,故眼内异物性质也多种多样。

常见的眼内异物有金属异物和非金属异物之分,其中95%者为金属异物。金属异物包括磁性金属异物和非磁性金属异物。磁性金属异物有铁、钴、镍。非磁性金属异物有铜、铅、铝、锌、金、铂、汞等。其中铁质异物居多,其次为铜质异物。非金属异物又包括:矿物质、人工合成化合物、植物性异物和动物性异物。矿物质包括:石块、煤、矿渣等;人工合成物质包括:玻璃、塑料、瓷器、橡胶、水泥、火药等;植物性异物有树枝、竹子、柴秆、麦芒、植物刺、豆类、纸屑等;动物性异物常见有睫毛、碎骨、指甲、鱼刺等。

(二) 眼内异物伤的一般特点

1. 外伤史 多数眼内异物患者有明确的外伤史。手锤敲击、机床飞屑、爆炸伤者眼内异物可能性大。树枝、竹签等纤细物刺伤者,其尖端折断残留于眼内的可能性大。

2. 穿通伤口 在眼睑、结膜、角膜、巩膜部位仔细检查,一般可发现穿通伤口。新鲜的眼内异物伤,多数可以发现角膜或巩膜的伤口。角膜伤口多伴随房水流出、浅前房、虹膜嵌顿、低眼压等。巩膜伤口可伴有玻璃体脱出和低眼压,巩膜伤口也可被结膜下出血遮挡。陈旧的角膜伤口为瘢痕,少数微小异物或陈旧巩膜伤口难以辨认。

3. 穿通伤道 角膜、虹膜、晶状体有线性穿通伤道,可通过穿通伤道了解异物侵入时的飞行线路。屈光间质相对透明时,通过检眼镜或裂隙灯联合前置镜、三面镜,可见玻璃体腔内的穿通伤道和眼内异物。

4. 异物穿通晶状体囊,如果仅有很小的破裂口,可被虹膜组织或增生的上皮组织覆盖,仍可保持晶状体透明,或仅出现局限性浑浊。如果破裂口较大,则晶状体皮质吸水膨胀,迅速形成白内障。

5. 眼内异物伤相关的并发症 包括前房积血、玻璃体积血、眼内炎、增殖性玻璃体视网膜病变、视网膜脱离等。

6. 眼内异物的检查 屈光间质透明时,可通过直接检眼镜、间接检眼镜、裂隙灯联合前置镜或三面镜,直接看到异物本身或被机化物包裹的异物,并对异物做磁吸实验。当屈光间质浑浊时,可通过影像学检查发现异物。包括超声检查、超声生物显微镜(UBM)、X线摄影、CT成像和磁共振(MRI)成像等(图14-7-1)。

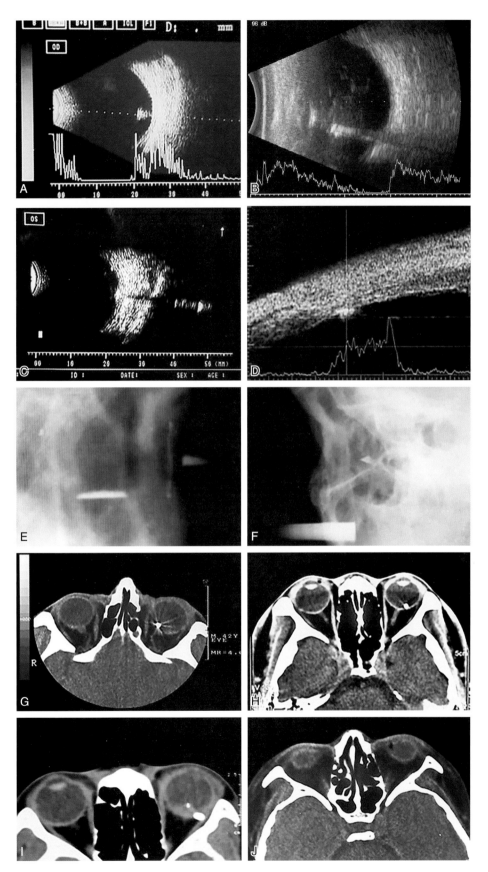

图 14-7-1　眼内异物的检查

A. 玻璃体内金属异物带有"彗星征"和声影,A 超显示"饱和波";B. 玻璃体内磁性异物伴有声影,A 超显示"单高波";C. 球壁金属异物,强回声带有明显声影;D. UBM 显示睫状体平坦部异物;E. X 线片发现眼内高密度异物;F. X 线片发现眼眶内高密度异物;G~J. CT 示金属异物、合金异物、石质异物、木质异物。

（1）眼内异物的超声特点：A型超声检查中，眼内异物表现为"单高波"或"饱和波"，眼球壁异物表现为"重叠波"。B型超声检查中，眼内异物表现为强回声光点或光斑，伴"彗星征"或尾随回声，高密度金属异物还在异物后形成"声影"。超声生物显微镜（UBM）检查对发现眼前段细小异物很有帮助，特别是房角和睫状体部位的异物。

（2）眼内异物的X线摄影和定位：包括角膜缘环形标记定位法（铅环定位法）及其矫正法、几何学定位法、薄骨定位法、无骨定位法、方格定位法等。可为眼内异物提供精确的定位。金属异物可在X线摄影中有明确的显影，并显示出较准确的外观。通过眼球的正位和侧位摄影，或加拍垂直位摄影，直接测量出眼内异物的位置，这种X线摄片定位法是目前眼内异物定位的最佳方法，其技术简单、误差小、费用少。

（3）眼内异物的计算机体层成像（CT）：可使眶壁、眼球壁、眶内软组织和眼内异物同时显影在一张图片上，金属异物及多数非金属异物均可清晰显影，但图像中异物有放大效应。在CT图像上，显示为高密度影伴有明显伪影者，为金属异物；显示为高密度影伴有一定的放射伪影，多为合金类异物；显示为高密度影而无放射状伪影者，为玻璃、石块等。显示为低密度影者，为木质或塑料异物，需借助B超或MRI进一步检查。

（4）眼内异物的MRI检查：非磁性异物如木质异物、塑料、玻璃、橡胶等在MRI检查中显示为低信号。由于磁性异物禁用MRI检查，故MRI可作为对其他手段不显影时，非金属异物的补充检查手段。

（三）不同性质眼内异物的临床特点

由于异物性质不同，除了对眼球产生机械性损伤外，还产生相应的化学刺激、生物反应、免疫损伤等。

铁质异物是最常见的眼内异物，在眼内存留可导致眼球铁质沉着症（ocular siderosis）。铁质异物在眼内少量解离后，铁离子随着眼内液的流动，进入细胞，干扰细胞内一些酶的活性，尤其通过铁诱发脂质过氧化反应引起视网膜变性，其ERG检查表现为b波波幅下降。眼球的上皮组织易摄入铁，如角膜、虹膜、睫状体上皮（包括瞳孔括约肌和瞳孔开大肌）、小梁网、晶状体上皮及视网膜色素上皮等。铁质沉着症有以下表现。

（1）角膜病变：铁锈样角膜后沉着物（keratic precipitation，KP），角膜实质层内铁锈颗粒沉着等。

（2）虹膜改变：虹膜颜色加深。

（3）瞳孔改变：铁异物存留眼内常造成瞳孔散大（单侧），对光反射迟钝。

（4）晶状体改变：铁颗粒常沉着于晶状体前囊、前囊下及后囊下皮质，有时在瞳孔缘处呈花环状沉积。

（5）玻璃体病变：玻璃体液化，并有棕褐色颗粒漂浮。

（6）视网膜病变：视网膜颜色晦暗，血管变细，可有色素沉着；视盘充血、水肿。

（7）继发性青光眼：临床上没有明显的铁质沉着症表现，但表现为继发性开角型青光眼，这种特殊的容易被忽略的青光眼，称为"亚临床铁锈继发青光眼"。可能由于铁离子沉积于小梁网，引起小梁变性，房水排出受阻导致眼压升高。

铜质异物是最常见的非磁性眼内异物。铜离子纯度不同,其临床表现不同。临床观察显示:纯铜(含量>85%)引起眼内无菌性化脓性炎症,可导致全眼球炎,甚至需摘除眼球。铜合金(含量<85%)引起铜质沉着症(ocular chalcosis)。铜主要沉着于眼内基底膜组织,如角膜后弹力层,晶状体囊及视网膜内界膜等,其相应临床表现为 K-F 环(Kayser-Fleischer ring)、葵花样白内障(sunflower cataract)及视网膜变性(有时临床表现似视网膜色素变性,但骨细胞样色素沉着不典型)。有些玻璃体内铜异物可在眼内停留相当长时间,而不引起或仅引起轻微的损害,并保持良好的视功能。有的则自行吸收。

玻璃异物化学性质比较稳定,与组织接触后不产生有刺激性化学物质。一般认为虹膜、晶状体、玻璃体可以长期耐受较小的玻璃异物。但是玻璃异物可引起机械性刺激,异物较大及边缘尖锐则刺激重;圆滑、细小的玻璃刺激则轻。由于异物存留在眼的不同部位,对邻近组织产生机械性刺激、压迫、摩擦,可导致角膜炎、虹膜炎、白内障、继发性青光眼、玻璃体变性、视网膜出血、变性及脱离等。

植物性异物(如竹签、木刺、蔬菜、麦芒等)及睫毛、指甲、骨片等进入眼内可引起严重的肉芽肿样反应。更有甚者,植物性异物常带有病原菌或真菌,可造成感染性眼病(化脓性眼内炎及全眼球炎)。

其他金属及非金属眼内异物:汞、铝、镍、锌、铅等可引起轻度慢性非肉芽肿反应。银、金等则几乎不引起反应,仅在异物通过眼球时或在最终存留部位造成机械性损害。眼内睫毛异物较为少见,其临床表现可以是急性炎症,或在玻璃体内数年,不引起任何反应。前房内睫毛可引起迟发性炎症反应。

14

二、眼内异物的部位及对眼组织的损害

(一) 眼内异物的存留部位

由于异物大小、飞行速度、飞行方向、异物与眼球的距离等具体受伤情形不同,眼内异物可在眼内的存留部位也各不相同。玻璃体腔在眼球内占据体积最大,也是眼内异物最易存留的部位。

张效房于 1965 年报道 168 例磁性眼内异物,以下半部为多,共 120 例,占 85.71%;上半部仅 16 例,占 11.43%;其余 4 例位于水平线上。此外,异物位于眼前部者共 24 例,包括角膜后层 2 例,前房和虹膜 1 例,前房角 1 例,后房 1 例,晶状体内 9 例。位于眼球后部的 140 例中,距角膜缘最近者,有 2.5mm 者 1 例,3mm 者 2 例;最远者,有 21mm 者 5 例,20.5mm 者 1 例,20mm 者 7 例。2~10mm 者 63 例,11~21mm 者 77 例。平均在角膜缘后 11.73mm(角膜缘后的距离,系以异物的前端计算)。已证实在玻璃体内漂浮活动者 5 例,包裹于机化组织中而贴附在晶状体之后面者 2 例,嵌顿于眼球壁层间者 4 例,嵌顿于视盘上者 4 例,嵌顿于睫状体上者 6 例。其余 118 例,在玻璃体腔内。

据郑州大学第一附属医院统计:35 年内因眼内异物住院病人 5 000 余例,异物位于前房者占 6.0%,位于后房、睫状体、晶状体和前部玻璃体的占 14.0%,位于后部眼球内者占 80.0%。我们总结相关文献报道的 6 832 例眼内异物中:存留于眼前段者占 24.66%,存留于玻璃体腔者占 66.69%,存留于眼后段球壁者占 7.30%(表 14-7-1)。

表 14-7-1　眼内异物的存留部位

作者	发表年份	眼内异物/眼	眼前段/眼	玻璃体/眼	后部球壁/眼	球后/眼
刘霭年	1964	71	10	46	4	11
张效房	1978	2 014	589	1 191	234	0
郑立冬	1978	151	19	94	11	27
辛京夏	1978	187	51	121	15	0
王维兴	1981	709	160	549	0	0
许敬慈	1982	400	103	272	25	0
牟奇芸	1982	160	41	100	19	0
高淑水	1982	84	18	66	0	0
王维兴	1983	159	44	103	12	0
陈绮玲	1983	240	59	148	7	26
褚卓云*	1984	325	36	258	28	3
项斯玲	1984	134	18	114	2	0
郑贵海	1984	255	51	188	16	0
白彩霞	1987	90	29	58	2	1
高 航	1987	151	36	110	5	0
何 修	1988	112	22	85	5	0
郝永祥	1988	300	73	175	52	0
崔极哲	1988	204	67	127	10	0
鞠 岩	1989	153	26	124	3	0
吴秀璋	1990	100	40	44	11	5
郑秋萍	1993	108	40	59	6	3
马亚玲	1995	145	37	86	22	0
卢 燕	1998	258	61	193	4	0
邵新香	2000	104	36	52	0	16
陶 静	2005	218	19	193	6	0
总计		6 832	1 706	4 638	501	92
%		100	24.66	66.69	7.30	1.35

注:* 该样本系自 2 194 例眼内异物住院患者中随机抽样。

(二) 眼内异物对眼组织的损害

眼内异物可造成眼球的机械性损伤,产生眼部急性炎症和慢性增殖性眼内改变。严重的感染性炎症,可发生于病灶局部,严重者甚至全身性扩散,出现全眼球炎、眶蜂窝织炎、海绵窦栓塞等,病情凶险。常见的眼内异物并发症如表 14-7-2。

角膜和巩膜的穿通伤部位,除了组织裂伤外,还可能有眼内容物的脱出和嵌顿,造成低眼压、浅前房等表现。受伤晚期在角膜伤口瘢痕愈合处,形成薄翳、斑翳、白斑,引起角膜散光等屈光改变。外伤可造成结膜、角膜上皮组织进入眼内,也可产生植入性囊肿。

表 14-7-2　常见眼内异物的并发症发生率

常见眼内异物的并发症	发生率/%	常见眼内异物的并发症	发生率/%
玻璃体浑浊	86.2	眼球萎缩	13.0
外伤性白内障	77.8	视网膜出血	8.9
外伤增殖性玻璃体视网膜病变	39.4	视网膜脱离	8.2
玻璃体积血	14.9	前房积血	6.5
眼内炎	13.2	角膜白斑	4.3
眼部新生血管	2.6	继发性青光眼	1.5
眼内容物脱出	1.3	虹膜脱出	0.9
铁质沉着症	1.6	铜质沉着症	0.8
晶状体浑浊	0.5	斜视	0.4
交感性眼炎	0.25		

注:摘自《眼内异物的定位与摘出(第 3 版)》。

虹膜穿通伤可不愈合。当炎症、出血等因素存在时,可产生瘢痕愈合,也可与角膜或晶状体之间产生粘连。出现自身免疫反应时,可见肉芽肿性虹膜结节。

睫状体富含血管,异物穿通睫状体时,常产生或多或少的眼内出血,并伴随明显的炎症反应。可形成睫状膜,该膜收缩可使睫状体脱离,导致眼压严重降低,最终眼球萎缩。

眼内异物可造成晶状体水肿、浑浊、晶状体皮质溢出等。吞噬了晶状体皮质的巨噬细胞不能通过小梁网,阻塞前房角,可产生继发性青光眼。晶状体蛋白被释放后可引起自身免疫性反应,产生晶状体过敏性眼内炎,表现为非肉芽肿性葡萄膜炎。

眼内异物造成睫状体、脉络膜、视网膜损伤,继发眼内积血,包括前房积血、玻璃体积血、视网膜脱离、脉络膜脱离、睫状体脱离等。

眼内异物伤及视网膜,可造成视网膜裂口,导致视网膜脱离。此外视网膜色素上皮细胞、巨噬细胞和成纤维细胞等增殖细胞可通过异物伤道、玻璃体网架结构、血管、凝血块、视网膜表面等迁移到玻璃体腔,产生增殖性玻璃体视网膜病变(proliferating vitreoretinopathy,PVR),继发牵引性视网膜脱离(tractional retinal detachment)。

异物性肉芽肿(forective granuloma)是眼内异物存留最常见的表现,组织学上为围绕异物的带状肉芽肿性炎症反应(granulomatous inflammation)。植物性异物、睫毛、指甲、骨等可引起严重的肉芽肿样反应。眼内金属异物也常有包裹形成。

化脓性眼内炎是眼内异物伤严重的并发症,表现为坏死组织内大量中性粒细胞浸润,附近组织出现非肉芽肿性炎症浸润。急性炎症表现为角膜后沉着物、房水浑浊或前房积脓、玻璃体内积脓,眼内结构的水肿、浸润和坏死。最后可遗留角膜变性、虹膜萎缩、虹膜粘连、晶状体浑浊、睫状膜形成、玻璃体机化、视网膜萎缩、视网膜脱离等。严重者最终眼球萎缩。

由于外伤后血-视网膜屏障被破坏,视网膜、脉络膜内有大量的自身免疫抗原释放,可导致交感性眼炎,造成双眼视力障碍。

此外,眼内异物存留,形成眼内广泛的金属沉着症,造成眼球结构和功能的不可逆损害。

第八节 │ 外伤性白内障合并眼内炎

一、外伤性白内障合并感染性眼内炎

感染性眼内炎即化脓性葡萄膜炎,又称化脓性眼内炎,是外伤性白内障的严重并发症之一。炎症早期可能局限于眼前节或玻璃体腔,最终可发展为全眼球炎。

(一)病因与分类

外源性和内源性致病微生物进入眼内,引起感染性眼内炎。按照病原微生物来源,可分为外源性感染性眼内炎和内源性感染性眼内炎。外源性感染性眼内炎又包括外伤和手术两种主要原因。

在感染性眼内炎中,继发于开放性眼外伤者占25%~31%。病原体由伤口直接进入眼内,如:眼球穿通伤、眼内异物、眼球破裂伤、角膜擦伤后感染等。

开放性眼外伤中继发感染性眼内炎的发生率约为1%。在没有眼内异物存留的开放性眼外伤的报道中,眼内炎发生率3.1%~11.9%不等。在有眼内异物存留的开放性眼外伤的报道中,眼内炎的发生率3.8%~48.1%不等。在农村环境下,眼内异物伤并发眼内炎发生率高。感染性眼内炎发生率的差异主要是由于样本量、统计方法等的不同导致的,但总体而言,开放性眼外伤是导致感染性眼内炎的主要原因之一。

继发于手术后的感染性眼内炎,约占内眼手术的0.093%。Sperker等用DNA基因分析技术发现82%眼内炎致病菌来源于结膜囊、眼睑、眼附属器,说明局部手术区域是污染的主要来源。另外手术器械、灌注液、角膜移植片、人工晶状体、黏弹剂、输液管等均有致病菌阳性培养报告,也是致病菌进入眼内的途径。

内源性感染则由于患者存在肝脓肿、肺炎、心内膜炎等全身疾病,病原体由血液传播所致,正常人少见。

(二)致病病原体

外伤性感染性眼内炎的病原体主要是细菌和真菌。通常革兰氏阳性菌占80%,革兰氏阴性菌占10%,真菌占7%。在革兰氏阳性球菌中,以链球菌属(26.5%)和表皮葡萄球菌(21.2%)为多见。在革兰氏阳性杆菌中,以芽孢杆菌(17.7%)和枯草杆菌多见,其中蜡样芽孢杆菌占26%~46%,且预后较差。革兰氏阴性菌以绿脓杆菌(8.8%)和大肠杆菌(3.5%)为多见,其他有棒状杆菌、变形杆菌和奈瑟菌等。真菌感染一般发生于植物性物质造成的眼外伤。外伤后单一的真菌性感染性眼内炎的发生率为0~15.4%。白色念珠菌、曲霉菌属、拟青霉菌、甄氏外瓶霉、镰刀菌、毛霉菌等,均有报道。

混合感染:真菌、厌氧菌及多种微生物混合感染较常见。Kunimoto等发现混合感染为20.4%,三重感染为2.7%,Thompson报道为13.6%。

手术后感染性眼内炎的病原菌包括:表皮葡萄球菌、铜绿假单胞菌、金黄色葡萄球菌、链球菌、真菌等。多种致病菌可引起术后眼内炎,其中90%为革兰氏阳性菌,7%为革兰氏阴性菌,3%为真菌。凝固酶阴性的表皮葡萄球菌占2/3,该细菌毒力较弱,视力预后较好。

常见的内源性感染性眼内炎的病原菌有：金黄色葡萄球菌、链球菌、革兰氏阴性杆菌（如克雷伯菌）等。

（三）临床表现

症状：在患者原有症状的基础上，眼痛加剧，视力明显下降，严重者甚至光感不确定或视力丧失。

体征：细菌性眼内炎起病急、发展快。一般在伤后或术后24~48小时发病，已有的药物治疗可使发病时间延后到2~5天。患者突然眼痛、流泪、刺激症状加重。视力显著下降，严重者光感不确定或无光感。患者视力与患者的受伤程度不一致。检查可见眼睑肿胀，结膜高度充血水肿、角膜水肿、前房积脓，虹膜充血并有渗出、纹理不清，瞳孔缩小、闭锁或膜闭，瞳孔区反光呈现较为污浊的黄色反光。玻璃体和眼底在裂隙灯和检眼镜检查下，一般不能视及。眼B超检查显示：玻璃体腔内均匀分布的细小密集的点状或细小线状浑浊。常伴随视网膜脉络膜增厚、渗出等。

眼内炎进一步发展，细菌沿着巩膜导水管向巩膜组织、眼球筋膜和眼眶扩散，产生化脓性炎症。细菌在眼内繁殖，在眼内产生蛋白酶和脓性渗出物，造成高眼压，脉络膜内脓肿压迫睫状后长神经，上述因素使患者有剧烈的眼痛、头痛。此外，患者视力严重障碍，多数患者视力丧失。眼睑高度肿胀。结膜高度充血水肿，可突出睑裂外。眼球向正前方突出，眼球运动受限制。严重者可出现头痛、恶心、呕吐、全身不适、高热、昏迷等症状。感染性炎症向颅内蔓延，可导致海绵窦炎及海绵窦综合征，有生命危险。由于眼内结构已被坏死组织、脓性渗出物所充填，角膜和巩膜可出现坏死穿孔，脓液排出，此时患者疼痛症状可减轻。

在细菌性感染性眼内炎中，芽孢杆菌感染的特征突出。发病非常急，常在受伤后24小时内出现眼睑瘀斑，眼眶肿胀，眼球明显突出，低热，白细胞数目增多，角膜周围环状浸润，可在几小时内发展为前房积脓，病情凶险。

真菌性眼内炎：发病缓慢，在外伤或手术后1~5周出现症状，多见于3周时。其早期症状轻，睫状充血不明显，房水闪辉可呈阳性，玻璃体和/或前房可见感染灶，呈毛绒球状、雪球状或串珠状。当加重时这些丝状的黏性纤维向周围扩散形成新的病灶，最终形成眼内积脓。

（四）诊断

1. **症状和体征的判断**　当患者在原有疾病的基础上，出现加剧的眼痛、头痛，前房积脓（图14-8-1）和玻璃体炎症等表现，是感染性眼内炎发生的特点。但由于患者原有病情掩盖，或者感染性眼内炎表现轻微，可能会被忽略。因此，在管理开放性眼外伤合并外伤性白内障、眼内异物、伤口有泥土、植物等较脏的物品沾染病史、眼内容物脱出等患者时，要密切观察病情，避免漏诊。

2. **微生物检查**　在诊断中至关重要，主要进行房水和玻璃体液的采集和培养。房水取材方法：用25号针穿刺前房，取液0.1~0.2mL，立即送检。玻璃体液取材：直接玻璃

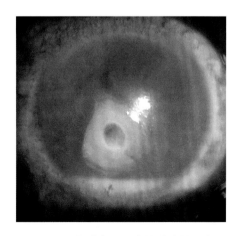

图14-8-1　角膜穿通伤合并感染性眼内炎致前房积脓

体穿刺活检或在玻璃体手术时获得玻璃体液 0.3~0.4mL 进行培养。检查项目包括：直接涂片染色、细菌培养和药物敏感试验。怀疑真菌感染者做真菌培养和药物敏感试验。据报道，玻璃体液培养阳性率往往高于房水。房水阳性率为 22.5%，玻璃体穿刺活检阳性率为 54.9%，若两者合用可使阳性率提高到 80%。值得注意的是，在临床观察中发现，微生物检查与临床表现并不完全同步。由于培养条件以及取材前已经应用抗生素等原因，部分感染性眼内炎者的培养结果呈阴性。因此，对培养阴性者，也不能完全排除眼内炎。

3. 聚合酶链反应技术（PCR）　通过基因扩增技术检测取材组织的微生物 DNA。Therese 等利用 PCR 进行细菌学诊断，培养阳性者 PCR 阳性率为 100%，培养阴性者 PCR 阳性率为 44.7%，使眼内炎病原学检查阳性率提高到 75.8%，假阳性率为 5%。

4. 其他辅助检查　在屈光间质浑浊的情况下，超声、X 线、CT、MRI 等检查可帮助了解眼后段情况。如：玻璃体炎症、浑浊等情况，眼内异物是否存留，眼内异物性质，视网膜脱离与否，脉络膜情况，是否存在贯通伤等。眼电生理检查可以帮助判断视网膜、视神经功能损害程度。

（五）治疗

应首选眼内通透性强的广谱抗生素，根据病情可选择滴眼液、结膜下注药及全身用药等多种用药途径，在明确排除真菌感染后可应用糖皮质激素，必要时行万古霉素的前房冲洗联合玻璃体腔注药；如感染仍得不到控制，应及时进行玻璃体切除联合硅油填充手术。对临床上确定有早期化脓性感染，但致病菌尚不明确者，不必等待培养结果即可开始治疗。但在治疗前应先取材，以完成必要的实验室检查，否则抗生素治疗后会明显降低培养阳性率。

二、外伤性白内障合并非感染性眼内炎

外伤性白内障合并的非感染性眼内炎包括非特异性葡萄膜炎、晶状体过敏性眼内炎（phacoanaphylactic endophthalmitis）和交感性眼炎（sympathetic ophthalmia）三种。

（一）非特异性葡萄膜炎

非特异性葡萄膜炎是一种无菌性葡萄膜炎反应，外伤后眼球受到外力所产生的机械刺激，组织缺血缺氧，外来物质进入眼内产生的化学性和生物性刺激等，产生非特异性葡萄膜炎反应。

非特异性葡萄膜炎具有一般炎症的特点。急性炎症期主要是血管的改变，血管扩张、通透性增加，产生组织水肿，血浆蛋白渗出，炎性介质释放，炎性细胞浸润等。当炎症因素控制，损伤组织被清除时，组织的纤维增生和愈合过程也随之进行，直至损伤修复。临床上，表现为急性葡萄膜炎，患者有眼痛、畏光、流泪等症状，眼部检查可见角膜后 KP（+），前房内有蛋白渗出、细胞甚至纤维蛋白性渗出，虹膜水肿，瞳孔缩小，甚至前部玻璃体渗出等。

（二）晶状体过敏性眼内炎

晶状体过敏性眼内炎是一类与外伤性白内障关系密切的特殊的葡萄膜炎。当晶状体囊受到挫伤或破裂时，晶状体皮质溢出，进入眼球腔内，诱导产生机体的自身免疫反应，引起晶状体过敏性眼内炎，又称为晶状体诱发性葡萄膜炎（lens-induced uveitis）。

1. 病因与发病机制　晶状体过敏性眼内炎是机体对暴露的晶状体蛋白的自身免疫反应。正常

情况下,晶状体蛋白被晶状体囊包裹,但仍有少量晶状体蛋白渗漏于房水内,进入血液循环,约50%正常人血清中存在抗α-晶状体蛋白抗体。少量的晶状体蛋白可维持T细胞的耐受性,不引起免疫应答。但在晶状体外伤时,当大量晶状体蛋白释出后,T细胞水平的免疫耐受性受到破坏,外漏的晶状体蛋白就会刺激T细胞辅助B细胞产生抗晶状体抗体,产生免疫复合物介导的肉芽肿性反应。

2. **病理学表现** 病理学方面,一般认为晶状体过敏性眼内炎是肉芽肿性炎症,但有人认为是非肉芽肿性炎症。王传富等将该病的组织病理学改变分为5型。Ⅰ型:巨噬细胞反应。晶状体囊损伤局限,在晶状体囊破裂处有巨噬细胞聚集。损伤早期巨噬细胞数量多且大,胞浆丰富;晚期,晶状体囊破裂处有纤维瘢痕组织形成,仅见有少量的巨噬细胞。虹膜和睫状体前部有散在的淋巴细胞、浆细胞及巨噬细胞浸润。Ⅱ型:非肉芽肿型。晶状体囊有明显的损伤。围绕损伤的晶状体呈现带状炎症反应,巨噬细胞和异物巨噬细胞围绕在晶状体周围,外层是散在于纤维细胞和瘢痕组织中的淋巴细胞、浆细胞及巨噬细胞浸润,在液化崩溃的晶状体皮质和稠密的晶状体核内,多形核白细胞及其细胞碎屑呈线状排列。虹膜和睫状体有中等量或密集的淋巴细胞、浆细胞及巨噬细胞浸润,炎症反应很少伸展到睫状体平坦部,脉络膜一般不受累及。Ⅲ型:非肉芽肿型合并感染性眼内炎。与Ⅱ型相似,但多形核白细胞浸润更为明显。虹膜和睫状体呈现亚急性炎症反应,甚至玻璃体内有小脓肿形成。Ⅳ型:肉芽肿型。晶状体有明显的损伤。在晶状体周围,成群的类上皮细胞与淋巴细胞和浆细胞混杂在一起,类上皮细胞多在残留的晶状体皮质附近,而浆细胞和淋巴细胞主要位于外围。虹膜和睫状体也有类似的肉芽肿性炎症浸润,有时脉络膜也受累及。缺少多形核白细胞浸润。Ⅴ型:后遗症和瘢痕形成。损伤的晶状体仅残留囊膜,已被大量的纤维细胞和胶原纤维包绕。

3. **临床表现** 一般单眼发病,可于晶状体囊破裂后1日至数月发生,取决于机体是否已被晶状体蛋白致敏。已致敏的个体外伤后发病早,而未致敏个体发病较迟。病变以前部葡萄膜炎为主。轻度晶状体过敏性眼内炎表现为轻度睫状充血或不充血,房水闪辉阳性,角膜后细小灰白色沉着物。病程长者,有虹膜后粘连。重度晶状体过敏性眼内炎表现为眼睑及球结膜水肿。房水浑浊,有大量炎性渗出、细胞及晶状体皮质碎片。大量羊脂状KP,可融合成斑片状。角膜缘部的内皮层先发生皱褶,继之向心性扩展,形成全内皮皱褶。角膜深层浑浊水肿,呈灰黄色或灰白色毛玻璃样。前房可有积脓、瞳孔膜闭或瞳孔后黄色反光。

4. **诊断与治疗** 根据晶状体外伤史或手术史和典型的临床表现,一般可考虑晶状体过敏性眼内炎诊断。晶状体过敏性眼内炎的药物治疗以糖皮质激素为主,伤后1~2周内及时行白内障摘除手术,部分患者需联合行玻璃体切除术。

双侧晶状体过敏性眼内炎应与交感性眼炎鉴别。交感性眼炎为双眼同时发病,一般在外伤2周至数十年间出现,超声检查显示脉络膜增厚。而晶状体过敏性眼内炎双眼发病时间不同,一般无脉络膜反应。即使严重的晶状体过敏性眼内炎,也只有极轻微脉络膜炎症。

重度晶状体过敏性眼内炎需与感染性眼内炎鉴别,后者病情发展迅速,视力显著下降,预后差。

(三) 交感性眼炎

交感性眼炎(sympathetic ophthalmia,SO)是一眼发生眼球穿通伤或内眼手术后引起的双眼非化脓性、肉芽肿性葡萄膜炎。这种炎症出现于受伤或手术后的不同时期,该眼称为"激发眼"。对侧眼随后也发生同样类型的葡萄膜炎,称为"交感眼"。

1. 临床特点　交感性眼炎的潜伏期最短 6 日,最长 50 年。一般外伤后 2 周~3 个月为高发危险期。

激发眼有外伤或手术史,特别是睫状体部位的穿通伤或眼球破裂伤病史。受伤后眼部炎症持续存在,有或轻或重的眼部刺激症状。当交感性眼炎发生前,一般自觉症状加重,视力进一步下降伴随眼痛。体检可见睫状充血或混合性充血,角膜羊脂状 KP,房水浑浊,虹膜水肿、色泽晦暗、瞳孔缘结节,虹膜后粘连,瞳孔光反射迟钝或消失。有时,受伤眼表现不典型,仅表现为炎症反复发作,眼压下降,眼球逐渐萎缩。

在部位上,交感性眼炎分为前段型和后段型葡萄膜炎。

前段型交感性眼炎发生时,患者自觉视力下降,伴随眼痛、畏光、流泪等刺激症状。体检可见类似急性虹膜睫状体炎表现:轻者角膜少许细小或羊脂状 KP,房水或前段玻璃体少量细胞漂浮。病情加重后,角膜后大量羊脂状 KP,房水和玻璃体浑浊加重,虹膜增厚并出现虹膜结节。经治疗病情不能控制者,发生虹膜后粘连、瞳孔闭锁、瞳孔膜闭、继发青光眼、并发性白内障等,最终眼球萎缩。

后段型交感性眼炎的症状主要是视力下降。早期体检可见视网膜呈灰白色水肿,黄斑水肿,后极部呈放射状条纹。病情发展,眼底可见大小不一的黄白色渗出病灶,视网膜水肿加重,发展为渗出性视网膜脱离。炎症可反复发作和消退,最终视网膜色素上皮层被破坏,呈"晚霞样眼底"。

2. 诊断与治疗　交感性眼炎的确切诊断需要病理学证据,这在临床工作中不能做到。由于交感性眼炎是可能引起双眼盲的疾病,早期诊断尤为重要,主要依靠病史、患者的症状和体征。其治疗应遵循葡萄膜炎的治疗原则。据报道,未经治疗者约 1/2 患者失明。经过糖皮质激素治疗后,获得有用视力者可达 70%。杨进献治疗 31 例交感性眼炎,视力恢复至 0.3 以上者占 93.55%。

第九节 │ 外伤性白内障合并睫状体挫伤

一、睫状体挫伤的范围及临床特点

睫状体挫伤是指因钝挫伤导致的睫状体损伤,及由此产生的眼压改变等一系列眼内病变。睫状体挫伤包括两种情况:睫状体脱离(ciliary body detachment)、睫状体分离(cyclodialysis)。睫状体脱离是指睫状体纵行肌与巩膜之间的分离,而与巩膜突未分离,前房不与睫状体上腔沟通。睫状体分离则是指睫状体纵行肌与巩膜、巩膜突均发生分离,导致前房与睫状体上腔直接交通,也被称为"睫状体离断"。还有一种特殊的情况,即房角后退(recession of anterior chamber angle),系挫伤波及睫状体的前面,造成睫状体的纵行肌纤维和环形肌纤维分离,致使虹膜根部后移,房角加宽变深。关于房角分离的部分详见第十六章,本部分不再赘述。

（一）睫状体挫伤的发病机制

由于眼球受到钝性打击,使眼球变形,造成眼前段向后压陷,瞬时冲击力通过眼内容物(房水、虹膜、晶状体、玻璃体等)向后方及周边部巩膜扩散,造成眼内容物对眼球的横向压迫和赤道部被动扩张,而向后的冲击力到达后方球壁后迅速反弹,同时冲击力量也沿着眼球壁传导,导致睫状体在极短时间内受多个方向的冲击力反复冲击、反复震颤,极易造成睫状体的损伤。

睫状体挫伤后,无论是睫状体脱离还是分离,均导致睫状上皮水肿进而房水分泌减少,同时房水流出增加,引起眼压大幅度降低,尤以睫状体分离为重。病理组织学检查结果表明,睫状体脱离、分离者均存在轻度的睫状体萎缩,从而导致睫状体上皮分泌房水能力下降,房水分泌减少;此外,睫状体血管收缩和炎症所致的睫状突上皮细胞功能减退,也使房水分泌受到抑制。睫状体分离后前房与睫状体脉络膜上腔直接交通,房水经睫状体巩膜间隙排出,增加了房水的排出量,这是造成低眼压的主要原因。长期低眼压可导致巩膜内陷,视网膜增殖,外层视网膜细胞和感光细胞的缺失;低眼压还可造成筛板前压力降低,筛板后压力相对高,而导致视盘水肿。

（二）睫状体挫伤的临床表现

1. 视力下降　视力下降程度与受伤情况有关。睫状体分离由于睫状体挫伤后纵行肌与巩膜突之间分离,可导致晶状体悬韧带松弛,晶状体凸度增加,位置前移,形成近视及调节力下降。同时,眼压下降,眼球变软,角膜变形,可造成散光。在视力下降的基础上,伴随相应的屈光改变。

睫状体脱离患者,可仅表现为视力下降和轻度浅前房,而无眼部明显体征。若长时间持续性低眼压则可造成屈光间质浑浊、黄斑水肿等,可引起视力不可逆下降。严重并发症如视网膜脱离则可造成视力严重下降,甚至丧失。

2. 浅前房　睫状体挫伤后,晶状体悬韧带松弛,凸度增加,位置前移,可导致前房变浅。由于睫状体挫伤的范围和程度不同,可表现为局部浅前房或整个前房变浅。浅前房的程度也轻重不一。裂隙灯检查时,与健侧眼比较,浅前房一般较容易被发现。

3. 低眼压　低眼压是睫状体挫伤的最常见体征。关于低眼压的标准,说法不一。一般认为低于眼压正常值即为低眼压。睫状体挫伤后,眼压一般低于 10mmHg,甚至 8mmHg 以下;或患侧眼的眼压低于对侧健眼 6mmHg 以上。严重者用眼压计不能测出读数,指测时眼球绵软,眼球呈塌陷状外观。由于受伤程度不同,睫状体挫伤所致低眼压可表现为暂时性低眼压和持续性低眼压。暂时性低眼压的患者经药物治疗后短期(30 天)内眼压可恢复,不会对视功能造成明显损害。持续性低眼压,又称慢性低眼压或顽固性低眼压,是指患者外伤后长时间眼压低,经药物治疗不能恢复正常,必须采用手术或其他方法进行治疗。低于 5mmHg 的持续性低眼压可能导致眼球萎缩。

4. 低眼压的继发性眼部改变　眼前段表现:持续性低眼压造成虹膜和睫状体血管内外压力不平衡,血管扩张、通透性增加,导致非特异性葡萄膜炎;同时房水循环淤滞,眼内渗出物难以吸收;造成角膜营养障碍和晶状体的代谢紊乱。表现为角膜水肿、浑浊及后弹力层皱褶;前房渗出,甚至前房积血;虹膜后粘连;晶状体早期浑浊或渐进性浑浊,或在原有晶状体浑浊的前提下,加速白内障的发展。

眼后段表现:低眼压可引起视网膜血管内外渗透压失去平衡,造成血管渗漏。表现为血管充盈、迂曲,视网膜水肿,色泽变淡;黄斑区水肿,出现放射状皱褶。此外低眼压导致视盘筛板前后压力差变化,可致筛板层间错位,使视网膜节细胞轴浆流运行受阻,轴浆物质大量堆积于筛板区,造成视盘毛细血管受压而扩张并渗漏,视盘水肿,眼底血管造影显示为视盘强荧光,晚期视盘周围组织荧光着染。

此外,脉络膜脱离可伴发于睫状体挫伤,可能由于睫状体上腔液体冲击脉络膜,导致脉络膜与巩膜连接处疏松、脱离。持续性低眼压也可导致眼内增殖性病变及视网膜脱离。若低眼压长时间不能纠正,晚期眼球容积变小眼轴变短,最终可导致眼球萎缩。

5. 睫状体挫伤的体征　在屈光间质清晰的条件下,用房角镜对前房角结构进行全面检查。睫状体分离在镜下可见自巩膜突处睫状体与巩膜分离及向后退缩,睫状体带增宽或与巩膜间出现裂隙,暴露出带有色素并呈灰白色的巩膜内面。依分离的程度及范围不同而呈窄隙状、条带状、鱼嘴状等。若因眼压低、前房浅等因素使房角镜检查较为困难,可向前房内注入黏弹剂,加深前房,增宽房角,使房角镜检查变得容易。但浅前房下前房穿刺是有创性操作,也增加了眼内感染、出血和白内障的风险。

对于前房和睫状体上腔交通的睫状体分离,前房角镜检查能作出正确判断并定位。但睫状体脱离因巩膜突处无离断口,很难被发现。在角膜水肿、前房积血等屈光间质浑浊的情况下,房角镜检查也不能顺利进行,对睫状体脱离的诊断较为困难。

正常情况下,睫状体部位在三面镜检查中是"盲区",轻度睫状体脱离很难被发现。当有明显的睫状体脱离时,睫状突向眼球中轴线移位并肿大,于房角镜或三面镜下可观察到隆起的睫状突,由此可判断睫状体脱离的存在。

二、睫状体挫伤的影像学检查

(一) 超声检查

一般眼科 B 超(探头频率 10MHz),对睫状体挫伤的诊断也有一定的帮助。虽然常规 9 方位 B 超定位扫描只能观察锯齿缘后的情况,但最大限度转动眼球,选择合适角度,即可探测到睫状体。

睫状体脱离者的晶状体赤道部后、锯齿缘前有与眼球壁分层的弧形短回声带,呈"Y"形分叉状,分叉中间为液性无回声区,分叉的回声带移动度小。有人将其形态分为三种类型:①液性暗区间距小,分层间距为 1mm 以下,分叉较清晰,为睫状体浅脱离;②液性暗区间距大于 1.5mm,分层明显,分叉典型,为明显睫状体脱离;③分叉延长向后极并有一至数个半球形回声带与分叉处相连,为睫状体脱离合并视网膜脉络膜脱离。360°睫状体脱离合并全周脉络膜脱离者,可见脱离的睫状体与巩膜平行排列呈"同心圆"状改变(图 14-9-1)。部分患者彩色多普勒超声检查时,可显示脱离的睫状体中的血流信号与眼球壁相连。

由于 B 超检查分辨率低,对角膜、前房往往不能显示,虹膜根部和玻璃体基底部也是其相对盲区,传统眼科 B 超对睫状体分离及轻度睫状体脱离诊断有困难。

(二) 超声生物显微镜检查

超声生物显微镜(ultrasound biomicroscopy, UBM)是由 Pavlin 等于 1990 年研制的一种无

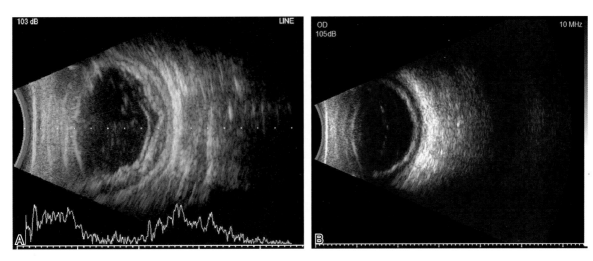

图 14-9-1　睫状体脱离超声检查

A. 睫状体脱离合并视网膜脉络膜脱离；B. 360°睫状体脱离合并全周脉络膜脱离。

创伤性的眼用超高频超声图像诊断系统，由高频率换能器与超声仪器结合而成。其探头频率40~100MHz，分辨率为20~60μm，组织穿透深度约为4~5mm。由于可以获得高分辨力图像，与光学显微镜的分辨水平相当，故称为超声生物显微镜。UBM检查不受屈光条件的限制，不受浅前房、低眼压等因素的影响，能够直观、清晰显示前房深度、房角、晶状体赤道和睫状体。对睫状体挫伤的范围和程度、是否伴有前房-睫状体上腔渗漏、睫状膜增殖状况、有无对睫状体的牵拉及牵拉的方向等，能作出准确判断，是目前睫状体挫伤的首选检查方法（图14-9-2）。

　　UBM检查可清晰地显示全部睫状体。正常睫状体的纵切面呈均匀的中低回声的类三角形，与

14

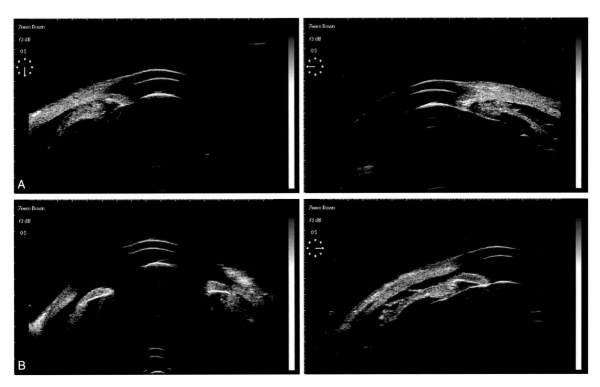

图 14-9-2　超声生物显微镜检查

A. 睫状体脱离；B. 睫状体分离。

巩膜、虹膜、玻璃体之间界限清晰。水平切面显示睫状体冠部呈梳样条带状回声,睫状突为分布均匀的凸起,能分辨并计数。整个睫状体与眼球壁紧密相连,无缝隙。

睫状体脱离患者检查可见睫状体与巩膜间呈液性暗区,或睫状体平坦部表现为层间分离。液性暗区中可有散在中等回声条状物,可能为进入睫状体的睫状血管和睫状神经及分离的睫状肌纵形纤维。

杨文利等应用 UBM 对 173 例睫状体脱离的患眼与健眼的形态进行观察,总结了睫状体脱离的特点:睫状体脱离部位可见睫状体上腔内呈与房水相同的无回声区,形态分为条带状、楔形和裂隙状 3 种;睫状突位置前移、前旋,睫状突-虹膜根部距离缩短,小梁网-睫状突距离缩短;睫状体平坦部向玻璃体中轴部位移动,部分患者可见睫状体平坦部呈层间分离;部分患者可显示虹膜、睫状体与巩膜突完全脱离,形成睫状体分离,分离的范围可为眼球的某一象限或全周,致使前房与睫状体上腔之间形成完全交通的瘘口;睫状体脱离或分离眼的前房深度均变浅。

利用 UBM 检查可对睫状体分离和房角后退、睫状体撕裂进行鉴别:睫状体分离者可见睫状体与巩膜突及巩膜均分离;而房角后退者睫状体纵行肌与巩膜始终相连,并未分离,仅可见睫状体前面撕裂,虹膜根部后移,房角呈圆钝状,前房变深。

UBM 对于小的睫状体分离口也能够提供准确的位置,为明确诊断、确定睫状体脱离及分离范围及手术方案的选择提供了可靠指导和保证,从而提高了手术准确率,减少了手术盲目性。据报道应用 UBM 与前房角镜相比较,手术成功率提高了 6%~12%。由于 UBM 检查方法为接触式,需要眼表麻醉,增加了潜在眼部感染风险。对眼表开放性伤口未愈合的患者,需注意防范眼内炎的发生。

(三) 其他影像检查

1. 前节相干光断层扫描　前节相干光断层扫描(anterior segment optical coherence tomography,AS-OCT)是一种比较新的可视化眼前节检查方法。该仪器于 2001 年问世,波长 1 310nm,能够穿透角膜及巩膜组织,以非接触的方式完成白内障、屈光手术、青光眼、角膜移植手术以及外伤后眼前节解剖结构的成像和测量。扫描角度为 0~360° 全角度测量,最大深度 6mm。

AS-OCT 穿透力低于 UBM,但分辨率远高于 UBM,通常认为它的检查范围包括角膜、前房、前房角、虹膜和晶状体。但也能够清晰地显示睫状体病变,定性和定量地测量大范围睫状体挫伤的程度和范围。与 UBM 诊断的一致性较高。

前节 OCT 图像中睫状体挫伤的特点:在挫伤范围的睫状体与巩膜之间,出现无回声区或弱回声区。检查睫状体分离阳性率可达 60%,与房角镜检查结果相当。对于睫状体挫伤的检查,前节 OCT 与 UBM 比较并无明显诊断优势,但前节 OCT 为非接触式检查,减轻了患者的不适感,降低了感染的风险,为开放性伤口未愈合的睫状体挫伤患者提供了新的检查手段。

2. 核磁共振成像　在静脉注入造影剂引导下,核磁共振成像可以清晰显示睫状体脱离,但是由于价格昂贵,临床上较少应用。

(马 静　李 霄)

1. 郑广瑛,陈玉浩,王利群,等. 外伤性白内障后囊破裂人工晶体植入的手术方式选择. 中华眼科杂志,1998, 34(5):327-329.

2. 张效房,杨进献. 眼外伤学. 郑州:河南医科大学出版社,1997.

3. 杨培增,张效房. 视网膜 S 抗原研究进展. 国外医学·眼科学分册,1987(4):193-198.

4. 甘一峰,曹佳蓉,宋广伟,等. 眼内异物相关性眼内炎发生的危险因素和视力预后分析[J]. 中华眼视光学 与视觉科学杂志,2021,23(2):7.

5. 王睿琦,张晓梅,白洁. 超声生物显微镜在眼前节外伤诊断中的应用[J]. 临床眼科杂志,2020,28(6):3.

6. 高建民,刘冬,李岩,等. 应用 20MHz B 型超声对外伤性白内障后囊状况的评估. 中华医学超声杂志,2009, 6(5):940-942.

7. 徐明,赵云娥,李乐平,等. 晶状体外伤 20MHz B 超观察分析. 中华眼外伤职业眼病杂志,2005,27(9):675-676.

8. 杨雪莉,周善璧. 外伤性房角后退研究进展. 国际眼科杂志,2010,10(4):721-723.

9. 黄琼,胡燕华. 细胞凋亡与角膜损伤修复. 国外医学(眼科学分册),2001,25(3):181-185.

10. 张增群,谢立信,董晓光. 角膜神经损伤后再生的形态和功能学研究. 中华眼科杂志,1994,34(4):301-304.

11. 庞秀琴. 同仁眼外伤手术治疗学. 北京:北京科学技术出版社,2006.

12. 刘平,王新,夏建生. 眼外伤继发青光眼调查分析. 眼外伤职业眼病杂志,2002,24(5):501-502.

13. 骆非,韦振宇,王辉,等. 外伤性角膜瘢痕的部位和程度与 RGP 矫正视力效果的关系. 眼科,2020,29(05):36-40.

14. 谢立信. 我国角膜基础和临床研究的现状及发展. 中华眼科杂志,2010,46(10):883-887.

15. 颜华,朱鑫磊. 运动相关眼外伤的特点及研究进展. 中华眼科杂志,2019,55(9):717-720.

16. 袁检宝. 角膜损伤修复与基质重塑的研究进展. 中华实验眼科杂志,2018,36(4):317-320.

17. 黄扬,叶子,李朝辉. 外伤性晶状体全脱位. 中华眼科杂志,2017,53(11):873.

18. 中华医学会眼科学分会角膜病学组. 我国角膜上皮损伤临床诊治专家共识(2016 年). 中华眼科杂志, 2016,52(9):644-648.

19. 陆斌,杨亚波,任艳红,等. 被延时的儿童角膜穿孔伤急诊救治. 中华急诊医学杂志,2014,23(1):99-101.

20. 李凤鸣. 中华眼科学. 北京:人民卫生出版社,2005.

21. 李美玉. 青光眼学. 北京:人民卫生出版社,2004.

22. 高嘉悦,张弘. 睫状体解离诊断和治疗进展[J]. 中华眼视光学与视觉科学杂志,2022,24(2):6.

23. 梁素云,徐承慧,罗勤,等. B 型超声波检查在眼外伤诊断中的应用. 眼外伤职业眼病杂志,2000,22(2):159-160.

24. 张效房. 眼内异物的定位与摘出. 北京:科学出版社,2001.

25. 惠延年. 铁离子对玻璃体作用的离体实验. 眼外伤与职业眼病杂志,1986,8:209.

26. 张效房,宋绣雯,杨景存,等. 2002 例眼内异物摘出手术的体会. 中华眼科杂志,1978,14(1):11-15.

27. 王维兴,石秀珍. 848 眼眼内异物临床分析. 眼外伤与职业性眼病杂志,1981,3(1):27-30.

28. 许敬慈,朱丽霞,蔡丰英. 眼内异物 400 例临床分析. 南京医学院学报,1982:264-265.

29. 陈绮龄. 海南岛眼内异物 240 例临床统计. 眼外伤与职业性眼病杂志,1983,5(2):98-100.

30. 褚卓云,张效房. 眼内异物摘出术后远期效果观察. 眼外伤与职业性眼病杂志,1984,6(3):134-139.

31. 白彩霞,张苓芝,戴淑芳. 90 例眼内异物临床分析. 兰州医学院学报,1987:51-53.

32. 高航. 眼内异物 151 眼临床分析. 眼外伤与职业眼病杂志,1987,9(1):27-28.

33. 何修. 山区眼内异物 112 例临床分析和处理体会. 眼外伤职业眼病杂志,1988,10(3):164-165.

34. 郝永祥,芦文秀. 眼内异物 300 例临床分析. 眼外伤职业眼病杂志,1988,10(3):162-164.

35. 崔极哲,吴雅臻,王维兴. 200 例眼内异物临床分析. 实用眼科杂志,1988,6(9):551-553.

36. 吴秀璋,穆凤平. 眼内异物 100 例临床分析. 眼外伤职业眼病杂志,1990,12(2):95.

37. 郑秋萍,林媛,杨瑾,等. 108 例眼内异物临床统计与致盲原因分析. 眼外伤职业眼病杂志,1993,S1:351-353.

38. 卢燕,黄一飞,董贵安. 眼内异物 246 例视力结果临床分析. 中国实用眼科杂志,1998,16(6):353-355.

39. 邵新香. 眼内异物 99 例临床分析. 眼外伤职业眼病杂志,2000,22(6):644-645.

40. 陶静,谢欣. 眼内异物 218 例临床分析. 临床眼科杂志,2005,13(1):72-73.

41. 王传富,孙为荣,石珍荣. 37 例晶体过敏性眼内炎临床病理分析. 眼外伤职业眼病杂志,1992,14(1):11-13.

42. 杨培增,张效房,吴怡丹,等. 眼球穿通伤后慢性炎症发病机制的免疫学探讨. 眼外伤职业眼病杂志,1988,10(4):242-246.

43. 杨培增,张效房,吴怡丹,等. 眼球穿通伤后慢性炎症发病机制的免疫学探讨Ⅱ:血清免疫球蛋白和 C3 测定及意义. 眼外伤职业眼病杂志,1989,11(2):65-70.

44. 庞秀琴,何雷,宋维贤,等. 超声生物显微镜在眼外伤手术中的诊断应用价值. 中国超声诊断杂志,2001,2(8):6-8.

45. 杨文利,刘磊,朱晓青,等. 应用超声生物显微镜检查及诊断眼部睫状体脱离. 中华眼科杂志,1999,35(3):194-196.

46. 刘杏,凌运兰. 光学相干断层成像仪的临床应用. 中国实用眼科杂志,1999,17:322-325.

47. 吴敏,李娟娟,胡竹林,等. 眼前节光学相干断层扫描在外伤性睫状体脱离的应用. 临床眼科杂志,2009,17(5):404-405.

48. HAWKINS E,BLACKWELL J. Ocular trauma. Manhattan:John Wiley & Sons,Ltd,2021.

49. KANG Y,ZHANG H,HU M,et al. Alterations in the ocular surface microbiome in traumatic corneal ulcer patients. Investigative Ophthalmology & Visual Science,2020,61(6):35.

50. GENADRY K,SHROCK C,O'ShEA D,et al. Traumatic Hyphema. The Journal of Eemergency Medicine,2021.

51. KHORAMNIA R. Open globe injuries:Classifications and prognostic factors for functional outcome. Diagnostics,2021.

52. CHAUHAN MZ,GEORGIOU M,AL-HINDI H,et al. Outcomes of pars plana vitrectomy following ocular trauma at varying surgical time points. Int J Retina Vitreous,2022,8:49.

53. KEIL JM,ZHAO PY,DURRANI AF,et al. Endophthalmitis,visual outcomes,and management strategies in eyes with intraocular foreign bodies. Clin Ophthalmol,2022;16:1401-1411.

54. ZHUANG H,DING X,ZHANG T,et al. Vitrectomy combined with intravitreal antifungal therapy for posttraumatic fungal endophthalmitis in eastern China. BMC Ophthalmol,2020,20:435.

55. WANG A,ZHAO Z. Comparing vitrectomy,silicone oil endotamponade with/without cyclopexy to treat cyclodialysis clefts with severe ocular trauma. Retina,2021,41(6):1174-1181.

56. BOBER NK,KUMARAN N,WILLIAMSON TH. Outcomes following pars plana vitrectomy for severe ocular trauma. J Ophthalmic Vis Res,2021,16(3):408-414.

57. PUJARI A,SELVAN H,BEHERA A K,et al. The probable mechanism of traumatic angle recession and

cyclodialysis. J Glaucoma,2020,29(1):67-70.

58. LIANG Y,LIANG S,LIU X,et al. Intraocular foreign bodies:Clinical characteristics and factors affecting visual outcome. Journal of Ophthalmology,2021.

59. THERESE KL,ANAND AR,MADHAVAN HN. Polymerase chain reaction in the diagnosis of bacterial endophthalmitis . Br J Ophthalmol,1998,82:1078-1082.

60. MATEO-MONTOYA A,DREIFUSS S. Anterior segment optical coherence tomography as a diagnostic tool for cyclodialysis clefts. Arch Ophthalmol,2009,127:109-110.

61. CEBULLA CM,FLYNN JR HW. Endophthalmitis after open globe injuries. Am J Ophthalmol,2009,147(4): 567-568.

62. ESSEX RW,YI Q,CHARLES PG,et al. Post-traumatic endophthalmitis. Ophthalmology,2004,111(11): 2015-2022.

63. BERROCAL AM,SCOTT IU,MILLER D,et al. Endophthalmitis caused by Moraxella species. Am J Ophthalmol,2001,132(5):788-790.

64. BOHIGIAN GM,OLK RJ. Factors associated with a poor visual result in endophthalmitis . Am J Ophthalmol, 1986,101(3):332-341.

65. BOLDT HC,PULIDO JS,BLODI CF,et al. Rural endophthalmitis. Ophthalmology,1989,96(12):1722-1726.

66. BUSBEE BG. Advances in knowledge and treatment:An update on endophthalmitis . Curr Opin Ophthalmol, 2004,15(3):232-237.

67. THOMPSON JT,PARVER LM,ENGER CL,et al. Infectious endophthalmitis after penetrating injury with retained intraocular foreign bodies. Ophthalmology,1993,100:1468-1474.

68. KUNIMOTO DY,DAS T,SHARMA S,et al. Microbiologic spectrum and susceptibility of isoates:Part J. AmJ Ophthalmol,1999,128:242-244.

69. BHAGAT N,NAGORI S,ZARBIN M. Post-traumatic infectious endophthalmitis. Surv Ophthalmol 2011,56: 214-251.

70. BARZA M,PAVAN PR,DOFT BH,et al. Evaluation of microbiological diagnostic techniques in postoperative endophthalmitis in endophthalmitis vitrectomy study. Arch Ophthalmol,1997,115:1142-1150.

14

第十五章

联合手术的适应证及
手术时机的选择

临床上外伤性白内障的情况多种多样,常发生各种并发症(complication),造成眼前、后段的损伤和解剖结构的紊乱,可能引起一系列的继发损害,导致视功能的进一步下降,这些损伤有些需要暂时保守治疗,择期行后续的联合手术治疗,有些却需要尽早进行联合手术治疗,同时实施眼前段解剖结构的重建,才能达到预期恢复视力的目的。因此,联合手术的适应证及手术时机的选择至关重要。

第一节 │ 选择手术适应证应关注的问题

眼外伤包括眼球穿通伤(perforation of eyeball)、眼球挫伤(contusion of eyeball)和眼球破裂伤(rupture of eyeball),由于外伤的性质不同,手术时机及手术方法也不尽相同,需要关注多方面的问题。

一、角膜状态

角膜是位于眼球最前部的重要屈光间质,也是眼部最重要的屈光介质之一,它的透明程度、屈光界面平滑度及光学性能一方面对是否能够清晰直视地进行显微镜下的内眼手术起到了决定性的作用,直接关系着复杂眼外伤的联合手术是否能够顺利进行;另一方面也直接影响了外伤治疗后视功能的恢复情况。因此,角膜的状态至关重要。对于角膜状态欠佳者,须根据不同情况,予以对症处理,尽可能恢复角膜的光学性能,为联合手术及术后恢复创造良好的条件。

外伤后,根据角膜受伤后治疗方式的不同,可分为保守治疗和手术治疗两类。

1. 保守治疗 保守治疗的角膜问题主要包括角膜擦伤、角膜糜烂、角膜挫伤,这类外伤的治疗措施主要以促进愈合、减轻水肿及减少瘢痕形成为主,目的是尽早恢复角膜的透明性和角膜的正常屈光状态。

(1)角膜擦伤:角膜擦伤(corneal abrasion)可分为角膜上皮剥脱(epithelial exfoliation)和角膜深层组织缺失两种。

(2)角膜糜烂:角膜表面的机械性损伤如果损伤了上皮基底膜,如一些树枝或手指甲划伤等应切力损伤时,有可能造成角膜反复性上皮糜烂(recurrent epithelial erosion)、持续性上皮缺损

（persistent epithelial defect），甚至发展为无菌性基质溃疡（noninfected stromal ulceration）。

（3）角膜挫伤：钝性物体打击、高压液体或气体冲击作用于角膜和巩膜可引起角膜挫伤（contusion of cornea），导致挫伤性角膜水肿（contused corneal edema），严重而突然的挫伤可使角膜剧烈内陷而发生层间或后弹力层的断裂，即角膜层间断裂（corneal interlamellar rupture）。

2. 手术治疗　需手术治疗的角膜问题主要包括角膜异物、角膜层间撕裂、角膜穿通伤、角膜血染、前房积血，以及部分外伤后的角膜瘢痕、角膜血管翳，这类外伤需要关注的重点在于需细致处理角膜伤口。需要缝合者一定要认真缝合角膜伤口，仔细对位、缝线松紧适宜，要像完成一次屈光手术一样，尽可能减少散光，恢复角膜的光学性能，为外伤性白内障术后视力的恢复奠定良好基础。

（1）角膜层间撕裂：在眼球遭受外力损伤之后，极少见的情况可发生角膜层间非穿通性撕裂伤（non-penetrating corneal laceration），而无穿通伤口。在裂隙灯下可见角膜后弹力层完整，而撕裂局部明显水肿，且由于撕裂瓣厚薄不一，形状不规则又具有收缩能力，所以易出现翘起、裂开、翻卷等情况，且在撕裂层间，亦容易存留异物。

（2）角膜穿通伤：锐器、异物、带刺植物、挫伤等均可造成角膜穿通伤（corneal penetration injury），不同的致伤原因、受伤部位、创伤轻重、有无异物存留、致伤物的污染程度、受伤后就诊时间，其诊疗方法有所不同。

（3）前房积血、角膜血染：角膜血染（corneal blood staining）又称角膜血染症、角膜铁染，指眼外伤引起大量前房积血，同时伴有角膜内皮及后弹力层损伤，常合并眼压升高，此状态持续一段时间积血不能吸收，则红细胞碎片或血红蛋白将渗入角膜实质层，最终演变成含铁血黄素沉积于角膜层间，使角膜呈弥漫性淡棕色或黄褐色浑浊，严重者角膜全层均呈红褐色或黑色；角膜深层可见黄褐色微粒。随着病程的延长，角膜周边部位近角膜缘处血染可部分吸收，变为环形透明或半透明区，而中央部则保持淡棕色血染浑浊，绝大多数永久性视力减退或丧失。

二、前房状态

眼外伤后，前房的状态也是需要高度关注的问题之一，主要有以下几个方面：①前房内炎症及出血情况，需针对性进行抗炎、止血，必要时手术治疗——清除前房周边部的纤维素性渗出和陈旧性积血，恢复其房水滤过功能，降低眼压；同时，亦解除了对虹膜的牵引使瞳孔缩小。②前房内解剖结构紊乱，需进行复位——分离虹膜与角膜瘢痕的前粘连、分离虹膜根部与前房角的前粘连。③前房深度，眼外伤后前房深度过深或过浅均提示异常，需进一步检查后明确前房深度异常的原因并予以治疗。

1. 前房炎症　当眼球受到外伤时，会出现炎症反应，这主要有以下原因：一方面是外伤后眼球的组织结构可能遭到极大力量的冲击或破坏，虹膜-睫状体-脉络膜受到冲击，血管急速收缩-组织缺氧，继之血管反射性扩张，甚至出现部分血管在冲击力的作用下破裂出血；另一方面是眼球穿通或破裂后，外界的细菌、真菌和病毒会进入眼内，在前房内繁殖并释放毒素及代谢产物。这两方面原因无论是单独作用（钝挫伤），还是共同作用（穿通或破裂伤），都会导致眼前节血管通透性增加，炎性因子大量释放，破坏血-房水屏障，大量蛋白质、纤维素性渗出物及炎性细胞等渗出至组织表面和房水中，导致前房炎症的出现。对于复杂外伤的联合手术而言，前房炎症的处理方式对预后有很大的影响。

15

2. 前房积血　外伤性前房积血(traumatic hyphema)是眼外伤的常见并发症,且大多数依靠药物及支持治疗可自行吸收,但约 5% 的患者最终前房积血不能吸收,引起继发性青光眼,需要尽早手术治疗。

3. 前房内解剖结构紊乱　前房内解剖结构紊乱主要有以下几种情况:虹膜与角膜瘢痕前粘连、虹膜根部与前房角前粘连、瞳孔膜闭、前房内巨大渗出膜形成并牵拉致瞳孔变形等,这种情况需尽早行前房重建联合虹膜瞳孔成形术治疗。

4. 前房深度　眼外伤后,前房深度也是最值得关注的问题之一,且需要结合前房炎症情况以及虹膜、晶状体和眼压的情况综合判断并治疗。

三、虹膜、瞳孔状态

眼外伤后,虹膜、瞳孔的状态也需要重点关注,必要时需行虹膜瞳孔成形术,该手术旨在:①重建虹膜隔的张力,避免其前后粘连,使前、后房解剖复位;②修复瞳孔至 3~4mm,近似圆形,居中位,恢复其光学性能,消除术后的畏光、眩光和单眼复视;③防止人工晶状体偏中心、倾斜及瞳孔夹持,改善视觉质量;④防止远期并发症、稳定术后视功能。

眼外伤后,常见的虹膜、瞳孔损伤主要有以下几种。

1. 虹膜脱出或嵌顿　对于外伤引起的虹膜脱出或嵌顿,应清除虹膜表面异物及渗出膜,抗生素溶液反复冲洗后,将虹膜组织还纳入前房。待前房炎症消退后,Ⅱ期再行虹膜瞳孔成形术(iridoplasty)。

2. 虹膜穿孔　虹膜穿孔伤常见于细小而尖锐的利器刺伤眼前段或眼内异物(intraocular foreign body)穿入眼球内,有时会伴有虹膜后粘连,此伤口终生不能愈合。因此,需根据虹膜穿孔大小来判断是否需要手术治疗,且需在前房炎症消退后,行Ⅱ期手术治疗:若虹膜穿孔小,对视功能无明显影响,无须特殊处理;若穿孔较大,可出现视觉混乱或单眼复视(monocular diplopia),则需行虹膜瞳孔成形术。

3. 虹膜撕裂　轻微的瞳孔括约肌撕裂(sphincter laceration),仅表现为双侧瞳孔不等大(anisocoria)或形状不同,而对光反应存在,对视力无影响,此时无须特殊处理;而重者可有明显的瞳孔散大、瞳孔"泪滴样"(tear drop)变形甚至撕裂部位出现虹膜节段性萎缩(segmental atrophy)、对光反应消失,且局部应用缩瞳剂不能有效缩小瞳孔,影响视力,需在前房炎症消退后Ⅱ期手术治疗。

4. 虹膜根部离断　受外伤后,虹膜根部离断可发生于一处,也可发生于多处,且范围、大小不一。上方范围较小的断裂由于眼睑的覆盖多不发生视力障碍,可不必处理;若发生在其他部位或断裂较大时,可出现视觉混乱或单眼复视(monocular diplopia),需在前房炎症消退后Ⅱ期行虹膜根部离断修复术治疗。

5. 挫伤性瞳孔异常　轻度的单纯挫伤性瞳孔异常,一般不需特殊处理,可自行恢复,迁延性瞳孔缩小(persistent miosis),可滴用阿托品滴眼液;瞳孔散大和变形多较顽固,少部分患者可通过滴缩瞳剂如 1% 毛果芸香碱(pilocarpine)恢复正常视力。若药物治疗无效,对于伴有视力障碍的患者可行虹膜瞳孔成形术治疗,对于伴有睫状肌损伤引起的调节麻痹者手术后还需验光并长期配戴矫正镜片。

四、晶状体状态

1. **晶状体浑浊**　眼外伤后,若晶状体尚透明、囊膜完整、悬韧带正常,则在外伤后 2 天~2 周甚至更久后可能逐渐出现浑浊,可根据视力下降的情况,择期行白内障超声乳化或囊外摘除(ECCE)联合人工晶状体植入术。

2. **晶状体前囊破裂**　眼球穿通伤常合并晶状体前囊破裂,但后囊完整,此时晶状体皮质吸收水分后,可膨胀并溢出至前房,引起前葡萄膜炎,需在受伤后尽早行白内障囊外摘除术。但在受伤后前房内炎症不能静止的状态下,不能植入人工晶状体,防止加重前房炎症。对于角膜需要清创缝合者,可在清创缝合后直接行 ECCE,待 2~3 个月后角膜缝线拆除 II 期行人工晶状体植入术。对于角膜伤口自闭,不需清创缝合者,需在外伤后 3~5 天内,控制前房炎症后,尽早行白内障超声乳化或囊外摘除术,否则在晶状体皮质的刺激下,前房炎症将始终无法静止,甚至在伤后 1~2 周突然并发无菌性眼内炎。

3. **晶状体前、后囊破裂**　眼球穿通伤合并晶状体前、后囊同时破裂,并伴有玻璃体脱出者,可 I 期行角膜清创缝合 +ECCE+ 后囊切开/前段玻璃体切除术,尽量将皮质处理干净,防止晶状体皮质引起的前段葡萄膜炎,待角膜缝线拆除后 II 期行人工晶状体植入术。

对于眼球挫伤合并晶状体后囊破裂,但前囊完整,晶状体皮质溢出进入前段玻璃体者,应在伤后 1 周内实施晶状体切除 + 前段玻璃体切除 + 保留晶状体前囊 + 人工晶状体植入四联术。避免 2 周后脱出的晶状体皮质被葡萄膜组织吸收引起严重的中间葡萄膜炎,致睫状体平坦部全周"雪堤状"渗出(图 15-1-1),手术时机选择不当可致大范围锯齿缘截离(图 15-1-2),加重视功能的损伤。

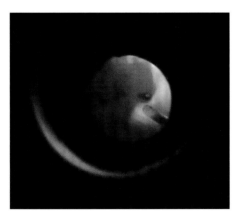 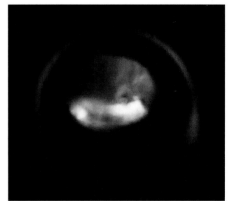

图 15-1-1 "雪堤状"渗出　　　　图 15-1-2 锯齿缘截离

4. **晶状体不全脱位**　外伤后晶状体悬韧带部分离断,使晶状体向离断的对侧移位,称晶状体不全脱位。若晶状体囊完整无破裂,I 期手术中晶状体暂不处理;若悬韧带离断处有玻璃体脱出于前房者,可行前段玻璃体切除术切除脱出的玻璃体,并重建前房。待炎症消退后 II 期手术再处理晶状体不全脱位。

5. **晶状体全脱位**　晶状体悬韧带全部离断,使晶状体完全脱离原来的解剖部位,称之为晶状体全脱位,根据脱位的方向和部位不同,又分为脱入前房、嵌顿于瞳孔区、脱入玻璃体或脱位于结膜下。前两者使前后房不能交通,房水循环阻塞,导致眼压急剧升高,需尽快手术取出脱位的晶状体;后者晶状体占据玻璃体的空间,使玻璃体前移阻塞瞳孔区,继发青光眼,如果玻璃体已液化,不会引起眼压升高,但是晶状体游离碰撞视网膜,可引起视网膜炎症、水肿,继而出现玻璃体浑浊,如处理不及时,晶状体囊破裂,皮质溢出,可导致后葡萄膜炎,进而引起玻璃体机化、增殖,并可牵引引起视网膜脱离。

五、玻璃体状态

1. **玻璃体积血** 视网膜、脉络膜、虹膜血管破裂,血液流入玻璃体腔内被称为玻璃体积血(vitreous hemorrhage),眼外伤是玻璃体积血的主要病因,且易合并视网膜、脉络膜脱离及低眼压,造成严重的视力损害。

眼外伤导致的玻璃体积血,出血部位主要有:①挫伤后睫状体出血;②前房大量出血并进入玻璃体腔内;③视网膜血管破裂出血;④眼球穿通伤引起巩膜、脉络膜、视网膜破裂,导致玻璃体腔大量积血。

玻璃体腔内的新鲜积血呈鲜红色,团状或块状,呈红光反射;若为致密多量的积血,红光反射可消失。玻璃体积血可引起吞噬细胞浸润,破坏玻璃体骨架结构,使玻璃体塌缩、液化并后脱离。血液内的血红蛋白和白细胞及其降解产物和释放的炎性介质,均可刺激玻璃体及视网膜发生细胞及纤维增生。若是眼球穿通伤引起的玻璃体积血,还可引起吞噬细胞浸润并引发玻璃体和视网膜的慢性炎症。因此,随着时间的推移,玻璃体积血可由鲜红色变为黄色尘状,最后形成不同程度的灰色膜状增殖。

若是视网膜血管的出血,则积血首先局限于视网膜前界膜下,亦称为视网膜前出血,此时积血区域多成圆形或近似圆形的红色或暗红色,遮挡其后的视网膜,其中血液多不凝固,呈舟状,有明显的液平面,并可随头位而改变其液平面,出血区域外可视及正常视网膜。若出血突破前界膜进入玻璃体,则迅速凝固呈球形或固定的形状。若视网膜前出血位于黄斑区,则可对视力造成极大影响,为尽早恢复视力并防止出血吸收后形成黄斑前膜,可考虑激光切开视网膜前界膜,促进血液进入玻璃体腔内而尽早吸收。

前界膜下及液化玻璃体中积血均易于吸收。外伤性玻璃体积血吸收一般需要1~24个月,平均为8个月。血液的吸收与出血量和部位有关,亦和玻璃体及周围组织健康状态有关。正常的玻璃体能促进凝血,但玻璃体积血能破坏正常玻璃体,之后血液向周围扩散并吸收。

2. **玻璃体疝** 玻璃体疝(vitreous hernia),即玻璃体脱出(internal vitreous prolapse),系玻璃体经瞳孔或虹膜根部离断处进入前房,常见于眼外伤引起的晶状体囊破裂、晶状体全脱位或不全脱位、晶状体不全脱位合并虹膜根部离断,由于外伤后前后房压力失去平衡,玻璃体前移并自瞳孔区或悬韧带及虹膜断裂处到达前房并嵌顿在其中。

若玻璃体前界膜完整,裂隙灯下前房玻璃体嵌顿处可见囊状近似透明的凝胶状物质,表面光滑,与房水间界限清晰,有时表面可见散在色素颗粒,并随眼球运动而颤动。若瞳孔较小,则前房内玻璃体呈圆形或不规则的近似透明珠状,向后经过瞳孔区被卡压变窄,并与后方玻璃体相连。

若玻璃体前界膜已破裂,则可见絮状、云雾状或透明薄膜状的玻璃体在前房内飘动,此类玻璃体是退变的玻璃体与房水的混合物,由于无前界膜包裹,故接触角膜后对角膜内皮层及后弹力层均无害,不必立即手术处理。

玻璃体疝最常见的并发症有:①瞳孔阻滞,当玻璃体疝嵌顿于瞳孔并与瞳孔缘紧贴,或玻璃体前界膜与虹膜粘连,可阻断前后房交通,房水蓄积在后房或向后流入玻璃体腔,使后房压力增高并挤压虹膜及前房,导致眼压增高,并可引起房角粘连闭锁,形成瞳孔阻滞性青光眼(aphakic pupilary-block glaucoma),若不及时处理,可导致视力丧失。②玻璃体与角膜粘连,若在玻璃体前界膜完整的情况下形成与角膜内皮接触的玻璃体疝,在外伤的炎症刺激下,玻璃体前界膜与角膜内皮可发生粘连,由于角膜与玻璃体之间存在渗透压差,玻璃体中的水分子可循压力差进入角膜内皮细胞,若内皮细胞不能代偿,则水分子可进入角膜基质层。在持续的渗透压差下,角膜内皮细胞的代偿能力仅能维持 24~48 小时,若不能尽快解除粘连,即会出现角膜内皮细胞变性、坏死,引起角膜基质层的水肿、浑浊,角膜上皮局限隆起,形成大泡性角膜病变,最终导致角膜内皮细胞消失,角膜失代偿,玻璃体前界膜与角膜牢固粘连,角膜后弹力层皱缩,最终新生血管形成。③黄斑囊样水肿及视网膜裂孔形成,外伤导致的玻璃体疝可引起玻璃体前移,并使玻璃体发生颤动,使玻璃体对视网膜产生牵引,若牵引黄斑部视网膜可导致黄斑囊样水肿或黄斑穿孔,若牵引周边视网膜可导致周边视网膜撕裂及裂孔,进而发生视网膜脱离。

3. 玻璃体脱出　玻璃体脱出多见于眼球破裂伤或较严重的眼球穿通伤。眼球破裂伤后玻璃体可自球壁伤口处脱出,呈透明胶冻样,缝合球壁伤口时需将伤口处的玻璃体剪除干净后对位缝合伤口,防止玻璃体脱出嵌顿;对于严重的眼球穿通伤,往往可见玻璃体前界膜破裂,玻璃体自晶状体碎裂处或断裂的悬韧带处进入前房。

玻璃体脱出易造成严重的并发症,最常见的有以下几种。

(1) 伤口愈合延缓:玻璃体脱出嵌顿于伤口后,可形成一条穿通眼球内外的通道,局部刺激可经由玻璃体进入眼内,导致局部炎症及伤口愈合延缓。

(2) 瞳孔偏位:玻璃体自瞳孔处脱出后,可牵拉导致瞳孔变形、偏位,严重时可导致脱出处虹膜向后卷曲,局部虹膜无法视及。

(3) 前段 PVR:眼外伤玻璃体脱出于前房内后,常与虹膜、角膜后弹力层、房角等部位发生粘连,加之外伤后眼内炎症的刺激,常导致前段 PVR 的形成。

(4) 房角粘连、角膜水肿及失代偿、黄斑囊样水肿、视网膜撕裂脱离:这些并发症与玻璃体疝并发症的发生原因相同。

4. 玻璃体腔内异物　玻璃体腔内异物是眼外伤常见的并发症之一,异物在眼内存留常引起严重的并发症,影响患者视力的恢复。由于眼外伤的复杂性,眼内异物的种类、材质、大小、形状、存留时间、组织损伤的炎症反应的轻重以及是否合并大量玻璃体积血或眼内炎等因素的不同,预后的情况也有很大的区别,因此难以制定一套标准化的诊疗流程,需根据不同情况,结合诊疗指南,个性化诊疗。对于不合并眼内炎的玻璃体腔内异物,可根据前节及视网膜、玻璃体情况择期手术;对于合并眼内炎的玻璃体腔内异物,若眼内炎难以控制,则应尽早手术,以减少眼内炎对视网膜的毒害作用,尽可能保全视网膜的功能。

六、脉络膜、视网膜和视神经

眼外伤也可导致较为严重的眼球后段损伤——即脉络膜、视网膜和视神经的损伤,如:脉络膜破裂、出血、脱离,视网膜出血、视网膜脱离、黄斑裂孔、视网膜撕裂、视网膜异物嵌顿、球后壁穿通伤、视网膜填塞、视网膜视神经挫伤、视神经离断等,相较于外伤性白内障及前段损伤,这些严重的损伤需要优先进行处理,因此不在本章讨论的范畴。

第二节 | 联合手术时机的选择

一、手术时机选择的重要性

对于复杂的眼前段外伤,其不仅在受伤瞬间造成解剖结构的紊乱和视功能的损害,也会在后续带来一系列的并发症和继发损害,如果处理时机不当,将对视功能造成极大的损害:

1. **角膜伤口缝合处理不当** 可造成瘢痕粗大,导致高度散光和不规则散光,严重影响后续的检查、治疗及视功能的恢复。

2. **虹膜前粘连不及时解除** 虹膜与角膜伤口粘连不解除,可导致角膜基质层的成纤维细胞及纤维迷失方向,长入前房,布满角膜内皮层与虹膜之间、前房角、向后至睫状体增殖,直至晶状体前囊,形成前段PVR(anterior proliferative vitreoretinopathy)(图15-2-1),进而纤维细胞的增殖沿睫状体、脉络膜向后发展,形成后段PVR(posterior proliferative vitreoretinopathy)。带来的后果不仅是浅前房或前房消失、继发青光眼、瞳孔变形移位,严重者可导致视网膜脱离、眼球萎缩。

3. **虹膜后粘连** 虹膜与晶状体前囊或后囊粘连不解除,可导致后房消失;人工晶状体眼可发生后发性白内障;继而可导致人工晶状体偏心,光学中心从后房被挤出来,造成瞳孔夹持(图15-2-2);前后房交通受阻,继发青光眼。

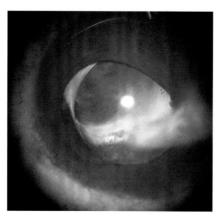
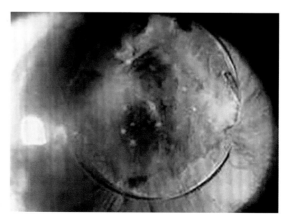

图 15-2-1　前段 PVR　　　　图 15-2-2　人工晶状体眼伴后发性白内障、瞳孔夹持

4. **后囊破裂、玻璃体脱出不及时处理**　后囊中央的破裂,玻璃体脱出牵引可导致黄斑囊样水肿;后囊周边的破裂,或悬韧带部分离断,玻璃体脱出牵引,易导致周边视网膜及锯齿缘的裂孔致视网膜脱离;人工晶状体眼如有玻璃体脱出牵引,易导致瞳孔变形,人工晶状体偏心、移位或倾斜。

因此,如何精准地把握手术时机,在关键时刻及时处理,对于复杂的眼前段外伤尤为重要。

眼外伤因为存在很大的不确定因素,患者的损伤部位、损伤程度不同,预后也不同。有研究表明,合理的手术时机能降低患者术后并发症的发生率、有效改善术后视功能的恢复状况,与预后情况息息相关,但临床上对于不同外伤的确切手术时机始终存在一定的争议,本节针对不同眼外伤及其适宜的联合手术方法、人工晶状体的选择,探讨各种联合手术时机的选择。

二、各种联合手术时机的选择

1. **外伤性白内障联合青光眼手术**　对于外伤性白内障合并青光眼的联合手术的手术时机选择,首先需考虑继发性青光眼的原因,同时此类患者往往伴有不同程度的角膜水肿、前房炎症,需考虑角膜、前房情况是否允许手术治疗:

(1) 晶状体囊破裂、皮质膨胀继发闭角型青光眼,应尽早摘除晶状体,解除晶状体对虹膜和房角的压迫,防止周边虹膜前粘连,同时也可解除晶状体皮质对前房的抗原刺激效应,减轻前房炎症。对于术中发现合并晶状体后囊破裂者,需联合前段玻璃体切除手术,切除玻璃体腔内残留的晶状体皮质及前段玻璃体,保留完整的囊环。对于术中角膜水肿及前房炎症较重者,晶状体摘除后暂不植入人工晶状体,以避免植入物对前房的二次刺激,需在角膜透明、前房炎症静止后,Ⅱ期行人工晶状体植入手术。

(2) 外伤性白内障合并前房积血、房角后退继发青光眼,此类情况多见于眼挫伤,在积血部分吸收后,即可见房角后退,后退范围愈大,发生青光眼的比例愈高,此时可考虑在前房积血吸收、睫状充血消退、炎症静止后,行白内障超声乳化吸除、人工晶状体植入联合青光眼滤过手术。

(3) 外伤性白内障合并瞳孔膜闭继发青光眼,若外伤后早期未及时进行抗炎、散瞳等治疗,前房内大量炎症渗出在虹膜表面及瞳孔区,可造成瞳孔膜闭,并继发青光眼,此时应考虑在睫状充血消退、前房炎症静止后再手术。

2. **外伤性白内障合并虹膜、睫状体损伤的联合手术**　外伤性白内障合并虹膜、睫状体的损伤,根据虹膜、睫状体解剖结构异常的位置,总体来说可以分为:①虹膜、睫状体脱出、嵌顿等位于眼球结构外的解剖结构异常;②虹膜根部离断、瞳孔括约肌撕裂、虹膜穿孔、虹膜前粘连、虹膜后粘连、睫状体脱离、睫状体分离等位于眼球结构内的解剖结构异常。除此之外,虹膜、睫状体损伤还包括一些解剖结构正常但功能异常的损伤,如:挫伤性瞳孔异常、挫伤性虹膜睫状体炎等。这些损伤,由于解剖结构异常的位置不同,或功能异常的情况不同,其手术时机选择也有很大区别。

(1) 位于眼球结构外的解剖结构异常:对于外伤引起的虹膜、睫状体脱出或嵌顿等位于眼球结构外的解剖结构异常,应尽早行Ⅰ期清创缝合手术,需对脱出或嵌顿组织进行清洗,仔细清除组织表面的渗出膜,并将脱出或嵌顿的组织尽早还纳入眼内,手术越早进行,缺血、暴露在外的虹膜、睫状体组织的损伤越轻,化脓性眼内炎的风险越低,预后越好。同时予以局部和全身的抗感染药物应用,其余治疗方案和钝挫伤后的眼内炎相同,待角膜恢复透明、睫状充血消退、前房炎症静止后,再行Ⅱ期白内障超声乳化摘除联合虹膜瞳孔成形手术。

(2) 位于眼球结构内的解剖结构异常

1) 对于外伤引起的白内障合并瞳孔括约肌撕裂、虹膜穿孔、虹膜前粘连、虹膜后粘连、睫状体脱离等位于眼球结构内的解剖结构异常,需在前房炎症消退、前房积血吸收后,行Ⅱ期白内障超声乳化吸除联合虹膜瞳孔成形手术。对于细小的虹膜穿孔、轻微的瞳孔括约肌撕裂、上方范围较小的虹膜根部离断,对视功能无明显影响,不需要进行Ⅱ期手术治疗。

2) 对于外伤引起的较大范围的虹膜根部离断,由于虹膜血供来源于虹膜根部的大动脉环,为防止离断区虹膜因缺乏血供而萎缩,应在外伤后1周内行虹膜根部离断修复术。若前房炎症反应静止,可考虑同时行白内障超声乳化吸除联合虹膜根部离断修复术;若前房炎症较重,可仅行虹膜根部离断修复术。

3) 对于外伤性白内障合并睫状体损伤,首先需明确睫状体损伤的类型,常见的外伤性睫状体损伤有两种类型,一是睫状体脱离(ciliary body detachment),是指睫状体仅与部分巩膜(不包含巩膜突)分离,致睫状体上腔有间隙并积液,但睫状体上腔与前房未相通的情况;二是睫状体分离(cyclodialysis cleft),是指睫状体纵形肌的肌腱断裂,与巩膜突及巩膜完全分开后,前房与睫状体上腔直接沟通,房水直接进入睫状体-脉络膜上腔(superior ciliary choroidal cavity)而引发的以低眼压(ocular hypotension)为主的一系列临床病理改变。不同的睫状体损伤类型,治疗方式和手术时机不同。

① 睫状体脱离首选保守治疗,待睫状体复位后,睫状充血消退、前房炎症静止,行白内障超声乳化吸除术即可;极少部分患者因脱离范围较大,保守治疗3个月至半年仍无效后,再考虑行手术治疗,可行白内障超声乳化吸除术 + 人工晶状体植入 + 睫状体缝合术。

② 外伤性白内障伴有睫状体分离者,因大量房水直接流入睫状体-脉络膜上腔,眼压持续较低,睫状体难以复位贴合至巩膜壁,因此保守治疗大多效果欠佳,保守治疗2周无效者,需尽早手术治疗:睫状体分离范围较小者,可行白内障超声乳化吸除术 + 人工晶状体植入术,术中植入大"C"襻人工晶状体,利用人工晶状体的大"C"襻顶压于睫状体分离处,封闭前房与睫状体-脉络膜上腔之间的通道,使睫状体复位,复位后其内的积液一般可自行吸收;睫状体分离范围较大甚至全周分离者,可行白内障超声乳化吸除 + 人工晶状体植入 + 张力环睫状沟植入术,将张力环开口背对睫状体分离最大处;若基层医院缺乏张力环等植入物,则需行睫状体缝合复位术。

③ 对于外伤性白内障合并晶状体不全脱位及睫状体分离者,需在白内障超声乳化吸除 + 人工晶状体悬吊 + 玻璃体切除术中探查睫状体分离范围及视网膜周边情况,根据睫状体分离范围,可选择行张力环睫状沟植入术,将张力环开口背对睫状体分离最大处,并在此处缝合一针固定张力环;若基层医院缺乏张力环等植入物,即根据睫状体分离范围术中在前置镜或全视网膜镜直视下行睫状体缝合术或玻璃体腔硅油充填术。

(3) 解剖结构正常,但功能异常的损伤:如挫伤性瞳孔异常,可先使用药物活动瞳孔,恢复瞳孔括约肌的张力,同时抗炎、止血等药物治疗,待睫状充血消退、前房炎症静止后,行白内障超声乳化吸除,术中检查视网膜周边情况,发现问题及时行激光光凝治疗,然后行人工晶状体植入联合虹膜瞳孔成形术;若周边视网膜损伤严重,光凝后需硅油充填,则需在2~3个月后视网膜复位、硅油取出时行人工晶状体植入联合虹膜瞳孔成形术。

对于外伤性白内障合并虹膜、睫状体损伤的相关联合手术来说,最重要的评估原则是解剖复位和功能修复,Ⅰ期手术仅需解决位于眼球结构外的解剖结构的复位,使眼前段组织的解剖结构大致复位,而Ⅱ期手术则是解决解剖结构的精准复位和功能修复。

3. 外伤性白内障联合前后房重建　对于外伤性白内障合并前后房解剖结构紊乱者,需先行抗炎、止血等治疗,至睫状充血消退、前房炎症静止后,行白内障超声乳化吸除术 + 人工晶状体植入术 + 前/后房重建术。

4. 晶状体损伤的联合手术　眼外伤后,根据晶状体损伤部位的不同,晶状体联合手术主要包括以下几种情况,我们分别对手术时机的选择进行探讨:

(1) 晶状体囊破裂:眼球穿通伤常合并晶状体囊破裂,由于囊破裂程度、受伤后就医时间及致伤原因的不同,可分为以下几种情况:

1) 角膜水肿较轻,受伤后尽快就医,仅可见晶状体前囊裂孔周围皮质吸水后呈灰白色浑浊,伴或不伴有前房内或晶状体内较小异物嵌顿,其余部位晶状体尚透明,可明确视及晶状体后囊尚完整,此时,应尽早行Ⅰ期角膜清创缝合 + 前房重建 + 白内障囊外摘除或超声乳化吸除术,有异物者可联合异物取出,但需注意的是,由于受伤后眼球内外结构相交通,前房内可能存在一定量致病菌,眼前段炎症持续存在,此时不宜Ⅰ期植入人工晶状体,防止加重前房炎症甚至导致眼内炎无法有效控制,需在2~3个月角膜缝线拆除后Ⅱ期行人工晶状体植入术。

2) 角膜伤口较大、水肿严重以致无法看清晶状体损伤情况,或受伤后未及时就医,导致晶状体皮质吸收水分后整个晶状体完全呈白色浑浊,甚至部分皮质膨胀并溢出至前房引起前葡萄膜炎,无法判断后囊情况者,此时,需尽早行Ⅰ期清创缝合 + 前房重建术,缝合角巩膜裂伤,并清除前房内溢出的皮质,行白内障囊外摘除,若发现后囊破裂,需联合行前段玻璃体切除术,暂不植入人工晶状体,术后局部及全身联合用药,预防感染、抗炎,待角膜恢复透明、炎症静止、角膜缝线拆除后1~3个月,择期行Ⅱ期人工晶状体植入术。儿童患者可在人工晶状体植入前,配戴角膜接触镜,同时行健眼的遮盖,防止形成弱视。

3) 角膜伤口自闭不需清创缝合,此时可根据前房炎症情况选择手术时机:若晶状体囊破孔较小,皮质未溢出者,前房炎症较轻,可配戴角膜绷带镜,并给予抗炎、预防感染等治疗,待2~3周后角膜基质层部分愈合后,行白内障超声乳化吸除联合人工晶状体植入术;若前房炎症反应重,大量渗出、积脓者,应及时行前房冲洗联合玻璃体腔内注药术(万古霉素、头孢他啶等),同时联合全身及局部广谱抗生素及糖皮质激素、非甾体药物抗炎、抗感染治疗;若炎症得到控制,可择期行白内障超声乳化吸除联合前段玻璃体切除术;若炎症持续加重,需尽早行晶状体切除 + 玻璃体切除 + 硅油注入术,减轻细菌代谢产物对视网膜的毒性作用,保存视网膜功能。

4) 眼球挫伤合并晶状体后囊破裂,但前囊完整,晶状体皮质溢出进入前段玻璃体者,应在伤后1周内尽早手术治疗,以减少晶状体皮质吸收引起的中间葡萄膜炎甚至大范围锯齿缘截离,手术方案可选择行:保留晶状体前囊的晶状体切除 + 前段玻璃体切除 + 人工晶状体植入联合手术。

(2) 晶状体悬韧带损伤:根据晶状体悬韧带损伤的范围,可分为晶状体不全脱位和晶状体全脱位两种情况,其手术时机的选择也有所不同。

1) 晶状体不全脱位:对于眼球爆炸伤患者,若虹膜、瞳孔无明显损伤,瞳孔括约肌功能正常,仅可见前房深浅不一或虹膜震颤,在散瞳后才能视及晶状体悬韧带部分离断,则Ⅰ期清创缝合手术中无须处理;若悬韧带离断处有玻璃体脱出于前房者,可行前段玻璃体切除,并重建前房。对于钝挫伤导致的晶状体不全脱位,只要无明显的瞳孔玻璃体疝导致继发性青光眼,均可先抗炎、止血等对症治疗,待炎症消退后Ⅱ期手术再处理晶状体不全脱位。

2) 晶状体全脱位:对于外伤后晶状体脱入前房或嵌顿于瞳孔区者,需尽快手术取出脱位的晶状体,必要时联合前段玻璃体切除术,恢复前后房交通和房水循环,并保护角膜内皮细胞。对于晶状体脱入玻璃体腔者,若形成明显的瞳孔区玻璃体疝,导致继发性青光眼,则需尽早手术;对于脱位于结膜下的晶状体,无须还纳,在Ⅰ期清创缝合术时摘除即可,待伤口愈合后择期行Ⅱ期玻璃体切除联合人工晶状体睫状沟缝线固定术。

5. 外伤性白内障与玻璃体的相关联合手术 对于外伤性白内障需行前段玻璃体切除手术的各种情况,已在上述外伤性白内障的各种并发症中进行了详细的说明,在这里就不再赘述。

对于外伤性白内障联合后段玻璃体切除手术,主要有以下几种情况:

(1) 外伤性白内障合并玻璃体浑浊、积血,此类情况多见于严重的钝挫伤、部分穿通伤和破裂伤,在Ⅰ期清创缝合术后,需进行预防感染、抗炎、止血等治疗,在受伤后 1~2 周后,待前房炎症静止、玻璃体后脱离形成后,实施白内障超声乳化吸除 + 人工晶状体植入 + 玻璃体切除术。

(2) 外伤性白内障合并眼内异物,此类情况早期保守治疗同上,也尽量选择在受伤后 1~2 周,待前房炎症静止、玻璃体后脱离形成后,实施白内障超声乳化吸除 + 人工晶状体植入 + 玻璃体切除术 + 眼内异物取出术。

(3) 外伤性白内障合并玻璃体腔浑浊积血及眼内异物存留时,若保守治疗的过程中,发现前房内炎症加重,则需根据前房内炎症程度并结合 B 超情况选择手术时机:①前房大量积脓,玻璃体腔内积血或异物情况无明显变化或逐渐好转,可做抗生素前房冲洗联合玻璃体腔内注药术(万古霉素、头孢他啶等);②前房大量积脓,B 超玻璃体腔浑浊逐渐加重者,可做前房冲洗联合玻璃体腔内注药(万古霉素、头孢他啶等)治疗,同时全身及局部应用广谱抗生素及糖皮质激素治疗,若前房炎症减轻:隔日行抗生素前房冲洗联合玻璃体腔注药术(万古霉素、头孢他啶等),若前房炎症及玻璃体浑浊逐渐加重,应尽早行晶状体切除 + 玻璃体切除 + 硅油注入术,减轻细菌代谢产物对视网膜的毒性作用,保存视网膜功能。

6. 角膜移植相关联合手术

(1) 对于外伤性白内障合并大面积角膜深层组织缺失、严重的多发不规则角膜层间撕裂、爆炸伤引起角膜基质层多发异物者,在角膜伤口愈合后,可形成角膜葡萄肿、非穿透性角膜瘢痕,在保守治疗 3~6 个月后,若角膜中央视轴区仍不能恢复透明,或局部有形成角膜葡萄肿的趋势,则需在前房炎症静止、角膜上皮愈合、周边角膜基质透明后,行外伤性白内障超声乳化吸除 + 人工晶状体植

入 + 板层角膜移植术。

（2）对于外伤性白内障合并角膜白斑、角膜中央巨大穿透性瘢痕、瘢痕性角膜血管翳者，完全遮挡瞳孔区，且患者眼后段情况良好，可在角膜伤口缝合半年后，待前房炎症消退、角膜上皮愈合、周边角膜基质透明后，行外伤性白内障超声乳化吸除 + 人工晶状体植入 + 穿透性角膜移植术。

（3）对于外伤性白内障合并严重的角膜挫伤、角膜水肿、上皮下大泡形成，经保守治疗 3 个月以上，角膜基质层仍严重水肿、上皮不能愈合、上皮下出现多发的大泡性病变，且患者出现持续的酸痛、畏光、流泪等典型的角膜内皮细胞失代偿症状，需考虑行白内障超声乳化吸除 + 人工晶状体植入 + 角膜内皮移植术。

需注意的是：在角膜移植术前，若角膜浅层出现新生血管或角膜血管翳，应先做血管翳烧灼术、角膜缘结膜下注射抗 VEGF 药物或行自体角膜缘干细胞移植术，待新生血管消退后，再行角膜移植术，以避免角膜移植术后早期发生排异反应。

7. 外伤性白内障联合角膜散光矫正 对于外伤性白内障合并巨大角膜散光者，由于外伤形成的瘢痕在愈合过程中引起的角膜散光不稳定，且伤口大小、伤口张力强弱、伤口位置等对愈合都有影响，因此需在角膜/巩膜缝线拆除 3~6 个月后，待角膜上皮完全愈合、角膜屈光状态趋于稳定后，相关检查显示角膜中央 3mm 区角膜散光是近似规则散光，可行外伤性白内障联合角膜散光矫正术。

（1）角膜散光 <3D 者，可直接行外伤性白内障超声乳化吸除 +toric 人工晶状体植入 + 角膜松解切口散光矫正术。

（2）角膜散光 ≥3D 者，需先行外伤性白内障超声乳化吸除联合散光矫正型 toric 人工晶状体植入术，在术后 3~6 个月，待残余散光度数及轴位稳定后，再行角膜缘楔形切除联合加压缝线术，矫正残余散光。

（郑广瑛　王华君　宫卫锋）

15

参考文献

1. 吕雪艳,胡斌,程正福,等. IOL 不同期植入术对外伤性白内障患者术后视力和并发症的影响. 国际眼科杂志,2018,18（2）:279-281.

2. 王洪亮,刘刚,贾万程. 囊袋张力环植入在超高度近视并发白内障眼超声乳化白内障摘出术中的应用. 中华实验眼科杂志,2020,38（2）:114-120.

3. 庞永明,唐勇华. 外伤性白内障早期和晚期人工晶状体植入手术的疗效比较. 临床眼科杂志,2018,26（6）:523-526.

4. 景清荷,张帆,高玮,等. 悬韧带异常的假性剥脱综合征性白内障手术时机和方法的选择. 中华实验眼科杂志,2017,35（7）:617-621.

5. 彭涛,于丹丹,谢美娜. 外伤性白内障Ⅰ期与Ⅱ期人工晶状体植入术的临床疗效比较. 中华眼外伤职业眼病杂志,2020,42（1）:7-11.

6. 刘芳,贾金辰. 眼内异物伤眼内炎的临床观察. 国际眼科杂志,2017,（8）:1576-1579.

7. 郑广瑛,张金嵩. 外伤性白内障术中矫正角膜散光方法的探讨. 眼外伤职业病杂志,2002,24（4）:365-368.

8. 郑广瑛,陈玉浩,王利群,等. 外伤性白内障后囊破裂人工晶状体植入的手术方式选择. 中华眼科杂志, 1998,34(5):327-329.

9. 郑广瑛,李秋明,王立群,等. 外伤性白内障摘除术后中的虹膜瞳孔成形术. 中华眼科杂志,2003,39(7):437- 439.

10. 张效房,杨进献. 眼外伤学. 郑州:河南医科大学出版社,1997.

11. 删慧玉,刘来瑾,王文吉,等. 超声诊断对玻璃体切割术的临床意义. 实用眼科杂志,1993,11(7):395-399.

12. 葛坚. 眼科学. 2 版 . 北京:人民卫生出版社,2010.

13. 刘雅婷,吴志鸿. 眼部爆炸伤的研究进展. 中国急救复苏与灾害医学杂志,2015(5):480-483.

14. 苏九妹. 挫伤性虹膜睫状体炎 18 例临床分析. 眼外伤职业眼病杂志,2000.22(6):676-677.

15. 姚克. 复杂病例白内障手术学. 北京:北京科学技术出版社,2003.

16. 王宜强,刘廷. 眼科基础医学. 北京:人民军医出版社,2010.

17. 魏勇. 实用玻璃体视网膜手术. 北京:人民卫生出版社,2015.

18. 李凤鸣,谢立信. 中华眼科学. 北京:人民卫生出版社,2014.

19. SEN PRADHNYA,SHAH,CHINTAN,SENALOK,et al. Primary versus secondary intraocular lens implantation in traumatic cataract after open-globe injury in pediatric patients. Journal of Cataract and Refractive Surgery,2018,44(12):1446-1453.

20. FUKUOKA,HIDEKI,AFSHARI,NATALIE A. The impact of age-related cataract on measures of frailty in an aging global population. Current Opinion in Ophthalmology,2017,28(1):93-97.

21. SMITH MP,COLYER MH,WEICHEL ED,et al. Traumatic cataracts secondary to combat ocular trauma. Journal of Cataract and Refractive Surgery,2015,41(8):1693-1698.

22. MONTEIRO ML,COPPETO JR,MILANI JA,Iron mydriasis. Pupillary paresis from occult intraocular foreign body. J Clin Neuroophthalmol,1993,13(4):254-257.

23. BUDO C,HESSLOEHL JC,TZAK M,et al. Muhieenter study of the Artisan phakic intraocular lens. J Cataract Refract Surg,2000,26(8):1163-1171.

24. IOANNIDIS A,NARTEY I,LITTLE BC. Traumatic dislocation and successful re-enclavation of an Artisan phakic IOL with analysis of the endothelium. J Refract Surg,2006,22(1):102-103.

25. LIU W,LI D,LIU A,et al. Pentacam-aided diagnosis of traumatic lens subluxation. J Trauma Acute Care Surg,2012,72(3):112.

15

第十六章
外伤性白内障与青光眼的联合手术

在眼外伤患者中,晶状体外伤经常和眼压升高同时存在。晶状体外伤的类型主要是晶状体浑浊、囊膜破裂和晶状体脱位。其中,外伤所致晶状体性状和位置的改变也是引起继发性青光眼的主要病因。这一类型青光眼临床表现复杂,既具有原发性青光眼形似的基本特点,又因其病因复杂,迥异于常规治疗,预后也有很大差异。我们应该根据不同病因制定不同的药物及手术等治疗方案。

第一节 │ 外伤性白内障继发青光眼的类型

外伤导致的晶状体源性青光眼是一种较常见的继发性青光眼,眼球穿通伤、钝挫伤、爆炸伤在造成外伤性白内障的同时可发生一系列房水循环系统病变,包括晶状体囊膜破裂吸水膨胀、脱位,虹膜前粘连、根部离断、瞳孔阻滞、房角后退、小梁损伤等。这些损伤都会影响房水循环致眼压升高,甚至发生继发性青光眼。因此,外伤性白内障所致的继发性青光眼种类较多,其升高眼压的机制各不相同,一部分引起继发性闭角型青光眼,另一部分却为继发性开角型青光眼,还有一部分难以确定其因果关系。认识此类青光眼的发生机制及临床表现,对指导治疗很有帮助。因此需要进一步细化外伤性白内障所致青光眼的类型。

一、穿通伤所致晶状体皮质膨胀继发闭角型青光眼

穿通伤所致晶状体膨胀导致急性眼压升高是一种继发性闭角型青光眼,其临床、疾病的演变过程与原发性急性闭角型青光眼几乎相似,但因其病因复杂常常对眼部组织造成更严重的损害。

【发病机制】 穿通伤所致外伤性白内障发生后,晶状体发生一系列病理生理改变,晶状体囊和上皮细胞的再生修复迅速,轻度损伤可被虹膜覆盖或晶状体上皮增生愈合,并可进一步形成新的前囊膜,晶状体可能仍保持透明;多数情况为晶状体皮质迅速浑浊,穿通范围较广则迅速出现晶状体皮质大量溶解、浑浊膨胀。膨胀的晶状体体积增大推动虹膜向前移位,使前房变浅,阻塞房水流出通道引起眼压升高形成继发性闭角型青光眼;晶状体皮质外溢,皮质碎块直接堵塞于房角中,或有虹膜前粘连房角狭窄,或并发葡萄膜炎引起房水成分改变而导致房水循环障碍。

【临床表现】 穿通伤所致晶状体膨胀继发青光眼的临床表现与原发性急性闭角型青光眼极相似,其区别在于本症有外伤病史,合并眼球穿通伤;常因致伤原因、受伤部位、创伤的轻重、有无异物的存留、致伤物的污染程度等情况的不同,其临床表现、诊断方法、治疗措施及预后等不尽相同。

在眼外伤的基础上突然感到眼胀痛、同侧偏头痛、视力下降。高眼压状态下，眼前部呈高度混合性充血，角膜或角膜缘的穿通伤口已缝合，角膜雾状水肿，前房变浅甚至完全消失，虹膜膨隆，瞳孔散大。此时立即采取救治措施，房角可再次开放，眼压下降。若眼压持续增高，房角将永久性粘连。

【诊断】

（1）有眼球穿通伤病史。

（2）出现原发性闭角型青光眼症状，如眼胀痛伴同侧头痛，恶心、呕吐，视力下降等。

（3）体征：眼前部混合性充血，角膜水肿，有穿通伤口并已缝合，前房极浅甚至消失、周边虹膜膨隆前粘连，瞳孔散大，房角部分或完全阻塞，晶状体浑浊膨胀，浑浊的皮质可涌入前房。

（4）眼压不同程度的升高，严重者甚至高达 80~100mmHg。

二、钝挫伤所致的继发性青光眼

眼球钝挫伤（ocular contusion）是指钝性物体的直接打击或高压液体及气体对眼球的冲击引起的眼部损伤，但不引起眼球壁破口，也称为眼球非穿通伤。是最常见的眼外伤。有文献报道在非穿通性眼球钝挫伤的患者中，30 岁以下的男性患者占 85%。造成非穿通性眼外伤的主要原因分别为：各种体育运动、工农业生产、家务劳动和蓄意行为。这种损害可以是对打击部位的直接损伤，也可以是作用力通过眼内容物的传导，引起的打击对应部位甚至整个眼球的损伤。损伤后，常见的有组织损伤引起的即刻生理功能障碍，血管反应所引起的组织变化，其中又以前房积血最为常见，占 81% 左右；其次为房角后退、虹膜根部离断、瞳孔括约肌断裂、睫状体分离、虹膜睫状体炎、白内障和晶状体脱位等。

【发病机制】 眼球钝挫伤因受伤部位、受伤机制和致伤物体性质的不同，造成眼球各部组织损伤程度有所不同。因而，钝挫伤所致继发性青光眼的原因可能是单一的，也可能是多种原因造成的。钝挫伤常引起眼组织挤压，导致眼球精细结构变形。前房积血、小梁网挫伤、水肿、前房炎症反应等多个因素均可能参与钝挫伤早期继发性青光眼的发生。眼内积血所致眼压增高是由于小梁网表面的红细胞、炎性细胞、血液的其他成分等堵塞和血房水屏障的破坏而引起，其发生率与出血量及再出血有密切关系。大量的研究已经证明，正常情况下前房中的积血除极少数被虹膜表面血管吸收外，绝大多数的红细胞是沿着房水的排泄系统——小梁网和 Schlemm 管的通道排出眼球外。血液进入玻璃体，红细胞肿胀且脆性增加，血红蛋白从细胞内溢出，氧化成高铁血红蛋白，沉淀后成珠蛋白（Heinz 小体），这种不含血红蛋白的变性中空红细胞称为血影细胞，其难以通过前房再排出，并阻塞流出通道，引起眼压升高；此外，由于外力间接通过房水传导作用而影响前房角组织，晶状体囊及上皮细胞代谢紊乱，常于伤后 2 日~2 周发生晶状体浑浊，钝挫伤的程度不同，晶状体浑浊及房水排出系统损伤的程度也各不相同。

【临床表现】 眼钝挫伤继发性青光眼目前尚无具体的分类标准，有学者根据病因及临床表现将其归纳为眼内出血型、晶状体源性、粘连增殖型、房角挫伤型四种类型。

1. **眼内出血型** 当眼球前段受到钝挫伤后常引起血影细胞性青光眼（ghost cell glaucoma），患者眼压升高的幅度取决于前房内血影细胞的数量。若大量前房内血影细胞存在，眼压可升高至

50mmHg 以上，并伴有睫状充血及角膜水肿。若治疗不当可导致失明、眼球长期疼痛。患者前房内有众多棕色颗粒，形似"假性前房积脓"（图 16-1-1）。这种颗粒亦可存在于角膜内皮层后，即上述珠蛋白沉淀的 Heinz 小体（图 16-1-2）。

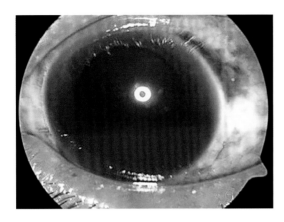 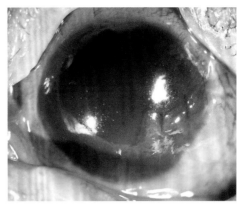

图 16-1-1　假性前房积脓　　　　图 16-1-2　角膜血染，角膜内皮 Heinz 小体

2. **晶状体源性**　晶状体移位可造成瞳孔阻滞、虹膜周边前粘连而致眼压升高；晶状体不全脱位可压迫房角或刺激睫状体而使眼压升高。此外，晶状体可以向前脱入前房，或向后脱入玻璃体腔。其中脱入前房者多数临床表现同急性闭角型青光眼。眼部的典型体征为前房加深、虹膜后倾、晶状体在前房呈油滴状，其临床表现同原发性急性闭角型青光眼发作期，可使眼压急剧升高；晶状体脱入玻璃体腔合并有房角损伤所致的继发性青光眼，临床表现同开角型青光眼，发病较隐蔽，可无明显自觉症状，房水流畅系数下降，眼压缓慢升高，患者多能耐受，往往易延误病情，导致视神经萎缩。

3. **粘连增殖型**　眼球钝挫伤可发生虹膜缺损，浮游于房水中的虹膜残根缺少弹性和张力，易于和小梁组织粘连而致病，表现为继发性急性闭角型青光眼。患者突然发病，头痛、眼胀痛、恶心、呕吐。球结膜水肿或混合性充血，角膜水肿，继之而来的是顽固并难以控制的高眼压。

4. **房角挫伤型**　多在伤后数周内发病，由于挫伤后前房积血，睫状肌的环状纤维与纵形纤维撕裂分离，环形纤维痉挛收缩牵引虹膜根部后移，房角加深加宽。房角后退愈重，范围愈大，发生青光眼的比例愈高。在房角镜下可以看到睫状体带变宽，有些色泽变淡模糊，甚至像巩膜；周边前房加深，虹膜终卷后移；在原虹膜附着处可以看见虹膜组织残留。其青光眼发病隐蔽，可无明显自觉症状，眼压缓慢升高，视杯扩大，视野改变和原发性开角型青光眼无明显区别。

三、爆炸伤所致的继发性青光眼

眼爆炸伤（explosion injury）是眼外伤中最严重的一种损伤，其危害大、预后差、致盲率高。春节期间收治的患者数量明显上升，其中儿童约占三分之二。儿童大多为鞭炮、火药爆炸和烧伤，而成年人大多是烟花和雷管爆炸伤，伤势更为严重。眼爆炸伤常合并全身及多个部位损伤，伤势紧急，发展十分迅速，可产生一系列的全身反应，如休克、昏迷、颅脑损伤等，如延误诊断，不及时抢救，严重者可致死亡。眼部损伤呈现多样化，可发生钝挫伤、挤压伤、穿通伤及异物伤等。眼部表现除眼压升高外,往往合并多处组织损伤,如眼睑撕裂、角膜异物、角巩膜穿通伤或破裂伤、外伤性前房积血、瞳孔变形、外伤性白内障、玻璃体积血、眼内容物脱出、眼内异物和眼眶内异物存留等。眼爆炸伤所致虹膜瞳孔损伤是临床上常见的非穿通性眼外伤,如果虹膜根部离断(iridodialysis)范围较大,出现双瞳孔(图 16-1-3)、瞳孔散大、瞳孔变形或移位(图 16-1-4),甚至合并前房积血(图 16-1-5)、外伤性白内障、晶状体脱位(图 16-1-6)、玻璃体积血等。

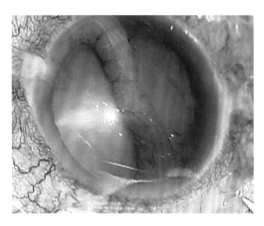

图 16-1-3　双瞳孔

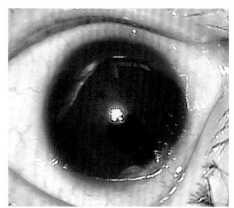

图 16-1-4　瞳孔变形和移位

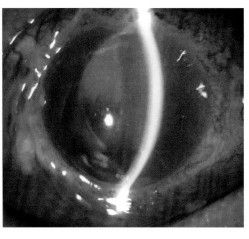

图 16-1-5　瞳孔变形合并前房积血

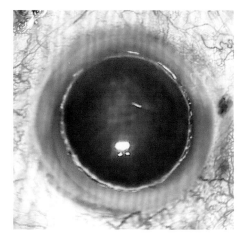

图 16-1-6　晶状体脱入前房

【发病机制】　爆炸伤所致青光眼的发病机制除了穿通伤、钝挫伤所致的发病机制外,常合并虹膜瞳孔的损伤,其机制为虹膜组织厚薄不一,最厚处为瞳孔缘,有瞳孔括约肌存在,最薄处为虹膜根部,可以只有一层色素上皮,当眼球受到爆炸伤后,眼球受压变形,扩大的角巩膜环与括约肌挛缩产生对抗作用,使虹膜根部承受很大的拉力;同时爆炸的压力通过房水均匀传递,向后方和周边部(虹膜根部及前房角等部位)冲击,迫使虹膜撞击在晶状体上,加上随之又承受由后部而来的反冲作用力,短时间内虹膜组织反复遭受多重方向的力量冲击,加之解剖上前房角和虹膜根部是前房内对压力抵抗能力最弱的部位,最终导致虹膜与睫状体相连处产生分离,并造成虹膜根部离断、晶状体脱位、房角后退、睫状体脱离和小梁损伤等。

16

【临床表现】 眼部爆炸伤所致继发性青光眼不仅有眼压升高,常伴有眼睑撕裂、角膜异物、角巩膜穿通伤或破裂伤、外伤性前房积血、瞳孔变形、外伤性白内障、玻璃体积血、眼内容物脱出、眼内异物和眼眶内异物等存留症状,应仔细检查,及时急救处理。

四、虹膜瞳孔损伤的继发损害

虹膜是葡萄膜的最前部分,虹膜富于血管和神经,其动脉血管来自虹膜根部睫状体内的虹膜动脉大环,其分支呈放射状走向,与瞳孔边缘 1.5mm 处小血管相互吻合形成虹膜动脉小环。虹膜血管网由前至后分为:小动脉及其分支,小动脉和小静脉,毛细血管网和小静脉;其神经来自睫状长神经,虹膜基质内含有丰富的神经纤维,相互吻合,形成神经丛。通常虹膜、瞳孔损伤后由于房水持续冲洗,伤口愈合过程较为困难,少有发生虹膜色素上皮移行修复伤口,后期可发生局部色素脱失以及实质层萎缩等。无菌性的虹膜伤口不会为新的肉芽组织所填充,虹膜后层的色素上皮细胞、虹膜表面的内皮细胞也不会向伤口处增生,但当有炎症反应及出血时,可形成肉芽组织而瘢痕愈合。

(一)虹膜动脉血管损伤继发青光眼

睫状后长动脉的分支进入前部葡萄膜后形成虹膜大动脉环,并与睫状前动脉有交通支。一方面,这些交通支受某些因素调控,损伤后对房水形成过程产生显著影响。另一方面,眼前段挫伤通常累及虹膜动脉血管,严重时可合并睫状体撕裂,导致前房积血。通常认为,正常角膜内皮细胞在眼压持续升高超过 48 小时,可发生角膜血染。但如果合并角膜挫伤,角膜内皮自身异常,眼压不升高也可引起血染。前房积血时,血液可阻塞房角,引起继发性开角型青光眼,包括溶血性青光眼或血影细胞性青光眼。

(二)钝挫伤性虹膜睫状体炎(contusive iridocyclitis)

眼球的钝挫伤可引起虹膜睫状体的血管痉挛和扩张反应。轻微损伤时,可发生一过性虹膜炎,多因血管通透性增加,房水内蛋白含量增加而出现前房闪辉、KP 等,色素可沉着于角膜内皮、小梁网及晶状体前表面。重者可发生挫伤性虹膜睫状体炎,并因之出现眼压的降低或升高。目前认为该病与虹膜受刺激后释放出组胺类物质有关,组胺类物质使毛细血管扩张,通透性增加。部分严重挫伤者,发生虹膜或睫状体急性坏死,随后出现萎缩。挫伤性虹膜睫状体炎的临床表现与一般虹膜睫状体炎的症状大致相同,但本病除有明显的外伤原因外,无反复发作史。还应注意未受伤眼亦可发生同样反应。

(三)房角后退继发青光眼

眼球钝挫伤后常常发生房角后退或撕裂。文献报道,伴有前房积血的眼球钝挫伤,合并房角后退的发生率为 20%~94%。其发生开角型青光眼的比例为 1.3%~7%。房角后退的产生是由于眼前段钝挫伤后所产生的压力冲击波向后传递至虹膜,虹膜在压力冲击波的推动下向晶状体表面移位,促使虹膜晶状体隔关闭,瞳孔阻力增加。因此,前房内房水不能迅速由瞳孔缘反流入后房,潴留于前房内的房水冲击周边,致使位于房角顶端的睫状肌环状纤维与纵形纤维撕裂分离发生房角后退,继发眼压升高。

【临床表现】 睫状体表面有比较宽而深浅不一的沟;周边前房变深;虹膜根部及睫状突向后移

位;在原来虹膜根部的附着处残留有虹膜组织,形状如鸟类颈部羽毛;在睫状体损伤裂隙的深层显示浅色的组织,在有些区域看起来像虹膜组织,这些部分的睫状体可能已经断裂,在另一部位可见新形成的纤维组织;常伴有眼部其他组织损伤的迹象,如虹膜根部离断、瞳孔括约肌断裂等。

(四) 虹膜前后粘连继发青光眼

无论是穿通伤、钝挫伤或爆炸伤均会导致虹膜瞳孔的损伤,使虹膜隔的生理性张力遭到破坏,漂移性增加,发生前粘连或后粘连。虹膜前粘连多发生在眼球穿通伤或爆炸伤,角膜有伤口或瘢痕,裂伤的虹膜组织嵌顿于角膜伤口内或与瘢痕粘连,使前房变浅,房角关闭,导致房水循环受阻,继发眼压升高。眼压升高的程度与虹膜前粘连、房角关闭的范围相关,其发病机制同急性闭角型青光眼。虹膜后粘连多发生在眼球钝挫伤,虹膜和瞳孔在挫伤所产生的压力冲击波推动下剧烈地撞击在晶状体前表面,加之炎性反应,使瞳孔缘部分或全部与晶状体前囊膜发生粘连,使前后房交通受阻,前房变浅,眼压升高;如果合并有房角劈裂或后退,前房不会变浅,眼压升高的机制同开角型青光眼。常常伴有晶状体不全脱位、玻璃体浑浊积血、视神经及视网膜的损伤。

虹膜前后粘连,往往导致瞳孔变形移位和虹膜萎缩,严重影响视力和视觉质量;粘连紧密常导致瞳孔不能散大与缩小,引起畏光、视力下降、视疲劳、双眼视力差别大等;合并有继发性青光眼或晶状体脱位时,常有眼痛、复视、视野缺损等症状;合并玻璃体视网膜病变时,常有视力严重下降、视物变形、眼前黑影,严重者甚至失明。

(五) 外伤植入性虹膜囊肿

在眼球外伤的过程中,偶尔将结膜上皮细胞带入眼内,被植入虹膜组织内,在虹膜内引起岛状细胞团生长,形成囊肿,称为植入性虹膜囊肿(iris implantation cyst)。虹膜一部分被推向前,构成囊肿前壁,其后部则构成囊肿的后壁,整个囊肿的内壁由上皮细胞被覆。由于囊肿的过度生长,可侵犯角膜内皮甚至与之粘连,引起角膜水肿。侵犯前房角时,可导致继发性青光眼。

第二节 | 外伤性白内障与青光眼的联合手术

一、概述

由于眼前段暴露于睑裂区,因此各种类型的眼外伤均可伤及眼前段的组织结构,而出现相关的并发症。如:眼球穿通伤和钝挫伤均可导致晶状体囊膜破裂(图 16-2-1),晶状体皮质吸水浑浊肿胀,使其体积增大,向前推挤虹膜使前房变浅、房角狭窄甚至关闭,使眼压升高;同时由于晶状体皮质膨胀,可出现皮质溢出囊袋进入前房,随房水循环堵塞房角,导致眼压升高(图 16-2-2);钝挫伤常导致虹膜瞳孔损伤,房角劈裂、后退,晶状体悬韧带离断,继发眼压升高等。由于外伤性白内障与外伤性青光眼在解剖学基础及发病机制方面有一定的相关性,因此在治疗和手术方面也具有密切的关联。近年来,随着眼科显微手术技术的日臻完善,以及新技术、新设备和新理念的不断迭代和发展,为白内障及青光眼的联合手术奠定了良好的基础。

青光眼白内障的联合手术目前在临床上是白内障继发青光眼或青光眼并发白内障的首选治疗

方案。联合手术与单一的多次分期手术相比,其优势在于:①联合手术可为患者提供一次手术治愈两种疾病的机会,避免了多次分期手术带来的精神痛苦和经济负担;②联合手术损伤轻、恢复周期短,减少了相关手术并发症,有利于恢复正常解剖结构,改善房角功能,减少滤过手术相关并发症,提高滤过手术的手术效果,降低术后浅前房或一过性眼压升高的风险,术后视力恢复时间比单纯手术要快;③可以避免在前期手术瘢痕组织上操作,减少组织出血,使术者在选择手术方法及手术入路方面有很大的回旋余地,术后滤过泡弥散且较厚,可预防晚期瘢痕化或菲薄滤泡形成,使手术远期效果更稳定;④对于严重眼外伤所导致的复杂的眼前节解剖结构的损伤和紊乱的修复重建术,联合手术可以避免多次手术对角膜内皮的损伤,为外伤所致的角膜内皮功能不良患者提供了手术治疗及恢复视力的可能。

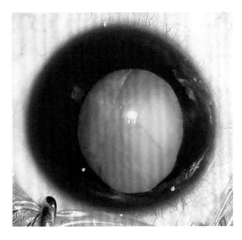

图 16-2-1　外伤性白内障

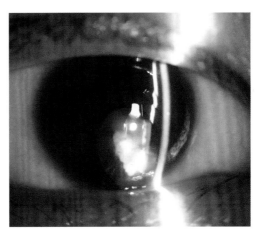

图 16-2-2　晶状体皮质溢入前房

鉴于联合手术的诸多优势,在临床工作中,我们要针对外伤性白内障继发青光眼患者的不同发病机制、症状和体征,选择合适的治疗时机和联合手术方案,达到既恢复视力又控制眼压的效果。现根据不同情况分述如下。

二、晶状体皮质膨胀继发闭角型青光眼的超声乳化术

【手术的概念】　晶状体皮质膨胀继发闭角型青光眼的临床表现类似急性闭角型青光眼,可以用白内障手术的方法,增加前房容积,使前房角开放。

【手术的设计原理】　晶状体皮质膨胀继发闭角型青光眼的临床表现、疾病的演变过程与原发性急性闭角型青光眼相似。有学者研究表明,原发性闭角型青光眼患者在白内障超声乳化术后,前房深度和前房角宽度增加和正常人相似,而且术后不足 1mm 厚的人工晶状体替代大于 5mm 厚度的膨胀晶状体,可解除瞳孔阻滞,加深前房,在一定程度上可减轻前房角的拥挤,从而使非粘连性关闭的前房角(贴附性房角关闭)重新开放。

此外,增加房水流出量的其他可能机制包括:①手术改变了患眼的房水动力学,增加了房水流畅系数,使小梁网细胞产生白介素、肿瘤坏死因子,从而增加基质金属蛋白酶的合成,减少小梁网细

胞外基质的沉淀并增加房水外流;②在相对密闭的空间进行白内障超声乳化术,术中具有较高的液体流速,可冲刷掉小梁网上的黏多糖沉淀物,还可能对小梁网产生机械作用,诱导细胞分裂、增强小梁网对碎片的吞噬作用;③术后会有轻微的炎症反应,类似葡萄膜炎时的减少睫状体生成房水的机制,也可能类似选择性激光小梁成形术或前列腺素衍生物的作用,即增加了葡萄膜-巩膜通道的房水外流;④手术时的高流量和高压力使液体通过小梁网进入 Schlemm 管和上巩膜静脉,大量的液体灌注使房水流出通道更加开放、房水外流增加。

因此,对于合并有早期和可缓解的高眼压的外伤性白内障,采取白内障超声乳化联合人工晶状体植入术,从理论上讲,可以解除瞳孔阻滞,进而预防前房角关闭,控制眼压升高,阻止前房角粘连进一步发展。

【手术适应证】

1. 穿通伤和钝挫伤导致晶状体囊膜破裂,晶状体膨胀、体积增大,使瞳孔阻滞、前房变浅、房角狭窄甚至关闭,眼压升高者。

2. 晶状体皮质溢出至前房,随房水循环堵塞房角,导致眼压升高者。

3. 钝挫伤致晶状体不全脱位(<180°),向前挤压前房导致瞳孔阻滞、房角狭窄甚至部分关闭,眼压升高者。

【手术时机】

晶状体囊膜破裂,浑浊膨胀、体积增大,使瞳孔阻滞、前房变浅、房角狭窄甚至关闭;或晶状体皮质溢出至前房,随房水循环堵塞房角,导致眼压升高者,均应尽早手术,解除眼压升高的病因。首先要保守治疗,预防感染、抗炎、药物控制眼压,待眼前段充血消退、葡萄膜炎症反应减轻即可选择手术。保守治疗的时间应在 1~2 周,避免 2 周后晶状体皮质被葡萄膜组织吸收后导致晶状体皮质过敏性的葡萄膜炎等严重并发症。如保守治疗眼压持续升高不能控制者,应尽早手术。

【术前准备】

除常规的白内障手术术前准备外,应重点关注以下几个方面:A、B 超及 IOL Master 眼球生物测量及相应人工晶状体的准备;裂隙灯下仔细检查双眼情况,特别注意瞳孔是否容易散大、是否存在晶状体震颤(悬韧带松弛或晶状体不全脱位);详细询问患者的局部及全身用药情况(如是否服用抗凝药等);抗生素点眼及冲洗结膜囊等准备;术前应用 20% 甘露醇后再散大瞳孔。

由于外伤的特殊性,术中随时可能发生前、后囊膜破裂,应常规做前段玻璃体切除准备。由于囊膜破裂,计划囊袋内植入的人工晶状体可能需要改为睫状沟植入,甚至改为人工晶状体睫状沟缝线固定或虹膜夹型人工晶状体植入术。

【手术步骤】

1. 麻醉　根据病情、患者全身情况及配合程度选择表面麻醉、局部结膜下浸润麻醉、球后麻醉、球周麻醉或全身麻醉。

2. 手术切口　可选择透明角膜切口、角膜缘隧道切口或巩膜隧道切口。

3. 撕囊　前囊膜完整时,以截囊针或撕囊镊做连续环形撕囊(图 16-2-3)。撕囊的范围要足够大,避免影响操作,但范围应控制在瞳孔范围内,尽量避免在虹膜后的盲目性操作;如前囊膜有破

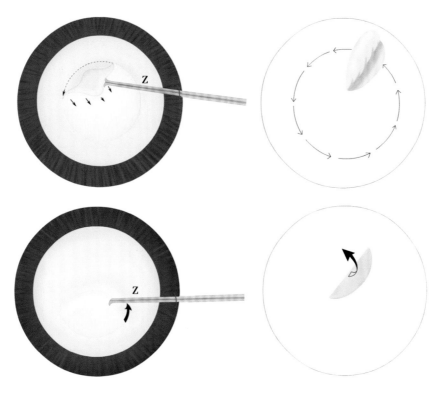

图 16-2-3　连续环形撕囊示意图

孔,应用囊膜剪或前段玻切头将其修剪成直径 5.5mm 的近似圆形囊孔;如前囊膜破孔在周边,中央的撕囊孔应与周边破孔之间形成连续、光滑的撕囊孔,避免术中发生放射状撕裂,待人工晶状体植入后再修剪前囊孔。注意动作应缓慢轻柔。

4. 水分离　在术前要考虑到后囊膜破裂的可能性,水分离时要边观察边缓慢注水,发现后囊的异常情况时立即停止。有学者认为在外伤因素影响下,可以不行水分离。

5. 超声乳化吸除晶状体核及清除皮质(图 16-2-4)　因晶状体囊袋和悬韧带不健康,应选择低流量低灌注。软性白内障抽吸术适用于 45 岁以下的年轻人,且受伤时间短,尚未形成硬核的外伤性白内障。超声乳化针头埋入核块后,加大负压,不使用能量,使软核从核周软壳中脱出,然后再使

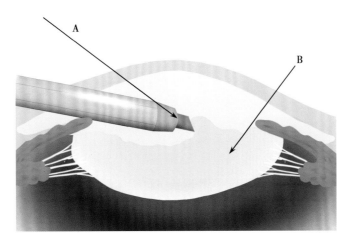

图 16-2-4　吸除外伤性白内障示意图
A. 超声乳化针头;B. 浑浊的晶状体。

用能量将核乳化吸除,最后用 I/A 处理软壳,较为安全。力求在瞳孔区范围内处理核质,然后再用松解式核切开和两残翼吸除的方法清除皮质,最后抛光囊袋。若术中发现囊膜不完整,应停止超声乳化手术,改为 ECCE 或者手动抽吸。若术中发现有玻璃体扰动或溢出,应联合前段玻璃体切除手术,避免玻璃体牵拉引起后期的视网膜牵拉等相关并发症。

6. 植入人工晶状体 向前房及囊袋内注入足够量的黏弹剂,植入人工晶状体的具体方法同单纯白内障超声乳化手术。若囊袋不完整,可选择睫状沟固位,或者睫状沟缝线固定人工晶状体。

7. 应用 BSS 液置换前房及囊袋内的黏弹剂并重建前房,水密切口或者缝合切口,手术结束。

【术后处理】 同常规白内障超声乳化手术。

【并发症及处理】 手术并发症可发生在手术的任何阶段。

1. 术中并发症

(1) 与切口相关的并发症:手术操作时,角膜皱褶影响手术视野的清晰度;切口太长对角膜曲率影响大、密闭性差,超乳过程中前房深度不易维持,虹膜易脱出;切口太短则手术器械进出困难,易损伤角膜内皮;切口太深,后唇闭合不良,影响前房稳定性;切口太浅,前唇闭合不良,术后切口渗漏,易损伤角膜,若为巩膜隧道切口可导致前唇裂伤。

(2) 与撕囊相关的并发症:撕囊孔的直径过大,人工晶状体囊袋内固位差,晶状体后囊膜浑浊发生率高;撕囊孔过小则水分离、劈核、转核困难,易发生悬韧带的离断,远期易出现囊袋皱缩;撕囊时出现撕裂孔向周边放射状撕裂、悬韧带断裂等并发症。

(3) 与水分离相关的并发症:水分离不充分;注水过多过快致囊袋向周边放射状撕裂或后囊破裂;刺激虹膜致瞳孔突然缩小,发生术中囊袋阻滞综合征;悬韧带断裂等。

(4) 与 I/A 相关的并发症:晶状体皮质残留;悬韧带离断;后囊破裂、玻璃体脱出等。

(5) 与人工晶状体植入相关的并发症:隧道狭窄人工晶状体植入困难;人工晶状体没有植入囊袋内或睫状沟固位;囊袋撕裂、悬韧带离断;后囊破裂、玻璃体脱出;人工晶状体偏心、倾斜和脱位。

(6) 与黏弹剂吸除相关的并发症:损伤角膜内皮;后囊破裂;人工晶状体偏心、倾斜或脱位或术后高眼压、囊袋阻滞综合征等。

(7) 其他术中并发症:手术过程中前房过浅;前房积血;虹膜损伤;角膜内皮损伤;爆发性脉络膜上腔出血;显微镜对视网膜的光损伤等。术中应规范手术操作,尽量避免并发症的发生。

2. 术后并发症

(1) 角膜水肿或失代偿:术后易出现角膜水肿,内皮皱褶,3 个月不能恢复者为角膜内皮细胞失代偿。

预防:术前应检测角膜内皮细胞计数;灌注液:BSS 液最好,林格氏液次之,不主张用乳酸林格氏液。目前商品化的复方电解质前房冲洗液,配方中增加了碳酸氢钠和葡萄糖,使其溶液成份更接近生理房水,对角膜内皮细胞具有更好的保护作用。同时,术中应用黏弹剂的保护、注意角膜后弹力层脱离的修复及术后高眼压的控制。

治疗:角膜水肿一般可自愈,可早期应用糖皮质激素,适当应用高渗脱水剂及上皮营养剂。角膜内皮失代偿必要时行穿透性角膜移植术或角膜内皮移植术。

（2）术后葡萄膜炎：术后葡萄膜炎症反应多发生于术后 24~48 小时，常见于操作粗暴并机械性激惹葡萄膜组织，或灌注液的刺激等原因；晶状体皮质过敏性反应多发生于术后 1~2 周，常由于皮质残留，碎核落入玻璃体腔中；人工晶状体毒性反应，出现迟发性迁延不愈的葡萄膜炎。

预防：术中操作动作要规范、准确和轻柔；晶状体皮质要完全清除；防止皮质或碎核落入玻璃体腔中；灌注液的配制要认真、细心、剂量准确；人工晶状体植入时要检查消毒日期、冲洗表面的黏附物如细小的杂质、纤维毛等。

治疗：抗炎治疗（糖皮质激素滴眼液，非甾体抗炎滴眼液）；散瞳；玻璃体腔内注药等。

（3）术后感染：眼内炎。细菌毒力强的，多表现为前房、玻璃体内黄白色渗出物，可与葡萄膜炎的灰白色渗出物相鉴别；细菌毒力弱的，最早出现的是角膜水肿，内皮皱褶；真菌性眼内炎表现为黏稠的灰白色渗出物悬附于角膜内皮上。

预防：从术前准备到切口关闭，每一步都要严格遵循无菌操作。

治疗：细菌培养选择敏感抗生素滴眼、结膜下注射、玻璃体腔内注射；真菌感染：口服抗真菌药物 + 玻璃体腔内注射；必要时行玻璃体切除联合硅油填充。

（4）黄斑囊样水肿：白内障术后黄斑囊样水肿（postoperative cystoid macular edema，PCME）是由于术后数周到数月围绕中心凹的视网膜内液体积聚，是白内障术后视力减退的主要原因，又称 Irvine-Gass 综合征，分为急性（术后 4 周）、迟发性（术后 4 个月后）、慢性（CME 持续 6 个月以上）和复发性 PCME。大多发生在术后 4~12 周，术后 6 周最显著；可自行缓解或经治疗后消退，约 50% 的患者可在术后 6 个月后自愈，少数可持续数年，导致中心视力受损。

预防：减轻术后的葡萄膜炎性反应，手术操作动作要轻柔，完全清除残留的晶状体皮质，人工晶状体植入囊袋内，防止发生后囊破裂、玻璃体脱出等并发症。

治疗：

药物：局部使用非甾体抗炎滴眼液每日 3~4 次，糖皮质激素滴眼液每日 4 次；耐药性 PCME 可考虑眼周或眼内糖皮质激素应用；无反应的持续性 PCME 也应考虑眼内注射抗 VEGF 药物。

激光：格子样光凝。

手术：有玻璃体牵引者行玻璃体切除术 + 黄斑剥膜手术。

（5）人工晶状体偏心、倾斜和瞳孔夹持：常见的原因、预防和处理详见第十二章第三节，不再赘述。

（6）后囊膜浑浊（posterior capsule opacification，PCO）：多发于术后 6 个月~3 年，总体发病率是 20%~40%，外伤性白内障发生率较高。

预防：规范环形撕囊；彻底清除皮质，防止术后炎症反应；抛光前/后囊；吸除前房内的黏弹剂，防止术后高眼压；选择合适的人工晶状体囊袋内植入。

治疗：Nd:YAG 激光后囊切开；学龄前儿童应行后囊切开联合前段玻璃体切除术。

（7）其他可能发生的并发症：较少见，如术后出血、脉络膜脱离、视网膜脱离、伤口裂开等对症处理；术后眼压未完全控制，需配合降眼压药物治疗；术后眼压升高、恶性青光眼等，需进一步手术治疗。

三、白内障超声乳化联合房角分离及瞳孔成形术

外伤性白内障引起眼压升高的主要原因是晶状体膨胀引起的瞳孔阻滞,虹膜前移使房角变窄或粘连从而引起房水循环受阻。在眼前节损伤中,虹膜及瞳孔损伤的发生率可达26%~49%,可见虹膜根部离断、虹膜撕裂出现瞳孔缘切迹、虹膜局部或节段性缺损;瞳孔括约肌损伤致瞳孔散大、对光反射消失;虹膜周边前粘连、虹膜基质灶性萎缩等。这些病变类型复杂,单纯的白内障超声乳化吸除往往不能同时解决控制眼压和恢复视力两个问题,需做白内障超声乳化联合房角分离及虹膜瞳孔成形术。

【手术的概念】 白内障超声乳化联合房角分离及虹膜瞳孔成形术是一种用手术的方式摘除浑浊膨胀的晶状体,植入一枚矫正眼球内屈光缺陷的人工晶状体,并松解粘连的房角,重建虹膜隔或瞳孔,从而达到降低眼压和恢复视力的手术方法。

【手术的设计原理】 白内障超声乳化术通过吸除浑浊膨胀的晶状体而植入约1mm厚的人工晶状体,可解除瞳孔阻滞,加深前房,促进房角开放,从而降低眼压。而眼外伤患者大多前房炎症反应重,可导致虹膜周边前粘连,以致房水外流受阻。房角分离术是用手术的方法松解粘连的房角,恢复房水正常循环通道,降低眼压;同时在超声乳化手术过程中由于超声的震荡和眼内灌注液的冲洗效应,可使原本堵塞的和经虹膜粘连分离术重新开放的房角小梁网的糖胺多糖溶解,小梁网孔增大,诱导小梁细胞分裂和增强小梁网细胞的吞噬功能,使小梁网的通透性增加,从而使房水的排出能力增强。复杂的外伤性白内障患者多伴有虹膜缺损、虹膜根部离断、瞳孔括约肌损伤而致的大瞳孔、瞳孔变形移位,严重者虹膜完全溶解吸收、形成无虹膜症等。此类患者人工晶状体植入术后视功能恢复不佳,并可发生单眼复视、眩光及畏光等多种并发症。因此,实施虹膜瞳孔成形术,使虹膜隔解剖复位,获得一个圆形、居中、大小合适的瞳孔,使进入瞳孔区的近轴光线比例增加,减小球面像差,同时遮挡部分散射光线,使视网膜成像清晰,从而提高视力和视觉质量。

【手术适应证】 外伤性白内障伴眼压升高、虹膜或瞳孔损伤所致的异常瞳孔,且周边虹膜前粘超过180°,粘连闭合时间小于6个月。

【手术步骤】 白内障超声乳化吸除联合房角分离及虹膜瞳孔成形术可以处理多种复杂的外伤性白内障合并青光眼的病例,手术方法简述如下。

1. 做颞上方或鼻上方透明角膜切口,角膜缘3:00位做辅助侧切口,前房内注入黏弹剂。

2. 虹膜前后粘连分离 最早由Fine提出,以特制的Rappazzo剪由隧道切口伸入眼内,根据损伤部位及需要调整的瞳孔大小,做6~8个瞳孔括约肌剪开。宽度应根据瞳孔状态所决定,一般以1mm为宜,做好切开后,再以虹膜拉钩在各个方位向外牵拉,采用这一技术可使瞳孔扩大到6~7mm。如因虹膜后粘连而导致瞳孔不易散大,现在常选择应用虹膜拉钩或瞳孔扩张器,避免术后形成大瞳孔(图16-2-5)。

3. 连续环形撕囊,水分离,原位超声乳化吸除晶状体核,清除残余皮质,前房及囊袋内注入黏弹剂,植入可折叠式人工晶状体于囊袋内居中固位。

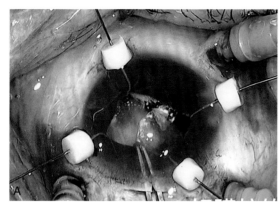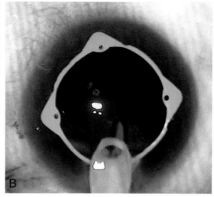

图 16-2-5　虹膜拉钩或瞳孔扩张器
A.虹膜拉钩；B.瞳孔扩张器。

4. 分离前房角　向前房周边 360° 沿房角缓慢注入高分子量的内聚性黏弹剂,并向下压虹膜根部使之下陷,利用黏弹剂的高黏滞性分离虹膜周边前粘连,与既往常用的调位钩或显微虹膜整复器钝性分离相比,内聚性的黏弹剂对前房角和虹膜根部组织扰动损伤轻。

5. 瞳孔成形　行虹膜前、后粘连分离,白内障摘除及人工晶状体植入术以及房角分离术后,根据术前虹膜瞳孔损伤的不同部位和程度,选择不同的成形方法,使瞳孔恢复至近似圆形,直径约2.5~4mm,详见第 17 章。

【术后处理】

1. 术后全身及局部应用抗生素及糖皮质激素药物预防感染、抗炎,应用的强度和持续时间要高于常规白内障超声乳化吸除术。

2. 术后早期除观察前房炎症反应外,还要高度关注眼压,若术后早期眼压高,可能是前房仍残留黏弹剂,可局部或全身应用降眼压药物,待眼压控制后逐渐减量至停药。

【并发症处理】

1. 葡萄膜炎症反应　多因手术时间长,扰动虹膜而产生前房炎症反应,可局部及全身应用糖皮质激素,给予短效散瞳剂活动瞳孔,减轻炎症反应并防止发生虹膜后粘连。

2. 晶状体后囊破裂　晶状体后囊破裂可发生在手术过程中的任一环节,最容易发生在硬核的乳化吸除或抽吸残留晶状体皮质时。如果后囊膜破孔较小,玻璃体前界膜完整且没有玻璃体进入前房时,手术可按原计划进行。如果后囊膜破裂伴玻璃体脱出,则应行前段玻璃体切除术,将前房内玻璃体清除干净。

3. 角膜水肿　多因手术复杂、前房操作较多所致,除局部应用糖皮质激素外,还可给予高渗滴眼液频繁点眼,一般 1 周左右即可恢复。

4. 术后感染　术后密切观察,一旦发现感染迹象,应行房水、玻璃体或结膜囊细菌培养,全身及局部使用大剂量广谱抗生素,玻璃体腔注射万古霉素、头孢他啶,待细菌培养及药敏试验检出后再更换敏感药物。玻璃体严重受累者应及时行玻璃体切除术。

5. 前房积血　前房积血较少发生。术中出血可冲洗干净后再结束手术;术后前房少量积血可自行吸收,量多时可应用止血药物,注意半卧体位。积血超过前房的 1/2 时,可行前房冲洗术。

四、白内障超声乳化联合小梁切除术

【手术的概念】 白内障超声乳化联合小梁切除术是目前治疗青光眼合并白内障的主流手术方式，术后能更快地恢复视功能，更好地控制眼压，以及更少的术后并发症。

【手术设计原理】 继发性青光眼是眼外伤常见的并发症，病因复杂，治疗困难，对视力危害大，致盲率高。眼外伤后继发眼压升高，因其病因复杂，发病机制也尚未完全明确，故临床治疗非常棘手。其中房角挫伤是其发病的重要机制。房角挫伤继发青光眼是眼球受各种各样外力导致前房积血、睫状肌的环形纤维与纵形纤维撕裂分离、环形纤维挛缩牵引虹膜根部后退，致前房角加深加宽；同时纵形纤维附着在巩膜上，致小梁变性萎缩等病理改变，使房水循环受阻而引起眼压升高继发青光眼。自 1968 年 Caims 报道应用小梁切除手术以来，目前仍为抗青光眼手术的主流术式。因此，对此类外伤性白内障合并青光眼的患者可在行白内障超声乳化吸除的同时联合小梁切除术，重建房水循环通路，降低眼压。

超声乳化术不仅能通过乳化吸除浑浊的晶状体，改善患者的视功能，而且超声波能分解小梁网结构中的糖胺多糖，降低房水排出阻力，在一定程度地降低眼压。小梁切除术是在角膜缘建立一条新的眼外引流通道，将房水由前房引流至球结膜下、筋膜间隙，由周围组织吸收，从而降低眼内压治疗青光眼。二者联合手术能一次性解决房水循环障碍及视功能恢复问题，可避免多次分期手术给患者带来的精神上的痛苦和经济上的负担，并减少了手术并发症。

【手术适应证】

1. 外伤性白内障继发闭角型青光眼，房角永久性粘连 >180°；

2. 外伤性白内障并发房角后退，经药物和保守治疗后眼压无法控制者；

3. 外伤性白内障合并外伤性大瞳孔，未及时诊治，房角关闭迁延至房角粘连 >180°，继发青光眼者；

4. 外伤致晶状体不全脱位，范围 <180°，晶状体位置前移，未及时诊治，引起慢性房角关闭，直至房角粘连 >180°。

【手术步骤】

1. 麻醉　术眼给予表面麻醉和筋膜下浸润麻醉、球周麻醉或球后麻醉等，儿童患者可选用全身麻醉。

2. 开睑及眼球固定　开睑器开睑，选用 5-0 缝线上直肌悬吊固定眼球。若患者配合程度好，眼球固定步骤可以省略。

3. 制作结膜瓣及巩膜瓣　以 12:00 位为中心制作以上穹隆为基底的结膜瓣，然后在上方做以角膜缘为基底 4mm×3mm 的梯形巩膜瓣，深达 1/2 巩膜厚度，角膜缘处巩膜瓣向前分离至透明角膜内 1mm，形成一巩膜隧道切口。

4. 白内障摘除联合人工晶状体植入术　于 3:00 位制作 1.5mm 侧切口；注入黏弹剂加深前房；于巩膜隧道切口内穿刺入前房，或于 10:00 位制作 3.0mm 透明角膜隧道切口进入前房；再次注入黏弹剂加深前房，连续环形撕囊；BSS 液行水分离及水分层；超声乳化吸除晶状体核及皮质；I/A 清除残留的皮质,抛光后囊;前房及晶状体囊袋内注入黏弹剂,植入人工晶状体并调至居中位;BSS液置换前房及囊袋内的黏弹剂。对于晶状体不全脱位<90°者,可于人工晶状体植入前先行植入囊袋张力环;对于晶状体不全脱位在90°~180°范围内者,须在撕囊后直接植入囊袋张力环,必要时在囊袋拉钩的辅助下进行后续白内障超声乳化及人工晶状体植入等操作。

5. 缩瞳、切除小梁及周边虹膜 注入缩瞳剂缩小瞳孔,巩膜瓣下切除2mm×1mm的小梁组织,宽基底虹膜周边切除;复位巩膜瓣。

6. 缝合巩膜瓣 10-0尼龙线间断缝合巩膜瓣,预置调节缝线,经侧切口注入生理盐水恢复前房。10-0尼龙线将侧切口和主切口各缝合1针,避免术后出现浅前房、及按摩眼球时出现前房消失。

7. 缝合结膜瓣 10-0尼龙线间断缝合球结膜,使切口对合整齐。

8. 重建前房 再次经侧切口注入BSS液恢复前房,形成滤过泡。

9. 结膜囊内涂抗生素眼膏,包盖术眼,结束手术(图16-2-6)。

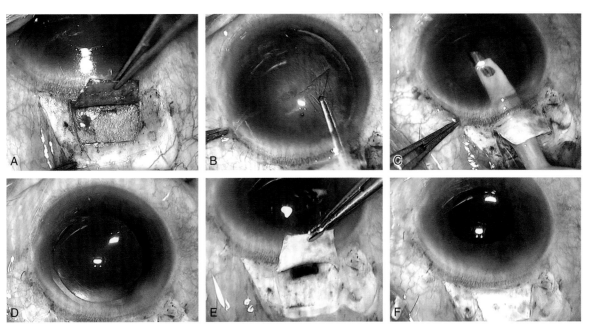

图16-2-6 白内障超声乳化联合小梁切除手术步骤
A.制作结膜瓣及巩膜瓣;B.连续环形撕囊;C.晶状体超声乳化;D.人工晶状体植入;E.小梁切除;F.缝合巩膜瓣。

【术后处理】 主要是预防感染,控制前段葡萄膜炎症反应,避免并发症及促进功能性滤过泡形成。术后常规应用糖皮质激素,可用1%的醋酸泼尼松龙(百力特)或0.1%的妥布霉素地塞米松(典必殊)滴眼液,第一周每日4次滴眼,以后每周减量1次,以此类推,共用1个月左右停药。抗生素滴眼液,每日3次滴眼,2周后停药;非甾体类抗炎药视前房炎症反应情况可适当延长至4~6周;复方托吡卡胺滴眼液术后隔日1次散瞳,至前房炎症反应消失后停药。术后1天、3天、1周、2周、1月、2月、3月复诊,常规检查视力、眼压、裂隙灯观察前房及人工晶状体情况及滤过泡形成情况;指导患者或家属学会按摩眼球促使滤过泡形成及预防其瘢痕化。

【并发症及处理】

1. 角膜水肿 如果术前患者因外伤、高眼压等因素导致内皮细胞数量减少或术中操作过多、操作时频发浅前房,可造成角膜内皮损伤,术后出现角膜水肿,甚至角膜内皮细胞失代偿。预防:术中应用黏弹剂的"软壳技术",即使用 2 种黏弹剂:低分子弥散性黏弹剂保护内皮及虹膜组织;高分子内聚性黏弹剂压平晶状体前囊,利于环形撕囊,充填前房及囊袋便于前房操作及人工晶状体植入。

2. 前房纤维素样渗出　部分患者术后前房可出现纤维素样渗出,应用高浓度糖皮质激素,如1% 的醋酸泼尼松龙,1~2 小时滴眼 1 次。渗出物在 2 周内基本可吸收。

3. 浅前房和低眼压　直接原因是房水引流过畅,可经积极散瞳、修补巩膜瓣、重新缝合等方法进行处理。

4. 一过性眼压升高　术后一过性眼压升高对晚期小视野患者应特别注意,处理时与单一手术不同,因按摩会对白内障切口有一定威胁,如需要按摩,可由医生在裂隙灯下进行操作,按摩滤过泡对侧巩膜促使滤过通道开放;必要时选择拆除可调节缝线。

五、晶状体切除联合前段玻璃体切除人工晶状体悬吊及小梁切除术

【手术设计理念】　复杂性眼外伤病例,晶状体后囊多已破裂,皮质溢出呈絮状或与玻璃体混杂;也可见晶状体脱位或玻璃体脱入前房,阻碍房水循环,继发眼压升高。此时,即使 I 期手术进行了非常细致的缝合与修复,但在伤口愈合的过程中,仍可发生各种并发症和合并症,如角膜白斑、虹膜前后粘连、虹膜缺损、瞳孔闭锁、继发性青光眼、晶状体皮质过敏性葡萄膜炎、玻璃体浑浊和前段PVR 形成等,不仅导致继发性眼压升高,而且出现各种继发损害使眼球前段的正常结构和功能遭到破坏。既往外伤性白内障的治疗主要是以分期手术为主,术后不仅不能恢复视力,且因眼外伤的继发损害进一步加重视功能的损伤。近年来,对上述复杂的外伤性白内障合并青光眼,多采用联合手术即晶状体摘除联合玻璃体切除和人工晶状体睫状沟缝线固定及小梁切除术。一次手术完成眼外伤所致的多种并发症和合并症,不仅要重建眼前段的解剖结构,还要避免并发症、减少眼外伤的继发损害、尽快保存和恢复视功能。

【手术适应证】

1. 外伤所致的晶状体后囊或前后囊破裂,晶状体膨胀、玻璃体脱出致瞳孔阻滞,继发眼压升高者;

2. 外伤致晶状体不全脱位,范围 >180°,瞳孔玻璃体疝或晶状体瞳孔夹持致瞳孔阻滞,或睫状环与玻璃体粘连致睫状环阻滞,继发眼压升高者;

3. 外伤致晶状体不全脱位,范围 >180°,伴有房角后退,经药物及保守治疗后眼压无法控制者;

4. 外伤致晶状体不全脱位,范围 >180°,伴有外伤性大瞳孔,未及时诊治,引起慢性房角关闭,直至房角粘连 >180° 者。

【手术时机】　手术时机的选择,原则上是在睫状充血消退、前房炎症控制后实施手术。但如果晶状体前后囊破裂、皮质溢出、前房消失、持续眼压升高,应尽早手术,可考虑 II 期植入人工晶状体;此外,晶状体脱位引起晶状体瞳孔夹持或玻璃体瞳孔疝,眼压持续升高不能控制者也应尽早手术。

【手术步骤】　分为以下不同情况进行讨论。

1. 前后囊膜均破裂　常规消毒铺巾后,在角巩膜缘约 10:00 及 2:00 位分别做一切口,经切

口在前房内注入透明质酸钠黏弹剂,在前房空间稳定的条件下,以前玻璃体切割头彻底清除溢入前房内、瞳孔区及切口处的玻璃体、晶状体混合物及凝血块、机化膜,必要时可用曲安奈德染色使脱出的玻璃体看得更清晰(图16-2-7)。

若眼前段内晶状体、前房或虹膜有异物者,则在手术显微镜直视下,分离异物周围组织,用眼内镊直接取出异物,注意不要触及角膜内皮和虹膜组织。

对直视不到的赤道部残留的晶状体皮质,玻切结合注吸去除。仔细观察后囊膜破裂口的大小和方位,在后囊膜破口处切除前1/3段玻璃体(图16-2-8)。此时,低灌注或不灌注,并注入弥散性黏弹剂分离晶状体皮质与玻璃体,采用干切技术,避免灌注液冲击致后囊破裂口扩大及水化作用对眼后段的影响,操作时将玻璃体切割头引入后囊膜破口边缘后的位置,开口向前房方向,显微镜直视下操作。

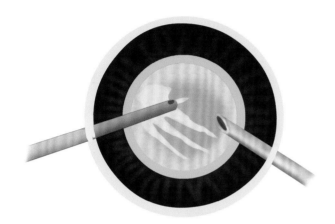
图16-2-7 切除晶状体示意图

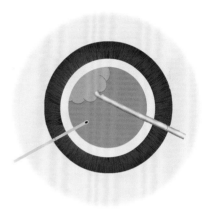
图16-2-8 玻璃体切除示意图

2. **后囊破裂、前囊未破裂** 后囊破孔小者,前房内注入黏弹剂,环形撕囊,低流量低负压完成常规白内障囊外摘除,经注吸后,引入前段玻璃体切割头至晶状体囊袋内,对后囊膜破孔进行切割、修剪。后囊破孔大者,术前B超检查前段玻璃体明显浑浊者,术中需做常规玻璃体切除三通道,切除浑浊的前段玻璃体及晶状体,保留完整的晶状体前囊,人工晶状体睫状沟植入,无需再联合行小梁切除术。

3. **前后囊膜均未破,但晶状体不全脱位(>180°)**

对于晶状体脱位范围>180°的患者,切除晶状体时,应尽可能保留晶状体前囊或后囊的周边部,形成一宽约3mm连续的囊环,以便将大"C"襻人工晶状体架于晶状体囊环上。需要注意的是,前段玻璃体切除的范围应达到睫状沟平面以下,以防瞳孔或虹膜与玻璃体产生牵引或粘连。对于晶状体不全脱位>180°者,根据继发青光眼病因的不同,可分为以下三种情况:①对于瞳孔阻滞或睫状环阻滞者,需切除造成阻滞的晶状体或玻璃体即可解除阻滞,使眼压恢复正常,无需再联合行小梁切除术;②伴有房角后退者,房角引流功能大幅度下降,需联合行小梁切除术;③伴有外伤性大瞳孔及房角粘连>180°者,需联合虹膜瞳孔成形及小梁切除术。

另外,有学者报道,玻璃体切除联合晶状体摘除术对角膜内皮损伤的作用比单纯玻璃体切除术大,增加了角膜并发症的发生率,是因为术中采用角膜缘切口前段灌注,灌注液的冲击损伤角膜内皮所致。因此,我们在联合手术中晶状体皮质抽吸与前段玻璃体切除时,所采用的灌注液流量应极低或不灌注,操作时直视切割头开口方向,切割头位于后囊膜破口边缘后,必要时可注入弥散性黏弹剂保护,实施干切,术后角膜内皮损伤的概率会大大降低。

为了使患者伤眼术后恢复良好的有用视力,人工晶状体的植入也是手术设计中的一个重要组成部分,据文献报道,囊袋内植入人工晶状体(图 16-2-9)最符合生理结构,其术后偏位、倾斜等发生率低于其他各种类型的植入术。这是由于晶状体摘除、前部玻璃体切除已提供良好的人工晶状体植入环境基础,即使是后囊膜破裂的患者,只要有支撑人工晶状体襻的囊袋环或部分囊袋,也可选择大"C"襻人工晶状体植入到囊袋内或睫状沟内,既能使人工晶状体处于正常的解剖位置,又可恢复晶状体隔的屏障作用。

而当人工晶状体无法植入囊袋内时,多采用睫状沟缝线固定人工晶状体(图 16-2-10)。当虹膜和瞳孔正常时,睫状沟的形态位置正常;当虹膜瞳孔损伤发生后粘连时,睫状沟被包裹,人工晶状体

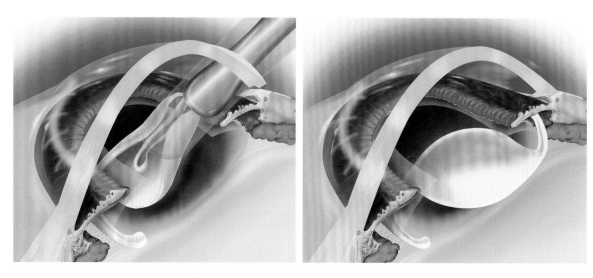

图 16-2-9　囊袋内植入人工晶状体示意图

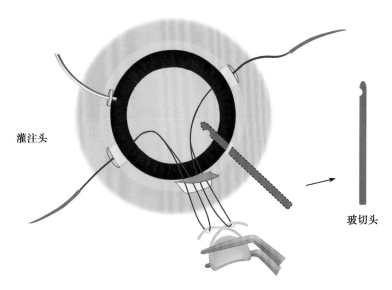

灌注头

玻切头

图 16-2-10　晶状体切除 + 前段玻璃体切除 + 人工晶状体悬吊 + 小梁切除术示意图

的襻不能进入睫状沟内,加之玻璃体的干扰牵引,使人工晶状体容易发生倾斜及偏心。因而,当虹膜及瞳孔损伤时,一定要先解除虹膜的后粘连,并同时施行前段玻璃体切除术,切除范围应达睫状沟平面以下,才能保证人工晶状体襻居中稳定固位于睫状沟内。

而根据文献报道,采用睫状沟缝线固定术,术中缝线不对称,睫状沟平面组织增殖、粘连、分离、清除不彻底,术后可能并发人工晶状体偏位、倾斜等。从术后视力提高的幅度来看,其恢复的程度各不相同,这主要是由于眼前段外伤多累及角膜,而角膜瘢痕及散光是影响视力提高到理想状态的重要因素。

其次,外伤可使多种组织损伤机化,不同程度影响人工晶状体的植入,使其位置偏移或倾斜,这也是术后视力不能提高的原因之一。另外,人工晶状体睫状沟缝线固定术,由于刺激了睫状体,可导致出血进入前房和玻璃体内。

在合并有继发性青光眼的患者中应同时联合进行小梁切除术,以促进术后房水循环,降低眼压,有助于患者视力的恢复及稳固。

【术后处理】 术后常规应用抗生素、糖皮质激素、非甾体抗炎药和散瞳剂等治疗;患者采取仰卧位,减少活动;随访时观察视力、眼压、眼底、角膜内皮计数、人工晶状体位置及并发症情况等。

【并发症及处理】

1. 眼压升高 对症给予降眼压药物;针对病因治疗。

2. 角膜病变 术中应保持眼压稳定,避免角膜过度变形和角膜内皮的机械性损伤;术后应用降眼压药物及角膜上皮生长因子等对症处理。

3. 视网膜裂孔或视网膜脱离 术中小心操作,如有严重的晶状体脱位并大量玻璃体积血浑浊机化者,应行三通道后部玻璃体切除术,发现裂孔或脱离时及时处理,术中检查视网膜周边,发现有变性区或干孔、锯齿缘高位断离者,应及时解除视网膜牵拉并行光凝治疗;术后2~4周查全视网膜镜,尽早行光凝治疗封闭裂孔。

4. 玻璃体积血 术中可通过电凝、升高眼压等方法止血;术后少量出血采用头高卧位、减少活动及止血药治疗大多可吸收,较长时间无好转者考虑玻璃体切除手术。

5. 前房渗出 局部或全身给予糖皮质激素类及抗炎药物。

六、晶状体切除 + 玻璃体切除 + 内镜下睫状体光凝

【手术的概念】 很多复杂性眼外伤病例,晶状体可能囊膜破裂皮质溢出;也可能半脱位或脱位;玻璃体可能脱入前房,这些因皮质和炎症细胞阻塞房角、晶状体移位推移虹膜阻塞房角、瞳孔阻滞阻碍房水循环引起房角闭塞,从而造成眼压升高的患者,早期及时手术治疗干预可以让房角形态和功能改善,但是如果眼压升高时间过长,产生炎症导致房角完全闭塞粘连,甚至诱发新生血管等异常结构,引起房角关闭,都可能造成外伤难治性青光眼。

以往,睫状体光凝手术是治疗这类难治性青光眼的有效治疗方法。但临床多用巩膜面的睫状体光凝,虽然不穿通眼球,但是有定位不准确、降压效果不确定等缺陷。在此基础上,眼内镜介导下的睫状体光凝应运而生(图16-2-11)。它具有以下优点:①通过内镜能清晰看到睫状突,从而能准确

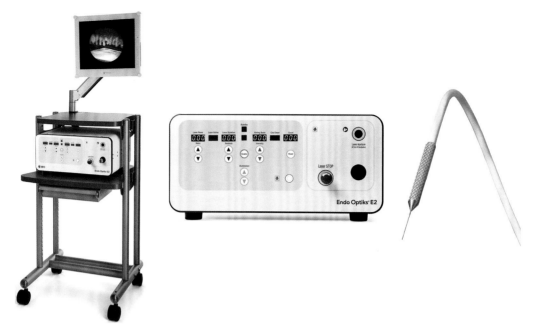

图 16-2-11 眼内镜设备照片

光凝足够量的睫状突上皮,并能对光凝范围进行定量;②基本只是光凝睫状突上皮,对周围组织如睫状体的肌肉和血管、晶状体和悬韧带、脉络膜和视网膜等几乎没有损伤,因此术后并发症少;③适用范围广,可用于多种类型的青光眼,而且不受角膜透明度、瞳孔大小和既往青光眼手术的影响;④与外滤过手术相比,术后不需长期特殊的随访和处理;⑤术后降压效果好且较稳定。当然,与传统的睫状体破坏性手术相比,它的缺点为需要眼内操作,增加了眼内感染的风险。但这个风险对于本身就需要进行晶状体和玻璃体等内眼手术操作的复杂眼外伤患者来说,并没有显著增加。作为一种破坏性手术,对于部分青光眼患者,尤其是外伤后难治性青光眼患者来说,眼内镜介导下的睫状体光凝以其无可比拟的优点达到良好的降眼压效果,最大限度地保存患者视功能。

【手术设计原理】 复杂眼外伤造成白内障、晶状体移位、玻璃体病变、房角异常是临床常见的眼科复杂重症,其中房角严重粘连闭塞是造成眼压升高以及难以控制的重要因素,经常造成视力损伤、眼球萎缩等严重后果。对于这类复杂病情的患者,手术的目的之一就是要控制眼压,保存残余视力和眼球。

晶状体切除的目的是清除脱位晶状体或晶状体囊破裂所致的晶状体皮质的残留;玻璃体切除术是为了清除疝入前房的玻璃体;清理浑浊机化的玻璃体,降低眼部炎症反应,同时减轻玻璃体腔的压力,解除玻璃体对视网膜的牵拉,减少视网膜脱离的发生率,能够有效改善预后及视功能。在此基础上,对于眼压持续增高,房角粘连紧密、虹膜弹性差、房角不能重建、药物不能控制眼压的患者,可以利用眼内镜进行睫状体光凝术。

晶状体切除+玻璃体切除+内镜下睫状体光凝术是治疗外伤性白内障或晶状体脱位合并玻璃体视网膜异常等难治性青光眼的理想方法,其安全可行,控制眼压精确,能有效减少术后并发症的发生。正确选择手术时机,正确处理脱位的晶状体和玻璃体,内镜引导的精确范围睫状体光凝是手术控制眼压的关键(图 16-2-12)。

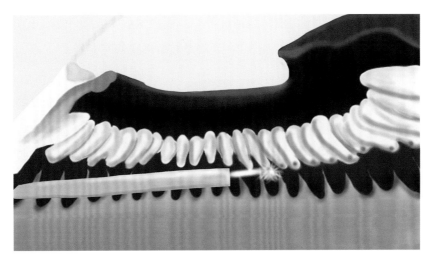

图 16-2-12　从睫状体平坦部入路的内镜睫状体光凝示意图

【手术适应证】　外伤所致的晶状体囊破裂、晶状体脱位、玻璃体脱出牵引眼压升高、房角重建困难、用其他方法眼压控制困难的患者。

【手术时机】　在晶状体囊膜破裂、皮质溢出、晶状体移位、前房消失、持续眼压升高，应用其他方法控制困难时，应进行手术治疗。

【手术步骤】

1. 常规消毒铺巾后，在角巩膜缘后 3~4mm 约 10:00、4:00 及 2:00 位分别做一玻切穿刺通道，切除浑浊或者脱位晶状体、玻璃体，尤其要彻底清除溢入前房内、瞳孔区的玻璃体、晶状体混合物及凝血块、机化膜，必要时可进行房角分离。

2. 切除玻璃体后，一定要进行细致的视网膜检查，发现裂孔、变性区等异常，要及时处理。

3. 激光探头由后向前进行睫状突光凝。探头在距睫状突 0.5~1.0mm 时，能清晰地看到睫状突并可以进行光凝。通常对每个睫状突进行 2 次 200~800mW 的光凝，持续 1~2 秒，直到睫状突变白并皱缩（图 16-2-13）。对每个睫状突的前后轴都要进行充分处理，如果只处理了一部分，其功能也会部分保留，达不到有效的降眼压效果。术中要避免气泡形成、出血和色素弥散。光凝范围与术后降低眼压值呈正相关，术中所行的光凝范围越大，眼压下降值越大，有研究发现，以光凝范围在 180° 的前

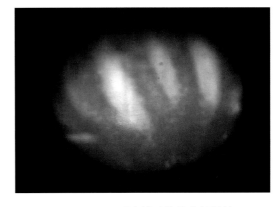

图 16-2-13　眼内镜睫状体光凝照片

提下，每多增加 30° 光凝范围可使眼压降低约 10mmHg，但由于内镜下睫状体光凝是一项破坏性手术，所以，光凝范围需保守估量，术中最好保持光凝范围小于 330°，以避免发生低眼压或眼球萎缩。需特别注意的是，对于有透明晶状体眼，因在内镜下睫状体光凝进行过程中易损伤晶状体。因此，对整个目标睫状突有效地进行光凝前，通常要切除晶状体，并进行周边玻璃体切除。

【术后处理】　术后常规应用抗生素、糖皮质激素、非甾体抗炎药和散瞳剂等治疗；观察患者视

力、眼压、眼底、角膜内皮计数、视网膜情况等。一般在术后4~6周才趋于稳定,若首次手术治疗后效果不佳,可选择药物维持控制眼压,或在8周左右后再次补充光凝。

【并发症及处理】

1. 出血　由于外伤经常伴随虹膜、脉络膜、视网膜损伤,以及瘢痕血管等问题,容易在术中、术后出血。在术中可以电凝等方法止血,术后对症给予止血药物治疗。

2. 角膜内皮细胞失代偿　这类患者一般损伤严重,同时难以控制的高眼压也会造成角膜内皮损伤,术中应保持操作轻柔,尽量缩短手术时间,避免进一步损伤角膜内皮;术后应用角膜上皮细胞生长因子等药物。

3. 视网膜裂孔或视网膜脱离　由于睫状体操作时距离锯齿缘较近,同时眼外伤和出血机化等均可能造成视网膜损伤,所以术中一旦发现视网膜裂孔或脱离,需要及时处理。严格检查视网膜周边,发现有变性区或干孔者,应及时光凝治疗;术后2~4周做全视网膜镜检查。

4. 高眼压　术中术后的炎症出血等均可以造成眼压不能预期下降;同时一次睫状体光凝术也不能完全确保将眼压降低至目标水平,如果术后用药仍不能良好控制眼压,可在术后8周左右再次补充光凝。

5. 低眼压和眼球萎缩　内镜下睫状体光凝是一项破坏性手术,一旦光凝过量,就可能造成眼压过低和眼球萎缩。所以光凝范围需保守估量,术中最好保持光凝范围小于330°,以避免低眼压或眼球萎缩的发生。

(韩崧　祁颖)

参考文献

1. 葛坚. 眼科学. 2版. 北京:人民卫生出版社,2010.

2. 王黎. 眼外伤所致继发性青光眼的临床分析[J]. 中华眼外伤职业眼病杂志,2014,36(11):845-846.

3. 任静,刘静雯,秦波. 眼外伤后继发性青光眼的常见临床分型及治疗对策. 国际眼科杂志,2016,16(6):1071-1075.

4. 闫维雁. 眼外伤继发难治性青光眼手术治疗的效果[J]. 中华眼外伤职业眼病杂志,2016,38(08):569-572.

5. 李琦琰,陈小丽,郑鹏飞,唐炘. 眼内窥镜下睫状体光凝术治疗常规抗青光眼手术失败的外伤性青光眼的疗效分析[J]. 眼科,2021,30(02):142-146.

6. 杨洪波,杨向红,翁晓春. 直视下睫状突光凝术治疗外伤性晶状体脱位继发青光眼[J]. 中国实用眼科杂志,2016,34(2):159-161.

7. 边立娟,窦莹,张辉,等. 晶状体不全脱位继发青光眼诊断的研究进展[J]. 中国实验诊断学,2020,24(11):1924-1926.

8. 从金菊,胡丹,张新法. 外伤性房角后退性青光眼手术方法选择的研究[J]. 国际眼科杂志,2017,17(1):101-103.

9. 刘雅婷,吴志鸿. 眼部爆炸伤的研究进展. 中国急救复苏与灾害医学杂志,2015(5):480-483.

10. 苏九妹. 挫伤性虹膜睫状体炎18例临床分析. 眼外伤职业眼病杂志,2000,22(6):676-677.

11. 于松. 眼外伤继发性青光眼的手术方式和时机探讨. 现代实用医学,2016,28(1):103-105.

12. 冯希敏,祁颖,张凤妍,等.超声乳化人工晶状体植入联合房角分离术治疗急性原发性闭角型青光眼合并年龄相关性白内障患者的疗效分析[J].眼科新进展,2016,36(08):767-769.

13. 王宁利.青光眼专家释疑.北京:人民卫生出版社,2007.

14. 周小平,邝国平,欧玉仑,等.不同手术方式治疗眼外伤玻璃体切割术后继发性青光眼的疗效[J].国际眼科杂志,2017,17(05):925-927.

15. ALAMRI A,ALKATAN H,ALJADAAN I. Traumatic ghost cell glaucoma with successful resolution of corneal blood staining following pars plana vitrectomy. Middle East Afr J Ophthalmol,2016,23(3):271-273.

16. ZUR D,LOEWENSTEIN A. Postsurgical cystoid macular edema. Dev Ophthalmol,2017,58:178-190.

17. Cohen A,Wong SH,Patel S,Tsai JC. Endoscopic cyclophotocoagulation for the treatment of glaucoma. Surv Ophthalmol,2017,62(3):357-365.

18. CHEN J,COHN RA,LIN SC et al. Endoscopic photocoagulation of the ciliary body for treatment of refractory glaucomas. Am J Ophthalmol,1997,124(6):787-796.

19. LIN S. Endoscopic cyclophotocoagulation. Br J Ophthalmol,2002,86(12):1434-1438.

20. AMOOZGAR B,PHAN EN,LIN SC,et al. Update on ciliary body laser procedures. Curr Opin Ophthalmol,2017,28(2):181-186.

21. SAFWAT AMM,HAMMOUDA LM,EL-ZEMBELY HI,et al. Evaluation of ciliary body by ultrasound biomicroscopy after trans-scleral diode cyclo-photocoagulation in refractory glaucoma. Eur J Ophthalmol,2020,30(6):1335-1341.

16

第十七章

外伤性白内障联合虹膜及睫状体损伤修复术

第一节 | 眼外伤所致虹膜瞳孔损伤

　　虹膜位于葡萄膜的最前部,像一个棕褐色的圆盘悬挂在眼前段。虹膜根部向前房周边与睫状体前缘相连,此部是葡萄膜组织最薄弱之处,眼部的钝挫伤或爆炸伤常导致虹膜根部离断。虹膜向中央延伸至晶状体前面,形成分隔前后房的一个重要隔膜。虹膜后面有晶状体支撑,晶状体因外伤或手术缺如时,虹膜会发生震颤。虹膜中央有一圆孔,称为瞳孔,其平均直径为 3mm,瞳孔的大小随着光线的强弱而灵敏地改变(1~8mm),称瞳孔对光反射。瞳孔周围虹膜的基质层内,有环形排列的瞳孔括约肌,可使瞳孔缩小;虹膜基质层后面有放射状排列的肌纤维,称瞳孔开大肌,可使瞳孔散大。虹膜和瞳孔位于眼球的最前段,且于透明角膜组织之后,对眼球屈光系统的成像质量至关重要。虹膜与睫状体和脉络膜共同组成眼球的暗房,相当于照相机的暗箱;瞳孔相当于照相机的光圈,随光线的强弱缩小和散大,既可调节进入眼内光线的亮度,又可调节角膜、晶状体等屈光间质所致的球面像差和色差,减少光线的散射,确保视网膜成像的清晰。虹膜主要是由血管和基质层构成,虹膜根部有一粗大的血管环,由睫状后长动脉和睫状前动脉分支吻合而成,称为虹膜动脉大环;虹膜的瞳孔缘附近有一环形的血管吻合,称为虹膜动脉小环。虹膜动脉大环发出分支经基质层呈放射状分布至瞳孔缘,当钝挫伤或眼压急剧升高时,可导致虹膜根部动脉分支闭锁,使该动脉分布区虹膜组织呈扇形萎缩,又称为虹膜节段性萎缩。虹膜血管具有很厚的平滑肌层,能够收缩止血,因此虹膜裂伤(虹膜根部除外)或缝合时一般不引起出血。通常虹膜、瞳孔损伤后由于房水持续冲刷作用,伤口愈合较为困难,很少有发生虹膜色素上皮移行修复伤口,后期可发生局部色素脱失以及实质层萎缩等。

　　正常情况下虹膜隔具有良好的生理性张力,悬挂在前后房之间既不发生前粘连,也不发生后粘连。当炎症或外伤导致虹膜瞳孔裂伤或节段性萎缩时,虹膜隔的生理性张力被破坏,即松弛漂移性增大,不发生前粘连,就易发生后粘连,从而引起一系列相关的并发症。外伤性白内障常伴有不同程度的虹膜和瞳孔损伤,白内障术中如不同时联合虹膜瞳孔成形术,常因并发症和合并症的存在而影响视力的恢复,甚至出现继发损害进一步加重视功能的损伤。本节将重点讨论不同类型眼外伤所致虹膜瞳孔损伤的形状、部位和处理。

一、穿通伤所致虹膜瞳孔损伤及处理

角膜穿通伤时最易引起虹膜组织裂伤,造成不同程度、不同层次的组织结构损伤。且伤及的部位不同,临床表现形态各异:锐器穿过角膜或角膜缘可以直接造成虹膜穿孔伤或虹膜根部离断;由于房水(aqueous humor)流出推动虹膜堵塞和嵌顿于伤口,使前房(anterior chamber)变浅甚至完全消失。常同时损伤晶状体前囊,使瞳孔变形移位和晶状体浑浊。较小的伤口,尤其位于周边时,脱出或嵌顿的虹膜组织往往堵塞伤口,因而仅造成浅前房而非前房消失,且不伴有晶状体囊的损伤。因此,角膜穿通伤后最常见的虹膜损伤是:虹膜和瞳孔括约肌裂伤、虹膜部分脱出或嵌顿等。在处理这类眼外伤时,总体原则是尽可能保留虹膜组织的完整性,以利于后期瞳孔形状和功能的恢复,为眼前段解剖结构的重建创造有利条件。

1. **虹膜嵌顿、脱出**　角膜伤口内虹膜组织部分嵌顿或部分脱出于伤口外,同时伴有前房变浅或消失(图 17-1-1)。如同时有晶状体前囊损伤,往往伴有晶状体浑浊和皮质溢入前房,眼压升高。

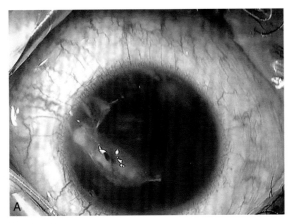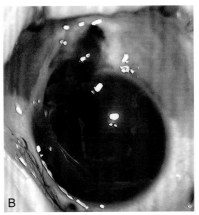

图 17-1-1　虹膜脱出或嵌顿
A. 虹膜组织部分嵌顿于伤口内;B. 虹膜组织部分脱出于伤口外。

虹膜仅嵌顿而没有脱出时,使其解剖复位的最安全有效的方法即是:黏弹剂辅助下的虹膜复位+前房重建术。在清除虹膜表面的异物及渗出膜后,用抗生素溶液反复冲洗,小心分离虹膜组织与角膜伤口的粘连,将黏弹剂自伤口处虹膜表面缓慢注入并加深前房,利用黏弹剂将虹膜推离角膜后,再缝合角膜伤口,最后从上方角膜缘做一 2mm 长的隧道口,用双管注吸针或 I/A 系统注吸置换前房内的黏弹剂,并用 BSS 液重建前房达水密。

虹膜嵌顿并脱出时,因虹膜组织血运丰富,脱出(prolapse of iris)不超过 72 小时者一般不考虑行虹膜切除,除非脱出的虹膜组织已完全坏死。应仔细检查虹膜上有无异物存留,清除异物及表面渗出膜,用抗生素溶液反复冲洗后,分离虹膜组织与角膜伤口的粘连,将虹膜组织还纳入前房,再缝合角膜伤口,并用 BSS 液置换前房内的黏弹剂,重建前房达水密;待前房炎症消退后,Ⅱ期再行虹膜瞳孔成形术(iridoplasty)。如虹膜脱出时间长、组织已感染或坏死,需在Ⅰ期缝合手术过程中,把坏死的虹膜组织剪除,以免引起迁延不愈的葡萄膜炎甚至导致眼内炎。

2. 虹膜穿孔伤 虹膜穿孔伤常见于细小而尖锐的利器刺伤眼前段或眼内异物（intraocular foreign body）穿入眼球内所致。

主要为角膜（cornea）或角膜缘（limbus）处细小的自闭的穿通伤口，可有前房闪辉（aqueous flare，Tyndall phenomenon），虹膜上可见与角膜伤口一致的穿孔，伴或不伴有后粘连，晶状体前囊（anterior lens capsule）可见对应的伤口，甚至发生晶状体浑浊。虹膜的穿孔伤，终生不能愈合。

若虹膜无后粘连，仅需散瞳（mydriasis），局部应用抗炎、预防感染的滴眼液治疗；若虹膜穿孔与晶状体前囊粘连，不需散瞳，使虹膜后粘连（posterior synechia）堵塞晶状体前囊上的裂口，防止晶状体迅速发生浑浊；同时进行眼B超、CT或MRI检查，排除眼内异物存留；如眼前段炎症较重则需局部和全身应用抗炎和预防感染药物。

若虹膜穿孔小，对视功能无明显影响，无须特殊处理；若合并眼内炎（endophthalmitis）或伴有眼内异物存留时，应进行相应治疗和手术。

3. 虹膜及瞳孔的裂伤 较大的虹膜切裂伤（incised wound of iris）包括单纯瞳孔括约肌裂伤或括约肌伴虹膜切裂伤，主要表现为瞳孔变形（discoria）、移位、不规则散大、瞳孔对光反射（reaction of pupil to light）迟钝或消失（图17-1-2）。往往需进行瞳孔括约肌断端对位缝合，手术方法详见本章第三节虹膜瞳孔修复术。

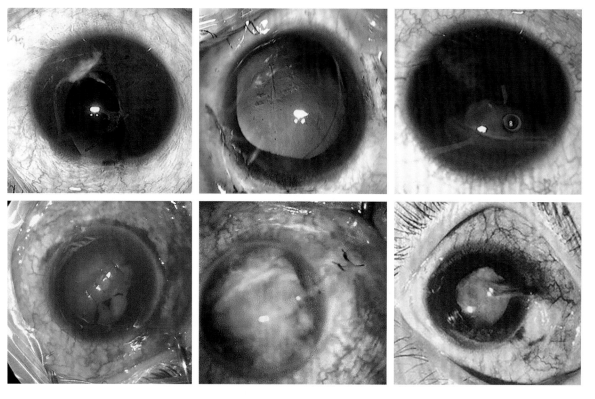

图 17-1-2 穿通伤导致的不同形状的虹膜瞳孔裂伤

二、钝挫伤所致虹膜瞳孔损伤

跌倒、磕碰、钝性物体等撞击眼球或头部均可造成眼球钝挫伤或震荡伤。受钝物直接接触处的损伤往往并不明显，而其作用力通过眼球壁、眼球内容物的传导可伤及眼球内的各种组织，且可在眼球壁的反作用力影响下引起震荡伤，从而加重眼球组织的损伤，导致眼球各部分组织的结构发生不同程度的损害。眼前部钝挫伤轻者可仅表现为挫伤性虹膜瞳孔异常（contusive anomaly of pupil），如瞳孔的缩小、散大或变形等，重者则表现为虹膜睫状体炎（iridocyclitis）、前房角后退（angle recession）、瞳孔括约肌撕裂伤、虹膜根部离断、外伤性无虹膜（traumatic aniridia）以及小梁网损伤等，有时可引起虹膜劈裂（色素层与基质层分开）或虹膜节段性萎缩。

1. 挫伤性瞳孔异常　轻度的眼球钝挫伤后，虹膜或瞳孔括约肌受到刺激或损伤导致血-房水屏障破坏，释放前列腺素等炎性介质，瞳孔会立即缩小，同时常伴有调节痉挛（spasm of accommodation）而表现为暂时性的假性近视（pseudomyopia），在瞳孔括约肌短暂的痉挛消失后，瞳孔恢复正常大小或变为散大。受伤较轻者，瞳孔往往呈中度散大，滴缩瞳剂（miotic）瞳孔可恢复至正常大小；受伤较重者，由于瞳孔括约肌与瞳孔开大肌同时麻痹，出现瞳孔完全强直性散大（ankylosing dilatation），对光反射（light reaction）及调节反应（accommodative reaction）均消失或极为迟钝。因外伤时虹膜各部分受伤程度不一致，其麻痹程度也可能不一致，导致瞳孔欠圆或呈不规则形。若视神经纤维受到损伤，瞳孔会立即散大，一般为中度大小，对光反射迟钝或消失。

处理：单纯的挫伤性瞳孔异常，一般不需特殊处理。轻者可以自行恢复，对于迁延性瞳孔缩小（persistent miosis），可滴用复方托吡卡胺、阿托品等散瞳剂；外伤性瞳孔散大和变形多较顽固，部分患者可通过缩瞳剂，如1%毛果芸香碱（pilocarpine）和短效散瞳剂（复方托吡卡胺）的联合应用以活动瞳孔、加强瞳孔括约肌的张力，使其恢复正常功能；若药物治疗无效，并伴有视力障碍的患者可行虹膜瞳孔成形术治疗；对于伴有睫状肌损伤引起的调节麻痹及近视力障碍（near vision disorder）者，也可缩瞳剂（1%毛果芸香碱）和短效散瞳剂（复方托吡卡胺）联合应用，促使睫状肌功能恢复；药物治疗3~6个月效果不佳时，还需验光并长期配戴矫正镜片。对于外伤后因调节痉挛而出现假性近视者，滴1%阿托品滴眼液后可解除调节痉挛症状。

2. 挫伤性虹膜睫状体炎　眼球的钝挫伤可引起虹膜睫状体的毛细血管急剧痉挛收缩，局部缺血缺氧，虹膜组织受刺激后释放出炎性介质使毛细血管扩张、通透性增高，血浆渗出。轻度的钝挫伤仅导致血管的通透性增强，房水蛋白（aqueous humor protein）增加，出现前房水闪辉（Tyndall 征）、角膜后沉着物（keratic precipitates，KP）等；重度的钝挫伤可导致虹膜、睫状体组织撕裂，伤后几小时或几天可发生挫伤性虹膜睫状体炎（contusive iridocyclitis），并因之出现眼压（intraocular pressure，IOP）的降低或升高；严重钝挫伤者，发生局部或全部的虹膜及睫状体急性坏死（acute necrosis），随后出现萎缩（atrophy）。挫伤性虹膜睫状体炎的临床表现与一般虹膜睫状体炎的症状大致相同，其区别是本病除有明显的外伤原因外，无反复发作史。

处理：可用阿托品（atropine）散瞳及结膜下注射（subconjunctival injection）抗生素及糖皮质激素，或局部糖皮质激素滴眼液及非甾体抗炎滴眼液频繁点眼，以抑制前房炎症反应。

3. 瞳孔括约肌撕裂　瞳孔括约肌撕裂（sphincter laceration）较轻时，表现为双侧瞳孔不等大（anisoconia），对光反射迟钝，对视力无明显影响；重者可有瞳孔括约肌麻痹致瞳孔散大、形态畸形，对光反射消失，缩瞳剂无效；局部瞳孔括约肌撕裂，可引起瞳孔呈"泪滴样"（tear drop）变形甚至撕裂部位出现节段性萎缩(segmental atrophy),严重时可致角膜、巩膜的破裂伤伴有虹膜部分缺失、瞳孔变形移位(图17-1-3),需手术治疗(手术方法详见本章第三节虹膜瞳孔修复)。

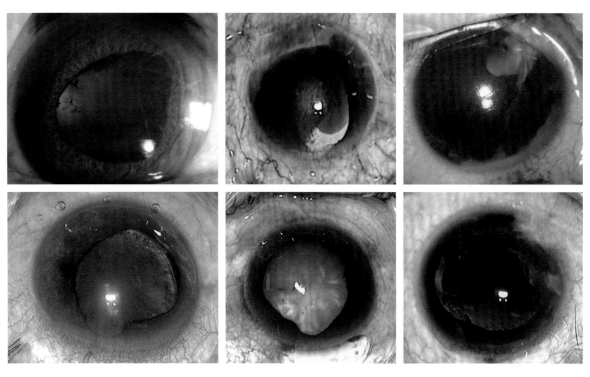

图 17-1-3　钝挫伤导致的不同形状的虹膜瞳孔损伤

4. **虹膜根部离断(iridodialysis)**　虹膜根部是虹膜组织最薄弱处,只有一层色素上皮,与睫状体连接处也比较薄弱,且局部组织张力较大、弹性较差,难以扩展,故虹膜根部特别脆弱。当眼球前部受钝挫伤时,外力突然作用于眼球进而导致以下病理改变:①眼球前后径受压,角膜内陷,眼球赤道部向外扩张,睫状环直径增大,向周边牵拉虹膜根部;②同时前房水向后挤压,其压力沿房水向后方传递,使虹膜向后房(posterior chamber)压陷、向晶状体冲击,晶状体、玻璃体向后移动后回弹,其反冲作用撞击虹膜后表面,引起虹膜大幅度前后摆动;③房水被向前房周边挤压,压力通过房水向周边前房传导,直接冲击虹膜根部;④加上冲击瞬间瞳孔括约肌反射性收缩,向中央牵引虹膜根部,薄弱的虹膜根部在多方力量的反复冲击下,部分自根部离断脱落,被称为虹膜根部离断(图17-1-4)。离断可发生一处,也可发生多处,其离断脱落的范围、大小与作用力量的大小及作用部位有关。

虹膜根部离断,其范围、大小不定,可以同时数处离断甚至整个虹膜根部离断。较小范围的离断,患者可无自觉症状,裂隙灯显微镜下通常难以发现,有些甚至需在前房角镜下才能看到离断的缝隙;大范围的离断,可见离断处瞳孔缘变直,瞳孔呈"D"形(图17-1-5),用一般裂隙斜照法即可看到虹膜周边部的半月形黑色空隙。透过虹膜离断的裂隙,可看到晶状体赤道部和悬韧带或睫状突,甚至有玻璃体疝(vitreous hernia),较大的离断空隙甚至可用检眼镜(ophthalmoscope)看到眼底,可产生单眼复视(monocular diplopia)。虹膜根部离断常伴有前房积血,积血量多时须在积血吸收后方可发现离断的部位。上方范围较小的断裂由于眼睑的覆盖多不发生视力障碍,可不必处理;若发生

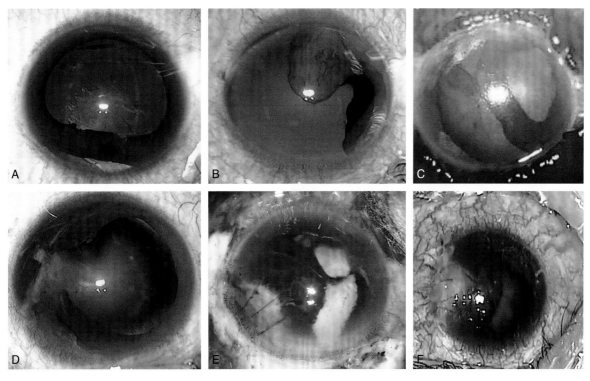

图 17-1-4　钝挫伤导致的不同部位的虹膜根部离断

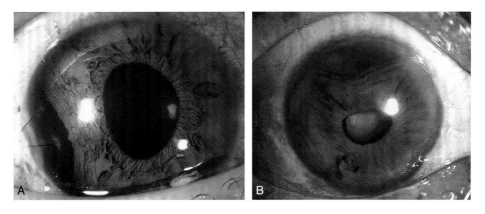

图 17-1-5　虹膜根部离断

在其他部位或断裂较大时,可出现视觉混乱或单眼复视,需手术治疗,以恢复虹膜的解剖位置及瞳孔的正常功能(手术方法详见本章第三节虹膜瞳孔修复)。

5. 外伤性无虹膜症(traumatic aniridia)　严重眼外伤时,巨大的外力使虹膜根部与睫状体连接处360°圆周全部完全分离,即形成外伤性无虹膜(图 17-1-6)。可见于伴有眼球破裂(rupture of eyeball)的严重钝挫伤,也可见于穿通伤。临床表现不一,如角膜较大不规则伤口、角膜层间裂伤、前房积血、眼压升高;待前房积血吸收后,断裂分离的虹膜组织也溶解吸收,其原因不明,可能由于虹膜组织断裂后缺血坏死,而前房积血又激活了体内的纤维蛋白溶解系统及巨噬细胞吞噬系统,在吸收前房积血和血块的同时将虹膜组织一同溶解吸收。此时眼内呈黑色,一旦屈光间质变清澈,眼底将呈红色反射。患者严重畏光(photophobia),可配戴有小孔的有色眼镜或变色框架镜。

三、爆炸伤所致虹膜瞳孔损伤

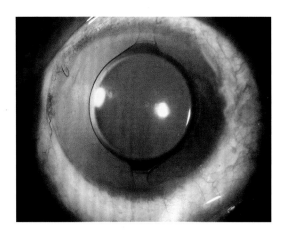

图 17-1-6　外伤性无虹膜人工晶状体植入术后

眼爆炸伤(explosion injuries)的发病率在眼外伤中居第二位,仅次于穿通伤。眼爆炸伤是一种严重的复合性眼外伤,常见眼部多种组织复合性损伤,合并头面部、颅脑及全身其他部位的损伤。爆炸瞬间产生的高温高压气浪冲击,以及爆炸物的碎片、周围泥土及砂石高速飞溅,使眼组织同时受到机械性损伤、化学损伤及高温物体的灼热损伤。严重的眼爆炸伤可出现眼球及眼周多处组织损伤,如眼睑裂伤、眼球破裂伤、角膜异物、角巩膜破裂伤、外伤性前房积血、虹膜瞳孔损伤、外伤性白内障、玻璃体积血、眼内容物脱出、眼内异物存留、交感性眼炎和眼眶内异物等,预后较差、并发症较多、治疗效果差,其致盲率明显高于其他类型的眼外伤,受伤的程度与爆炸物的种类有关。

眼爆炸伤引起的虹膜瞳孔损伤的表现与爆炸的程度和部位密切相关,常与眼球破裂伤、钝挫伤等呈伴随症状出现,临床表现也与穿通伤和钝挫伤导致的虹膜瞳孔损伤类似,治疗原则也与之相同,具体可参考本节第一、二部分。

四、虹膜瞳孔损伤的继发损害

虹膜瞳孔损伤可导致其形状和位置发生改变,干扰和破坏其生理功能,从而引起一系列继发损害。

1. 虹膜瞳孔形状的改变常见有瞳孔散大或瞳孔缩小,甚至闭锁、变形、移位或形成双瞳孔等;使穿过眼球屈光介质的光线的量和聚焦位置等出现异常,干扰光线在黄斑区清晰的成像,影响视力、视觉质量及生活质量。在临床上常表现为畏光、眩光、视物模糊、单眼复视及近视或散光增加等。

2. 虹膜瞳孔位置的改变多由于外伤致虹膜隔的生理性张力破坏,使其前、后飘移性增大,易发生前、后粘连。①虹膜前黏连多是与角膜的伤口或瘢痕黏连,使前房变浅、房角狭窄、房水循环受阻,继发眼压升高;严重时,角膜的瘢痕组织可沿虹膜组织增殖,并向后经睫状体、脉络膜增殖机化形成后段增生性玻璃体视网膜病变(proliferative vitreoretinopathy,PVR),牵引导致视网膜脱离、眼球萎缩。②虹膜后粘连多是与晶状体前囊或皮质发生粘连,轻度的后粘连常导致瞳孔散大、变形不圆、瞳孔膜闭甚至闭锁,引起视力障碍,继发青光眼;如虹膜与破裂的前囊或脱出的皮质发生粘连,常导致虹膜与晶状体前囊和皮质的增殖机化,进一步使后房消失,房水循环受阻,继发青光眼(图 17-1-7);如白内障术后虹膜与后囊发生粘连,使后房消失,人工晶状体光学区或支撑襻从后房脱入前房,形成瞳孔夹持;同时后囊浑浊增厚形成后发性白内障。

综上所述,虹膜瞳孔解剖结构的完整性及正常的生理功能,对人眼的视功能和成像质量起着重要作用。因此,外伤性白内障术中联合虹膜瞳孔损伤的修复,是后房型人工晶状体植入术后恢复视功能和视觉质量,防止眼外伤的继发损害不可或缺的辅助治疗措施。

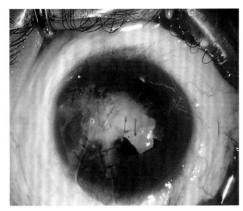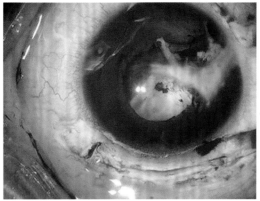

图 17-1-7　虹膜与晶状体前囊和皮质的增殖机化

第二节 | 睫状体损伤

睫状体的损伤包括睫状体脱离和睫状体分离,但在传统的临床观念中不易很好地区分这两种不同的情况。

睫状体脱离(ciliary body detachment)是指在眼钝挫伤或其他病因的作用下,导致睫状体与巩膜之间的分离,睫状体上腔有间隙并积液;睫状体纵行肌与巩膜突未分离,睫状体上腔与前房未发生直接交通。睫状体上腔的积液主要是睫状体血管破裂出血和炎性渗漏所致,从而引发的以低眼压(ocular hypotension)为主的一系列临床病理改变。

睫状体分离(cyclodialysis cleft)是指在眼钝挫伤等病因的作用下,使睫状体纵形肌的肌腱断裂,与巩膜突及巩膜完全分开,前房与睫状体上腔直接沟通,房水直接进入睫状体-脉络膜上腔(superior ciliary choroidal cavity),从而引发的以低眼压为主的一系列临床病理改变,又被称为睫状体解离、截离或离断。本章节中统一称其为睫状体分离(图 17-2-1)。

17

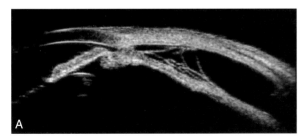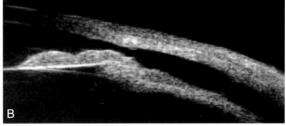

图 17-2-1　睫状体损伤
A.睫状体脱离;B.睫状体分离。

前房角后退(angle recession)是指睫状体自身肌肉的撕裂,通常为睫状体纵形肌与环形肌之间的分离,而纵形肌与巩膜突并未分离,造成虹膜根部向后移位,房角镜下见睫状体带增宽,周边前房深度加大等一系列临床病理改变。

1. 睫状体外伤的常见病因　严重的眼钝挫伤、爆炸伤和累及角膜缘的较大的切裂伤均可能造成睫状体的损伤,除房角后退外,小范围的睫状体脱离和睫状体分离在受伤早期可能不易立即察觉,需做 UBM 等相关的检查才能发现。

2. 睫状体外伤的鉴别诊断(表 17-2-1)。

表 17-2-1　睫状体外伤的鉴别诊断

	睫状体脱离	睫状体分离
睫状体与巩膜突	未分开	分开
睫状体与巩膜	部分分开	完全分开
睫状体上腔与前房	未交通	相交通
原因与机制	眼球钝挫伤、ICCE 手术娩核时玻璃体脱出、抗青光眼或玻璃体切除术中眼压突然降低,致睫状体血管破裂出血、炎症渗漏	眼球钝挫伤、小梁切除位置过于靠后,使睫状体纵行肌与巩膜突完全分离,前房与睫状体上腔相交通,前房水直接流入睫状体上腔
主要体征	睫状体-脉络膜上腔积液、积血,低眼压	前房角镜下见巩膜突后巩膜裸露,UBM 见前房角与巩膜下腔交通,眼压持续低于 9~10mmHg
首选诊断手段	B 超、UBM	前房角镜检查、UBM

第三节 ｜ 修复虹膜瞳孔所需的缝线材料

虹膜瞳孔损伤后,需手术进行解剖复位,并使用缝线辅助创口获得 I 期愈合。理想的缝线应达到如下标准:

1. 具有足够的张力强度,打结时不易崩断,缝合后不易降解,结构稳定牢固。

2. 具有适度的弹性及柔韧性,易操作及打结。

3. 缝线材料光滑易穿过组织,且组织相容性好、无刺激,不易引起炎症反应。

4. 缝线材料成本较低,易于制造。

同时,由于眼前节空间小且结构复杂,大多数眼科手术需在显微镜下操作,而不同的眼部组织愈合时间不同,这不仅要求眼科医师对患者的伤情作出适当的评估,且必须熟知不同组织的愈合特点,同时熟悉各种缝线的特点、缝线张力丧失的时间及被组织吸收的时间,为病人选择最为合适的缝线进行缝合,并根据受伤的组织及风险特点,选择恰当的拆线时机。如张力丧失快且在组织存留时间长的缝线一般不适合于眼科应用;张力丧失时间刚好在创口愈合后,且又能被组织较快吸收的缝线缝合巩膜及结膜较为理想;缝合后张力不丧失、缝线不降解、能在眼组织内长期存留,具有良好的生物相容性是缝合虹膜组织理想的缝线材料。同时还需根据创口的部位、长短、深浅来决定缝线的长短和粗细。

一、眼科显微手术缝线的分类

眼科显微手术缝线主要用来缝合伤口,有多种不同的分类方法。按结构分为单股(如尼龙线)或合股(如丝线)缝线;按材料或成分分为丝线、尼龙线、聚丙烯线、涤纶线或其他合成材料;按其生物降解性分为可吸收性与非吸收性缝线两类,并有弹性及无弹性之区别;按直径分为3-0~12-0缝线,常用的有5-0(1mm)、6-0(0.7mm)、7-0(0.5mm)、8-0(0.4mm)、9-0(0.3mm)、10-0(0.2mm)及11-0(0.1mm)缝线。

常见的可吸收缝线有肠线、胶原线;人工合成的聚胶酯(Vicryl)和聚乙醇酸(Dexon-N)也是可吸收缝线。丝线、不锈钢缝线、人工合成尼龙线及聚丙烯缝线均是非吸收性缝线,这类缝线并非真的完全不吸收,而是会随着时间推移缓慢吸收,甚至最终发生降解变质。非吸收性缝线可长期存留在组织内并保持其张力,特别适合于愈合缓慢的角膜伤口及虹膜的缝合。除此之外可吸收缝线和非吸收性缝线从构成上有以下不同(表17-3-1)。

表17-3-1 可吸收与非吸收性缝线的基本组成

	缝线类型	物质与构成
可吸收缝线	手术用肠线	羊肠黏膜下层或牛肠浆膜层
	手术用胶原线	牛的尾肌腱
	鼠尾线	鼠尾腱
	聚胶酯(Vicryl)	胶酯和乙胶酯的共聚物
	聚乙醇酸(Dexon-N)	乙胶酯的均聚物
非吸收性缝线	编织丝线	脱胶丝线
	原丝线	天然丝线
	不锈钢金属线	铁铬合金
	尼龙线	聚酰胺聚合物
	聚酯纤维	对苯二甲酸和乙二醇聚合物
	聚丙烯缝线	丙烯聚合物

目前人工合成缝线多为单股,丝线则一般为编制的合股线。较细的缝线如单股线能够更为容易的穿过组织,而合股线能够增加张力,更易打结且线结牢固,但是容易引起组织的炎症反应且易使组织扭曲变形,并且合股线间隙可能起着液体渗出和细菌通道的作用。

二、聚丙烯缝线的生物特点及在眼科的应用

聚丙烯缝线(polypropylene suture)是在严格条件下,由不饱和的丙烯高聚化而成,为一种抗张强度大、比重低、不吸水、抗酸碱、抗组织酶的单股缝合线,并耐高压灭菌,它是除不锈钢线和聚酯线外的所有缝合线中具有最长的强度保持能力的缝合线。而且它具有光滑的表面结构,具有良好的组织通过性及较低的组织反应性,缝线穿过组织时可减少对组织的损伤,并避免将途中穿过的组织带至其他部位,缝合导致的创伤极小,抗感染力强,长期存留于组织中不易降解、溶解,缝合效果胜于不锈钢线。

由聚丙烯制成的单股缝线,保留了聚丙烯缝线的优点:在组织内有较强的耐溶解性,能长期保持高抗拉强度,反应轻微,不受组织中酶的影响,即便在感染组织中,仍可保持长期的抗拉强度,因此被推荐为人工晶状体缝合、外伤后虹膜瞳孔缝合成形的首选缝线材料,其常用规格为9-0线及10-0线。但是,与其他单丝线比较,这种缝线的缺点是缝线材料相对较硬,有一定脆性,

表面被手术器械损伤后易从损伤部位折断,打结时由于摩擦力过小和柔韧性差,使结扣略显困难,因此在打结时需要注意拉线的韧度和力度,避免粗暴用力使缝线拉断,以保证其打结的安全性。

第四节 | 外伤性白内障术中虹膜瞳孔及睫状体损伤修复方法

外伤性白内障常合并不同程度的虹膜瞳孔或睫状体的损伤,严重者可导致虹膜和瞳孔括约肌撕裂(sphincter laceration)或虹膜根部离断(iridodialysis)及睫状体的脱离或分离。白内障摘除及人工晶状体植入术中如果不联合虹膜瞳孔及睫状体损伤的修复,术后不可避免的会出现视物模糊、眩光(glare)、畏光(photophobia)、单眼复视或低眼压等并发症和继发损害,不仅影响视力的恢复和稳定,还会严重影响视觉质量和生活质量。

一、外伤性白内障术中的虹膜瞳孔成形术

正常情况下虹膜组织存在一定的生理性张力,像圆盘一样悬挂在前房和后房之间,不发生前后粘连。在病理情况下,如炎症和外伤使虹膜组织的生理性张力遭到破坏,其漂移性增大,不发生前粘连就易发生后黏连,使前、后房的解剖结构紊乱,继之出现相关的并发症而加重视功能的损害。因此,实施虹膜瞳孔成形术旨在重建虹膜隔的张力,避免其发生前、后粘连,使前后房解剖复位;修复瞳孔至直径3~4mm,近似圆形居中,恢复其光学性能,消除术后的畏光、眩光和单眼复视,改善视觉质量。这对于防止远期并发症和稳定术后视功能至关重要。因此,在外伤性白内障人工晶状体植入术中,要根据每位患者虹膜瞳孔损伤的部位、形状和程度不同个性化的制定修复方案。其方法和操作要点如下:

(一) 瞳孔成形术缝合的方法

在外伤性白内障摘除手术中联合瞳孔括约肌裂伤修复缝合的方法主要有以下3种。

1. McCannel法

(1) 先在便于缝针穿过瞳孔括约肌裂伤边缘的角膜周边部做1~1.5mm长的透明角膜切口。

(2) 注入内聚性黏弹剂(如Healon等)以维持前房深度。

(3) 用10-0聚丙烯线长针由穿刺口进入前房。在针进入前房时,注意不要损伤切口处后弹力层的边缘。缝针通过括约肌裂伤的两侧边缘后,由对侧角膜缘穿出;拔出缝针后,在针尾部将线剪断(图17-4-1A、图17-4-1B)。

(4) 用晶状体调位钩由切口进入前房,将剪断的线端拉出(图17-4-1B、图17-4-1C),若虹膜松弛,可将虹膜拉至穿刺口处打结(图17-4-1D),线结要结实可靠,至少打4个平结。剪断多余线头后,将虹膜送回前房。若虹膜张力大不要勉强拉出,可在前房内打结。于切口外将两线交叉打第1环后,助手和术者均以最小的力量拉线环各一端,用晶状体调位钩推着线环送入前房内,并继续推着线环逐渐拉紧两缝线直至裂伤的括约肌两断端紧密对合(图17-4-1E)。以同样方法打第2、3、4结。将囊膜剪伸入前房,剪断线头(图17-4-1F)。若虹膜裂伤较大时,可缝合2针以上。注意在前房内结扎线结时推着线环的人工晶状体调位钩不能滑脱,以免牵拉损伤虹膜。

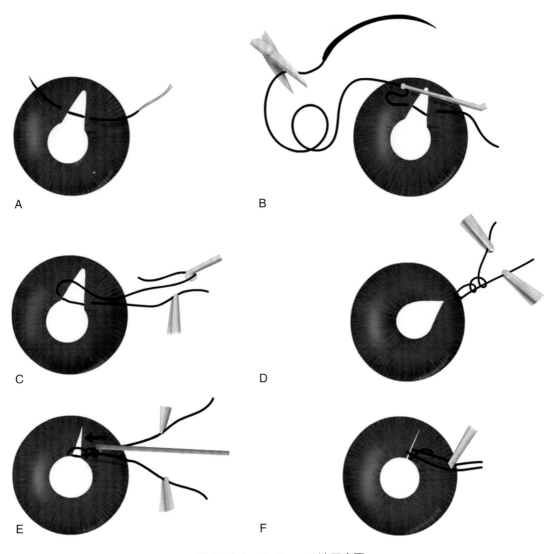

图 17-4-1　McCannel 法示意图

（5）缝合完毕后用 BSS 液置换前房内的黏弹剂，重建前房达水密。

2. 改良 McCannel 法　最初于 1976 年由 McCannel 报道了虹膜撕裂伤在前房闭合的情况下进行修复的方法。我们在此基础上又进一步改进，使该方法既可精准缝合虹膜裂伤，又可使虹膜解剖和功能复位。缝线一般采用 10-0 聚丙烯线的缝针，该线不会被吸收，同时不易被降解，该缝针为圆针，术中可减少虹膜组织出血，适用于虹膜损伤的修复缝合手术。其手术步骤如下。

（1）在白内障人工晶状体植入手术完成后，经角膜缘隧道切口注入黏弹剂，维持前房深度。

（2）应用撕囊镊或调位钩经角膜缘隧道切口进入前房，对位虹膜或瞳孔括约肌裂伤两端，使瞳孔恢复至圆形，以确定缝针穿过位置。

（3）应用 10-0 聚丙烯缝线长针，由一侧角膜缘进入前房，在晶状体调位钩或撕囊镊的辅助下将缝针穿过虹膜或括约肌裂伤的两侧边缘，然后从对侧角膜缘穿出（图 17-4-2A、B），拔出缝针后，在针尾部将缝线剪断。

（4）注入黏弹剂加深前房，应用晶状体调位钩由隧道口进入前房，分别钩出剪断的缝线两端（图 17-4-2C），在隧道口外打第 1 环后，助手和术者均以最小的力量拉紧线结各一端，用晶状体调位

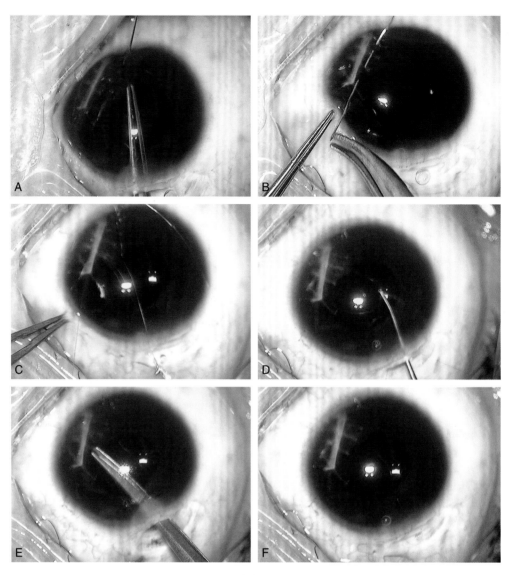

图 17-4-2　改良 McCannel 法

钩推着线环送入前房内(图 17-4-2D),并继续推着线环逐渐拉紧两缝线直至裂伤的括约肌两断端紧密对合,再以同样方法打第 2、3 结。结扎完毕后,将眼内剪伸入前房剪断线头(图 17-4-2E、F)。此为改良的 McCannel 法。若虹膜裂伤范围较大时,可缝合 2 针以上;若虹膜多处裂伤,可用上述方法行多处缝合,使瞳孔恢复至 4mm 左右,覆盖人工晶状体光学区的边缘。术毕用 BSS 液置换前房内的黏弹剂,重建前房达水密。

3. Siepser 法　眼内缝线同 McCannel 法(见图 17-4-1A、图 17-4-1B),在角膜缝针穿入或穿出处,钩住另一端眼内缝线 A 在 B 端形成环套 C(图 17-4-3A),C 与 B 端打结后(图 17-4-3B),在眼外拉紧 A、B 两端,线结即自动在眼内拉紧、打结,重复一次可再打一结。

以上这些方法均可对各方位缺损的虹膜或不规则的瞳孔进行修复和成形。由于外伤所致的虹膜损伤的范围、大小或位置均不相同,因此具体操作时缝合修复的方法不必拘泥于一种模式,术中可个性化设计,灵活应用。值得注意的是即使部分虹膜组织严重损伤甚至缺失,残留的虹膜组织不是完整的圆环形,通过适当的缝线牵引缝合仍对虹膜张力的恢复和瞳孔形状的重建起着极大的作

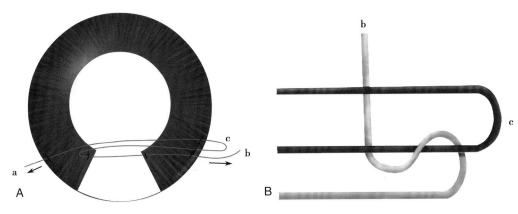

图 17-4-3 Siepser 法示意图

用,原则上是瞳孔成形要尽可能的覆盖人工晶状体光学区的边缘,对术后提高视觉质量尤为重要,故不应轻易放弃。对于虹膜组织残缺严重者,不必追求恢复正常瞳孔的大小并完全居中,只要视轴的位置保持在成形的瞳孔范围内即可,以免因过分牵拉造成人为的虹膜损伤和前房积血;甚至虹膜牵拉缝合过紧,可导致较大的术源性散光。

(二) 虹膜瞳孔成形术的手术方法

在临床上,要根据虹膜瞳孔损伤的不同情况,个性化的设计手术方案,具体手术方法主要分为以下几种。

1. 瞳孔括约肌或虹膜裂伤无组织缺损者,应用 10-0 单长针聚丙烯缝线,将分离的瞳孔括约肌和/或虹膜断端对位缝合(图 17-4-4)。

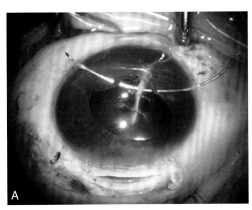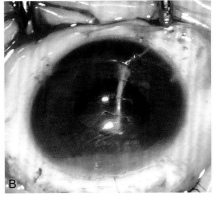

图 17-4-4 瞳孔括约肌断端对位缝合
A.断端对位;B.缝合术后。

2. 瞳孔括约肌和/或虹膜的裂伤伴有较多组织缺损,断端不能对位缝合者,有以下几种情况:

(1) 可将两断端对位缝合在缺损处周边机化(organization)的晶状体前囊上(图 17-4-5)。

(2) 虹膜缺损较多,断端不能对位缝合而又无机化的晶状体囊膜存在者,应用 10-0 的聚丙烯线先将分离残留的虹膜断端联系起来,然后再用 10-0 的聚丙烯线牵引虹膜断端的连线,将其缝合固定在缺损处对应的角膜缘部位(图 17-4-6),使瞳孔近似居中并覆盖人工晶状体光学区的边缘。

(3) 角膜缘裂伤往往造成虹膜脱出,年轻医师在 I 期缝合伤口时将脱出的虹膜剪除,使瞳孔括约

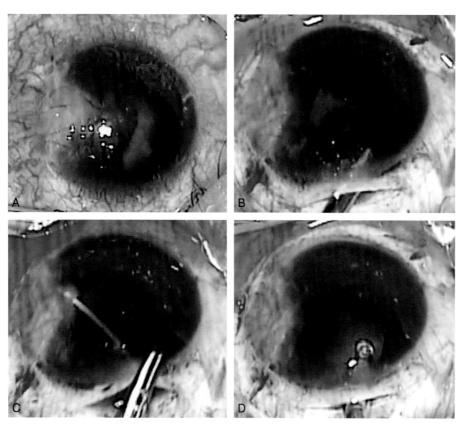

图17-4-5 虹膜断端对位缝合至缺损处机化的晶状体前囊上
A. 瞳孔成形术前,虹膜缺损1个象限;B. 切除浑浊的晶状体,人工晶状体两襻晶状体缝线固定 C. 虹膜两断端对位缝合在缺损处周边机化的晶状体前囊上;D. 瞳孔成形术后近似圆形居中。

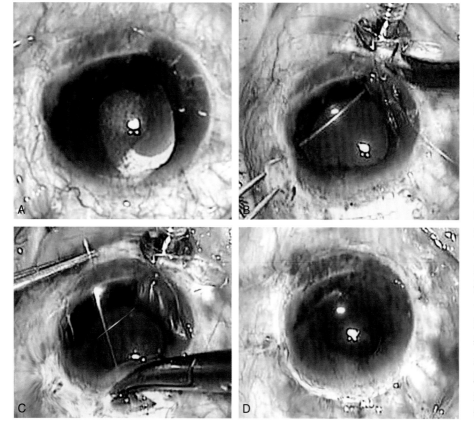

图17-4-6 分离的虹膜断端缝合至缺损处角膜缘
A. 钝挫伤、无晶状体眼、硅油乳化、虹膜缺失2个象限;B. 人工晶状体植入术中分离虹膜后粘连,拉出隐藏在后方蜷曲的虹膜断端,将裂伤的2:00至12:00至7:00方位的虹膜断端用10-0聚丙烯线连接起来;C. 再用一根10-0聚丙烯线将连接虹膜断端的缝线牵引固定在缺损处对应的角膜缘部位;D. 虹膜成形术后,瞳孔居中并覆盖人工晶状体光学区的边缘。

肌裂伤并与角膜缘瘢痕粘连,导致瞳孔变形移位,前房变浅。修复方法:从角膜缘瘢痕的一侧做一角膜缘隧道切口,黏弹剂加深前房,钝性分离虹膜和离断的瞳孔括约肌与角膜缘瘢痕的粘连后,将断端对位缝合(图17-4-7)。

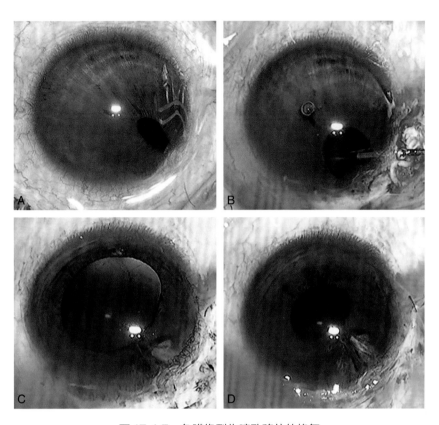

图 17-4-7　角膜缘裂伤瞳孔移位的修复

A. 瞳孔括约肌裂伤并与角膜缘瘢痕粘连导致瞳孔变形移位、浅前房;B. 做侧方角膜缘隧道切口,以黏弹剂加深前房;C. 钝性分离虹膜和瞳孔括约肌与角膜缘瘢痕的粘连;D. 10-0 聚丙烯缝线将断端对位缝合。

3. 眼球钝挫伤所致的大瞳孔或瞳孔括约肌麻痹的修复,有以下几种缝合方法。

(1) 伴有虹膜的后粘连的大瞳孔,瞳孔欠圆,对光反射消失;白内障术中分离虹膜后粘连之后,可能发现括约肌多处损伤的切迹,人工晶状体植入术后应用 10-0 聚丙烯缝线将切迹处一一对位缝合(图17-4-8)。

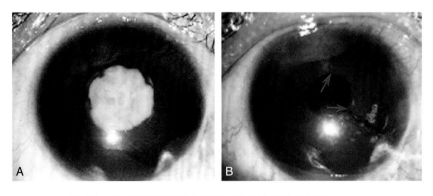

图 17-4-8　眼钝挫伤伴有虹膜后粘连大瞳孔的修复

A. 术前瞳孔大而不圆、虹膜后粘连;B. 将瞳孔括约肌裂伤的切迹对位缝合 7:00、10:00 位两处。

（2）硅油充填术后大瞳孔的修复：常见于严重的钝挫伤致瞳孔括约肌多处裂伤、晶状体脱位或不全脱位伴锯齿缘和视网膜的挫伤。I期手术实施晶状体切除联合玻璃体切除、视网膜光凝及硅油充填术。术后常常由于瞳孔括约肌多处裂伤、节段性萎缩及硅油向后的牵引作用致瞳孔较术前更大。术后3个月在实施"硅油取出及人工晶状体睫状沟缝线固定术"时，需同时分离虹膜后粘连，找出括约肌多处裂伤的切迹，将其断端一一对位缝合，使其覆盖人工晶状体光学区的边缘（图17-4-9）。

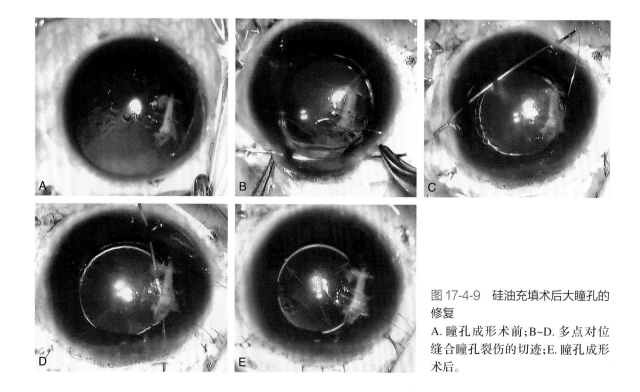

图17-4-9　硅油充填术后大瞳孔的修复

A. 瞳孔成形术前；B~D. 多点对位缝合瞳孔裂伤的切迹；E. 瞳孔成形术后。

（3）不伴有虹膜后粘连，但有节段性萎缩的大瞳孔，常见于钝挫伤所致的瞳孔括约肌麻痹者，检查可见虹膜多处节段性萎缩。修复方法：应用10-0聚丙烯缝线将虹膜节段性萎缩处瞳孔缘3：00或4：00位对位缝合（图17-4-10）。

（4）没有虹膜后粘连和括约肌损伤的大瞳孔：多是由于虹膜根部的出血致前房积血，吸收后其

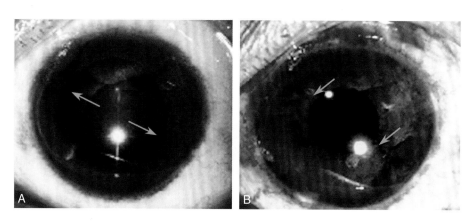

图17-4-10　瞳孔括约肌麻痹所致大瞳孔的修复

A. 虹膜节段性萎缩修复术前；B. 虹膜节段性萎缩修复术后。

伴有的渗出机化条索呈蜘蛛网样隐藏于房角不易被发现,收缩牵引致大瞳孔,并伴有房角粘连和高眼压。修复方法:在白内障摘除及人工晶状体植入后房之后,黏弹剂加深前房,应用调位钩伸入房角处分离并探察,可发现灰白色机化条索呈蛛网状伸向虹膜面,使虹膜牵引皱缩、瞳孔散大。牵拉并撕脱机化条索可使虹膜皱缩展开,瞳孔缩小复位(图 17-4-11)。

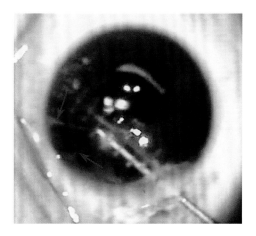

图 17-4-11　牵拉并撕脱前房角内的机化条索

(三) 术中、术后并发症

1. 术中并发症　①偶见虹膜瞳孔成形术中缝合处虹膜少量出血,可用黏弹剂局部压迫止血,一般几分钟内即可止血,不影响后续手术操作;②硅油充填术后的大瞳孔,部分患者可出现虹膜于房角处向后翻卷、粘连,在用手术器械分离后粘连时,若伤及虹膜根部的血管可引起出血,若用力过大损伤虹膜组织甚至可引起虹膜拉伤,此时应加强灌注,升高眼压进行止血,同时应用玻切头对着出血部位缓慢将出血吸除,避免流入玻璃体腔,多于几分钟后出血停止,可继续手术;③虹膜节段性萎缩所致的大瞳孔,只能将萎缩区以外的健康瞳孔缘对位缝合,以重建虹膜隔张力;④虹膜缺损较多时,缝合过程应注意缓慢轻柔结扎缝线,避免拉伤虹膜组织,同时打结时应避免张力过大,以免引起较大的术源性散光。

2. 术后并发症　①术后前房内可有不同程度的炎症反应,大多数仅可见(0~+)房水闪辉,偶有重者可见少量薄层或蛛网状渗出;②偶见术后少量前房积血;③部分患者术后出现一过性的眼压波动。

(四) 术后处理

(1) 局部应用糖皮质激素滴眼液抗炎,抗生素滴眼液预防感染,若术后前房出现少量薄膜状或蛛网状渗出,可予以醋酸泼尼松龙滴眼液每日 6 次点眼,待渗出吸收后逐渐减量。

(2) 偶见术后少量前房积血,可予以止血药物对症处理,一般术后 1~2 天出血即会完全吸收。

(3) 对于瞳孔括约肌功能尚存,瞳孔对光反射存在者,术后需应用散瞳剂滴眼散瞳,活动瞳孔,以防止虹膜后粘连;对于虹膜肌肉完全萎缩,仅依靠瞳孔缘多处缝合重建虹膜隔张力者,则不需散瞳。

(4) 部分患者出现术后一过性高眼压或低眼压,对症处理即可,一般 3~5 日内眼压即可恢复正常。

二、虹膜根部离断的修复方法

眼球钝挫伤所致的虹膜根部离断修复术,分为内路褥式缝合法和缝纫机式微创缝合法两种。

(一) 虹膜根部离断的内路褥式缝合复位法

应于虹膜根部离断处的角膜缘后 1mm,预制一长约 2mm 的角膜缘巩膜板层隧道切口,以 10-0 双长针聚丙烯缝线将离断的虹膜根部褥式缝合在离断处巩膜突对应的巩膜隧道切口内,这样既可使损伤的虹膜隔解剖复位,又减少了对前房角组织的进一步损害(图 17-4-12~ 图 17-4-14)。

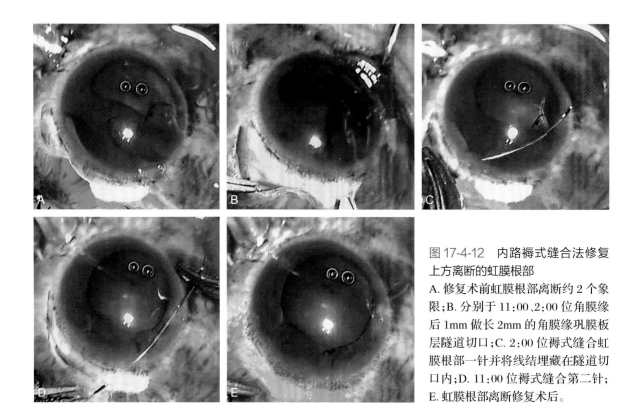

图 17-4-12　内路褥式缝合法修复上方离断的虹膜根部
A. 修复术前虹膜根部离断约 2 个象限；B. 分别于 11:00、2:00 位角膜缘后 1mm 做长 2mm 的角膜缘巩膜板层隧道切口；C. 2:00 位褥式缝合虹膜根部一针并将线结埋藏在隧道切口内；D. 11:00 位褥式缝合第二针；E. 虹膜根部离断修复术后。

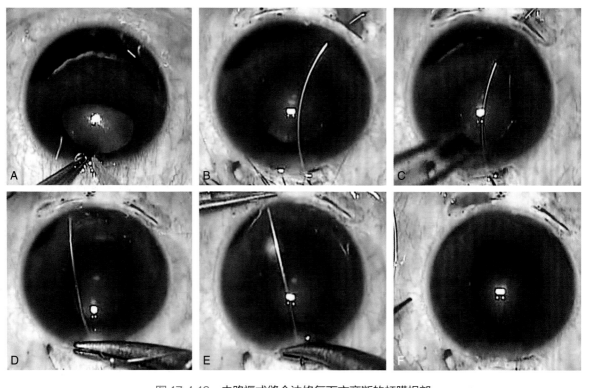

图 17-4-13　内路褥式缝合法修复下方离断的虹膜根部
A. 术前虹膜根部离断范围 180°；B~E. 分别于 5:00、7:00 位褥式缝合离断的虹膜根部各 1 针，并隧道口内埋藏线结；F. 2 针缝合修复后。

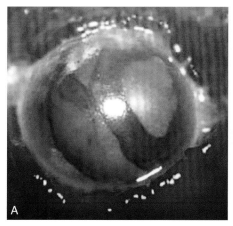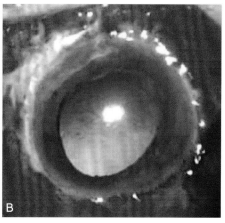

图 17-4-14　内路褥式缝合法修复大范围离断的虹膜根部

A. 修复术前虹膜根部离断范围 270°；B. 3 针缝合修复后。

(二) 虹膜根部离断的缝纫机式微创修复法

1. 采用 1mL 注射器针头于虹膜根部离断处对侧透明角膜缘处进针，针头穿过前房，自离断端一侧穿过少许虹膜根部组织，至相对应的巩膜突进针至角膜缘后 1mm 处穿出巩膜面（图 17-4-15①②）。

2. 将 10-0 聚丙烯缝线的线头端（b 端）自 1mL 注射器针头处穿入，至注射器针柄处穿出，将 10-0 聚丙烯缝线针头端（a 端）留于巩膜外（图 17-4-15①②）。

3. 助手拉紧缝线针头端（a 端），将 1mL 注射器针头向后退入前房（图 17-4-15③A），再次褥式穿过离断的虹膜根部组织，自相对应的巩膜突进针，至角膜缘后 1mm 处穿出，针距约 2mm，用无齿镊夹持注射器针头内聚丙烯缝线环套留于巩膜外（图 17-4-15③B）；再次将 1mL 注射器针头向后退入前房，依次重复缝合虹膜根部离断区，每次 1mL 注射器针头穿出巩膜后均留下一个聚丙烯缝线环套。

4. 缝合至虹膜根部离断另一端后，于巩膜外留适当长度的 10-0 聚丙烯缝线后剪断，拔出 1mL 注射器针头（图 17-4-15④）。

5. 将 10-0 聚丙烯缝线针头端（a 端）自穿出巩膜处进针至巩膜层间，于第一个环套处穿出巩膜，穿过环套后，再次进针至巩膜层间，依次于各个环套处穿出，穿过环套，再穿行于巩膜层间，在 b 端线尾处分节段拉紧整根缝线，打结后，于线结外 3mm 左右再次打结，将缝线两端并在一起，自 b 端线尾穿出巩膜处再次进针至巩膜层间，将两根缝线及两处线结完全拉入巩膜层间并埋藏，最后拉紧缝线末端剪断，末端可自动回退至巩膜层间，埋入层间的两处线结对该缝线的回退起固定作用（图 17-4-15⑤）。

该缝合方法类似于缝纫机的缝合方式，故称之为缝纫机缝合法。全程除几个针孔外无须额外切口，所有缝线、线结均埋于巩膜层间，减少了切口、缝线对组织的损伤和刺激（图 17-4-15⑥）。

(三) 术中、术后并发症

1. 术中并发症

(1) 偶见术中虹膜根部缝合处少量出血，可用黏弹剂局部压迫止血，一般几分钟内即可止血，不影响后续手术操作。

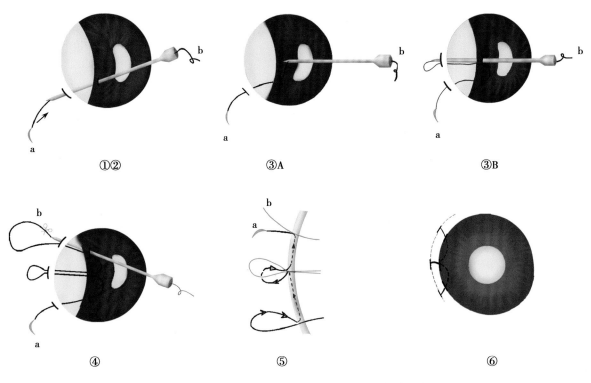

图 17-4-15　虹膜根部离断的缝纫机式微创修复法示意图

(2) 缝合时缝线挂取的虹膜组织过多,可导致缝合完成后瞳孔向缝合处偏位。

(3) 缝合时缝线挂取的虹膜组织过少,或缝合的针距过大,导致缝合完成后虹膜周边仍可见小的离断孔存在。

2. 术后并发症　同瞳孔括约肌裂伤修复的术后并发症。

(四) 术后处理

虹膜根部离断修复术的术后处理同上述虹膜瞳孔成形术,在此不再赘述。

三、外伤性白内障术中睫状体损伤的修复方法

睫状体损伤的治疗有药物治疗、激光光凝(laser coagulation)、冷凝(cryocoagulation)以及手术治疗。其中手术治疗是主要的治疗方法,而药物治疗和激光光凝仅适用于单纯的小范围睫状体脱离;冷凝常与手术治疗联合应用,但因为术后疼痛等炎症反应重、疗效不确切,现已较少应用;睫状体分离是因前房与睫状体上腔之间存在异常沟通,大量房水直接流注到睫状体—脉络膜上腔,保守治疗无法使睫状体复位,因此,睫状体分离的治疗主要是手术治疗。

外伤性白内障摘除及人工晶状体植入联合睫状体损伤修复的治疗方案,主要取决于睫状体损伤的病因、范围以及是否存在分离口。本节重点介绍外伤性白内障术中联合睫状体分离的手术治疗方法,其中张力环植入是目前多数学者公认的用于治疗睫状体分离的微创、安全、有效的手术方法。

手术方法的选择,术前根据裂隙灯显微镜散瞳眼前节的检查,结合应用 UBM 或 AS-OCT 及 Pentacam 的检查,评估是否伴有晶状体半脱位及悬韧带离断的部位及范围;睫状体分离的部位和范

围,个性化的制定手术方案。其主要的方法有外伤性白内障术中联合张力环睫状沟内顶压复位术和睫状体缝合复位术两种方法。

（一）外伤性白内障合并睫状体分离复位的手术方法——睫状沟内顶压法

1. 外伤性白内障合并单纯睫状体分离复位的手术方法

眼球钝挫伤后,晶状体浑浊,悬韧带完好,但合并有睫状体分离,因前房与睫状体脉络膜上腔（epichoroidal space）相沟通,大量房水直接流入睫状体-脉络膜上腔,使眼压持续较低,睫状体无法复位贴合至巩膜壁,因此保守治疗大多无效。一般情况下保守治疗2~4周无效者,需尽早选择手术治疗。①睫状体分离范围较小者,可行白内障超声乳化吸除 + 人工晶状体囊袋内植入 + 张力环睫状沟植入术,将张力环开口背对睫状体分离最大处,以内顶压的力量封闭睫状体分离口与前房之间的通道,使睫状体复位（图17-4-16）,复位后其内的积液一般可自行吸收。②睫状体分离范围较大甚至全周分离者,行白内障超声乳化吸除 + 人工晶状体囊袋内植入 + 张力环睫状沟植入并缝合固定术,在人工晶状体囊袋内植入后,将张力环开口背对睫状体分离最大处,植入后用10-0聚丙烯双线缝合1~3针,第1针应缝在睫状体分离的中心处,然后在Koeppe房角镜的指导下,在睫状体分离口的两端1~2mm处再分别各加固缝合1针,以完全封闭分离口,线结埋藏于角膜缘后1.5~2mm处的巩膜隧道切口层间（图17-4-17）。

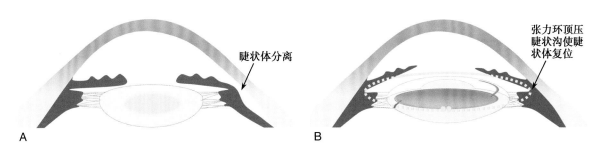

图17-4-16　张力环睫状沟内顶压示意图
A.张力环植入前睫状体分离；B.张力环植入内顶压后睫状体复位。

2. 外伤性白内障合并晶状体不全脱位及睫状体分离的修复方法

根据笔者多年的临床经验,悬韧带离断范围的中心和睫状体分离的漏口大致在同一方位,而晶状体不全脱位的范围和睫状体分离的范围不完全一致,睫状体分离的范围常小于晶状体不全脱位的范围。手术方案的制定,应根据术前评估的晶状体悬韧带离断的部位和范围,选择人工晶状体的类型及植入方法；同时,根据术前评估的睫状体分离口的部位和范围,选择合适直径的张力环睫状沟植入并缝线固定,通过内顶压的作用封闭睫状体分离口以阻止房水向睫状体脉络膜上腔的引流。手术方法如下。

（1）外伤性白内障合并晶状体不全脱位和睫状体分离范围均小于180°时,术中可选择白内障超声乳化吸除 + 大"C"襻人工晶状体囊袋内植入 + 张力环睫状沟植入并缝合固定术1~3针。将大"C"襻人工晶状体囊袋内植入后,用10-0聚丙烯双线系其中一襻对应悬韧带离断的中心部位,穿过囊袋赤道部及睫状沟缝合固定在角膜缘后2mm的巩膜层间；然后将张力环开口背对睫状体分离最大处

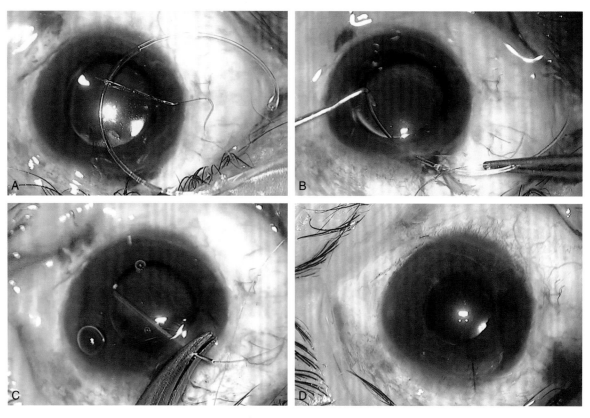

图 17-4-17 张力环睫状沟植入缝合固定术

植入睫状沟;如睫状体分离口≤90°可以不缝合或用 10-0 聚丙烯双线仅缝合 1 针;如睫状体分离口≤180°,需缝合 3 针,第 1 针缝在睫状体分离的中心部位,然后在房角镜的指导下,在睫状体分离口的两端 1~2mm 处再分别各加固缝合 1 针,以完全封闭分离口,线结埋藏于对应的角膜缘后 1.5~2mm 处预制的巩膜隧道切口层间(图 17-4-18)。术中如有玻璃体脱出时,应联合前段玻璃体切除术。

(2) 外伤性白内障合并晶状体不全脱位和睫状体分离范围≤270°,此时,晶状体严重偏位和倾斜。应先在睫状体未分离处的平坦部按常规方法预制 23G 玻切灌注通道,以便术中随时调整眼内压;并经过此通道伸入玻切头或导光纤维将倾斜的晶状体托平,完成连续环形撕囊,直径 4.5~5mm,然后应用 2~3 个囊袋拉钩辅助牵拉撕囊孔,完成囊袋内的白内障超声乳化吸除 + 大 "C" 襻或三襻、四襻人工晶状体囊袋内植入,然后再将人工晶状体对称的两襻睫状沟缝线固定。如果连续环形撕囊不成功或晶状体严重倾斜无法完成时,应改变术式将晶状体切除(软核)超声粉碎吸除或通过角膜缘隧道切口娩出(硬核),然后应用前段玻璃体切除术清除残留的晶状体皮质和破裂的囊袋,曲安奈德颗粒染色将前段玻璃体切至睫状沟平面以下,并在悬韧带未离断的部位保留 1~2mm 宽的前囊边缘,将大 "C" 襻或三襻、四襻人工晶状体对称两襻或 3 襻睫状沟缝线固定。完成人工晶状体植入后,将张力环开口背对睫状体分离最大处系 10-0 聚丙烯双线,于缝线固定的人工晶状体之上植入睫状沟内,并在此处穿过睫状沟缝合固定在巩膜层间,以防张力环滑脱至玻璃体腔;然后在房角镜的指导下,在睫状体分离口的两端 1~2mm 处,避开人工晶状体襻睫状沟缝线固定的部位,再分别各加固缝合 1 针,以完全封闭分离口,线结均埋藏于角膜缘后 1.5~2mm 处预制的巩膜隧道切口层间(图 17-4-19)。

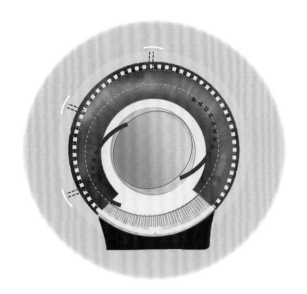
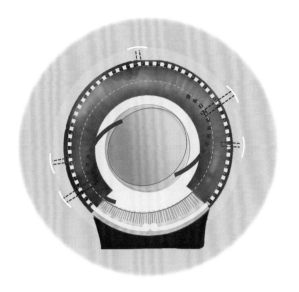

图 17-4-18　外伤性白内障合并晶状体不全脱位和睫状体≤180°分离的手术方法示意图

注:2:00 至 6:00 位范围睫状体分离,分离口≤180°,张力环睫状沟缝合 3 针固定。

图 17-4-19　外伤性白内障合并晶状体不全脱位和睫状体≤270°分离的手术方法示意图

注:2:00 至 9:00 位范围睫状体分离,分离口≤270°,张力环睫状沟缝合 3 针固定,大"C"襻人工晶状体对称两襻囊袋内缝线固定。

（3）外伤性白内障联合睫状体分离张力环内顶压复位术中并发症的防治及注意事项

1）张力环缝合的部位和针数取决于睫状体分离的部位和范围。

2）术中应根据角膜直径选择适合直径的张力环。如张力环直径过小,起不到睫状沟内顶压的作用;如张力环直径过大,会对睫状沟产生挤压和摩擦,导致迁延不愈的色素脱失等葡萄膜炎症反应。

3）张力环缝合时,要在完成人工晶状体植入及囊袋内黏弹剂清除之后,在前房及需要缝合的部位注入内聚型黏弹剂,用 10-0 聚丙烯缝线的双针上下骑跨张力环,穿过睫状沟至角膜缘后 1.5~2mm 处预制的巩膜隧道切口内穿出,结扎缝线,线结埋于隧道切口内。前房黏弹剂要在低流量低灌注、保持前房稳定的情况下缓慢吸除,避免前房涌动导致晶状体悬韧带离断的范围加大或后囊撕裂。

4）术中缝线固定人工晶状体支撑襻或张力环时,睫状沟定位要准确,要保持瞳孔散大;同时,通过灌注通道升高眼压,使前、后房充盈,睫状沟开放,穿针时要参照悬韧带和晶状体囊袋的边缘,在囊袋的边缘之上与虹膜根部之后进针即为睫状沟,避免损伤虹膜根部及睫状突的血管,导致眼内出血。如睫状沟不易辨认,也可从拟缝线部位的角膜缘后 1.5~2mm 处,应用 1 毫升注射器针头垂直巩膜面进针深达 1/2 巩膜厚度再向前倾斜穿入睫状沟,将 10-0 聚丙烯线长针引出至巩膜外。术中一旦出现虹膜后出血,应升高眼压,用双管注吸针或玻切头缓慢抽吸清除,避免流入玻璃体腔。一般 3~5 分钟后出血均可停止,不影响手术继续进行。

5）在没有晶状体囊袋和悬韧带支撑的情况下选择植入张力环要非常慎重,应先将大 C 襻人工晶状体两襻睫状沟缝线固定后,张力环中部系 10-0 聚丙烯缝的双线,从人工晶状体的上面穿过,张力环两末端呈鱼尾状交叉送入前房植入睫状沟,在睫状体分离口的中部将 10-0 聚丙烯缝针穿过睫状沟缝合固定于巩膜层间,避免张力环滑脱进入玻璃体腔内增加手术的难度。

6）术中在房角镜或前置镜指导下,一定要确切的把睫状体分离口完全封闭。同时,在加固张力环缝线时,应避开人工晶状体支撑襻睫状沟缝线的部位,并在其部位稍偏上,避免压迫或摩擦人工晶状体睫状沟的缝线。

7）人工晶状体或张力环睫状沟缝线穿针时尽量避开3点和9点位,此处有睫状后长动脉通过,避免损伤血管导致眼内出血。

(二)睫状体分离的缝合复位法

若缺乏囊袋张力环等辅助植入物时,则可选择睫状体缝合复位术。该手术分内路和外路两种方法。

1. 经外路巩膜穿刺放液联合巩膜板层下睫状体缝合复位术

该手术需要先行睫状体缝合术,待睫状体复位、眼压恢复正常后,再择期行白内障手术,具体操作如下:首先在角膜缘做侧切口,向前房内注入平衡盐溶液升高眼压,加深前房,根据术前检查评估的睫状体分离的部位和范围于角膜缘处做好标记。然后于睫状体分离最大的部位做以穹隆为基底的结膜剪开,分离暴露巩膜,于角膜缘后3~4mm处的巩膜平坦部,平行于角膜缘做弧形巩膜板层切开,深达1/2巩膜厚度,向前层间分离形成宽约1.5mm的巩膜床,接着于巩膜床的中部切穿巩膜全层,见透明的睫状体上腔积液流出,眼压下降。再向前房内注入平衡盐溶液升高眼压至巩膜床切口处看到睫状体组织时,用10-0聚丙烯缝线从巩膜床前唇进针,然后穿过少量睫状体组织,最后于巩膜床切口后唇出针并结扎缝线(图17-4-20),如此边切开边间断缝合,直达术前标记的睫状体分离的全长,并向两侧分离口末端各延长1个钟点位;最后分层缝合巩膜瓣和结膜切口。该术式由于术后患者疼痛剧烈、炎症反应重、漏口封闭不直观、疗效不确切,目前已经很少选择此术式。

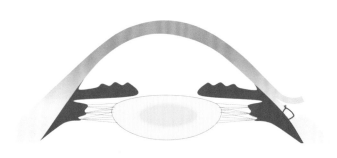

图17-4-20 经外路巩膜穿刺放液联合巩膜板层下睫状体缝合复位术示意图

2. 经内路睫状体缝合复位术 该术式在白内障摘除联合人工晶状体植入术完成后,在前置镜或全视网膜镜的指导下,用缝纫机式微创缝合法,将睫状体分离的漏口完全缝合封闭,方法参照上述缝纫机式微创虹膜根部离断修复法,其不同之处在于出针部位位于角膜缘后1.5~2mm处的巩膜面(图17-4-21)。

3. 睫状体分离缝合复位法的术中术后并发症及处理

（1）睫状体分离缝合复位法的术中并发症及处理基本上同外伤性白内障术中睫状体分离张力环内顶压复位术,在此不再赘述。

（2）睫状体分离缝合复位法的术后并发症

1）术后可出现不同程度的葡萄膜炎反应,患者出现剧烈眼痛和偏头痛,大多数仅可见房水闪辉(+~++),偶可见前房少量薄层或蛛网状渗出。局部加强抗炎、镇痛治疗。

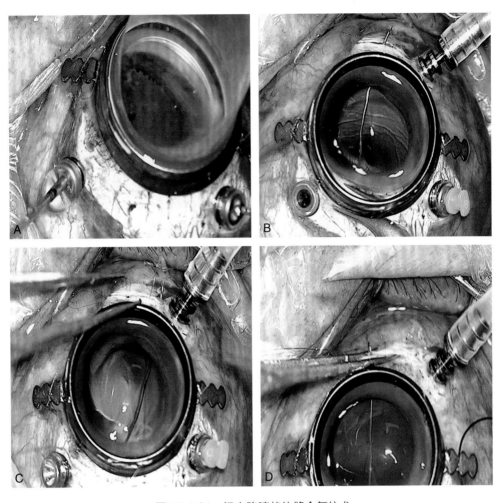

图 17-4-21　经内路睫状体缝合复位术

A. 术中见睫状体分离范围 6:00 至 8:00 位;B. 于 7:00 位褥式缝合离断的睫状体一针并将线结
埋藏在巩膜板层切口内;C. 于 8:00 位褥式缝合第二针;D. 于 6:00 位褥式缝合第三针。

2) 偶见术后少量眼内出血,对症处理很快即可吸收。

3) 部分患者术后持续性低眼压,多由于漏口未完全封闭或前段 PVR 牵引使睫状体不能与巩膜相贴所致。查找原因,选择相应的手术治疗。

4) 患者术后出现一过性高眼压,是睫状体复位的好的征象。原因是由于睫状体分离缝合复位术前曾持续性低眼压,致角膜、虹膜、前房角、小梁网及视网膜、黄斑等组织均水肿。睫状体缝合复位术后,房水异常流出通路阻断,但小梁网水肿尚未完全消退,使房水循环受阻致眼压一过性升高。经对症处理,2 周左右眼压即可恢复正常。

4. 术后处理

(1) 术后处理同常规的白内障摘除联合人工晶状体睫状沟缝线固定术,如局部应用糖皮质激素药物、非甾体类抗炎药及抗生素以抗炎、预防感染。

(2) 术后最好维持眼压中度升高 2~3 日,有利于睫状体分离的愈合,但对于术后 3 日仍存在较高的眼压,应给予降眼压等对症处理。

(3) 术后持续性低眼压,查明原因后对症处理,必要时可实施相应的手术处理。

（4）术后局部停药一般应较常规的白内障手术适当延长，术后随访持续至术后 3~6 个月。

（郑广瑛　王华君　李　莉）

参考文献

1. 郑广瑛,李秋明,王利群,等.外伤性白内障摘除术中的虹膜瞳孔成形术.中华眼科杂志,2003,39(7):55-57.

2. 张效房,杨景存.机械性眼外伤.郑州:河南科学技术出版社,1986.

3. 张效房,杨进献.眼外伤学.郑州:河南医科大学出版社,1997.

4. 李春武,奚寿增.眼科显微手术学.上海:上海科学技术出版社,1994.

5. 何守志.眼科显微手术.北京:人民军医出版社,1995.

6. 卢守祥,马兆龙,薛振东.正常瞳孔和某些瞳孔异常.西安交通大学学报,1980,2:52-64

7. 张祎草,李松涛,常新奇.四环单结瞳孔成形术在青光眼白内障联合手术中的应用.国际眼科杂志,2019,19(3):463-466.

8. 吴仲新,仲明,朱萍,等.改良瞳孔成形术在青光眼性瞳孔散大合并白内障手术中的应用.中国眼耳鼻喉科杂志,2017,17(6):395-398.

9. 毕宏生,解孝锋,蔡婉婷,等.虹膜荷包缝合治疗外伤性散瞳的疗效观察.中国实用眼科杂志,2009,27(1):85-86.

10. 刘卫华,郝燕生,赵琳,等.虹膜缺损眼人工晶状体植入术.眼科新进展,2004,(1):55-56.

11. SIEPSER SB. The closed chamber slipping suture technique for iris repair. Ann Ophthalmol,1994,26(3):71-72.

12. SNYDER ME,LINDSELL LB. Nonappositional repair of iridodialysis. Journal of Cataract & Refractive Surgery,2011,37(4):625-628.

13. RICHARDS JC,KENNEDY CJ. Sutureless technique for repair of traumatic iridodialysis. Ophthalmic Surg,Lasers Imaging,2006,37(6):508-510.

17

第十八章
外伤性白内障联合前后房重建术

外伤性白内障手术中的前后房重建至关重要,直接关系到手术的成败。前后房重建很大程度上受虹膜、瞳孔形态和位置的影响。眼外伤后常伴有虹膜与瞳孔的异常,从而导致前、后房解剖结构的紊乱。如虹膜前粘连(图 18-0-1)引起前房变浅或消失、继发青光眼;虹膜后粘连引起后房消失(图 18-0-2)、人工晶状体瞳孔夹持(图 18-0-3)、继发性青光眼(图 18-0-4)和后发性白内障(图 18-0-5)。瞳孔异常主要包括瞳孔变形移位(图 18-0-6)、大瞳孔(图 18-0-7)、瞳孔闭锁或膜闭(图 18-0-8)、玻璃体疝入前房(图 18-0-9)等并发症。这些并发症在白内障术中如果不同时处理,可导致进一步的继发损害,加重视功能的损伤。

临床上常见的虹膜粘连分为前粘连及后粘连两种。虹膜前粘连常导致前房变浅或消失,继发青光眼;虹膜后粘连常引起后房消失,从而引起一系列相关的病理生理改变。

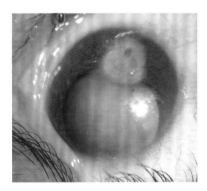

图 18-0-1　前粘性角膜白斑

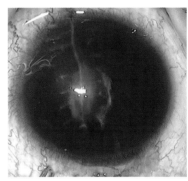

图 18-0-2　虹膜后粘连

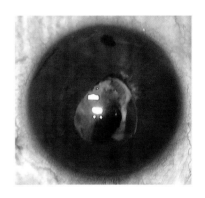

图 18-0-3　人工晶状体瞳孔夹持

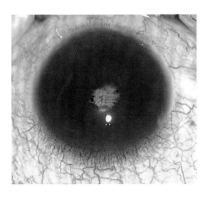

图 18-0-4　瞳孔膜闭继发青光眼

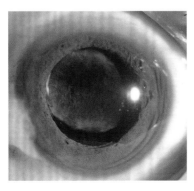

图 18-0-5　后发性白内障

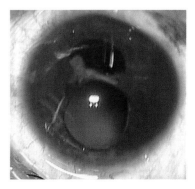

图 18-0-6　瞳孔变形

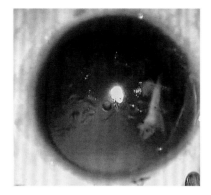
图 18-0-7　大瞳孔

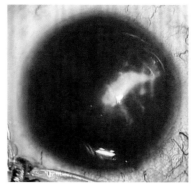
图 18-0-8　前粘性角膜白斑、瞳孔闭锁

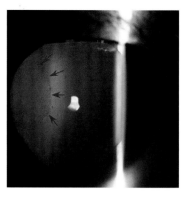
图 18-0-9　玻璃体疝入前房

第一节 ｜ 虹膜前后粘连的病理生理改变

一、虹膜前粘连的病理改变及继发损害

虹膜向前移位而与角膜或角膜周边及前房角的小梁网粘连时,称为虹膜前粘连。根据粘连部位的不同及病理过程的先后而分为 3 种:前粘性白斑、周边前粘连、房角粘连。

1. 前粘性白斑　多见于角膜穿通伤或破裂伤后虹膜与角膜创口的粘连(图 18-1-1),角膜穿通伤或破裂伤后,虹膜在房水的推动下向前嵌顿于角膜伤口,I期缝合术中没有分离虹膜及重建前房,导致虹膜与角膜伤口的前粘连并形成前粘性白斑,从而引起前房变浅或消失(图 18-1-2)。

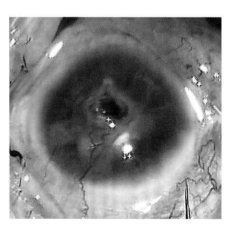
图 18-1-1　角膜穿孔后虹膜嵌顿于角膜创口内

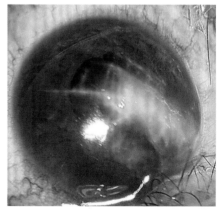
图 18-1-2　前粘性角膜白斑

2. 周边前粘连　虹膜前粘连导致的前房变浅如进一步发展,可引起虹膜周边膨隆并与角膜形成周边前粘连。

3. 房角粘连　虹膜周边前粘连进一步发展,前房角处的虹膜根部可与小梁相粘连,称为房角粘连,但也有人将它归属为周边前粘连。

虹膜前粘连的继发损害:眼外伤所致的虹膜前粘连,可导致前房变浅或消失,前后房交通受阻，房水循环障碍，继发眼压升高，形成继发性青光眼。如不及时进行前房重建，持续的高眼压和浅前房或无前房，向前可致角膜内皮细胞损伤丢失，甚至失代偿，发生大泡性角膜病变（图 18-1-3）；向后可导致视盘生理凹陷进行性扩大加深，视野缺损，进而视神经萎缩，完全失明进入绝对期。如进一步发展，患者往往因剧烈的眼痛、同侧偏头痛、异物感、畏光流泪等症状而就诊，行眼内容物摘除联合义眼台植入术。

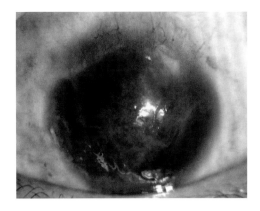

图 18-1-3　大泡性角膜病变

二、虹膜后粘连的病理改变及继发损害

虹膜向后移位而与晶状体的囊膜、人工晶状体或前段玻璃体粘连时，统称为虹膜后粘连。根据粘连部位不同而分为 3 种：即部分虹膜后粘连、环状虹膜后粘连和完全性虹膜后粘连。

1. 部分虹膜后粘连　多见于眼球钝挫伤后虹膜的瞳孔缘部分与晶状体前囊膜粘连，称之为部分虹膜后粘连（图 18-1-4），可伴有瞳孔括约肌的裂伤、瞳孔不规则散大。此外，因粘连处虹膜对光反射消失，未粘连处虹膜对光反射存在，导致瞳孔对光反射迟钝。散瞳后虹膜后粘连的范围和部位可以完全暴露出来，瞳孔多呈"花瓣状""D 字形"或"8 字形"等（图 18-1-5）。

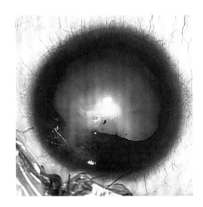

图 18-1-4　部分虹膜后粘连

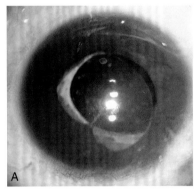

图 18-1-5　"D 字形"瞳孔、"8 字形"瞳孔

2. **环状虹膜后粘连**　虹膜瞳孔缘全部与晶状体前囊粘连者称之为环状虹膜后粘连，或称瞳孔闭锁（图 18-1-6）；如瞳孔区有一层机化膜覆盖，则称之为瞳孔膜闭（图 18-1-7）。此时房水不能通过瞳孔到达前房，前后房交通完全阻断，潴留在后房的房水使虹膜向前隆起，状似一"甜甜圈"，称之为周边虹膜膨隆，常合并眼压升高继发青光眼。

3. **完全性虹膜后粘连**　整个虹膜后表面与晶状体前囊完全粘连，称之为完全性虹膜后粘连。常见于眼钝挫伤导致的严重虹膜睫状体炎且未及时处理而形成，由于渗出性纤维蛋白沉积于虹膜后表面与晶状体前囊之间，机化后使两者广泛粘连在一起。其中下半部的虹膜比上半部更易发生完全性粘连，因为纤维蛋白由于重力作用多沉积于下半部。完全性虹膜后粘连与部分虹膜后粘连

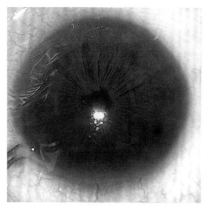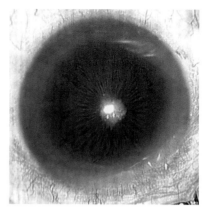

图 18-1-6　瞳孔闭锁　　　　　　图 18-1-7　瞳孔膜闭

及环状虹膜后粘连不同之处在于:①虹膜依附于晶状体前表面,在瞳孔缘处最为突显;②虽然前后房交通已中断,但因虹膜后表面已广泛粘在晶状体前囊,因此不发生虹膜膨隆。

虹膜后粘连的继发损害:

1. 部分虹膜后粘连时即使绝大部分虹膜瞳孔缘已发生后粘连,尚不致引起前后房的循环障碍,也不会发生虹膜膨隆及继发青光眼。但在人工晶状体眼,部分虹膜后粘连可引起后房部分消失,导致人工晶状体发生偏心、倾斜及瞳孔夹持(图 18-1-8)。

2. 环状虹膜后粘连可导致前后房交通受阻,房水在后房蓄积压力增高,向前推使虹膜膨隆,进而使周边虹膜前粘连、房角关闭,可发生急性闭角型青光眼或慢性闭角型青光眼的病理损害。如有虹膜膨隆而眼压不高,提示分泌房水的睫状突无色素上皮细胞功能不良,眼球已处于萎缩状态或合并有视网膜脱离等并发症。

3. 在完全性虹膜后粘连的早期,炎症可导致小梁网功能异常和小梁网内皮细胞肿胀,进而使房水流出阻力增加,或者因血-房水屏障破坏使炎症细胞和纤维渗出增加,阻塞小梁网,加之前后房循环完全阻断,使前后房压力均升高,进而导致眼压急剧升高;此时虹膜与晶状体前囊之间的渗出膜尚未完全机化,如及时干预,后粘连可以完全分离开来。在粘连的晚期,由于虹膜表面与晶状体前囊之间的渗出膜机化增殖,加之长期存在的慢性炎症损害睫状突无色素上皮细胞的房水分泌功能,使房水分泌减少、眼压降低;进而机化膜覆盖睫状突,使之趋于萎缩,房水分泌进一步减少,眼压进一步下降;如果机化膜与睫状体相连续,收缩牵拉可导致睫状体和脉络膜脱离,严重者可发生视网膜脱离,导致眼球萎缩。如果是人工晶状体眼,由于后房完全消失,人工晶状体的光学部可完全从后房被挤压并脱出于前房内(图 18-1-9)。

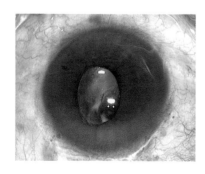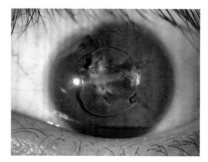

图 18-1-8　IOL 瞳孔夹持　　　　图 18-1-9　IOL 光学部脱出于前房内

第二节 | 外伤性白内障术中的前后房重建

一、分离虹膜前粘连重建前房

如前所述,眼外伤导致的虹膜前粘连可使前房变浅或消失等,进一步导致房水的循环障碍,引起继发青光眼。因此,在外伤性白内障术中常需联合前粘连的分离并重建前房,其目的在于避免瞳孔移位和前房角关闭,以减少角膜内皮损害,改善视力,防止继发性青光眼的进一步损害。

(一) 适应证

外伤性白内障或无晶状体眼等合并以下情况。

1. 外伤性前粘性角膜白斑导致浅前房或瞳孔变形移位。

2. 眼外伤导致的周边虹膜前粘连、浅前房、大瞳孔。

(二) 手术方法

虹膜前粘连的分离方法在临床实践中我们总结归纳为以下四个方面。

1. **分离虹膜与角膜瘢痕的前粘连** 眼球穿通伤常伴有虹膜组织的脱出嵌顿,I期缝合角膜伤口时如果没有还纳虹膜、重建前房,使虹膜与角膜瘢痕组织粘连,形成前粘性角膜白斑(图 18-2-1),可导致前房变浅或消失,瞳孔变形移位。因而,白内障术中一定要分离虹膜组织的前粘连,重建前房。此手术操作应在白内障手术步骤开始前完成,因虹膜前粘连和瞳孔变形移位均可影响白内障的手术操作。

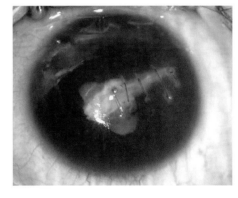

图18-2-1 虹膜与角膜瘢痕组织粘连

方法:从白内障手术的主切口或方便操作的侧切口入路,应用内聚性黏弹剂边注入前房边分离虹膜的前粘连,一般均能顺利分开。在角膜瘢痕处粘连牢固,应用黏弹剂无法分开者,可先应用内聚性黏弹剂加深前房,首先应从瘢痕长轴两侧的周边前房开始,分别向瘢痕方向边注入黏弹剂边分离前粘连,游离虹膜组织至仅剩与角膜瘢痕粘连的部分,然后用囊膜剪紧贴角膜瘢痕将虹膜组织缓慢剪下来。因角膜瘢痕处的内皮层已瘢痕化,不必担心此操作会导致内皮细胞损伤所致的角膜内皮细胞失代偿。但手术动作一定要精准而轻柔,前房变浅时应立即停止操作并补充黏弹剂后再进行,避免损伤瘢痕两侧的内皮细胞和虹膜组织。

2. **分离虹膜根部与前房角的前粘连** 解除了虹膜组织与角膜瘢痕的粘连后,还要应用黏弹剂逐渐分离虹膜根部与前房角的前粘连,使前房角开放,以利于房水的循环。此步手术操作应在白内障手术步骤结束人工晶状体植入后再进行,避免术中虹膜受刺激使瞳孔进一步缩小影响白内障手术操作。操作方法详见本节第三部分。

3. **清除前房周边部的纤维素性渗出和陈旧性积血** 眼球钝挫伤所致的前房积血,吸收后在虹膜面和前房角常存留灰白色的纤维素性渗出和机化条索。一方面使前房角粘连致浅前房或眼压升高;另一方面机化条索收缩牵拉使瞳孔散大不易缩小。因此,在白内障术中应实施前房周边部的纤维素性条索和陈旧性积血的清除。此操作也应在白内障摘除和人工晶状体植入术后再进行,避免术中瞳孔缩小进而影响白内障手术操作。

方法:应用黏弹剂加深前房,持晶状体调位钩分别从白内障手术主切口和侧切口入路,沿虹膜面轻轻地伸入前房角,将机化条索逐渐地缓慢牵出,可见房角处粗大的灰白色银丝状条索在虹膜前表面呈树枝样或蜘蛛网状张开,此时可应用撕囊镊接力将全周前房角的机化条索清除,以解除前房角的粘连,恢复其房水滤过功能,降低眼压;同时,此操作也解除了对虹膜组织的牵引使瞳孔缩小。

4. 缝合修复离断的瞳孔括约肌和虹膜根部　此操作是前房重建术中不可或缺的手术步骤,目的是重建虹膜隔的张力,避免松弛的虹膜前后漂移,维持正常的前房深度和前房角开放。手术方法详见第十七章。

(三) 术中注意事项及术后处理

1. 如选择侧切口行虹膜前粘连分离,应选择与粘连处接近或相垂直的子午线方向的角膜周边处,并避开虹膜周边前粘连的部位。

2. 近中央区的虹膜前粘连,应根据粘连位置选择最合适的白内障手术主切口位置,从主切口入路分离粘连,如主切口仍不便于操作,可将切口向两侧适当扩大,在器械进入前房做前粘连分离操作时尽可能避免跨越瞳孔区。

3. 对于陈旧的部分周边虹膜前粘连,如不影响瞳孔和眼压,不必处理;特别是形成前粘性角膜白斑的虹膜前粘连,较难分离,强行分离有后弹力层脱离的危险,应视眼压、前房深度及前粘性角膜白斑对视力的影响情况,再决定手术方案,必要时可考虑Ⅱ期做穿透性角膜移植联合虹膜瞳孔成形术。

4. 判断虹膜周边前粘连是否完全解除,应用冲洗针头进入前房,沿房角从一侧向另一侧边注水边做水平摆动。若在摆动期间发现瞳孔发生变形,且在变形处的虹膜面有纤细的丝状组织,虹膜面有局限性皱缩,表示有残留的机化条索组织,应再次使用晶状体调位钩将其牵起剪断。当牵引解除时,虹膜面的皱缩展开,前房角加深。针头从原粘连处下方摆动时将不再有任何阻力,前房注入消毒空气泡呈圆形。

5. 虹膜前粘连解除后,应用卡巴胆碱缩瞳,BSS 液置换前房内的黏弹剂和缩瞳剂,重建前房达水密。应用卡巴胆碱缩瞳后,如瞳孔仍中度以上散大,且不圆,应仔细观察,若有瞳孔括约肌的裂伤或虹膜节段性萎缩,应做虹膜瞳孔成形术,避免术后在瞳孔括约肌的裂伤或虹膜节段性萎缩处发生后粘连,导致人工晶状体瞳孔夹持。

6. 重建前房完成后,应检查切口有无渗漏。如有少量的渗漏,则可选择气密;如渗漏较多可选择 10-0 的尼龙线间断缝合切口,并埋藏线结,并要检查中央及周边前房充盈是否满意。

7. 手术操作完成后,为防止术后炎性反应加重,可在前房内留置少量曲安奈德颗粒。

二、分离虹膜后粘连重建后房

如果虹膜与晶状体前囊或后囊粘连导致后房消失,不仅阻碍房水循环,也使白内障术中瞳孔不能充分散大影响手术操作;如后粘连位于瞳孔区,使后房型人工晶状体居中固位困难;如虹膜周边某一部位后粘连术中没有充分分离,术后可以此处为基点进一步使后粘连向中央发展,导致已植入的后房型人工晶状体发生瞳孔夹持;进而虹膜进一步发生广泛的后粘连,使前、后房循环受阻眼压升高,人工晶状体的光学区受挤压可夹持在瞳孔区或完全脱位于前房。因而,在白内障摘除术中分离虹膜后粘连,不仅是疏通房水循环通道,散大瞳孔方便手术操作,更主要的是为后房型人工晶状体的固位创造条件。

(一) 适应证

1. 外伤或炎症致虹膜部分后粘连,使瞳孔变形移位,术中瞳孔不能散大,影响白内障手术操作者。

2. 外伤或炎症致瞳孔闭锁或膜闭,使前房变浅,周边虹膜膨隆,继发青光眼;术中瞳孔不能散大,影响白内障手术操作者。

3. 外伤性白内障摘除术后的无晶状体眼,虹膜后粘连,瞳孔区有晶状体皮质或浑浊增厚的囊膜残留,或玻璃体脱出嵌顿者。

4. 外伤或炎症致虹膜完全后粘连,前房浅但虹膜不膨隆,术中瞳孔不能散大,眼压轻度增高或正常者。

(二) 手术方法

虹膜后粘连的分离方法在临床实践中我们总结归纳为以下三个方面。

1. 轻度的不完全的虹膜后粘连,从白内障手术的主切口入路,前房内注入黏弹剂,应用虹膜拉钩从瞳孔缘向周边分离,往往容易分开;瞳孔小者可应用 1∶10 000 的肾上腺素溶液注入前房散瞳;或从侧切口再进入一虹膜拉钩,双手联合呈"米"字对称向周边扩张,之后再进一步应用内聚型黏弹剂辅助瞳孔散大至 5mm 以上即可顺利完成白内障超声乳化手术。

2. 瞳孔闭锁或膜闭,前房变浅,周边虹膜膨隆,继发青光眼者,术前应全身静滴 20% 甘露醇降低眼压,术中做球周麻醉后指压按摩眼球使眼压降至 T-1。从白内障手术的主切口入路,前房内注入黏弹剂,如合并周边虹膜前粘连,应先 360° 分离周边虹膜前粘连,再应用自制截囊针将瞳孔区机化膜轻轻划开,换撕囊镊沿瞳孔缘将机化膜全周撕除,然后应用上述瞳孔扩张的方法扩大瞳孔;如瞳孔缘后有机化膜存在,瞳孔不易散大者,可应用 23G 玻切头将机化膜连同部分瞳孔括约肌切除,然后再应用上述瞳孔扩张的方法扩大瞳孔;如瞳孔仍不能散大,可应用虹膜拉钩、瞳孔扩张器扩大瞳孔(图 18-2-2)。

3. 如果是完全性虹膜后粘连,无论是有晶状体眼或是无晶状体眼的后发性白内障,从瞳孔领区向周边不易分开,强行分离不仅易损伤瞳孔括约肌,同时可使虹膜的基质层和色素上皮层分离,损伤虹膜组织,加重术后葡萄膜炎性反应。因此,在临床实践中我们总结出下述分离方法(图 18-2-3)。

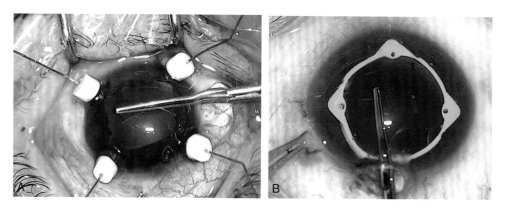

图18-2-2　虹膜拉钩、瞳孔扩张器扩大瞳孔
A.虹膜拉钩；B.瞳孔扩张器。

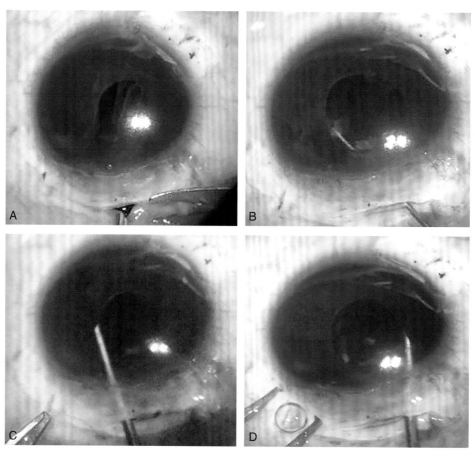

图18-2-3　广泛虹膜后粘连的分离方法

（1）分离上方的虹膜后粘连：从上方12:00位做白内障角巩膜隧道切口，然后在板层切口的后唇黑白交界处穿刺入前房，从此处做一虹膜周切孔，由周切孔处伸入显微虹膜整复器进入后房，沿着晶状体前囊或后囊膜（无晶状体眼）边注入黏弹剂边向前钝性扇形分离达瞳孔领区，先分开上方1/4象限的虹膜后粘连。

（2）分离下方的虹膜后粘连：显微虹膜整复器从角巩膜隧道切口进入前房，从上方已分离开的瞳孔缘入路伸入后房，边注入黏弹剂边向前钝性分离达后房的周边部，依次分离开下3/4的虹膜后粘连。如有小范围的粘连分离不开,可应用囊膜剪剪开粘连的组织,但注意不要损伤虹膜。如果虹膜后粘连紧密,不要强行分离,以免损伤虹膜组织并加重术后葡萄膜炎症反应。

(三) 手术要点及注意事项

1. 整个手术过程,动作要缓慢、轻柔,同时连续注入黏弹剂以避免损伤周围组织。

2. 在进行虹膜后粘连分离时,切忌将虹膜的色素上皮层和基质层分开,若分离时仅见菲薄的基质层跟随器械移动,提示器械可能进入色素上皮层和基质层之间,需返回分离的起始端将色素上皮层与基质层一起分离。

3. 上方虹膜的前、后粘连均应从周边部向中央分离。先做一虹膜周切孔,如果是前粘连,通过周切孔向虹膜和角膜内皮之间注入黏弹剂进行分离,避免器械损伤内皮,分至虹膜与角膜瘢痕粘连处用囊膜剪剪开。后粘连应用显微虹膜整复器从虹膜周切孔插入至后房钝性分离至瞳孔缘,如遇皮质机化粘连不易分开时也可应用囊膜剪剪开。下方的虹膜粘连,应从中央向周边分离,既可将粘连完全解除,又可避免再次损伤虹膜。

4. 若虹膜与晶状体前囊膜紧密粘连,且虹膜萎缩合并新生血管,不要强行分离,可保留粘连处的前囊膜,小瞳孔下完成白内障摘除,人工晶状体植入囊袋内。

5. 虹膜的后粘连一定要完全分离,并且应当解除晶状体膨胀、前移和后房压力升高的影响,否则又会重新形成粘连。

6. 应用囊膜剪剪断虹膜与前囊或后囊的机化粘连时,一定应用黏弹剂的软壳技术,充分游离粘连两侧的组织,剪刀应从粘连的起始端边分离边剪开,避免损伤虹膜或晶状体的囊膜,造成虹膜穿孔或后房型人工晶状体固位困难;同时应适当远离角膜,以免损伤角膜内皮。

7. 白内障合并浅前房患者具有眼前段拥挤、操作空间狭小、悬韧带松弛且脆弱、部分虹膜后粘连等特点,使超声乳化操作较为困难,容易导致后囊膜破裂、玻璃体脱出、角膜水肿、悬韧带离断等并发症。因此术中操作需注意以下几点:

(1) 术前和术中一定要控制眼压;手术切口最好选择透明角膜切口,隧道适当延长,减少房水及黏弹剂流失,充分维持前房深度。

(2) 前房较浅者,采用截囊针撕囊,安全性较高,但撕囊口不宜小于 5mm,以便影响后续的操作。

(3) 分离虹膜的前、后粘连时,黏弹剂的应用采用软壳技术,充分保护角膜内皮和虹膜组织。

(4) 如悬韧带松弛,前房重建后仍不能维持一定的深度,需应用囊袋张力环。

(5) 白内障合并浅前房患者,前房重建后虹膜应是平坦的,高度应位于角膜缘平面,瞳孔缘与人工晶状体之间应有 0.5~1mm 距离。如前房重建后虹膜仍向前膨隆且眼压较高,是由于房水逆流所致,即恶性青光眼。此时需实施经睫状体平坦部入路玻璃体切除技术,将后囊膜中央切开直径约 4mm 的圆形囊孔,同时切除前段玻璃体至睫状沟平面以下,特别注意从鼻上或颞上做一虹膜周切孔,对应此虹膜周切孔,一定要切开睫状突与晶状体悬韧带相连处的玻璃体前界膜(玻璃体水囊的起始端),连同部分悬韧带一并切开,使前段玻璃体腔通过虹膜周切孔与前房直接沟通,以解除睫状环阻滞,使前、后房房水循环通畅。

三、分离前房角重建房水循环通路

周边虹膜与房角粘连、房水循环受阻、眼压升高是导致眼外伤合并继发性青光眼的主要原因，因此分离粘连的房角，重建房水循环通路是治疗眼外伤合并继发性青光眼的主要目的。房角分离术最早应用于 PACG 的治疗中，近年来研究表明，房角分离术可有效恢复房水的外流通道。但也有学者认为房角分离术可造成房角根部撕裂，导致房角结构的继发性损坏。因此房角分离术降低眼压的远期疗效尚无定论。

房角分离术可联合白内障超声乳化术或 Ⅱ 期激光周边虹膜切除术、激光周边小梁成形术。

（一）手术原理

1957 年 Shaffer 首先提出术中应用房角镜观察周边虹膜前粘连情况，以评价房角粘连分离术的疗效，并首次描述了应用睫状体分离铲进行房角粘连分离术。1984 年 Campbell 描述了前房用黏弹剂维持后，在房角镜直视下应用注水铲进行房角粘连分离术；此外，Shingleton 报道了 15 例患者应用这一手术操作后成功减少了房角粘连，且眼压控制良好。近年来，房角粘连分离术得到进一步的改良，部分学者将房角粘连分离联合白内障超声乳化及人工晶状体植入术用于治疗原发性闭角型青光眼。鉴于外伤性白内障继发性房角关闭导致眼压升高的病理机制与白内障合并慢性 PACG 相似，我们将白内障超声乳化联合房角粘连分离术应用于早期的外伤性白内障合并房角粘连继发青光眼患者，取得了较好的疗效。

白内障超声乳化吸除联合人工晶状体植入和房角分离治疗 PACG 合并白内障的机制可能包括：

（1）白内障患者浑浊晶状体厚约 4.5~5.5mm，人工晶状体厚 <1.0mm，白内障超声乳化吸除联合人工晶状体植入术不仅可以改善视力，还可使中央前房明显加深，前后房空间加大，周边膨隆的虹膜得以变得平坦，从而使粘连甚至关闭的房角不同程度的开放，房水流出阻力解除，眼压得以降低。

（2）该术式在相对密闭空间进行，术中流动的灌注液产生的压力促使粘连关闭的房角不同程度地开放。

（3）在相对密闭空间进行超声乳化手术，原本开放和重新开放的小梁网糖胺多糖在超声波的振荡和流动的灌注液的冲洗作用下降解，同时对小梁网产生的机械作用促使细胞分裂和增强细胞吞噬功能，房水经小梁网流出速率增加。

（4）Mathalone 等认为超声乳化手术后内源性的前列腺素 E_2 的释放，增加了房水自葡萄膜巩膜通道的流出，从而降低房水流出阻力。

（5）术后房水中产生一些白细胞介素 -1、前列腺素等炎性介质，这些炎性介质增强小梁网细胞外基质降解，从而降低房水流出阻力。

（6）浑浊晶状体吸除，人工晶状体植入后，囊袋收缩使得晶状体悬韧带张力加大，对小梁网的牵拉作用增加可促进房水流出，并且术后血 - 房水屏障的改变，也可能促使房水分泌减少。

（7）超声波本身可损害睫状突无色素上皮细胞，使其分泌房水功能下降。

（8）进行房角分离,术中有意识地在房角粘连处注射黏弹剂,可形成对粘连房角的钝性分离作用,或者利用钝性器械在黏弹剂的保护作用下,后压虹膜根部,以期达到粘连关闭的房角再开放目的,恢复小梁的功能。

（二）手术适应证

当周边虹膜前粘连范围超过180°,且粘连闭合时间少于6个月,房角粘连分离术的疗效较好。但房角无慢性炎症及内皮化时,尽管房角粘连闭合时间较长也不是此手术方式的禁忌证。

针对眼外伤导致的虹膜前粘连、房角关闭等情况,手术的适应证如下:

1. 眼外伤导致的部分或全部周边虹膜前粘连合并浅前房或继发青光眼者。

2. 眼外伤导致瞳孔闭锁或膜闭,虹膜膨隆,浅前房或前房消失者。

3. 钝挫伤导致周边虹膜前粘连、浅前房、瞳孔散大继发青光眼者。

4. 陈旧性外伤造成前粘性角膜白斑合并浅前房或前房消失并继发青光眼者。

（三）手术方法

1. 传统房角粘连分离术

方法:一般情况下应用内聚性黏弹剂边注入前房角边分离虹膜的前粘连即可完成360°的房角分离;当粘连牢固,应用黏弹剂无法分开时,可应用钝性显微虹膜复位器或钝针头轻压虹膜根部,将其从粘连的小梁组织上分离下来;也可应用撕囊镊夹持粘连处的虹膜根部轻柔而缓慢地将其从粘连的小梁组织上分离下来,避免动作粗暴或用力过猛造成虹膜根部的撕裂或出血。

（1）常规表面麻醉、消毒铺巾。

（2）在拟行房角粘连分离部位的对侧做透明角膜切口。切口隧道应足够长,可保证切口不漏水,也可保证按压切口后唇时房水由切口流出。若房角粘连范围较广泛,可做多个手术切口。

（3）轻压切口后唇放出房水。可用斜视钩按压角膜缘,使房水由后房流入前房。放出房水的目的是使黏弹剂更好地充填前房,使前房维持足够深。

（4）前房注入内聚性黏弹剂加深前房。

（5）在显微镜下行房角粘连分离术,术中应用消毒的直接房角镜观察房角情况。可用显微虹膜整复器、钝针头或房角切开刀进行手术。看清房角结构后,从房角粘连与房角开放的交界点开始,顺着小梁网的弧度分离周边虹膜粘连的部位,反复以上步骤,使房角粘连完全分开。术中需注意分离的深度和力度,勿导致睫状体分离。

（6）用平衡盐溶液抽吸置换前房内的黏弹剂。

（7）前房内注入缩瞳剂,缩小瞳孔维持虹膜张力,减少虹膜向房角堆积;再应用BSS液将前房内的缩瞳剂置换出来。

（8）透明角膜隧道切口一般可自闭,若有漏水,可用10-0尼龙线间断或倒"8"字缝合一针。

2. 晶状体超声乳化吸除 + 人工晶状体植入联合房角分离术

对于外伤性白内障合并虹膜及房角粘连者,手术时需先分离虹膜中轴部的前后粘连;行白内障超声乳化吸除联合人工晶状体植入后,再向前房内注入内聚性黏弹剂,置术中前房角镜,明确房角粘连的部位和范围,用钝性显微虹膜整复器下压粘连处的虹膜根部,至暴露功能部小梁网,即说明房角粘连处完全分离,然后缩小瞳孔增加虹膜隔的张力,以 BSS 液注吸置换清除前房内的黏弹剂和缩瞳剂,重建前房达水密。

(四) 术后处理

(1) 术后早期需观察前房炎症反应、眼压及是否有积血等情况;若术后早期眼压升高,则可能前房内有黏弹剂残留,局部应用降眼压滴眼液以控制眼压,必要时联合全身应用脱水剂。

(2) 术后注意短效散瞳剂与缩瞳剂联合应用,活动瞳孔,增加虹膜隔的张力,以防止术后再发生虹膜的前、后粘连。

(3) 其余术后局部用药同常规白内障手术。

(五) 手术并发症及处理

(1) 出血:主要来自虹膜根部血管。若术中有少量出血可用平衡盐溶液直接冲洗干净,或在前房角出血处应用内聚性黏弹剂压迫止血,或前房注入滤过的空气泡可及时止血。术后前房少量积血一般可自行吸收,口服或肌注止血药物,半卧位限制活动。前房大量出血可引起眼压严重升高,药物治疗效果不佳者,可考虑行前房冲洗术。

(2) 角膜损伤:分离和剪断虹膜前粘连时,器械进出次数过多或过于靠近角膜后表面可损伤角膜内皮和后弹力层。有报道虹膜前粘连分离后,显示角膜内皮细胞数量严重不足,内皮细胞泵作用减弱,角膜上皮或基质水肿,并可持续数天至数周。因而,分离虹膜前粘连要注意应用黏弹剂的“软壳技术”,手术操作要精准和轻柔,以保护角膜内皮。

(3) 虹膜损伤:手术中不正确的操作可导致虹膜损伤,如虹膜裂伤、虹膜脱出、根部离断及色素脱失等。术中过度牵拉虹膜超过虹膜弹性极限,常可发生虹膜撕裂;当粘连组织的附着比虹膜根部的解剖附着更强时,则任何一种分离虹膜粘连的尝试均可能引起虹膜根部离断。较小的离断可不予处理,较大范围的离断需行虹膜根部离断修复术。

(4) 玻璃体脱出:虹膜后粘连分离时,可损伤悬韧带导致玻璃体脱出或瞳孔阻滞。可应用曲安奈德染色后行前段玻璃体切除术。

(5) 前房葡萄膜炎症反应:由于器械反复进出前房,以及分离、牵拉、切开及缝合虹膜等操作,对虹膜组织造成不同程度的损伤和刺激。或因黏弹剂过量残留而引起葡萄膜炎性反应。前房内的纤维蛋白渗出和葡萄膜炎性反应可形成新的粘连。因此,术中要注意操作轻柔,尽量避免或减轻对虹膜组织的骚扰和损伤,并及时把黏弹剂注吸置换干净;术后注意局部应用糖皮质激素以减轻前房的炎症反应;且需定时散瞳,防止再发生虹膜的粘连,必要时全身应用糖皮质激素药物控制葡萄膜炎症反应。

(6) 眼压升高:前房成形术结束时如果黏弹剂清除不彻底,则术后易发生眼压升高。局部滴眼、全身口服或静脉应用降眼压药物,大部分患者眼压可恢复正常。药物难以控制者可行前房穿刺冲洗清除黏弹剂。对于长期房角粘连的患者,房角粘连分离可能无法恢复长期粘连关闭的小梁网的功能,术后如眼压仍高,需酌情加用降眼压药物治疗或联合抗青光眼手术。

(7) 切口渗漏:如果发现术后眼压低,荧光素染色见切口处有溪流现象,可先行加压包扎并密切观察,无效者需行切口缝合关闭。

（8）睫状体脉络膜脱离：常见于术后切口渗漏、低眼压，眼底或 B 超检查可见脉络膜半球形隆起。因而，切口渗漏者应积极处理，同时局部或全身给予糖皮质激素抗炎，静脉滴注甘露醇，眼压正常后睫状体脉络膜脱离多可恢复。

（郑广瑛　谭楠）

参考文献

1. STERNERT R F. Cataract surgery. 刘奕志，译．白内障手术学．北京：人民军医出版社，2012.

2. WILLIAM J FISHKIND. 超声乳化白内障摘除和人工晶状体植入术操作技巧及并发症．卢奕，主译．上海：上海科学技术出版社，2019.

3. 姚克．复杂病例白内障手术学．北京：北京科学技术出版社，2003.

4. BENJAMIN L. 白内障手术操作与技巧．刘虎，主译．南京：江苏科学技术出版社，2013.

5. 李筱荣．白内障与人工晶状体．北京：人民卫生出版社，2011.

6. 李绍珍．眼科手术学．2版．北京：人民卫生出版社，1997.

7. 葛坚，刘奕志．眼科手术学．3版．北京：人民卫生出版社，2015.

8. 张新颖．黏弹剂钝性房角分离在闭角型青光眼治疗中的临床研究．中外医疗，2016，35（25）：55-57.

9. 陈良桔，孙堂胜，赵广愚，等．伴有虹膜后粘连白内障超声乳化手术疗效探讨［J］．中国实用眼科杂志，2018，36（02）：145-148.

10. 廖武，曾广川，李瑜明．玻璃体剪分离虹膜后粘连技术的应用［J］．眼科，2004（06）：371.

11. 李维娜，李学喜．比较全氟丙烷气体和消毒空气泡在眼外伤前房重建术中的作用．国际眼科杂志，2009，9（03）：585-587.

12. 尹建兵，张兰，虞华，等．眼用透明质酸钠凝胶产品不良事件分析研究．中国医疗器械杂志，2016，40（02）：134-136.

13. CARSTOCEA B，GAFENCU O，ARMEGIOIU M，et al. Difficulties in cataract surgery of patient with old glaucoma. Oftalmologia，2001，54（4）：36-39.

14. OETTING TA，OMPHROY LC. Modified technique using flexible iris retractors in clear corneal cataract surgery. J Cataract Refract Surg，2002，28（4）：596-598.

15. WANG W，YANG G. NING W，et al. Phacoemulsification through a small pupil. Zhonghua Yan Ke Za Zhi，1999，35（2）：91-93.

16. TOGNETTO D，AGOLIN G，GRANDI G，et al. Iris alteration using mechanical iris retractors. J Cataract Refract Surg，2001，27（10）：1703-1705.

17. HARRY W ROBERTS，VIJAY K WAGH，DANIEL L，et al. A randomized controlled trial comparing femtosecond laser-assisted cataract surgery versus conventional phacoemulsification surgery. J Cataract Refract Surg，2019，45（1）：11-20.

18. JAKOB LYSHOLK HOLM，BACH-HOLM DANIELLA，LARS MORTEN HOLM，et al. Prophylactic treatment of intraocular pressure elevation after uncomplicated cataract surgery in nonglaucomatous eyes-a systematic review. J Acta Ophthalmol，2019，97（6）：545-557.

第十九章
外伤性晶状体脱位的手术治疗

第一节 | 外伤性晶状体脱位概述

晶状体悬韧带是连接晶状体赤道部与睫状体的纤维组织,在正常情况下,晶状体悬韧带主要功能是固定并保持晶状体的正常位置,使后者中心与视轴基本一致,同时协助睫状肌作用于晶状体而起到屈光调节作用。由于先天性、外伤或原发性眼部病变等原因使晶状体悬韧带部分或全部离断,造成晶状体偏离或离开正常的生理位置,称为晶状体脱位。

悬韧带异常的分类对于手术方案的制订、手术预后非常重要。悬韧带异常可根据进展程度大致分为两类:静止性的悬韧带异常和进展性的悬韧带异常。静止性的悬韧带异常是指除损伤部位的悬韧带外,其余悬韧带保持正常且稳定,可在手术过程中帮助支撑囊袋;进展性悬韧带异常是指悬韧带损伤不断进展,最终可能影响所有的悬韧带。静止性的悬韧带异常和进展性的悬韧带异常的手术方式选择大相径庭。

眼外伤是引起晶状体脱位的最常见原因,多由眼球钝挫伤所致。外伤性晶状体脱位主要为静止性悬韧带异常。

一、外伤性晶状体悬韧带异常的分类

眼外伤是导致晶状体悬韧带异常的最常见原因。在突发钝挫伤的冲击之下,眼球被迫变形;晶状体因房水以及玻璃体的冲击作用而前后反复震动,悬韧带因此极易受到牵拉损伤而断裂。

外伤性晶状体脱位主要为静止性悬韧带异常,手术方案的确定主要依据术前评估情况。除此之外,悬韧带异常还可根据累及悬韧带的范围进行分类:轻度异常少于 1 个象限;中度异常 1~2 个象限;重度异常 2~3 个象限;严重异常超过 3 个象限。

二、外伤性晶状体悬韧带异常的辅助检查

由于虹膜组织的遮挡,晶状体悬韧带难以直接评估,临床上通常根据是否存在晶状体、虹膜震颤以及晶状体移位来间接推测悬韧带受损程度;除此之外,目前并无专业仪器能够直观、全面地评估悬韧带的损伤情况。因此,外伤性白内障术前对于悬韧带损伤程度及范围很难有明确评估。

1. 裂隙灯　裂隙灯显微镜检查悬韧带的情况通过两个途径:

（1）直接征象：充分散瞳后观察是否有悬韧带断裂或是否可见部分晶状体赤道部；

（2）间接征象：是否出现因悬韧带断裂继发晶状体或虹膜震颤。对于后者，注意两点：①大范围的悬韧带断裂才会继发晶状体或虹膜震颤，对于悬韧带损伤范围 <180° 患者，很难看到此体征，故阴性患者不能排除悬韧带病变；②注意排除因外伤后眼压过低造成的晶状体或虹膜震颤，故阳性患者也要仔细甄别。

2. 超声生物显微镜（ultrasound biomicroscopy，UBM） UBM 很多时候也不能直接显影晶状体悬韧带，可通过晶状体赤道部与睫状体之间的距离是否对称或一致，来间接判断悬韧带的损伤情况，具有一定局限性（图 19-1-1）。

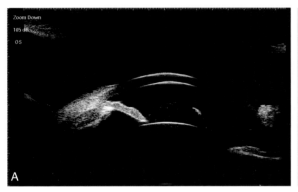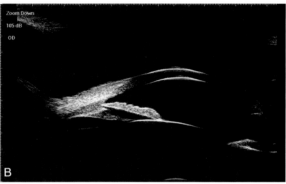

图 19-1-1　同一患者一眼晶状体脱位，对侧眼正常
A. 悬韧带断裂，晶状体赤道部与睫状突间距增大；B. 晶状体位置正常。

3. 光学相干断层成像（optical coherence tomography，OCT） 与超声生物显微镜相比，前段 OCT 不需水浴，不与眼球接触，具有重复性好、测量范围广、测量速度快的优点；缺点在于对睫状体以及睫状沟的显示没有超声生物显微镜清晰（图 19-1-2）。

4. Pentacam 眼前段分析仪　理论而言，可显示晶状体有无脱位以及脱位方向，尤其连续多张不同子午线平面的图像则可较为清晰地显示悬韧带损伤的起止端。但实际检查的经验还有待于进一步总结（图 19-1-3）。

19

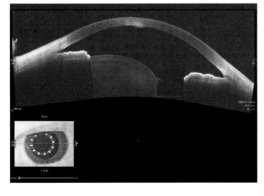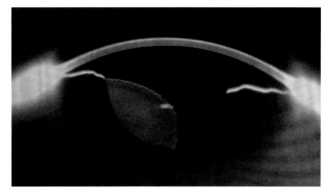

图 19-1-2　前段 OCT 提示患者存在晶状体脱位　　图 19-1-3　Pentacam 眼前段分析仪提示晶状体倾斜、脱位

第二节 | 外伤性晶状体脱位的术前评估与准备

一、外伤性晶状体脱位的手术适应证

在传统观念中,晶状体脱位以是否出现并发症为手术适应证。随着手术器械的不断革新以及手术技术的精进,晶状体脱位的手术适应证有了更为明确的界定,其适应证如下:

1. 晶状体脱位其赤道部已达 1/2 瞳孔区者。

2. 晶状体脱位严重影响视力(BCVA≤0.3),或出现严重散光,且配镜难以矫正,而激光视网膜视力良好者。

3. 出现继发性单眼复视,患者无法耐受者。

4. 晶状体脱位伴晶状体浑浊影响视力者。

5. 发生严重并发症,例如继发晶状体溶解性青光眼、瞳孔阻滞性青光眼、晶状体过敏性葡萄膜炎等。

6. 晶状体脱位影响视网膜的检查及手术者。

二、外伤性晶状体脱位患者的术前评估

外伤性晶状体脱位的术前评估部分内容与常规白内障一致,主要包括:

(1)视力:术前应仔细检查患者双眼远、近裸眼视力及最佳矫正视力。

(2)裂隙灯检查:术前应充分散瞳检查晶状体脱位的程度以及方向,晶状体的浑浊程度以核硬度分级,并检查有无角膜病变、虹膜震颤、前房深浅不一、玻璃体疝等并发症存在。

(3)眼底检查:主要检查有无周边视网膜变性、视网膜脱离、黄斑病变等。

(4)人工晶状体屈光度计算:目前一般采用 A 超或 IOL Master 检测眼轴长度及角膜曲率等以计算人工晶状体屈光度。在大多数情况下,二者结果接近;但与 A 超相比,IOL Master 为非接触性测量,可以减少创伤和感染概率,且由于采用光学方法测量,精确度更高,在高度近视等疾病中也有研究显示 IOL Master 更为准确。但对于晶状体浑浊程度较重的患者,由于 IOL Master 无法测量眼轴长度,则需借助 A 超测量。

(5)B 超:主要用于检查有无玻璃体病变、视网膜脱离或眼内出血等病变。

(6)角膜内皮细胞检查:临床上,如果角膜内皮细胞低于 1 000/mm² 时,应慎重考虑白内障手术方式,以避免术后角膜内皮细胞失代偿而影响手术效果及术后恢复。

(7)角膜地形图检查:虽然超声乳化联合折叠式人工晶状体植入术的开展大大减小了术源性角膜散光,但对于一些术前角膜散光明显的患者,术者可以根据角膜地形图判断术前角膜散光的情况,决定角膜切口的位置,一般选择在角膜最大屈光度经线上,以减小角膜散光。

(8)电生理检查:以助于了解视网膜功能并预测术后视力恢复情况。

(9)同时,鉴于悬韧带病变的特殊性,应特别关注:①眼压:晶状体脱位可继发瞳孔阻滞性青光眼,术前应严格监测眼压予以排除;除此之外,还应该进行房角镜检查排除前房角损伤继发性青光

眼。②悬韧带损伤的程度及范围:悬韧带的损伤情况是手术方案制定的重要考虑因素,但目前并无专业仪器能够直观、全面地评估悬韧带的损伤情况,常用仪器包括裂隙灯、UBM、前段 OCT 以及 Pentacam 眼前段分析仪等。

三、外伤性晶状体脱位患者的术前准备

1. 高眼压者 应仔细分析眼压升高的原因。对于由瞳孔阻滞造成者,可行 YAG 激光周边虹膜切除术解除瞳孔阻滞,降低眼压;对于由葡萄膜炎反应继发性青光眼,予全身及局部糖皮质激素抑制免疫反应,并对症给予全身及局部降眼压药物;对于由前房角损伤者,予局部糖皮质激素减轻小梁网水肿,并对症给予全身及局部降眼压药物。原则上,尽可能将眼压控制在正常范围后再手术。

如果经多种方法仍无法控制眼压者,需术前与患者反复沟通,告知相关手术风险。同时,术前静脉滴注 20% 甘露醇 250mL,以浓缩玻璃体,降低后房压力,减少术中并发症的产生;手术麻醉给予充分球后麻醉,以及指压按摩眼球、手术开始前先做前房穿刺降低眼压,使眼压恢复正常后再进行主切口穿刺完成白内障手术,让眼压有一个阶梯性下降过程,以避免快速、大幅度的眼压波动造成驱逐性出血等严重并发症。

2. 角膜水肿者 同样要针对不同病因,分别对因对症治疗。可采取降低眼压、减轻炎症反应、高渗剂局部滴眼等措施,尽可能减少因角膜水肿对手术视野的影响。

四、外伤性晶状体脱位术前手术器械准备

1. 囊膜拉钩 撕囊完成后植入囊膜拉钩可均匀有效地固定前囊,重建生理性虹膜晶状体隔,为顺利完成超声乳化碎核提供必要的支持。虹膜拉钩虽然也可用于晶状体脱位手术,但其弧度大、拉钩臂短且末端锋利,对于手术技巧欠熟练的医生有可能在术中因虹膜拉钩而使囊膜撕裂。故而在外伤性晶状体脱位手术中,首选囊膜拉钩,尤其对于中重度晶状体不全脱位手术而言,囊膜拉钩能均匀有效地固定前囊,重建虹膜晶状体生理隔,有效防止玻璃体前涌,以免造成悬韧带损伤范围的增加。术中需注意囊膜拉钩脱位,及囊膜拉钩之间的角度尽量对称、张力均匀,以免造成囊袋撕裂,影响手术进程(图 19-2-1)。

2. 囊袋张力环 囊袋张力环是一种由高分子生物材料(主要是聚甲基丙烯酸甲酯)制成的开放式囊袋扩张环。囊袋张力环的直径一般为 11~14mm,闭合时直径为 10mm。不同厂家生产的囊袋张力环的直径、形状和边缘设计并不一致。20世纪 90 年代,Nagamoto 对 Hara 发明的软性硅胶制作的闭合的晶状体赤道环做了材料和形状的改进,设计出了囊袋张力环(图 19-2-2A)。近年来又出现了推注式囊袋张力环,使植入过程更加便捷(图 19-2-2B)。

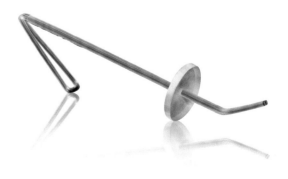

图 19-2-1 囊膜拉钩

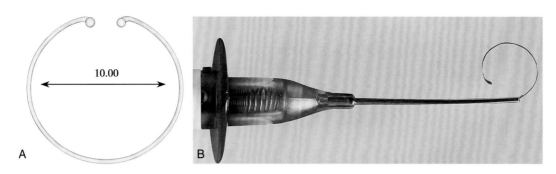

图 19-2-2　囊袋张力环 CTR
A. 单纯囊袋张力环示意图;B. 推注式囊袋张力环。

　　囊袋张力环的主要作用是利用半开放的囊袋张力环植入不全脱位的晶状体囊袋后被压缩,受压缩的张力环产生反弹力将晶状体囊袋向外扩张,起到了维持囊袋张力和形状的作用。囊袋张力环的应用,有利于加固晶状体悬韧带薄弱、松弛或离断部分,增加囊袋稳定性,可避免白内障术中操作引起悬韧带离断范围继续扩大;同时,重建生理晶状体虹膜隔,避免术中眼前后段交通,限制了玻璃体脱出,使术者能顺利、安全地开展超声乳化和囊袋内人工晶状体植入;另外,囊袋张力环还有利于预防术后人工晶状体移位和后发性白内障的发生。

　　鉴于标准式囊袋张力环适用于晶状体悬韧带离断范围 90°~120° 者,悬韧带离断范围 >120° 者植入标准式囊袋张力环后,仍可能会发生人工晶状体脱位。1998 年 Cionni 设计了一种改良式囊袋张力环(图 19-2-3),即在标准式囊袋张力环的襻内侧增加了一个聚甲基丙烯酸甲酯固定钩,后者可绕过前囊膜撕囊口在睫状沟以缝线固定于巩膜上。改良式囊袋张力环适用于晶状体悬韧带广泛离断、使用标准式囊袋张力环无法避免人工晶状体偏心或脱位者。

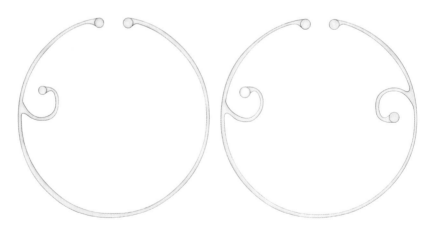

图 19-2-3　改良带固定钩复合式张力环 MCTR 示意图

　　3. 不吸收缝合线　聚丙烯缝线是一类操作方便、柔韧性好的高分子聚合物。其特点在于组织反应低,较其他单纤维缝线更为平稳、牢靠,具有长期不吸收特性,具有较好的生物相容性,广泛用于眼科领域。对于外伤性晶状体脱位,推荐使用带双长针的 10-0 聚丙烯缝线。

　　4. 前段玻璃体切割仪器　前段玻璃体切割可利用干切技术(干切技术是指以黏弹剂维持前房,

无灌注下吸除前房残留晶状体皮质）和带灌注玻切技术有效清除所有晶状体皮质，切除进入并嵌顿于前房的玻璃体；除此之外，对于外伤造成的虹膜前、后粘连也具有一定分离作用。

5. 人工晶状体　外伤性晶状体脱位患者可能出现大范围悬韧带断裂、外伤性无虹膜、后囊膜破裂等意外情况，故而需要植入特殊类型的人工晶状体。

（1）后房缝线固定型人工晶状体：这类人工晶状体双襻远端各有一个小孔（图19-2-5），方便缝线固定人工晶状体。因此对于后囊膜不能支撑人工晶状体的情况下，植入此类人工晶状体后再缝合固定于睫状沟的眼球壁上。也可以选择软性可折叠的4襻人工晶状体睫状沟缝线固定。

后房缝合型人工晶状体适应证包括：①囊内摘除术或脱位晶状体摘除术后；②残留的后囊膜不足以支撑人工晶状体；③后房型人工晶状体脱位；④外伤性无虹膜、大瞳孔、偏位；⑤虹膜萎缩、水平方向缺损；⑥预期联合玻璃体切除手术，术中未保留足够囊膜支撑者。

（2）虹膜夹型人工晶状体：对于虹膜组织无明显损伤且无稳定囊膜支撑的外伤性晶状体脱位患者，可选用虹膜夹型人工晶状体（图19-2-4）。此类人工晶状体设计特点在于：①拱形结构设计使得人工晶状体与虹膜间有一个安全距离，避免瞳孔阻滞；②虹膜爪形襻设计方便了手术操作，缩短了手术时间；③人工状晶状体固定在虹膜的中周部，不影响瞳孔的扩大和缩小；④爪形襻固定在虹膜上后，隆起在爪形襻上的虹膜组织形成虹膜桥结构，有效避免了PMMA襻与角膜的接触，达到保护角膜内皮细胞的目的。

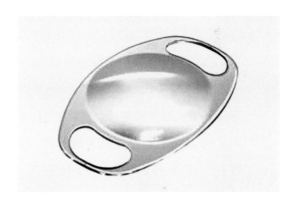

图19-2-4　虹膜夹型人工晶状体

总体而言，虹膜夹型人工晶状体对于结膜、巩膜及后段眼部组织扰动少，术中、术后并发症发生率低，但对于瞳孔不规则的术眼还需先行瞳孔成形术进行光学区的调整后，再行植入。考虑到其远期对角膜内皮的损害，部分术者建议首选将其夹持于后房。

虹膜夹型人工晶状体适应证包括：①囊内摘除术或全脱位的晶状体摘除术后；②残留的后囊膜不足以支撑后房型人工晶状体者；③后房型人工晶状体脱位，残留的后囊膜不足以再固位后房型人工晶状体者；④外伤后眼前段条件好而眼后段条件差，不适应做复杂的后房型人工晶状体睫状沟缝线固定术者；⑤年龄大、全身条件差不能耐受长时间手术操作者。

（3）房角支撑型人工晶状体：近年来，由于这类人工晶状体（图19-2-6）位置容易前移、稳定性差、易损伤角膜内皮细胞、增加了虹膜损伤等一系列缺点，已基本被淘汰。

（4）带虹膜隔人工晶状体：对于无虹膜以及虹膜严重损伤的患者，常规人工晶状体植入仅能解决屈光问题，却无法解决瞳孔异常所带来的畏光、眩光以及单眼复视等问题。此时可考虑带虹膜隔人工晶状体（图19-2-7），其适应证包括：①因外伤或先天等因素造成的无虹膜；②大瞳孔（>8mm）；③虹膜损伤范围>180°。

19

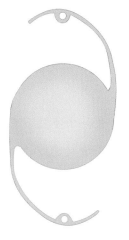

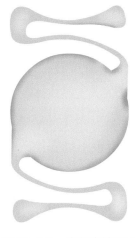

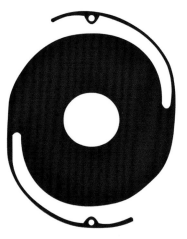

图 19-2-5　后房缝合型人工晶状体

图 19-2-6　房角支撑型人工晶状体（Phakic 6H）

图 19-2-7　带虹膜隔人工晶状体示意图

第三节 │ 外伤性晶状体脱位的手术治疗

晶状体脱位手术的困难程度取决于其脱位程度、晶状体位置、玻璃体状态、有无并发症及患者年龄、术者操作水平以及仪器设备条件等。目前，小切口晶状体超声乳化吸除联合人工晶状体植入术因其手术并发症低、术后视力提高明显等优点已逐渐取代传统的大切口晶状体捞出以及囊外摘除术成为主流；虹膜拉钩及囊袋张力环等辅助器械的出现使得原位手术成为可能；悬吊人工晶状体、虹膜夹型人工晶状体和各种特殊类型人工晶状体的革新也为晶状体脱位的手术治疗带来新的选择与前景。

一、外伤性晶状体脱位的传统术式

1. **晶状体冷冻摘除法**　适用于晶状体不全脱位以及晶状体脱入前房者；手术方式为扩大角膜缘切口至 13mm，用冰冻头摘除晶状体。因术中、术后并发症多，现已淘汰。

2. **晶状体圈套娩出法**　适用于晶状体不全脱位以及晶状体脱入前房者；手术方式为角膜缘做 12mm 的切口后直接用晶状体圈套将脱位的晶状体娩出，缩瞳，然后用玻璃体切割器将前房内的玻璃体切除，并做虹膜根切孔。

3. **晶状体囊外摘除术**　适用于晶状体不全脱位者；手术方式为术中撕囊或截囊或术前采用 Nd:YAG 激光破囊，然后娩核及采用灌注抽吸系统将晶状体皮质吸除。

4. **经睫状体平坦部晶状体切除术**　适用于非硬核的晶状体严重脱位或全脱入玻璃体腔者；手术方式为自睫状体平坦部三通道切口行后部玻璃体切除术将晶状体切除。

5. **后段晶状体超声粉碎术**　适用于硬核的晶状体全脱位于玻璃体腔者；手术方式为部分玻璃体切除术后，眼内注入过氟化碳液将晶状体核托起离开视网膜，然后应用超声粉碎术去除晶状体核，再换用玻璃体切割器行残留晶状体皮质的切除。

二、不同程度外伤性晶状体不全脱位的现代手术治疗

1. 晶状体悬韧带离断 <1 个象限者　悬韧带离断 <1 个象限者为轻度晶状体脱位,在这种情况下如有手术适应证,手术操作应该和常规白内障手术较接近,只需联合植入囊袋张力环即可,甚至有些术者只需植入大 C 襻的后房型人工晶状体,需注意的是,手术过程中撕囊、超声乳化、皮质抽吸等步骤较之常规超声乳化手术而言,操作要求更为严谨。

（1）切口:多采用上方 3.0mm/2.0mm 透明角膜隧道切口;也有学者建议做角巩膜切口或巩膜切口,如术中出现意外需要扩大切口,很容易操作。

（2）前房内玻璃体嵌顿的处理:如果前房内有玻璃体嵌顿,必须先处理玻璃体。前房内均匀缓慢注入适量黏弹剂,以助于稳定维持前房;囊膜剪剪除嵌顿于瞳孔区的玻璃体,并补充黏弹剂,将残余玻璃体压回玻璃体腔后再撕囊,以避免撕囊时对基底部玻璃体牵引以及玻璃体进行性涌出;必要时,也可先行前段玻璃体切除术（干切为主）以切除前房嵌顿的玻璃体。

（3）撕囊:前房内黏弹剂不宜过多,以减少对悬韧带压迫;截囊针或撕囊镊起瓣时,动作轻柔且避免压迫晶状体,以免造成对悬韧带及玻璃体的进一步扰动及损伤;撕囊孔直径应足够大,以 5~5.5mm 为宜,以使晶状体核容易在囊袋内旋转;因晶状体不全脱位继发晶状体偏位往往会造成撕囊口居中困难,有学者建议悬韧带断裂部分撕囊口可略小,一方面操作容易,另一方面也避免撕囊牵引造成悬韧带的进一步断裂;也有学者坚决反对此做法,因为过小的撕囊口会造成术后前囊皱缩综合征,对病变的悬韧带造成更大的牵引,甚至引起术后人工晶状体-囊袋张力环-囊袋复合物偏位或脱位;也有学者提出折中的方法,如果术中为避免悬韧带进一步断裂或操作困难,撕囊口过小的患者,术后早期行 YAG 激光前囊口放射状切开术,以避免术后发生囊袋皱缩综合征。

（4）水分离、水分层:操作动作应尽量轻柔,控制进水量以及进水速度,多点多次分离,不可突然加力,必要时可使用黏弹剂进行分离;尽可能做到完全水分离和水分层,使晶状体核完全游离,以避免乳化核块时对悬韧带的牵引和损伤,也使晶状体皮质与囊袋完全分离,将吸除皮质时对囊膜的牵引降至最低。

（5）囊袋稳定:可使用囊膜拉钩固定前囊口或植入囊袋张力环,但目前更倾向于前者,既可以很好稳定囊袋,重建生理性晶状体虹膜隔,避免眼前后段交通,使悬韧带断裂范围进一步扩大,玻璃体涌出;可避免手术损伤造成悬韧带断裂范围进一步扩大,也方便改变手术方式,不影响下一步操作。

（6）超声乳化术:建议 "缓慢超声技术" 进行晶状体吸除,瓶高可降低至 70~90mm 高度,流量 20~28mL/min,负压 180~300mmHg。超声乳化过程追求 "慢" "稳" "平",术中密切关注眼前后段的平衡与平稳,尽最大可能维持晶状体虹膜隔的生理作用。乳化核块和吸取皮质时,注意调节灌注、吸引和液流方向,避免液流越过悬韧带断裂处,直接进入玻璃体腔内,也要避免牵引囊袋,甚至基底部玻璃体。

（7）囊袋张力环植入:吸除皮质后,建议植入囊袋张力环,但非必须（植入方法见后）。植入囊袋张力环更有利于保持囊袋稳定性和居中性,提供更好的术后效果。如果晶状体悬韧带断裂范围 <2

个钟点或因为器械缺乏,无法得到囊袋张力环时,建议植入大"C"襻的人工晶状体同样可以起到稳定囊袋的作用,将大"C"襻置于悬韧带病变处稳定囊袋。

(8)人工晶状体植入:应选择大直径人工晶状体植入,以最大程度减少由于晶状体偏心导致的不适。要求人工晶状体尽可能囊袋内植入。术中人工晶状体一步植入到位,避免人工晶状体调位、旋转对晶状体悬韧带的过多施压造成悬韧带进一步损伤。

2. 晶状体悬韧带离断 1~2 个象限者　晶状体悬韧带离断 1~2 个象限者为中度晶状体脱位患者,推荐手术方式为囊袋张力环植入 + 超声乳化 + 人工晶状体植入术,手术方案与晶状体悬韧带离断 <1/4 象限者基本一致,但需注意,与轻度悬韧带离断不同的是,这部分患者应在术中植入囊袋张力环。术中应关注保护残留健康的悬韧带,一旦悬韧带断裂范围扩大,则需要及时修改手术方案。

囊袋张力环植入操作方法如下:

(1)植入时机选择清除晶状体皮质后。

(2)用弯平角镊(如 Kelman 镊)夹住张力环的左侧近头端处,经切口插入前房,顺时针推动张力环至环的右侧头端到达切口,顺时针方向向前推张力环,使其开口位置背向晶状体悬韧带离断或薄弱区(详见下文)。

3. 晶状体悬韧带离断 2~3 个象限者　晶状体悬韧带离断 2~3 个象限者为重度晶状体脱位,推荐术式为晶状体张力环植入并缝线固定 + 超声乳化 + 人工晶状体植入术。对于这部分患者而言,普通囊袋张力环不能将游离的囊袋移至原位,这时推荐使用巩膜缝线固定的囊袋张力环;除囊袋张力环的缝线固定,白内障手术操作的其他步骤注意事项同晶状体悬韧带离断 <1 个象限者。

囊袋张力环巩膜缝线固定方法:

(1)在晶状体不全脱位区的中央相对应的角膜缘后 2~3mm 做巩膜瓣;超声乳化晶状体核后,将聚丙烯缝线固定于囊袋张力环内侧附加的圆环上,采用弯平角镊将囊袋张力环送入晶状体囊袋内,并使其开口位置背向晶状体悬韧带离断区。

(2)将聚丙烯缝线的长针经切口伸入前房,在晶状体不全脱位区中央相对应侧的角膜缘后 1.5mm 处穿出巩膜,将缝线打结固定于巩膜瓣下(详见下述)。

4. 晶状体悬韧带离断 >3 个象限者　对于非常严重的晶状体脱位,即晶状体悬韧带离断 >3/4 象限者,推荐术式为晶状体切除 + 前段玻璃体切除 + 人工晶状体睫状沟缝线固定,手术方法如下:

(1)做 3 点及 10 点方位透明角膜缘切口,前房内注入黏弹剂。

(2)扩大 10 点方位角膜缘切口以能自由进入玻璃体切割头为宜,穿刺刀刺破前囊后退出。

(3)使用破囊针头自角膜缘穿入晶状体并自对侧角膜缘穿出,以固定脱位晶状体;玻璃体切割头从囊膜破裂处进入晶状体内部开始切除皮质、前囊、后囊及前部玻璃体。

(4)切除完毕后人工晶状体睫状沟缝线固定(方法见下述)。

三、不同部位外伤性晶状体脱位的现代手术治疗

1. 晶状体脱位于结膜下的手术治疗　外伤致晶状体全脱位多发生于前房及眼后段,脱位于结膜下较为少见,但易发生在严重的眼钝挫伤致眼球破裂时,破裂位置多发生于上方角巩膜缘。对于

脱位于结膜下的晶状体可直接摘除,缝合眼球伤口,考虑Ⅱ期植入人工晶状体。

2. **晶状体脱位于前房的手术治疗** 晶状体脱位于前房时,易反复与角膜及虹膜接触摩擦,常引起严重的虹膜睫状体炎、角膜内皮损伤,同时常伴高眼压、前房消失,故应及早手术。术前应先降低眼压,以免术中因前房消失、眼压突然降低而导致暴发性脉络膜上腔出血。脱位晶状体取出的手术方式包括大切口晶状体娩出术以及小切口晶状体抽吸术,前者适用于硬核晶状体全脱位患者,后者适用于核较软的年轻患者,完成脱位晶状体的取出后,根据患眼的情况选择Ⅰ期或Ⅱ期植入人工晶状体。

大切口晶状体娩出术(图 19-3-1A):

(1)术前缩瞳,防止晶状体落入玻璃体腔内。

(2)以穹隆部为底做结膜瓣,并将 10:00 至 2:00 位角膜缘切开。

(3)黏弹剂辅助下使用晶状体套圈器将晶状体托出,或使用晶状体咬核器把晶状体核分块从切口娩出。

小切口晶状体抽吸术(图 19-3-1B):

(1)术前缩瞳,防止晶状体落入玻璃体腔内。

(2)11 点方位做 3.0mm 角膜隧道主切口,2:00 位做辅助切口。

(3)黏弹剂辅助下使用截囊针将晶状体前囊划开小口。

(4)用双腔管注吸针或 I/A 头抽出皮质和软核,最后吸出囊袋。

3. **晶状体嵌顿于瞳孔区的手术治疗** 晶状体嵌顿于瞳孔区易导致房水外流受阻,眼压急剧升高,应尽快手术处理。

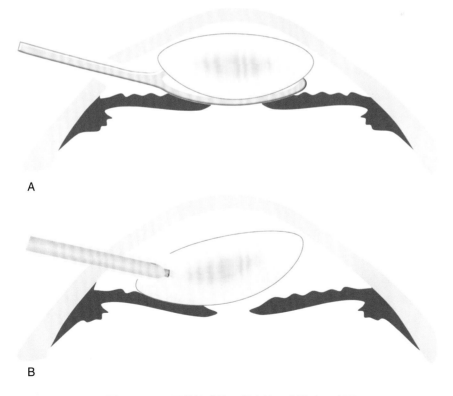

A

B

图 19-3-1　晶状体脱位于前房的手术治疗示意图
A. 大切口晶状体娩出术;B. 小切口晶状体抽吸术。

（1）可经睫状体平坦部用玻璃体切除仪器切除晶状体。

（2）充分散瞳后令患者俯卧，使得晶状体进入前房后立即缩瞳，手术方式同晶状体脱位于前房的处理。

（3）根据患者情况选择I期或II期植入人工晶状体。

4. 晶状体脱位于玻璃体腔的手术治疗

（1）采用标准三通道经睫状体平坦部行玻璃体切除术，先切除中轴部玻璃体。

（2）非硬核全脱位晶状体可用玻切头一并切除。

（3）对于全脱位于玻璃体腔的II级以上的晶状体核，玻切头在切除晶状体时吸引力消失，每次在切除一小部分晶状体核后，脱位晶状体核又重新落回视网膜表面。因此，边缘锐利的晶状体核在反复坠落以及吸引过程中易擦伤视网膜，应残留部分玻璃体对视网膜起到一定的保护作用。这时需采用后段晶状体超声粉碎术。在不使用全氟化碳液体的情况下，可使用超声粉碎针头吸住脱位的晶状体或碎核块，将其拖至玻璃体腔中部后再行超声粉碎，以避免损伤视网膜；根据脱位晶状体核的硬度，真空负压可设置为120~180mmHg，能量低于70%；导光纤维头可用以辅助固定脱位晶状体（图19-3-2A）；在晶状体粉碎过程中产生的晶状体碎屑会散落在视网膜表面，待粉碎完毕后，只

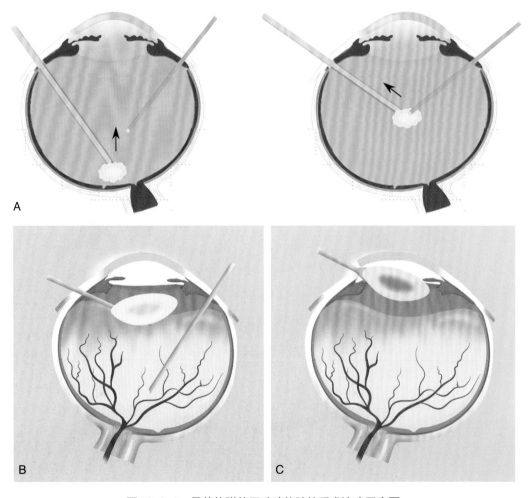

图19-3-2　晶状体脱位于玻璃体腔的手术治疗示意图

A. 玻璃体腔内晶状体超声粉碎术；B. 全氟化碳辅助下的后段晶状体超声粉碎术；C. 全氟化碳辅助下的角膜缘隧道切口晶状体娩出。

需远离视网膜单采用负压吸引即能清除,然后再完成全部玻璃体切除;Ⅲ或Ⅳ级硬核应选用全氟化碳辅助下的后段晶状体超声粉碎术,即将全氟化碳用钝针头注射入玻璃体腔,应用玻切头在导光纤维的照射将脱至后极部视网膜面的晶状体或碎核块轻轻转动,让重水覆盖在其下面的视盘及视网膜上,同时将晶状体或碎核浮起,之后利用后段超声粉碎针头通过10点位巩膜穿刺口进入玻璃体腔,在导光纤维的照明下于玻璃体腔内进行超声粉碎吸除(图19-3-2B)。Ⅴ级硬核应用全氟化碳将其从视网膜浮起,送至后房,然后从角膜缘做10~12mm隧道切口,在前房应用黏弹剂保护角膜内皮的情况下用晶状体圈匙将其娩出(图19-3-2C)。

借助与不借助全氟化碳行玻璃体腔内晶状体超声粉碎术各有利弊,但应注意的是:①全氟化碳的高表面张力会将晶状体核碎片驱散至周边部视网膜,使其不易被清除干净;②全氟化碳在超声时易产生大量泡沫,影响手术视野;③全氟化碳具有一定的视网膜毒性,在手术结束后必须将其彻底置换出来,且本身价格昂贵。

(4)根据患者情况选择Ⅰ期或Ⅱ期植入人工晶状体。

四、合并睫状体分离的外伤性晶状体脱位手术治疗

正常情况下,睫状体及脉络膜仅与巩膜内面相贴附,除在前方睫状体根部与巩膜突附着以外,其他部位均为疏松的结缔组织。当严重眼球钝挫伤瞬间,角膜急剧变形,房水迅猛向后冲击,强大的冲击力作用于前房角造成一系列损伤:睫状肌纵行纤维附着在巩膜突上的肌腱断裂,睫状体纵行肌与巩膜之间分离,睫状体上腔与前房贯通,形成房水引流旁路,导致低眼压、浅前房、晶状体浑浊、视盘黄斑水肿、视网膜皱褶、视力下降,甚至眼球萎缩等一系列的临床症状,即诊断为睫状体分离。与此同时,外力作用于晶状体,极易造成晶状体浑浊和脱位。当严重眼球钝挫伤造成外伤性晶状体脱位和睫状体分离同时存在,对视功能造成严重损害,应如何治疗,分开手术、还是同时手术?手术时间间隔及用何种手术方式等问题在文献中均未见报道。顾此失彼,尤其是推迟睫状体脱离复位治疗,对视功能将会造成进一步的继发损害。

传统的治疗方法,将外伤性白内障和睫状体分离进行分别治疗。外伤性白内障行白内障摘除联合人工晶状体植入术,睫状体分离则在阿托品散瞳保守治疗无效的情况下,进行激光、冷凝、外放液、睫状体缝合,或是合并眼后段病变的情况下进行玻璃体切除联合硅油填充及睫状体光凝术。传统的治疗方法因手术创伤大,手术操作存在一定的盲目性,手术疗效不确切。近年来,对于合并睫状体分离的外伤性白内障提出了一种全新的超声乳化白内障吸除联合人工晶状体+囊袋张力环睫状沟植入内顶压的手术治疗方案。该方案可同期治疗外伤性白内障、晶状体不全脱位合并睫状体分离。一则重建透明的光学通路,改善患者视力,二则成功封闭睫状体离断口,恢复正常房水引流途径,有效缓解持续性低眼压;除此之外,该手术操作简便,疗效佳,恢复快,适合用于各种程度的睫状体分离合并外伤性白内障患者。

睫状体分离手术成功的关键在于完全关闭睫状体分离口,阻断异常的房水引流途径。术前明确睫状体分离的部位和范围至关重要。因患者术前眼压低、前房浅、周边前房几乎完全消失,房角

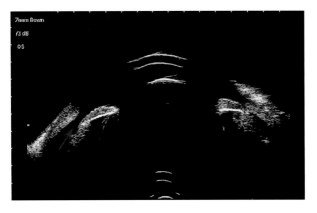

图 19-3-3　睫状体分离的 UBM 影像图

镜检查往往因角膜内皮皱褶,前房角结构被虹膜遮挡而无法实施。睫状体又是 B 超检查的盲区。曾一度无法将睫状体分离和睫状体脱离相区分。超声生物显微镜采用 50MHz 的高频超声,图像分辨率高达 50μm,探测深度 5mm,可获得活体眼前段任意方向切面的二维图像,清晰显示睫状体分离口所在的位置及其范围(图 19-3-3),为成功手术复位提供了必要的条件。故术前一定要进行超声生物显微镜的检查,明确睫状体分离的准确定位和范围,以确定手术方案。

(一) 手术方式

1. **超声乳化白内障吸除术**　大多患者均有严重眼钝挫伤史,常合并多发眼前段损伤,如悬韧带松弛或断裂、睫状体分离、浅前房、前房角后退或粘连等,手术操作较常规外伤性白内障困难。因囊袋稳定性差,同时为避免睫状体分离口的进一步扩大,超声乳化时常规参数设置为低流量、低灌注,手术操作强调要 “稳”,避免前房波动,保持前后房的稳定。超声乳化技术可采用各种手术技术,包括应用囊袋拉钩,但要避免高流量、高负压、高吸引。

2. **睫状沟内顶压**　根据睫状体分离范围不同,采用不同的睫状沟内顶压手术方案。如果睫状体分离范围很广,甚至近 360° 分离,在超声乳化手术结束后,囊袋张力环植入睫状沟内并缝合固定于巩膜,然后再在囊袋内植入软性人工晶状体。需要强调的是囊袋张力环必须植入睫状沟而不是囊袋,因为囊袋会限制张力环的弹开,只有植入睫状沟的张力环才能真正起到内顶压的作用(图 19-3-4)。如果睫状体分离范围局限于一个象限,则建议只需在睫状沟内植入大 “C” 襻的硬性人工晶状体,旋转人工晶状体的襻对准睫状体分离的部位即可。早期的手术者建议植入比患者睫状沟的直径略大的硬性人工晶状体,以起到更强的内顶压的作用。笔者的体会是,睫状体分离口的关闭,关键还是在术后病变局部的瘢痕形成而不是单纯的机械顶压作用,所以建议植入与患者睫状沟直径大小一致的硬性人工晶状体,产生适度的内顶压力即可,以避免造成睫状体侵蚀、出血、疼痛等远期并发症。

(二) 术后处理

发生睫状体分离后,房水经分离口直接引流至睫状体脉络膜上腔,房水的异常引流旁路造成长期低眼压,也导致了小梁和 Schlemm 管的功能下降;因此,手术成功封闭睫状体分离口后,房水的异常引流旁路消失,而小梁和 Schlemm 管的功能尚未恢复,常常造成术后眼压升高。但此种眼压升高为一良性过程,药物控制良好,待小梁和 Schlemm 管功能逐渐恢复后,即可停用药物。除非患者合并有前房角的其他损伤,如前房角后退、前房角粘连等,一般不需长期用药。而且,术后一过性的眼压升高往往意味着睫状体分离口的成功封闭。

19

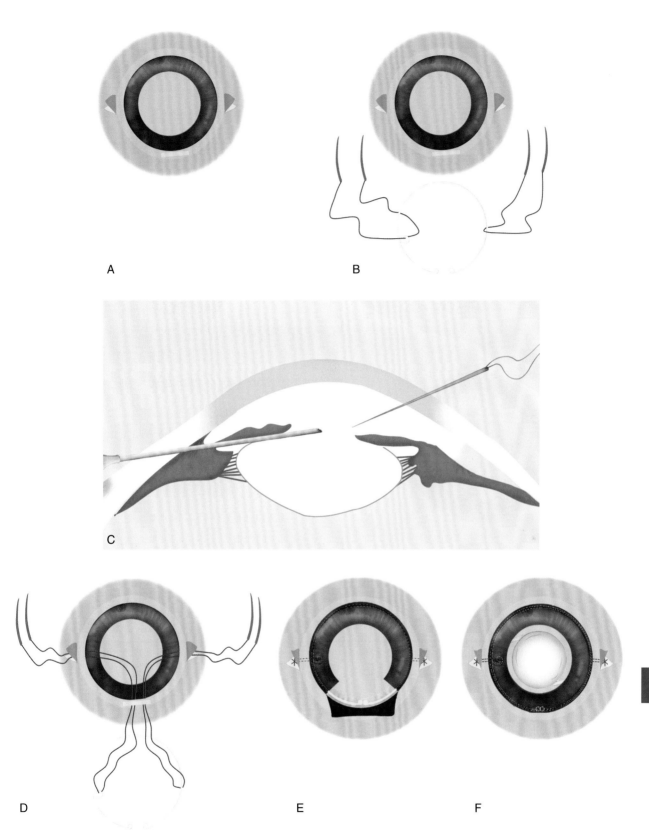

图 19-3-4　睫状沟内顶压的手术方案示意图

A. 预制三角形巩膜瓣；B. 复合式囊袋张力环固定襻上系 10-0 的聚丙烯双线；C. 1mL 注射器针头将缝针引出；D、E. 张力环植入睫状沟内并双侧缝线固定；F. 人工晶状体植入囊袋内。

第四节 | 外伤性晶状体脱位的特殊手术操作方法

现代晶状体不全脱位手术方式主张在小/微切口下原位摘除晶状体并植入人工晶状体,术后视力恢复情况、术中术后并发症等都较传统手术方式更佳。尤其在稳定囊袋相关操作辅助,以及各种特殊新型人工晶状体在临床运用,手术成功率大大提高,但相较于普通微小切口白内障手术而言,外伤性晶状体脱位的手术操作需要特殊的手术操作方法。

一、囊袋稳定方法

由于悬韧带的损伤,手术过程中囊袋极为不稳定,目前推荐的术中稳定囊袋的方法包括囊膜拉钩固定前囊口以及植入囊袋张力环。

1. 囊膜拉钩固定前囊口(图19-4-1) 该操作手术时机一般在撕囊完成后,也可以在撕囊过程中实施,其操作流程如下。

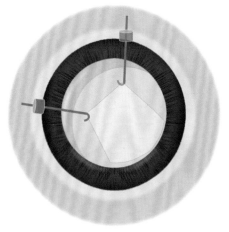

图19-4-1 术中囊膜拉钩固定前囊口示意图

(1)在术前充分评估悬韧带断裂范围的基础上,在悬韧带断裂范围内做数个周边角膜穿刺口,注意穿刺口较常规超声乳化手术的辅助切口更垂直一些,以方便囊膜拉钩垂直向下,更容易钩住、固定前囊口。

(2)做水分离或用黏弹剂局部分离囊膜与皮质,挑起前囊膜口边缘,以方便插入囊膜拉钩。

(3)自透明角膜穿刺口植入囊膜拉钩,钩住前囊膜边缘,并调整位置,使得囊膜拉钩之间的角度尽量对称,张力均匀,以免造成囊袋撕裂。

(4)如果没有囊膜拉钩,可用虹膜拉钩替代。后者弧度大、拉钩臂短且末端锋利,需谨慎术中因虹膜拉钩而使囊膜撕裂。

(5)如果晶状体悬韧带断裂合并有前房玻璃体嵌顿,穿刺前必须先处理嵌顿的玻璃体,以避免对视网膜的牵引和囊膜拉钩固定困难。

2. 囊袋张力环的植入 囊袋张力环植入的适应证包括:①外伤性晶状体不全脱位;②白内障术中悬韧带离断;③各种先天性晶状体不全脱位,如Marfan综合征、Marchisani综合征等;④剥脱综合征、色素播散综合征或过熟期白内障等合并晶状体悬韧带薄弱者;⑤晶状体悬韧带松弛者。

囊袋张力环的植入可以在白内障手术操作的任一阶段,如连续环形撕囊、超声乳化晶状体核,或者皮质清除完成后植入。有学者建议在连续环形撕囊后立即植入囊袋张力环,以立即获得对囊袋足够的支持,减轻后续白内障手术操作对晶状体悬韧带的进一步损伤。但也有学者认为,术中早期植入囊袋张力环后,若后续操作过程中晶状体悬韧带进一步损伤,会导致整个囊袋及囊袋张力环完全后脱位于玻璃体腔,此时若取出将十分困难。此外,术中早期植入囊袋张力环会对核的超声乳化,以及残余皮质的清除都会产生一定的不利影响。因此,有学者建议在保证手术安全性的前提下(必要时以囊膜拉钩辅助稳定囊袋,完成撕囊、乳化吸出核、清除皮质),尽可能晚一些植入囊袋张力环。本节以清除皮质后植入囊袋张力环介绍其植入的操作过程。

（1）清除皮质后，囊袋内注入黏弹剂，使囊袋完全撑开，恢复生理状态。这一步是顺利植入囊袋张力环的关键。

（2）用弯平角镊（如 Kelman 镊）夹住张力环的左侧近头端处，将左侧头端经切口插入前房，并缓慢送入囊袋内。顺时针推动张力环使其沿囊袋赤道部向前移动，当环的右侧头端到达切口时，用镊子顺时针前推张力环（图 19-4-2），使其开口位置背向晶状体悬韧带离断或薄弱区。也可以从辅助切口伸入张力环，注意旋转张力环时尽量不要对松弛的囊袋施加压力，以免损伤晶状体囊袋。另外，也可使用植入器将张力环植入囊袋内，先将张力环左侧头端插入植入器管腔。然后将植入器伸入囊袋内左侧，缓慢将张力环推出，将其左侧头端送入囊袋内，沿囊袋赤道部向前移动。当张力环的右侧头端到达切口时，退出推注器，用调位钩钩住张力环右端调位孔，顺时针前推张力环，使其开口位置背向晶状体悬韧带离断或薄弱区。

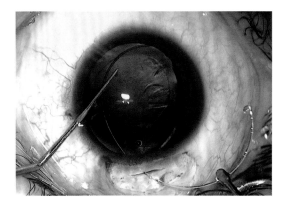

图 19-4-2　植入囊袋张力环

（3）若晶状体悬韧带离断范围 >120°，则应该选用改良式囊袋张力环。首先选择晶状体不全脱位区的中央相对应侧的巩膜作为缝线的固定部位。在此位置的角膜缘后 2~3mm 做以角膜缘为基底的三角形巩膜瓣。将聚丙烯缝线套环或打结固定囊袋张力环内侧附加的圆环，采用上文所述的镊子植入法将囊袋张力环送入晶状体囊袋内，并使其开口位置背向晶状体悬韧带离断区。超声乳化晶状体核后，将聚丙烯缝线的长针经切口伸入前房，继而从前囊撕囊口前方、虹膜后方穿行，在晶状体不全脱位区中央相对应侧的角膜缘后 1.5mm 处穿出巩膜。牵引张力环缝线使囊袋居中，然后将缝线打结固定于巩膜瓣下。

（4）此外，也可采用两阶段法将标准式囊袋张力环-人工晶状体复合体缝合固定于巩膜（图 19-4-3）。第一阶段：超声乳化晶状体核，清除残余皮质后，囊袋内植入标准式囊袋张力环，然后再植入人工晶状体。第二阶段：在第一次手术后 1~3 个月，当囊袋纤维化后，用聚丙烯缝线将囊袋张力环-人工晶状体复合体缝合固定于巩膜。选用双长直针单股聚丙烯缝线，以晶状体不全脱位区的中线作为巩膜缝线的固定方位。然后在不全脱位区的对侧做周边角膜穿刺，从角膜穿刺口将缝线的一枚长直针送入前房，待针尖接近晶状体脱位侧瞳孔缘时停止进针。然后从晶状体脱位侧角膜缘后 1.5mm 处垂直巩膜刺入 1mL 注射器针头，后者经睫状沟、囊袋张力环下方穿过囊袋赤道部后到达瞳孔区，将缝线针头插入注射器针头管腔内，沿原穿刺路径退回注射器针头，引导缝线针头从巩膜穿出。随后将缝线的另一枚长直针经角膜穿刺口送入前房，在晶状体脱位侧角膜缘后 1.5mm，与前述巩膜穿刺口间隔 1.5mm 处再次刺入 1mL 注射器针头，后者穿过虹膜后表面和前囊膜之间到达瞳孔区，以注射器针头引导缝线针头沿原穿刺路径从巩膜穿出。若需要双侧缝线固定，则重复上述操作为对侧囊袋张力环设置巩膜牵引缝线。牵引缝线使囊袋居中，然后将缝线在巩膜表面打结，旋转线结，将其埋在缝针产生的隧道中。

19

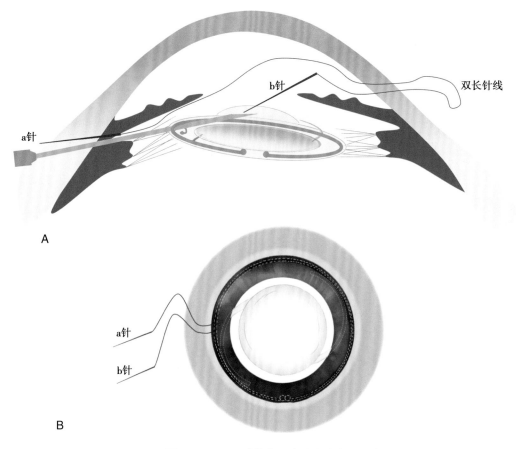

A

B

图 19-4-3　巩膜缝线固定囊袋张力环示意图

双长针线

a针

b针

a针

b针

3. 囊袋张力环植入的注意事项

（1）对于术前已有晶状体悬韧带离断的患眼，手术切口应避开悬韧带离断区域。切口完成后向前房注入足量黏弹剂，尤其是悬韧带离断处应利用黏弹剂稳定维持前房避免术中玻璃体溢出。对于合并玻璃体脱出的患者应该实施玻璃体干切术。

（2）由晶状体悬韧带完整处向离断处牵引做环形撕囊，撕囊操作应当轻柔仔细，避免出现放射状裂口。因为即使撕囊口的放射状裂口很小，也有可能在张力环的扩张作用下引起前囊膜放射状撕裂向赤道部，甚至引起后囊破裂。必要时，应该使用囊膜拉钩辅助进行撕囊和核的超声乳化操作。

（3）旋转张力环时，应注意动作慢而轻柔，尽量不要对囊袋施加压力，以免刺破囊袋或损伤晶状体悬韧带。一旦感到有阻力，应轻轻退出少许，重新植入。必要时应向囊袋内补充注入黏弹剂。

（4）将张力环植入囊袋后，应注意调整其位置，使环的开口背向悬韧带离断或薄弱的部位，以保证整个囊袋得到良好支撑。

二、特殊人工晶状体的植入方法

相较于普通微小切口白内障手术而言，外伤性晶状体脱位手术人工晶状体的植入方法主要涉及睫状沟缝线固定人工晶状体、虹膜夹型人工晶状体植入以及虹膜缝线固定后房型人工晶状体植

19

入术。

1. 房角支撑型前房型人工晶状体植入术　手术方法详见第十二章第二节。因该术式并发症较多,现已基本淘汰。

2. 虹膜夹型人工晶状体植入术　手术方法详见第十二章第二节。

3. 睫状沟缝线固定人工晶状体术　根据植入方式以及人工晶状体的不同,本章推荐三片式折叠型人工晶状体的双襻睫状沟固定术以及无结膜伤口巩膜隧道法人工晶状体睫状沟固定术。

（1）三片式折叠型人工晶状体双襻睫状沟缝线固定术:上方做长约 3.0mm 透明角膜隧道主切口;晶状体襻的悬吊方向选择角膜 2:00 至 8:00 位(也有部分术者选择 3:00 至 9:00 位),在上述方位的角膜缘后 1~3mm 做 2 个与其成 45° 角的巩膜板层切口,然后做板层剥离,形成口袋状板层巩膜瓣;外路法将带双长针的 10-0 聚丙烯缝线由板层巩膜瓣下、角巩膜缘后 1.5mm 穿入眼内,经虹膜背部从角膜隧道主切口穿出,自上方角膜主切口将聚丙烯缝线引出,将自角膜隧道主切口引出的聚丙烯缝线及其缝针穿过人工晶状体襻固定环,再由内路经主刀口、虹膜下方、睫状沟、角巩膜缘后 1.5mm 穿出至巩膜瓣下方;辅以黏弹剂,将人工晶状体折叠后植入后房,植入时应避免人工晶状体光学面与虹膜背面接触;襻调整至睫状沟,拉紧缝线,并不断调整人工晶状体光学面位置至其呈居中位;将缝线固定于巩膜瓣下(图 19-4-4)。

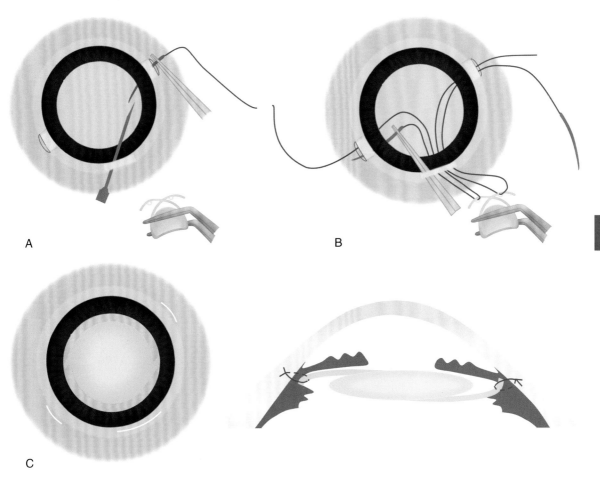

A

B

C

图 19-4-4　三片式折叠型人工晶状体双襻睫状沟缝线固定术示意图

19

（2）无结膜伤口巩膜隧道法人工晶状体睫状沟缝线固定术：上方做3.0mm透明角膜隧道主切口；沿1:00至2:00方向角巩膜缘切开至巩膜表面，巩膜隧道刀向后做宽约4mm，长约2mm的巩膜隧道；带双长针的10-0聚丙烯缝线经1:00位角巩膜缘后约2mm全层穿入，自7:00位角巩膜缘后约2mm引出，同样方法将另一聚丙烯缝线自2:00位穿入，8:00位引出；前房注入黏弹剂后自上方透明角膜隧道切口处将2条聚丙烯缝线引出，从中间剪开；角膜隧道切口处同一方向2缝线断端悬吊人工晶状体前襻，另一方向2缝线断端悬吊后襻；黏弹剂辅助下将人工晶状体自上方角膜隧道主切口植入睫状沟，收紧缝线，并调节人工晶状体光学面使其呈居中位；1:00、2:00位聚丙烯缝线反向进入巩膜隧道，于角巩膜缘下引出缝线打结固定于巩膜隧道内，同样方法将7:00、8:00位聚丙烯缝线打结固定于巩膜隧道内。

4. **后房型人工晶状体虹膜缝线固定术** 上方做透明角膜隧道主切口；注入黏弹剂维持前房；植入人工晶状体，使其两襻置于虹膜后，光学面在前房夹持于瞳孔，人工晶状体光学部调至居中位；襻正上方周边角膜做一新的穿刺点，经周边角膜、近中部虹膜进针，于后方绕过人工晶状体襻，再经中部虹膜及周边角膜穿出；剪断远端缝针，用劈核器将远端缝线从原切口拉出，并在切口处打结，另一襻用相同方法固定；重新调整人工晶状体光学部位置，将光学部推至虹膜后；封闭角膜缘切口，形成前房（图19-4-5）。

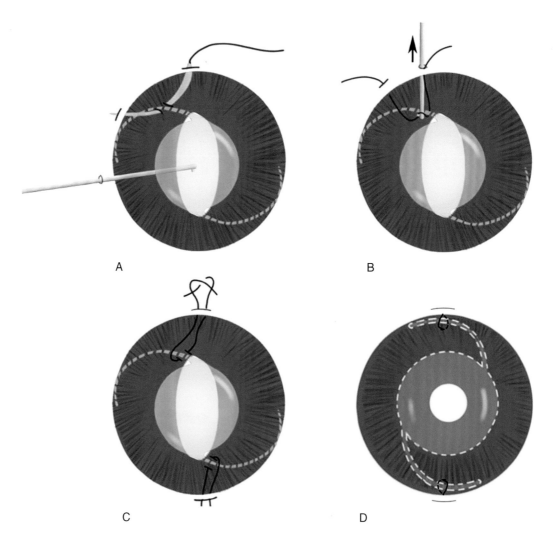

图19-4-5 虹膜缝线固定后房型人工晶状体术示意图

5. 人工晶状体巩膜层间无缝线固定术 球后麻醉后,做3:00、9:00位巩膜瓣(注意应整齐、完整),在角膜缘后1~1.5mm、平行于角膜缘做3:00、9:00位长度为3.0mm的巩膜隧道;经主切口将人工晶状体送入前房,使其后襻留在切口外;视网膜镊自9:00位角膜缘后1~1.5mm穿刺口进入经瞳孔进入前房,夹住人工晶状体前襻并牵引出穿刺口;同样方法在3:00位牵引出后襻;在3:00、9:00位巩膜穿刺口处将人工晶状体襻尖端固定于预制的巩膜层间;调整植入人工晶状体位置,缝合巩膜穿刺口及球结膜,以防渗漏,并可辅助固定人工晶状体襻(图19-4-6)。

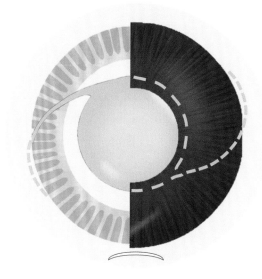

图19-4-6 人工晶状体巩膜层间无缝线固定术示意图

6. 外伤性晶状体脱位的人工晶状体植入注意事项

(1)不建议植入非球面人工晶状体,可能会增加高阶像差,而且不易矫正;部分学者认为晶状体悬韧带断裂范围不广,植入囊袋张力环后可保持囊袋居中不倾斜的外伤性晶状体脱位患者可考虑植入非球面人工晶状体,但患者术后仍存在引起高阶像差的风险,更有术者报道观察到患者夜晚有明显眩光现象,需谨慎。

(2)不建议植入多焦点人工晶状体。外伤性患者多为单眼患者,多焦人工晶状体植入后会影响患者对比敏感度等视觉质量,造成双眼不平衡;并且多焦人工晶状体植入对撕囊口的居中性以及大小要求严格;同时外伤性晶状体脱位患者极有可能合并眼底病变,术后无法满足患者视觉质量的需求。

(3)不建议植入toric人工晶状体,除非在目标轴向进行缝合固定;如无其他更佳选择,国外有学者提倡先植入囊袋张力环稳定囊袋后,再行toric人工晶状体植入,其临床效果还有待于进一步证实。

(申屠形超 于晓宁 迟英杰)

19

参考文献

1. 郑广瑛,李秋明,王立群,等.外伤性白内障摘除术后中的虹膜瞳孔成形术.中华眼科杂志,2003,39(7):437-439.

2. 王绍莉,庞秀琴,何雷,等.带虹膜人工晶状体在外伤性无虹膜无晶状体眼的应用.中国实用眼科杂志,2003,20(5):365-367.

3. 姚克.微小切口白内障手术学.北京:北京科学技术出版社,2012.

4. 刘奕志,刘玉华,吴明星,等.超声生物显微镜在晶状体半脱位诊治中的应用.中华眼科杂志,2004,40(3):25-28.

5. 陈伟蓉,王琦玮.应注意微创经睫状体平坦部玻璃体切割术在复杂白内障手术中的规范应用.中华实验眼科杂志,2020,38(04):281-284.

6. 游昌涛,孙进峰.外伤性晶状体脱位应用囊袋张力环手术的效果.中华眼外伤职业眼病杂志,2019,41(8):572-575.

7. LAWU T,MUKAI K,MATSUSHIMA H,et al. Effects of decentration and tilt on the optical performance of 6 aspheric intraocular lens designs in a model eye. J Cataract Refract Surg,2019,45(5):662-668.

8. LIU W,LI D,LIU A,et al. Pentacam-aided diagnosis of traumatic lens subluxation. J Trauma Acute Care Surg,2012,72(3):112.

9. LEVY J,KLEMPERER I,LIFSHITZ T. Posteriorly dislocated capsular tension ring. Ophthalmic Surg Lasers Imaging,2005,36(5):416-418.

10. LOO AV,LAI JS,THM CC,et al. Traumatic subluxation causing variable position of the crystalline lens. J Cataract Refract Surg,2002,28(6):1077-1079.

11. MOISSEIEV J,SEGEV F,HARIZMAN N,et al. Primary cataract extraction and intraocular lens implantation in penetrating ocular trauma. Ophthalmology,2001,108(6):1099-1103.

12. KUMAR A,KUMAR V,DAPLING RB. Traumatic cataract and intralenticular foreign body. Clin Experiment Ophthalmol,2005,33(6):660-661.

13. BACSKULIN A,KUNDT G,GITHOFF R. Efficiency of pupillary stretching in cataract surgery. Eur J Ophthalmol,1998,8(4):230-233.

14. SMITH GT,LIU CS. Flexible iris hooks for phacoemulsification in patients with iridoschisis. J Cataract Refract Surg,2000,26(9):1277-1280.

15. YUGUCHI T,OSHIKA T,SAWAGUCHI S,et al. Pupillary functions after cataract surgery using flexible iris retractor in patients with small pupil. Jpn J Ophthalmol,1999,43(1):20-24.

16. FIORENTZIS M,VIESTENZ A,HEICHEL J,et al. Methods of fixation of intraocular lenses according to the anatomical structures in trauma eyes. Clin Anat,2018,31(1):6-15.

17. PATEL LG,STARR MR,AMMAR MJ,et al. Scleral fixated secondary intraocular lenses:a review of recent literature. Curr Opin Ophthalmol,2020,31(3):161-166.

18. CZAJKA MP,FRAJDENBERG A,STOPA M,et al. Sutureless intrascleral fixation using different three-piece posterior chamber intraocular lenses:a literature review of surgical techniques in cases of insufficient capsular support and a retrospective multicentre study. Acta Ophthalmol,2020,98(3):224-236.

19. DALBY M,KRISTIANSLUND O,DROLSUM L. Long-Term Outcomes after Surgery for Late In-The-Bag Intraocular Lens Dislocation:A Randomized Clinical Trial. Am J Ophthalmol,2019,207:184-194.

第二十章
外伤性白内障联合前段玻璃体切除术

第一节 | 外伤性白内障合并玻璃体脱出的病理生理学基础

一、晶状体悬韧带隔的屏障作用

晶状体为双凸透镜,成年人晶状体直径为 9~10mm,平均厚度为 4~5mm,晶状体前后凸面交汇处即为赤道部。赤道部通过悬韧带与睫状环连接,将其固定于虹膜和玻璃体之间。晶状体的囊膜和悬韧带分隔开眼前后段,是眼前后段的重要屏障。

1. **晶状体囊膜** 晶状体囊膜是一层富有弹性的、透明均质的胶原性膜,为全身最厚的基底膜。晶状体囊膜是由晶状体上皮细胞在胚胎期分泌的,具有基底膜性质的胶原弹性膜,其厚度仅为数微米。晶状体囊膜各部分厚度是不一致的,初级晶状体纤维形成后,后囊膜下的上皮细胞消失,仅在前囊膜下存留,因而出生后囊膜厚度的增加主要在前囊膜。后部晶状体纤维虽然也有少许的胶原分泌功能,但后囊膜的增厚程度极为有限,因此前囊比后囊厚。晶状体前囊膜最厚处距前极约 3mm,厚度可达 23μm 以上;最薄处位于后囊膜的中央,厚度仅 2~4μm。在白内障手术中,晶状体囊膜可防止玻璃体前移,为人工晶状体植入奠定基础;同时可防止术后继发青光眼和视网膜脱离;并可限制眼前段的炎症介质向眼后段扩散,对预防感染性眼内炎、黄斑囊样水肿具有重要作用。

2. **晶状体悬韧带** 晶状体悬韧带是由睫状体上皮细胞分泌而形成的,具有较好的抗张强度,其一端起自锯齿缘、睫状体平坦部及睫状突,另一端止于晶状体赤道部及其附近。悬韧带在晶状体前表面的止点最远距赤道部约 2mm,后表面的止点距赤道部约 1mm。晶状体前囊膜无韧带区的直径为 6~7mm,因此白内障囊外摘除手术中,晶状体前囊膜的撕囊范围不宜超过 6mm,否则会直接损伤悬韧带,导致撕囊困难,囊膜开裂。随着年龄的增长,晶状体悬韧带的纤维与全身结缔组织一样可出现退化,抗张强度将随着年龄的增高而减退。在许多病理情况下,尤其是过熟期白内障患者,其悬韧带脆性增加,与晶状体连接松弛,极易发生离断,对于手术者而言是一个巨大的挑战。外伤也是晶状体悬韧带离断的一个重要原因。

3. **晶状体后囊与玻璃体前界膜** 玻璃体为无色透明胶质体,充满眼球后 4/5 的空腔,前面以晶状体及其悬韧带为界,形成前面扁平的球形,玻璃体前面有蝶形凹陷,称为玻璃体凹,也叫髌状窝(Berger 间隙),以容纳晶状体。晶状体的后面凸入玻璃体的髌状窝,后表面与玻璃体之间有环形的粘连,称为 Wieger 玻璃体囊膜韧带,它位于晶状体赤道后约 1mm 处,实际上只是一个直径为 8~9mm 的接触区。年轻人此韧带的连接牢固,因而行白内障囊内摘除容易导致玻璃体脱出。随着年龄的增加,这种连接逐渐变弱,老年人行白内障囊内摘除时,如果操作精细,可以完全避免玻璃体脱出;白内障囊外摘除时,及时发现后囊破裂,立刻注入粘弹剂避免后囊波动,也可避免玻璃体前界膜破裂,使玻璃体涌入前房。晶状体后表面与玻璃体之间的微细间隙称为 Berger 毛细间隙,间隙内可有房水充盈。儿童时期,这一间隙内存在一些小纤维,连接于晶状体和玻璃体之间,由于玻璃体髌状窝的毛细吸引作用和 Wieger 玻璃体后囊韧带的粘连,此间隙极窄,随着年龄增加,这一间隙的宽度也增加。

二、晶状体后囊破裂玻璃体脱出的继发损害

1. 晶状体后囊中央部破裂玻璃体脱出的继发损害

在外伤性白内障患者手术中,术前可能已经存在前、后囊膜的破裂(如穿通伤、眼内异物的穿通道等);且由于眼外伤的特殊性,后囊破裂的概率也大幅增加,增大了手术的难度。对于术中晶状体后囊中央部破裂,如玻璃体前界膜仍完整,采用黏弹剂将其压回,不会给手术造成太大的麻烦;如玻璃体前界膜破裂,轻者仅是嵌顿于破口处,使晶状体核块移位,严重的可出现晶状体核块坠入玻璃体腔的情况。由于玻璃体脱出,与残留皮质混合,造成皮质无法清除干净,增加手术难度;如大量玻璃体突破前界膜,涌入后房嵌顿于瞳孔区,会造成瞳孔阻滞、人工晶状体无法植入;进而使前房变浅或消失,玻璃体与角膜内皮相贴,可引发角膜水肿;远期可导致房角堵塞继发青光眼、形成前段 PVR;中轴部玻璃体脱出牵引可导致黄斑牵拉综合征,引发黄斑囊样水肿,使术后视力严重下降,甚至增加白内障术后视网膜脱离的风险。在外伤性白内障术中及时发现后囊破裂,采取恰当的处理方法,必要时实施前部玻璃体切除手术,既可以避免许多术中的并发症,保证手术的顺利进行;同时又可以防止远期并发症,确保术后的治疗效果。

2. 晶状体后囊周边部破裂玻璃体脱出的继发损害

外伤性白内障患者囊膜的破裂可发生在手术的任何环节,相对于后囊中央部破裂,后囊周边部破裂玻璃体脱出也时常发生(如撕囊向周边放射状撕裂伤及悬韧带、超声乳化针头刺伤或超声能量击伤等),如处理不当,更容易造成囊膜的不稳定,甚至破裂玻璃体脱出牵引,导致植入人工晶状体后出现偏心、倾斜和脱位。远期由于周边部玻璃体脱出牵引、可导致瞳孔变形移位、囊膜皱缩引发人工晶状体的偏心、半脱位或瞳孔夹持;同时,玻璃体牵引周边部视网膜及锯齿缘,可造成视网膜裂孔,引发视网膜脱离。因此,在外伤性白内障术中及时发现周边部后囊破裂,采取恰当的处理方法,必要时实施前部玻璃体切除手术,对于防止和避免术中和术后的并发症,保证手术的顺利完成至关重要。

第二节 │ 外伤性白内障联合前段玻璃体切除术

外伤性白内障病情复杂,术前常存在有各种并发症和合并症,如角膜的瘢痕、虹膜的前后粘连、瞳孔的变形移位,尤其是前囊或/和后囊破裂、晶状体半脱位等,如钝挫伤性白内障术前可以没有前

20

囊膜的破裂,但后囊膜破裂是常见的;眼内异物穿通道、眼前段的穿通伤等均会导致前后囊同时有破孔存在。此外,外伤性白内障术中后囊膜破裂可发生在任何环节:由于术前前囊即存在破孔或机化增殖,造成撕囊困难,易发生放射状撕裂;由于撕囊孔边缘不完全的连续规整,在后续晶状体核的超声乳化吸除、皮质清除、人工晶状体囊袋内植入并旋转调位等步骤中,稍不注意就会导致撕囊孔向周边放射状撕裂损伤后囊。因此,由于外伤性白内障的特殊性,术前应根据致伤的原因、性质及部位,结合全面细致的术前检查,作出正确的评估,设计个性化的手术方案,做好充分的术前准备。除常规准备白内障超声乳化手术仪器、器械和术中相关辅助器械及耗材外,前段玻璃体切除术是术中不可缺少的、必备的治疗手段,亦应一并给予准备。

一、手术适应证的选择

1. 眼球穿通伤所致的外伤性白内障,术前已有检查证实晶状体前囊破裂,玻璃体溢入前房者(图 20-2-1A)。

2. 眼球钝挫伤所致的外伤性白内障,术前无明显的晶状体前囊膜破裂,但晶状体在伤后迅速发生全浑浊并伴有中周部葡萄膜炎症反应,术中发现晶状体后囊破裂需行前段玻璃体切除术者(图 20-2-1B)。

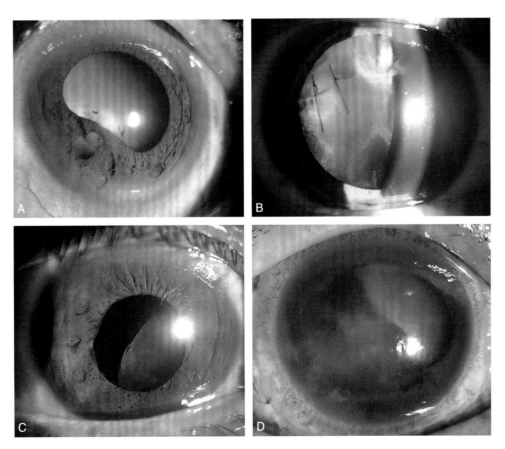

图 20-2-1 手术适应证的选择

A. 射钉枪致外伤性白内障,评估有后囊膜破裂的可能;B. 外伤性白内障术前评估晶状体后囊破裂合并中周部葡萄膜炎;C. 外伤性晶状体不全脱位;D. 外伤性白内障伴有严重虹膜后粘连、前房陈旧性积血及眼前段结构紊乱。

3. 外伤性白内障合并前部玻璃体的非增生性病变或轻度前部增生性病变,B 超显示没有明确的玻璃体浑浊机化者。

4. 外伤性晶状体不全脱位及玻璃体嵌顿或继发性高眼压者(图 20-2-1C)。

5. 外伤性白内障伴有严重虹膜前后粘连、前房渗出积血、玻璃体脱出嵌顿致眼前段结构紊乱,术中需行前段玻璃体切除联合前、后房解剖重建者(图 20-2-1D)。

6. 婴幼儿型外伤性白内障,术中需行后囊膜切开联合前段玻璃体切除者。

二、术前检查及术前准备

1. 术前检查

(1)眼前、后段检查及视功能的评估

1)视力检查:术前检查通过裸眼视力及矫正视力、光感、光定位、视网膜视力、红绿色觉的检查可大致评估视网膜有无严重病变以及预测术后视力恢复的情况。

2)裂隙灯及眼底检查:裂隙灯显微镜观察角膜的透明度;前房是否有炎性渗出及积血;瞳孔的形状、大小及对光反射;晶状体浑浊的形状、前后囊是否有破孔、机化增殖;悬韧带是否有离断及范围。在前置镜下观察玻璃体腔是否有浑浊、积血;眼底是否可视及,视盘、黄斑、视网膜及血管是否正常等。很多情况下,由于虹膜的前后粘连,瞳孔不易散大,晶状体浑浊,无法视及上述情况,只能根据病史及检查情况进行判断和评估。

3)角膜内皮计数及角膜地形图:由于外伤性白内障多伴有角膜损伤,早期外伤常导致角膜水肿,检查角膜内皮计数及角膜地形图常较困难,尤其是 I 期手术,不必苛求这两项检查;但如已受伤数周以上,尤其是伴有眼压升高者,这两项检查十分必要。角膜内皮细胞计数能够了解角膜内皮细胞的数量和形态,判断内皮细胞的功能;同时角膜地形图检查可以提供各种屈光参数,为设计手术方案,如松解外伤性角膜瘢痕导致的散光,以及人工晶状体的选择和屈光度的计算提供依据,同时可以了解术前、术后角膜屈光状态的变化以评估手术效果。

4)眼 B 型超声波和彩色多普勒超声检查:可以了解玻璃体有无浑浊积血、眼内异物存留、脉络膜脱离或视网膜脱离及机化增殖等。

5)超声生物显微镜(UBM)和 SS-OCT:可用于术前评估晶状体后囊和悬韧带的情况,以确定是否合并后囊膜破裂和悬韧带离断。

6)计算机断层扫描成像(CT)和磁共振(MRI)成像等:可用于术前评估是否有眼眶壁的骨折、眼球壁是否完整、是否有眼内异物的存留、眼内异物的性质及部位。

7)光学相干断层扫描(OCT)、广域眼底照像和视觉电生理检查:可全面了解视神经、黄斑及视网膜功能,为视力预后评估提供依据。

(2)眼球生物测量及人工晶状体屈光力计算:眼球生物测量主要的测量参数包括眼轴长度、角膜曲率、前房深度等。常用的仪器有 A 超、IOL-Master 500 或 IOL-Master 700、角膜曲率计、角膜地形图、iTrace 和 pentacam 眼前节分析仪等。但由于角膜外伤、瘢痕可使角膜曲率发生较大改变,按常规的测量方法及计算公式得出的人工晶状体屈光度数可能存在误差。部分患者由于角膜损伤较重,角膜曲率无法测量,可参照健侧眼的屈光状态,进行患眼人工晶状体度数的测量(具体测量方法详见第二十四章)。

2. **术前准备**　常规的外伤性白内障手术中,还需要配备灌注系统,灌注位于前房内,可以随时开启,维持眼内压。灌注一般位于颞侧或颞下方,巩膜穿刺刀常规在角膜缘切口,不要做在透明角膜,因为可能引起角膜的明显水肿,有时候角膜水肿严重时难以消退造成角膜的浑浊。白内障摘除联合前部玻璃体切除术,在解决常规手术难以解决的眼前段疾病方面具有独到的优势,在临床上已被广泛采用。其他术前准备包括:

(1)患者术前按常规白内障做术前准备,合并有眼压高者于术前30分钟静脉滴注20%甘露醇250mL。

(2)设备准备:术前常规准备白内障超声乳化仪以及玻璃体切除设备。

(3)人工晶状体植入时机的选择:外伤性白内障手术是I期还是Ⅱ期植入人工晶状体,需根据病情以及手术中情况决定。如果晶状体囊膜完整,可按预定计划I期植入囊袋内人工晶状体;如果后囊膜部分破裂,但可以支撑人工晶状体固位,也可将人工晶状体I期植入睫状沟;当后囊破裂明显,没有足够的囊膜支撑人工晶状体,在前段玻璃体切除后可根据情况行人工晶状体睫状沟缝线固定。如果角膜伤口不规则或缝线尚未拆除,暂不植入人工晶状体,2~3个月后待缝线拆除再根据角膜的屈光状态选择合适的人工晶状体。

(4)人工晶状体的种类选择:人工晶状体种类繁多,但由于外伤性白内障的特殊性,如何选择适宜的人工晶状体植入也是术前准备的关键。在囊袋完整的情况下,各种软性可折叠人工晶状体均可使用;在后囊膜破裂但有足够囊膜支撑的情况下可选择植入三片式大"C"襻人工晶状体,因为三片式人工晶状体襻具有一定的长度和硬度,而且光学直径较大,可以稳定植入睫状沟;在囊膜破裂无足够的囊膜支撑时可选择虹膜夹持型人工晶状体或后房型悬吊式人工晶状体睫状沟缝线固定术。由于外伤性白内障的复杂性和特殊性,如术中囊膜的破裂,原本计划囊袋内植入的人工晶状体可能需要改为睫状沟植入,甚至需行人工晶状体悬吊术或改为前房虹膜夹型人工晶状体,所以术前完善A超、B超及IOL Master等的测量,准备两种以上适合不同植入方式的人工晶状体,对于及时应对术中情况的变化并改变植入方法是非常必要的(详见第二十四章)。

(5)与患者术前谈话及沟通:外伤性白内障术后视功能的恢复情况依个体及外伤的程度而有差异。眼外伤病情复杂,患有白内障的同时可能合并视网膜、脉络膜的挫伤以及视神经损伤等,这些情况都会影响患者的预后。由于晶状体的浑浊,可能导致术前一些病变被掩盖,不能观察到或检查到,因此术前与患者的沟通应当充分,应根据患者的病史及眼部损伤情进行个性化的谈话。由于眼外伤的特殊性,术中可能发现的意外,如术前未评估到的后囊膜破裂、甚至是视网膜挫伤、裂孔等,术前沟通应充分告知术中可能发生的意外及相应改变的手术方法等(如前段玻璃体切除术需改为后段玻璃体切除术联合硅油填充术),避免术后发生医疗纠纷。

三、手术方法

外伤性白内障联合前段玻璃体切除术有两种联合方法,即经角膜缘切口入路的联合手术及经睫状体平坦部入路进行的联合手术。

1. 经角膜缘切口入路的白内障摘除联合前段玻璃体切除术

术前检查、术前准备同常规白内障手术,但需要更详细全面,特别是对伴随症状应尽可能详细了解,包括致伤原因、受伤时间等,由于外伤性白内障手术的不确定性,麻醉方法常规按玻璃体切除术准备,一般采用球后神经阻滞麻醉。

（1）经角膜缘或透明角膜切口行白内障摘除手术操作方法同常规白内障超声乳化吸除手术。

（2）术中发现后囊破裂时,应根据情况及时采用前段玻璃体切除术。

（3）于颞下方角膜缘处应用 15° 侧切刀做长约 1mm 穿刺口,放置灌注头,做穿刺口时应注意不要过于靠前以免前房灌注造成角膜水肿,一般用穿刺刀于角膜缘处向角膜中央穿刺,内切口位于角膜缘血管弓内缘处即可,调整灌注瓶高度,打开灌注,灌注压力及流量不宜过大,防止加剧后囊破裂及晶状体皮质被冲入玻璃体腔,术中根据眼压的情况随时调整灌注流量。

（4）玻切头自白内障主切口进入前房,采用低流量、低负压、低切速抽吸切除残留的晶状体皮质及前段玻璃体,灌注和切割吸力要保持平衡,防止造成玻璃体牵引周边视网膜或致更多玻璃体脱入前房。

（5）切除前房内玻璃体时注意保护角膜内皮;切除瞳孔区玻璃体后再切除后房及前段玻璃体,必要时可采用曲安奈德染色,以便看得清晰,切除干净;做虹膜后玻璃体切除时,玻切头刀口背向虹膜,防止误伤虹膜。

（6）完成玻璃体切除后,评价晶状体悬韧带及囊膜支撑力。应用玻切头将破裂的晶状体前囊膜修剪成直径约 6mm 近似圆形的囊孔,然后再将后囊膜破孔修剪成直径 3.5~4mm 近似圆形的连续撕囊孔,如晶状体悬韧带正常,囊袋支撑力可以得到保持,可于囊袋内植入后房型人工晶状体;如果前囊破裂严重,后囊可修剪成连续圆形囊孔;或者后囊破孔较大,前囊可修剪成连续圆形囊孔,均可选择大 "C" 襻三片式人工晶状体植入睫状沟固位;如果前囊或后囊的撕囊口完整,且圆形居中,可将后房型折叠人工晶状体植入睫状沟,或将光学面嵌顿于撕囊口;如果前后囊均严重破损,无法修剪成连续圆形囊孔,则可选择后房型人工晶状体睫状沟缝线固定。

2. 经睫状体平坦部入路进行白内障摘除联合闭合式前段玻璃体切除术

如术前评估发现存在晶状体后囊破裂,或术中发生晶状体后囊膜破裂,皮质坠入玻璃体腔,以及存在需要探查眼底、明确病情等情况,可采用此手术方式。

（1）角膜缘后 3.5mm 常规做颞上、鼻上及颞下方做玻切三通道巩膜穿刺口。颞下方放置灌注头,调整灌注瓶高度,打开灌注,此操作可避免过多的晶状体皮质或核块进入后房甚至玻璃体腔。

（2）于平坦部切口插入 23G 玻切头,使玻切头一直处于显微镜直视下,调整玻切设置至高负压、低切速,行保留晶状体前囊的晶状体切除术,为人工晶状体的睫状沟植入创造条件。需要注意在抽吸切除晶状体前囊下皮质时,应将玻切头的开口朝向侧面以避开前囊,以抽吸为主,如遇到阻力,适当进行切割,直至将前囊下皮质抽吸切除干净。

（3）切除前段玻璃体时,应调整玻切设置至低负压、高切速,以减少对玻璃体的牵引。采用平坦部切口进行前段玻璃体切除不会引发更多玻璃体进入前房,且在前囊下进行玻璃体切除,可降低损伤角膜内皮、虹膜、瞳孔等眼前段组织的风险。

（4）完成前段玻璃体切除后可在导光纤维照明下探查眼底,然后评价晶状体囊膜及悬韧带的支撑力,人工晶状体固位的方法同前述。

四、前段玻璃体切除的方法

1. "干切技术" 囊膜破口较小,玻璃体脱入前房较少和残留皮质不多时。先采用内聚型的黏弹剂填充前房和晶状体囊袋,起到填压和固定作用,再在后囊破口附近注入弥散型黏弹剂,采用干切技术,将玻切头伸至后囊破裂口处切割,并不断补充黏弹剂,当后囊破口处及前房内的玻璃体切除干净后,再将破孔修剪成 3~4mm 的圆孔,并清除干净囊袋内皮质,动作要轻柔,避免后囊孔放射状撕裂。

2. 同轴灌注前段玻璃体切除术 超声乳化仪常规配备同轴灌注玻切头,在切割同时行前房灌注。玻切头通过透明角膜或角巩膜隧道切口进入前房,切割头向上,先切除前房及切口周围玻璃体,如后囊孔小且位于中央,处理方法同上。然后将切割头伸至瞳孔区切除虹膜平面的玻璃体,最后深入到后囊破裂口以下切除前部玻璃体。前房内玻璃体切除干净后,植入人工晶状体(植入方法见第十二章第三节),前房注入缩瞳剂,通过观察瞳孔形状判断切口处是否有玻璃体嵌顿。如果玻璃体处理干净,瞳孔呈圆形。最后应用 BSS 液抽吸置换前房及囊袋内的黏弹剂,在前房及囊袋稳定的情况下撤出玻切头,缝合切口。由于同轴灌注玻切头流量和负压不能实时控制,灌注流量大,常导致后囊口进一步扩大,灌注液直接向下流入玻璃体腔内,使更多玻璃体涌入前房,对玻璃体干扰较大,并对视网膜易造成牵引,故目前较少应用。提倡采用非同轴灌注前段玻璃体切除术。

3. 非同轴灌注前段玻璃体切除术 采用前房维持器从颞上或颞下角膜周边切口行前房灌注,玻切头从透明角膜缘切口进入,切除前房内及残留在后囊破口的玻璃体。玻璃体处理完后在囊袋内重新注入黏弹剂,吸除囊袋内残留的晶状体皮质,并修剪囊的破孔,之后根据囊袋情况植入相应类型人工晶状体。

4. 内镜辅助下的前段玻璃体切除术 内镜技术对大多数眼科医生来说是陌生的,因为已经习惯于用裂隙灯显微镜、间接检眼镜及手术显微镜来观察眼内的结构。这些仪器也确实能使我们看清眼内的大部分结构,并且在许多情况下优于内镜。但眼内的某些区域是很难或不可能通过传统的方法获得图像的。在某些情况下,眼前段的病变会阻挡对眼后段的观察,如角膜浑浊、小瞳孔和晶状体异常等,用传统的方法无法观察到眼内的形态,而内镜就可以较容易地解决这一问题。此外,用常规的方法很难甚至是不可能观察到眼内视网膜周边部、睫状体平坦部、睫状突及虹膜后面的,而内镜就能比较容易地成像并可把激光直接传送到这些部位。目前,已经可以利用直径小于 1mm 的内镜探头获得高质量的图像。内镜也同样能明显提高我们处理外伤性白内障联合前段玻璃体切除术的能力,因为在内镜直视下不仅可以去除晶状体皮质和核,还可以定位那些手术显微镜下不甚明显的分散碎屑。刚开始用内镜处理这类问题时,可能会吃惊地发现,通过内镜图像能发现很多手术显微镜下不能见到的晶状体碎片残留在虹膜的后面、睫状沟及前段玻璃体。有人认为这些残留物并不会有太大影响,它们最终会在眼内被吸收而不会造成术后并发症。但是,实际上晶状体碎屑是发生术后并发症的主要原因,如中间葡萄膜炎等,而通过内镜可以非常容易地彻底清除所有的晶状体碎屑。

玻璃体进入眼前段,尤其是与晶状体组织混在一起,增加了发生眼后段并发症的风险。首先应调整至低灌注、低负压、低切速,将晶状体皮质切除干净,再调整至高灌注、低负压、高切速,进而切除玻璃体组织;如在手术中高负压粗暴抽吸玻璃体,会对玻璃体或其基底部造成牵引,导致视网膜裂孔产生,进而引发视网膜脱离,应当避免。此外,如果晶状体悬韧带发生了广泛的离断,或者晶状体囊膜破裂严重,行睫状体平坦部的玻璃体切除是最合适的选择。如果晶状体核或皮质混有玻璃体,而悬韧带及周边囊膜相对完整时,可首先采用玻切头切除创口及手术切口处脱出的玻璃体,后囊孔的处理同前,然后再轻柔地切除前房内玻璃体。当晶状体成分被去除后,仔细观察前房,以排除残留玻璃体。采用平坦部切口进行玻璃体切除是将玻璃体自前面向后吸引,同时利用前房灌注使得液流向后运动,将玻璃体推向玻璃体腔,能够在局部形成压力差,减少对玻璃体基底部的牵引。此方法有助于更好地处理手术切口下的玻璃体,因为该处玻璃体可能正好环绕于瞳孔的边缘,难以通过角膜缘切口切除;另外通过角膜缘切口处理手术切口下的玻璃体易造成角膜变形,影响术野的清晰。

五、前段玻璃体切除的范围

对于外伤性白内障患者,术中一旦发现玻璃体脱出,原则上应做前段玻璃体切除术,切除的范围主要取决于晶状体后囊膜破裂的范围、方位及玻璃体脱出的程度和拟采取的人工晶状体的植入方法。外伤性白内障联合前段玻璃体切除术的范围具体如下:

1. **单纯后囊破裂**　当后囊膜破裂范围较小,玻璃体前界膜完整,无玻璃体溢出,且残留晶状体碎块较少时,可在黏弹剂保护下,继续完成白内障超声乳化吸除术;如果残留较大核块,则应扩大切口,以圈匙将其娩出。在此种情况下,因玻璃体前界膜完整,无须联合前段玻璃体切除术,可在黏弹剂保护下通过双撕囊或干切的方法修剪破裂的囊孔边缘,防止破孔继续向周边放射状撕裂,然后根据囊膜情况选择植入人工晶状体的类型和方法。

2. **伴玻璃体脱出的后囊膜破裂**　后囊破裂一旦伴玻璃体脱出,情况变得更加复杂,处理上也有一定难度。早期识别后囊膜破裂,进行相应的补救措施,是手术得以顺利进行、减少并发症的关键。发生术中意外时,由于虹膜和晶状体核的阻挡,悬韧带和后囊膜的解剖结构难以判断,往往需要术者依靠间接征象来判断。囊膜破裂的第一征象可能是前房的突然涌动,同时伴有瞳孔瞬间扩大,周边出现短暂清晰的红光反射,或之前可以转动的核块无法旋转,更应该引起警觉的是晶状体核过度倾斜、下沉或向一侧移动。术中一旦发现玻璃体脱出,原则上应做前段玻璃体切除术,玻璃体切除范围视不同情况而定,如残留皮质较多,且与脱出玻璃体混合,则不管破裂范围多大,都应连同残余皮质一同做彻底的前段玻璃体切除术。

（1）对于晶状体后囊中央区域破裂局限且玻璃体脱出较少者,采用玻切头清除前房内玻璃体,避免损伤虹膜及破裂的后囊膜,切除前段中轴玻璃体及核心区玻璃体,防止术后玻璃体前涌影响人工晶状体位置及再次脱入前房。完成前段玻璃体切除后,可将晶状体后囊切割修剪成直径约3.5~4mm 的连续近圆形囊孔,并选择大 "C" 襻三片式人工晶状体固位于囊袋内。

（2）对于白内障术中囊膜破裂范围较大,皮质残留较多且与脱出玻璃体混合,应该连同残余皮质一同做彻底的前段玻璃体切除术,切除范围包括前房玻璃体及虹膜后玻璃体,前段玻璃体切除范围应达睫状沟平面以下。

3. 拟采取的植入人工晶状体的手术方法　欲植入前房虹膜夹型人工晶状体,只要将前房及瞳孔区玻璃体清除干净即可;如植入后房型人工晶状体,除必须将瞳孔区玻璃体切除外还需切除前段玻璃体,充分游离后房空间,尤其是植入折叠型人工晶状体,应防止玻璃体牵引、囊膜皱缩导致人工晶状体变形移位;对于缝线固位的人工晶状体植入,前段玻璃体的切除范围应更大,一定要达到睫状沟平面以下。不可高估缝线的固定作用,而忽略嵌顿于瞳孔区的玻璃体的处理,只要有玻璃体残留,术后就有可能因玻璃体收缩牵引致人工晶状体发生移位或倾斜。

六、术后处理

外伤性白内障联合前段玻璃体切除术较常规白内障手术复杂,手术并发症相对较多,术后的处理主要针对其可能出现的并发症进行相应的预防和治疗,对于患者术后视功能的恢复尤为重要。

1. 患者体位配合　行外伤性白内障联合前段玻璃体切除术的患者,术后应根据术中情况进行体位配合,由于后囊膜破裂,增加了人工晶状体的不稳定性,玻璃体脱入前房,进行前段玻璃体切除术增加了视网膜脱离、黄斑囊样水肿的风险,术后早期患者应保持平卧位,减少剧烈运动,避免过度弯腰低头负重,以免导致切口渗漏使前房变浅或消失、人工晶状体虹膜隔前移及玻璃体向前脱出牵引视网膜产生相关并发症。

2. 抗炎药物的应用　由于外伤性白内障患者术前可能存在较严重的葡萄膜炎反应,术中联合前段玻璃体切除术,操作复杂,术程长,术后葡萄膜炎反应较一般白内障重。术后全身及局部应给予糖皮质激素药物的应用,并联合非甾体抗炎药物局部应用以减轻前房内的炎症反应。

3. 抗生素药物的应用　眼内炎是白内障术后最严重的并发症,外伤性白内障患者术前存在感染的危险因素,联合前段玻璃体切除术,术中去除了晶状体囊膜的屏障阻隔作用,增加了术后眼内炎的发生概率。因此外伤性白内障联合前段玻切患者,术后应全身及局部应用广谱抗生素药物,预防眼内感染的发生。

4. 降眼压药物的应用　外伤性白内障联合前段玻璃体切除患者,可能存在术前钝挫伤影响房角结构和功能、晶状体前囊破裂皮质溢出、术中黏弹剂的残留及前房玻璃体残留阻塞房角等因素,术后出现高眼压的概率高。因此,术后应根据眼压升高的程度给予相应的降眼压药物应用。

5. 术后随访　外伤性白内障联合前段玻璃体切除患者较单纯白内障手术患者增加了黄斑囊样水肿及视网膜脱离的风险。因此,术后随访应重视黄斑区及周边视网膜的检查,发现问题及时处理。

20

七、手术并发症及处理

1. 术中并发症

（1）瞳孔缩小：小瞳孔下，无论是白内障手术还是前段玻璃体切除手术都极为困难。因此，预防和合理处理小瞳孔是白内障联合前段玻璃体切除手术非常重要的环节。小瞳孔可能与术中眼压的波动和机械刺激有关，也有可能与患者外伤及虹膜炎性刺激有关。术前3天局部应用非甾体抗炎药物，1日3次，术前1小时充分散瞳，术中保持灌注与抽吸的平衡，以及精准轻柔的手术操作是预防瞳孔缩小的有效措施。对于外伤瞳孔粘连、强直等患者，可采用虹膜拉钩或瞳孔扩张器，必要时可采用瞳孔缘环形剪开或放射状剪开，完成手术后再行瞳孔成形术。但瞳孔不宜缝合的太小，以便于眼后段的随访观察。

（2）浅前房或无前房：在外伤性白内障术中，由于前房灌注量不足、切口过大渗漏、眼球外力挤压或玻璃体内压力升高，均可导致前房变浅或消失，造成手术困难，并极易损伤角膜内皮等眼内组织。针对术前高眼压患者给予脱水剂应用；保持前房适量的灌注压力，以降低玻璃体内压力是减少浅前房或无前房发生的有效方法。必要时可改前段玻璃体切除术为后段玻璃体切除术。

如经上述处理浅前房高眼压仍不能有效解决，应考虑是睫状环阻滞，采用三通道后段玻璃体切除术，一定要切除睫状环区的水囊（图20-2-2），即切除晶状体悬韧带与睫状突连接处的玻璃体前界膜和部分悬韧带及相对应的虹膜周边部，使玻璃体腔直接与前后房相沟通，解除前后房交通的阻滞。

（3）眼内组织损伤：因眼内前房空间狭小，外伤性白内障患者多伴有角膜损伤，角膜斑翳及角膜浑浊均影响术野的清晰度，给外伤性白内障手术增加困难。发生术中浅前房时，手术器械的进出极易损伤角膜内皮和后弹力层；前段玻璃体切除术中，玻切头易误伤虹膜等。因此，I期角膜外伤的精细缝合；术中维持角膜的透明状态、保持正常的前房深度及稳定的眼压、术中玻切头开口方向背对虹膜以减少虹膜误切的风险等措施是预防和减少术中眼内组织损伤的关键。

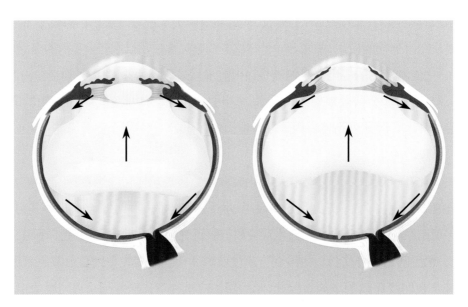

图 20-2-2　灌注液逆流致玻璃体腔水囊形成示意图

（4）术中眼内出血：术中前房内出血常为切口渗漏或虹膜根部粘连分离、睫状沟穿线缝合固定人工晶状体时损伤虹膜或睫状突后所致；视网膜血管的破裂也可造成玻璃体积血；多数学者认为暴发性脉络膜出血主要是因为术中突然的前房消失、眼压下降过快，造成睫状后动脉破裂大量而迅猛的出血导致眼内容物包括虹膜、晶状体、玻璃体甚至视网膜、脉络膜脱出至切口外，这是白内障术中最严重的并发症。由于外伤因素，眼内组织结构改变，外伤性白内障术中眼内出血的风险较正常白内障增大。因而，术中的精细操作，维持眼内压稳定可减少和避免眼内出血的发生。一旦发生眼内出血，应适当升高灌注，迅速清除前房积血，查找出血原因及时处理。如为切口渗血应压迫止血或缝合止血，避免过度烧灼导致切口变形渗漏，并加重术源性散光；如虹膜根部出血可用黏弹剂压迫止血；如为虹膜后或睫状突出血，应一方面升高灌注压，一方面应用玻切头在出血处边切边吸待出血静止，以免大量出血沉积于玻璃体内；如为暴发性脉络膜出血应尽早发现、及时关闭切口并升高灌注，以免造成不可挽回的视功能损害。

（5）晶状体碎块坠入玻璃体腔内：外伤性白内障术中联合前段玻璃体切除术，多为术中发现晶状体后囊破裂或晶状体半脱位、玻璃体脱出等情况。晶状体碎块坠入玻璃体腔，是术中严重的并发症。晶状体碎块坠入玻璃体内可发生在手术的任何阶段，没有及早发现征兆，从而延误有效的处理是最常见原因。术中早期识别后囊破裂往往是避免晶状体坠入玻璃体的关键，因为晶状体碎块位于破损的后囊前更容易被清除，试图用超声乳化针头追逐下沉的晶状体碎块是非常危险的，及早引入前段玻璃体切除术，清除前段玻璃体和核碎块是非常必要的。对于沉入玻璃体后部的核块和皮质可采用睫状体平坦部三通道进行后段玻璃体切除术，清除玻璃体内所有残存的晶状体皮质和碎块。

2. 术后并发症及处理

（1）出血：术后前房积血多发生在术后1周内，大多数源于切口渗血或虹膜血管出血。出血量少者应用止血药，双眼加压包扎静卧；出血量多者应用止血药物，待出血静止后行前房冲洗术；同时全身应用高渗脱水剂帮助积血吸收和防止眼压升高。外伤性白内障术后玻璃体积血可继发于低眼压，迟发性脉络膜出血较少见。

（2）眼压升高：外伤性白内障术后眼压升高的原因包括：眼内出血、晶状体皮质残留、炎症反应、黏弹剂残留、前段玻璃体手术清除不彻底阻塞房角及外伤引起的房角后退致房角结构和功能异常等。早期主要是查找原因对症处理，必要时抗炎、行前房冲洗术等，晚期如药物仍不能控制眼压，可行抗青光眼的外引流手术。

（3）眼内炎：是白内障术后最严重的并发症，临床上一般表现为眼痛、视力下降、球结膜水肿、睫状充血或混合性充血、角膜水肿、房水闪辉进行性加重甚至前房积脓、玻璃体浑浊等。外伤性白内障手术联合前段玻璃体切除术，破坏了晶状体囊膜的屏障阻隔作用，会增加术后眼内炎的发生概率。因此，术后如患眼前段炎症反应重，应严密观察，及时确诊，尽早按眼内炎防治规范处理，多能控制感染保存视力。

（4）角膜散光：角巩膜缘的切开和缝合不可避免地使角膜的表面的曲率受到破坏，引起术源性角膜散光。手术切口的位置、形态、长度、缝合的类型和缝线的松紧等均能影响角膜散光的大小。

外伤性白内障患者多伴有角膜或巩膜的裂伤,外伤本身可能导致较大角膜散光,术前角膜曲率及角膜地形图检查可了解患者术前散光情况,选择合适的切口位置及长度应用术源性散光来降低固有的角膜散光,避免角膜术源性散光和固有的角膜散光相叠加,提高患者术后的预期视力。

(5)晶状体皮质残留:过多皮质残留可引起严重的术后炎症反应、继发性青光眼、并发晶状体皮质过敏性眼内炎。因此,在保守治疗同时应散瞳详细检查,力求全面了解皮质残留的量和部位。对于前房少量皮质残留,可密切观察而不急于处理。一旦发现玻璃体内有皮质残留,少者可玻璃体腔内注射曲安奈德颗粒,多者应尽早行后段玻璃体切除术。

(6)黄斑囊样水肿:发病机制尚不确切,相关因素包括有前列腺素等炎性介质的释放、玻璃体黄斑牵引、暂时性或长期的术后低眼压等。外伤性白内障联合前段玻璃体切除术去除了晶状体隔的屏障作用,前房的炎症介质向眼后段扩散,发生黄斑囊样水肿的可能性较单纯白内障手术的概率增高。术后早期出现黄斑囊样水肿应使用糖皮质激素半球周注射,水肿消退后及时停药,如术后 2~4 周黄斑囊样水肿仍未减轻或消退,可考虑玻璃体腔内注射抗 VEGF 药物;非甾体抗炎药应根据局部炎症反应情况应用 1~3 个月,以防止远期出现黄斑囊样水肿。

(7)视网膜脱离:术前或术中合并后囊破裂和玻璃体脱出的外伤性白内障手术,术后都有较大的视网膜牵引和脱离的风险。不管玻璃体切除术采用哪种切口,术后都需要仔细进行周边视网膜的检查和长期随访,以便及时发现问题及时处理,防止发生视网膜脱离。

(8)陈旧性玻璃体嵌顿或牵引:眼前段外伤患者常合并玻璃体牵引在内的眼前段解剖结构紊乱,玻璃体牵引可导致瞳孔变形或移位。术中应联合前房重建及瞳孔成形术。

(9)人工晶状体植入后相关并发症

1)瞳孔区纤维蛋白渗出:术后葡萄膜炎症反应致纤维蛋白渗出,沉积于人工晶状体光学区表面,可引起视力下降、瞳孔阻滞等。外伤性白内障术后葡萄膜反应常较单纯白内障术后重,术毕前房或囊袋内注射少量曲安奈德颗粒可有效控制术后的前房炎症反应。如术后出现了上述炎症反应,应用角膜渗透性较强的醋酸泼尼松龙滴眼液每 1~2 小时滴眼 1 次,待渗出膜大部分吸收后开始减量,至渗出膜完全吸收后停药。

2)人工晶状体位置异常:外伤性白内障术后由于囊膜的破裂,使人工晶状体不能植入囊袋内,前囊环不规则收缩,人工晶状体睫状沟固定缝线位置及张力不对称,瞳孔区玻璃体的残留牵引等原因均可导致人工晶状体的移位(图 20-2-3)。在联合前段玻璃体切除术中,前囊完好居中的可利用撕囊孔夹持三片式大"C"襻人工晶状体光学面;前囊不完整的,应利用玻切头将破裂的晶状体前囊膜修剪成直径约 5.5~6mm 近圆形的囊孔,破裂的后囊膜修剪成直径约 4mm 近圆形的囊孔,并选择襻长 13mm 的大"C"襻人工晶状体双撕囊

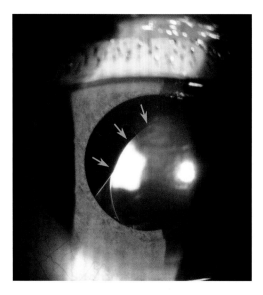

图 20-2-3　人工晶状体缺少后囊膜支撑,发生人工晶状体移位

孔内固位;如欲植入前房虹膜夹型人工晶状体,只需将瞳孔区玻璃体切除干净即可,但需注意,此类人工晶状体远期会发生脱位及角膜内皮失代偿等并发症;如植入后房型人工晶状体,除需切除瞳孔区玻璃体外,还需充分切除前玻璃体至睫状沟的平面以下,充分游离后房空间,以免术后发生人工晶状体偏位及瞳孔夹持;人工晶状体睫状沟缝线固定出现术后位置明显异常,多与人工晶状体襻长过短,睫状沟以及人工晶状体缝线固定位点位置不对称有关,应根据原因进行手术复位。

(10)应用内镜处理术后并发症:有时患者出现无明确原因的迟发或复发性前房和玻璃体积血,还有一些患者出现血影细胞性青光眼倾向,以及迁延不愈的中周部葡萄膜炎,早期虽可采取抗炎、对症处理等保守支持疗法,但对于病情严重且治疗效果欠佳的病例,可应用内镜检查切口的内面有无新生血管、虹膜后表面及睫状沟有无晶状体皮质残留及新生物等。人工晶体眼的患者,还可利用内镜检查人工晶状体襻与虹膜的贴附情况,襻与葡萄膜组织的摩擦往往是顽固性葡萄膜炎、继发青光眼和迟发出血的原因,内镜下还可光凝止血,阻止病情进一步发展。

(万光明　梁申芝　郑广瑛)

参考文献

1. 李秋明,郑广瑛.眼科应用解剖学.2版.郑州:郑州大学出版社,2010.
2. 姚克.复杂病例白内障手术学.北京:北京科学技术出版社,2008.
3. URAM M.眼科内镜手术学.张效房,主译.郑州:河南科学技术出版社,2007.
4. 李凤鸣.中华眼科学.3版.北京:人民卫生出版社,2014.
5. 何守志.晶状体病学.北京:人民卫生出版社,2004.
6. 黎晓新.玻璃体视网膜手术学.2版.北京:人民卫生出版社,2014.
7. 章露易,徐雯,姚克.超声乳化白内障吸除术中晶状体后囊膜破裂风险因素分析.中华眼科杂志,2015,51(4):282-287.
8. 陈伟蓉,王琦玮.应注意微创经睫状体平坦部玻璃体切割术在复杂白内障手术中的规范应用.中华实验眼科杂志,2020,38(4):281-284.
9. 张效房,杨培增.张效房眼外伤学.北京:人民卫生出版社,2020.
10. 何守志.超声乳化白内障手术学.北京:中国医药科技出版社,2000.
11. 葛坚.眼科学.北京:人民卫生出版社,2005.
12. 王勇,那辉.后囊连续环形撕囊治疗超声乳化术中后囊破裂的疗效观察.国际眼科杂志,2015,15(1):83-85.
13. SPAETH GEORGE L,HELEN DANESH-MEYER,GOLDBERG IVAN,et al.Ophthalmic surgery principle and practice. 4th ed. Amsterdam:ELSEVIER,2012.
14. ARBISSER LB,CHARLES S,HOWCROFT M,et al. Management of vitreous loss and dropped nucleus during cataract surgery. Ophthalmol Clin North Am,2006,19(4):495-506.
15. JOHANSSON B,LUNDSTROM M,MONTAN P,et al. Capsule complication during cataract surgery:long-term outcomes:Swedish Capsule Rupture Study Group report 3. J Cataract Refract,2009,35(10):1694-1698.

20

16. JAKOBSSON G, MONTAN P, ZETTERBERG M, et al. Capsule complication during cataract surgery: Retinal detachment after cataract surgery with capsule complication: Swedish Capsule Rupture Study Group report. J Cataract Refract Surg, 2009, 35 (10): 1699-1705.

17. JAVALOY J, DRUCHKIV V, BELTRAN J, et al. Retinal detachment after phacoemulsification in refractive surgery clinics: A large series analysis with variable follow-up during 16 years. Graefes Arch Clin Exp Ophthalmol, 2021, 259 (6): 1555-1567.

18. RYOO NK, PARK C, KIM TW, et al. Management of vitreal loss from posterior capsular rupture during cataract operation: posterior versus vitrectomy. Retina, 2016, 36 (4): 819-824.

19. SHARMA DK, BHARTI G, PEGU J, et al. Incidence of vitreous loss and visual outcome following cataract surgery by surgeons with various levels of experience at a tertiary eye care center in North India. Indian J Ophthalmol, 2022, 70 (11): 3982-3988.

20. OLADIGBOLU KK, BUNCE C, RAJI LA, et al. Visual outcome following posterior capsule rupture during manual small incision cataract surgery. Niger J Clin Pract, 2021, 24 (6): 948-953.

21. HONG AR, SHEYBANI A, HUANG AJ. Intraoperative management of posterior capsular rupture. Curr Opin Ophthalmol, 2015, 26 (1): 16-21.

20

第二十一章
外伤性白内障联合后段玻璃体切除术

第一节 │ 外伤性白内障合并玻璃体浑浊机化的病理生理

一、玻璃体浑浊机化的常见原因

外伤性白内障是眼外伤常见并发症,可发生于眼球穿通伤、挫伤、电击伤、开放性眼外伤、眼内异物以及眼内异物存留并发症(铁锈症、铜锈症)的患者。眼球钝挫伤可导致晶状体浑浊、不全脱位或脱位,累及晶状体囊膜的开放性眼外伤,如眼球穿通伤、破裂伤也会导致白内障形成或晶状体脱位,长期的眼内异物存留所产生的化学反应也可并发白内障。

玻璃体是眼球屈光介质的一部分,呈无色透明的胶质状;其主要成分是水,占玻璃体体积的99% 左右。易受周围组织病变的影响,如变性、出血、渗出等,玻璃体可发生浑浊、液化、纤维膜形成和增殖收缩等病理改变,眼外伤时更容易发生。

轻度眼挫伤合并的白内障或只有晶状体前囊破裂的白内障患者,对玻璃体的影响不大或仅发生轻度的玻璃体液化浑浊。玻璃体液化、浓缩及后脱离可以是老年性的改变,也可以是由于其他原因所引起的病理性改变,如眼外伤、眼部手术时的电凝或冷凝、高度近视、葡萄膜炎等。这些原因都可以使玻璃体内的透明质酸钠解聚而液化。在液化的同时,玻璃体网状支架的纤维组织脱水收缩,变得致密,形成了玻璃体浓缩。由此可见,玻璃体液化与浓缩是同时存在的。由于液化及浓缩使玻璃体活动度增大并被牵拉,从而容易发生脱离,大多并发性玻璃体脱离都是后脱离,前脱离尤其是基底部脱离很少见,主要见于眼外伤。有时由于视网膜脉络膜炎症还会产生视网膜玻璃体的粘连,这时玻璃体后脱离有可能在粘连处产生牵引性的视网膜皱褶、囊样变性、视网膜裂孔、视网膜脱离、出血等并发症。

晶状体脱位、晶状体囊膜破裂或合并开放性眼外伤、眼内异物时,严重的外伤反应、晶状体皮质、眼内异物以异物的化学反应、眼内感染等均可导致玻璃体内炎性渗出,出现玻璃体浑浊。严重者可发生玻璃体积脓,甚至牵引性视网膜脱离等。

在临床工作中,外伤性白内障合并玻璃体浑浊需要联合手术者,多与玻璃体积血或积血相关并发症有关。眼外伤多见于青壮年,尤其男性患者,眼球挫伤、穿孔伤、眼内异物、眼球破裂伤均可导致玻璃体周围组织的血管破裂引起玻璃体积血。少量出血仅表现为眼前黑影飘动或飞蚊症,中等量出血则呈眼前条索状浑浊,大量出血者严重影响视力或仅存光感。

二、玻璃体浑浊机化的转归

玻璃体的血液均来自周围病变的组织,少量的玻璃体积血易于吸收,而且多半无并发症发生。大量出血则吸收困难,玻璃体内可有胆固醇结晶、血红蛋白沉着;玻璃体部分液化,部分浓缩,或者后脱离。有时红细胞会发生变性,形成血影细胞,这些变性的细胞可以阻塞房角引起血影细胞性青光眼。反复玻璃体积血可以引起玻璃体内的增生反应,形成有新生血管的纤维性增生膜,从而可以引起再次大出血,或者增殖膜收缩牵拉致视网膜裂孔,甚至发生视网膜脱离。如不能得到及时治疗,晚期会出现并发性白内障及眼球萎缩等严重的并发症(图 21-1-1)。

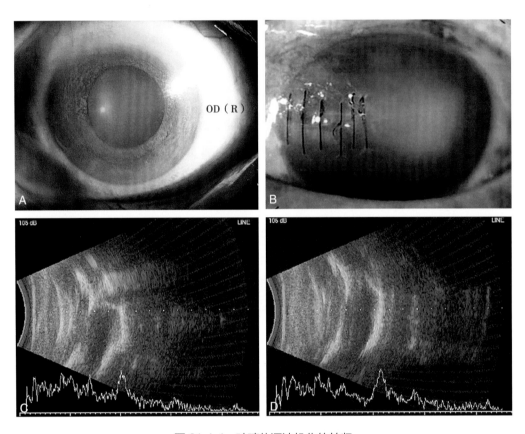

图 21-1-1 玻璃体浑浊机化的转归

A. 虹膜红变新生血管性青光眼;B. 外伤性白内障前房积血;C、D. 玻璃体增生机化牵拉性视网膜脱离眼球萎缩的 B 超图。

21

第二节 │ 外伤性白内障联合后段玻璃体切除术

一、玻璃体切除手术的发展史

正如白内障手术追求小切口及微创手术一样,玻璃体视网膜手术先后经历了从 17G、20G 向 23G、25G、27G 微创玻璃体切割系统的变迁,23G 和 25G 的出现,标志着玻璃体视网膜手术进入了微创手术时代（见图21-2-1）。微创玻璃体手术的出现，使手术切口缩小，手术时间缩短，患者术后不适感减少，视功能恢复更快。

微创玻璃体视网膜手术是相对于传统20G玻璃体切除手术提出的概念，即通过手术器械、手术操作和手术方式的改良，减少手术创伤，以期以最小的损伤达到最好的治疗效果。玻璃体切除术问世不久，20G玻璃体切除技术就得到普及并且盛行多年。然而，在多年的临床应用中，人们也发现不少与手术切口相关的并发症，如切口出血、切口附近组织增生、玻璃体基底部牵引等。为解决这些问题，2002年25G手术系统问世。在应用早期，由于受器械、照明以及认识方面的影响，微创玻璃体视网膜切割系统并不被看好，美国视网膜专家协会的调查显示，2004年，48%受访眼科医师从未应用微创玻璃体手术；2006年，仅有46%受访者经常应用微创玻璃体切除术。然而，随着高速玻切机的更新换代、高通量照明光源的应用以及更精细的制造技术和清晰广角镜的发展，越来越多的眼科医生接受微创玻璃体切割技术。2007年80%受访眼科医师表示微创玻璃体手术已经成为他们最常用的手术方法。近几年来，微创玻璃体手术在国内也越来越普及，成为国内各级医院常规的手术方法。与传统的20G经睫状体平坦部玻璃体切除术（简称玻切）相比，微创玻切手术有许多优势：如术中器械进出更安全、方便；手术时间明显缩短、手术创伤小、切口无须缝合、患者主观不适轻、术后炎性反应轻、恢复快；保持球结膜的相对完整性，避免眼表损伤、出血和角膜缘干细胞损伤；对既

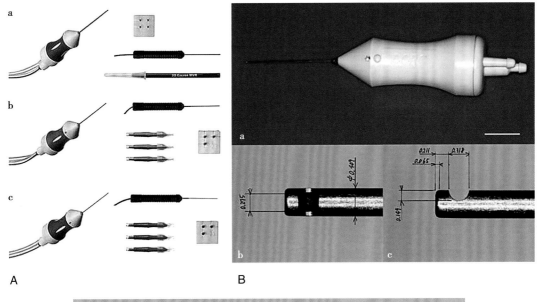

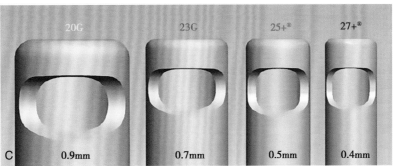

图21-2-1 微创玻璃体切割系统
A. 20G、23G、25G玻切套装；B. 27G玻切头；C. 玻切头管径的比较。

往存在角膜或结膜病变的患者,如青光眼滤过性手术后,具有更好的保护作用;术源性角膜散光度数低等。

2002年,Fujii等把25G微创玻切手术应用于临床,其套管(trocar)内外径分别为0.57/0.62mm,将原本20G的0.90mm玻切头直径降到了25G的0.50mm。因其手术切口仅0.62mm,免缝合,是一种创伤小、手术反应轻、愈合快的微创玻切系统,很快引起人们的关注。然而,由于切割速率低,切除组织会堵塞切割管道,加之光照不足、手术器械易弯曲、眼球转动困难,周边部玻璃体视网膜处理困难,甚至有手术器械在术中折断的报道,手术只能选择一些相对简单的病例。

2005年Eckardt首先报道了一种同时具有25G及20G特点经结膜免缝合的23G玻切系统,套管内外径分别为0.65/0.75mm,在扩大穿刺口直径的基础上增加了器械的硬度,完善了配套器械(导光纤维、笛针、眼内电凝),并且改进了巩膜穿刺技术,即斜行巩膜穿刺技术,这种技术是平行于角膜缘以30°~40°角切线方向刺入巩膜,一直到达套管的顶端,再改变方向以垂直方向进入眼球。与25G相比,23G玻璃体切除效率更高,器械刚性更强,可以转动眼球,可以像传统20G一样处理周边部的玻璃体视网膜,切割速率可达5 000r/min,最大吸力达500mmHg;同时具有25G免缝合、愈合快的优点,较大地增加了手术适应证范围。对于晶状体脱位或不全脱位患者,有学者同时利用白内障超声乳化手术切口,将传统玻切手术切口由20G的三个改为23G一个切口(仅灌注),减少了对眼内组织的干扰。术中根据病人晶状体核大小和/或皮质残留的多少、位置等情况决定玻璃体切除的部位和范围,对皮质残留较少患者,通过玻璃体内灌注压力作用及玻璃体切割头的前方吸引,在液体流动的带动下,皮质多向切口流动,易于快速切除,仅需做简单的前段玻璃体切除即可。对于核大且硬的患者,切除中周部玻璃体,以免超声乳化清除晶状体核时牵引导致视网膜脱离,无须进行玻璃体全切除。特别是基底部玻璃体可不必处理,从而避免玻璃体基底部切除不干净导致的前段增生性玻璃体视网膜病变,致手术失败。由于此种手术方法对结膜、睫状体及基底部玻璃体干扰较少,因此患者术后眼内炎症反应轻,术后恢复快,能减少病人痛苦及缩短住院时间。

在综合25G和23G优点的基础上,25G+逐渐应用于临床。25G+玻切系统增加了玻切头和光导纤维的硬度,完善了相应的配套器械,切割速率大大提高,可高达10 000~12 000r/min,玻切头开口离顶端的距离减少到0.23mm,硅油推注、眼内器械操作更得心应手,极大地提高了其适应证范围,目前已成为很多眼科医师首选的手术设备。

遵循"越小越好"的原则,几年来一些学者开始尝试27G玻切系统,将玻切头直径降到了0.40mm,玻切头开口距顶端的距离降到了0.21mm,使其更加接近视网膜平面,增加了细微操作的空间。同时完善配套了高速玻切头、灌注管、光导纤维、眼内镊、眼内剪、套管、穿刺针、钝头/尖头眼内电凝等器械。但其玻切头和导光纤维仍相对偏软,像早期的25G一样,目前仅用于一些黄斑部手术、玻璃体积血等选择性病例,可以尝试用于不复杂的白内障联合玻璃体切除手术,对于复杂病例仍不能作为首选。近年来,一些公司推出超高速双向气动玻切系统,并有人尝试29G玻切系统,但其适应证都相对局限,在眼外伤特别是复杂眼外伤中应用依然较少。

需要强调的是,不管采用23G还是25G玻切系统,在套管拔出后都要仔细检查切口有无渗漏,当发现切口密闭不好时应予以缝合,以避免术后低眼压、眼内炎的发生。

国外有研究者报道 20G 与 23G 联合应用处理晶状体后脱位,并证明其安全有效。国内有报道对于Ⅲ级以下核硬度的后脱位晶状体,20G 玻切头能够在重水辅助下于玻璃体腔内将之完全切除,操作相对简单,眼内压控制稳定,减少对眼前段组织的损伤。对于晶状体切除术中重水使用的必要性,目前并无一致意见。有认为借助重水托浮晶状体可减少术中可能对视网膜造成的损伤。但也有文献报道,在晶状体脱位的玻璃体切除术中使用重水并不显著影响术后最终视力或视网膜脱离的发生率。

对于没有 25G 玻璃体切割设备或者承担不了微创玻璃体切除手术费用的患者,Jorge 等改进了原有 20G 玻璃体切除手术的操作技术,和传统的 20G 经睫状体平坦部玻璃体切除手术不同,不做球结膜环形切开,“三通道”也采用和 25G 玻璃体切除手术类似的经结膜巩膜穿刺技术,用双极电凝烧灼穿刺点的球结膜和筋膜,用一个 19G 显微玻璃体视网膜刀直接经结膜和筋膜穿刺巩膜进入眼内,再插入 20G 的灌注导管和玻璃体切除器械进行手术。手术后巩膜和结膜伤口只需用 8-0polyglactin 缝线缝合 1 针,这样减少了组织损伤,手术后恢复快。

自从 23G 玻璃体切除手术推出以来,经结膜免缝合的玻璃体切除手术的适应证明显扩大,比较复杂的玻璃体视网膜病变也成了微创玻璃体切除手术的适应证。25G 微创玻璃体切除手术可以联合进行超小切口的白内障摘除术。而应用 25G 微创玻璃体切除结合吊顶灯后部反光照明法可以用于角膜严重浑浊的白内障手术患者。Ibarra 等报告了 25G 经结膜免缝合的玻璃体切除手术治疗黄斑区病变的远期结果,表明其是一种安全的、高效的技术。2007 年 Riemann 等报告应用 25G 玻璃体切割系统做硅油充填手术是安全有效的,也能够应用于复杂的玻璃体视网膜疾病,例如:牵引性视网膜脱离、巨大视网膜裂孔等疾病。Okamoto 等发现 25G 经结膜免缝合的玻璃体切除手术组患者,术后角膜地形图检查结果未见明显变化,因而对角膜的曲率影响最小;而 20G 玻璃体切除手术组患者,术后 2 周规则散光、不规则散光明显增大,手术后 1 个月才能恢复到术前水平。

二、手术适应证的选择

1. 手术适应证

(1)眼球穿孔伤或眼球破裂伤:前后囊均破裂的外伤性白内障、晶状体脱位于玻璃体腔、与玻璃体粘连的后发性白内障;瞳孔区机化膜、浅前房或无前房、瞳孔阻滞伴有玻璃体浑浊机化者。

(2)眼内异物:伴有眼内异物的外伤性白内障,包括磁性异物和非磁性异物,特别是虹膜平面以后的、玻璃体内或视网膜上的异物。

(3)眼球钝挫伤:晶状体浑浊、前囊或/和后囊破裂伴玻璃体浑浊、积血及机化增殖。

(4)晶状体脱位于玻璃体腔内且在眼内随体位改变而移动者;晶状体囊膜破裂,大量的皮质或晶状体核坠入玻璃体腔者;晶状体脱位伴有玻璃体浑浊、积血者。

2. 相对禁忌证

(1)角膜浑浊水肿,无法看清眼内情况者。有条件者可应用临时性人工角膜进行手术,亦可选择应用眼内镜进行手术。

(2)视网膜大量增生性改变,陈旧性视网膜脱离者。

(3)无光感或视功能极差,眼压低、眼球出现轻度萎缩者。

3. 绝对禁忌证

（1）严重的眼球破裂伤，眼球变形、眼压极低、视力无光感、角膜浑浊，同时伴视网膜及脉络膜脱离，无任何手术价值者。

（2）眼球明显萎缩、呈闭合漏斗无望恢复视力者。

（3）不能控制的高血压、严重的肺心病、心功能不全、血液病、全身恶性肿瘤晚期、年老体弱不能耐受手术及术后不能保持俯卧位者。

三、手术时机的选择

眼外伤后玻璃体切除的时机仍然存在争议，有学者认为早期手术与延迟手术在预后方面没有差异。然而大部分学者认为伤后第一周进行手术可以降低并发症的发生率，且预后明显改善。

我们建议眼外伤发生后应立即进行I期手术，目的是将伤口密闭缝合，以减少眼内容物脱出，达到解剖复位，恢复眼压，并尽量使视网膜脉络膜展平，为Ⅱ期外伤性白内障联合玻璃体切除手术做准备。

Ⅱ期玻璃体切除手术一般在伤后1~2周内进行。此时视网膜和脉络膜出血机会减少，玻璃体后皮质脱离形成，玻璃体视网膜增生性病变不严重。过早手术容易发生术中出血，且玻璃体后脱离不完全，术中剥离玻璃体后界膜时易发生医源性视网膜裂孔，有可能使视网膜和脉络膜增生性病变加重，形成明显的视网膜前增殖膜，收缩可引起牵引性视网膜脱离或视网膜皱缩、僵硬，手术效果差。但是如果合并晶状体破裂导致严重的眼内炎症反应时，则应尽早实施手术。

此外，还应注意，如果晶状体脱位于玻璃体腔内，最初几天应该局部甚至全身应用大剂量的糖皮质激素抑制炎症反应，在伤后1周内进行手术摘除晶状体。

四、术前检查和术前准备

术前详尽了解眼外伤的病史，常规进行全面、细致的术前检查，是正确评估和处理眼外伤的关键。评估中最关键的是判断患眼的视功能。值得注意的是，如果术前检查方法不当或不完善，可能会影响对患眼的正确评估和治疗方案的制定，预后不佳甚至可能因眼外伤的继发损害而加重患眼的病情；就诊时的视力是决定最终视功能预后的关键因素。因而，术前应在充分了解致伤的原因、类型和性质，在对患眼不造成进一步损伤的前提下全面细致检查和评估受伤的程度。若患者不配合或年龄较小，无法全面检查者，可在全身麻醉下进行。

（一）术前常规检查

术前常规检查同第二十章第二节外伤性白内障联合前段玻璃体切除术，在此不再赘述。

（二）影像学检查

所有开放性眼外伤都应进行影像学检查，特别适用屈光间质浑浊无法观察眼后段，或眼球破裂伤疑有眼内异物存留的患者。传统的X线是识别眼内异物最为简便的方法，但其对临床诊疗的作用往往有限；计算机断层扫描技术（CT），能在一个横断解剖平面上，准确地探测各种不同组织间密度的微小差别，与传统的X线相比由于其具有灵敏度高等优势，目前已成为眼球破裂伤和眼内异物检查与定位的标准方法（图21-2-2），但是CT检查仍有一定的局限性，不能精确反映隐匿性眼球破

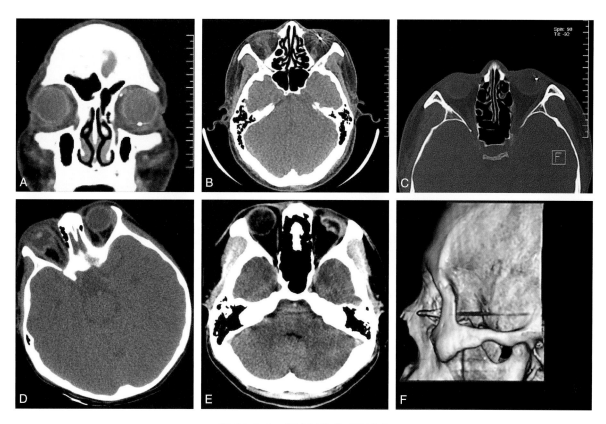

图 21-2-2　眼内异物的 CT 检查

A、B、C. 球内金属异物的 CT 图像呈标志性放射状伪影；D、E. 眼球破裂伤、眼内容物脱出的 CT 图像示眼环不连续、塌陷；F. 眼眶巨大异物三维立体成像。

裂伤的位置，仅可对隐匿性眼球破裂伤的发生有提示作用。磁共振成像技术（MRI）由于具有多于 CT 数倍的成像参数和高度的软组织分辨率，使其对软组织的对比度明显高于 CT，亦已用来识别及定位眼内异物，主要是用于眼内或眼眶的木质等植物性异物和塑料等非磁性异物的检查和定位（图 21-2-3）；但由于磁性异物暴露于磁场环境中会发生移位，易引起玻璃体积血和眼内组织的进一步损伤，所以不能用于磁性异物的检查。B 超亦可用于眼外伤的诊断（图 21-2-4）。

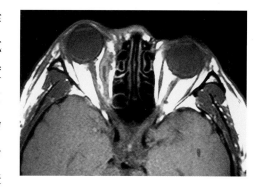

图 21-2-3　MRI 定位眼内非磁性（木质）异物

注：右眼球后内直肌内侧条形低密度异物，T₁WI 和 T₂WI 均为低信号，周围包绕组织均为等信号。

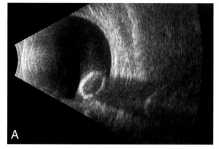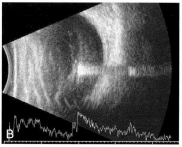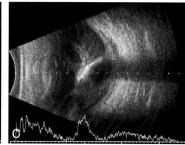

图 21-2-4　眼外伤的 B 超检查图

A. 晶状体脱位于玻璃体腔；B. 眼内磁性异物的声影；C. 玻璃体腔木质异物并发眼内炎。

(三) 术前准备

1. 在眼外伤手术前需要对患者的全身状况、眼部损伤及病情紧急程度等作出评估,并向患者及家属详细沟通说明,以取得患者与家属的配合。术前谈话还应该包括麻醉方式、手术时机、手术方式、术中术后并发症及防治措施和术后恢复情况等,告知患者及家属术中根据病情可能需要改变或增加相关的手术方法或治疗措施,尽可能保留患者眼球。同时应告知患者及家属眼外伤后有发生交感性眼炎的可能性。

2. 开放性眼外伤应先予以抗破伤风免疫球蛋白和广谱抗生素预防感染,当疑诊为化脓性眼内炎时,还应进行细菌、真菌培养及药物敏感试验,并根据检查结果使用敏感抗生素做后续治疗。应注意的是,开放性的眼球穿孔伤不应使用眼膏,因为眼膏随伤口进入眼内难以取出。

3. 术前要应用复方托吡卡胺滴眼液短效散瞳剂充分散瞳,常规术前 10 分钟滴眼 1 次,连续滴眼 4 次。长效散瞳药物如阿托品和后马托品滴眼后产生长时间瞳孔散大,加之手术的刺激可能造成瞳孔散大情况下的虹膜后粘连,术后瞳孔难以恢复正常大小,故不提倡应用长效散瞳剂。

五、手术步骤

(一) 麻醉

根据眼外伤的不同情况选择不同的麻醉方式。

1. **局部麻醉** 表面麻醉下行白内障超声乳化术,之后再球后麻醉,可以避免眶压增高对超声乳化术的影响;也可以选择球后阻滞麻醉或球周及筋膜下浸润麻醉,术前通过指压眼球降低眼压至 T-1。

2. **全麻** 对儿童、年老体弱多病、精神紧张、全身疾病手术中需要心电监护不能配合手术者,可采用全身麻醉。眼外伤患者常有多次手术史,对疼痛的耐受力较差及对手术具有恐惧感,由于外伤性白内障联合后段玻璃体切除手术相对比较复杂,手术时间较长,需要患者较好地配合,故推荐全身麻醉。术中或术后眼部可同时给予局部麻醉药物,以避免或减轻全身麻醉解除后患者眼部的疼痛和不适。

(二) 建立常规玻璃体切除手术三通道

根据患眼的病情及术中应用玻璃体切除系统的不同,有以下两种方法:

1. **切开球结膜** 在手术条件不允许,没有 23G、25G、27G 玻切穿刺刀,则需要先做结膜切口,再做巩膜穿刺口。对于巩膜有穿孔伤时,因巩膜伤口尚未完全愈合,故应避开巩膜伤口;术中如发现巩膜伤口漏水及眼压降低,则需要充分暴露巩膜伤口并进行缝合,直至达到伤口水密状态。由于眼外伤可能经过多次手术,眼球外伤处及既往手术切口处球结膜难以与巩膜进行分离,故手术时不要损伤板层巩膜。对于角膜缘部位的裂伤,遮盖伤口的球结膜应予以保留,应在其外健康的巩膜部位做球结膜切开。

球结膜切开时,一般情况下只在颞下、颞上及鼻上拟行巩膜穿刺口处做局部球结膜切开即可,常采用 "L" 形或局部放射状切开,但不应将球结膜切口与巩膜穿刺口置于同一部位,术后巩膜缝合线结可能会影响结膜切口的愈合。

21

常规玻璃体切除手术三通道,分别是做在颞下、颞上及鼻上睫状体平坦部,角膜缘后3.5mm处稍避开结膜切口穿刺巩膜进入眼内;常规灌注头放在颞下,而上方的10:00及2:00则放置光导纤维及玻璃体切割头便于眼内操作。

2. **不切开球结膜直接做巩膜穿刺口** 现代微创玻璃体切除手术,由于23G、25G,甚至27G玻切刀的出现,使得结膜的切开不再是手术的必须过程。应用23G、25G玻切刀穿刺巩膜时,刀的斜面应与巩膜面呈30°~40°的角度倾斜进入巩膜层间,待刀的斜面完全被巩膜层间覆盖时再垂直穿刺进入眼内,留置通道套管;手术结束时拔出套管,伤口已经闭合达到水密状态,一般情况下不需要缝合,所以球结膜无须切开。

(三)晶状体脱位于玻璃体腔的处理方法

1. **直接切除法** 对于软性晶状体及晶状体核相对较软者(Ⅱ级以下),可应用玻切头直接将其切除。首先设置高流量、高负压、低切速模式,应用玻切头将晶状体吸引至玻璃体腔的中央部再进行切除,此方法可反复进行,直至将晶状体完全切除。术中可在光导纤维协助下将较大的晶状体核通过眼内挤压和分割的方法使之成为更小的碎片再行切除;或先用光导纤维插入晶状体之内使其位置相对固定,然后将其切除;最后将晶状体皮质切除干净(图21-2-5)。然后转换常规玻璃体切割模式切除玻璃体。

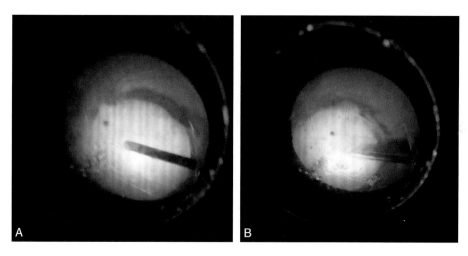

图21-2-5 脱位的软核晶状体直接切除法

2. **超声粉碎法** 对于较硬的晶状体核(Ⅲ级以上),单纯的晶状体切除可能需要较长时间,反复操作有增加视网膜损伤的危险,故应选择超声粉碎的方法将晶状体切除。手术时在光导纤维的协助下将晶状体吸引至眼球中央部然后进行超声粉碎吸出。亦可眼内注入全氟化碳或高黏度的黏弹剂1~2mL,将晶状体浮起后行超声粉碎术或在虹膜后进行超声乳化吸除术(图21-2-6)。晶状体超声粉碎时不要在视网膜表面进行,以免较大的吸引力和超声能量造成视网膜的损伤。

3. **角膜缘切口娩出法** 如晶状体核坚硬(Ⅳ~Ⅴ级),超声粉碎或超声乳化均很困难,可向玻璃体腔内注入全氟化碳液体使晶状体浮起达虹膜平面,巩膜塞封闭穿刺口,做角膜缘隧道切口,用晶状体圈匙将其娩出,然后应用10-0尼龙线缝合角膜缘切口(图21-2-7)。

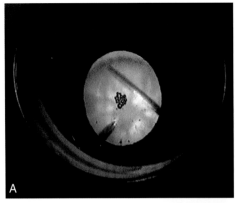
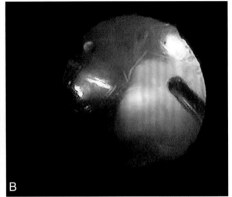
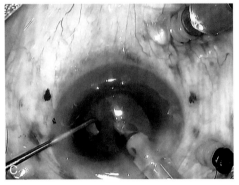

图 21-2-6　重水浮起硬核晶状体的超声粉碎法和超声乳化吸除术
A. 晶状体脱入玻璃体腔后用重水浮起；
B. 晶状体浮起后行超声粉碎术；C. 晶状体浮起至虹膜后进行超声乳化吸除术。

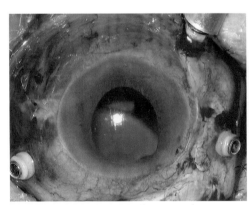
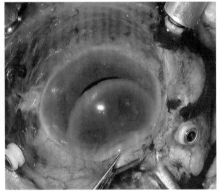

图 21-2-7　重水浮起硬核晶状体角膜缘切口娩出法

(四) 人工晶状体植入

人工晶状体的植入应慎重选择，如眼后段情况良好，术前评估植入术后能获得满意的矫正视力，且无发生视网膜脱离等并发症的风险时，可同期植入人工晶状体。有以下 4 种植入方法：①如果前囊破裂、后囊完整，可用 25G 玻切头将前囊破孔边缘修剪成近圆形，避免放射状撕裂，IOL 植入囊袋内；②如果前囊完整、后囊破裂（见于严重的钝挫伤），应从后路切除浑浊的晶状体皮质，保留完整的前囊膜，选择大 "C" 襻三片式人工晶状体后房植入睫状沟固位；③如前后囊均有破孔，应分别修剪前囊孔的边缘（孔径约 5~6mm）和后囊孔边缘（孔径约 3~4mm），IOL 选择囊袋内或睫状沟植入；④如前后囊均破裂较严重，无法保留，应选择大 "C" 襻三片式或四襻人工晶状体睫状沟缝线固定。

(五) 外伤性白内障联合后段玻璃体切除术中的注意事项

1. 异常虹膜情况的处理　眼外伤可造成虹膜前、后粘连，使瞳孔部分闭锁不能散大，影响手术操作。如果晶状体透明或要保留晶状体的前囊膜,须通过角膜缘穿刺孔进入前房分离后粘连的虹膜。如果晶状体浑浊需要手术切除,则可在黏弹剂充填前房的情况下,分离虹膜的前、后粘连重建前房。分离虹膜粘连时动作要精准轻柔,以免造成虹膜根部离断及前房积血。

部分患者的瞳孔难以用药物散大,或手术中瞳孔又逐渐缩小,使手术难以顺利进行,可以使用虹膜拉钩扩大瞳孔,拉钩数量一般3~5个,以4个最为常用。用穿刺刀在4个象限相距90°的角膜缘各做一斜行前房穿刺的自闭切口,但尽量避开巩膜穿刺口的方位做前房穿刺,以免缝合巩膜穿刺口时造成的角膜缘穿刺孔裂开。通过切口插入虹膜拉钩,将瞳孔缘钩住并向外牵引扩大瞳孔,用拉钩杆上的滑动袖套固定。4个拉钩固定瞳孔后形成一个方形瞳孔。在手术结束前,撤出虹膜拉钩。这种开大瞳孔的方法主要适合于晶状体浑浊和人工晶状体眼瞳孔不能散大的患者,对于透明晶状体患者应慎重使用。

眼外伤常造成角膜较大瘢痕,而角膜透明区域又有虹膜遮挡,不仅影响手术操作,也影响术后视力的恢复,有时虹膜已经发生离断或损伤,此时应将影响手术操作的虹膜予以切除。不要为了保护虹膜而影响眼内手术操作,甚至视网膜难以复位。虹膜切除时,以使能够完成视网膜手术操作为原则,不宜过大范围切除。

2. **异常情况巩膜穿刺口的选择及异常灌注的处理** 巩膜穿刺口位置一般选择在颞上、鼻上、颞下三个象限。颞下象限放置灌注头,2:00及10:00的位置分别进入光导纤维及玻璃体切割头,颞上和鼻上两个巩膜切口的夹角应在120°~150°之间。穿刺孔位置,在无晶状体眼、人工晶状体眼或准备切除晶状体者一般选择在角膜缘后3~3.5mm处,有晶状体眼在角膜缘后3.5~4mm处为宜,7岁以下儿童因眼轴短,相应的睫状体平坦部位置靠前,放置灌注的位置要稍偏前(表21-2-1)。巩膜有穿通伤口者,穿刺口位置要尽量避开巩膜伤口。

表 21-2-1　不同年龄经睫状体平坦部巩膜穿刺口距角膜缘的距离

年龄	0~1（月龄）	1~6（月龄）	6~12（月龄）	1~3（岁）	3~6（岁）	6~18（岁）	成人（人工晶体眼）	成人（有晶状体眼）
位置/mm	1.0	1.5	2	1.5	3	3.5	3~3.5	3.5~4

应用20G玻璃体切除系统,巩膜穿刺刀平行角膜缘进行巩膜穿刺。巩膜穿刺刀呈三角形,最宽处1.4mm,形成切口的直径0.89mm。手术时用巩膜穿刺刀刺向眼球中心,对于无晶状体眼及人工晶状体眼,应选用4~5mm长的灌注头;如果睫状体平坦部被浓密的出血或纤维组织覆盖,应选用5~6mm长的灌注头,以防止灌注头没有置入玻璃体腔,进入视网膜下。巩膜穿刺后,将灌注头开口部的斜面垂直于巩膜面插入切口,应无任何阻力地全部进入,经瞳孔区观察灌注头开口部,确认灌注头完全进入玻璃体腔后,方可打开灌注,如灌注头开口部有膜性组织覆盖,则应将灌注头取出,再次用穿刺刀插入眼内将膜性组织切断重新置入灌注头并固定。巩膜伤口漏水或者伤口修补术中脉络膜上腔出血放出后,可能眼压极低,造成灌注头无法插入眼内,此时可以用注射器针头自穿刺口注入平衡盐溶液使眼压达正常甚至稍高,再插入灌注头,针头一定要锐利,垂直插入玻璃体中央部才能注水,避免将液体插入视网膜下或者脉络膜上腔。

如屈光间质浑浊，可使用较长的灌注头插入，插入后将灌注头向前翘，用光导纤维进行照明，观察到灌注头开口后再打开灌注。如晶状体及玻璃体浑浊严重，不能确定灌注头是否位于眼内时，可用针头灌注（巩膜穿刺孔或角膜缘），在眼外照明情况下切除浑浊的晶状体及前部玻璃体，直至发现灌注头。眼外伤时眼内的积血及玻璃体常部分液化，在灌注头插入后用棉棒压迫眼球壁以升高眼内压，如可见眼内血液自灌注管反流可以判断灌注头是否位于玻璃体腔内，但亦应排除灌注头位于脉络膜上腔的可能。当灌注头有组织覆盖时，可从另一穿刺孔插入巩膜穿刺刀切开或用光导纤维压迫，使灌注头的尖端进于眼内。如果发生脉络膜灌注，应立即停止灌注并拔出灌注头，同时，从上方象限巩膜切口插入灌注头，向玻璃体腔注入灌注液，把脉络膜下液体排挤压出。必要时，可采用一定的眼位，以便于脉络膜上腔液体的溢出。

3. **角膜接触镜固定环**　角膜接触镜固定环（Landers 环）（图 21-2-8）是一种内环直径约 12mm 的金属环状结构，在相距 180°的外环伸出 2 个支架，用作缝线固定，一般情况下将环的两个支架用缝线固定在 3:00 及 9:00 位（或相应对称位）近角膜缘处，并可根据角膜瘢痕情况改变固定位置。结扎时松紧要适中，过松固定环容易移动及滑脱，过紧容易使角膜出现皱褶，影响手术时观察眼底。

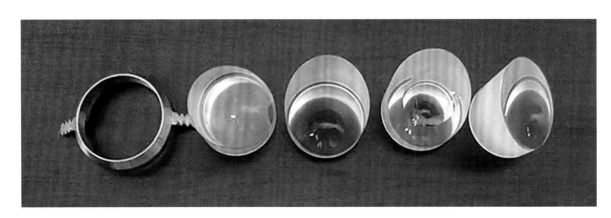

图 21-2-8　Landers 环和不同度数的斜面镜

正常眼球有约 +60D 的屈光力，单用显微镜根本无法看清眼底后极部，在玻璃体手术中，需要在角膜面放置特殊的接触镜，中和眼球屈光力以后才能看清眼底全貌。术中根据眼底不同部位的观察需要在 Landers 环内放置角膜接触镜及更换不同的镜面。一般先放置平面镜，切中轴部玻璃体，待中轴部玻璃体切干净后，换斜面镜（有低斜面 20°、中斜面 30°、高斜面 45°三种），通过旋转斜面镜及顶压的方法，将周边部玻璃体切除。

4. **广角观察系统**　在微创玻切系统的开发和应用中，非接触广角观察系统（wide-angle viewing system）是其新的亮点之一。广角观察系统能够给术者提供全景的手术视野，提高手术的安全性和效率。手术过程中，术者能够清晰地观察和评价几乎整个眼底改变，而且诸如小瞳孔、角膜浑浊、人工晶状体甚至多焦点人工晶状体植入对手术亦无明显的影响。目前，非接触广角观察系统因其应用方便、清晰、视野范围大、立体感强等优势，深受临床医师的青睐。

广角观察系统有两种类型：接触广角观察系统（即手持式角膜接触镜）和非接触广角观察系统。手持式角膜接触镜是从传统的缝环固定角膜接触镜发展而来的，即手持式角膜接触镜置于角膜上，并通过倒像转换系统转换成正像。这种观察系统,具有较好的眼底图像分辨率和对比度,但也有很多不便,如接触镜直径大,手术操作不便,器械经常会碰触接触镜,影响手术的进行;气液交换时气体反光干扰术者的视野,增大手术难度;手术过程中需要助手多次转动和更换透镜;顶压巩膜力量大时会导致结膜囊内血性液体进入角膜和接触镜之间,影响视野;角膜接触镜易损伤角膜上皮,因此手术中常用弥散性黏弹剂涂布于固定环内,保护角膜上皮;要求术者与助手之间默契配合等。

1987年,Spitznas把非接触广角观察系统,又称为双目间接检眼显微镜(binocular indirect ophthahno microscope,BIOM)应用于玻璃体切除手术中,最初的视野观察范围仅70°~90°,而且是倒像。近些年来,经过不断的改进,非接触广角观察系统最大视野可达120°甚至更大,并还原图像为正像。和接触式广角观察系统相比,非接触式广角观察系统具有立体感强、观察角度广、受屈光间质影响小等优点。同时,可以自由旋转眼球,对助手要求低,手术过程更灵活;在联合白内障手术时,无接触镜固定环的羁绊,可以方便地进行前、后段手术转换;整个手术过程中,不与角膜接触,避免对角膜上皮的损伤。目前常用的非接触式广角观察系统有Resight(Carl Zeiss)、BIOM(Oculus)、OFFISS(Topcon)等(图21-2-9)。

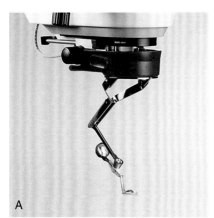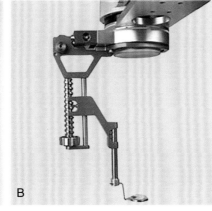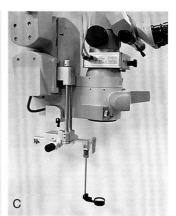

图21-2-9　非接触广角镜
A. Resight;B. BIOM;C. OFFISS。

传统玻璃体手术使用的是缝合式金属环固定角膜接触镜及手持式角膜接触镜,联合20G切口玻璃体切除术,巩膜切口大,术中眼内灌注压难以控制,术后容易发生切口纤维血管增生,巩膜切口玻璃体或视网膜嵌顿。此外,角膜接触镜视野窄,不能看到眼底全貌,切除周边部玻璃体需旋转换镜,影响手术操作,吸引切除玻璃体过程中易牵引视网膜,造成医源性视网膜裂孔。在眼外伤患者中由于伤情复杂,眼内结构破坏大,手术难度高,使得传统玻璃体切除手术并发症发生率居高不下。而使用的23G微创玻璃体切除系统的患者,不但眼内压维持稳定,在一定程度上降低了暴发性脉络膜上腔出血的危险性,而且还可以通过适当提高灌注压使术中出血得到有效控制,从而明显提高手术效率;此外,灌注管和手术器械均通过套管进出眼球,还避免了手术器械反复进出对睫状体的损伤及对玻璃体的牵引。因而,对于复杂眼外伤的前后段联合手术,推荐应用23G玻璃体切除系统和非接触广角观察系统,可有效提高手术的安全性和手术效率,减少和避免术中和术后并发症。

采用Resight非接触广角观察系统联合CONSTELLATION 23G超声乳化及玻璃体切割一体机

对外伤性白内障伴有视网膜脱离的患者,在平坦部先预制玻切三通道,先完成常规白内障超声乳化吸除术。眼后段手术根据其裂孔位置采用重水使视网膜复位后行光凝或冷凝,再用 C_3F_8 气体或硅油填充,手术安全高效。术中评估患者眼底、角膜及晶状体囊膜残留状况,在条件允许的情况下决定行人工晶状体I期或II期植入术,术后常规给予患者有效抗生素及糖皮质激素进行全身及局部治疗,以抗炎和预防眼内感染。

接触广角观察系统在眼科的应用已有一段时间,其应用价值得到业内的肯定。但非接触广角观察系统能全面、仔细地将玻璃体后皮质及基底部玻璃体切除干净,既往报道认为联合采用非接触广角观察系统的玻璃体切除手术,其远期 PVR 发生率明显低于传统玻璃体手术。在寻找眼后段异物时,非接触广角观察系统能迅速准确地确定异物位置,减少压迫周边部视网膜的外力性损伤。

5. 玻璃体切除手术的关键点 必须在直视下看见玻切头才能开始手术,手术时,导光纤维一定要照亮切除部位,玻切头的开口始终置于术者视野内。如玻璃体浑浊浓密,不能观察到眼内情况者,当玻切头插入眼内后,可将其往前翘起,在瞳孔区观察到玻切头的末端时,方能切除。只有观察到灌注头时才能打开灌注。

玻璃体后脱离对后极部玻璃体皮质的切除极为重要,可以使手术更加安全和有效。如视网膜无异常,术中不需要注射膨胀气体或硅油者(如前部玻璃体切除),未脱离的玻璃体后皮质可不予处理。如术中视网膜有裂孔存在,或有视网膜脱离时,应将玻璃体后皮质切除。眼外伤玻璃体积血、炎症及机化膜牵引可于外伤后 7~14 天导致玻璃体后脱离,这是理想的手术时机。部分患者可能有局部玻璃体与视网膜的紧密粘连,强行分离会造成视网膜损伤甚至裂孔形成,应予以注意。

在诱导玻璃体后脱离之前,首先应切除后极部大部分玻璃体,但不宜切除过于干净,以免玻切头不能将其吸引。为了更好地观察残留的玻璃体皮质,可向眼内注射少量曲安奈德进行玻璃体染色,其药物颗粒可吸附于玻璃体残留皮质表面,然后再诱导玻璃体后脱离。手术时可采用下面的方法促进玻璃体后脱离的发生。将玻切头放在视盘前及周围,用 200~300mmHg 的吸力吸住残留的玻璃体,轻轻反复上下提拉,可将玻璃体后皮质从视盘表面撕脱,见到圆形 Weiss 环飘起,说明剥离玻璃体后皮质成功。继续向上提拉,见一玻璃体皮质分离界面向周边扩展,在剥离玻璃体基底部时不要继续牵引,以免引起基底部视网膜损伤,这是最常用的方法(图 21-2-10)。

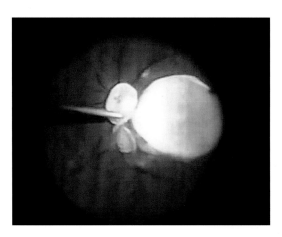

图 21-2-10 Weiss 环
术中使用曲安奈德染色后可见 Weiss 环,类似一个简笔画的不倒翁小人。

眼球穿孔伤常造成虹膜睫状体的损伤,其出血、炎症及渗出最常波及的部位就是周边部玻璃体。由于其受虹膜睫状体的遮挡和角膜的屈光折射,位于视网膜的锯齿缘部和睫状体平坦部的玻璃体及病变,必须用巩膜压陷法方可观察到。前部玻璃体切除不彻底,是玻璃体视网膜手术失败的重要原因,手术时应首先将能见到的玻璃体完全切除,最后再切除基底部的玻璃体。如使用角膜接触镜进行手术,需角膜放置40°或50°高斜镜;如果使用非接触广角观察系统,术者一手持光导纤维,另一手持玻切头,助手持巩膜压迫器从眼球外平坦部顶压眼球,帮助术者完成全玻璃体切除术。

六、术中并发症的处理

1. 伴有角膜损伤时,由于角膜伤口、缝线、水肿等致角膜浑浊,影响眼底观察,如影响较轻,可尝试应用广角全视野镜下手术;如影响较重,可应用临时人工角膜完成手术。

2. 由于外伤可造成虹膜损伤及眼内炎症反应,引起虹膜后粘连,瞳孔不易散大,影响眼底观察,可先分离虹膜后粘连,再采用虹膜拉钩或瞳孔扩张器扩大瞳孔。

3. 巩膜穿刺口应避开原巩膜伤口,而不应单纯按照常规的玻璃体切除手术的穿刺口位置去操作。否则,巩膜穿刺口在伤口处时,不易水密缝合切口,造成术后低眼压。

4. 插入灌注管时,由于睫状体脱离、脉络膜脱离以及前部PVR,视网膜嵌顿、晶状体损伤、玻璃体浑浊等因素存在,很可能使灌注管误入脉络膜上腔或者视网膜下,因此,对于拟摘除晶状体者,宜用长灌注头建立眼内灌注,确定其进入玻璃体腔后再打开灌注开关。

5. 正确处理巩膜切口处视网膜嵌顿是提高视网膜复位率、减少术后视网膜脱离的关键。嵌顿于巩膜伤口的视网膜呈封闭漏斗状脱离并向伤口聚集,应先处理此处的视网膜。彻底切除嵌顿的玻璃体、机化膜,必要时行视网膜切开,彻底切断伤道与视网膜的联系,可有效防止术后视网膜下增殖膜。

6. 对于PVR引起的视网膜脱离,由后极部向周边部剥离并切除视网膜表面的增殖膜,使视网膜完全松解。对于视网膜巨大裂孔以及视网膜全脱离呈荷包样改变者,要彻底剥离视网膜表面和视网膜下增殖膜,向荷包中心注入重水,将荷包撑开,再次剥离视网膜表面膜;对于僵硬或皱缩的视网膜,使用水下电凝切开视网膜,避免再出血,并充分切除皱缩和僵硬的视网膜,同时取出视网膜下增殖膜。

7. 清除视网膜下积血 对于影响视网膜复位的视网膜下血凝块,可在血凝块附近切开视网膜后取出,必要时可扩大切口。

8. 眼内出血 常发生在术中视网膜切开去除视网膜下积血时,特别是合并脉络膜血管损伤时,或摘除嵌顿于视网膜脉络膜的异物时。应提高灌注压或采用气-液交换来止血,眼内电凝充分止血,待出血静止后再继续手术。否则停止手术,关闭切口。待出血静止后再手术。此外,应特别关注患者的情绪和术中血压情况,必要时予镇静药物和降血压药物。

9. 视网膜被完全松解后行气-液交换或油-液(即重水与硅油)置换,压平视网膜,光凝封闭视网膜裂孔及切开的视网膜,对于周边部的视网膜裂孔或视网膜切开部位,可行巩膜外冷凝,最后,玻璃体腔中填充 C_3F_8 气体或硅油。

七、术后处理

所有患者根据术中情况决定术后体位,术后局部应用糖皮质激素滴眼液和非甾体抗炎滴眼液交替滴术眼,各4次/日,共1周。1周后糖皮质激素开始减量,每周减量1次至停药;非甾体抗炎根据术眼的炎症反应情况,持续滴眼 1~3 个月。术后随访 3~6 个月。

八、术后并发症及防治

1. **角膜水肿** 术后角膜水肿除与手术过程相关以外,也可能与患者受伤情况或者术后高眼压相关;长期角膜水肿会引起角膜内皮细胞失代偿,所以要针对水肿的原因,给予相应的治疗。如术中在前房操作时尽可能保护角膜内皮、灌注压保持稳定不宜过高或过低;如为术后眼压高造成的水肿,可在局部应用降眼压药物的同时给予营养角膜的药物;如为外伤引起,则应在应用抗炎药物的同时给予营养角膜药物。

2. **炎症反应** 术后炎症反应通常会持续数周,如长期迁延不愈常会导致眼球萎缩。可根据具体情况局部或者全身应用糖皮质激素治疗,并根据术眼炎症控制情况逐渐减量至停药,不能突然停药或过早停药,以导致炎症复发或迁延不愈。

3. **低眼压** 常见原因有:①原巩膜伤口漏水,如原巩膜伤口缝合不严密或巩膜切口在伤口附近,术中眼压升高后或手术交换器械时伤口会扩大或裂开,此时应重新水密缝合巩膜伤口;②对于贯通伤的眼球不宜过早手术,因贯通伤出口靠眼球后段,缝合伤口难度大,只有靠巩膜伤口 7 天后自行愈合形成瘢痕。贯通伤过早行 Ⅱ 期手术,易导致贯通伤的出口没有形成瘢痕愈合而漏水,术后产生低眼压。

4. **高眼压** 一般认为外伤性晶状体脱位继发性青光眼在玻璃体切除联合晶状体切除或摘除术后大多数眼压升高是一过性的,通过药物治疗均能够控制,抗青光眼手术是否需要实施,应根据术前房角损伤和粘连情况等综合决定。

(金学民　万文萃　刘　玥)

参考文献

1. 赵桂秋,孙为荣.眼科病理学.2版.北京:人民卫生出版社,2014.
2. 黄一飞,王丽强.眼科学基础(中文翻译版).北京:科学出版社,2018.
3. 刘文.眼底病手术学.北京:人民卫生出版社,2021.
4. STEPHEN J. RYAN. Retina(7th Edition). Rochester:Saunders,2022.
5. 李凤鸣.中华眼科学.2版.北京:人民卫生出版社,2005.
6. 朱鑫磊,颜华.玻璃体切割手术时机对开放性眼外伤预后影响的研究现状[J].中华眼底病杂志,2018,34(2):184-186.
7. 徐浩,白宁艳,刘雪莲,等.早期玻璃体切割手术治疗眼后节受累的开放性眼外伤疗效观察[J].中华眼底病杂志,2015(4):382-383.
8. FUJIKAWA A,MOHAMED YH,KINOSHITA H,et al. Visual outcomes and prognostic factors in open-globe injuries. BMC Ophthalmol,2018,18(1):138.
9. FUJII GILDO Y,DE JUAN EUGENE,HUMAYUN MARK S,et al. A new 25-gauge instrument system for transconjunctival sutureless vitrectomy surgery. Ophthalmology,2002,109(10):1807-1812.

10. CZAIJKA MP,FRAJDENBERG A,JOHANSSON B. Outcomes after combined 1.8-MM microincision cataract surgery and 23-gauge transconjunctival vitrectomy for posterior segment disease：A retrospective study. Retina,2014,34（1）:142-148.

11. WOO SE JOON,PARK KYU HYUNG,HWANG JEONG-MIN,et al. Risk factors associated with sclerotomy leakage and postoperative hypotony after 23-gauge transconjunctival sutureless vitrectomy.Retina,2009,29（4）:456-463.

12. OSAWA S,OSHIMA Y. 27-Gauge vitrectomy.Dev Ophthalmol,2014,54:54-62.

13. LAI CT,KUNG WH,LIN CJ,et al. Outcome of primary rhegmatogenous retinal detachment using microincision vitrectomy and sutureless wide-angle viewing systems. BMC Ophthalmol,2019,19（1）:230.

14. FRIBERG T R. Clinical experience with a binocular indirect ophthalmoscope laser delivery system. Retina,1987,7（1）: 28-31.

15. BAI L,WANG YF,TARIQ F,et al. Safety and effectiveness of an iris hook assisted phacoemulsification in vitrectomized eyes. Int J Ophthalmol,2021,14（11）:1735-1740.

21

第二十二章
外伤性白内障联合角膜移植术

　　角膜移植手术（keratoplasty，KP）属于同种异体组织移植，是器官和组织移植的重要组成部分，角膜移植为角膜盲的复明谱写了光辉的篇章。早在 1796 年英国人 Erasmus Darwin 第一个提出了"角膜移植"的设想，直到 1824 年 Reisinger 在欧洲首先在鸡和兔子眼上进行了整个角膜移植的实验并有文献记载。1835 年 Stilling 第一个进行了与瞳孔大小相仿的角膜移植，这是后来穿透性角膜移植的起源。1840 年 Wather Muhlbauer 首创动物异种板层角膜移植，但以失败告终。1886 年和 1888 年 Von Hippel 成功进行了异种和同种角膜板层移植。我国的角膜移植工作在 1949 年前只有北京和上海少数医师可以实施。新中国成立后，20 世纪 50 年代出现了一次角膜移植高潮，1978 年广州召开全国第一届角膜病会议，成立了角膜病学组，之后角膜移植工作逐渐开展起来。

　　关于角膜内皮移植术，早在 1972 年 Maurice 就提出设想，用培养的角膜内皮细胞取代不健康的角膜内皮；1979 年 McCully 等用兔制作角膜内皮损失模型，将培养的内皮细胞悬液注入前房，发现内皮细胞黏附于后弹力层上；1990 年 McLaughlin 等将培养的人角膜内皮细胞首次接种于 Fuchs 角膜内皮营养不良及大泡性角膜病变患者，结果形成了单层内皮细胞，使角膜恢复透明。2000 年左右，随着对角膜疾病发生、发展规律的认识和研究的深入，特别是对角膜移植后排斥反应病理机制的研究，角膜移植进入了角膜内皮移植时代。角膜内皮移植手术具有损伤小，术后角膜散光轻，视力恢复快，排斥反应轻等特点。主要适应证为 Fuchs 角膜内皮营养不良和白内障术后或外伤等原因引起的大泡性角膜病变。

　　近年来，随着生物工程技术的发展和进步，异种人工角膜移植工作也在逐步展开，这是对同种异体移植的重要补充。2005 年世界各地人工角膜的研制方兴未艾，国内多所医院和研究所同步开展工作。2015 年全球第一款人工角膜"艾欣瞳"研制成功，经过动物和临床试验，获得了中国国家食品药品监督管理总局颁发的医疗器械注册证书，成为第一款进入临床的生物工程角膜，为角膜盲患者带来了复明的希望。生物工程角膜的名称为脱细胞角膜基质（acellular corneal stroma），取材于猪眼角膜，经病毒灭活与脱细胞等工艺制备而成，保留了角膜的前弹力层和部分基质，其主要成分为胶原蛋白，具有天然角膜的胶原纤维结构。其可以作为角膜的前板层组织替代物，覆盖患处后可起到物理覆盖，隔离和保护创面的作用，同时促进角膜上皮再生及基质合成，术后逐渐与自体角膜组织融合为一体，最终形成与正常角膜相似的结构。国内已经临床应用的生物工程角膜除了艾欣瞳（深圳）以外，还有优得清（广州），主要适应证是进行角膜板层移植，可用于治疗多种角膜损伤。

角膜移植手术大体上分为三大类:穿透性角膜移植、板层角膜移植和角膜内皮移植。穿透性角膜移植(penetrating keratoplasty,PK)是通过手术方式把病变的角膜全层取下来,把合适大小的异体角膜原位缝合在植床上,以恢复眼球结构的完整性及透明性,达到提高视力、缓解痛苦、恢复眼表结构及改善外观的目的(图22-0-1)。板层角膜移植(lamellar keratoplasty,LK)是通过手术将病变的角膜板层以适当的厚度剖切下来,将同样厚度的角膜植片移植上去,间断缝合,来恢复角膜结构的完整性。根据板层的厚度,又可以分为浅板层(SALK)和深板层(DALK),SALK 的角膜瓣厚度大约在 130μm,DALK 的角膜瓣厚度需剖切至后弹力层。角膜内皮移植(endothelial keratoplasty,EK)是将病变的角膜内皮层切除或刮除,把带有后弹力层或不带后弹力层的角膜内皮植片卷起来,从角膜缘切口推入前房,展开后通过向前房内注入消毒的气泡,利用气泡顶压的力量使内皮细胞层向上贴附于受体后弹力层,从而发挥角膜内皮细胞的泵作用,使角膜逐渐恢复透明。EK 又分为后弹力层角膜内皮移植(DMEK)和后弹力层剥离角膜内皮移植(DSEK)。

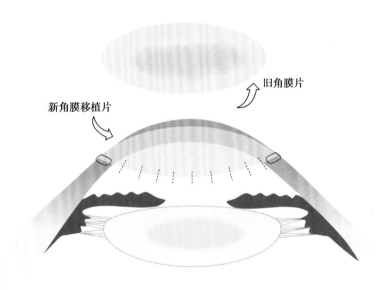

图 22-0-1 穿透性角膜移植示意图

第一节 | 外伤性白内障联合穿透性角膜移植术

外伤性白内障患者常常合并有角膜外伤及瘢痕,常见的角膜外伤类型有:角膜挫裂伤、角膜穿通伤、角膜化学伤、角膜热灼伤和角膜血染等,这些类型的角膜损伤,均可降低角膜的透明度,角膜局部或全部浑浊、变色,导致患者视力下降或丧失,严重影响工作和生活。合并有角膜中央瘢痕或浑浊的外伤性白内障患者在进行白内障手术时,由于可视性差,手术难度增大;并且单纯的白内障手术不能够解决患者的复明问题。因此,这类外伤性白内障患者在进行白内障手术时,应同时联合实施角膜移植手术,对改善患者术后视力,提高生活质量具有重大的意义。

临床上遇到外伤性白内障同时伴有角膜瘢痕或浑浊的患者,需在行 PK 的同时,完成白内障囊外摘除(ECCE)和后房型人工晶状体(IOL)的植入,手术的难度和复杂程度也明显增加,这种复杂的眼前节联合手术被称为"三联术"。该手术是眼前节显微手术中具有高难度操作技巧的代表性手术。因此,术前严格选择手术适应证至关重要。

一、手术适应证的选择

(一)穿透性角膜移植术的适应证分类

根据病变的性质和手术能够达到的目的,将穿透性角膜移植术的适应证分为以下四类。

1. **光学性移植(提高视力)** 如圆锥角膜,角膜瘢痕,角膜营养不良,大泡性角膜病变等。

2. **治疗性移植(缓解痛苦)** 如大泡性角膜病变等。

3. **整复性移植(恢复结构)** 如角膜瘢痕、浑浊、角膜溶解等。

4. **美容性移植(改善外观)** 如先天性角膜浑浊,先天性角膜白斑等。

穿透性角膜移植术的每一种分类之间并不是相互独立的,临床实践中常常是相互交叉的,有时是同时存在的。例如一个中央性角膜白斑行穿透性角膜移植,手术的目的是光学性的,既恢复视力,同时去除了角膜白斑改善外观,又属于美容性移植。

(二)穿透性角膜移植的主要适应证

包括角膜瘢痕,角膜化学伤,角膜内皮细胞失代偿,角膜营养不良,角膜严重感染或穿孔及其他,如:角膜血染、热灼伤、化学染色等。

(三)穿透性角膜移植适应证的变迁

排在 PK 适应证前两名的是:

(1)化脓性角膜炎:包括细菌、真菌、棘阿米巴等致病微生物引起的角膜溃疡等。

(2)稳定期的单纯疱疹病毒性角膜病变。

这和我们国家的国情相关。目前我国仍然是发展中国家,体力劳动者所占比例较大,机械化水平低,卫生条件差,劳动者的自我保护意识不强,致使劳动者在生产劳动中常常受到感染和外伤,因而患病率居高不下,且病情严重,致盲率高。现实的国情决定了我们国家角膜移植手术的目的是以治疗和保存眼球为主,而欧美国家手术的主要目的是提高视力的屈光性手术,他们的适应证主要是:大泡性角膜病变,圆锥角膜和 Fuchs 角膜营养不良等非感染性疾病。

早期的积极干预多能避免感染性角膜疾病的发生,或经药物治疗而避免手术治疗,这样不但降低角膜盲的发病率,减轻个人和社会的负担,而且还能将有限的供体角膜用于治疗其他难以避免的角膜疾病,使更多的角膜盲患者复明。解决此问题的关键在于:

(1)加强生产劳动中的安全防护措施,以及提高劳动者的自我保护意识。

(2)提高高危工作的机械化程度,减少人工参与的程度,降低人体受伤的概率。

(3)进一步加强感染性角膜病病防治的宣传工作,特别是对基层医务工作者的再培训,提高感染性角膜病病的早期诊断率和治愈率。

(四)PK 联合白内障摘除及人工晶状体植入的手术适应证

1. **角膜病为主伴发白内障** 角膜病变已明确是 PK 的适应证,但外伤后白内障的发生、发展加重了视力的损伤,或预计在有限时间内有可能进行白内障手术者。

22

2. 白内障为主伴发角膜病变　术前确诊为外伤性白内障,但同时又合并有角膜中央病变,预计严重影响白内障手术操作及术后视力恢复者。

3. 钝挫伤造成角膜内皮严重损伤,出现大泡性角膜病变,同时合并外伤性白内障者。

(五)手术禁忌证

1. 不适宜做 PK 者也能选择做三联手术。如:角结膜干燥症,活动性 HSK,或巩膜炎波及角膜者等。

2. 患有增殖性糖尿病性视网膜病变、不能控制眼压的青光眼、经常反复发作的葡萄膜炎者等。

3. 患有眼前、后节发育异常,不能植入人工晶状体者,如眼前节合并眼后节的 PFV。

4. 严重心肺疾患、糖尿病、高血压、年龄过大不能耐受手术者。

二、术前检查

(一)病史

应详细询问既往眼病史,了解角膜病变前的视力、屈光状态、病程及治疗情况等,还应了解既往的其他眼部手术史(如白内障手术、抗青光眼手术等)。了解有无糖尿病、高血压、风湿免疫等系统性疾病。

(二)全身检查

术前应常规进行血常规、尿常规、凝血功能、肝肾功能、传染病、胸部 X 线片、心电图、血压等检查,以了解患者全身情况,评估全身健康状况及对手术的耐受程度。

(三)眼科专科检查

1. 视力　包括裸眼视力、矫正视力,散瞳后裸眼及矫正视力。如果视力因角膜瘢痕或浑浊而低于 0.1 者,为手术适应证。如视力仅有光感时,要做光定位及色觉检查,以评估视网膜及黄斑中心凹的功能。但对独眼患者,即使视力低于 0.1,是否选择手术应全面慎重考虑决定。要排除斜视、弱视及眼底病变等可引起视力障碍的疾病。

2. 视野相关检查　常规使用 Goldmann 或自动视野计检查视野范围,对于视力较差不能完成上述检查者,应用手电筒作为测试目标粗略评估视野范围。

3. 眼压检查　术前应准确地了解患眼的眼压情况。外伤性白内障由于角膜瘢痕,表面不规则等,用一般的压陷式眼压计和 Goldmann 压平式眼压计很难准确测量其眼压,此时可应用 Mackay-Mary 电眼压计及 Icare 手持回弹式眼压计测量较准确。特殊情况下指测眼压也有一定的参考价值。

4. 外眼及眼附属器检查　评估眼睑的位置和功能。了解是否存在眼附属器炎症,检查睑结膜是否存在瘢痕粘连等改变。如患有睑内翻、睑外翻、眼睑闭合不全、倒睫、慢性泪囊炎等疾病应于术前进行相应的治疗。

5. 干眼相关检查　术前可进行 Schirmers 泪液分泌试验、泪膜破裂时间测定、干眼分析仪的检测,评估泪液及睑板腺功能并治疗存在的任何异常。如存在有干眼、睑板腺功能障碍等眼表疾病时,应行相关的治疗后再进行手术。

6. **角膜检查** 裂隙灯显微镜检查评估角膜透明性及完整性。测量角膜病变的范围、位置及与视轴的关系，评估植片大小，必要时使用前节 OCT 或 A 型超声测量仪测量中央及周边角膜厚度，评估病变区角膜的厚度及预期环钻钻切受体角膜的深度，并根据这些情况来决定植片大小及手术方式。同时应做角膜内皮照相检查了解角膜内皮的功能；做角膜曲率及角膜地形图检查，了解角膜的屈光状态。

7. **前房检查** 裂隙灯检查时要注意前房的深浅、虹膜的状态，是否有虹膜前后粘连及新生血管等。

8. **晶状体检查** 散瞳检查晶状体浑浊的形态、核的硬度、前后囊是否完整，悬韧带有无异常以决定白内障摘除的手术方式。

9. **玻璃体及眼底检查** 散瞳后检查玻璃体、视神经、视网膜有无异常。应用后节 OCT、广域眼底照相检查以了解玻璃体视网膜的情况。

10. **超声波检查** 此类患者常合并面积较大的中央角膜瘢痕及浑浊，晶状体浑浊较重，不能看清眼底，应常规行眼部超声波检查。了解玻璃体及视网膜情况，确定有否玻璃体浑浊、机化、脉络膜或视网膜脱离等。应用 UBM 了解前房角、前房深度、晶状体位置及悬韧带的情况，有无睫状体的分离或脱离。

11. **A 超或 IOL Master 生物测量** 计算拟植入的人工晶状体屈光度等。

12. **视觉电生理检查** 术前常规行视网膜电流图（ERG）、视觉诱发电位（VEP）、眼电图（EOG）检查，了解视网膜及视神经的功能。

三、术前准备

1. 签署知情同意书。主要包括以下内容：计划实施手术的方法和其他必要的操作，手术适应证，计划实施的麻醉方式，手术相关风险及并发症，包括移植物衰竭、排斥反应、术后感染、眼压升高、缝线相关的问题（如缝线松动、断裂、感染等），可能需要的进一步治疗，包括缝线调整、拆线、重新缝合、再次移植等。鉴于角膜移植手术存在术后免疫排斥、植片存活不良等问题，可能出现术源性散光、术后视力不提高甚至视力下降等情况，需要进一步治疗。由于联合了白内障摘除及人工晶状体植入术，还会出现白内障手术和人工晶状体相关的并发症，应于术前一并告知。尤其重要的是对术后视力的预估，患者必须有现实的预期值，越早评估，越容易纠正不切实际的术后预期。

2. 术前 3 天广谱抗生素滴眼液，如左氧氟沙星滴眼液或莫西沙星滴眼液，每日 3 次，清洁结膜囊。如术前 1 天点眼，正常人的结膜囊抗生素滴眼，1~2 小时一次，可以达到无菌目的，但不建议常规应用。合并外伤的患者，如果有结膜囊或附属器的化脓性炎症，待炎症控制后，必须做结膜囊细菌培养，连续 3 次阴性后方可进行手术。

3. 术前一天抗生素生理盐水溶液冲洗泪道和结膜囊。

4. 术前 2 小时，口服地西泮 5mg，或术前 30 分钟肌注苯巴比妥 0.1g 和酚磺乙胺 0.5g。

5. 术前 30 分钟，20% 甘露醇 250mL 静脉滴注，以减轻眶内和玻璃体腔内的压力。

6. 全麻患者，应按全麻做好相关术前准备。

7. 联合白内障摘除人工晶状体植入者,术前应计算人工晶状体的屈光度,并准备白内障摘除及人工晶状体植入的手术器械。植入人工晶状体屈光度的计算,对可以检查角膜曲率和眼轴长的患者,常规应用 IOL Master 或 A 超和手动式角膜曲率计测量角膜曲率和眼轴长,根据眼轴长度选择不同的计算公式,计算出拟植入的人工晶状体屈光度。对于严重的角膜瘢痕或浑浊,术前无法检查角膜曲率者,可以根据对侧健眼的测量结果并结合既往患眼的屈光状态,计算出人工晶状体屈光度作为参考。

8. 有角膜新生血管或虹膜新生血管者,应在手术前 2 周应用抗 VEGF 药物治疗;如角膜表面有大量新生血管,假性胬肉等,应先进行眼表重建手术,等眼表稳定后才能进行 PK;或行 PK 的同时实施异体环形干细胞移植术。否则,尽管术后近期可以获得植片透明,但远期终因排斥反应致植片浑浊或植片重新被血管膜覆盖而致 PK 手术失败。

9. 术前瞳孔的处理   PK 术中以小瞳孔为宜,但白内障摘除术中需要在大瞳孔下操作,两者联合手术适宜的方法是术前仍需散瞳,应用复方托吡卡胺术前 30 分钟,每 10 分钟点一次的频率开始散瞳,瞳孔散至中度大,以确保钻切角膜后瞳孔直径仍维持在 5~6mm,待病变角膜片移除后瞳孔可再迅速散大;完成白内障摘除、植入人工晶状体于囊袋内固位后再缩瞳。

10. 伴有陈旧性葡萄膜炎患者、角膜植片排斥高风险患者、活动性或非活动性角膜炎患者,术前应考虑全身应用糖皮质激素,如泼尼松 1mg/kg,同时补钙、补钾、应用胃黏膜保护剂预防相关并发症。

11. 若需联合瞳孔成形等复杂的眼前段修复手术,术前应使用止血剂,减少术中出血。

四、受体角膜植床和供体角膜移植片的制备

(一) 受体角膜植床的制备

1. **植床直径的选择**   植床直径大小应根据角膜病变的性质和大小来决定。单纯角膜瘢痕,植床直径应与病变大小同径,但一般应保持在 7~8mm。因为直径偏小不利于术后增视,且较小的植片内皮细胞总数较少,容易导致术后植片内皮细胞功能失代偿。而植片直径大于 8mm,接近角膜缘术后免疫排斥率增加,但总的原则还是要彻底清除病变,尤其是角膜感染性活动性病变。

2. **植床中心的定位**   植床的中心力求在角膜的光学中心,即位于正常人的瞳孔中心,约在角膜中心的鼻侧 1mm 处。因为缩瞳后,瞳孔中心微偏角膜光学中心的鼻侧。

3. **环钻的选择**   以治疗原发病为主的穿透性角膜移植,可以选择一般的手动环钻(图 22-1-1),如果是以增视性移植为主,如圆锥角膜的穿透性角膜移植,应选择真空负压环钻(图 22-1-2),使其在角膜上的钻孔孔径切面尽量与角膜表面垂直,使植床和植片对位缝合良好,减轻术后的术源性散光。

4. **植床的钻切**   植床钻切时对角膜植床必须施加均匀的压力,压力大小与环切深度之间的关系要依靠医生的经验。使用手动环钻时,定位角膜中心后,应施加压力很轻,钻切速度要慢,每次转动环钻幅度在 1/4 圆周为宜,然后再倒转环钻切 1/4 圆周,这样反复钻切 2~3 次,应提起环钻检查植床钻切深度,如果过浅,可以再次钻切,转动次数要根据首次钻切的深度而定,如果环周的钻切深度

22

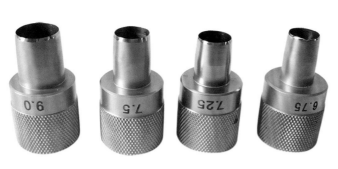

图 22-1-1　手动环钻

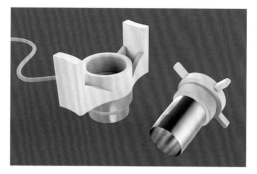

图 22-1-2　真空负压环钻

不一,再次钻切时,可以向钻切浅的部位稍倾斜和加压,尽量使钻切的深度一致,当深度达到 3/4 以上角膜厚度时,停止钻切,用锋利的刀尖在颞下或鼻下象限穿透进入前房。

使用真空负压环钻时,定位角膜中心后,注射器抽取环钻内气体形成真空负压,使环钻吸附于角膜表面,顺时针转动手柄,旋转一周,刀头前进 100μm,根据角膜病变程度决定旋转次数,当钻切深度达到 3/4 以上角膜厚度时停止钻切。

5. **植床的剪切**　当刀尖进入前房后,房水溢出,此时应向前房内注入黏弹剂,恢复前房深度。然后用显微角膜剪从前房穿透处开始,沿环钻钻切的轨迹,将病变的角膜组织环周剪除。注意剪切的边缘要与角膜面垂直且平滑,避免形成台阶。

(二) 制备受体角膜移植片(从眼库提供全角膜片)

1. **清洗**　BSS 液体轻轻漂洗 3 遍。

2. **切割**　将全角膜片内皮向上放置在 Teflon 压切枕上,使角膜片中心与压切枕中心重合。用拇指把环钻快速压下,使植片被快速切下。制备植片的大小应与植床相匹配,一般直径应为 7.0~8.0mm。植片与受体植床之间每 0.1mm 的误差可导致术后 1D 的散光。如果术前无屈光不正,植床、植片直径应相等或植片比植床大 0.15~0.25mm;如是无晶状体眼,植片直径可大于植床直径 0.5~1mm,以减少术后远视度数。

3. **备用**　将切下的角膜植片内皮面向上放置备用,涂黏弹剂防止干燥。

五、手术步骤

1. 术前 15 分钟患眼滴用表面麻醉剂,结膜充血严重者联合应用血管收缩剂。

2. 患者平卧于手术床上,调整头部的垫枕使其仰卧,头平位。

3. 5% 聚维酮碘联合抗生素生理盐水溶液冲洗结膜囊;眼周皮肤消毒铺巾。

4. **麻醉及软化眼球**　球后阻滞麻醉及眼轮匝肌浸润麻醉是关系到手术成败的关键因素之一。麻醉不充分,术中眼球转动和眼轮匝肌收缩会导致眶压和眼内压升高,致眼内组织或眼内容物脱出,出现严重的并发症。麻醉导致眶内出血或组织严重水肿,升高的眶内压可压迫眼球,使眼内压随之升高,钻切病变角膜后,晶状体前突,使虹膜组织容易嵌顿在植床的钻切孔处,不利于后续术中的操作,增加手术风险,甚至导致眼内容物脱出、眼球萎缩。因而,手术开始前完成一个成功的球后阻滞麻醉和眼轮匝肌浸润麻醉对保证手术过程顺利、减少手术并发症至关重要。对于一些特

22

殊的病例,如儿童、老人和术前过度紧张者,推荐在全麻下进行"三联术"及一些复杂病例的联合手术。

球后阻滞麻醉后应间断压迫眼球降低眼压,具体操作方法是应用无菌纱布覆盖在眼睑上,用双手示指对眼球方向交替性均匀施加压力,压力控制在 40~50mmHg 左右,2~3 分钟后放松 5~10 秒,加压总时间控制在 10~15 分钟,可使眼球脱水充分软化,眼压达 T-1。

5. 眼球固定 开睑器开睑后,为便于操作和保持钻切角膜后眼球不变形,常规方法是在上、下直肌预置牵引缝线,对于儿童患者、无晶状体眼或植床直径在 8.5mm 以上者,建议缝合 Flieringa 环(图 22-1-3)。定位器定位角膜中心和缝线的数量及位置(图 22-1-4)。

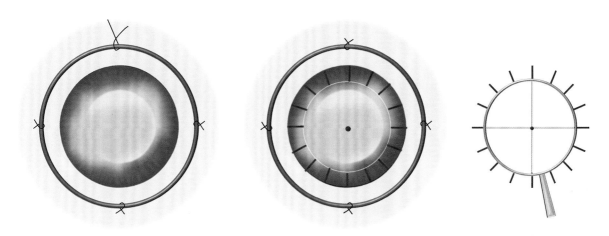

图 22-1-3　缝合 Flieringa 环　　　　　　图 22-1-4　定位角膜中心

6. 制备植床 根据角膜病变情况制备合适植床(图 22-1-5)。

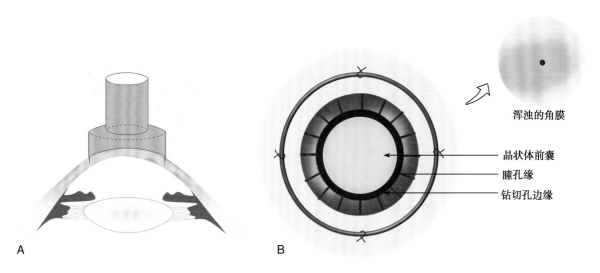

浑浊的角膜

晶状体前囊
瞳孔缘
钻切孔边缘

A　　　　　　　　　　　　B

图 22-1-5　制备植床

7. 制备植片 制备植床的同时,可由助手制备植片。

8. 行白内障囊外摘除联合后房型人工晶体植入术

(1)环形撕囊:在植床孔开放状态下应用内聚型黏弹剂压平前囊,撕囊镊行晶状体前囊的连续

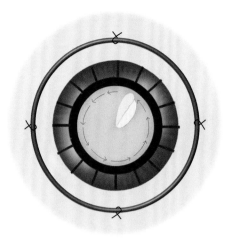

图 22-1-6　环形撕囊

环形撕囊,直径5.5~6mm(图22-1-6)。

（2）娩出晶状体核:用平衡盐溶液注入前囊膜下使核及皮质与晶状体囊分离,应用晶状体圈匙娩出晶状体核（图22-1-7）。

（3）清除晶状体皮质:双管注吸针清除残留的晶状体皮质(图22-1-8);抛光后囊;操作时应动作轻柔,避免损伤后囊及悬韧带。

（4）植入后房型人工晶状体:囊袋内注入黏弹剂,将拟植入的人工晶状体植入囊袋内,并调至居中位（图22-1-9）。

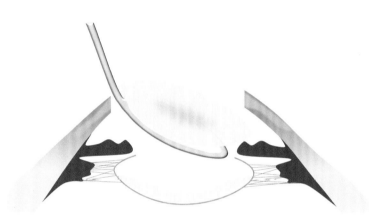

图 22-1-7　娩出晶状体核

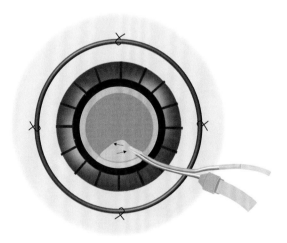

图 22-1-8　清除晶状体皮质

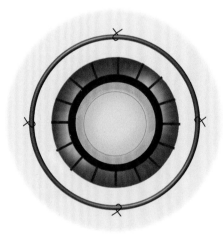

图 22-1-9　植入后房型人工晶状体

在开放状态下完成白内障及人工晶状体植入的手术操作,避免缝合植片后再做白内障手术损伤角膜内皮细胞。

9. 缝合移植片

（1）应用内聚型黏弹剂覆盖在植床孔及人工晶状体表面,把制备好的植片内皮向下放置在植床孔上。用10-0尼龙线依次在12:00、6:00、9:00及3:00将角膜植片与植床间断缝合4针。显微镜下可以看到角膜植片上清楚的正方形褶皱,瞳孔位于正方形中心(图22-1-10)。然后不同经线两端分别对应间断缝合,完成拟定的植床和植片全部缝合的针数(图22-1-11)。

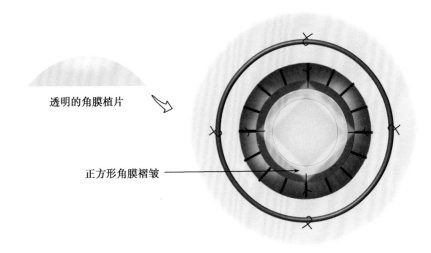

透明的角膜植片

正方形角膜褶皱

图 22-1-10　缝合 4 针后角膜植片上呈现正方形褶皱

(2)缝合深度与密度:缝合深度应控制在角膜厚度的 3/4 以上,接近后弹力层。缝线走向呈放射状,每一针走向应与植片和植床垂直,用有齿镊夹持植片 1~2mm,垂直角膜面进针,当针尖达角膜厚度的 3/4 或后弹力层时,再平行于角膜面出针,镊子再夹于植床边缘,由后弹力层前进针,于距植床边缘 1mm 左右出针,形成一个"U"字形的路线。进出针点与切口创像的距离相等,跨度各为 1mm 左右,针距要均匀,结扎缝线时松紧度适中。均匀的缝合深度不仅有利于创口愈合,而且可以降低术源性散光,针距的跨度太长或太短均不宜控制缝线的拉力。

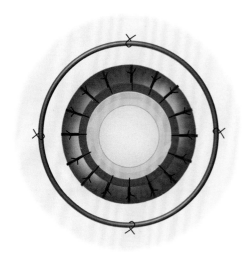

图 22-1-11　植床和植片缝合完成

(3)缝合方式:缝线一般使用 10-0 尼龙缝线,而角膜移植的缝针和缝线与白内障手术的要求不同,角膜缝针必须是带侧翼的铲针。缝线粗细均匀,有良好的拉力。常用的缝合方式为间断缝合,连续缝合和两者结合的方式。①间断缝合(图 22-1-12):优点是手术容易控制深度,针距和手术时间,尤其是术后容易选择不同时间,在不同子午线上拆线来调整术源性散光;缺点是针数过少容易漏水,针数过多容易散光及结瘢。一般直径 7.5mm 植片,间断缝合 12 针,直径 8mm 以上植片应间断缝合 16 针。②连续缝合(图 22-1-13):常用于圆锥角膜或角膜内皮营养不良的无新生血管的增视性 PK 术中,但也应先缝 4~8 针间断缝合后再重新行连续性缝合,术毕时把间断缝合线拆除。连续缝合的优点是只有一个埋藏线结,术后瘢痕轻,远期的术源性散光轻;但缺点是一旦在调整缝线

22

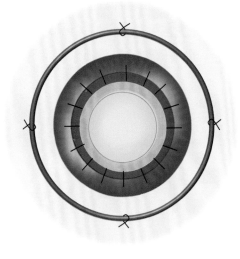

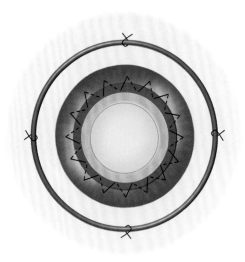

图22-1-12　间断缝合植片　　　　　　　　　　　　图22-1-13　连续缝合植片

时或缝合时断线,就要重新缝合。③间断和连续缝合相结合:这种方法是先用10-0尼龙线做间断缝合,然后再用11-0特制的角膜缝线做连续缝合,间断缝线可以在不同时间拆除来调整术源性散光,这种方法的优点是切口密闭特别好,也可以调整散光,但缺点是操作复杂,手术时间长,角膜多次缝合容易结瘢,一旦断线也需要重新缝合。

10. **重建前房**　缝合完毕,应用23号钝针头从缝线间插入前房,注入BSS液,使之形成正常深度的水密前房,此时观察是否有漏水情况。成功的缝合很容易一次性形成前房,另外,还要观察是否有虹膜前粘连,如有粘连,就会出现瞳孔不圆,向粘连方向移位,应用钝针头插入虹膜前粘连的缝线间注入BSS液,解除粘连,使瞳孔变圆。个别病例术中眶内压或眼内压高,前房难以形成,或因植片或植床孔制备时边缘不规整,有相错的台阶,术毕难以形成水密状态,也可考虑用滤过空气注入前房使其形成气密状态。于10:00位角膜缘处做一长约3mm的隧道切口,用双管注吸针连接BSS液置换前房和囊袋内的黏弹剂(图22-1-14),卡巴胆碱溶液缩瞳,重建前房达水密。必要时10-0尼龙线缝合隧道切口。

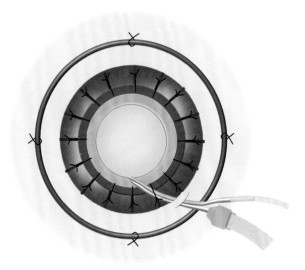

图22-1-14　角膜缘切口置换前房内的黏弹剂

11. **控制术源性散光**　术毕时应当在显微镜下观察缝线的针距在植片与植床间的跨度是否均匀一致。如明显变短或变长的缝线应当拆除重缝,但采用连续性缝合方法应在缝合过程中进行调整而术毕时无法调整,这也是很多术者喜欢间断缝合的原因之一。再利用Placido盘来检查角膜散光的情况。良好的缝合后,Placido盘在角膜上的投影是间距均匀的环状(图22-1-15)。如投影为椭圆形(图22-1-16),应在短径的子午线上拆除1根缝线,重缝的线

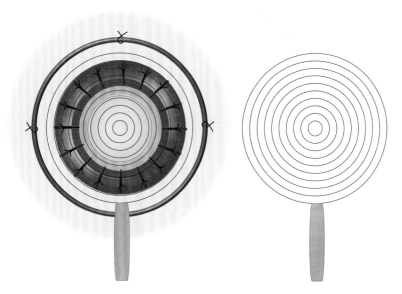

图 22-1-15　Placido 盘映光呈均匀的圆环

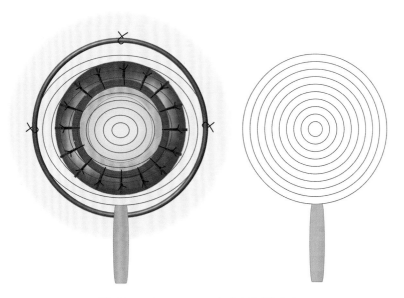

图 22-1-16　Placido 盘映光呈椭圆形

打结松紧度应在 Placido 盘直接监控下进行,使投影形成圆形时结扎。也可以在椭圆形长径方向拆线,重缝时打结紧一点,也可以使投影变成圆形。缝线调整后,于正常眼压状态下将缝线线结旋转埋藏于植床内。

12. 术毕　拆除 Flieringa 环(图 22-1-17),结膜下注射妥布霉素 2 万单位和地塞米松 2.5mg,拆除上下直肌缝线,结膜囊涂抗生素眼膏,包扎双眼。

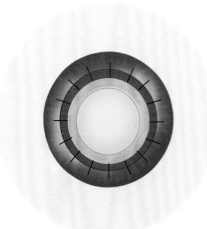

图 22-1-17　拆除 Flieringa 环

六、术后处理

(一) 术后体位

术毕如果是气密前房,患者应仰卧 2~3 天才能离床活动。如果是水密前房,可不限制患者体位。术后双眼加压包扎或术后即佩戴软性角膜绷带镜至上皮完全愈合。

(二) 常规检查

1. **视力** 裸眼视力和矫正视力。

2. **裂隙灯显微镜检查** 早期观察有无睫状充血,角膜植片和植床创缘对合情况、缝线松紧情况、上皮是否完整,植片是否透明,内皮有无皱褶,前房深度是否正常,有无 KP、房闪、瞳孔大小、形状及对光反射是否正常,人工晶状体位置是否居中、表面有无渗出及色素颗粒等。晚期观察角膜植床有无新生血管长入、免疫排斥线等。

3. **眼压** 早期因角膜植片水肿,上皮不完整及缝线,常规测量眼压困难,可用指测或回弹式眼压测量,以了解眼压情况。

(三) 术后用药

1. **广谱抗生素应用** 滴眼液每日 4 次,眼膏每晚 1 次。预防感染治疗 2~3 周。

2. **糖皮质激素的应用** 术后葡萄膜炎反应严重者可全身静脉滴注抗生素和糖皮质激素。如无特殊,则使用含抗生素糖皮质激素的复方滴眼液滴眼,早期每 1~2 小时一次,至炎症静止后,改为每日 4 次,以后每月减量一次。眼膏每晚 1 次。若术眼新生血管多,可延长局部糖皮质激素用药时间。用药期间应注意监测眼压,以防引起糖皮质激素性青光眼。

3. **促进角膜上皮愈合** 应用不含防腐剂的人工泪液保护角膜上皮,避免使用对角膜上皮有毒性的药物。术后早期发生的角膜上皮缺损,可双眼包扎或配戴软性角膜接触镜至上皮完全愈合。如果角膜上皮缺损持续超过 1~2 周,则需行羊膜遮盖术或临时性睑缘缝合术,直至重新上皮化。

4. **抗排斥反应的药物** 环孢素 A 滴眼液或他克莫司滴眼液,每日 3 次,连续使用 6 个月。根据复查情况调整用药。

5. **散瞳药** 根据患者前房炎症反应及瞳孔恢复情况,术后应用短效散瞳剂复方托吡卡胺滴眼液每日或隔日散瞳,瞳孔散大至约 6mm,不应过大,2 周左右停药。

6. **降眼压药物** 角膜移植术后患者每次复诊均应测量眼压。有青光眼病史、角膜移植联合白内障摘除人工晶状体植入的患者,眼压升高的风险更大。术后如发生继发性青光眼,需使用各种抗青光眼药物对症处理。

7. **辅助用药** 口服维生素 C、B,补钾,补钙,口服胃黏膜保护剂等。

(四) 术后定期复诊

术后 1 周、2 周、1 个月、3 个月、半年、1 年定期复诊,如有不适随时就诊。

(五) 术后拆线

拆线的时间应根据眼表的状态、切口愈合情况及缝线的种类综合考虑。

1. 必须立即拆线的情况

（1）缝线周围有感染,应拆除缝线并使用抗感染药物,感染控制后根据制片和植床愈合的情况决定是否重新缝合。

（2）术后1~2个月内发现缝线松动,应拆除缝线并根据术后角膜曲率及验光结果,考虑是否重新缝合。

2. 出现下述情况可提前拆线

（1）缝线已变松弛突出于角膜上皮外,且线环上挂有分泌物,表明缝线已无张力,如为间断缝线,即可拆除。

（2）缝线过紧导致明显术源性散光,也可适当提前拆线。

（3）缝线处血管化和/或深基质层血管化、缝线导致局部明显的炎症反应者,亦可考虑提前拆线。

3. 常规情况下,如果使用间断缝合技术,一般术后6个月至1年选择性拆除缝线,根据角膜曲率和角膜地形图,考虑调整缝线,拆除屈光力大的经线上的缝线;术后1年,原则上拆除全部缝线。儿童角膜创口愈合较快,最早于2个月后即可选择性拆除缝线。如为连续缝合,则拆线时间为术后7~12个月。如果联合使用间断缝合和连续缝合技术,术后3个月选择性拆除陡峭经线的间断缝线,连续缝线在1年时拆除。如果缝线未引起相关并发症,且位于角膜上皮下,也可不拆线长期观察。

七、手术并发症及防治

（一）术中并发症

1. **眶内压过高**　穿透性角膜移植的局麻效果是至关重要的。要求球后神经阻滞药物应注射在肌圆锥内,麻醉后眼球不能有任何转动。所以麻醉不当时,眶内注入药物过多或眶内出血,均会导致眶内压过高,使眼内压相对过高,这种情况应给予较长时间的间歇加压,使眼内压下降至T-1,缓解手术时的眼内压。如果眼压不能降至T-1,要停止手术改日再做。因为植床制备后,虹膜和晶状体均会前移,如强行手术,可增加术中白内障手术及植片和植床缝合的难度,甚至发生虹膜前粘连及眼内组织脱出的风险。

2. **植床出血**　常见于角膜有新生血管的患者,在钻切植床时切断新生血管导致出血。可使用内聚性黏弹剂沿钻切口注入出血部位,压迫2~3分钟即可止血;如仍不能止血,可用棉签压迫出血部位止血,切忌烧灼止血,以防组织灼伤变形影响植床和植片的严密对合。

3. **植床孔偏位**　即植床孔偏中心,此并发症关键在预防。因为一旦发生偏位,不易再做矫正,故应先做角膜中心的定位及钻切孔和缝线位置的定位,定位准确后再实施钻切。

4. **虹膜和晶状体损伤**　常见的原因是钻切时用力过大突然钻透角膜而损伤到下方的虹膜。术中不易发现,术后会发现虹膜表面有环形或半环形损伤痕迹,虹膜出现脱色素、瞳孔变形。严重者钻透虹膜使虹膜断裂,并伤及晶状体前囊。此外,还可见于眶压和眼压较高时前房浅,钻切时用力不均匀,用力较大一侧钻透角膜而伤及下方脱出的虹膜。一旦出现虹膜损伤,应用10-0聚丙烯缝线连续缝合修复虹膜。

5. **植孔边缘不规则** 制备植孔时,在植床周围钻切的深度不一致,用显微剪刀剪切时容易出现植床孔边缘不整齐;或者剪刀剪切时刀刃与切口边缘不垂直,出现植床孔不规则,这种情况不容易形成水密状态,术后易出现散光。此并发症重在预防,故在制备植床时,钻切的深度和力量要保持均匀一致。

6. **眼内出血** 常见的原因是在眼内压和眶内压相对较高的情况下,突然穿透植床孔处的角膜全层,房水溢出,前房压力快速降低,后房压力相对较高,晶状体虹膜隔和玻璃体前移,玻璃体后的负压吸引作用可导致视网膜出现片状出血。如出血远离黄斑区,可不影响视力,但术中不易被发现。严重时可导致脉络膜出血,术中早期如发现虹膜逐渐突起贴紧角膜,并在角膜植床穿透处有虹膜脱出,并感到眼内压迅速升高,应立即间断缝合关闭切口,终止手术,术后应用降眼压、止血和脱水药物,待眼压稳定、积血吸收后再选择二次手术时机。如果没有发现,或在剪切植床后发生,或遇上暴发性脉络膜出血,处理不当、后果严重。如设备和技术条件允许,应立即关闭切口、角膜缘置入灌注头以升高眼压,同时在出血最严重的部位行赤道部后的巩膜外放射状切开,以放出脉络膜积血,待脉络膜平伏后行后段玻璃体切除联合硅油充填术;如设备和技术条件不允许,则应立即关闭切口、加压包扎,送回病房,予降眼压、止血和脱水等对症处理,待病情稳定后视情况决定二次手术的方式和时机。

7. **术中损伤供体角膜内皮细胞** 常发生在制备植片时,如环钻不锋利或用力过猛,可导致植片边缘内皮细胞受挤压而损伤;或因术中操作粗暴、植片被多次夹持或移位等导致内皮细胞受损。因此,在制备植片时,应选择锋利的环钻、动作轻柔、操作精准、注意保护角膜内皮细胞。

(二) 术后早期并发症

1. **角膜上皮缺损** 正常情况下,角膜植片完全上皮化需要 4~6 天,也可长达 12 天。完整角膜上皮的屏障功能对角膜植片的存活至关重要。因而,术后需密切观察角膜植片上皮生长情况。如持续性上皮缺失可导致感染性溃疡、基质溶解穿孔使移植术失败。术后应用不含防腐剂的人工泪液润滑眼表、上皮生长因子或纤维连接蛋白促进上皮愈合。如果术后 1 周内不能完成上皮化,应放置软性角膜接触镜。接触镜可减少眼睑的机械性摩擦,保护上皮细胞的移行分化。如果直到术后 2 周角膜植片仍没有完全上皮化,应行临时性睑缘缝合术或羊膜遮盖术,术后定期观察植片上皮生长情况,直至上皮愈合完成。

2. **感染**

(1)角膜炎:尽管大多数植片感染发生在穿透性角膜移植术后 6 个月或更长时间,但有些可在术后早期发生。常见的体征包括伴有角膜上皮缺损、角膜浸润或溃疡,前房积脓。处理措施:①角膜溃疡应行涂片镜检、细菌培养 + 药敏,进行病原学检查;②进行共聚焦显微镜检查;③根据病原学检查结果用药,若病原学检查无明显证据,应根据病史及临床表现用药;④正常用药 3~5 天,视力进行性下降,角膜溃疡病灶大于 5mm,且有增大的趋势或趋于穿孔,应立即准备手术治疗,应根据病灶的范围和深度,分别实施板层角膜移植术或溃疡清创联合结膜瓣掩盖术,待感染控制后,再根据植片的透明度决定是否二次行穿透性角膜移植术。注意在植片感染的情况下,尽量不要做穿透性角膜移植术,以免将感染带入前房,污染前房及人工晶状体。

（2）眼内炎：化脓性眼内炎是穿透性角膜移植术后最严重的并发症之一，穿透性角膜移植术后发生眼内炎的主要原因是植片或手术器械的污染，细菌对常用抗生素耐药；此外睑缘、结膜的慢性感染性炎症也是不容忽视的原因之一。穿透性角膜移植术后发生眼内炎常见的症状包括：结膜充血水肿、疼痛、视力下降、但易被术后炎症所掩盖。因此，术后第1天和1周内认真细致的裂隙灯检查非常重要，如发生植片浸润、前房积脓或玻璃体浑浊等应高度警惕，严密动态观察病情变化，尽早作出诊断。

眼内炎一旦确诊，应立即采用广谱敏感抗生素进行局部和全身治疗。可行抽吸前房及玻璃体腔渗出物进行细菌培养＋药敏，在培养结果出来之前，应及时应用万古霉素前房冲洗联合玻璃体腔注射；若出现眼后段的感染，应及时行后段玻璃体切除术。

为了预防眼内炎的发生，严格按照无菌标准摘出及保存供体角膜，在角膜保存介质中添加低毒敏感抗生素，如万古霉素。另外，由于抗生素在室温下细菌繁殖阶段杀菌作用最有效，建议从冰箱取出供体组织1小时后再进行手术。术前局部5%聚维酮碘冲洗结膜穹隆部可降低外眼菌丛导致的眼内炎的发生。手术完成后必须球结膜下注射广谱抗生素。同时，亦应高度观注手术器械、患者睑缘、结膜囊、皮肤的无菌消毒准备。

3. 房水渗漏　房水渗漏最可能的原因是缝线断裂、松弛或错位缝合。表现为手术结束时前房重建尚深，但术后第1天前房变浅或近消失，植片内皮与虹膜、或人工晶状体相贴近，眼压常较低。荧光素（Seidel 试验）可显示渗透处溪流征。但如果虹膜嵌顿于切口渗漏位置，或前房过浅没有剩余足够的房水流出，Seidel 试验也可为阴性。房水渗漏如不及时的处理，会导致植片内皮接触性损伤，周边虹膜前粘连继发青光眼和高度散光等。轻度房水渗漏，前房虽浅但没有完全消失时，可先双眼加压绷带包扎或戴角膜接触镜，密切观察前房形成情况；若前房不能恢复或渗漏明显，则应立即重新缝合渗漏的切口。

4. 虹膜前粘连　虹膜前粘连常见的原因是角膜植床钻切前眼压控制不良，致缝合时前房浅，虹膜嵌顿于缝合的内口处；或缝合时虹膜脱出，缝线穿过虹膜组织；也可能是继发于切口的渗漏。虹膜前粘连导致前房形成迟缓，虹膜与人工晶状体摩擦引起慢性炎症，可导致植片内皮细胞损伤、移植免疫排斥反应和继发性青光眼等并发症。因此，必须及时进行虹膜前粘连的分离。小范围前粘连，多与切口渗漏有关，可通过缝合关闭切口予以解决。大范围的前粘连或继发眼压升高时，应及时行前粘连分离联合瞳孔成形术。

5. 高眼压　术后24~48小时内出现眼压逐渐升高，常见的病因是前房内残留的黏弹剂所致，经对症处理，72小时左右即可降至正常范围。另一个原因是前房角堵塞导致的眼压升高，多为供体植片直径小于植床，或植片缝合过紧；此外，术后浅前房或前房消失，如不及时处理，虹膜和人工晶状体之间后粘连形成瞳孔阻滞导致眼压升高。

预防和治疗措施是：制备供体角膜植片时，有晶状体眼或人工晶状体眼应选择环钻直径大于受体角膜环钻直径0.25mm，以避免植片过小导致浅前房或房角阻塞；手术结束时，应用 BSS 液置换前房和囊袋内的黏弹剂，可在一定程度上预防术后眼压升高，但应避免过度灌注和抽吸以损伤植片内皮细胞。术后发生高眼压应对症处理，局部使用抗青光眼的滴眼剂，如碳酸酐酶抑制剂、β受体阻滞

22

剂,可有效控制眼压,且耐受性较好;浅前房或前房消失者,应及时实施前房重建术;植片较小导致的瞳孔阻滞,可考虑行激光周边虹膜切除术或抗青光眼手术。

6. **低眼压** 穿透性角膜移植术后早期阶段低眼压(小于10mmHg)较高眼压常见。大多数病例可能是术后虹膜睫状体炎引起睫状体分泌房水减少;此外,低眼压的原因还可见于:切口渗漏、脉络膜脱离、视网膜脱离等。虹膜睫状体炎症通过局部应用糖皮质激素治疗,1~2周后即可逐渐好转,房水分泌量回升,眼压恢复正常;切口渗漏的处理见上述相关内容;大多数脉络膜脱离经过抗炎治疗均可完全自愈;视网膜脱离者需进行视网膜复位手术。

(三) 术后晚期并发症

1. **切口裂开** 穿透性角膜移植术后切口裂开并不常见,可发生于拆线前、拆线时和拆线后各个时期。拆线前发生的切口裂开常是与缝线异位、松弛、外伤断裂(意外揉眼等)或眼压升高有关;拆线时的切口裂开与选择拆线的时机、部位不当及操作粗暴有关;拆线后切口裂开与移植片和植床愈合不良,抗张性下降有关;如局部应用糖皮质激素和无抗原性缝线,受体角膜的愈合反应缓慢,眼压增高和外伤情况下容易发生切口裂开。切口裂开不仅危及眼球的完整性,还可引起角膜的高度散光和眼内感染等,应及时重新缝合。若切口裂开范围较小,间断缝合1~2针即可;裂开的范围较大时应先在裂开的两端各间断缝合1针,防止裂口向两侧延伸。然后,再将裂口打开,清创植片和植床的边缘,再将植片和植床重新对合10-0尼龙线间断缝合,并埋藏线结,最后检查整个切口,确保缝线拉力没有导致其他位置切口裂开。穿透性角膜移植术后随访过程中,应仔细观察切口愈合的情况,如植片透明度、缝线是否松弛、边缘血管化、有无排斥线及瘢痕形成等,有助于正确选择拆线时机。拆线后几天内应小心以避免外伤,独眼的患者,建议使用保护性眼罩。

2. **免疫排斥反应** 排斥反应是穿透性角膜移植失败的首要原因。通常发生在术后10天~3个月。

(1)常见的排斥反应分为四种类型:上皮型,上皮下型,基质型,内皮型。①上皮型发生率为90%,典型表现为上皮排斥线,植片上皮出现微隆起的灰白色不规则弧线或环形线,荧光素染色阳性。且从周边向中央移动,排斥线后的上皮组织水肿,粗糙。可伴有睫状充血,此类型有自限性,预后良好。②上皮下型表现为上皮下浸润,植片前弹力层下白色沉积物,局部使用糖皮质激素治疗后可消失,部分遗留瘢痕。③基质型为受体淋巴细胞直接作用于供体实质层的结果,表现为睫状充血,植片水肿浸润,可波及全植片。④内皮型出现内皮排斥线,是供体被致敏的淋巴细胞作用于内皮的结果,表现为睫状充血、前房闪辉、KP,排斥线由周边向中央移行,可波及全植片。如果及时发现,及时应用糖皮质激素控制,植片可恢复透明,否则植片变浑浊,出现角膜后膜或大泡性角膜病变。

(2)排斥反应的治疗:早期发现和早期治疗至关重要,如果排斥反应发生后几天才开始治疗者,逆转的可能性很小。治疗措施包括:①糖皮质激素:滴眼液最初每半小时一次,每1~2天结膜下注射糖皮质激素;如为内皮排斥或联合排斥反应,或排斥反应较重,需全身应用糖皮质激素治疗,要严密随访观察,待排斥反应控制后方可逐渐减量直至停药。一般治疗1~2周后移植片厚度恢复,排斥反应症状消失。②环孢素:如应用糖皮质激素不能控制病情,可应用免疫抑制剂环孢素,环孢素的作用与剂量和给药途径有密切关系,局部应用有一定效果,但其刺激症状重,患者依从性不好。若全身条件许可,可加全身用药,但连续用药时间需半年至一年。服药期间要定期复查肝肾功能。③新一代免疫抑制剂:如 FK506,可抑制干扰素 I-2、I-3 的产生及抑制多种转移因子受体的表达,有一定的应用前景。

（3）排斥反应的预防:①手术时机的选择,角膜移植手术应尽量在眼表炎症控制后、眼附属器病变已治愈的条件下进行,但角膜发生穿孔或几乎穿孔,为挽救眼球而实施急诊手术者除外。因为在炎症情况下,角膜缘血管高度充血扩张,血管活性物质增多,排斥反应发生率可明显增高。②尽量避免采用大植片,穿透性角膜移植的植片直径尽量选择在 7.5mm 左右为宜,因为植片过小,缝线距角膜中央光学区近,易引起术后高度角膜散光;如植片超过 8.5mm ,距角膜缘血管网近,排斥反应发生率明显增高。对于较大的角膜白斑,不必刻意全部切除,只要植床正常或接近正常,仍应选择 7.5mm 的植片,以降低排斥反应的发生率。③术前预防性用药,环孢素在抗原致敏的早期作用最强,因此,对于高危患眼,在术前数天开始预防性全身及局部应用环孢素可以降低术后排斥反应的发生率。④组织配型,目前已公认 ABO 血型不配与排斥反应发生有关。

3. 继发性青光眼及术源性散光等情况详见相关章节。

第二节 ｜ 板层角膜移植联合白内障超声乳化及后房型人工晶状体植入术

板层角膜移植（lamellar keratoplasty）是一种部分厚度的角膜移植术,它的基本原理是仅去除一定厚度的受体病变角膜组织制备植床,保留健康的角膜组织,将相应厚度的供体角膜移植片移植到植床上,使患者恢复视力,以最小的损伤获得最大的收益。板层角膜移植术可分为全板层角膜移植和部分板层角膜移植;与穿透性角膜移植不同,板层角膜移植手术的主要目的是治疗性移植。

角膜挫裂伤和爆炸伤患者,常导致外伤性白内障合并角膜浅层或层间的瘢痕、多发性角膜层间异物,严重影响角膜的透明度。单纯行白内障手术,术后因角膜的浑浊而影响视力的恢复。因而,对此类患者需进行板层角膜移植联合白内障超声乳化及后房型人工晶状体植入术。

一、手术适应证的选择

（一）板层角膜移植联合白内障超声乳化及人工晶状体植入术的适应证

1. 外伤性白内障合并外伤性角膜瘢痕和多发性深层角膜异物 角膜因挫裂伤形成的瘢痕,位于中央且累及角膜厚度的 1/2,用准分子激光行 PTK 治疗难以达到切削的目的,其内皮细胞正常,可行角膜板层切除,再用制备的板层植片进行移植,既可以达到治疗的目的,又可以获得增视效果。爆炸伤造成的角膜多发性深层异物,当达到角膜基质深层时难以剔除,或因反复剔除异物导致弥漫性角膜瘢痕影响视力者,也可以应用板层角膜移植,既清除了异物,又切除了瘢痕,还可以起到增视的作用。

2. 外伤性角膜葡萄肿合并白内障 外伤性角膜葡萄肿合并白内障者,病变区角膜基质层变薄膨出,形成局限性角膜葡萄肿,导致较大的角膜散光,必须实施板层角膜移植,从而加固变性区。同时行白内障摘除联合后房型人工晶状体植入术。

3. 角膜化学伤合并白内障　角膜化学伤早期,角膜组织自溶和糜烂,或伴有角膜缘干细胞缺乏,常需要行新鲜角膜上皮联合板层角膜移植,同时做角膜缘干细胞移植。化学伤晚期,有新生血管长入角膜形成假性胬肉,应先做角膜板层和上皮移植联合干细胞移植,重建眼表后再决定是否Ⅱ期行增视性 PK+ 白内障摘除及人工晶状体植入术。

4. 内皮细胞计数应≥1 000/mm^2。

(二) 手术禁忌

1. 眼睑、结膜囊的急、慢性炎症。

2. 慢性泪囊炎,严重沙眼、睑板腺功能障碍或皮脂腺的急性化脓性炎症。

3. 重度干眼,如干燥综合征、化学烧伤等,泪液分泌量 <3mm/5min,眼部明显干燥者。

4. 单纯疱疹病毒性角膜炎活动期行板层角膜移植术后容易复发。

5. 患有增殖性糖尿病性视网膜病变、青光眼、迁延不愈的葡萄膜炎等。

6. 角膜内皮计数 <1 000/mm^2 者。

7. 白内障手术和人工晶状体植入手术的禁忌证。

8. 严重的全身性疾病不能耐受手术者。

二、术前检查

1. 病史的询问和术前全身检查同上述穿透性角膜移植联合白内障摘除及人工晶状体植入术。

2. 眼科专科检查同上述穿透性角膜移植联合白内障摘除及人工晶状体植入术。

3. 板层角膜移植术,术前应重点关注应用前节 OCT 测量角膜病变区的深度,以决定术中制备受体角膜植床的深度和供体角膜植片的厚度。

三、术前准备

1. 术前 3 天应用广谱抗生素滴眼液滴眼,如左氧氟沙星滴眼液,每日 4 次,以清洁结膜囊。如果有结膜囊或眼附属器的化脓性炎症,炎症控制后,必须做结膜囊细菌培养,连续 3 次阴性后方可进行手术。

2. 术前 3 天应用非甾体抗炎药滴眼,以避免术中瞳孔缩小及减轻术后炎症反应,如普拉洛芬滴眼液每日 3 次或溴芬酸钠滴眼液每日 2 次。

3. 如结膜囊慢性充血,角膜缘新生血管等,提前 2~4 周局部应用抗炎或免疫抑制剂,如溴芬酸钠滴眼液每日 2 次或他克莫司滴眼液每日 2 次,抗炎并抑制新生血管增生。待结膜囊充血减轻,角膜缘新生血管消退后再进行手术。

4. 中度干眼,睑缘炎及睑板腺功能障碍者,应先行相关的治疗和处理,待症状和体征改善后再进行手术。

5. 其余术前准备同上述穿透性角膜移植联合白内障摘除及人工晶状体植入术。

22

四、角膜移植床和移植片的制备

角膜板层移植床和植片的大小、形状和深度均应根据受体角膜病变的情况、手术方法和手术的目的而定。板层角膜移植联合白内障摘除及后房型人工晶状体植入术是一种既有光学增视,又有去除白斑,改善外观为目的的联合手术,其中提高视力,改善视觉质量是手术的宗旨。因此,角膜移植片的大小一定是在去除受体角膜全部病灶的基础上尽可能的大,以保证角膜中央光学区的视觉效果;同时,还要考虑到角膜缘血管网的相关并发症。所以,移植片的直径应选择在 7.5~8mm,植床的直径在 7.0~7.5mm 为宜,形状为圆形,符合角膜的自然形态,深度应与术前测量的受体角膜病灶的深度相一致来制备。

术前供体材料的选择:需根据患眼病情和眼库的供体材料来选择。如对化学伤,特别是角膜缘干细胞缺乏者,角膜材料应当不超过 72 小时;如果需要角膜带有上皮细胞,则需要 24 小时内获取的新鲜材料;其他如部分板层角膜移植术,新鲜材料和脱水保存的材料,远期效果无明显差异。

板层角膜移植的技术要求:①剖切植床的范围和深度,以切除全部病灶为度,原则上要求彻底清除浑浊组织和新生血管,必要时可剖切到接近后弹力层以使植床透明,如进行角膜缘移植,植片应包括透明角膜内 0.5mm,角膜缘后 1.5mm 的范围,并带适当的巩膜组织以利于缝合。②植床的边界要尽量简单,适合用环钻划界者尽量以环钻划界,使植床、植片吻合良好以利于伤口迅速愈合。③植床的边界要远离光学区,以免缝线瘢痕影响视线和引起散光。④植床和植片的边缘要垂直整齐,使植床植片有良好的吻合,以减少接界瘢痕的形成。⑤植床和植片抛切面均要力求平整光滑,以减少术后界面瘢痕的形成,有利于改善视力。

(一) 植床的制作

1. 选用合适的环钻　根据病灶范围和深度而定,光学性板层角膜移植通常用 7.0mm 或 7.5mm 口径的环钻,尽量使病灶包绕在钻切范围之内。

2. 定位角膜中心、植床钻切的直径、缝线的数量和位置。

3. 环钻钻切　调旋环钻内芯以控制钻切的深度,其深度应与术前测量的病灶深度相一致,使环钻垂直于角膜面而钻开角膜前半层(图 22-2-1)。

4. 剖切移植床　放大手术显微镜倍数,用显微有齿镊提起环钻切口边缘,用尖锐剃须刀片从切口底部开始剖切。先剖出划界一部分角膜前层,观察植床底板是否透明,如发现植床底板仍有浑浊,或残留有新生血管,则应进一步加深剖切,将其完全切除,直至植床底板透明。为使植床底板平整光滑,用有齿镊提起要切除的角膜瓣,按同一板层平面进行剖切(图 22-2-2),操作中保持角膜干燥便于看清剖切界面,有利于操作。如要加深剖切,可先用 BSS 液湿润移植床,使底板的组织肿胀增厚,便于切削深层组织。如剖切接近至后弹力层,为预防移植床破裂,可在角膜缘用刀片作一小切口放出少量房水降低眼压。植床边缘要垂直整齐,在完成环钻标记内的植床剖切之后,可用镊子提起植床边界组织,用刀片沿着已切好的板层界面向周边部稍作分离至超越环钻划界处 1mm,然后用弯显微角膜剪刀沿着环钻标界垂直剪除已剖开的划界内板层组织,即可获得垂直整齐的植床边缘,以利于植床植片的良好吻合。

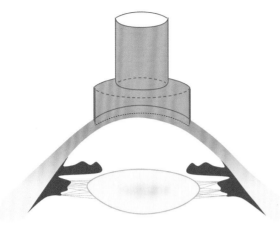
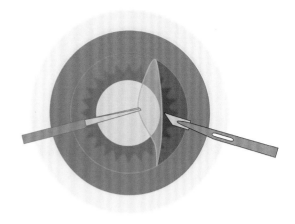

图 22-2-1　环钻钻切板层角膜组织 图 22-2-2　剖切移植床

目前,应用自动显微角膜板层刀或飞秒激光也可获得相应厚度,界面光滑,植床底面平滑均匀的植床。

(二) 移植片的制作

自眼库提供新鲜的眼球或脱水保存的眼球,如是脱水保存的眼球应放在 1∶4 000 妥布霉素生理盐水中复水 5~10 分钟,向眼球内注入无菌空气或生理盐水,使眼压在 20~30mmHg 左右,以利于剖切。如果眼库提供的是全角膜片,则应在人工前房上将角膜用生理盐水支撑起来,使人工前房的压力在 30mmHg 左右,准备好以备用。如是干燥保存或甘油保存的角膜片,应放在 1∶4 000 妥布霉素生理盐水中复水 5~10 分钟,待角膜片恢复透明柔软之后备用。

1. 制备板层移植片的基本要求:

(1) 移植片的大小、形状及厚度,要与移植床相一致。由于移植片剖切后会发生一定程度的收缩,故通常要比移植床大一些。如选用 7.5mm 直径内的植床,植片要比植床大 0.1~0.2mm;选用 8mm 直径内的植床,移植片要大 0.25~0.5mm。全板层角膜移植时,移植片的直径要比植床大 1mm 或更多,故需植片包括一些巩膜组织,这样才能使植床植片有良好的对合,可避免出现植片覆盖不全的现象。制取移植片时,要注意供眼角膜是否有水肿增厚的情况。如角膜材料有明显水肿,则植片需取得稍厚些,以防角膜水肿消退后,植片与植床的厚度不相匹配。一般情况下 0.5mm 厚的植片可以适用于大多数病例。如植片制作过厚,术后植片高出植床容易发生水肿,影响创口愈合。因此,临床上可适当将植片制作的稍薄些,但要避免过厚。

(2) 移植片的边缘要垂直整齐,要准确地与移植床相匹配。

(3) 制成的移植片,其剖面要光滑平整,以求达到界面瘢痕少、光学效果好的目的。为此,剖切移植片时,刀片要按同一板层平面前进。

2. 制备板层移植片的方法

(1) 开放式剖切法

1) 刀片剖切移植片法:用环钻划界切开供眼角膜板层(其深度与植床相匹配,一般切口深约 0.5mm)之后,用刀片按同一板层剖切移植片。在移植片的剖切过程中,术者为了看清剖切的平面,应用显微有齿镊将植片拉起与角膜底层保持 60° 左右角度,保持剖切面干燥,主要操作是撕而不是割,使之连续不断地看到界面的气泡,用刀尖扫断气泡而呈白色的纤维,就很容易地沿一个平面使角膜板层分离。在剖切过程中要力求平整光滑,镊子不应过多伤害植片边缘。或者先剖切出理想厚度的全板层移植片,然后用环钻在眼球表面钻取或在硅胶枕上刻取出移植片,这样可以避免镊子对移植片边缘造成过多的损伤。

2)电动角膜刀剖切移植片法:将眼球用无菌纱布包绕巩膜后以左手固定之,在距角膜缘2~3mm 处作一巩膜板层切口,深度约 0.5mm;电刀装上 0.5mm 的厚度板,右手持电动刀,使刀与角膜呈 45°倾斜,刀锋紧压眼球的巩膜板层切口,接通电流,电动刀即开始切割,很快就可见到角膜板层植片露出刀面,继续保持电刀压平角膜,匀速缓慢推刀前进,直至把带巩膜环的全板层角巩膜切出为止,然后根据植床的需要,用环钻刻取所需大小的移植片。这样切出的移植片厚度均匀,创面光滑平整,可取得良好的光学效果。

(2)密闭式剖切移植片法:此方法在临床上最常应用,先用无菌纱布紧绕眼球以提高眼压并保持规则的角膜弯曲面,左手固定持之;右手先持尖刀片在角膜缘作一深度约 0.5mm 的板层切口,然后以显微虹膜复位器由切口底部伸入,沿着一个板层平面前进,注意器械的弯曲度与角膜基质板层保持平行(图 22-2-3),切勿向下用力以免刺破眼球。在分离过程中,可使复位器左右摇摆前进,利用复位器的钝性力量撕开角膜板层。此方法与刀片剖切法相比,既快捷,又安全,得到的剖面较光滑平整。

(3)在角膜片上剖切移植片法:把上述准备好的供眼角膜片的后半层缝合于纱布团上,先用环钻划界切开角膜板层(其深度与植床相匹配,一般切口深约 0.5mm)之后,再用刀片按同一板层剖切移植片(图 22-2-4)。也可预先剖切成 0.5mm 厚的带板层巩膜环的全板层角膜片进行干燥保存,到要用时复水即可。

(4)自动显微角膜板层刀剖切板层移植片:该法使用人工前房固定角膜片,根据受体植床的深度,应用自动显微角膜板层刀或飞秒激光剖切角膜片,取相应的环钻钻取所需大小和厚度的板层移植片,该法获得的角膜移植片厚度准确均匀,界面光滑平整。

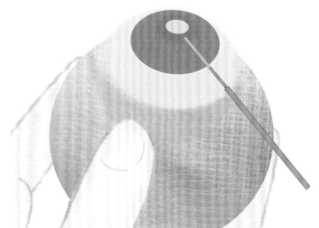

图 22-2-3　密闭式剖切移植片法

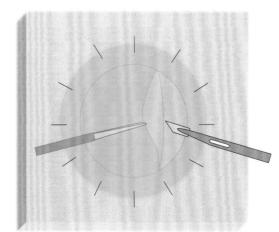

图 22-2-4　在角膜片上剖切移植片法

五、手术步骤

1. 术前表面麻醉、睫毛及结膜囊的冲洗消毒、皮肤消毒铺巾、球后阻滞麻醉及软化眼球等方法，详见本章第一节。

2. 眼球固定 开睑器开睑后，为便于操作和保持钻切角膜后眼球不变形，常规预置上、下直肌牵引缝线。对于儿童患者、无晶状体眼或植片直径在 8.5mm 以上者，建议缝合 Flieringa 环，以防止术中眼球塌陷。

3. 定位器定位角膜中心、受体角膜环切的轨迹和缝线的数量和部位。

4. 制备受体植床。

5. 制备供体移植片。

6. 移植片的缝合固定

制备好移植片之后，放入玻璃皿清洗保存；应用 BSS 液冲洗植床，提高显微镜倍数仔细检查移植床有无异物及血迹残留。一旦发现有棉花纤维或其他小异物，均应以小镊子清除干净，然后盖上移植片，缝合固定。可用穿透性角膜移植的缝合方法，但板层角膜移植只求做到植床和植片边界紧密对合即可，无须顾忌前房的渗漏。故缝合针数可以少一些，针距可以疏一些。

（1）间断缝合法：是全板层移植的常用方法。缝针由植片边缘内 1mm 处穿过全层，再经植床边缘底部，由植床边缘外 1mm 处穿出，呈放射状分布。间断缝线的数目随植片的直径大小而定，一般情况下 7~8mm 的植片缝合 8 针，9mm 以上者缝合 12~16 针即可。应用 10-0 尼龙线，缝线结扎的松紧要适中，缝合完毕后，应用 Placido 盘映光法检查无明显术源性散光后，把线结埋藏于植床层间以减少刺激。在缝合过程中，如因移植片收缩导致张力过大，与移植床不能紧密接合时，可在角膜缘作一小侧切口，放出少量房水，然后再结扎缝线，使移植片与移植床边缘对合良好。

（2）连续缝合法：适用于光学性部分板层角膜移植，可避免多针间断缝线的线头刺激。方法应用 10-0 尼龙线，先在 12:00、6:00、9:00 和 3:00 4 个点位处做定位性间断缝合，然后从右上方开始连续缝合。缝线呈放射状分布，针距要尽量均匀一致，针数随植片大小而定，7~7.5mm 的植片，一般缝合 12~16 针即可。缝合完毕后，可在 Placido 盘映光法指导下调整并收紧每个线环，最后结扎缝线，把线结埋于植床外围的线道之中，然后拆除间断缝线。

在手术操作过程中，注意如植床剖切得很薄，特别是接近后弹力层的术眼，在缝合固定植片的过程中，若缝得过深，有可能会穿透前房引起前房水渗漏，导致术后层间积液。因此，对植床已剖切得很深的病例，缝针不宜穿越植床底部，应在植床底部稍前些的位置穿过以避免之。

7. 白内障超声乳化摘除 在显微镜下用隧道刀在 11:00 位角膜缘行隧道切口进入前房，注入黏弹剂维持前房压平前囊，撕囊镊在晶状体前囊中央做环形撕囊，直径约 5.5~6mm，BSS 液行水分离，应用超声乳化针头乳化吸出晶状体核（图 22-2-5），I/A 系统清除晶状体皮质并抛光后囊。

8. 植入后房型人工晶状体 囊袋内注入黏弹剂，用晶状体推注器或折叠颞夹持已准备好的软

22

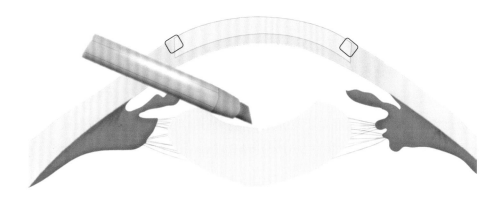

图 22-2-5　板层角膜移植联合超声乳化术

性可折叠人工晶状体送入前房,先把下襻置入囊袋,然后再把上襻顺时针方向旋转进入囊袋,调整人工晶状体于居中位。BSS 液置换前房和囊袋内的黏弹剂,卡米可林溶液缩瞳,重建前房达水密,必要时可用 10-0 尼龙线缝合 1 针。

9. 结膜下注射妥布霉素 2 万单位和地塞米松 2.5mg,拆除上、下直肌固定缝线,结膜囊涂抗生素眼膏,无菌敷料覆盖术眼,绷带加压包扎。

六、术后处理

(一) 术后常规检查

1. 视力,眼压,主觉验光。

2. 裂隙灯显微镜观察　术后第一天观察有无睫状充血、植片的透明度及伤口的对合情况、上皮是否完整、植床和植片之间有无积液、前房的清晰度、有无 KP、房水闪辉、瞳孔的形状大小及对光反射、人工晶状体的位置、光学中心表面的光洁度等。如植片上皮完好,结膜下注射广谱抗生素 + 糖皮质激素药物,涂抗生素眼膏,用绷带加压包扎术眼 1 天即可,次日可开放点眼;如植片上皮缺损,则结膜下注药连续 3 天,用绷带加压包扎双眼 5~6 天至上皮愈合为止。术后加压绷带包扎对保证植片与植床平整愈合,减少植床、植片间界面瘢痕形成有重要作用。术后应每天换药,用裂隙灯显微镜观察上述情况。待移植片上皮完全修复后,可用糖皮质激素和抗生素滴眼液开放点眼。

(二) 术后常规用药

1. 广谱抗生素眼药的应用,预防感染治疗 2~3 周,滴眼液每日 4 次,眼膏每晚 1 次。

2. 糖皮质激素眼药的应用,滴眼液每日 4 次,之后每 1 个月减量 1 次,眼膏每晚 1 次。

3. 全身使用预防感染、抗炎药物,头孢他啶注射液 2g,地塞米松注射液 5mg,静脉滴注 3 天。

4. 术后散瞳处理详见第一节。

5. 辅助用药　维生素 C、B,补钾,补钙,口服胃黏膜保护剂等。

(三) 术后拆线

详见本章第一节。在无新生血管的透明角膜植床,要待术后 3~5 个月才能拆线;在有新生血管长入的角膜植床,伤口愈合较快,如发现有血管长入缝线区或缝线已松者,可酌情提早拆除该处缝线。拆线后应给糖皮质激素和抗生素滴眼液滴眼 1~2 周。

22

七、术后并发症及防治

与穿透性角膜移植术相比,板层移植术的并发症少而轻。据文献报道板层移植的并发症是穿透移植的 1/5。板层移植不会因前房消失而引起虹膜前粘连及继发性青光眼等问题,其排斥反应也少见。板层角膜移植的并发症主要原因是手术指征选择不当、手术操作失误、新生血管形成、上皮缺损与泪膜不健康、术后感染、旧病灶复发及排斥反应等。

1. 术中可能发生的并发症

(1)制备植床时穿破后弹力层:环钻钻切划界时穿破植床底部:多由于瘢痕破坏了角膜组织的板层结构,使剖切时难于把握其深度;也可见于环钻钻切过深、用力不均匀或用力过猛所致。对穿孔微小者,可把削开的角膜板层组织重新盖上,改从对侧剖切,穿孔处的病变组织留待最后切除,然后盖上板层移植片缝合;或不予处理,缝合板层植片后,前房注入无菌空气形成气密即可成功闭合穿孔;若穿孔稍大,可在完成植床剖切之后,制作一小块带内皮的薄层移植片盖在穿孔处,之后用 10-0 尼龙线分别从对应的角膜缘褥式缝合 2 针作内固定,线结留在角膜缘处(便于拆除),然后再盖上板层移植片缝合,破孔闭合后可从角膜缘拆除此缝线。如穿孔不能缝合,可以用羊膜做一个遮盖,压住穿孔,再行板层植片缝合;对较大的破口,应用上述方法难以奏效时,可改为做穿透性角膜移植术。预防:①术前须常规行前节 OCT 检查病灶和角膜厚度,做到术中剖切角膜时心中有数。②术前要对术眼局部条件进行评估。有些病例容易出现并发症,如边缘性角膜变性和角膜变薄形成局限性葡萄肿,术中很容易出现角膜穿孔,术中剖切植床底部时应非常小心谨慎。

(2)取植片时供体眼球穿破:在钻切划界时,如切口太深或用角膜刀剖切时压力过大,或不能保持水平进刀,均可使供体眼球穿破。如无备用眼球,可以从剖开板层的旁侧依原切开的深度,用小刀慢慢剖出植片。

(3)植片过小:如制成的植片比植床小,将陷入被动局面。勉强缝合不能解决问题,结果会使术后绷线、伤口裂开或形成移植片后裂隙(即层间裂隙)。此时,最好重新做一个与植床相适应的较大的移植片。如无材料可以利用,可以把植床缺损面再扩大一些,再从供眼残余角膜上切取相等面积的一块植片接上缝合。如切口在角膜缘,亦可分离相邻的球结膜组织暂时覆盖此缺损面,待有材料时更换植片。

(4)植片过厚:要修薄植片不是容易做到的事,但可把移植床作较深的部分切除,或把移植床的边缘作约 1mm 宽的潜行分离,以适应移植片。

(5)植片上皮面难辨别:较常发生于用电动角膜刀制取的角膜板层薄片。此时,可将植片浸于水中,角膜片会自行恢复原来的弯曲度,凸面便是上皮面。

(6)层间异物残留:可以是棉丝、线头或组织碎屑。手术中应高度警惕异物残留。盖上移植片前应常规冲洗植床并用高倍显微镜检查,确保没有层间异物后才缝合移植片。有时,在缝合过程中,结膜囊内残留的异物可随泪水漂流而渗入植床内。故手术结束之前,应常规再用高倍显微镜仔细检查一次。一旦发现有异物残留,必须及时清除。把植片掀开,去除异物并作相应处理后,再缝合移植片。

2. 术后可能发生的并发症

（1）移植片移位：这种情况比较少见。如植床过浅、缝合固定不佳，患者揉擦术眼或过早拆线，均可能会发生移植片移位。处理上，应立即重新缝合固定。如是植床过浅者应适当加深植床，如植片不好，应予以更换。

（2）缝线崩脱：较常见于用丝线或粗尼龙线缝合的病例。使用10-0尼龙线缝合并埋藏缝线者，除非过早拆线，否则罕见此种情况。处理：缝线绷脱如发生在术后早期，应重新缝合固定；若发生在术后晚期，大部分创口已基本愈合，且无移植片移位，应继续给予绷带包孔或戴上软性接触镜即可。

（3）植片后裂隙与层间积液：如植床植片大小不相适应，术后可有植片后裂隙；若手术时植床底板穿破而形成内瘘管渗漏房水，则可引起层间积液，形成双前房。如术中后弹力层微穿孔导致双前房形成，可前房内注入空气泡封闭破口后，大部分双前房于术后1个月内消失，但角膜恢复透明的时间要长些。若裂隙范围不大，使用加压包扎常能使裂隙消失而保持植片透明；如裂隙较大，层间积液较多，出现双前房状态，则可拆除附近1针缝线，并用虹膜恢复器分离界面到裂隙部，引出层间积液，再重新缝合创口，术后用加压绷带，通常可获得解决。亦可同时用虹膜恢复器把一束粗尼龙线（7-0或8-0）引入层间间隙，线端留在创口外，以保持尼龙线的引流作用，术后用加压绷带包扎24~48小时，消除层间积液后，拔除引流的尼龙线。如患眼内皮功能不良，虽然没有植床底穿孔，亦可发生层间积液，待内皮功能恢复，层间积液便可吸收。如果是植床植片面积相差较大，用上述办法处理难以收效，应该重作角膜移植手术，更换一个大小相适应的新移植片。

（4）层间积血及新生血管：层间积血多见于植床底板有深层新生血管残留；术眼角膜有浓密的新生血管，缝合时缝针穿过植床边缘有血管的组织时发生出血。处理：手术时应把植床的新生血管剖切干净并彻底止血；如术前见患眼角膜有全层粗大血管，估计板层角膜移植无法把血管切除干净者，不宜作光学性板层角膜移植。如在缝合过程中出血，可先完成所有的缝线，留下一部分缝线待出血静止及清洗出植片下的积血之后再结扎。术毕加压绷带包扎，全身给予止血药物。术后如有新生血管长入植床或层间，亦容易发生层间出血，应加强局部糖皮质激素药物的治疗，以抑制新生血管的生长；必要时可局部应用他克莫司滴眼液，可有效抑制新生血管生长。少量的层间出血可自行吸收。如有大量的层间积血会引起植片的水肿浑浊及植片血管化而导致手术失败。

（5）感染：术后移植片感染非常少见，然而一旦发生后果极为严重。常为供体眼球污染，结膜囊带菌或手术环节中污染所致。多发生于术后2~4天之内。临床表现：术眼疼痛、视力下降、睫状充血、球结膜水肿、植床与植片交界面有化脓性浸润及前房积脓。一旦发现，应立即手术处理，拆除植片送细菌学培养及药物敏感度试验，培养结果出来前，应及时清创加深移植床，彻底去除植床感染灶的浸润组织，术中用广谱抗生素或万古霉素溶液冲洗前房、植床底板及结膜囊，必要时可在植床底板处敷上一些对组织毒性较低的抗生素粉末（如头孢哌酮钠），然后盖上新的移植片。如为全层浸润，加深植床的板层剖切亦不能彻底清除化脓组织者，则应改作穿透性角膜移植术。术中、术后均应球结膜下及全身使用敏感的广谱抗生素治疗，并密切观察病情，及时作相应处理。

（6）上皮延迟愈合与移植片溃疡：板层角膜移植术后，角膜上皮的修复困难或上皮剥脱较常见，主要见于以下两种情况:①角膜缘干细胞缺乏,同时泪液膜形成困难,出现眼部实质性干燥情况,致上皮不易修复;如术眼有眼睑缺损至闭目不全或有睑内翻倒睫未矫正者、眼表面组织不健康及泪膜不正常者,板层角膜移植术后容易出现上皮延缓愈合并进一步发展为移植片溃疡。一旦发现有上皮延缓愈合特别是出现移植片溃疡时,必须及时处理,否则溃疡可迅速加大加深直至角膜穿孔。预防:术前应严格选择手术适应证,有化学烧伤、眼睑缺陷、睑内翻倒睫、严重的干眼、MGD 者,术前均应做相应的治疗和处理后才能选择手术。手术时,应该选用上皮健康的新鲜角膜材料,术中注意避免损伤移植片上皮。术后要注意保护植片上皮,血清制剂如小牛血清去蛋白提取物、不含防腐剂的人工泪液及治疗性软性接触镜均能保护上皮;如已出现移植片溃疡,则需加用胶原酶抑制剂及预防感染的抗生素滴眼液。如果药物无效,可试行双眼绷带包扎。如果移植片溃疡大而深,或者溃疡迅速发展而无法控制者,可更换移植片,必要时可作睑缘缝合术。②角膜内皮细胞功能失代偿,致使植片顽固性水肿,上皮很难修复,此种情况应考虑做穿透性角膜移植术。

(7)排斥反应:板层移植片由于没有内皮层,其排斥反应发生率远较穿透性角膜移植低,为后者的 4%~5%。如植床残留血管,或术后有新生血管长入植床或层间,则较易发生排斥反应。发病时视力下降、畏光流泪,结膜充血,可表现为上皮排斥线或基质排斥。临床上,出现上皮排斥线较常见,但危害性不大,表现为波浪状隆起,荧光素染色阳性,常在数日内,排斥线由一侧向他侧发展,或由周边部向中心部发展,随后消失,上皮恢复正常透明光滑,不留痕迹。出现基质排斥带较少见,但后果严重。表现为实质层水肿浑浊,通常从近血管区开始发生,继而蔓延至全移植片。如病情得不到及时控制,则移植片将变成浓密浑浊直至坏死。一旦发现基质排斥反应,应及时用足量强力的肾上腺糖皮质激素(如地塞米松)治疗,主要给药途径仍是滴眼和球结膜下注射。如病情严重,需加全身性治疗。近年报告应用环孢素、FK506 滴眼液治疗有效。经过上述治疗,多数病例可控制病情发展。

第三节 | 穿透性角膜移植联合前段玻璃体切除及人工晶状体睫状沟缝线固定术

严重的角膜穿通伤、爆炸伤时常导致角膜较大的瘢痕浑浊,同时合并晶状体前后囊破裂、悬韧带离断或晶状体脱位等,如单纯做角膜移植或外伤性白内障手术均不能使患者恢复有用视力,还会因为并发症和合并症的存在,如晶状体皮质残留并发葡萄膜炎、晶状体悬韧带离断或脱位继发性青光眼等,进一步加重视功能的损伤。因此,实施联合手术,行穿透性角膜移植联合白内障摘除 + 前段玻璃体切除及人工晶状体睫状沟缝线固定术,手术虽然复杂,但谨慎处理、精准操作,不仅可使患者获得有用视力,而且可减少眼外伤的继发损害;对提高患者视力、改善生活质量意义重大。

一、手术适应证的选择

1. 严重的角膜穿通伤、爆炸伤导致角膜中央区较大的瘢痕浑浊,同时合并晶状体前后囊破裂、悬韧带离断或晶状体脱位者。

22

2. 后部玻璃体、视神经和视网膜无明显异常者。

二、术前检查

1. 病史及全身检查详见第一节。

2. 该联合手术的适应证是严重眼外伤患者,手术涉及玻璃体切除术,术前应高度关注眼底病变的相关检查和评估,如条件允许,可根据患眼情况选择直接检眼镜、前置镜、三面镜或全视网膜镜、广域眼底照相以及后节 OCT 和视觉电生理的检查,以全面了解患眼的玻璃体及视网膜情况,评估手术的安全性和有效性。

3. 术前其他眼科检查详见第一节,在此不再赘述。

三、术前准备

1. 术前 3 天广谱抗生素滴眼液滴眼,如左氧氟沙星滴眼液或莫西沙星滴眼液,每日 4 次,以达到结膜囊清洁消毒的目的。合并眼外伤的患者,如果曾有结膜囊或附属器的化脓性感染,炎症控制后,必须做结膜囊细菌培养,连续 3 次阴性后方可进行手术。同时,应用非甾体抗炎药,如普拉洛芬或溴芬酸钠滴眼液,每日 3 次滴眼,以减轻术中瞳孔的缩小和术后葡萄膜炎性反应。

2. 术前 1 天,抗菌素溶液冲洗术眼泪道和结膜囊。

3. 术前 2 小时,口服地西泮 5mg,或术前 30 分钟肌注苯巴比妥 0.1g 和酚磺乙胺 0.5g,镇静止血。

4. 术前 30 分钟,20% 甘露醇 250mL 静脉滴注,以减轻眶内压和浓缩玻璃体降低眼压。

5. 儿童、体弱多病耐受性差的老人、精神过度紧张的患者选择全麻,应按全麻手术前准备。

6. 该手术联合白内障摘除人工晶状体植入患者,术前应计算拟植入的人工晶状体屈光度,睫状沟缝线固定人工晶状体的选择详见第二十四章相关章节。并准备人工晶状体及植入手术器械。

7. 该手术联合前段玻璃体切除手术,应准备玻璃体切割仪器及相关器械。

8. 其他术前准备参照第一节。

四、角膜植床及移植片的制备

受体角膜植床及供体角膜移植片的制备详见第一节。

五、手术步骤

1. 术前 15 分钟术眼滴用表面麻醉剂,结膜充血严重者联合应用血管收缩剂。

2. 患者平卧于手术床上,调整头部的垫枕使其仰卧头平位。

3. 5% 聚维酮碘联合抗生素生理盐水溶液冲洗结膜囊;眼周皮肤消毒铺巾。

4. 球后阻滞麻醉及眼轮匝肌浸润麻醉及软化眼球等步骤详见第一节,在此不再赘述。

5. 固定眼球

开睑器开睑后,为便于操作和保持钻切角膜后眼球不变形,常规方法是在上、下直肌附着点预置牵引缝线,对于儿童患者、无晶状体眼或植片直径在 8.5mm 以上者,建议缝合 Flieringa 环,以防止术中眼球塌陷。

6. 定位器定位角膜中心、受体角膜环切的轨迹和缝线的数量和部位。

7. 行前段玻璃体切除术

应从颞下方角膜缘处置前房灌注通道备用，术中可随时控制前房内压力，防止玻璃体脱出。10:00位角膜缘后3.5mm处置玻璃体切除通道备用。

8. 制作人工晶状体睫状沟缝线固定的巩膜瓣

在角膜缘2:00至8:00位，角膜缘后1.5~2mm，做一个3mm长的基底位于角膜缘的三角形板层巩膜瓣；现已简化该操作，在角膜缘后2mm处做一个3mm长的巩膜隧道，用于埋藏悬吊人工晶状体的线结（参照第十二章第三节）。

9. 制备植床与植片

根据角膜病变情况制备合适大小的植床。制备植床的同时，可由助手制备供体移植片。

10. 实施白内障摘除 + 前段玻璃体切除术

在植床孔开放状态下应用内聚型黏弹剂压平破裂的晶状体前囊和脱出的玻璃体，囊膜剪修剪破裂的晶状体囊膜，尽量保留残存的囊膜边缘；采用前房灌注通道缓慢灌注，助手用曲安奈德染色脱入前房内的玻璃体，术者左手持晶状体圈匙托住晶状体核或脱位的晶状体，以免落入玻璃体内；右手持23G玻璃体切割头低流量、低负压、低速缓慢切除前房内的玻璃体，解除干扰后将晶状体或核娩出。然后再用玻璃体切割头从平坦部玻切通道进入，缓慢切除破裂的后囊、残留的晶状体皮质和前段浑浊的玻璃体，其范围达睫状沟平面以下。整个操作过程中要随时调整灌注压，高度关注眼前段和眼后段的压力平衡，以防止后段玻璃体和眼内容物脱出。

11. 后房型人工晶状体睫状沟缝线固定

将晶状体皮质和前段玻璃体切除干净后，用10-0聚丙烯悬吊线双线分别系人工晶状体两襻，植入后房架于残存的晶状体囊膜边缘上或睫状沟内，两襻悬吊线分别从2:00、8:00位的睫状沟穿出达已置好的巩膜瓣或隧道切口层间，出针处距角膜缘后1.5~2mm（睫状沟的巩膜外标志处），并调整人工晶状体于居中位，双襻缝线同时结扎，线结埋藏于三角瓣下或隧道切口层间。10-0尼龙缝线缝合巩膜瓣（图22-3-1）。

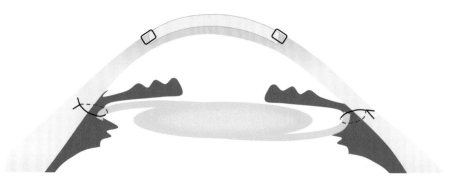

图23-3-1 板层角膜移植联合后房型人工晶状体睫状沟缝线固定示意图

12. 瞳孔成形、缝合植片

前房内使用少量缩瞳剂缩瞳，用10-0聚丙烯缝线或将损伤的虹膜缝合修复至瞳孔4mm，近圆形,居中位。将制备好的供体移植片覆盖在植床上,10-0尼龙缝线间断缝合16针。缝合方法详见第一节。

13. 重建前房

缝合完毕,应用23G玻切头从11点位角膜缘侧切口进入前房,低流量、低负压、缓慢吸除前房内的黏弹剂,以BSS液重建前房达水密。此时观察是否有漏水情况。成功的缝合很容易一次性形成前房。此外,还要观察是否有虹膜前粘连情况,如有粘连,会出现瞳孔不圆,并向粘连方向移位,应用钝针头从上方隧道切口伸入前房,用BSS液冲洗分离虹膜,解除前粘连,使瞳孔变圆。个别病例,术中因眶内压或眼内压高,前房难以形成,或因植片或植床孔制备时边缘不整齐,术毕难以形成水密状态,也可考虑用消毒空气注入前房使其形成气密状态。

14. 术源性散光观察

术毕时应当在显微镜下观察缝线的间距和植片与植床的跨度是否均匀一致。如明显变短或变长的缝线应当拆除重缝。再利用Placido盘映光检查法观察角膜散光的情况。良好的缝合后,Placido盘在角膜上的投影是间距均匀的环状。如投影为椭圆形,应在短径的子午线上拆除1根缝线,重缝的线打结松紧度应在Placido盘直接监控下进行,使投影形成圆形时结扎。也可以在椭圆形长径方向拆线,重缝时打结紧一点,也可以使投影变成圆形。

15. 术毕

拆除Flieringa环、关闭灌注通道,结膜下注射妥布霉素2万单位和地塞米松3mg,拆除上、下直肌牵引缝线,结膜囊内涂抗生素眼膏,无菌敷料包扎术眼。

六、术后处理

术后处理详见第一节外伤性白内障联合穿透性角膜移植术。

七、手术并发症及防治

1. 术前认真检查和评估视功能的情况对防止手术并发症至关重要。
2. 术中术后并发症及防治措施详见第一节外伤性白内障联合穿透性角膜移植术。

(郑广瑛　郝尚臣　徐　东　迟英杰)

第四节 │ 角膜内皮移植术

一、角膜内皮移植术的概述

近年来新兴的角膜内皮移植术越来越引起众多学者的关注。角膜内皮移植术即通过手术方法将受体角膜内皮层刮除,然后将供体角膜内皮细胞层或带有后弹力层的内皮细胞层卷起来,从角膜缘切口推入前房,展开后通过前房注入气泡顶压的力量使内皮细胞层向上贴附于受体后弹力层,从而发挥角膜内皮细胞的泵作用,使角膜逐渐恢复透明。角膜内皮移植手术的优点:①在密闭的眼内操作,减少暴发性脉络膜上腔出血等严重并发症的风险;②对角膜曲率影响更小,术源性散光轻;③术后视力恢复更快;④更接近自然的角膜形态;⑤排斥反应发生率更低。

眼外伤后,尤其是严重的钝挫伤、爆炸伤常引起角膜内皮细胞的损伤,角膜水肿浑浊,继之受I期清创缝合术的影响,进一步发展为失代偿导致大泡性角膜病变,患眼角膜水肿浑浊加重、甚至出现上皮下水泡、剧烈眼痛、畏光、流泪、视力下降,严重影响患者的视觉质量和生活质量。既往对大泡性角膜病变的主要治疗方法是行穿透性角膜移植术。但全层的角膜移植术后排斥反应发生率较高,同时还有屈光误差和高度散光等问题。2000年以来迅速发展起来的角膜内皮移植术,在减少或降低术后排斥反应发生率的同时,没有屈光误差和散光的增加,视力恢复快,并发症少,取得了良好的临床效果,逐渐成为治疗角膜内皮细胞失代偿、大泡性角膜病变、角膜内皮营养不良等角膜内皮疾病的新趋势。

目前,角膜内皮移植术主要依据移植片是否带有基质层,以及带有的基质层厚度不同分以下几种类型的手术方式。

1. **深板层角膜内皮移植术(DLEK 术式)** 移植片的厚度包括深部基质层,后弹力层和内皮细胞层。其缺点是手术切口大,术源性角膜散光较大。

2. **后弹力层撕除角膜内皮移植术(DSEK 术式)** 使用微型角膜内皮刀将供体角膜的内皮层和后弹力层,再加上一定厚度的基质层取下来,作为移植片,厚度约在150~300μm。与 DLEK 相比,DSEK 操作简单;保留了正常角膜基质;对角膜和前房的创伤小;术后炎症反应轻;DSEK 剖切的创面光滑,术后层间瘢痕轻,角膜散光小,术后视力恢复更快。迄今为止,与 PK 和 DLEK 比较,DSEK 是最接近眼生理状态的一种手术方式。也是目前临床上常用的手术方式。

3. **后弹力层角膜内皮移植术(DMEK 术式)** 单纯移植内皮层和后弹力层,称为 DMEK,即角膜后弹力层移植。但操作复杂,且后弹力层容易卷曲。

4. **超薄角膜内皮移植术(PDEK,带 Dua 膜术式)** 厚度约在50~70μm,植片更薄,避免了内皮层和后弹力层的卷曲问题。

本章将重点介绍后弹力层撕除角膜内皮移植术(DSEK 术式)。

二、后弹力层撕除角膜内皮移植术

2004年,Melles 等首先报道,在离体眼球内能成功完整地剥除角膜后弹力层和内皮层,而不损伤角膜基质,为 DSEK 手术的发展奠定了基础,因而,Melles 被公认为是 DSEK 技术的开拓者。2005年,Price 等首先报道了 DSEK 治疗 Fuchs 内皮营养不良和大泡性角膜病变患者的临床疗效,尽管仍存在有亟待解决的问题,但已展现出良好的应用前景,受到众多眼科医师的青睐。据统计数据显示,2006年,美国眼库协会向各家医院提供的供体角膜,有 45% 用于 DSEK 术式。目前,在研究肯定 DSEK 卓越临床疗效的同时,也发现了 DSEK 术后存在植片较高移位率这一亟待解决的问题,并探索了各种改进的方法。如 Price 的穿刺排液技术,Terry 的周边刮刨技术等,通过技术的逐渐改进和完善,DSEK 术后植片移位的发生率由最初的 13%~35% 下降到 3%~4%,有力促进了 DSEK 的发展。因此,在欧美等发达国家,DSEK 已取代 PK 和 DLEK,逐渐成为治疗角膜内皮失代偿的主要手术方法。

DSEK 术式目前在植床和植片制备时,角膜板层的剖切主要由术者手工进行剖切。因而剖切面的平整和光滑度难以把握。近年来,随着自动板层角膜刀的应用,即后弹力膜自动剥离角膜内皮移植术(Descemet stripping automated endothelial keratoplasty,DSAEK),角膜板层的剖切变得越来越简单、快捷、精确和安全。特别是飞秒激光(femtosecond laser)技术辅助应用于角膜板层的剖切,使角膜板层创面的光滑程度达到理想化的状态,术后角膜板层理论上可达到无瘢痕愈合,这极大提高了DSEK 术后的光学效果。随着飞秒激光的切削技术与 DSEK 术式的完美结合,使 DSEK 手术有望发展成为程序化的简而易行的手术方式,其在临床上的应用前景将会更为广阔。

(一) DSEK 手术适应证

1. 前房型或后房型人工晶状体眼及无晶状体眼的大泡性角膜病变。

2. Fuchs 角膜内皮营养不良。

3. 虹膜角膜内皮综合征(ICE 综合征)。

4. 穿透性角膜移植术后的角膜内皮细胞失代偿。

5. 钝挫伤和爆炸伤所致的角膜内皮细胞失代偿。

(二) DSEK 手术禁忌证

1. 角膜基质内形成瘢痕的患者。

2. 前房型人工晶状体,需将人工晶状体取出后才能实施手术。

(三) DSEK 术前准备

1. 术前准备详见第一节。

2. 术前瞳孔的处理　不同于穿透性角膜移植联合白内障摘除及人工晶状体植入术,DSEK 需术前 1 小时滴用 1% 毛果芸香碱缩小瞳孔。对于有晶状体眼和人工晶状体眼,缩小瞳孔对其后面的晶状体或人工晶状体起到保护作用;对于无晶状体眼,缩小瞳孔是为了防止内皮移植片脱入玻璃体腔内。

(四) 手术方法

1. 麻醉及软化眼球是关系到手术成败的关键因素之一,具体操作详见第一节,在此不再赘述。复杂病例也可考虑全麻手术。

2. 体位、消毒铺巾、眼球固定等步骤同第一节。

3. 供体移植片的制备　眼库提供新鲜供体眼球或全角膜片,应用 BSS 液体轻轻漂洗 3 遍。供体眼球或人工前房固定的供体角膜植片,在角膜缘后 1mm 行角巩膜缘切口,宽度 5mm,深度为 350~400μm。伸入板层分离器手工完整分离角膜基质;或者用自动板层角膜刀或飞秒激光进行层间切削,深度 300~350μm。然后将供体角膜片内皮面向上放置在切割枕上,使角膜片中心与切割枕中心重合,选择与植床直径大小相同的环钻(直径 8.0~9.0mm),对位角膜植片中心的标记钻取内皮移植片。在移植片中央滴入少量黏弹剂,沿切削层间将内皮移植片与前基质层分开,标记正反面,将移植片内皮面向内 40/60 对折置入推注器内,移植片边缘穿锚定线备用(图 22-4-1)。

4. 受体植床的制备　角膜上皮水肿明显或上皮下纤维化者刮除角膜上皮,棉签拭干角膜,用直径 8~9mm 环钻在上皮面压出印痕,用标记笔标记印痕,此为后弹力层剥除范围的标记环。上方或颞上方位角膜缘后 1mm 做一长约 5mm 的角膜缘隧道切口,隧道深约 350~400μm,隧道向前伸至透明角膜 1mm 后穿刺进入前房,不扩大切口;颞下方位透明角膜缘做一前房灌注侧切口,角膜缘主切

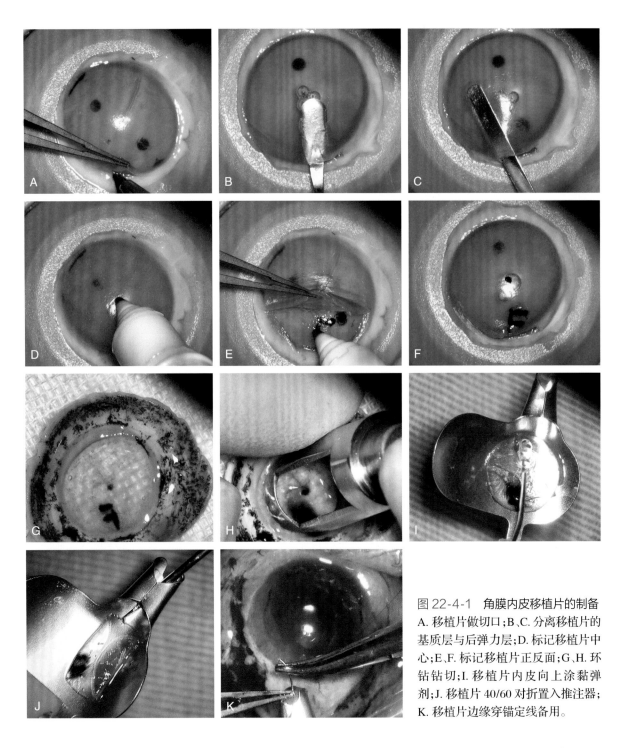

图 22-4-1 角膜内皮移植片的制备
A. 移植片做切口；B、C. 分离移植片的基质层与后弹力层；D. 标记移植片中心；E、F. 标记移植片正反面；G、H. 环钻钻切；I. 移植片内皮向上涂黏弹剂；J. 移植片 40/60 对折置入推注器；K. 移植片边缘穿锚定线备用。

口对侧制作牵引缝线侧切口。前房内注入黏弹剂支撑前房，用 Sinskey 钩沿角膜表面的环形标记线划开角膜后弹力层，用宽的剥离钩完整剥离标记范围内的角膜后弹力层，形成内皮植床。将内皮移植片的锚定线牵引入前房，并从对侧的侧切口引出。

    5. 用 Terry 刮刀搔刮植床周边 1~1.5mm 宽的角膜基质，再用平衡盐溶液抽吸清除前房内黏弹剂，以利于植片的贴附。

    6. 扩大隧道切口，于侧切口注入平衡盐溶液加深前房，应用推注器将制备好的内皮移植片在牵引线的辅助下自主切口缓慢植入前房，内皮细胞面向下逐渐展开。

    7. 10-0 尼龙线关闭主切口，自侧切口注入平衡盐溶液加深前房后使移植片完全展开。用

Sinskey 钩调整植片位置,使其与植床完全吻合后拆除锚定缝线。

8. 自侧切口注入过滤空气充满前房。

9. 于上皮面按摩挤压角膜 10 分钟,排出层间积液;放出部分气体,至气体在平卧时刚好超过植片边缘,防止过多气体堵塞引起瞳孔阻滞性青光眼(图 22-4-2)。

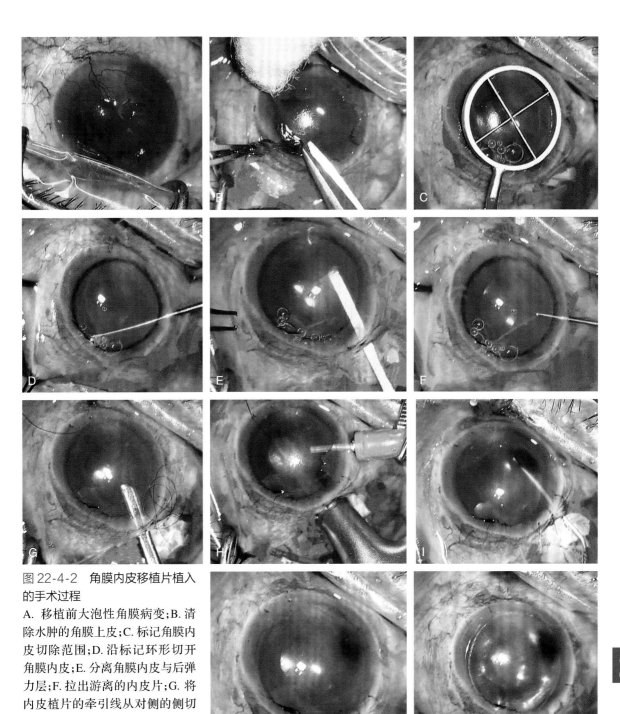

图 22-4-2　角膜内皮移植片植入的手术过程

A. 移植前大泡性角膜病变;B. 清除水肿的角膜上皮;C. 标记角膜内皮切除范围;D. 沿标记环形切开角膜内皮;E. 分离角膜内皮与后弹力层;F. 拉出游离的内皮片;G. 将内皮植片的牵引线从对侧的侧切口引出,BSS 液置换前房内的黏弹剂;H. 在牵引线的辅助下用推注器将内皮移植片送入前房;I、J. BSS 液冲洗展平移植片;K. 前房注入过滤空气顶压内皮移植片。

10. 检查角膜切口是否密闭,必要时侧切口可各缝合一针。

11. 术毕结膜下注射妥布霉素 2 万单位和地塞米松 2.5mg,拆除上、下直肌固定缝线,结膜囊涂抗生素眼膏,包扎术眼。

DSEK 还可以联合超声乳化白内障吸除 + 人工晶状体植入术等眼内手术。

(五) 术后处理

角膜内皮移植术毕平卧 30~60 分钟,将患者平移至手术车,推回病房后平移至病床,术后 24 小时尽量保持平卧位,术后 3 天加压包扎术眼,术后 7 天避免揉眼和头部剧烈运动。术后复查前节 OCT,评估内皮移植片的贴附情况至关重要。其余术后处理同常规板层角膜移植术。

(六) 手术并发症及防治

1. 供体角膜移植片移位 角膜内皮细胞移植术后最主要的早期并发症为供体角膜植片移位。在最初开展的 DSEK 术后报道的供体角膜植片移位率高达 50%。近年来,随着手术技术的改进和完善,目前角膜植片移位率降至约 5% 左右。常见的原因主要是由于前房渗漏、气体过少、揉眼、移植片和植床之间有黏弹剂残留、体位不适当等引起。处理方法:检查切口,如有渗漏要重新缝合;气体过少重新注入适量空气,调整植片位置,加强术后护理,避免早期揉眼及不当体位;由黏弹剂残留引起者,抽吸清除残留的黏弹剂后复位植片;如果植片移位至玻璃体腔,则需重新更换植片,必要时加用锚定缝线的方法可以减少植片移位。

2. 术后层间积液形成双前房 常见原因是由于角膜内皮水肿,功能不良;或是内皮移植片小,与植床不匹配。如积液少,可用促进角膜内皮功能恢复的药物、加压包扎等保守治疗,待角膜内皮水肿消退,功能恢复即可消失。如积液较多,可通过前房注入过滤空气,在透明角膜表面作 3~4 个穿刺切口至角膜植片与植床之间,并用虹膜恢复器在上皮面按摩,来放出层间积液,使双前房消失,术后用加压绷带包扎,通常可得以解决。如果是由于植片和植床大小不匹配引起者,如经上述方法处理不能奏效,则需更换移植片。

3. 内皮细胞丢失或功能衰竭 原发性移植片内皮功能不良或衰竭与供体材料不佳或手术操作不当严重损伤内皮有关;此外,内皮植片贴附不佳,导致植片生长不良、内皮细胞丢失或死亡,影响术后角膜内皮功能的恢复,出现角膜浑浊、水肿等情况,经促进内皮功能恢复的治疗,效果不佳时,需尽早更换内皮移植片。

4. 眼压升高 术后早期眼压升高常是由于前房内气体过多而引起瞳孔阻滞所致。术后如气体较多,注意散瞳,保持平卧位。如发生瞳孔阻滞性青光眼,经散瞳、放出部分气体、局部滴用抗青光眼的滴眼液,全身使用 20% 甘露醇等高渗脱水剂控制眼压,对症处理。2~3 天后气泡吸收,症状即缓解或消失,大部分眼压可以恢复正常;如果有严重的虹膜周边前粘连,需行激光周边虹膜切除术。

5. 术后感染 处理同穿透性角膜移植术。

6. 角膜内皮植片排斥反应 内皮移植术后排斥反应发生率远远低于穿透性角膜移植术,原因主要是移植的组织少,不含上皮层,植片与含有抗原呈递细胞的受体上皮之间有基质层隔开;其次是植片没有缝线固定,减少了新生血管的产生。角膜内皮移植术后出现植片排斥反应主要是内皮排斥型,常见的原因主要是局部没有按照要求应用糖皮质激素滴眼液。Terry 报道了 100 例 DLEK,

其中有4例在术后6个月内发生角膜内皮植片的排斥反应。这4例排斥反应发生前都没有按照要求局部使用糖皮质激素滴眼液。在恢复局部应用糖皮质激素类药物后,4例患者的排斥反应均得到控制,角膜保持透明。因而,出现内皮植片排斥反应,按前述穿透性角膜移植排斥反应处理方法进行治疗。

7. 植片后弹力层脱离　可能与术中操作过多,供体后弹力层黏附疏松有关,可前房内注入过滤空气复位,如继发移植片内皮功能衰竭,则需要更换移植片。

8. 角膜内皮移植术进行板层分离时可能穿通角膜,应按板层移植术的相关并发症处理;较少见术后由切口形成的纤维血管膜长入供体和受体层间等并发症,可应用他克莫司滴眼液局部滴眼,抑制新生血管的生长。

(郑广瑛　李　莉　郝尚臣)

参考文献

1. 陈蔚.角膜病最新诊疗技术与应用.天津:天津科技翻译出版有限公司,2014.

2. 陈蔚.角膜病.天津:天津科技翻译出版有限公司,2014.

3. 孔祥斌.角膜手术基本技术.天津:天津科技翻译出版有限公司,2015.

4. 邵毅.角膜内皮移植术.天津:天津出版传媒集团,2020.

5. 谢立信.角膜移植学.北京:人民卫生出版社,2000.

6. 谢立信.临床角膜病学.北京:人民卫生出版社,2014.

7. 杨朝忠,耿燕,姚晓明.眼表移植学.北京:军事医学科学出版社,2007.

8. 中华医学会.临床技术操作规范眼科学分册.北京:人民军医出版社,2007.

9. 张阳阳,谢立信.角膜内皮移植的临床研究进展.中华眼科杂志,2017,53(9):714-720.

10. 孙彬佳,洪晶.角膜内皮移植术后内皮细胞密度变化及影响因素的研究进展.中华眼科杂志,2018,54(12):954-960.

11. 洪晶.角膜后弹力膜剥离自动角膜刀取材内皮移植术的方法和技巧.中华眼科杂志,2019,55(6):475-478.

12. MAYER C,BAUR ID,STORR J,et al. Complete anterior segment reconstruction:Corneal transplantation and implantation of iris prosthesis and IOL in a single surgery. Eur J Ophthalmol,2021,31(6):3300-3308.

13. CISICKI S,BONINSKA K,BEDNARSKI M. Temporary keratoprothesis combined with vitrectomy for severe globe injury. Retin Cases Brief Rep,2022.

14. ROCHA KM,GOUVEA L,MILLIKEN CM. Combined flanged intrascleral intraocular lens fixation with corneal transplant. Am J Ophthalmol Case Rep,2018,13:1-5.

15. SUGIURA T,SAKIMOTO T,TANAKA Y,et al. Long-term outcomes of transsclerally sutured intraocular lens correctly fixed in the ciliary sulcus. BMJ Open Ophthalmology,2022,7(1):e000935.

16. KIM J,KIM MJ,STOEGER C,et al. Comparison of in situ excision and whole-globe recovery of corneal tissue in a large,single eye bank series. Am J Ophthalmol,2010,150(3):427-433.

17. BOHRINGER D,BOHRINGER S,POXLEITNER K,et al. Long term graft survival in penetrating

keratoplasty：the biexponential model of chronic endothelial cell loss revisited. Cornea，2010，29（10）：1113-1117.

18. BUSIN M，SCORCIA V，PATEL AK，et al. Pneumatic dissection and storage of donor endothelial tissue for Descemet's membrane endothelial keratoplasty：a novel technique. Ophthalmology，2010，117（8）：1517-1520.

19. HARDING SA，NISCHAL KK，UPPONI-PATIL A，et al. Indications and outcomes of deep anterior lamellar keratoplasty in children. Ophthalmology，2010，117（17）：2191-2195.

20. QURESHI S，DOHLMAN TH. Penetrating Keratoplasty：Indications and graft survival by geographic region. Seminars in Ophthalmology，2023，38（1）：31-43.

21. NALLASAMY S，COLBY K. Keratoprosthesis：procedure of choice for corneal opacities in children？ Semin Ophthalmol，2010，25（5-6）：244-248.

22. YILDIZ EH，ADBALLA YF，ELSAHN AF，et al. Update of fungal keratitis from 1999 to 2008. Cornea，2010，29（12）：1406-1411.

23. WANG JY，XIE LX，SONG XS，et al. Trends in the indications for penetrating keratoplasty in Shandong，2005-2010. Int J Ophthalmol，2011，4（5）：492-497.

24. SHELDON CA，MCCARTHY JM，WHITE VA. Correlation of clinical and pathologic diagnoses of corneal disease in penetrating keratoplasties in Vancouver：a 10-year review. Can J Ophthalmol，2012，47（1）：5-10.

25. GALVIS V，TELLO A，GOMEZ AJ，et al. Corneal transplantation at an ophthalmological referral center in Colombia：Indications and Techniques（2004-2011）. Open Ophthalmol J，2013，7：30-33.

26. SHI W，CHEN M，XIE L，et al. A novel cyclosporine a drug-delivery system for prevention of human corneal rejection after high-risk keratoplasty：a clinical study. Ophthalmol J，2013，120（4）：695-702.

22

第二十三章

外伤性白内障合并角膜散光的手术矫正

　　散光（astigmatism）是平行光线经眼屈光系统折射后，不能在视网膜上形成一个清晰的焦点，而是形成由两条主要径线组成的弥散带的一种屈光状态。当两条主要径线互相垂直时，形成的散光可以通过镜片矫正的称为规则散光；否则称为不规则散光。按照子午线定位，又可分为顺规性散光（astigmatism with the rule）、逆规性散光（astigmatism against the rule）和斜向散光（oblique astigmatism）。最大屈光力主子午线在 90°±30° 位置的散光称为顺规散光，最大屈光力主子午线在 180°±30° 称为逆规散光，其余为斜向散光。除了生理性因素外，眼外伤、翼状胬肉、白内障术后、角膜移植术后等也常引起较大的散光。散光作为眼球光学系统常见的光学缺陷之一，多表现为眼痛、流泪、重影，视力不稳定、近距离工作不能持久、头痛等视疲劳症状，如果得不到及时有效的改善，就会成为导致视力障碍的根源，给患者的日常工作和生活带来极大不便。因此，长期以来，散光矫正一直是眼科医师们极为关注的课题，也曾进行了多样化尝试，并不断地革新技术、创新应用。

第一节 │ 散光矫正手术的发展史

　　散光是一个很复杂的问题，分为角膜散光、晶状体散光和复合型散光。规则性散光可以通过戴镜、角膜屈光手术等方法矫正；而不规则散光的治疗相对困难。散光问题的发现和矫正经历了一个长期复杂的过程，人们也尝试了各种不同的手术和非手术的解决方法。1619 年德国天文学家、物理学家 Scheiner 第一个科学地绘出了人眼的示意图，他用各种光学实验证明晶状体和玻璃体的屈光率，测定了角膜的曲率和晶状体的曲率。牛顿在 1772 年首先考虑到散光的问题，并发现他本人就有散光。1801 年，英国的一位物理学家、考古学家、医生，Thomas Yong 利用 Scheiner 的方法测出自己的眼在垂直子午线上为近视–3.94D，水平子午线上为–5.6D，因而他存在–1.7D 的近视散光，据称这是对散光眼的最早记载。1827 年英国剑桥大学的天文学家 Airy 第一个利用柱镜片矫正这种屈光缺陷。到 1864 年又由 Donders 将上述的两条子午线上屈光力不等的屈光不正称为规则散光（regular astigmatism），并将矫正这种屈光不正的工作应用于眼科临床，从而引起重视；他也是早期注意到角膜外伤对角膜曲率产生影响的科学家，他认为这种变化是由角膜切口所造成的。但是，这些信息似乎并未引发人们的灵感。在 1869 年以前，未曾有人根据角膜切口或伤口可影响角膜曲率这一现象来尝试用手术方法矫正散光。1890 年，Galezowski 首先提出通过半月形楔状切除角膜组织,可达到矫正角膜散光的目的。直到 20 世纪初期,日本学者 Tsutomu Sato 从患者角膜外伤后引起视力变化这一现象尝试用角膜切口的办法来改变屈光状态。Sato 发现病人角膜后弹力层破裂后屈光状态发生改变。因此,他尝试从角膜后表面做放射状切口,使角膜弯曲度变平坦,矫正近视眼。从降低角膜屈光力的角度来看这种手术方法是成功的。但由于对角膜内皮细胞的损伤程度是不可接受的,后来因为大部分病例角膜内皮细胞功能失代偿而被证明是失败的手术。1930 年,苏联人 Shevelev 最早提出利用生物材料,对高度近视眼后极部巩膜进行手术加固,希望达到以上目的,并试用阔筋膜在狗眼球上做后巩膜加固术,并对高度近视眼散光矫正手术进行了最初探索。

20 世纪 40 年代,哥伦比亚人 Barraquer 开创了板层角膜屈光手术技术,即角膜镜片术和角膜磨镶术,他成功地设计了微型冷冻车床,将自体或异体角膜板层组织进行车削加工后缝合到角膜植床上,并于 1963 年首次在人眼上施行角膜镜片术。1974 年,苏联人 Fyodorov 对近视患者首次施行角膜前表面切开术(RK),RK 曾经在 20 世纪 80~90 年代风行于世界各地,后来由于其预测性相对较差,对高度近视眼疗效低,远期效果欠佳,后遗症相对较多,现已经逐渐被其他手术所替代。1979 年,美国的 Kaufman 首创异体角膜表面镜片术,将异体角膜组织冷冻后按需要的屈光进行车削,然后缝合在去除角膜上皮的角膜表面,主要用于矫正单眼的术后无晶状体眼。

1953 年,法国人 Stampelli 施行了第一例有晶状体眼前房角支撑型人工晶状体植入术,用于矫正高度近视;1986 年,Fyodorov 和 Zuev 开始了前房-后房型硅凝胶人工晶状体植入术的尝试;1990 年,Viktor 开始真正意义上的有晶状体眼后房型人工晶状体植入术。此类手术的优点是在靠近眼球屈光系统的节点处矫正屈光不止,视网膜成像质量高、可矫正高度的屈光不正、并保持调节功能、预测性和稳定性均好。面临的问题是如何避免和防止术中、术后的合并症,使手术风险降至最低。

1985 年,瑞士的 Theo Seiler 教授首次将准分子激光应用于人眼治疗散光。1988 年 Taylai 首先在临床上施行屈光性角膜切除术(photorefractive keratectomy,PRK),掀开了准分子激光角膜屈光手术的篇章。准分子激光的研制最早起源于 1970 年,当时研制的初衷是想找到一种能切割钻石的激光。1983 年,Trokel 首先发现波长为 193nm 的准分子激光用在角膜组织的切割时,激光中每一束光子能量高,恰可打断角膜分子键,将要去除的组织气化,精确性非常高,对邻近组织几乎没有损伤。由于准分子激光满足了角膜屈光手术的必要条件:①不穿透角膜;②空间密度高;③边缘热损伤小;④炎性反应轻。因此,迅速激起了人们对准分子激光角膜屈光手术的兴趣。20 世纪 90 年代初期,美国 FDA 开始了对 PRK 的临床试验验证过程。1995~2000 年,FDA 相继批准准分子激光治疗低、中、高度近视眼、散光眼和远视眼等,使得准分子激光角膜屈光手术进入快速、大规模发展阶段。1990 年,希腊人 Ioannis G Pallikaris 首先描述和命名了准分子激光原位角膜磨镶术(laser assisted in situ keratomileusis,LASIK),先用微型角膜刀切一个带蒂的薄瓣,然后在瓣下基质床进行原位激光消融,最后将角膜瓣复位。由于复位的角膜瓣覆盖创面,且保留了角膜上皮和前弹力层,最大限度地降低了创伤与愈合的反应,术后 3 小时视力基本恢复,几乎无明显疼痛;不发生角膜上皮下浑浊;矫正治疗范围扩大等优势,使得准分子激光角膜屈光手术进入一个新的阶段。

1987 年 Fleming 等人首先开始角膜基质环(ICR)植入术的动物实验,1991 年首次在人眼做手术;1999 年通过美国 FDA 认证。该项技术是将由聚甲基丙烯酸甲酯(PMMA)制成的 2 个半环植入周边 2/3 角膜基质层间,目前可矫正-5D 以下的近视眼及 1D 以内的散光和部分圆锥角膜,由于其具有不损伤角膜中央光学区,不损耗角膜组织、可逆、可置换、预测性好、疗效稳定、安全、并发症少等特点,符合现代角膜屈光手术的发展趋势。

1997 年,Liang 等人首次采用 Shack-Hartmann 波阵面感受器测量人眼屈光不正和高阶像差,并通过可变形的镜片去除像差,使得视网膜成像质量更高,受试者矫正视力甚至可以达到2.0。1999 年,Theo Seiler 将波前像差引入 LASIK,形成个体化切削方案,施行了首例手术。自此,角膜地形图引导的或波前像差引导的准分子激光个体化切削方案,对追求术后更好的视觉质量带来了良好的前景。

1999 年,由意大利的 Camellin 医生率先报告准分子激光上皮瓣下角膜磨镶术(laser epithelial keratomileusis,LASEK),应用低度酒精软化上皮后制成留蒂的角膜上皮瓣,进行激光扫描后回复上皮瓣。LASEK 不需要切削角膜瓣,所以不存在 LASIK 术中与角膜瓣相关的并发症,手术风险相对较小。LASEK 特别适合角膜偏薄而不适合做 LASIK 的患者。有文献报道 LASEK 手术引起的高阶像差比 LASIK 低。因酒精有一定的毒性,故 LASEK 术后角膜的愈合过程与 PRK 相似,也有可能产生角膜雾状浑浊(haze)。

一、散光矫正的现状

综合各个时期不同的屈光不正的矫正方法,大致有以下几种,这里做一简单的总结回顾。

(一) 框架眼镜(spectacle,SP)

最早用于矫正散光的方法是配戴框架眼镜,因配戴安全、可更换、对眼睛不造成任何损伤,被大多数患者所接受,用于矫正中低度的规则散光。当散光度数较大时,因框架眼镜与人眼球表面有一定距离,子午线放大率将产生斜向棱镜效应,导致视网膜像的形状发生改变,往往使患者难以适应;且随着人们对生活质量的要求逐渐提高,对外观和美容的考虑逐渐增多,许多患者希望能摘掉眼镜,从而转向了其他的治疗方法。

(二) 接触镜(contact lens,CL)

1. 普通球面隐形眼镜　可通过泪液透镜矫正中低度规则和不规则散光,理论上认为 2.00D 以下的角膜散光可全部矫正。但在某些情况下,镜片配适时沿平坦径线上下翘动使得泪液透镜矫正散光的量受到限制。

2. 环曲面隐形眼镜(toric contact lens)　该镜片互相垂直的两条主径线分别具有不同的曲率半径,可弥补眼球不同子午线的屈光差异,使进入眼球的平行光线会聚成焦点,从而矫正散光。可矫正 3.0D 左右的规则散光。根据用途又可分三种类型:①前环曲面镜片,即前表面为环曲面,后表面为球面,适用于非角膜性散光(例如晶状体散光等);②后环曲面镜片,即前表面为球面,后表面为环曲面,后表面与角膜环曲面互相匹配,可完全矫正角膜散光;③双环曲面镜片,镜片前后表面均为环曲面,用于矫正同时存在的角膜散光和晶状体散光;④周边内环曲面镜片,后表面光学区为球面,周边区为环曲面,适用于周边角膜散光较大的患者。

3. 角膜塑形(orthokeratology,OK)镜　OK 镜技术最早出现于 20 世纪 60 年代初,利用后表面与角膜前表面几何形状恰相反的反几何形设计,通过暂时压平中央光学区角膜来矫正近视和

23

规则散光,可矫正高达−5.0D的近视和−1.50D的规则散光。它采用夜间戴镜方式,白天去镜后可维持较好的视力达1~2天,角膜完整性不受损害,并在一定程度上阻止屈光不正的继续发展,但偶尔有角膜感染的危险;Charman的实验中,OK镜矫正了视轴附近(±10°以内)光学区的屈光不正,而周边光学区的屈光度几乎无改变,因此OK镜不能矫正周边角膜瘢痕引起的散光。也有报告说,过夜配戴OK镜使角膜不规则散光与高阶像差增加,且增加幅度与近视矫正程度呈正比。

4. **透气性巩膜接触镜(rigid gas permeable scleral lens,RGP)** 该技术出现于20世纪90年代,1994年美国FDA批准Boston Scleral Lens用于临床治疗角膜疾患。RGP的优点是矫正角膜前表面的不规则散光。对外伤或穿透性角膜移植术后存在较大不规则散光、无法验配合适角膜接触镜的患者,使用透气性巩膜接触镜不但可以获得良好的视力,而且配戴舒适、持久;还可显著提高因角膜瘢痕而导致的不规则散光患者的视力,对干眼患者也有治疗作用。但若在角膜移植片未成活时配戴,则可诱发原先存在的上皮水肿和基质水肿向不可逆的方向发展,是该镜配戴的禁忌证。

(三) 准分子激光治疗散光

1991年,McDonnell等用波长为193.0nm的氟化氩(ArF)激光束在角膜上做一圆枕状切削,开启了以准分子激光矫治散光的历史。早期的屈光性角膜切除术(photorefractive keratectomy,PRK)主要用于矫正中低度近视合并规则散光,但术后易造成不同程度的上皮下雾状浑浊,角膜透明度下降。

董坤峰随访观察了青少年角膜穿孔伤术后接受准分子激光原位角膜磨镶术(laser in situ keratomileusis,LASIK)治疗的患者38例38眼,术前散光−1.25~−5.25D,术后1年散光在±0.5D以内有28眼(73.16%),±1.00D以内38眼(100%)。且术前患者立体视觉缺失,术后3个月得到恢复;其中角膜瓣皱褶2例,重新抚平后以角膜接触镜覆盖,3天后痊愈,4例欠矫者行二次矫正。Rashad等报告了19例19眼患者行LASIK治疗的情况,术前散光−6.50~−14.50D(−9.21D±1.95D),术后降至−0.50~−1.75D(−1.09D±0.33D),其中残余散光度数在±1.00D以内者占57.9%,轴向误差1.1°±1.3°。

Helen等指出目前理论上准分子激光可矫正4~6D的散光,但实际上并未做到,因为手术时打开较大的光区增加了术后出现角膜中央岛的机会。Rashad对首次LASIK术后残余散光的患者进行了二次手术,二次手术前后的散光分别是0~1.75D(−0.55D±0.61D)和0~−0.75D(−0.16D±0.25D),术后散光度数明显降低。

LASIK手术矫治近视预测性好已经得到反复临床验证,但在矫正散光时其效果和准确性相对差一些,有时甚至出现散光增加、轴向偏移;有很多因素包括激光类型、切削模式、散光类型、术中散光轴向定位等都有可能对结果产生影响。王小娟等的研究结果显示:LASIK术前角膜散光与眼散光轴向差异<15°者,术后效果明显好于差异≥15°者;Bragheeth等研究表明术前眼散光与角膜散光之间轴向偏离15°,术后只能达到一半的散光矫正量;偏离30°,术后散光量将不会改变。其他因素如检查时的体位与手术体位不同引起的偏离也将影响手术效果。手术源性散光是另一个影响因素。Kanellopoulos在传统激光治疗的基础上,角膜地形图引导或波前像差引导的准分子激光切削在矫正角膜不规则散光方面被寄予厚望,也已取得了一些进展,但对外伤引起的不规则散光,因无法获

取患者的角膜地形图或波前像差,目前尚不适用于该技术。

Jankov等分别对10名和6名不规则散光患者采用角膜地形图引导的LASIK和PRK进行矫治,结果LASIK组术前散光-0.75~-5.75D(-2.53D±1.71D),术后降低至0~-2.50D(-1.28D±0.99D),PRK组术前散光-0.25~-5.50D(-2.21D±2.11D),术后降至-0.50~-1.50D(-1.10D±0.42D);LASIK组表面不规则指数从术前46~89(60±12)下降到32~63(50±9),PRK组无明显改变;两组的手术前后最佳球镜矫正视力(best spectacle-corrected visual acuity,BSCVA)均无显著性差异。

有学者提出:角膜地形图测得的数据可靠性及重复性都高于波前像差,故对于一般不规则散光的患者提倡使用角膜地形图引导的激光切削;而对那些某个高阶像差较高的患者使用波前像差引导的激光切削。

不可忽视的是,通常我们测得的是眼球屈光系统整体的像差,年轻人角膜部分的像差比眼睛整体的像差大,在接受角膜屈光手术后,角膜前表面的像差将增加,并且高阶像差的主要成分也发生变化,术前主要是三阶彗差,术后主要是四阶球差;Applegate等计算了RK、PRK、LASIK等多种准分子激光手术前后的波前像差,均发现术后波前像差增大。

俎训山等报道用LASEK治疗高度近视散光65例109眼,术前散光-2.0~-6.0D(-2.79D±0.82D),术后散光在±0.75D以内98眼(89.9%),残余散光平均为-0.51D;术后疼痛、流泪、畏光、异物感程度轻于PRK,但明显高于LASIK,待上皮愈合取出绷带镜后,刺激症状逐渐减轻。

(四) 眼内镜

是在眼内植入环曲面设计的人工晶状体(toric intraocular lens,Toric IOL)矫正散光的一种方法。按植入位置可分后房型Toric IOL(posterior chamber toric intraocular lens)和虹膜夹型Toric IOL(iris-fixated phakic toric intraocular lens),按材料分为硅胶和聚甲基丙烯酸甲酯(PMMA)、丙烯酸酯、胶原共聚物(Collamer)等。目前后房型硅胶Toric IOL只有2.0D和3.5D两种,折合到角膜平面分别是1.5D和2.25D,因而矫正的散光度数较局限;PMMA Toric IOL则是需要进行个体化定制,材料为硬质,手术切口大,术源性散光大,故此两种材料的人工晶状体已被淘汰;丙烯酸酯和胶原共聚物材料因其具有材质软、可折叠等优点目前在临床广泛应用。优点:①相对于LASIK等方法,Toric IOL在矫正10.00D以上的近视及较大的散光方面有独特的优势;②该手术是可逆的,屈光度数和轴位不合适时可再次手术矫正。缺点:①对医生的手术水平要求较高,否则易出现短暂的角膜水肿,一过性眼压升高,前房积血等问题;②后房型Toric IOL植入的患者自主调节力丢失,高度近视者术后还易并发视网膜脱离,人工晶状体在眼内偶尔会出现囊袋内旋转,据报道,轴位旋转10°,矫正度数减少三分之一,发生率在1.9%~8.1%之间;③虹膜夹型Toric IOL植入者术后伴有内皮细胞的丢失;④晶状体价格较高,不利于普及。Tehrani等做的一项关于有晶状体眼虹膜夹型人工晶状体的研究显示:术后三年中,近视散光组平均每年内皮细胞减少1.9%,远视散光组平均每年减少1.6%,是正常生理性细胞减少量的2~3倍;因此他建议植入虹膜夹型Toric IOL的患者术后每年都常规检查角膜内皮细胞计数,以便早期发现可能出现的内皮细胞疾患。

Tehrani等对40只原有近视或远视合并散光,行有晶状体眼虹膜夹型Toric IOL植入的患者进行了随访调查,术后第三年70%患眼的屈光度在目标屈光度±1.00D范围内;近视散光组平均柱镜度数从术前的−3.58D±1.26D降低至术后的−1.15D±1.01D,66%的患眼最佳球镜矫正视力(best spectacle-corrected visual acuity, BSCVA)比术前提高了一行以上;远视散光组平均柱镜度数从术前的+3.37D±0.88D降至术后的+1.53D±0.69D,36%的患眼BSCVA比术前提高一行以上;未见有危害视力的并发症出现。

最近,James等做了一项有关穿透性角膜移植术后、Ⅱ期行白内障超声乳化联合Toric后房型IOL植入的患者的研究。结果:术前散光平均10.12D(3.40~17.89D),术后降至2.75D(0.75~4.25D),预期散光轴向与实际散光轴向平均相差5.33°(0~9°)。Tehrani等曾报告用该方法矫正了高达22.5D的角膜散光。Toric IOL可充分矫正规则散光和斜向散光,但不能完全矫正不规则散光,故不规则散光患者术后会有遗留部分的残余散光。

(五)手术矫正散光

将在本章第二节中详细讨论。

二、散光矫正手术的最初探索

眼屈光手术是指改变眼球屈光状态或病理生理过程的各类手术,包括角膜屈光手术、巩膜屈光手术及晶状体屈光手术等。眼屈光手术是近几十年来发展最快、最受人们关注的眼科领域之一。散光矫正是眼屈光手术中不可回避的问题之一,从人们认识它的那一天起,眼科专家们就在孜孜不倦地探索散光的矫正问题。如果说20世纪90年代是眼科手术的白内障超声乳化时代,那么21世纪将称为眼科手术的屈光手术时代。散光矫正作为屈光手术中的难点和重点,更应受到眼科医师们的高度关注。

眼屈光手术发展的历史像其他学科的发展历史一样,是一个充满尝试和失败、充满挑战和不断完善的历史,不仅给我们留下了宝贵的经验教训和有益的启示,也见证了"前途是光明的,道路是曲折的"科学发展的客观规律。

(一)Snellen的设想

1869年,荷兰眼科学家Snellen对散光做了定义和分类,将散光分为顺规性散光和逆规性散光,他建议在角膜上做一条垂直于最陡峭的子午线的切口,不仅使得该子午线上的角膜变平坦,而且还会导致与其垂直的子午线上角膜变陡峭,以抵消原有的散光,此方法称为"偶联"(coupling)效应。

(二)Schitz的角膜缘横向穿透性切口(limbal transverse perforating incision)

1885年,Hialmar August Schitz报道了应用角膜缘横向穿透性切开术矫正一位白内障术后4个月具有+19.5D散光的无晶状体眼患者,他在其角膜最陡峭的子午线上做了一长3.5mm角膜缘穿透性的Graefe切开,术后1个月散光逐渐降至+7.0D。Schitz第一次将以往Snellen的想法应用于实践,但没有进一步发展它。

(三)Galezowski的半月形角膜楔状切除(halfmoon corneal wedge resections)

1890年,Xavier Galezowski曾经尝试做角膜基质层半月形楔状切除以减少角膜弯曲度,术后不缝合,用松弛角膜的方式来矫正近视散光。

(四)Bates的横向非穿透性角膜切口(transverse non-perforating incision)

1894年,Bates发表了关于手术矫正散光的文章。他在文章中简明地评价了5例医源性散光和

1例外伤性散光。他进一步确立了一些手术矫正散光的基本原则和建议,被称之为Bates原理,其内容简述如下:

1. 横向非穿透性角膜切开可增大与切口垂直的子午线曲率半径,而且不使其他子午线变平坦。

2. 手术的近期效果优于远期效果。

3. 矫正效果由切口的数目、深度和长度决定。

4. 手术切口可引起继发性角膜散光,但这种散光是规则散光,至少在角膜切口愈合后1个月趋于稳定,并且可用平行于切口的凸透镜加以矫正。

5. 切口愈合愈近角膜中央,产生的继发性散光程度愈加严重。

Bates随后报道了两例这样的手术患者。第一例是一位14岁的女孩,单纯近视散光(simple myopic astigmatism)2.5D,轴向75°。他在其角膜上标记出160°轴位,平行该轴位用Graefe刀做非穿透性切开。术后5天视力有所提高,但并不令人满意。因此,他又进行了第二次手术,使切口更接近角膜中央。在此之后Bates又为这位患者重复进行了三次手术,间隔时间分别为每次术后20天、2.5周、6周,至其视力明显提高才停止了手术。首次术后18个月,这位患者视力仍在提高,经粗略检查瘢痕不明显。

另一例患者双眼屈光状态是$-1.25DS-0.75DC\times100°$,Bates在其右眼颞侧100°角膜上做一浅的横向切口,一天后对其左眼也施行了同样的手术。6个月后,病人恢复了良好的视力,而且遗留的瘢痕很小。这样Bates成为第一个阐述并应用了今天我们所认识的非穿透性横向切开的人,并且同时完成了非正视眼重复手术矫正的尝试。

(五) Faber 的角膜缘弧形穿透性切口

1895年,Faber报道了垂直于正柱镜轴的角膜缘弧形穿透性切开术(limbal arcuate perforating incision),切口长6mm,术后使一例19岁的先天性散光从1.5D降至0.75D,裸眼视力从0.3提高至0.8,使这位年轻人进入了曾被拒绝的军事院校中学习。

(六) Luncciola 的径线性角膜切口

1895年,意大利的Luncciola报道了10例用平行于角膜陡峭子午线的非穿透性切开矫正散光的病例,他详述了切口的类型及其位置对疗效的影响,成为第一个应用纵行切开术的人。因而,到了1896年,散光矫正的三个基本概念已经确定下来:①垂直于陡峭子午线的切口使该子午线的角膜变平坦;②平行于陡峭子午线的切口有类似的效果;③切口无须为穿透性的。

(七) Lans 指出角膜横向切口的偶联效应

荷兰眼科学家Leendert Jan Lans虽非是第一个施行散光矫正术的人,但他是第一个对屈光手术作了系统研究的人。1897年他以优异的成绩获得莱顿大学的博士学位,其论文题目为"非穿透性角膜切口治疗散光的实验研究"。他通过兔眼的实验研究,对角膜切开、角膜切除、角膜热成形术作出评价。从此,他与Bates一起确立了为现代散光手术所依据的最基本的理论。而且他还提出了平化垂直于横向切口的子午线应与陡化其对应的子午线联系起来,这是第一次对"偶联效应"(coupling effect)的描述。Lans独立于Bates发现:切口越深越长,手术效果越好。他在论文中提及借鉴Lucciola对平行切口的研究,然而未得到满意的效果,于是转用烧灼代替切开。他利用一个非

23

常精细的探头,在兔眼角膜选定的子午线上做了两条宽 2mm、长 4~8mm 的烧灼带,在以后 4 个月的复查中,他总结了这种操作可产生 6.0D 的屈光变化,但在术后 4~8 周,这种效果很不稳定,并且是可逆性的。

Snellen、Lans 和 Bates 是手术矫正散光理论的创立者。然而,在当时他们倡导的手术矫正散光的理论曾一度在美国等一些国家受到冷落。40 余年之后,近似超出一代人的时间,在医学期刊上才见到类似的报道。

(八) Wray 对 Lans 角膜烧灼技术的继承

1914 年,Wray 应用 Lans 的烧灼技术矫正一例具有 6.0D 的远视散光(hypermetropic astigmatism)(+6.00DC×180),右眼在远视子午线近角膜顶点做两次线性烧灼,手术没有成功,只是将散光轴转移了 50°(+6.00DC×130)。左眼先后四次应用非线性表面烧灼法,充分靠近角膜周边,不影响阅读,获得较好的效果。1 年后患者屈光状态改善为 0.5DS+1.00DC×180,视力为 1.0。Wray 分析指出右眼效果不佳的原因是由于角膜瘢痕过浅的结果。

(九) Bock 的角膜高频烧灼法

1939 年,Bock 报道了他做的兔眼角膜高频烧灼法(corneal high frequency cautery)。此方法疗效不稳定,多在几周后角膜又恢复了原来的曲率。

(十) Sato 开始研究角膜内面半切开法治疗圆锥角膜散光(keratoconus astigmatism)

1939 年 Sato 在日本期刊上报道了最初的 10 例病例。他的方法是用一把改进的角膜刀(Sato 刀),从颞侧角膜缘进入前房,在最陡峭的子午线角膜旁中央区,从角膜内面通过内皮层,后弹力层,深达部分实质层,做 1~3 条水平的切口。此方法在手术后近期可获得明显效果,因而当时在日本被广泛应用。1942 年,Sato 又报道了他设计的十字形角膜内面半切开法治疗重度圆锥角膜散光。1950 年,Sato 在美国杂志上报道了 T 形和 V 形角膜内面半切开治疗散光。后来临床观察证明,手术后普遍地出现了角膜内皮细胞失代偿这一严重的并发症。

(十一) Barraquer 的巩膜切除术(sclera resection)

1956 年,Barrauer 和 Muinos 报道了他们设计的巩膜切除术治疗散光。此方法是在垂直于最平坦角膜子午线(flatten corneal meridian)的眼球巩膜上做一新月形的板层巩膜切除,切口缝合关闭,术后可矫正散光 3.0~4.0D。

三、散光矫正手术的进展

自 20 世纪 70 年代开始,随着手术器械的改良,手术技术也有了很大的改进,但其发展仍遵循着以下原则:①在角膜平坦子午线上施行楔形切除并加压缝线,使之变得较为陡峭;②在角膜陡峭子午线上施行松弛性切开,使之变得较为平坦;③对角膜移植术后的散光先试行连续缝线调整或间断缝线选择性拆除以减轻散光,对拆线后残留的散光施行角膜松弛性切开术或楔状切除并加压缝线术。

(一) 角膜楔状切除并加压缝线术

1970 年,Troutman 对 15 例 PK 术后高度散光的病人施行了这一手术。术前患者平均散光度数为 11.4D。在植片-植床交界处,垂直于最平坦角膜子午线做宽度为 1.5mm 的新月形角膜楔状切除,切口用 10-0 尼龙线缝合。其目的在于增强该子午线上的张力,使之变得较为陡峭。术后 6 个月拆除缝线后,平均残留散光仅为 2.8D。

(二) 角膜松弛性切开术

Fyodorov 在 1973 年成功地采用角膜表面松弛性放射状切开矫正近视,这项成就使得一些眼科学家们又重新开始评价和探索用松弛性角膜切开矫正散光这一前人曾经做过的工作。Troutman 在这方面开展的工作最早且最为出色。目前所采用的基本切口技术是横形、纵形、弧形及放射状,各种各样的方式不外乎是这些基本技术的搭配和组合。

应当注意,无缝线角膜楔状切除的效果亦相当于松弛性切开,其切口应垂直于角膜陡峭子午线。

(三) 角膜弧形松弛性切开术

角膜弧形切开术(arcuate keratotomy,AK)是在角膜松弛性切开的基础上衍生出的一种散光矫正方法。这种术式是由 Merlin 首先应用推广的。具体操作为:在透明的角膜上,作一垂直于陡峭子午线的弧形切开;弧形切口与角膜中心保持了相同的距离,使角膜变形减少;弧形切口的长度应选择在 100°~160° 范围内,位置在 5~7mm 角膜中央光学区。Merlin 认为弧形切口的长度愈接近 120°,矫正效果愈明显,最主要的矫正效果是发生在 5mm 区。Lindstrom 认为角膜弧形切开术适用于先天性散光和手术后的散光,他应用一简化的图表(图 23-1-1),明确地显示了弧形切口的长度、条数与矫正的散光度之关系。

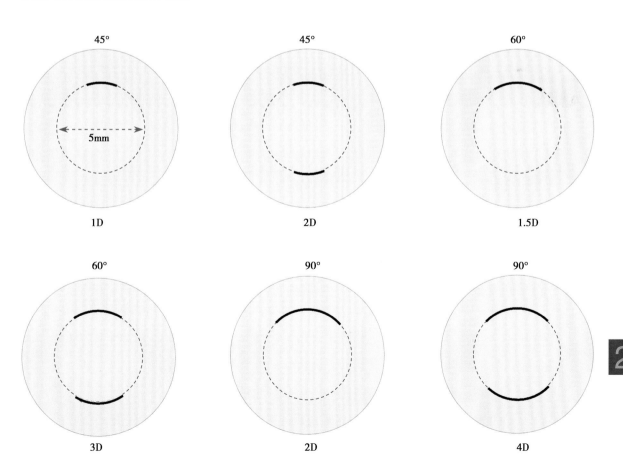

图 23-1-1　角膜弧形切开的长度、条数与矫正的散光度

(四) 穿透性角膜移植术后角膜缝线调整技术及其补充手术

穿透性角膜移植术 (penetrating keratoplasty,PK) 缝线张力不均匀可造成术后散光。Van Meter 于 1991 年介绍了在角膜地形图指导下调整单线 24 针连续缝线的张力以减轻 PK 术后散光的方法, 但调整过程中的缝线断裂是一个不可忽视的问题。Clinch 介绍的双连续缝线调整技术显得更为安全一些。缝线调整的时间一般在术后 2~6 周。

单纯间断缝线所造成的角膜散光,可在术后 3 个月选择性地拆除一些过紧的缝线。Strelow 在角膜地形图指导下所做的一组选择性拆线病例是一个成功的例子。

间断缝线联合连续缝线的病例,可在术后 6~8 周根据角膜地形图选择性地拆除过紧的间断缝线,将连续缝线留待术后半年至 1 年后拆除。

缝线调整(或选择性拆线)确能使 PK 术后的散光明显减轻,作者曾遇到不少经过角膜缝线全部拆除后散光度数低于 0.5D 的病例。但是大多数患者在全部缝线拆除后仍残留不同程度的散光。对此,在角膜地形图指导下的角膜松弛性切开可作为一种理想的补充治疗方法。

（郑广瑛　温成林　迟英杰）

第二节 ｜ 散光矫正手术的基本理论

一、适于手术矫正的散光

散光矫正手术虽然在技术上还需要进一步的完善和发展,但对于那些用常规的光学方法不能使视力提高的散光患者,手术还是有裨益的。适于手术矫正的散光如下:

1. 先天性散光(congenital astigmatism) 当散光的量超过联合球面镜的 20% 或者是单纯的近视性散光大于 0.75D 时,可考虑手术矫正;低度数散光如果是斜向的、逆规的或有自觉症状的,可考虑手术矫正;1.0D~2.0D 范围的散光,可使裸眼视力下降至 0.4~0.7,大于 2.0~3.0D 范围的散光,可使裸眼视力下降至 0.2~0.3,上述这些情况均可考虑手术矫正。但有时也可见到混合性散光(mixed astigmatism)达 2.5D 而裸眼视力仍为 0.7 的病例。因而,在这种情况下选择做屈光性手术应十分小心,特别是矫正那些因前次屈光性手术而导致的散光病例,如果不能细心地选用手术方式,术后将会使患者失去原有的较好的裸眼视力。例如,一位患者的屈光状态为:-2.50DS/2.50DC×45,如果用单纯消除散光的式式,术后仍留下 -2.50D 的近视。虽然消除了散光,但术后的视力却很难令患者满意。

2. 白内障术后的散光 近年来,随着超声乳化小切口技术在白内障手术中的应用,术后残留的散光已不多见了。但小切口囊外摘除手术尚未普遍应用,故白内障术后的散光仍可遇到。Jaffe 和 Glasman 在一系列报道中指出,术后散光病例中大于 3.0D 者占 10%。

3. 角膜移植术后出现的高度散光平均大于 10.0D。

4. 角膜穿孔伤及外伤性白内障术后出现的散光 这类患者散光度较大,平均大于 5.0D,对于其中的规则性散光可以考虑手术矫正。角膜穿孔伤往往会造成较大的角膜伤口或瘢痕,伤口愈合早期由于缝线的存在会形成不规则散光,缝线拆除 3~6 个月后角膜散光逐渐转为规则散光,尤其是角膜中央3mm区的散光通过框架镜矫正可以提高视力者均可行手术治疗。

二、角膜陡峭径线和平坦径线的确定

用松弛切开法(或其他任何技术)矫正散光的医师,必须懂得我们是在面对一个规则的复曲面,即同时存在着两个弯曲度不等的曲面。在规则的复曲面表面上,可以测定出曲率半径相差最大的两条曲线,即:具有最大曲率半径的曲线和具有最小曲率半径的曲线。

为讨论之方便,我们可分别称之为曲率半径较大的(较平坦的)子午线和曲率半径较小的(较陡峭的)子午线(图23-2-1),这些术语在以后的讨论中经常用到。然而,不能将这些子午线与验光时所用的柱镜散光轴相混淆。

(一)检影验光确定散光轴

在圆柱形的屈光透镜,柱镜的屈光力在与柱镜轴相垂直的方向上(图23-2-2),称为柱镜的屈光力轴。如屈光状态为-6.00DS/3.00DC×90的病例中,柱镜的轴应放在90°,而该柱镜的屈光力轴实际上在180°方向(图23-2-1 AA')。这表明在180°子午线的角膜曲率半径相对较大(平坦);而在90°子午线上的角膜曲率半径相对较小(陡峭)。角膜松弛性切口正是要置于陡峭子午线上;而验光时的正柱镜轴恰好也置于该陡峭子午线上。因此,我们可根据术前验光时正柱镜轴所在的方位来定位角膜陡峭子午线。由此,松弛性切口的位置也就随之确定下来。

假设有一个具有较大和较小曲率半径的复曲面,设想通过它做一平面的切面,侧面观切片与底平行。如果我们把切下的片状物翻上去或在纸上描述其轮廓,我们将发现这是一个椭圆形。椭圆的短轴部分与最陡峭和最小曲率半径相对应。相反,椭圆的长轴部分与最平坦和最大曲率半径相对应。通过长轴、短轴并且相互垂直的切面能显示此点(图23-2-1)。

(二)根据角膜地形图确定散光轴

计算机辅助的角膜地形图可以测量代表角膜形态学的参数,利用色彩编码技术将数据转化为彩色图案,使结果看起来更直观。大多数情况下,以冷色调代表平坦的角膜轴向,以暖色调代表陡峭的角膜轴向;在报告的一侧用彩色条形图标识每一种颜色所代表的角膜屈光力。

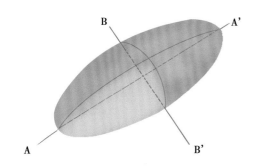

图23-2-1 规则散光复曲面的陡峭轴和平坦轴
AA'长轴,最平坦,屈光力最弱;BB'短轴,最陡峭,屈光力最强。

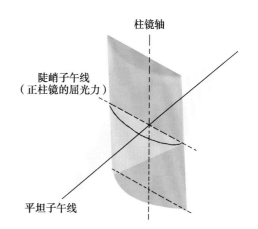

图23-2-2 圆柱镜的屈光原理

现行的角膜地形图的测量原理主要有以下几种：

1. 基于 Placido 盘投射技术的地形图：只能测量角膜前表面的数据。

2. 裂隙扫描地形图：采用裂隙扫描技术和 Placido 盘投射技术，二者获得的信息再结合色彩编码技术，制作出相应图形。可同时提供角膜前表面和后表面的高度和曲率值，角膜散光分布情况，前房深度等。

3. 基于 Scheimflug 断层照相技术的地形图：能够精确的测量角膜高度地形图和眼前段断层图像信息，可以提供角膜中央和周边任一点的角膜厚度和全角膜前后表面高度，前后表面曲率，前后房空间，房角宽窄等数据。

通常在阅读角膜地形图了解角膜散光情况时，我们以轴向地形图作为参考。轴向地形图上每一点的曲率计算都以该处法线（切线的垂线）与主光轴的交点为曲率中心，这不是该点真正的曲率中心，这样计算出的轴性曲率主要反映角膜屈光度的分布和形态，可以评估角膜形态对患者视觉质量造成的影响。轴向地形图评估角膜中央区域的精度最高。

在轴向地形图上，圆形表示没有角膜源性散光，大于 1.00D 的顺规角膜散光通常显示为垂直方向对称或轻度不对称的蝴蝶结形；散光度数越高，蝴蝶结的颜色越深，蝴蝶结所在的轴向显示散光轴向。逆规散光显示为水平方向的蝴蝶结形；斜向散光显示在斜轴方向的蝴蝶结；不规则散光则显示为杂乱无章的图形（图 23-2-3）。

在结果分析上，角膜地形图可以分别提供角膜中央 3mm，5mm，7mm 区前、后表面角膜曲率值、散光值及轴向，也可以提供角膜总散光值及轴向。

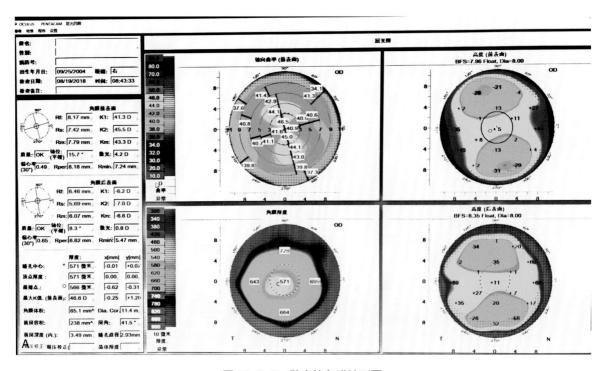

图 23-2-3　散光的角膜地形图
A. 顺规散光。

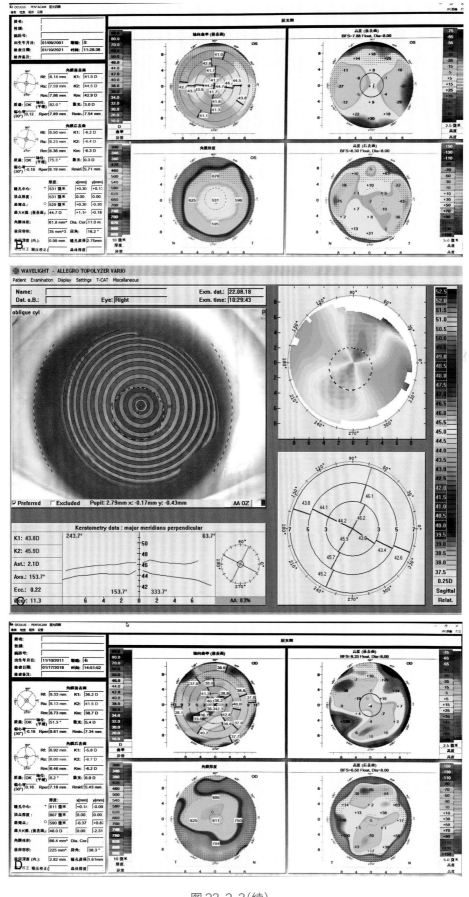

图 23-2-3（续）

B. 逆规散光；C. 斜轴散光；D. 不规则散光。

(三) 角膜激光手术中散光轴的确定

现代角膜激光手术设备可以根据术前采集的角膜地形图及术中瞳孔、虹膜纹理等数据,辅助术中的瞳孔中心定位,及眼球旋转的测量。并借助眼球追踪技术使术中对散光轴向的消融更加精准。

三、角膜楔状切除术

(一) 原理

角膜楔状切除术(wedge resection)是在最平坦子午线的角膜周边,做一新月形、底向上尖向下、非穿透性的楔状切除,切口缝合关闭,使该子午线变陡峭,张力增大,屈光力增强以矫正远视散光(图23-2-4)。

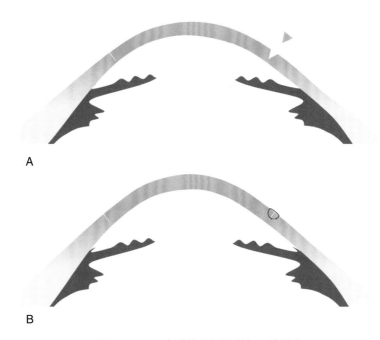

图 23-2-4　角膜楔状切除并加压缝线术

(二) 适应证

角膜楔状切除术适于不能用松弛切口或增加缝线矫正的高度远视散光(>+10.0D),一般多见于角膜移植术后。手术应在角膜缝线全部拆除,散光稳定3~6个月以后实施。

(三) 术前检查

1. 检影验光检查病人的屈光度和散光轴向。

2. 角膜地形图测量确定平坦轴,即矫正散光的径线。

3. 应用前节OCT或超声测厚仪测量角膜厚度。

(四) 散光矫正量的计算

根据Troutman的经验,每有0.1mm宽的楔状切除,在切口所在的子午线上将出现0.67D的角膜陡峭。从理论上讲,1.0mm宽的楔状切除,在切口所在的子午线上可获得10.0D的远视散光矫正。手术切除量要保守一点,如果矫正不足,可以再做二次手术矫正。手术的目的是要将散光降低至可控制的范围,即能够配戴框架镜、角膜接触镜或做更具有预测性的松弛性切开矫正术。同时我们应当考虑到切口的偶联效应:如在平坦的 90° 子午线上做楔状切除并加压缝线,将使该子午线上角膜变陡峭,屈光力增强;同时也将伴随着 180° 子午线角膜变平坦,屈光力减弱,两者的屈光力变化比率约为 2:1。从理论上讲,每 0.67D 的屈光力增加(切除 0.1mm 宽),将会有相对子午线上 0.33D 的屈光力减少,实际上共减少了 1.0D 的远视散光。例如,对于一个 90° 子午线上的 +10.0D 的远视散光,可在该子午线上做一 −7.5D 的手术矫正,使散光减少到 +2.5D;按 2:1 的"偶联效应"屈光力变化比率,在 180° 子午线上会同时增加 +3.75D。这样,最后的屈光状态应是 +2.50DS/1.25DC×90,患者配镜即可得到满意效果。如果一开始就在 90° 子午线上做 +10.0D 的手术矫正,虽然可能消除该子午线上的散光,但是按照 2:1 的屈光力变化比率,则在 180° 角膜子午线上将会出现 +5.0D 的远视散光。所以要记住这个 2:1 的屈光变化比率,要力求控制角膜屈光状态整体的平衡关系。

以上这些理论性的估算很难在临床实际操作中准确把握。例如你很难精确地控制切口宽度使之恰好矫正 +5.0D 的散光。一般认为,楔状切除的手术效果预测性较差,所以我们必须严格掌握适应证并应借助于术中角膜曲率计尽可能精确地控制切口宽度。Rowsey 认为该手术适应于 RK 手术后 10.0~12.0D 的散光;Lindstrom 和 Lavery 则选择 10.0~15.0D 的 RK 术后散光作为手术适应证;Olson 的研究显示楔状切除术适于大于 10.0D 的角膜散光,而小于 8.0D 的散光在术后常出现过矫现象。这里我们把大于 10.0D 的 RK 术后角膜远视散光作为角膜楔状切除术的适应证,切口宽度应控制在 1.5mm,最多也不可超过 2mm,切口深度应为 3/4 角膜厚度。

四、角膜松弛切开术

角膜松弛切开术(relaxing incision)是一种具有悠久历史的矫正近视散光的手术方法。

(一) 原理

角膜松弛切开术是在保留中央透明区的角膜前表面进行非穿透性地切开,使光学区以外较陡峭的角膜表面扩张松弛,使光学区相对变平,造成光学区原角膜屈光力较强的子午线上屈光力减弱,以达到矫正近视散光之目的。

(二) 适应证

对于先天性近视散光,外伤性近视散光,医源性近视散光(如白内障和角膜移植术后),其散光度小于 10.0D 者,均适宜做角膜松弛切开术。

(三) 手术切口的类型(图 23-2-5)

(1) 保留椭圆形中央光学区的放射状角膜切开:实质上是放射状角膜切开术(radial keratotomy),但中央保留区是椭圆形(即一条子午线上切口长,另一条子午线上切口短),用来矫正低度数近视散光,简称"R"术式。

(2) 横向切口(transverse incision):在陡峭子午线上光学区以外施行与该子午线相垂直的横向切口,简称"T"术式。

(3) 纵向切口(longitudinal incision):用平行的纵向切口来改善某一子午线上的散光,简称"L"术式。

(4) 放射状联合横向切口:放射状切口与横向切口联合应用,简称"RT"术式。

23

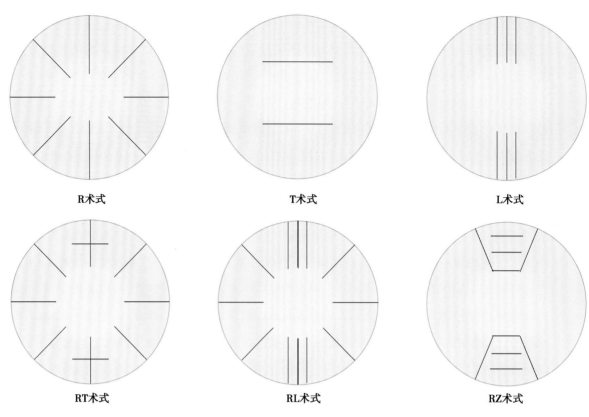

图 23-2-5　角膜松弛切开术的手术切口类型

（5）放射状联合纵向切口：放射状切口与纵向切口联合应用，简称"RL"术式。

（6）梯形切口：放射状切口与位于其内的横向切口联合应用，其放射状切口与最内之横切口相连，外观很像梯子，故称为梯形切口，简称"RZ"术式。该切口是 1983 年 Ruiz 首先提出的，原始术式中的横切口为 5 条（切口长度 2~2.5mm）。由于放射状切口与横切口相连，术后切口愈合不良，瘢痕明显，故后来 Norden 等对它进行了改良，称 Ruiz 改良法。

上述多种术式中，有的并发症较多，如 RT 中有交叉性切口，术后切口愈合迟缓，瘢痕明显，并有眩光和不适等明显的临床症状，故现已很少有人应用。现今常用的是横切口及其派生的一些非交叉性横切口，改良的梯形切口及与放射状切口的联合应用。

五、缝线调整技术、选择性拆线及其补充手术

穿透性角膜移植术最初的目的是为病人提供和保持一个透明的角膜植片。近年来，随着科学技术的不断发展，对角膜屈光重要性的认识及应用角膜内皮镜对角膜内皮细胞的深入研究，眼库的改进及角膜移植免疫学研究的进展，尤其是显微手术技巧的日臻完善，使该手术的适应证更加扩大，成功率极大提高，条件优良病例的角膜植片透明成功率达 90% 以上。但是，手术后并发症-高度散光则成为术后影响视力恢复的主要原因。因此，提高手术质量，减小术源性散光是穿透性角膜移植术的重要课题。穿透性角膜移植术后的散光主要是缝线张力不均匀所造成的。基于这一原因，我们在手术中、术后早期缝线拆除前及缝线拆除后的不同阶段，采用连续缝线调整、选择性缝线拆除及其补充手术来矫正之。

（一）连续缝线的调整技术

该方法是在穿透性角膜移植手术中，在手术角膜计或者角膜镜的指导下，调整连续缝线的松紧度，使之张力均匀以减小手术后的散光。在穿透性角膜移植术后2~6周出现的明显角膜散光，可在角膜地形图的指导下采用连续缝线调整技术以控制散光。但在单线连续缝线调整过程中，易发生缝线断裂，这在穿透性角膜移植术后早期可导致散光加重、散光轴转向，甚至植片与植床愈合不良等并发症。为了预防这一并发症，Clinch介绍了双连续缝线调整技术。即用10-0尼龙线做主要的连续缝线，用11-0尼龙线做反向连续缝合，作为辅助缝线。调整时仅调整10-0缝线，当10-0缝线断裂时，再调整11-0缝线，这样既可有效地控制散光，又可避免上述并发症。这种缝线的调整技术，也可应用于行间断缝合的穿透性角膜移植术中以减小术后的散光。

（二）选择性拆除缝线

穿透性角膜移植术后早期，角膜散光较轻的病人，多采用框架镜或配戴较舒适的硬性角膜接触镜来矫正。但在术后6~8周，仍有较明显的散光，且不能接受框架镜或不能耐受硬性角膜接触镜者，可在手术角膜计、角膜镜或者角膜地形图的指导下，选择性拆除最陡峭的角膜经线上的缝线，可使角膜散光明显减轻。最陡峭的经线是与正柱镜的屈光轴相一致的。

六、角膜热成形术

自1973年Gassetey及其同事开展角膜热成形术治疗圆锥角膜以来，近年来许多文献报道了角膜热成形术（thermokeratoplasty）矫正远视散光，动物实验和临床初步应用均获得满意疗效。

（一）角膜热成形术的原理

应用热凝仪在角膜较平坦的子午线上作热凝术，以增加角膜周边的张力，使中央区变陡峭，屈光力增强，以矫正远视及远视散光。

（二）角膜热成形术的手术设备

1. 电热凝仪。

2. Skalpel型CO_2激光仪。

七、六边形角膜切开术

早在1979年Yamashita就开始了远视手术的研究，他在兔眼上反复试验发现六边形角膜切开术（hexagonal keratotomy）是矫正远视散光的最佳术式，通过不同直径的六边形切口来增加角膜中央的凸度，减小角膜曲率半径从而降低远视。他将这一研究成果在1983年的角膜屈光会上做了报告，并且提出这项技术可以用于放射状角膜切开术的过矫。同年Mendez将这项技术应用于人类，他发现不同大小的六边形切口（直径4.5~7.4mm）最多能够减少4.0D的远视。手术后角膜屈光状态稳定，并且患者满意度高于放射状角膜切开术。然而其他学者报道有发生切口裂开并且需要缝合；还有发生散光和角膜屈光状态不稳定；有个别报道一例发生角膜中央水肿，最后形成瘢痕而行穿透性角膜移植术的病例。

手术是通过六边形角膜切口松弛角膜中央，利用眼内压和角膜本身固有的弹性去增加角膜中

23

央的凸度,减少角膜的曲率半径。

八、散光矫正型人工晶状体植入术

近年来,随着白内障显微手术技术的日趋成熟和各种功能性人工晶状体的进展,白内障手术已经由既往的复明性手术向屈光性白内障手术转化。散光矫正型人工晶状体(Toric IOL),又称之为复合曲面人工晶状体,是将矫正散光的圆柱镜与人工晶状体的球镜相结合的新型屈光性人工晶状体,用于矫正白内障术前自身存在的角膜散光及手术带来的医源性散光。1992 年 Kimiya Shimizu 最先提出了 Toric IOL 的概念,即在人工晶状体的光学球面上附加一柱镜,并于 1994 年首先设计出了世界上第一枚 Toric IOL 应用于临床。第一代 Toric IOL 人工晶状体光学部为 6.5mm×5.5mm,附加 2.00D 和 3.00D 的柱镜度,人工晶状体光学部上的两个定位孔是矫正散光的轴向,经过临床观察发现术后散光轴位偏移≥30°占到了 20%,且手术切口为 5.75mm,切口本身也可造成一定的医源性散光。由于旋转稳定性差和切口带来相对较大的术源性散光,所以术后矫正散光的效果较差,未能得到推广。直到 1997 年新一代的折叠式散光矫正型人工晶状体才推向市场。由于其具有可折叠性,适应了白内障微切口手术的发展趋势;另外具有良好的稳定性,在囊袋内较少发生旋转,并且还具有充足的可供选择的矫正散光度数,能适用于矫正任何度数的角膜散光。之后越来越多的公司在原有成熟的人工晶状体平台中进行功能改良,推出相应的复曲面 Toric IOL。 目前国内临床上使用较多的为 Alcon 公司非球面 AcrySof IQ Toric IOL;AMO 公司的 Tecnis Toric IOL;ZEISS 公司的 AT TORBI 709M/MP Toric IOL 等。Toric IOL 的出现为白内障合并角膜散光的患者提供了一种理想的、稳定的、预测性强的矫正方法。

九、飞秒激光辅助白内障手术中角膜弧形切开术

传统的角膜弧形切开术 (arcuate keratotomy,AK) 依赖于医师的手术经验及技巧,切口位置、形状、长度和深度均缺乏精确性及可重复性,技术不熟练甚至可能导致不规则散光、欠矫、过矫、角膜穿孔等并发症。因此,亟待寻找一种精确的、可标准化执行的、更安全有效的散光矫正方法。

飞秒激光是一种周期以飞秒(10^{-15}s)为单位计算的超短脉冲激光,其主要特点是周期超短,单脉冲能量极低,热效应区域极小,对周围组织的损伤极小。基于以上特点,对于拥有大量透明组织的角膜而言,精准可控的飞秒激光具有极大的应用优势。

美国食品药品监督管理局(FDA)于 2000 年批准飞秒激光用于准分子激光原位角膜磨镶术(LASIK)。2009 年 Nagy 等首次报道应用飞秒激光辅助白内障手术案例。随着各种飞秒激光手术平台在国际上的推广,此类手术的研究也取得了突破性进展。我国于 2013 年引进了飞秒激光手术平台。目前主流的飞秒激光辅助白内障手术平台主要包括 LenSX,LensAR 及 OptiMedica、Technolas 等设备。

飞秒激光辅助的 AK 术其原理与传统的 AK 术相同,区别在于飞秒激光辅助的 AK 术与传统手术方法相比具有以下优势。

23

（1）个性化程度高：将患者术前的角膜曲率检测值输入电脑程序，设计切口的形状、长度、深度、角度。也可避开外伤患者角膜上激光不能透过的瘢痕区域，实现个性化手术方案的设计。

（2）安全性高：手术全程由电脑程序控制，切口制作过程中每一步都在前节 OCT 图像及手术视野图像指导下进行，直观、清晰、安全，无需医生动手，快速高效。

（3）精确性高：切削精度可达微米级，且激光制作的切口边缘更加光滑，相比医生显微镜下的直视操作，精确度可大幅度提高，具有较强的预测性和可重复性。

（郑广瑛　温成林　迟英杰）

第三节 ｜ 角膜瘢痕性散光的规律

一、角膜瘢痕的分类

角膜外伤后形成的瘢痕情况复杂，类型多样化。作者对外伤后的角膜瘢痕进行了分类研究，精确测量患眼瘢痕的长度，记录瘢痕形态和所在的部位（中周部、周边部及角膜缘区）以及瘢痕与角膜缘切线方向的关系（平行或垂直于角膜缘）。将角膜瘢痕形态分为直线形、近似直线形和不规则形；排除角膜中央 4mm 光学区的瘢痕及不规则形瘢痕（图 23-3-1），将瘢痕的长轴平行于角膜缘切线方向的列为横形瘢痕；将瘢痕的长轴垂直于角膜缘切线方向的列为纵形瘢痕。

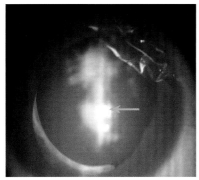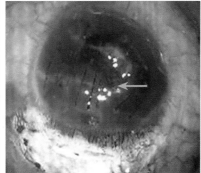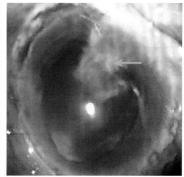

图 23-3-1　角膜中央 4mm 光学区的瘢痕及不规则形瘢痕

外伤性角膜散光性质：外伤性角膜瘢痕大致分为两大类，一类是平行于角膜缘的横形瘢痕；另一类是垂直于角膜缘的纵形瘢痕。

1. **平行于角膜缘的横形瘢痕**　此类型的瘢痕由于瘢痕长轴与角膜半球形复曲面的弧面相垂直，故缝合后引起与角膜瘢痕长轴垂直的径线变陡峭，屈光力增强，形成近视散光（图 23-3-2）。

2. **垂直于角膜缘的纵形瘢痕**　由于瘢痕长轴是与角膜半球形复曲面的弧面相平行，故缝合后引起与瘢痕长轴相平行的角膜径线变平坦，屈光力减弱，形成远视散光（图 23-3-3）。

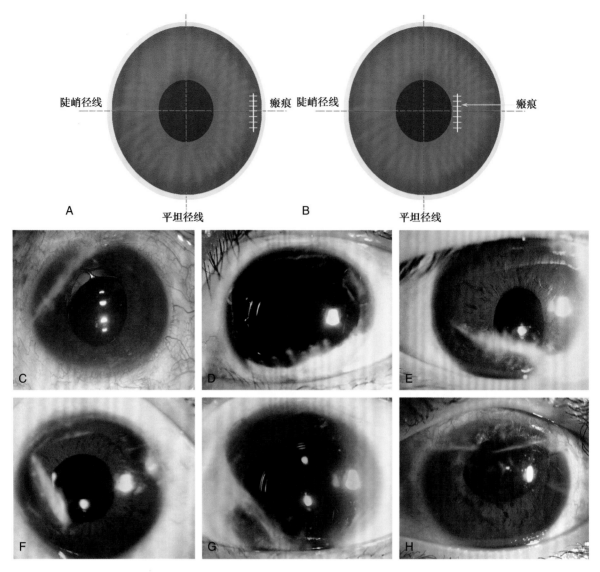

图 23-3-2　平行于角膜缘的横形瘢痕

A. 位于角膜缘的横形瘢痕示意图；B. 位于角膜中周部的横形瘢痕示意图；C~H. 平行于角膜缘的横形瘢痕。

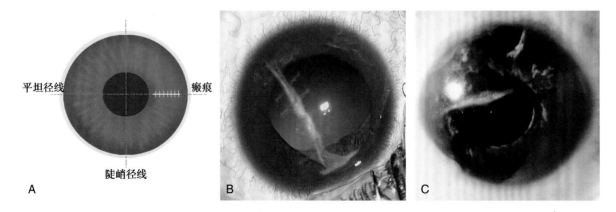

图 23-3-3　垂直于角膜缘的横形瘢痕

A. 垂直于角膜缘的纵形瘢痕示意图；B~F. 垂直于角膜缘的纵形瘢痕。

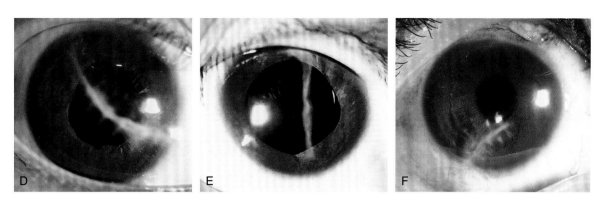

图 23-3-3（续）

二、角膜瘢痕长度与散光度之间的关系

1. 散光度（D）与瘢痕长度（mm）关系的散点图如下（图 23-3-4）。

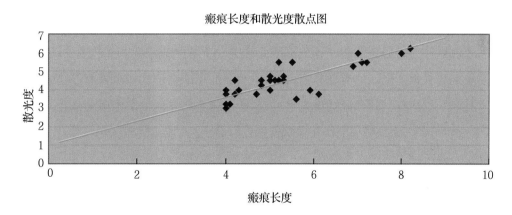

瘢痕长度和散光度散点图

图23-3-4　散光度（D）与瘢痕长度（mm）关系的散点图

2. 作者部分研究情况列表（表 23-3-1、表 23-3-2）

表 23-3-1　角膜瘢痕长度与球镜度数及柱镜度数数据表（n=30）

瘢痕长度/mm	7.2	6.1	5.0	5.3	4.2	5.1	4.0	8.0	7.1	4.3
球镜度数/D	+1.5	0	−1.25	+0.5	0	+1.5	−0.25	+4.50	+1.0	−1.0
柱镜度数/D	−5.5	−3.75	−4.0	+4.5	−3.75	−4.50	+3.75	−6.00	−5.50	−4.00
瘢痕长度/mm	4.0	6.9	4.8	5.3	4.0	5.0	8.2	4.1	5.6	4.0
球镜度数/D	+2.0	+1.75	+1.50	−1.0	0	+1.75	+4.50	−1.50	+0.5	−1.5
柱镜度数/D	+3.00	−5.25	−4.25	+ 4.75	−4.00	−4.75	−6.25	+ 3.25	−3.50	+3.25
瘢痕长度/mm	5.2	4.0	5.2	5.5	7	4.7	4.2	4.8	5.0	5.9
球镜度数/D	0	+1.75	+2.0	+1.0	+3.5	−1.50	0	+1.75	+1.25	−1.25
柱镜度数/D	−5.50	+3.25	+4.50	+ 5.00	+6.00	+3.75	−4.50	+ 4.50	+4.50	−4.00

表 23-3-2　角膜瘢痕类型、长度和散光度的情况

瘢痕类型	n	平均长度/mm	平均散光度/D
纵形瘢痕	13	4.7±0.99	4.0±1.02
横形瘢痕	17	5.6±1.35	4.59±0.87
总计	30	5.2±1.28	4.23±1.09

直线回归方程分析:瘢痕长度(mm)与散光度(D)的相关系数为 0.563,$P<0.01$,说明瘢痕长度与散光度数之间有相关性。方程相关性检验:$F=13.023$,$P=0.001$,有统计学意义,方程有效,直线回归方程为:$Y=1.703+0.478X$。说明瘢痕长度与散光度之间有直线回归关系,即瘢痕每改变 1mm,散光度将会改变 0.478D。

(郑广瑛　温成林　迟英杰)

第四节 | 外伤性白内障联合角膜散光的手术矫正

复杂眼外伤的屈光重建一直是临床工作中一个棘手的难题。如严重的角膜穿通伤、爆炸伤,Ⅰ期手术实施了角膜伤口的清创缝合;Ⅱ期手术根据患眼损伤的情况常需要实施白内障摘除联合玻璃体切除+视网膜光凝及硅油填充术;Ⅲ期手术需要实施硅油取出联合人工晶状体植入进行屈光重建。然而,严重的角膜穿通伤和破裂伤清创缝合术后,常遗留高度(≥5D)不规则的角膜散光,应用常规的散光矫正方法均不适宜;人工晶状体植入如果不联合散光矫正,术后仍达不到恢复视力的效果。因此,是临床处理眼外伤工作中一个棘手的难题。多年来,我们依据散光矫正的基本理论,结合现代显微手术技术,经过不断的探索和尝试,针对外伤性白内障摘除联合角膜高度散光的矫正,总结出两种手术方法:一种是眼外矫正法,即角膜缘楔形切除联合牵张缝线术;另一种是眼内矫正法,即植入 Toric 背驮式人工晶状体植入术。现分述如下。

一、角膜缘楔形切除联合牵张缝线矫正角膜散光术

(一) 适应证

1. 角膜外伤缝线拆除后 6 个月以上的外伤性角膜大散光合并白内障或无晶状体眼者。

2. 角膜散光度数 >3.5D,瘢痕长度≥5mm,矫正视力可以明显提高者。

3. 角膜内皮计数≥1 000/mm^2 者。

(二) 禁忌证

1. 角膜中央光学区不规则瘢痕,矫正视力不提高者。

2. 有慢性葡萄膜炎、继发性青光眼、玻璃体浑浊机化、视神经和视网膜严重损伤者。

3. 角膜内皮计数≤1 000/mm^2 者。

(三) 术前检查

1. **全身检查**　术前应常规进行血常规、尿常规、凝血功能、肝肾功能、传染病、胸部的 X 光片、

心电图、血压等检查。以了解患者全身情况，评估全身健康状况及对手术的耐受程度。

2. 眼科检查

（1）视力检查：常规检测裸眼视力，电脑验光结合检影验光检测矫正视力，了解散光的度数及轴向。

（2）视野相关检查：常规使用Goldmann或自动视野计检查视野范围，对于裸眼视力较差不能完成检查者，应临时配戴框架矫正眼镜完成视野检查，排除头颅和眼部疾患导致的视野缺损。

（3）裂隙灯显微镜检查：常规检查前房深度、有无KP和房水闪辉、虹膜瞳孔的形状、大小及对光反射、晶状体浑浊的形态、核的硬度、悬韧带有无离断及其范围等。

（4）玻璃体及眼底检查：散瞳后检查玻璃体、视神经、视网膜有无异常。应用后节OCT、广域眼底照像检查以了解玻璃体、黄斑、视网膜、视神经的情况。

（5）表面麻醉后裂隙灯或手术显微镜下角膜摄像，精确测量瘢痕的长度，记录其形状和部位，预测散光的度数及轴位。

（6）角膜地形图检查：记录散光度数及散光轴位，应与上述的预测值大致吻合，结合电脑和检影验光结果，进一步确定角膜陡峭径线和平坦径线。

（7）应用前节OCT或超声测厚仪（ultrasonic pachymeter）测量角膜厚度。

（8）眼压检查：术前应准确地了解患眼的眼压情况。外伤性白内障由于角膜瘢痕，表面不规则等，用一般的压陷眼压计和Goldmann压平眼压计很难准确测量其眼压，有条件可应用Mackay-Mary电眼压计或Icare手持回弹式眼压计测量较准确。特殊情况下指测眼压也有一定的参考价值。

（9）外眼及眼附属器检查：评估眼睑的位置和功能。如存在眼附属器炎症、睑内翻倒睫、睑外翻、眼睑闭合不全、慢性泪囊炎等外眼疾病者，应于术前进行相应的治疗。

（10）干眼相关检查：评估泪液及睑板腺功能，如存在有严重干眼、睑板腺功能障碍等眼表疾病时，应先行相关治疗后再进行手术。

（11）角膜内皮计数、对比敏感度、立体视觉检查，并记录各项检查结果。

（12）超声波检查：术前应常规行眼部超声波检查；了解玻璃体及视网膜情况，确定有否玻璃体浑浊、机化、脉络膜或视网膜脱离等。应用UBM了解前房角、前房深度、晶状体位置及悬韧带的情况，有无睫状体的分离或脱离等。

（13）IOL Master生物测量：计算拟植入的人工晶状体屈光度。

（14）视觉电生理检查：术前常规行视网膜电流图（ERG）、视觉诱发电位（VEP）、眼电图（EOG）的检查，了解视网膜及视神经的功能。

（四）术前准备

1. 签署知情同意书　术前通过医患沟通让患者及家属了解病情、拟实施的手术方案、麻醉方法、术后视力恢复的评估、潜在的手术风险、并发症及相关的防治预案等，这是非常重要的步骤。患者必须有现实的预期值，越早评估，越容易纠正不切实际的术后预期。医师和患者充分沟通交流后需要签署手术知情同意书。该手术重点应沟通的是：手术的目的是将高度散光控制在术后配戴框架镜、角膜接触镜或角膜屈光手术可接受的范围,并不能精确地将散光完全矫正,可消除双眼屈光参差、恢复双眼单视功能。术后可能出现散光矫正量达不到预期的结果,甚至出现术源性散光,术后视力不提高甚至视力下降等情况。如果联合了白内障摘除及人工晶状体植入术,还会出现白内障和人工晶状体手术相关的并发症,应于术前一并告知。

2. 术前 3 天应用广谱抗生素滴眼液滴眼清洁结膜囊;非甾体类抗炎滴眼液滴眼减轻术后炎症反应。

3. 术前 1 天抗生素生理盐水溶液冲洗泪道和结膜囊。

4. 术前 30 分钟肌注苯巴比妥 0.1g 和酚磺乙胺 0.5g。

5. 全麻患者,应按全麻做好相关术前准备。

6. 联合白内障摘除人工晶状体植入者,术前应计算人工晶状体的屈光度,并准备白内障摘除及人工晶状体植入的手术器械。

7. 有角膜或虹膜新生血管者,应在手术前 2 周应用抗 VEGF 药物治疗;待眼表情况稳定后才能进行散光矫正手术。

8. 楔形切除术需准备的手术器械

(1)手术刀:屈光手术属于显微手术,除了需要高质量的手术显微镜以外,手术刀的好坏对手术效果非常重要。现行的手术刀有垂直刃的钻石刀(图 23-4-1),可控制刀刃的深度,切出最平滑、最深的切口,并使切口的深度均匀一致,在很大程度上提高了我们手术效果的精准性和可预测性。

(2)标记器:用于标记角膜远视散光的径线,应用 Bores 轴线标记器,与 Mendez 分度规联合使用,用亚甲蓝染色来标记远视散光的平坦径线(图 23-4-2)。

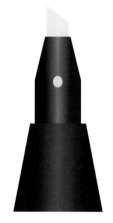

图 23-4-1 钻石刀

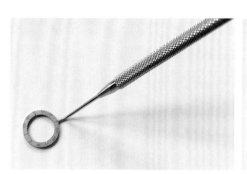

图 23-4-2 散光标记器

(3)眼球固定装置:眼球的固定对于散光手术非常重要,这可确保所有的切口笔直并垂直于角膜面。眼球的固定装置必须是易于施用并易于撤除,不损伤组织,且不影响手术操作。常用的有 Thornton 12 齿手持固定环和窄口双脚固定镊(图 23-4-3),可防止眼球的旋转,特别适用于眼压较低时防止角膜变形。

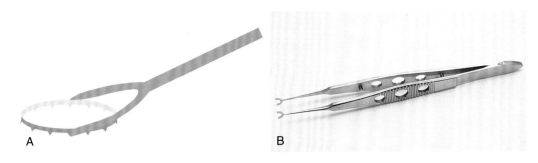

图 23-4-3　眼球固定装置
A. Thornton 12 齿手持眼球固定环;B. 窄口双脚固定镊。

（五）手术设计及原理

（1）切口位置及形状:眼外伤导致的角膜散光多伴有较大的瘢痕和浑浊,如在透明角膜周边做切口,势必进一步加重角膜的损伤。为了最大限度保存透明角膜组织,切口设计做在角膜缘后0.5~1.0mm 处,平行于角膜缘做一对对称的弧形切开(图 23-4-4),长度 90°弧度,深度达 3/4 巩膜厚度。

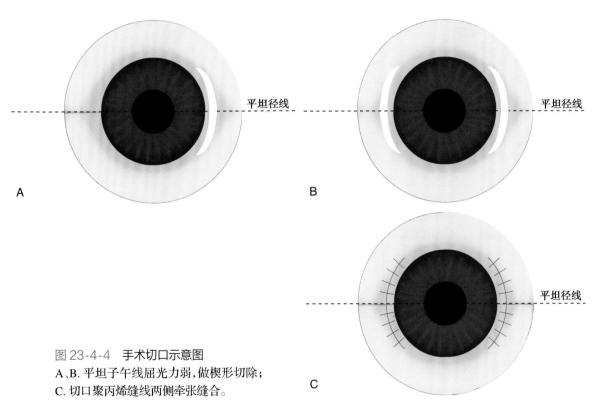

图 23-4-4　手术切口示意图
A、B. 平坦子午线屈光力弱,做楔形切除;
C. 切口聚丙烯缝线两侧牵张缝合。

（2）切口的径线:根据外伤性角膜散光规律,平行于角膜缘的瘢痕,引起与角膜瘢痕长轴垂直的径线变陡峭,屈光力增强,形成近视散光。所以切口应做在角膜平坦的径线上,通过楔形切除和牵张缝线使平坦的径线变陡峭,矫正远视散光。同时,还要关注可引起与平坦径线相垂直的陡峭径线变平坦,即产生"偶联效应"。

（3）角膜缘楔形切除手术量的计算

散光矫正量的计算:依据 Troutman 的经验,按每 0.1mm 的楔形切除,在切口所在的径线上将会出现 0.67D 的角膜陡峭,如考虑到"偶联效应",则每做 0.1mm 的楔形切除,可矫正远视散光 1.0D。但考虑到角膜缘的曲率与角膜的曲率不相一致,应用 Troutman 的经验值,可能会产生误差。因而,我们根据 Gullstrand 模型眼,将眼球看成一个近似圆球,推导出角膜缘楔形切除量的计算公式。

列式如下:D_C 代表全角膜屈光力,D_A 代表角膜前表面屈光力,D_P 代表角膜后表面屈光力,n_1、n_2、n_1' 分别代表角膜、空气和房水的屈光率,D_C'、D_A'、D_P' 分别代表术后上述对应角膜的各项数值,那么有下列算式:

术前　$D_C = D_A + D_P - dD_A D_P$

术后　$D_C' = D_A' + D_P' - dD_A' D_P'$　由于 $D = \dfrac{n_1 - n_2}{r}$

设术中楔形切除量为 x,模型眼外表面半径为 r,内表面半径为 r_1,术后楔形切除部位中心处区域圆的外表面半径为 r',内表面半径为 r_1',那么,$r' = \dfrac{2\pi r - 2x}{2\pi}$,即 $r' = r - \dfrac{x}{\pi}$,则该圆周散光度变化值为:

$$D_V = D_C - D_C' = D_A + D_P - dD_A D_P - (D_A' + D_P' - dD_A' \times D_P')$$
$$= (D_A - D_A') + (D_P - D_P') - d(D_A D_P + dD_A' \times D_P')$$
$$= (n_1 - n_2)(1/r' - 1/r) + (n_1' - n_1)(1/r_1' - 1/r') - d[(n_1 - n_2)(n_1' - n_1)(1/r_1' r' + 1/r_1 r)]$$

由于 $D_P' = D_P$,因而 $r = r_1'$,代入上式可得到:

$$D_V = \dfrac{n_2 - n_1}{r - \dfrac{x}{\pi}} - D_A$$

公式中 $n_1 = 1$,$n_2 = 1.376$,$n_1' = 1.366$。

如取 $x = 0.1$mm,则 $D_V = 0.73$D,考虑到偶联效应,所以实际矫正的量是:$0.73 \times (1 + 1/2) = 1.1$D,这与 Troutman 的经验值相似,我们取楔形切除 0.1mm 矫正 1 个 D 来设计切口。不同的是,当楔形切除 0.2mm,代入公式计算出可矫正的散光量是 1.4D,取 0.3mm 可矫正 1.7D,依次类推根据患者的散光度可计算出所需切除的角膜缘楔形切除宽度。

（4）散光矫正量的计算:术前计算矫正量时一定要考虑到"角膜弹性半球定律和偶联效应",因为角膜是一个整体的圆形屈光界面,任何局部的改变,都会影响整体的变化。按照 Troutman 理论,如在平坦的 90° 径线上做楔形切除和牵张缝线,使该角膜径线变陡峭,屈光力增强;同时也将伴随着 180° 径线角膜变平坦,屈光力减弱,两者屈光力变化的比率约为 2:1。假设一个散光患者曲率半径最大径线和最小径线的曲率值分别是 V 和 H,用 A 代表总散光度,则 $A = H - V$,X 代表屈光力变化,如果散光完全矫正,即 $A = 0$,根据偶联效应,则可列算式如下:

$$(H - X/2) - (V + X) = 0$$
$$2H - X - 2V - 2X = 0$$
$$2(H - V) = 3X$$

$$X=2/3(H-V)$$

$$X=2/3A$$

因而,术中楔形切除的宽度应以所需矫正散光量的三分之二来设计,即按拟矫正散光量的2/3来设计楔形切除的宽度。例如:在平坦的90°径线上有+8D的远视散光,在该径线上应做5.33D的矫正量,使之降低至+2.67D,按2:1的屈光力变化规律,在180°径线上会同时增加+2.67D,这样,最后的屈光状态应是:+2.67D的球面镜。如+8D的远视散光全矫正,则在180°径线上会同时增加+4.00D散光,这样,最后的屈光状态应是:+4.00D散光。所以,在计算手术量时,一定要考虑控制角膜屈光状态的整体平衡。

(5)术后屈光状态的预测:需要实施楔形切除联合牵张缝线矫正散光的患者,散光度数均较高(≥5D),如果不考虑健眼的屈光状态而设计手术矫正量,难免术后会出现双眼屈光参差。因而,在计算散光矫正手术量时,应预测患眼术后的屈光状态,是否与健眼的屈光状态相匹配,力争恢复舒适而满意的双眼视觉。

术后屈光状态的预测,从理论上讲,根据术前散光性质不同从以下三个方面来考虑:①近视散光患者,在其平坦的径线上做楔形切除联合牵张缝线,使其曲率增大;而与其相垂直的陡峭径线上的曲率则会同步减少,使得近视散光得到降低。同时由于总体角膜屈光力有所增大,会使患眼原有的近视球镜度数有所增加;②远视散光患者,在平坦的子午线上做楔形切除联合牵张缝线,使其曲率增大,而与其相垂直的陡峭径线上曲率则会减少,使得散光得到降低或矫正;同时由于总体的角膜屈光力增大,会使患眼原有的远视球镜度数有所减轻;③混合散光患者,在平坦子午线上做楔形切除联合牵张缝线,使得远视散光得到减小或矫正,同时,使得与其垂直径线上的近视散光减弱,术后可以获得一个理想的屈光状态。

(六)手术方法及步骤

(1)术前患者取坐位于裂隙灯下标记3:00、9:00位角膜水平轴位。

(2)患者取仰卧头平位,0.5%盐酸奥布卡因滴眼液,术前15分钟开始点眼,每5分钟一次,共3次,作表面麻醉。

(3)术眼常规应用5%聚维酮碘和生理盐水冲洗结膜囊、消毒、铺巾。

(4)儿童全麻后球后注射2%利多卡因2mL,以减少全麻用量。成人球后注射2%利多卡因2~3mL行阻滞麻醉,开睑器开睑,上下直肌做牵引缝线固定眼球。

(5)应用轴向定位器在角膜缘上用亚甲蓝先标记出0°、90°、180°、270°的径线方位。

(6)合并白内障患者,常规行白内障超声乳化联合后房型人工晶状体植入术;如合并无晶状体眼者,常规行人工晶状体植入术(详见第十二章第三节)。

(7)沿角膜缘剪开拟做楔形切口部位所对应的球结膜,分离暴露角膜缘,再依据角膜地形图、验光数据确定的平坦轴径线,依术前设计的手术量标记楔形切除切口的位置(图23-4-5A)、长度和宽度。

(8)用锋利的刀片或单刃钻石刀,依据前节OCT或超声测厚仪测得的角膜缘厚度,调整钻石刀的深度,使之达切除区角膜缘厚度的3/4。先沿标记线垂直于角膜缘表面做弧形切开,

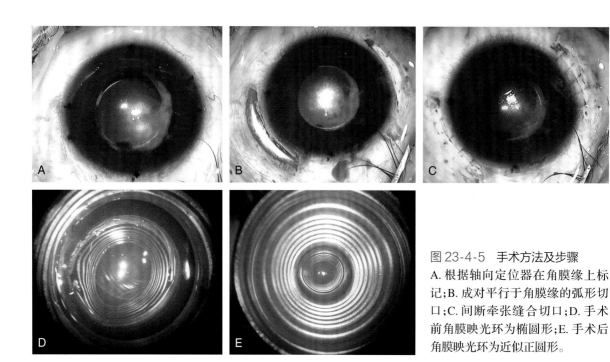

图 23-4-5　手术方法及步骤
A. 根据轴向定位器在角膜缘上标记;B. 成对平行于角膜缘的弧形切口;C. 间断牵张缝合切口;D. 手术前角膜映光环为椭圆形;E. 手术后角膜映光环为近似正圆形。

(图 23-4-5B),然后按标记的宽度楔形切除角膜缘组织。

(9)25 号注射针头穿刺前房,降低眼压,以利于缝合。10-0 聚丙烯缝线间断缝合切口并埋藏线结(图 23-4-5C)。术中应用 Placido 盘角膜映光器适时调整缝线的松紧度,使得角膜映光器在角膜表面上映出的 Placido 环近似正圆形为止(图 23-4-5D、图 23-4-5E),结束手术。

(10)术毕复位结膜瓣,结膜下注射妥布霉素 + 地塞米松,涂红霉素眼膏,单眼包扎。

(七)术后处理

同常规白内障术后处理,部分患者会出现轻微疼痛、异物感、流泪等症状,多与术中角巩膜切口、缝线牵张、术后眼睑、结膜及球周围组织水肿有关。术后局部应用糖皮质激素及非甾体抗炎滴眼液有益于减轻上述反应。术后第一天换药,开放点眼,给抗生素滴眼液,每日 3 次,糖皮质激素滴眼液,每日 4 次,非甾体抗炎滴眼液,每日 3 次,持续 2 周,糖皮质激素滴眼液逐渐减量至停药。分别于术后 1 日、1 周、1 个月、3 个月、6 个月检查裸眼视力、矫正视力,角膜地形图、测量眼压、观察切口愈合情况等。

(八)部分临床手术结果统计

以我们的既往部分手术患者为例(22 例),根据患者术前不同的角膜屈光状态和散光度,个性化的选择楔形切除联合牵张缝线的手术方案,对术前、术后(6 个月)的平均视力(LogMAR)、散光度、角膜曲率(Sim K′S)、立体视觉进行对比,结果显示:用该方法进行散光矫正后,患者的裸眼视力、矫正视力较术前均有不同程度的提高;散光度显著下降,术后 6 个月角膜地形图显示散光较术前明显减轻(图 23-4-6),角膜曲率接近正常人平均值的水平(43.05D ± 1.2D);术前患者立体视觉正常者仅22.7%,术后增加至 63.6%(表 23-4-1)。而手术前后对比敏感度的检查发现,对于不同空间频率的对比敏感度,术后 6 个月与术前相比均有显著差异。这一临床研究结果也证实了角膜楔形切除联合牵张缝线的散光矫正方法对高度角膜散光行之有效,对于外伤性白内障联合高度角膜散光的患者,不失为一个较好的选择。但远期的视力、角膜屈光状态的稳定性尚待进一步观察。

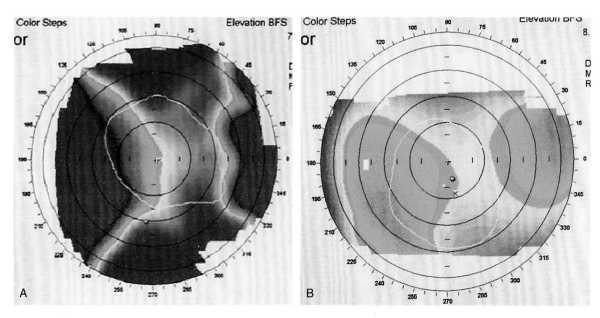

图 23-4-6 散光矫正前后角膜地形图的对比

A. 术前角膜地形图显示散光较大；B. 术后角膜地形图显示散光明显减轻。

表 23-4-1 手术前后平均视力、散光度、角膜屈光度、立体视等对比（$\bar{x} \pm s$）（$n=22$）

项目	裸眼视力（Log MAR）	矫正视力（Log MAR）	散光度	Sim K'S	立体视锐度	
					<100"	>100"
术前	0.74±0.20	0.17±0.19	5.13D±1.85D	45.03D±2.16D	5（22.7%）	17（77.3%）
术后	0.32±0.24	0.09±0.11	1.42D±0.97D	43.75D±1.98D	14（63.6%）	8（36.4%）
t	6.148	1.675	15.06	2.757	$\bar{x}$=7.830	
P	<0.01	0.101	<0.01	0.012	<0.05	

二、Toric 背驮式人工晶状体角膜散光矫正术

外伤性白内障术前常存在有角膜瘢痕导致的高度散光，并与健眼形成屈光参差；人工晶状体植入术中如果不联合散光矫正，术后仍无法配戴框架镜或长期配戴 RGP 镜矫正。目前常用的散光矫正型 Toric 人工晶状体均为丙烯酸酯一体式的，在没有晶状体囊袋或后囊支撑的情况下行双襻睫状沟缝线固定，由于支撑襻较软，光学中心容易发生扭曲和倾斜；同时没有晶状体囊袋，Toric 人工晶状体的旋转稳定性无法保证。为解决这一临床难题，我们选择一枚四襻 0.0D 零球差的人工晶状体作为依托的支架，架在残存的晶状体囊膜上并睫状沟缝线固定其位置，将 Toric 人工晶状体散光轴位对应角膜标记的散光轴位固定在支架人工晶状体上，这样既可防止 Toric 人工晶状体光学中心的扭曲和倾斜，又可保证其旋转稳定性，术后的残余散光可以降低至配戴框架眼镜或其他手术方法来矫正，以此达到解决无晶状体眼合并高度角膜散光而又无晶状体囊膜支撑的复杂眼外伤术后的屈光重建问题。

（一）适应证

1. 外伤性白内障合并有角膜瘢痕导致的≥5.0D 的高度散光，并与健眼形成高度屈光参差，且

无法配戴框架镜或长期配戴 RGP 镜矫正者。

2. 晶状体囊袋不完整或缺如、但周边有残留的囊袋边缘宽约 2.0~3.0mm 者。

3. 患眼的角膜瘢痕应在拆除缝线后 6 个月,屈光状态稳定;且角膜中央 3mm 光学区无明显不规则散光,患眼视力通过主觉验光应用散光镜片矫正可以显著提高者。

4. 前房深度、眼压、视神经、视网膜功能正常者。

5. 角膜内皮计数≥1 000/mm^2 者。

(二)禁忌证

1. 角膜中央瘢痕较大,致 3mm 光学区不规则散光,患眼视力通过主觉验光矫正视力无明显改善者。

2. 眼前节解剖结构紊乱、浅前房、窄房角或房角完全粘连关闭者。

3. 继发性青光眼、视神经和视网膜功能损伤者。

4. 角膜内皮计数≤1 000/mm^2 者。

(三)手术步骤

1. 术前采用坐位状态裂隙灯下标记角膜 3:00、9:00 水平轴位,以此作为术中散光轴位标记的参照。

2. 术中标记角膜散光轴和手术主切口的位置。

3. 标记背驮人工晶状体双襻睫状沟缝线固定的位置 先选取一枚四襻的 "0.0D" 人工晶状体作为睫状沟缝线固定的第一枚人工晶状体,第二枚矫正散光的 Toric 人工晶状体与第一枚 "0.0D" 人工晶状体的光学区中心完全吻合并紧密贴合在一起,用 10-0 聚丙烯线将对角线的双人工晶状体襻紧紧地固定在一起(图 23-4-7A),放置于角膜中央,在保持 Toric 人工晶状体的轴位标记点与标记好的角膜矫正散光轴位的标记点位置一致的情况下(投影位置保持与植入后达到矫正散光的放置位置一致),然后再标记出需要在角膜缘后 1~2mm 的巩膜壁上睫状沟缝线固位支架人工晶状体 3 或 4 个襻的位置。

4. 待标记好缝合襻的位置后,剪开此处球结膜暴露巩膜,按前所述标记的睫状沟缝线固定襻的位置做平行于角膜缘后 2.0mm 的巩膜隧道切口。

5. 按照术前标记的主切口位置做植入人工晶状体的角膜缘隧道切口,长约 4.0~5.0mm,双人工晶状体较厚无法折叠,故切口较正常白内障主切口大。

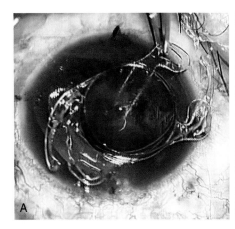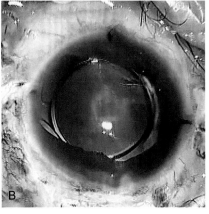

图 23-4-7 Toric 背驮式人工晶状体角膜散光矫正术
A. 双人工晶状体襻紧密固定在一起;B. 双人工晶状体植入术后。

6. 应用 10-0 聚丙烯线双线打结系在背驮人工晶状体需缝合固定的 3 或 4 襻的对称位置上,使中央光学区保持完全吻合,保持散光轴位置与标记位置一致,按前述的睫状沟缝线固定术的方法将双人工晶状体植入后房并于睫状沟 3 点或 4 点缝线固定。如术前有虹膜损伤致大瞳孔者,人工晶状体植入术后行瞳孔成形术,直径 4~5mm,尽可能覆盖人工晶状体光学中心的边缘。以保证术后散光矫正的视力和视觉质量(图 23-4-7B)。

7. 最后应用 BSS 液置换前房内黏弹剂,重建前房,10-0 尼龙线缝合角膜缘隧道切口达水密。

(四) 术后处理及随访

1. 术后局部用药同人工晶状体睫状沟缝线固定术。

2. 随访时间为术后 1 日、1 周、1 个月、3 个月、6 个月,常规检查裸眼视力、最佳矫正视力,眼压、散大瞳孔观察植入的 Toric 人工晶状体散光轴位置、残余散光、角膜屈光状态及睫状沟固位的稳定性,即双晶状体有无偏心、倾斜、错位和脱位等。

介绍两例典型病例:

病例一:孙 ××,男,26 岁,主诉:左眼被踢伤,视力下降 3 个月余。现病史:3 个月前因打架时左眼被脚踢伤,曾于我院急诊行 "左眼球破裂伤清创缝合术";2 周后又行 "左眼玻切 + 晶切 + 视网膜光凝 + 硅油注入术",现为进一步治疗提高视力来我院就诊。专科检查:视力:右眼:矫正视力 1.0、左眼:HM 手动/30cm;角膜中央及鼻下方可见多处纵横交错的瘢痕,颞上方可见一放射状瘢痕;虹膜、瞳孔、晶状体缺如;玻璃体腔内硅油在位;眼底 4:30~~6:30 锯齿缘旁视网膜条形瘢痕,周围可见陈旧性激光斑,后极部视网膜平伏,黄斑及视盘未见明显异常;眼压:19mmHg。

辅助检查:角膜地形图:不规则散光 −11D/−11.8D 轴向 36°/22°;IOL Master:−9.06D 轴向 31°;主觉验光:0DS /10.0DC × 105 → 0.2;B 超:左眼硅油眼,视网膜未见明显异常;VEP:双眼 P2 波潜伏期、波幅正常;ERG:左眼明适应波幅中度下降,余反应波幅中、重度下降。

诊断:1. 左眼无晶状体眼 2. 左眼角膜破裂伤清创缝合术后 3. 左眼硅油眼 4. 左眼外伤性高度散光 5. 左眼角膜瘢痕浑浊 6. 左眼外伤性无虹膜 7. 双眼屈光参差。

治疗:选择一片零球差 +0 D 非球面 4 襻人工晶状体为支架,将 Acrysof IQ Toric IOL(T9)两襻固定在支架 IOL 上,再将 Toric IOL 轴位对准术前标记的散光轴位后,将支架人工晶状体四襻睫状沟缝线固定。

术后 1 年复诊:专科检查:视力:右眼:−3.50DS/−0.50DC × 50 → 1.0、左眼:−2.75DS/−2.5DC × 120 → 0.8;角膜无水肿;虹膜缺如;人工晶状体位正,表面光洁,散光轴位无旋转;眼底 4:30~6:30 锯齿缘旁视网膜条形瘢痕,周围可见陈旧性激光斑,后极部视网膜平伏,黄斑及视盘未见明显异常;眼压:17mmHg。UBM 显示双晶状体睫状沟固位,无倾斜、偏心(图 23-4-8)。

病例二:沈 ××,女,19 岁,主诉:左眼被钢丝扎伤视力下降 11 年。

现病史:11 年前左眼被钢丝扎伤,曾行 "左眼角膜穿孔伤清创缝合术",术后一直再未给予治疗,现为提高视力、矫正斜视前来我院就诊。既往史:曾有因配戴角膜接触镜致眼表感染史。视力:右眼 0.6 → 1.0,左眼 0.01 → 0.3⁻¹;角膜中央稍偏鼻侧有一不规则斑翳,至斑翳处有一束状玻璃体与颞下方视网膜相连;虹膜后粘连,颞下方虹膜缺损;瞳孔不规则,直径约 7.0mm,对光反射消失;晶

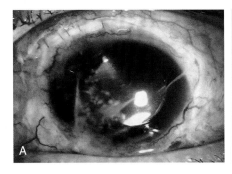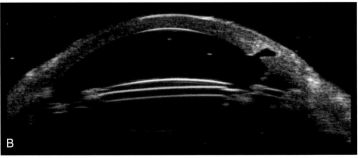

图 23-4-8　背驮式 Toric IOL 术后 1 年的前节照相和 UBM 图像

A. 术后前节照相示双 IOL 位于视轴区,Toric IOL 无散光轴位的旋转;B. 术后 UBM 示双 IOL 位置居中无倾斜。

状体缺如;玻璃体浑浊,机化条索;眼底颞下方陈旧性瘢痕与束状玻璃体相连;眼位,外斜 25°~30°;眼压 18.5mmHg。

辅助检查:角膜地形图,不规则散光 −8.3D 轴向 16°;IOL Master, −9.86D 轴向 16°;主觉验光, +3.0D/6.0D×105 → 0.2^{+1};B 超,玻璃体浑浊、机化条索;VEP,双眼 P2 波潜伏期、波幅正常;ERG,左眼各向反应、波幅均下降。

诊断:①左眼无晶状体眼;②左眼角膜破裂伤清创缝合术后;③左眼外伤性高度散光;④左眼角膜瘢痕浑浊;⑤左眼玻璃体浑浊机化;⑥左眼废用性外斜视;⑦双眼屈光参差;⑧左眼重度弱视。

治疗:实施三通道玻璃体切除联合视网膜光凝术,术中选择一片零球差 +0D 非球面四襻人工晶状体为支架,将 Acrysof IQ Toric IOL(T9)两襻固定在支架 IOL 上,再将 Toric IOL 轴位对准术前标记的散光轴位后,将支架 IOL 四襻睫状沟缝线固定并联合瞳孔成形术。

术后 1 年复诊:OD 0.6, −1.5DS/−0.5DC×80 → 1.0;OS 0.2, −0.75DS/−1.0DC×100 → 0.3。左眼角膜无水肿,前房清晰,瞳孔欠圆,直径约 5mm,大部分覆盖人工晶状体光学中心的边缘,人工晶状体位置正,表面光洁。眼底:视网膜颞下方可见陈旧性光凝斑,后极部视网膜平伏,黄斑及视盘未见明显异常;眼压 18mmHg。眼位正位无偏斜。UBM 显示双晶状体睫状沟固位,无倾斜、偏心(图 23-4-9)。

当然,外伤性角膜瘢痕所导致的散光情况复杂,我们所探讨的只是其中一部分有规律可循的线性瘢痕造成的近似规则散光,这部分散光的大小与瘢痕长度、瘢痕的方位都有一定的关系,根据这

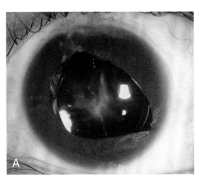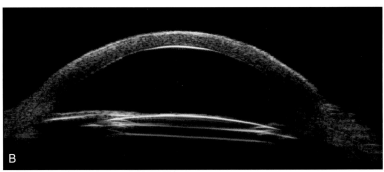

图 23-4-9　背驮式 Toric IOL 术后 1 年的前节照相和 UBM 图像

A. 术后前节照相示双 IOL 位于瞳孔中心,Toric IOL 无散光轴位的旋转;B. 术后 UBM 示双 IOL 位置居中无倾斜。

些规律,我们尝试用角膜缘楔形切除的宽度来矫正不同的散光量,所推导出角膜楔形切除宽度的计算公式经临床检验与实际计算值基本一致。但在临床实践中发现这种手术方法散光矫正的最大量仅 4.0D,这可能与眼球的解剖结构有关系,手术切除所能改变的角膜曲率有一定的限度。对于手术适应证、手术量的精确计算、手术后的远期疗效等,尚待今后进一步的深入观察和研究。

背驮式 Toric 植入进行复杂眼外伤的屈光重建,临床近期观察也获得了较好的预期效果,患者术后不仅获得了有用视力,而且还重建了双眼视功能,矫正了废用性斜视,改善了美观和生活质量。术中、术后未出现严重的并发症,具有良好的稳定性和可预测性。远期的疗效尚待进一步的观察。相信上述两种手术方法随着理论和实践方面的不断修正和提高、手术技巧的不断完善与改进,将会成为特殊情况下屈光手术方法的有益补充。

(郑广瑛　温成林　李 莉)

参考文献

1. 谢立信,朱刚,王旭.透明角膜小切口白内障手术后角膜散光变化.中华眼科杂志,2001,37(2):108-110.

2. 刘奕志,陈家棋,李绍珍.角膜切开术治疗人工晶体术后角膜散光.中华眼科杂志,1993,29(2):97-99.

3. 郑广瑛.外伤性角膜散光防治的基础和临床研究.郑州:郑州大学,2007.

4. 郑广瑛,连元君,温成林等.实验动物兔角膜 Orbscan-Ⅱ检测.眼科,2007,25(4):281-283.

5. 郑广瑛,张金嵩.外伤性白内障术中矫正角膜散光方法的探讨.中华眼外伤职业眼病杂志,2002,24(4):365-368.

6. 郑广瑛,郭静君,杜君,等.散光对远立体视觉的影响.中国实用眼科杂志,2011,29(9):918-920.

7. 郑广瑛,曾强,温成林.带有角膜瘢痕的外伤性白内障人工晶状体屈光度计算探讨.中国实用眼科杂志,2008,26(4):320-322.

8. 张效房,杨进献.眼外伤学.郑州:河南医科大学出版社,1997.

9. 张金嵩.眼屈光手术学.郑州:河南科学技术出版社,1996.

10. 姚克.复杂病例白内障手术学.北京:北京科学技术出版社,2004.

11. 温成林,贾俊红,郑广瑛.外伤性白内障手术人工晶状体屈光度测算方法的改进——应用 Orbscan-Ⅱ测算外伤性白内障晶状体屈光度.中华眼外伤职业眼病杂志,2009(08):574-577.

12. 鱼音慧,姚克.飞秒激光辅助的白内障手术研究进展[J].中华眼科杂志,2013,49(5):464-467.

13. 林涛,袁永刚,林翎,等.双陡峭轴透明角膜切口在白内障合并中低度数角膜散光中的应用[J].国际眼科杂志,2022,22(11):1856-1860.

14. 康焕君,辛柳青,贾金辰,等.角膜穿孔伤术后高阶像差变化对视力的影响[J].中华眼外伤职业眼病杂志,2021,43(10):733-738.

15. 刘洋,赵少贞,杨瑞波,等.角膜缘松解切开术矫正白内障术前散光对角膜高阶像差的影响[J].中华实验眼科杂志,2016,35(3):270-275.

16. 霍敏,杜兆江.角膜缝线效应对外伤性白内障人工晶状体度数测算准确性的影响[J].国际眼科杂志,2020,20(02):339-342.

17. 俎训山,高文婷,崔传波,等.LASEK 治疗高度近视散光的疗效观察.中国实用眼科杂志,2006,24(5):475-476.

18. 吴振中,蒋幼芹 . 角膜放射状切开术眼科手术学 . 北京:人民卫生出版社,1994.

19. 潘永称,汤萍 . 白内障超声乳化吸除术的不同切口对角膜散光的影响 . 中国实用眼科杂志,1998(4):27-29.

20. 侯世科,翁开粤 . 屈光性角膜手术后人工晶状体度数的计算,国外医学(眼科学分册),2002 ,26(2):72-76.

21. 陈放,盛耀华,李增琦 .SRK-Ⅱ公式与第三代人工晶体计算公式的比较 . 中国实用眼科杂志,2000,18(3):139-142.

22. 王幼生,廖瑞瑞,刘泉,等 . 现代眼视光学 . 广州:广东科技出版社,2005.

23. 阎洪禄,于秀敏 . 眼生理学 . 北京:人民卫生出版社,2001.

24. 龚岚,邱孝芝 . 手术治疗散光的最新进展 . 国外医学(眼科学分册),1996,20(5):272 -278.

25. 李凤鸣 . 眼科全书 . 北京:人民卫生出版社,1996.

26. 钟兴武,龚向明 . 实用隐形眼镜学 . 北京:科学技术出版社,2004.

27. TABATABAEI S A,RAJABI M B,TABATABAEI S M,et al. Early versus late traumatic cataract surgery and intraocular lens implantation.Eye(London,England),2017,31(8):1199-1204.

28. LAKE JONATHAN C,VICTOR GUSTAVO,CLARE GERRY,et al. Toric intraocular lens versus limbal relaxing incisions for corneal astigmatism after phacoemulsification.The Cochrane database of systematic reviews,2019,12(12):CD012801.

29. ATCHISON DAVID A,SUHEIMAT MARWAN,MATHUR ANKIT,et al. Anterior corneal,posterior corneal,and lenticular contributions to ocular aberrations. Investigative Ophthalmology & Visual Science,2016,57(13):5263-5270.

30. ELIWA TAMER F,ABDELLATIF MONA K,HAMZA ISMAIL I.Effect of limbal relaxing incisions on corneal aberrations. Journal of Refractive Surgery,2016,32(3),156-162.

31. JUN DU,GUANG-YING ZHENG. Long-term outcomes of wedge resection at the limbus for high irregular corneal astigmatism after repaired corneal laceration. International Journal of Ophthalmology,2016,9(6):843-847.

32. ZHENG GUANG-YING,DU JUN,ZHANG JIN-SONG,et al. Contrast sensitivity and higher-order aberrations in patients with astigmatism. Chinese medical journal,2007,120(10):882-885.

33. CHARMAN WN,MOUNTFORD J,ATCHISON DA,et al. Peripheral refraction in orthokeratology patients. Optom Vis Sci,2006,83(9):641-648.

34. HIRAOKA T,OKAMOTO F,MD,KAJI Y,et al. Optical quality of the cornea after overnight orthokeratology. Cornea,2006,25(10 suppl 1):S59-63.

35. ROSENTHAL P,JACOBS DS,JOHNS L. Fluid-ventilated gas permeable scleral lens:a new paradigm for the management of irregular corneal astigmatism and severe ocular surface disease. Contemporary Ophthalmology,2006,5:1-8.

36. YE P,SUN A,WEISSMAN BA. Role of mini-scleral gas-permeable lenses in the treatment of corneal disorders. Eye and contact lens,2007,33(2):111-113.

37. ROSENTHAL P,CROTEAU A. Fluid-ventilated,gas-permeable scleral contact lens is an effective option for managing severe ocular surface disease and many corneal disorders that would otherwise require penetrating keratoplasty. Eye Contact Lens,2005,31(3):130-134.

38. ROSENTHAL P,COTTER J. The Boston Scleral Lens in the management of severe ocular surface disease. Ophthalmol Clin North Am,2003,16(1):89-93.

23

39. MCDONNELL PJ, MOREIRA H, GARBUS J, et al. Photorefractive keratectomy to create toric ablations for correction of astigmatism. Arch Ophthalmol, 1991, 109 (5): 710-713.

40. MCDONNELL PJ, MOREIRA H, CLAPHAM TN, et al. Photorefractive keratectomy for astigmatism. Initial clinical results. Arch Ophthalmol, 1991, 109 (10): 1370-1373.

41. RASHAD KM. Laser in situ keratomileusis for correction of high astigmatism after penetrating keratoplasty. J Refract Surg, 2000, 16 (6): 701-710.

23

第三篇

外伤性白内障手术方式及
人工晶状体的选择

第二十四章

外伤性白内障人工晶状体类型的选择
及屈光度的计算

外伤性白内障的致伤因素较复杂,常合并有角膜的瘢痕、虹膜及瞳孔的变形移位、晶状体囊膜的破裂、悬韧带离断及位置异常、睫状体脱离、玻璃体浑浊积血等并发症。尽管术前有较为完善的相关检查,却仍然无法对外伤性白内障术后屈光状态作出完全准确的评估。因此,术前人工晶状体类型及型号的选择和屈光度数的计算对预测术后目标屈光度、提高术后视力、减少术中术后并发症均至关重要,亦是临床上比较棘手的亟待解决的难题。

第一节 | 外伤性白内障人工晶状体类型的选择

外伤性白内障术前根据患眼的不同情况选择合适的人工晶状体,是人工晶状体植入术后保持居中固位,恢复良好的光学效果,减少术中及远期并发症的保障。依据患眼受伤性质、眼前节解剖结构损伤的程度及选择手术方式的不同,将从以下四个方面来考虑人工晶状体的选择。

一、囊袋内固位人工晶状体类型的选择

人工晶状体囊袋内固位是外伤性白内障最理想的手术方式,原则上亦是所有后房型人工晶状体固位的最佳手术方法。因而,在此类人工晶状体的选择方面,通常需要从以下几个方面评估。

1. 晶状体囊袋的完整性

(1)晶状体囊袋完整者,按常规白内障超声乳化手术选择人工晶状体。

(2)如晶状体前囊破裂,但破孔位于前囊的中部,经应用撕囊镊环形撕囊或囊膜剪、25G玻切头将前囊破孔修剪成直径大约5~6mm的近似圆形的囊孔,均可选择囊袋内固位的人工晶状体(图24-1-1)。

(3)如果晶状体前后囊均破裂,但破孔位于前后囊的中部(如较小的异物穿通道、较细的锐器穿通伤等所致),经撕囊镊撕囊、应用囊膜剪或25G玻切头将前囊膜破孔修剪成直径大约5~6mm的近似圆形的囊孔,后囊孔修剪成直径大约3~4mm的近似圆形的囊孔,囊袋的赤道部呈连续完整的圆环,也可选择囊袋内固位的人工晶状体植入双撕囊孔的囊袋内固位。

2. 晶状体囊袋的居中性 晶状体囊袋的居中性取决于晶状体悬韧带是否完整和健康。眼外

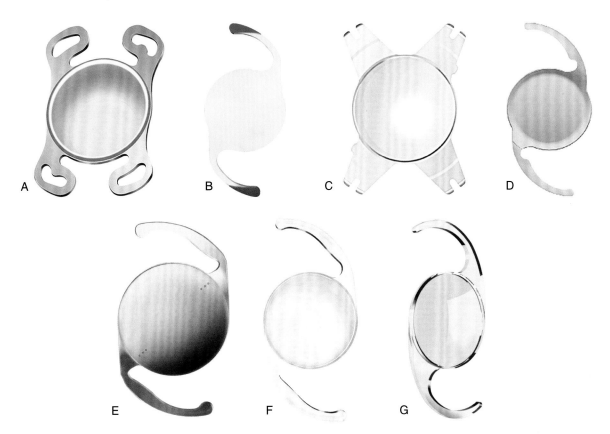

图 24-1-1 一体式囊袋内固位的人工晶状体

A. AO；B. HOYA251；C. MI60；D. ZCB00；E. IQ Toric；F. 高次非球；G. 非恒定像差。

伤时，尤其是钝挫伤和爆炸伤，常常导致晶状体悬韧带部分或全部断裂，使晶状体向悬韧带离断的对侧偏移或完全脱位。所以，选择人工晶状体时应考虑晶状体囊袋的居中性。

（1）若术前或术中发现悬韧带离断范围≤90°（即1个象限）晶状体赤道周长，而囊袋居中性及稳定性尚好，此时为保持囊袋的稳定及人工晶状体的居中性，应选择支撑性较好的大"C"襻三体式人工晶状体（图24-1-2），植入囊袋后将一襻顺时针旋转至悬韧带离断处固位，大"C"襻可支撑离断的晶状体赤道部达睫状沟，把囊袋展平且保持居中固位。

（2）若术前或术中发现悬韧带离断范围在90°~180°（即2个象限）晶状体赤道周长，应根据角膜缘的直径大小选择合适直径的囊袋张力环辅助囊袋的居中性（图24-1-3）。如囊袋张力环植入后，晶状体囊袋展平且居中性良好，可选择一体式囊袋内固位的人工晶状体，但尽量避免选择功能性人工晶状体，如多焦点人工晶状体等；如囊袋张力环植入后，晶状体囊袋展平但居中性不好，可选择大"C"襻三体式或"L"襻一体式睫状沟固位的人工晶状体（图24-1-2），一襻支撑在悬韧带离断处，可保持囊袋及人工晶状体的长期居中性和稳定性。根据笔者经验，对于水平角膜直径（white to white，

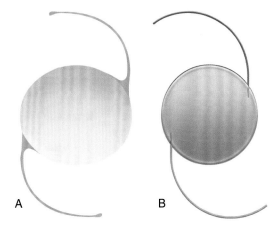

图 24-1-2 大"C"襻三体式人工晶状体

A. PY-60；B. ZA9003。

24

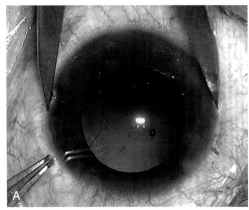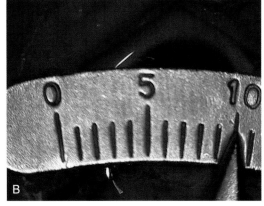

图 24-1-3　术中测量角膜缘直径

WTW）为 10~11mm 范围内的患者,建议选择植入的张力环直径应为 12mm;WTW 为 11.5~12.5mm 的患者,选择植入的张力环直径应为 13mm;如患者 WTW 较大,可适当增加 0.5mm 或 1mm。此外, 还应考虑到患者的前房深度和眼轴长度;目前的临床研究报道显示:对于高度近视等长眼轴的患者, WTW 与睫状沟的直径之间无明显的相关性。因此,建议对于需要植入囊袋张力环的患者术前应用 UBM 测量睫状沟的直径,便于选择合适直径的张力环,使其植入睫状沟或囊袋内呈两端相对接触状态, 以便发挥其最大的张力,避免选择张力环的直径过大或过小而导致术中及术后相关并发症。

（3）若术前或术中发现悬韧带离断范围 180°~270°（即 3 个象限）晶状体赤道周长,应根据角 膜缘的直径大小选择合适直径的复合式囊袋张力环植入囊袋,将张力环的一侧辅助钩缝合固定在 悬韧带离断处中部的睫状沟,另一侧钩缝合固定在对侧的睫状沟,使晶状体囊袋居中稳定后,选择 植入一体式囊袋内固位的人工晶状体。

二、睫状沟固位人工晶状体类型的选择

外伤性白内障情况较为复杂,术前或术中发现晶状体后囊不完整或发生晶状体囊袋破裂是常 见的并发症,选择适宜的人工晶状体植入,对防止出现人工晶状体偏心、倾斜、瞳孔夹持和脱位等远 期并发症至关重要。因此,应根据晶状体囊袋破裂情况或悬韧带离断的范围选择合适的人工晶状 体类型。

1. 如晶状体前囊破裂,后囊尚完整,囊袋不复存在,可选择睫状沟固位的人工晶状体才能保持 其远期的居中固位。如晶状体后囊破裂,前囊尚完整,囊袋不复存在,可选择三通道后部玻切将晶 状体皮质处理干净,保留完整的前囊膜做支撑,也应选择睫状沟固位的人工晶状体才能保持其远期 的居中稳定。如果晶状体前后囊均破裂,无论前囊或后囊只要经过修剪形成直径 3.5~4mm 的近似 圆形的囊孔,即囊孔的周边残存有≥3mm 宽的囊膜边缘（图 24-1-4）,足以支撑后房型人工晶状体 者,均可选择睫状沟固位的人工晶状体（图 24-1-5）。

2. 如果悬韧带离断范围 180°~270°（即 3 个象限）,且没有复合式囊袋张力环的情况下,也可以 选择单纯的囊袋张力环植入,人工晶状体选择大 “C” 襻三体式或 “L” 襻一体式睫状沟固位的人工晶 状体,一襻支撑在悬韧带离断的中心部位,然后将人工晶状体襻和张力环一起睫状沟缝线固定。

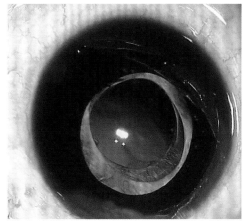

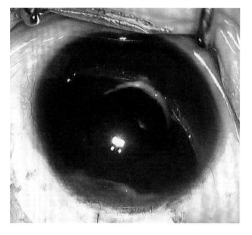

图 24-1-4　修剪囊膜使其边缘≥3mm　　　　图 24-1-5　人工晶状体睫状沟固位

　　选择睫状沟固位的人工晶状体时,应注意使人工晶状体的端距(如是双襻人工晶状体,即两襻最大弯曲处之间的长度;如是四襻人工晶状体,即对角线两襻之间的距离)与睫状沟的直径相吻合(图 24-1-6)。如果人工晶状体的端距过短,则术后可出现人工晶状体的偏心、倾斜和瞳孔夹持;同时患者剧烈活动时,还可出现人工晶状体在后房震颤,导致葡萄膜色素脱失;如果人工晶状体的端距过长,则术后可出现人工晶状体襻对睫状沟和虹膜根部的挤压和摩擦,导致慢性葡萄膜炎和继发性青光眼。因而,在选择人工晶状体时需要注意以下事项。

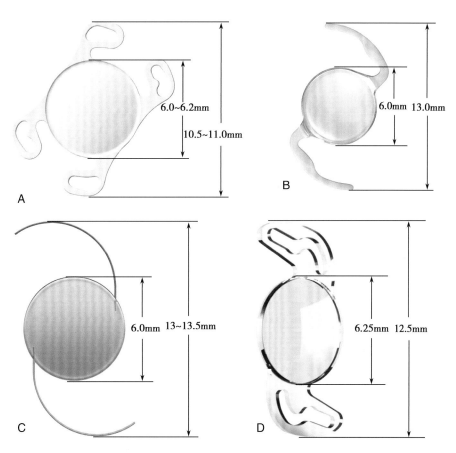

图 24-1-6　不同襻型和端距的睫状沟固位人工晶状体
A. AO;B. SZ-1;C. ZA9003;D. 镂空襻。

（1）应根据角膜缘的直径，即 WTW 选择人工晶状体的类型。因为用 WTW 估算睫状沟直径来确定 IOL 端距大小在大多数情况下是准确的，仅少数情况下 WTW 和睫状沟直径存在个体差异：①如果角膜直径为 9~10.5mm，可选用一片式四襻人工晶状体架在后囊上或残留的囊环上睫状沟固位，因为四襻人工晶状体任意两襻的对角线长为 10.5~11mm，四点固位术后人工晶状体的居中性和稳定性较好。②如果角膜直径为 10.5~12.5mm，可选用三体式大"C"襻或"L"襻人工晶状体架在后囊上或残留的囊环上睫状沟固位。因为三体式人工晶状体襻常用的材料为 PMMA 或聚丙烯，具有纤细及弹性大的优点，在睫状沟狭小的空间内可以提供较稳定的支撑力；同时人工晶状体两襻的端距总长度为 13~13.5mm，可抵达睫状沟内，大"C"襻可与睫状沟的圆弧相吻合；"L"襻人工晶状体通过将支撑襻做"锚"式设计，襻自光学部垂直竖立，其末端延长呈"L"形，与睫状沟接触面积大，对光学部产生的支撑力平衡，可防止人工晶状体产生旋转及倾斜。这两种支撑襻的人工晶状体睫状沟固位，均可保持人工晶状体良好的居中性和稳定性。可供选择的 IOL 有 AMO 公司的 AR40E、ZA9003；HOYA 公司的 PY-60AD；Alcon Acrysof 公司的 MA60AC；日本 NIDEK SZ-1 及 Prosert AQBHL 等。但三体式大"C"襻人工晶状体睫状沟固位也有一定的缺点和不足，由于襻纤细且硬，弹性大，患者跑、跳等活动时襻对睫状沟可产生撞击和摩擦，甚至跳出睫状沟嵌于虹膜根部后面，摩擦至色素脱失、虹膜后粘连、人工晶状体前膜和继发青光眼等。因此，可选择大"C"襻人工晶状体水平睫状沟固位，可明显减少上述相关并发症；如果是儿童和角膜直径较小者，可选择一体式"L"襻或四襻人工晶状体水平睫状沟固位。

但对高度近视的患者使用角膜水平径距离推测水平睫状沟直径并不完全准确，且这种误差随着前房加深逐渐增加（角膜水平径测量：Pentacam；睫状沟水平直径测量：UBM），随着前房加深，水平睫状沟直径增大。研究显示：当前房深度（anterior chamker depth，ACD）在 2.8~3.5mm 者，则水平睫状沟直径 = 水平角膜直径 +0.5mm；若 ACD>3.5mm 者，则水平睫状沟直径 = 水平角膜直径 +1.0mm。因而，人工晶状体一定要选择三襻固位或选择三体式大"C"襻两襻睫状沟缝线固定，才能保持远期的居中性和稳定性。

（2）根据患者的年龄选择人工晶状体。儿童及青少年在角膜直径允许的情况下尽可能选择一片式"L"襻丙烯酸酯材料的人工晶状体，生物相容性好，患者跑、跳等活动时襻对睫状沟产生撞击和摩擦相对较轻，远期并发症少；如果角膜直径较大应选择三片式大"C"襻人工晶状体时，且两襻水平方向固位，尽可能减少对睫状沟的撞击和摩擦。临床研究证实睫状沟距离为（12.31±0.61）mm，且与 ACD 正相关。而外伤常造成房角后退、前房加深，因此外伤性白内障行睫状沟固位手术时，为保证 IOL 眼内的稳定性和居中性，选择适宜的人工晶状体至关重要。

（3）首选零球差非球面人工晶状体。睫状沟固位的人工晶状体如不能保证远期的居中性和稳定性，为防止由于偏心、倾斜，引起离焦、散光等波前像差问题，造成眩光、尾影、复视等不良视觉症状，从而使视觉质量下降，应尽可能选择零球差非球面人工晶状体，因其前表面的非球面设计可用来减少像差，人工晶状体的曲率半径随着距中轴线距离的增加而增加，使中心到周边有相同的屈光力；人工晶状体自身零球面像差，不改变角膜的固有像差，其术后的视觉质量不受偏心及倾斜的影

24

响。而负球面像差的非球面人工晶状体必须在位置居中的情况下才能保证良好的视觉质量,因此,睫状沟固位的人工晶状体应首选零球差非球面人工晶状体。

（4）依据瞳孔直径的大小选择人工晶状体。①若术前检查已明确外伤性大瞳孔,瞳孔直径5.5~6mm,则选择人工晶状体的光学区直径应≥6mm,以避免因人工晶状体光学部边缘暴露而引起的眩光;②倘若瞳孔直径>6mm,为减少术后畏光、重影或眩光的发生,可同时行瞳孔成形术,此时除衍射型多焦点人工晶状体外,其类型选择不受限制。由于衍射型多焦点人工晶状体依靠不同梯度衍射环达到分光目的,而瞳孔成形术后的瞳孔固定,会减少光学区周边衍射环的光线进入,而无法获得较好的视觉效果。

（5）人工晶状体屈光度数需按原计划囊袋内植入的人工晶状体屈光度大小进行调整。当实施人工晶状体睫状沟固位术时,因人工晶状体植入的有效位置较囊袋内位置偏前,按原计划拟定的囊袋内人工晶状体植入则会造成一定程度的近视误差。为达到预期的目标屈光度,人工晶状体的度数需按原计划囊袋内植入的屈光度大小进行调整。Dubey 等认为,当原计划囊袋内植入的人工晶状体度数 <18D 时,应在原有屈光度数的基础上减 0.5D;当原计划囊袋内植入的人工晶状体度数 18~25D 时,应在原有屈光度数的基础上减 1D;当眼轴长度 <22mm,计划人工晶状体度数 >25D 时,应酌情在原屈光度数基础上减去 1.5~2D。此类睫状沟固位的人工晶状体创伤小,稳定性较好,可在极少干扰眼后节的情况下达到提高患眼视力的效果。

三、睫状沟缝线固位人工晶状体类型的选择

当严重的钝挫伤或爆炸伤,致眼前节结构异常、晶状体前后囊破裂范围较大及晶状体脱位,无法行人工晶状体囊袋内和睫状沟固位者可选择睫状沟缝线固定术。选择该类人工晶状体植入手术应从以下几个方面考虑。若术前已明确悬韧带离断范围在 270° 以上(即 4 个象限)晶状体赤道周长,说明损伤严重,晶状体可严重偏位和倾斜,甚至悬挂在前段玻璃体内。人工晶状体可根据角膜缘直径大小选择大 "C" 襻有固定孔的三体式 PMMA 人工晶状体或三襻、四襻固位的人工晶状体睫状沟缝线固定(图 24-1-7)。具体手术方案参考第十二章第三节和第二十五章第二节。

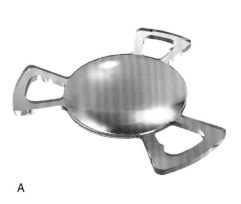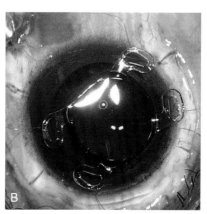

图 24-1-7　三襻、四襻 IOL 睫状沟缝线固位
A. 三襻人工晶状体;B. 四襻 IOL 固位。

（1）如晶状体前、后囊均破裂，囊破孔较大经修剪形成直径大于 6mm 的近似圆形的囊孔，即囊孔的周边残存不足 2mm 宽的囊膜边缘，或残存的囊膜边缘不完整，在某一方位是缺失的，人工晶状体睫状沟固位已不安全。此时应选择睫状沟固位的人工晶状体两襻缝线固定以免发生人工晶状体脱位。由于三体式 IOL 襻均较光滑，纤细，出现缝线滑脱的风险较高，因此较常见选择一体式"L"襻、镂空"C"襻或四点支撑型 IOL（图 24-1-6）。较常用的类型如 Bausch Lomb 公司生产的 Akreos AO、Quatrix 禧式、Rayner 公司或世纪康泰 ASIL625L 镂空襻的非球面 IOL 等。而板式支撑襻人工晶状体由于脚襻上无缝线固定孔，故术中无法固定缝线，建议慎重选择。然而，近期有研究表明，板式人工晶状体可在人工晶状体脚襻部行缝线穿孔固定，且术后随访发现视觉效果良好。但是该方法在脚襻上穿线破坏了人工晶状体自身的结构，可能导致人工晶状体的力学改变，进而引起扭曲变形，还有人工晶状体脚襻被缝线切割断裂的风险，因此常规情况下不推荐该类人工晶状体在睫状沟缝线固定术式中的应用。但在特殊情况下，如板式人工晶状体植入眼内后，由于各种因素导致术中后囊破裂或术后发现囊袋皱缩、悬韧带离断等需要眼内双襻缝线固定时，可用 10-0 的聚丙烯双线或 8-0 的聚丙烯单线一线穿过板式支撑襻固有的定位孔；另一线与具有定位孔的脚襻呈对角线的脚襻中央穿过（图 24-1-8），疏松结扎以避免缝线切割和脚襻扭曲，然后将缝线从具有保留部分晶状体囊膜支撑的睫状沟部位穿出并固定于巩膜层间。该缝线对人工晶状体襻仅起到固定、防止滑脱的作用，脚襻有晶状体囊膜的支撑，相当于放置在一个平面上，而不是仅靠缝线悬吊，不改变人工晶状体的力学，不会引起缝线的切割作用，同样可获得较好的远期效果。

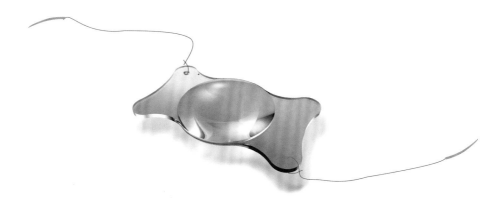

图 24-1-8　板式人工晶状体的两襻缝线固定

（2）如果虹膜广泛后粘连不易分开，使睫状沟不复存在，后房型人工晶状体固位没有任何残存的囊膜边缘做依托时，年龄较大的患者可选择 Artisan 前房虹膜夹型人工晶状体固位（图 24-1-9），操作简单快捷。因老年人体弱多病对手术时长耐受性差，且术后活动量小、生活的历程较短，前房型人工晶状体固位相对较为安全；儿童及青壮年应选择三襻或四襻后房型人工晶状体睫状沟巩膜缝线固位（图 24-1-10），尽管操作复杂费时，但能保证获得安全而稳定的远期效果。因为，儿童及青壮年对手术时长耐受性好，且术后学习、工作、劳动和活动量大，生活的历程较长，后房型人工晶状体固位相对安全、光学效果好、远期并发症较少。

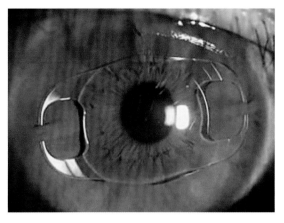

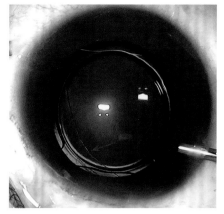

图 24-1-9　前房虹膜夹型 IOL 固位　　　　图 24 -1-10　四襻 IOL 两襻睫状沟缝线固定,其中一襻架在前囊边缘(箭头)上

四、特殊情况的人工晶状体选择

(一) 前房型人工晶状体

现行的前房型人工晶状体包括两种:开放支脚弹性襻前房型人工晶状体和虹膜夹型人工晶状体。

新型开放支脚弹性襻前房型人工晶状体在原有的前房型人工晶状体基础上,去除了固定点的小孔设计,减少粘连的风险;同时一体式的设计及滚动式抛光工艺使人工晶状体在眼内的生物相容性好,减少了人工晶状体对眼内组织的刺激;另外富有弹性的开放襻不需要精确测量房角间距,且襻可保持适当的弹性,不会引起眼球变形;另一方面,晶状体支撑稳定,晶状体襻只与巩膜突对称局部点状接触,不会损伤房角组织;光学部与襻有一定的拱角,避免了光学部与虹膜表面的接触和摩擦,不影响瞳孔的活动。在外伤性白内障患者的术中,如果发现患者后囊破裂范围大,悬韧带断裂缺乏支撑,玻璃体脱出,且患者年龄较大,全身情况差,不能耐受长时间手术操作,I期或Ⅱ期均无法植入后房型人工晶状体时,可考虑应用此类型人工晶状体。但是,为确保人工晶状体与角膜内皮的安全距离,植入此类人工晶状体的患者前房深度需大于 3.4mm。另一方面为避免术后造成明显的眩光,术前瞳孔直径不应大于 6mm。术前已有高眼压、前房浅、房角异常、虹膜有新生血管或粘连、角膜内皮计数 $\leq 1\,000/mm^2$ 者均为禁忌证。此款人工晶状体由于角膜失代偿、继发性青光眼等远期并发症较多,目前已较少应用。

虹膜夹型人工晶状体目前较常见的是 Artisan 虹膜夹型人工晶状体,其夹持于虹膜中周部,不影响房角正常生理功能。此类人工晶状体在外伤性白内障患者中,适用于晶状体严重不全脱位或者全脱位者。然而,由于虹膜夹型人工晶状体需要足够的虹膜夹持量,通过小爪钩夹持在虹膜上来固定,因此虹膜严重缺损且残余部分不足以固定时、或伴有外伤性瞳孔强直等瞳孔功能异常者、虹膜慢性炎症、角膜内皮计数低于正常范围及前房深度小于最低要求值时,均不能植入虹膜夹型人工晶状体。

国内外的临床研究报道都肯定了前房型人工晶状体的有效性,其具有对眼部组织包括球结膜、巩膜,尤其是眼后节结构骚扰少的优点,更大程度上减少了组织的损伤,降低了术中并发症的发生率。对于外伤性白内障伴有后囊膜缺失,合并虹膜损伤导致的瞳孔不规则、偏位者,虹膜夹型人工晶状体可在虹膜瞳孔成形术后,将其光学区根据瞳孔的位置进行微调,亦可有效减少眩光,改善术后视觉质量。然而,此类人工晶状体均有加速角膜内皮细胞丢失的风险,并引起随之而来的角膜内皮细胞失代偿,Güell 等人报道植入虹膜夹型人工晶状体 1 年内角膜内皮丢失率为 7.78%,在植入后 36 个月内角膜内皮丢失率为 10.9%。另外,在慢性结膜炎、眼部瘙痒等患者,因频繁揉眼可能引起角膜内皮与人工晶状体的接触摩擦,继而加速角膜内皮细胞的丢失。因此,术前应严格控制适应证,对于浅前房、角膜内皮数目低下且伴有眼表慢性炎症的患者均应列入此类人工晶状体的禁忌范围。

(二) 虹膜隔人工晶状体

为了满足临床无虹膜或虹膜严重缺损患者的需要,最早德国 Morcher 公司设计了系列虹膜隔人工晶状体(black diaphragm intraocular lens,BDI)。德国 Morcher 公司生产的黑色虹膜隔人工晶状体 67 系列中有 A、B、C、D、E、F、G 等 7 个型号,其中临床常用的型号为 67F 和 67G。二者除人工晶状体的整体长度不同外(67F-13.5mm,67G-12.5mm),其他方面均相同。67F 和 67G 为单片式 PMMA 材料,其光学部直径 5.0mm,虹膜隔的宽度为 2.5mm,两者的整体直径为 10.0mm,虹膜隔外连接着两个带有缝线固定孔的大"C"型襻,自 1991 年起相继在临床应用,取得了良好的疗效。2007 年我国的苏州六六视觉公司生产出了更接近亚洲人虹膜颜色的虹膜隔人工晶状体。这种类型的人工晶状体,外围的人工虹膜可遮挡过多进入眼内的光线,消除了患者的畏光感,同时中央透明区可矫正患者的屈光不正,从而获得较理想的视力,也达到了美容的效果(图 24-1-11)。

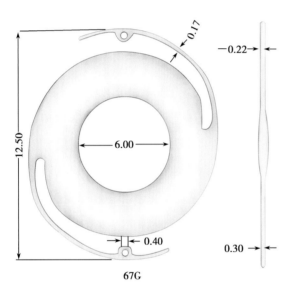

图 24-1-11 德国 Morcher 公司生产的虹膜隔 IOL

由于白种人的虹膜颜色较淡,荷兰的 Opthec 公司研发了彩色的虹膜隔人工晶状体(图 24-1-12)和人工虹膜产品以满足不同患者的需求。这种彩色虹膜隔人工晶状体直径 9mm,中央瞳孔区直径 4mm,带有两个大"C"型襻,每个襻顶端有一个固定孔,总襻长 13.75mm。除了传统的黑色,还有棕色、绿色和蓝色。而且近几年他们进一步研发,已经可以提供定制颜色的服务,可以提供的色彩种类达到 48 种。而俄罗斯人也研发了自己的彩色虹膜隔人工晶状体,采用了五角星形设计,也可以提供不同颜色选择。外伤性白内障患者伴有严重虹膜缺损且无视网膜疾病的,可考虑选择此类人工晶状体,术后可有效减少畏光、眩光等不适症状,改善视觉质量。然而,如果术前已伴有不可逆的黄斑区病变,由于此类人工晶状体限制了进入眼内的光线范围,将造成部分视网膜视力丢失,应慎重选择此类人工晶状体;另外,儿童及术前已明确有青光眼病史的患者也为选择此类人工晶状体的禁忌证。

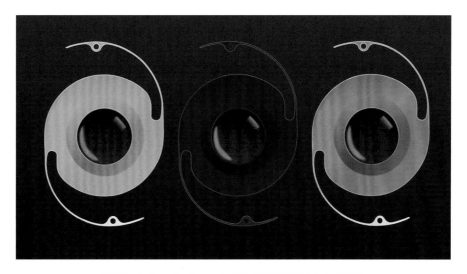

图 24-1-12　Opthec 公司的彩色虹膜隔人工晶状体

（三）肝素表面处理的人工晶状体（heparin surface treated IOL,HSM IOL）

肝素是一种硫化的多聚糖,含有键合的葡萄糖胺和吲哚酸残余物,表面带负电荷。肝素的抗凝聚性是其与血浆蛋白抗凝血酶结合的结果,导致丝氨酸蛋白酶在凝集过程中很快失去活性。同时,肝素表面带有大量负电荷,可与带正电荷的基质表面形成静电屏障,减少了细胞在人工晶状体表面黏附、繁殖,从而达到提高材料生物相容性的目的。用肝素进行表面修饰一般采用两种方法:静电吸附和共价键固定。静电吸附是利用肝素分子硫基负电性表面的特性,通过电耦合、物理吸附结合到材料表面。共价键固定是利用肝素和聚合物表面的功能基团,经化合、键合等方法得到。肝素结合到人工晶状体表面,厚约10nm,无毒、稳定、固定时间可达 2 年以上。肝素表面修饰的人工晶状体具有良好的生物相容性。肝素表面修饰的人工晶状体其亲水性增强可以减少与角膜接触过程中的角膜损伤、降低细胞黏附、减少粒细胞反应以及朗格汉斯细胞沉积和成纤维细胞的生长,能有效减少人工晶状体植入眼内后的炎症反应,特别适用于易严重发生血-房水屏障破坏者。因而,肝素表面处理的人工晶状体更适合于因外伤造成的葡萄膜炎和/或合并糖尿病、青光眼以及儿童外伤性白内障等患者。

（四）蓝光滤过型人工晶状体

蓝光滤过型人工晶状体,也称着色人工晶状体或黄色人工晶状体。以往研究发现蓝光和蓝绿光对视网膜色素上皮有毒性作用,并可能使老年人发生年龄相关性黄斑变性的概率大大增加。为了降低白内障术后蓝光对人眼的损害,出现了蓝光滤过型人工晶状体,若外伤性白内障术前已经明确患有黄斑损伤,则可考虑选择此类型人工晶状体。

目前临床应用较广泛的是美国 Alcon 公司的 Acrysof Natural IOL,日本 Hoya 公司的 251、6OPD-Y,其最先在 2002 年美国白内障和屈光手术学会上报道。Acrysof Natural IOL 为一片式,疏水性丙烯酸酯材料,非球面设计,模仿了 35 岁人的晶状体,通过共价键结合的方式在材料中增加了黄色载色基团,可以同时滤过 200~500nm 范围内不可见的紫外线和可见蓝光,其中对 450nm 蓝光滤过 50%,对 480nm 蓝光滤过 25%。Staar Japan 公司的黄色非球面 IOL KS-3AiN 为三片式,光学区为硅凝胶材料,襻为聚酰亚胺,非球面设计,模拟 23 岁人的晶状体,黄色轻、蓝光滤过弱,光学面直径 6.0mm,直角方边设计,总长 12.5mm,屈光度范围+12.5~+28.5D。美国 Medennium 公司生产的光致变色折叠人工晶状体有 Aurium Model No. 400 型和 Aurium Model No. 404 型。No. 400 型光学区为等双凸球面,襻为改良 "C" 型襻,屈光范围 0.0~+30.0D;No. 404 的光学区为等双凸非球面,襻为改良 "L" 型襻,屈光范围 0.0~+34.0D。它们的光学区均为光致变色疏水性丙烯酸酯材料,在室外阳光下约 10s 变为黄色,可阻断 50% 的紫外线和蓝光;在室内约 30s 可由黄色再变为透明无色。这种光可调节颜色变化的稳定性,持续时间可以超过 20 年(图 24-1-13)。

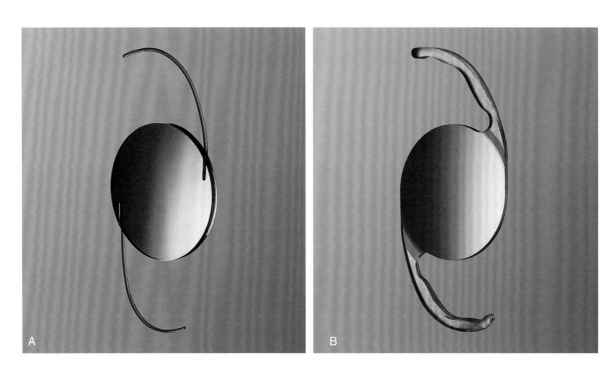

图 24-1-13　美国 Medennium 公司生产的光致变色折叠人工晶状体
A. Aurium Model No. 400 型;B. Aurium Model No. 404 型。

　　然而目前对蓝光滤过型人工晶状体尚存在学术争议。有学者指出这类人工晶状体不但不能起到保护作用,还会影响暗视力功能,尤其在年长的患者中。此外明亮的光照(包括蓝光)有助于保护视网膜黑色素-黑素蛋白系统的活性,后者可抑制褪黑素的分泌,在生物节律调节中发挥作用;而蓝光滤过型人工晶状体阻断部分蓝光的功能,对正常生物节奏造成影响。

(郑广瑛　王瑞娜　谭　楠)

第二节 │ 外伤性白内障人工晶状体屈光度的计算

　　随着眼科显微手术技术的发展,白内障手术的目的已从最初的防盲治盲演变到了屈光手术的范畴。人们最关心的不仅是白内障术后视力问题,而是需要同时改善白内障术前存在的屈光不正和视觉质量问题。随着白内障超声乳化技术的日臻完善,术后影响手术效果和患者满意度的因素愈来愈少,其中主要的影响因素是人工晶状体精确的生物测量和屈光度的计算。然而,外伤性白内障常伴有角膜的瘢痕浑浊,使人工晶状体精确的生物测量和准确的屈光度计算更加困难。怎样使外伤性白内障患者超声乳化摘除联合人工晶状体植入术后获得满意的预期视力和视觉质量,除了需要术前进行准确的生物测量外,选择合适的人工晶状体计算公式已是近年来眼科医师关注的热点。

一、人工晶状体计算公式的进展与简介

随着白内障超声乳化仪器的更新、手术技术的日臻完善、飞秒激光辅助白内障超声乳化技术的应用、术前相关检查仪器设备的发展和新型功能性人工晶状体的问世,白内障手术已经由既往单纯的复明性手术转变为现代的屈光性白内障手术。精准微创是屈光性白内障手术的内涵。因此,术前进行准确的生物测量和选择正确的人工晶状体计算公式显得尤为重要。随着术前各种生物测量仪器的进展,不同时期人工晶状体屈光度计算公式也在不断更新,其改进的关键点主要在于提高公式预测术后有效人工晶状体位置(effective lens position,ELP)的准确性。ELP指的是白内障术后人工晶状体在眼球内的纵向位置,即视轴上角膜后顶点至人工晶状体前表面的距离,ELP的预测是IOL屈光力预测误差的主要来源,减少公式对ELP预测的偏差,有助于提高术前IOL屈光度计算的准确性。人工晶状体计算公式的进展如下:

(一)标准屈光度法

标准屈光度法在人工晶状体植入术开展的早期,采用Gullstrand模型眼的计算结果,正常晶状体的屈光度为18D或19D,故在20世纪80年代早期,不检测患者的屈光状态,而是经验性估算一律植入+19D的后房型IOL。由于这种方法缺乏个性化,经常造成较大屈光误差(5%>5.0D),目前已经很少应用。

(二)根据原屈光状态推算人工晶状体屈光度

根据原始屈光状态推算人工晶状体屈光度,此方法的准确性远不如用测量计算准确。但对于当时没有条件进行生物测定的术者,仍有相当的可用性。所谓原始屈光状态,是指晶状体发生白内障以前的屈光状态。患白内障以前的验光记录或体检记录可作为原始屈光状态的依据。另外,根据病史有时也可判断与之相适应的原始屈光状态。1975年Binkhorst提出1.25D的IOL可矫正手术眼1D屈光不正。即:$P=19+(R×1.25)$。其中P为正视化的IOL屈光度,R为发生白内障前的原始屈光状态。用此法计算比较简单,但有时也会造成较大的屈光误差,导致2D以上的屈光不正是常见的现象。

(三)人工晶状体计算公式的进展

随着A超、Orbscan Ⅱ角膜地形图仪、IOL-Master及各种光学生物测量仪、iTrace视觉功能分析仪、Pentacam眼前节分析仪等各型术前检测仪器设备的进展,人工晶状体屈光度计算公式也同步更新完善,经过眼科各领域学者30多年的深入研究,人工晶状体屈光度的计算公式已经发展至第五代。目前的人工晶状体计算公式根据算法不同主要分为理论公式(theoretical vergence formulas)和回归公式(empirically determined regression formulas)两大类。

理论公式是一种十分复杂的数学公式,它是基于几何光学的原理以标准眼球模型推导出来的。

回归公式,即经验公式,是基于理论公式计算人工晶状体屈光度数的患者,得出的术后数据,通过逐步回归的方法,对统计数据回顾分析后产生的。

1. 人工晶状体第一代计算公式　人工晶状体第一代计算公式是一种原始理论公式,1967 年由 Fyodorov 和 Kolonko 推导出第一代 Fyodorov 理论公式,即 $P=N-LR/(L-C)(LR/N)$,其中 P 代表获得正视眼的人工晶状体度数,N 代表房水屈光指数,C 代表术后前房深度,L 代表眼轴长度,R 代表角膜曲率半径,采用几何光学的原理推导出来的,总结植入人工晶状体后患者的相关数据,通过逐步回归分析的方法,从中得出角膜曲率、眼轴长度和人工晶状体屈光度直接的数学关系,并归纳总结形成 SRK 经验公式:$P = A-2.5L-0.9Km$,公式中 P 为植入人工晶状体度数,A 为常数,一般由生产厂家提供,取决于人工晶状体的类型、生产厂家及手术技术,L 为眼轴长度(mm),Km 为平均角膜曲率(D)。第一代公式中的前房深度(ACD)为一固定值,对长眼轴及短眼轴的患者计算预测准确性较差,主要是前房深度与眼轴的正相关关系导致的。第一代计算公式较适合应用的眼轴长度为22.0~24.5mm。

2. 人工晶状体第二代计算公式　人工晶状体第二计算代公式是回归公式,产生于 20 世纪 80 年代,是在第一代计算公式的基础上由 Sanders、Retzlaff 和 Kraff 推导出来的,主要以 SRK-Ⅱ 公式和 Binkhorst-Ⅱ 公式为代表,其中前者应用较广泛。SRK-Ⅱ 公式作为一线性回归方程公式,它将眼轴长度分为 5 个不同的区间,分别对 A 常数进行修正,即 $P=A_1-2.5 AL-0.9K$,各区间分别是 AL<20.0mm,$A_1=A+3D$;20.0mm≤AL<21.0mm,$A_1=A+2D$;21.0mm≤AL<22.0mm,$A_1=A+1D$;22.0mm≤AL<24.5mm,$A_1=A$;AL≥24.5mm,$A_1=A-0.5D$。这使其在计算非正常眼轴眼的人工晶状体屈光度准确性方面有了进一步提高。但它没有考虑到中国人长眼轴的比例较高,尤其是高度近视眼患者眼轴更长,单纯把长眼轴定义为 AL>24.5mm 就显得比较笼统,这就使得 SRK-Ⅱ 公式在预测长眼轴时误差较大。总体来讲,第二代公式比第一代公式在计算精确度上有了显著提高,但在非正常眼轴的应用中仍然有其不足之处。

3. 人工晶状体第三代计算公式　人工晶状体第三代计算公式是产生于 20 世纪 90 年代,是在第二代计算公式基础上的改进,并引入术后前房深度的预测,进一步提高人工晶状体屈光度数的精确性。它将有效人工晶状体位置设定为眼轴长度和角膜屈光度的函数。第三代公式主要包括 SRK-T、Holladay-Ⅰ、Hoffer-Q 公式。其中 SRK-T 公式在临床上应用已经得到了充分肯定,它确定了眼轴和前房深度之间非直线的线性关系,这三种公式的区别在于 d(角膜光学中心与人工晶状体光学中心的距离)的预测公式差异,SRK-T 公式是用解剖前房 + 补偿函数(0.624 67A-68.747);Holladay-Ⅰ公式则引入手术因素(S=0.566 3×A-65.60);Hoffer-Q 公式用眼轴和 K 的曲线函数来预测 d 的数值。上述参数受到人工晶状体类型、手术者技术及检查设备的影响,所以需要个性优化。研究表明,前三种公式在预测人工晶状体度数的准确性方面无明显区别,在正常眼轴的准确性方面也无明显差异。其中 Hoffer-Q 公式在 AL<22.0mm 的短眼轴患者中较准确,SRK-T 公式在眼轴为22mm<AL<26mm 的患者中较准确,Holladay-Ⅰ公式在 AL>26.0mm 的长眼轴患者中更准确。

4. 人工晶状体第四代计算公式　人工晶状体第四代计算公式以 Haigis 及 Holladay-Ⅱ公式为代表,是在 1996 年的美国白内障和屈光手术学会上提出的。Haigis 公式可根据术前测量的前房深

24

度（ACD）及 AL,并通过引入 a_0、a_1 和 a_2 常数来预测术后 ELP,$ELP=a_0+(a_1 \times ACD)+(a_2 \times AL)$,因此避免了角膜曲率测量误差造成的影响,其中 a_0 类似于 A 常数,a_1 为 ACD 常数,a_2 为眼轴常数,这 3 个常数也需要在大量临床回顾性资料中根据线性回归分析得到,同样也需要不断进行优化。Hollday-Ⅱ预测术后 ELP 则需要 7 个变量,即 AL、角膜曲率、晶状体厚度、水平位上角膜的直径、ACD、术前屈光状态和患者年龄。

5. 人工晶状体第五代计算公式(最新一代公式) 人工晶状体第五代计算公式有 Barrett Universal Ⅱ、Olsen、Hill-RBF 公式等。Barrett Universal Ⅱ 是一个厚透镜公式,是基于近轴光线追踪技术,考虑到了不同的晶状体度数所对应的人工晶状体光学设计不同,屈光度与 AL、K、ACD、晶状体厚度和白到白距离（WTW）等均有相关关系。Olsen 公式的计算考虑了角膜前后表面曲率、非球面性（Q 值）以及总球差等因素,在散光晶状体的计算中也纳入了角膜后表面的散光度数及轴位。近年来的研究发现,第五代计算公式在眼轴 >26mm 的患者中表现出了极佳的准确性,对于眼轴 <22mm 和 22mm< 眼轴 <26mm 的患者的人工晶状体屈光度数的计算误差也较小。但也有研究发现,在 22mm< 眼轴 <24.5mm 的正常眼轴患者,SRK-T 和 Barrett Universal Ⅱ 对白内障术后屈光预测的准确性同样优异。

随着人工晶状体公式的深入研究和开发,各种计算公式不断地更新和改进,准确性也在不断提高,在临床工作中我们要将各种因素综合分析从而选择适宜的人工晶状体计算公式才能获得满意的术后目标屈光度。

二、外伤性白内障人工晶状体屈光度计算应注意的问题

眼外伤因致伤原因不同导致的白内障呈现多样化,其中以角膜穿通伤、破裂伤引起的外伤性白内障较为复杂,因其多合并有角膜的瘢痕浑浊,在术前生物测量和人工晶状体屈光度数的确定方面受到多种因素干扰,易造成屈光误差,使术后预期视力差,降低患者视觉质量及生活质量。因而,外伤性白内障(尤其是角膜穿通伤、爆炸伤)人工晶状体屈光度计算方面应注意以下几个问题。

(一) 角膜曲率测量的误差

角膜曲率计是基于角膜呈辐射对称,位于同一子午线的两条半子午线上的一对测量点的屈光力的平均值即为该子午线上角膜的屈光力。手动角膜曲率计测量是在角膜相互垂直的两条子午线上,距角膜中心点 3~4mm 测量 4 个点的曲率。然而,大多数角膜径线是不对称的,即同一子午线上角膜中心两侧的屈光力分布不相等,角膜外伤后角膜瘢痕的形成,造成角膜厚度及形态的变化,引起不同类型及不同程度的角膜散光,影响角膜曲率测量的准确性。应用角膜地形图仪测量时可以得到比角膜曲率计较多的近中央区角膜曲率的数值,其测量角膜曲率的结果更加系统、准确。但传统的角膜地形图仪仅提供全角膜前表面的角膜曲率。在合并有角膜瘢痕浑浊的外伤性白内障患者中,因角膜病变会导致全角膜曲率发生改变,因而,计算人工晶状体屈光度时常会导致较大的误差。

(二) 健眼的角膜曲率难以替代患眼的角膜曲率

对于一般的患者,双眼间角膜曲率差异甚小,但是角膜受伤变形后,角膜曲率发生了很大的改变,且绝大多数患者为不规则散光,因此无法用健眼的角膜曲率值来代替外伤眼的角膜曲率值。

近年来，IOL Master 700、OA-2000 等基于 SS-OCT 技术的新一代生物测量仪的出现，为合并角膜瘢痕的外伤性白内障的生物测量提供了更为精确的测量方法。以 IOL Master 700 为例，其从 1.5mm、2.5mm、3.5mm 三个范围的 18 个点进行同步三环测量角膜曲率，从而较好避免了周边角膜瘢痕对中央区角膜曲率的影响；IOL Master 700 测量的角膜曲率值是前表面曲率、角膜厚度、后表面曲率等多种角膜生物参数的综合，从而，进一步提高了测量的准确性和可重复性。此外，我们既往的研究及临床观察证实，在伴有角膜瘢痕的外伤性白内障中，应用角膜成像分析仪器分析角膜形态，并与 IOL Master 的测量结果进行对比和综合分析，以便更精准地计算人工晶状体的屈光度以及规划手术切口和散光矫正切口的位置，从而将患者术后的残存等效球镜度数降至更小，能达到更好的裸眼视力。目前角膜成像分析仪器有三类。

（1）一类是来源于 Scheimpflug 相机，主要有 orbscan 系统；另外 Pentacam 眼前节分析系统也是基于裂隙成像的原理，裂隙光扫描角膜层面照相系统，这类新型的角膜地形测量仪器除了能够像传统的角膜地形图一样精确测量、分析全角膜的前表面曲率状态外，还能够精确测量、分析全角膜的后表面曲率状态，可用于外伤性白内障术前角膜曲率的测算，笔者曾做过研究：使用 Orbscan-II 测量伴有角膜瘢痕的外伤性白内障患眼 5mm 光学区的角膜曲率值，用常规 A 超测量眼轴长度，代入 SRK-T 公式计算人工晶状体度数，能有效减少外伤性白内障患者人工晶状体术后屈光误差。然而对于有深层角膜斑翳、角膜白斑等，裂隙无法穿透时，这种测量仪器有一定的局限性。

（2）另一类为基于 Placido 盘的角膜地形图分析仪器，主要有 Topolyzer 角膜地形图、EyeSys 角膜地形图和 i-Trace 角膜地形图，采用 Placido 盘原理可准确测量 3mm、5mm、7mm 的角膜前表面曲率，其缺点为当角膜有瘢痕，上皮缺损及呈不规则形状时，用 Placido 盘式角膜地形图系统检查，由于这些病变处不能反射光线，常形成黑区，得不到这些区域的角膜地形，因而角膜曲率的测量也同样会出现误差。

（3）还有一类，以 Galilei 系统、Sirius 系统为代表的，是用特定的专利技术将 Scheimpflug 图像数据与 Placido 盘测量的角膜前表面的数据相结合，计算得到角膜前后表面曲率，成为目前最新的三维眼前节分析系统，其能在 128 条子午线上测量不同点的角膜曲率，在角膜中央约 3mm 光学区域内的测量点数超过 1 000 点，可同时测定角膜前表面和后表面的曲率值，其平均值更接近角膜实际曲率值。

临床上眼外伤的种类繁多，由于致伤原因不同，造成角膜外伤的形态各异。因此，外伤性白内障术前的生物测量，角膜曲率测定推荐应用 IOL Master 700、OA-2000 等基于 SS-OCT 技术的新一代生物测量仪获得的角膜曲率值，与基于 Placido 盘的角膜地形图分析仪 iTrace 和裂隙光扫描角膜层面照相系统 Pentacam 获得的角膜曲率值相比较、综合分析来确定。关于外伤性白内障人工晶状体计算公式的选择，目前尚未达成共识。推荐在 AL<22.0mm 的短眼轴患者中，应用 Hoffer-Q 和 Barrett universal II 两公式结合较为准确；在 22mm<AL<26mm 的正常眼轴患者中，应用 SRK-T 和 Barrett universal II 两公式结合较准确；在 AL>26.0mm 的长眼轴患者中，应用 Holladay I 和 Barrett universal II 或 Olson 两公式结合将会更为准确。

24

三、角膜屈光手术后人工晶状体屈光度计算应注意的问题

自 20 世纪 80 年代开展屈光性角膜手术以来,已有大量患者选择了各式各样的角膜屈光手术以满足脱镜的需求。近年来,我们在临床上经常会遇到曾经行角膜屈光手术的患者,由于各种原因又患了白内障前来就诊要求实施白内障手术。当这些患者进行生物测量时,由于角膜屈光手术改变了角膜形态,常导致角膜曲率测量值的低估,使人工晶状体植入术后呈持续的远视状态,严重影响患者的视觉质量和生活质量。因而,引起了眼科医师的高度关注。

角膜屈光术后导致人工晶状体计算的误差原因主要是:①中央角膜曲率的测量不准确,由于角膜曲率计测量范围是在以角膜中心为顶点的 3mm 直径的圆上,而角膜屈光手术后,角膜旁中央区的曲率值大于角膜中央区的曲率,由此计算出来的人工晶状体度数过低而导致远视漂移。应用角膜地形图测量时可以得到比角膜曲率计较多的近中央区角膜曲率的数值,但是由于角膜屈光术后,角膜中央曲率发生了改变,角膜地形图的测量也难以准确;②屈光矫正术后角膜的屈光状态不稳定,尤其是 RK 术后,早期可出现远视,以后逐渐回退,部分患者的屈光改变可持续 5 年,所以人工晶状体植入后易发生远视漂移;③由于多数公式是将角膜前后表面简单归为单一屈光面,而 PRK 和 LASIK 是对部分前角膜组织进行切削,致使前后角膜表面曲率半径的比值增大,此时应用这些公式计算人工晶状体的屈光度时将会产生较大的误差。为了解决这些问题,近年来研发了各种屈光矫正术后角膜曲率的计算方法。

1. **临床病史法** 临床病史法的前提条件是假设手术后屈光度的改变全部是由角膜屈光度的改变,忽略晶状体引起的屈光度改变。该方法需要的数据是:角膜屈光术前角膜曲率值(K_{pre})和手术引起的屈光矫正变化量(RC)。计算的方法:术后矫正 K 值 $=K_{pre}-RC$,其中 $RC=$ 术后等效球镜度-术前等效球镜度,将矫正 K 值代入人工晶状体计算公式即可。本法首次由 Holladay 提出,所采用的历史数据必须十分准确。

2. **硬性角膜接触镜法** 患者配戴已知基础弧度,屈光度为零的硬性角膜接触镜,矫正的 K 值 $=$ 硬性角膜接触镜弧度-配戴前后屈光度改变值。这种方法在临床应用中不易被患者所接受,现已很少使用。

3. **屈光源性 K 值法** 即双 K 值法,该公式于 2003 年由 Aramberri 提出,运用屈光手术前角膜曲率值(Kpre)计算人工晶状体的有效位置(ELP),再结合屈光术后角膜曲率来修正 SRK-T 公式计算人工晶状体度数。校正 K 值 $=1.14\times$ 术后测量 K 值 -6.8,该方法无需术前的屈光资料,并且考虑了人工晶状体的有效位置,计算更为准确,减少了临床病史法常术后远视漂移的可能性。

4. **Haigis-L 公式** 用 IOL Master 测量眼轴长、前房深度、角膜曲率,$K_{haigis}=-5.162\ 5\times K_r+82.260\ 3-0.35$,$K_r$ 为 IOL Master 上测量的曲率读数,然后把 K_{haigis} 及测量前房深度代入 Haigis-L 公式计算得出人工晶状体度数。

5. **用 Orbscan 系统测量角膜前表面、后表面曲率,并用 A 超测量角膜厚度** 运用高斯光学公式计算角膜屈光术后的角膜屈光力,再代入 SRK 公式计算得出人工晶状体屈光度数。

6. **新一代用于角膜屈光术后的 IOL 计算公式** Barrett true-k 公式是在 Barrett Universal Ⅱ公

24

式的基础上演变而来,可通过亚太白内障和屈光外科医师协会(APARCS)网站使用该公式,由于其针对屈光手术后角膜形态改变进行改良,其在LASIK/PRK术后IOL计算的精确性得到国内外众多眼科医师的认可。Olsen T公式基于精确光线追踪原理,将角膜前后表面曲率、Q值、总球差等因素考虑在内,可用于LASIK/PRK术后、角膜移植术后、圆锥角膜眼等情况下IOL度数的计算。

此外对于有角膜屈光手术病史的患者,在选择人工晶状体计算公式时,一般不选择经验公式。因为经验公式是基于正常眼球解剖推导的,角膜屈光手术后角膜解剖结构发生改变。而Haigis-L、Barrett true-k等理论公式纳入的生物参数较多,对解剖异常误差矫正效果较好,准确性较高。由于各种方法间存在明显的差异,在实际运用时,最好是将两种以上方法计算结果相比较,取相近似的结果,尽量减少计算的误差,提高角膜屈光手术后人工晶状体屈光度计算的准确性。

(郑广瑛 王瑞娜 李霄)

参考文献

1. 郑广瑛,曾强,温成林.带有角膜瘢痕的外伤性白内障人工晶状体屈光度计算探讨.中国实用眼科杂志,2008,26(4):320-322.

2. 郑广瑛,王梅,王利群.儿童外伤性白内障人工晶体植入临床探讨.中国实用眼科杂志,1998(1):16-18.

3. 郑广瑛,马惠惠,李莉.外伤性晶状体不全脱位不同手术方式的临床效果.中华眼外伤职业眼病杂志,2016,38(10):721-725.

4. 杨进献,郑广瑛,张素芳,等.复杂性眼外伤的眼前段多联手术.眼外伤职业眼病杂志,2001,23(4):370-371.

5. 郑广瑛,谭楠.前房虹膜夹型人工晶状体矫正高度近视疗效观察.眼科研究,2010,28(5):462-466.

6. 代云海,谢立信,黄钰森,等.开放襻前房型人工晶状体取出的临床分析.中华眼科杂志,2011,47(6):546-549.

7. 王晓霞,高丰玫,钱苗苗.外伤性无虹膜无晶状体眼带虹膜隔人工晶状体植入的效果.中华眼外伤职业眼病杂志,2019,41(7):528-532.

8. 马永健,王平,刘育霞.带虹膜隔人工晶状体植入对角膜内皮细胞及房角结构影响分析.中国实用眼科杂志,2014,32(1):69-72.

9. 刘祖国,林跃生.角膜地形图学.广州:广东科技出版社,2001.

10. 魏丽清,聂莉,陈榆,等.Sirius光迹追踪法计算人工晶状体度数的准确性.温州医科大学学报,2019,49(2):108-112.

11. 王鑫峥,张健.超声乳化白内障吸除联合两种不同非球面人工晶状体植入术后人工晶状体偏心和倾斜的临床研究.中华眼科杂志,2018,8(6):249-255.

12. 谭燕,李灿.人工晶体度数计算公式的研究进展.山东大学耳鼻喉眼学报,2019,lssue(6):95-98.

13. 董晓光,程钧,谢立信.外伤性虹膜缺如眼植入虹膜隔人工晶状体后的远期并发症.中华眼科杂志,2009,45(11):982-986.

14. 刘辉,张静庄,张岚.玻璃体切割术后Ⅱ期植入悬吊型带虹膜人工晶状体治疗外伤性虹膜缺损伴无晶状体眼的疗效观察.眼科新进展,2014,34(9):875-877.

15. 叶蓓,童剑萍,郦惠燕,等.Artisan虹膜夹持型人工晶状体治疗无晶状体眼的临床观察.上海交通大学学

24

报(医学版),2014,34(6):885-889.

16. 任晨瑞,赵江月.Cassini 与 Pentacam 测量角膜曲率和角膜散光的对比研究.中国实用眼科杂志,2018,36(3):199-203.

17. 周琳,张健.Pentacam 在白内障手术中的应用.国际眼科杂志,2015(8):1358-1362.

18. 范春生.虹膜膈人工晶状体用于治疗外伤性白内障伴虹膜缺损的临床观察.国际眼科杂志,2009,9(12):2330-2331.

19. LU Y,ZHENG TY,XU J. Primary intraocular lens implantation can be applied in infants over 7 months of age and young children with adequate consideration. Chinese Journal of Ophthalmology,2021,57(7):487-491.

20. Chinese expert consensus on classification of intraocular lenses(2021). Chinese Journal of Ophthalmology,2021,57(7):495-501.

21. PATNAIK JL,KAHOOK MY. Long-term follow-up and clinical evaluation of the light-adjustable intraocular lens implanted after cataract removal:7-year results. Journal of Cataract and Refractive Surgery,2020,46(6):929.

22. SHARMA BHAVANA,KARKHUR SAMENDRA,SONI DEEPAK. Commentary:Approachand alternatives to position the intraocular lens in deficient support. Indian Journal of Ophthalmology,2020,68(4):635-636.

23. LEE BYUNG JOO,LEE SANG-MOK,KIM JEONG HUN,et al. Predictability of formulae for intraocular lens power calculation according to the age of implantation in paediatric cataract. The British Journal of Ophthalmology,2019,103(1):106-111.

24. MUZYKA-WOZNIAK MARIA,OLESZKO ADAM. Comparison of anterior segment parameters and axial length measurements performed on a Scheimpflug device with biometry function and a reference optical biometer. International ophthalmology,2019,39(5):1115-1122.

25. WANG QIWEI,JIANG WU,LIN TIAO,et al. Meta-analysis of accuracy of intraocular lens power calculation formulas in short eyes. Clin Exp Ophthalmol,2018,46(4):356-363.

26. BICKNELL K,HELPERT C,DWYER K,et al. Accuracy of two devices and three different calculation methods for predicting residual astigmatism after intraocular lens implantation. Proc(Bayl Univ Med Cent),2020,33(2):205-208.

27. HAIGIS WOLFGANG. Challenges and approaches in modern biometry and IOL calculation. Saudi J Ophthalmol,2012,26(1):7-12.

28. CHANG PINGJUN,LIN LEI,LI ZHANGLIANG,et al. Accuracy of 8 intraocular lens power calculation formulas in pediatric cataract patients. Graefes Arch Clin Exp Ophthalmol,2020,258(5):1123-1131.

29. POZDEYEVA NA,PASHTAYEV NP,LUKIN VP,et al. Artificial iris-lens diaphragm in reconstructive surgery for aniridia and aphakia. J Cataract Refract Surg,2005,31(9):1750-1759.

30. TANITO MASAKI,SANO ICHIYA,OKUNO TSUTOMU,et al. Estimations of Retinal Blue-Light Irradiance Values and Melatonin Suppression Indices Through Clear and Yellow-Tinted Intraocular Lenses. Adv Exp Med Bio,2018,1074:53-60.

31. STAGER DR,WEAKLEY DR,HUNTER JS. Long-term rates of PCO following small incision foldable acrylic intraocular lens implantation in children. J Pediatr Ophthalmol Strabismus,2002,39(2):73-76.

32. TRIVEDI RH,WILSON ME,VASAVADA AR,et al. Visual axis opacification after cataract surgery and hydrophobic acrylic intraocular lens implantation in the first year of life. J Cataract Refract Surg,2011,37(1):83-87.

33. DONG JING,ZHANG YAQIN,ZHANG HAINING,et al. Comparison of axial length,anterior chamber depth

and intraocular lens power between IOL Master and ultrasound in normal, long and short eyes. PloS one, 2018,13(3):e0194273.

34. HA AHNUL, WON RYANG WEE, MEE KUM KIM. Comparative Efficacy of the New Optical Biometer on Intraocular Lens Power Calculation (AL-Scan versus IOLMaster). Korean J Ophthalmol, 2018, 32(3): 241-248.

35. DOWNIE LAURA E, BUSIJA LJOUDMILA, KELLER PETER R. Blue-light filtering intraocular lenses (IOLs) for protecting macular health. Cochrane Database Sys Rev, 2018, 5(5):CD011977.

36. GIEREK-CIACIURA S, GIEREK-LAPINSKA A, OCHALIK K, et al. Correction of high myopia with different phakic anterior chamber intraocular lenses: ICARE angle-supported lens and Verisyse iris-claw lens. Graefes Arch Clin Exp Ophthalmol, 2007, 245(1):1-7.

37. QIAN JINGJING, GUAN HUAIJIN. The protective effect of photochromic intraocular lens on visible light-induced lesion in cultured retinal pigment epithelium. Zhonghua Yan Ke Za Zhi, 2013, 49(5):410-415.

38. WERNER LILIANA, ABDEL-AZIZ SALWA, CUTLER PECK CAROLEE, et al. Accelerated 20-year sunlight exposure simulation of a photochromic foldable intraocular lens in a rabbit model. J Cataract Refract Surg, 2011, 37(2):378-385.

39. WERNER LILIANA, MAMALIS NICK, ROMANIV NATALYA, et al. New photochromic foldable intraocular lens: preliminary study of feasibility and biocompatibility. J Cataract Refract Surg, 2006, 32(7): 1214-1221.

40. HAIGIS W, LEGE B, MILLER N, et al. Comparison of immersion ultrasound biometry and partial coherence interferometry for intraocular lens calculation according to Haigis. Graefes Arch Clin Exp Ophthalmol, 2000, 238(9):765-773.

41. SAVINI GIACOMO, DI MAITA MARCO, HOFFER KENNETH J, et al. Comparison of 13 formulas for IOL power calculation with measurements from partial coherence interferometry. Br J Ophthalmol, 2021, 105(4): 484-489.

24

第二十五章
外伤性白内障手术方式的选择

眼外伤是我国重要的致盲性疾病,预防和妥善处理眼外伤始终是我们眼科工作者防盲复明工作的重点;其中手术治疗在眼外伤的诊治过程中占据举足轻重的地位,具有修复破损的眼球壁,清除眼内异物、积血及炎性渗出增殖机化物等致病因素;重建眼前节或眼后节的解剖结构,减少眼外伤的继发损害,对眼外伤后视力和视功能的修复重建具有不可替代的重要作用。然而,并非实施手术均能使患眼受益,手术时机和手术方式的选择至关重要,尤其是外伤性白内障的显微联合手术,手术方法选择恰当,可达到事半功倍的成效;否则,可加重眼外伤的继发损害,导致出现并发症和后遗症,加重眼外伤对视功能的进一步损害。本章将对外伤性白内障显微联合手术方式的选择进行详尽的探讨。

第一节 │ 外伤性白内障手术方式的选择

外伤性白内障区别于单纯年龄相关性白内障,不但有晶状体浑浊,还可能伴有晶状体不全脱位,晶状体前、后囊破裂,晶状体囊膜的机化、皱缩,而且常伴有眼球其他组织结构的异常,比如:角膜瘢痕形成的大散光,虹膜前、后粘连,虹膜缺损、根部离断和节段性萎缩,房角狭窄或后退,瞳孔变形、移位,睫状体脱离,玻璃体疝,视网膜脱离,脉络膜脱离,眼内异物存留等。如果手术时机和手术方法选择不当,不仅不能恢复视力,还可导致出现眼外伤相关的并发症和继发损害,进一步加重视功能的损伤。因而,外伤性白内障手术方式的选择至关重要。

一、外伤性白内障选择手术方式的目的、原则及注意事项

(一) 外伤性白内障选择联合手术方式的目的

外伤性白内障选择联合手术方式的目的是根据患眼受伤的部位和程度不同选择不同的联合手术,在白内障摘除联合人工晶状体植入的同时,实施眼前节解剖结构的重建;并在一定程度上恢复其功能,进一步减少术中术后并发症和眼外伤相关的继发损害,以恢复和改善患者术后的视功能。

(二) 外伤性白内障选择联合手术方式的原则

外伤性白内障选择联合手术方式的原则是:以最小的手术创伤完成复杂的内眼手术;能够一次手术解决的问题尽可能避免进行多次分期手术;在摘除浑浊的晶状体联合人工晶状体植入的同时,解除眼内组织解剖结构异常的并发症和合并症,减少眼外伤带来的近期或远期的继发损害,保持屈

光间质透明,屈光状态合理,眼压在正常范围,提高患者的视觉质量和生活质量。

例如:当虹膜与角膜伤口粘连致虹膜前粘连使前房变浅时,应先将这些粘连分离,彻底清除残留皮质,再行人工晶状体植入术;当虹膜根部离断时,应先将虹膜根部解剖复位,然后再施行白内障手术;当外伤造成玻璃体疝入前房时,应联合玻璃体切除手术,清除前段玻璃体,为人工晶状体顺利植入及术后在眼内长期保持稳定奠定基础;当伤口在巩膜上,眼前段结构基本正常,角膜散光小,预计手术不需扩大切口时,可考虑施行透明角膜切口;当角膜瘢痕较长致散光较大时,考虑施行角巩膜隧道切口,尽可能保存透明角膜组织;当人工晶状体植入后,虹膜部分缺如或瞳孔括约肌受损,瞳孔散大超过5mm时,为避免术后眩光和畏光,可考虑联合实施虹膜瞳孔成形术。

(三)外伤性白内障选择联合手术方式的注意事项

1. 注意保护角膜的屈光界面 外伤性白内障往往伴有角膜的伤口或瘢痕,角膜的屈光界面已遭到破坏,一般情况下不要选择透明角膜做主切口,应尽可能选择角巩膜缘隧道切口(图25-1-1),注意保护角膜的屈光界面,为以后视力和视觉质量的恢复奠定良好的基础。

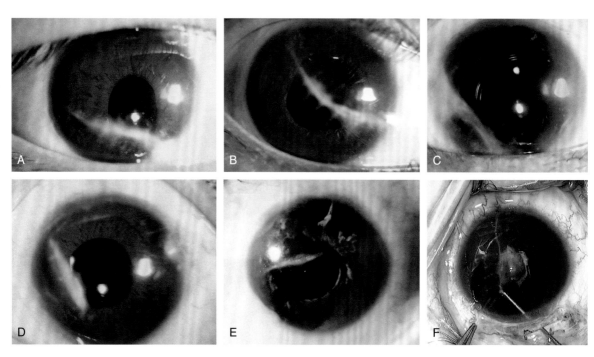

图25-1-1 外伤性白内障不同部位的角膜瘢痕

2. 注意应用术源性散光来矫正或削减角膜的固有散光 外伤性角膜瘢痕往往会造成角膜大散光或不规则散光。如果手术切口位置或缝合选择不当,使术源性散光和角膜固有散光相叠加而形成高度角膜散光,导致双眼屈光参差,应用框架镜无法矫正,可严重影响患者的视觉质量和生活质量。在临床实践中我们深刻认识到:外伤性角膜散光虽然多是不规则散光,但角膜缝线拆除后3~6个月,角膜散光往往是有规律可循的。我们根据既往研究外伤性角膜散光的规律:平行于角膜缘的横形瘢痕:由于瘢痕长轴与角膜半球形复曲面的弧面相垂直,故缝合后引起与角膜瘢痕长轴垂直的径线变陡峭,屈光力增强,形成近视散光;垂直于角膜缘的纵行瘢痕:由于瘢痕长轴是与角膜半球形

25

复曲面的弧面相平行,故缝合后引起与瘢痕长轴相平行的角膜径线变平坦,屈光力减弱,形成远视散光。因而,选择手术切口时,应注意以下几个问题:如果手术较简单,做角膜缘隧道切口,自闭性好不需要缝合者,切口一定要做在角膜相对陡峭的径线上,通过切口的松解作用使陡峭径线上的散光降低;如果手术较复杂,如联合玻璃体切除手术、联合青光眼小梁切除手术等,即使做角膜缘隧道切口,自闭性较差仍需要缝合者,切口一定要做在角膜相对平坦的径线上;通过切口缝线的牵张作用使平坦径线变陡峭,降低角膜固有的远视散光;如果人工晶状体需双襻缝线固定时,则预置双襻缝线固定的方位一定要放在角膜相对平坦的径线上,通过结扎双襻的缝线使角膜平坦的径线变陡峭,削减角膜固有的远视散光。

3. 在选择前房型人工晶状体植入抑或是后房型人工晶状体植入时,应从以下几个方面来考虑:①首先要考虑的是患者的年龄。如果患者是青壮年或儿童,今后学习、工作、生活、劳动的历程还很长,身体健康活动量相对较大。一般情况下不能首选前房型人工晶状体植入术,要尽可能选择后房型人工晶状体植入术。因为,前房型人工晶状体位于前房,没有虹膜的遮挡,光学效果和视觉质量差;距离角膜内皮近,长期位于前房对角膜内皮可造成损伤,尤其是当患者弯腰、低头、搬重物或剧烈咳嗽等腹压增高时,可瞬间接触角膜内皮,易导致角膜内皮细胞失代偿;剧烈的跑步、跳高、跳远等运动时可损伤前房角(房角支撑型)和虹膜组织(虹膜夹持型),导致继发性青光眼和人工晶状体脱位。20世纪90年代初期,由于后房型人工晶状体睫状沟缝线固定技术尚未普及,我们曾植入了一批房角固定型的前房型人工晶状体。10年后青壮年患者均不同程度出现角膜内皮细胞减少、角膜水肿失代偿、继发性青光眼等并发症,分别实施了前房型人工晶状体取出联合前段玻璃体切除及后房型人工晶状体睫状沟缝线固定术;或前房型人工晶状体取出联合穿透性角膜移植术;仅有少数女性患者和老年患者可看到前房型人工晶状体在眼内尚安静,未出现相关并发症。2005年虹膜夹型前房型人工晶状体问世,我们也曾植入了一批虹膜夹型前房型人工晶状体,观察术后主要的远期并发症是人工晶状体的脱位。②其次要考虑的是患眼的条件,如果眼前节条件较好(如角膜透明、前房深、虹膜完整、房角结构正常等),而眼后节条件较差者(如曾有视网膜脱离复位手术史、视网膜周边有增殖机化等)应选择虹膜夹型人工晶状体植入术;相反则应选择后房型人工晶状体睫状沟缝线固定术。③还要考虑患者的身体健康状况,如果患者是一位体弱多病的老年人,不能耐受长时间的手术者,应首选虹膜夹型前房型人工晶状体植入术,而不选择后房型人工晶状体睫状沟缝线固定术。

二、前房型人工晶状体植入术的优缺点及适应证

(一)前房型人工晶状体种类

目前,临床可见到的前房型人工晶状体主要是房角支撑型的新型弹性开放襻前房型人工晶状体和虹膜夹型人工晶状体。

1. 新型弹性开放襻前房型人工晶状体出现在20世纪90年代初,该人工晶状体的支撑襻是具有较好弹性的"S"形弯曲的开放襻,能在较大压力下保持适当的形状,不因外界压力影响而与角膜、虹膜组织接触;人工晶状体以点接触式固定,与房角组织接触面很小;其采用稳定的、抛光极好的无孔襻设计;整个人工晶状体表面采用滚动式抛光工艺,非常光滑,减少对组织的刺激。前房型人工

25

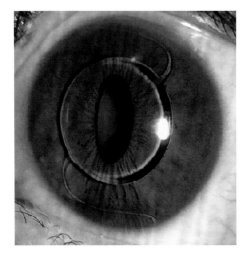

图 25-1-2　前房型人工晶状体导致瞳孔变形

晶状体设计和制造工艺不断改进和完善为其临床应用提供了可靠保证,成为矫正无晶状体眼的选择方法之一。前房型人工晶状体植入术,手术操作简单,短期疗效佳,在当时不失为因外伤等各种原因不能植入后房型人工晶状体时的良好补救措施。但长期观察,可发现襻的支脚可导致虹膜根部受压,使瞳孔变形(图 25-1-2)。临床上还见到虹膜根部糜烂穿孔,襻的支脚向后滑落入后房,导致人工晶状体倾斜,前房变浅,继发青光眼和角膜内皮细胞失代偿。因而,现在临床上已较少使用。

2. 虹膜夹型人工晶状体经过不断的更新和改进,现在临床常用的是 Artisan 虹膜固定型人工晶状体。它的材料是聚甲基丙烯酸甲酯,光学部直径 5.4mm,总直径 8.5mm,采用凹凸设计,侧面呈拱形,拱顶距离虹膜平面约 0.9mm,光学部两侧有两个像蟹爪一样的襻,将人工晶状体夹持固定于周边虹膜组织上。病理组织学检查确认固定可靠,虹膜血管造影显示人工晶状体襻没有影响虹膜的血液供应。人工晶状体光学部的弧形设计避免了其与角膜内皮及虹膜表面的接触,大大降低了瞳孔阻滞性青光眼以及角膜内皮细胞失代偿等严重并发症的发生率。它适用范围广,手术时间短,操作简单,术中、术后并发症较少,在临床上得到了一定程度的应用。

(二) 前房型人工晶状体优点

前房型人工晶状体的优势主要有以下几点。

(1) 无须晶状体后囊膜的支撑,满足了白内障术中后囊破裂以及外伤导致的晶状体囊膜破裂,无法植入后房型人工晶状体,但又希望改善视力的患者需求。

(2) 前房型人工晶状体植入术,植入路径短,植入技巧容易掌握,具有操作简单、手术时间短、术后反应轻的优点,对于全身情况不佳,难以耐受较长时间手术的患者可充分体现其优越性。有学者对比分析了虹膜夹型人工晶状体植入时间和睫状沟缝线固定型人工晶状体植入的时间,结果显示前者明显短于后者。

(3) 改良后的房角支撑型和虹膜夹型人工晶状体植入眼内后比之前的前房型人工晶状体术后并发症发生率明显降低,并且手术操作整体在前房内进行,其并发症多为虹膜相关的并发症,如虹膜脱色素,虹膜出血等,且症状较轻微,大多只是暂时性的,眼底等严重并发症发生率相对较低。

(4) 虹膜夹型人工晶状体固位于虹膜上,人工晶状体光学面不易发生旋转。

(5) 有学者认为,睫状沟缝线固定人工晶状体植入术不可避免地对球结膜和巩膜进行骚扰,并产生了瘢痕和粘连,占用了一定的球结膜和巩膜的资源。而前房型人工晶状体植入术对球结膜和巩膜刺激少,对本身球结膜和巩膜条件较差(如巩膜炎等),或远期需要行抗青光眼滤过手术的患者提供了一个适宜的选择。

(三) 前房型人工晶状体缺点

(1) 前房型人工晶状体离开了晶状体的生理位置,光学区暴露于前房,易产生眩光、光晕、球面像差增大等视觉质量问题。

（2）人工晶状体距离角膜内皮更近，增加了角膜内皮损伤的风险。多数学者的研究都显示，前房型人工晶状体植入术后，角膜内皮细胞年丢失率将高于正常生理水平。姚克教授的研究提示，角膜内皮细胞失代偿约占前房型人工晶状体取出原因的一半。也有学者报道，角膜内皮细胞丢失率、六角形细胞百分比以及细胞形态的变异系数在术后6个月时达到顶点，随后逐年降低。

（3）前房型人工晶状体完全暴露于虹膜前，人工晶状体的镜面反射效应影响患眼的美观及视觉质量（眩光）。

（4）房角支撑型人工晶状体对房角结构造成压迫，术后更易并发青光眼、周边前房粘连等并发症。陈伟蓉教授对20例植入弹性开放襻一体型前房人工晶状体的观察发现，术后14例患者襻穿过虹膜侵入至睫状体实质内，并伴有反复发作的葡萄膜炎；术后8只眼虹膜前粘连与人工晶状体襻有关。

（5）虹膜夹型人工晶状体为非刚性固定，术后瞳孔对光反射引起的虹膜活动连带人工晶状体运动可造成视功能的波动，严重时可产生人工晶状体的倾斜、偏心、移位甚至脱位，从而出现相应的异常屈光效应。研究显示，远期虹膜夹型人工晶状体偏心或脱位较房角支撑型人工晶状体发生率更高。其次，人工晶状体虹膜夹持固定增加了虹膜损伤，长期的瞳孔对光反射造成夹持部位虹膜组织萎缩、色素脱失，影响美观，降低患者的满意度。再者，人工晶状体虹膜夹持固定位置很难精确，造成虹膜固定型人工晶状体术后眼内位置的变异性增加，降低了人工晶状体度数计算的准确性，术后容易出现屈光意外。另外，目前临床多应用的 Artisan 虹膜夹型人工晶状体是 PMMA 材料，是非折叠型人工晶状体，植入时手术切口长（5.4mm），手术切口导致的术源性散光大。最后，该人工晶状体对虹膜组织的完整性要求高，浅前房、外伤导致的严重虹膜组织缺损以及既往有色素膜炎病史的病例均不适合选择虹膜夹型的前房型人工晶状体。

（四）前房型人工晶状体的适应证

（1）新型弹性开放襻前房型人工晶状体：适用于既有前、后囊膜破裂或缺如，人工晶状体不能直接植入囊袋或睫状沟，又因年龄、体位、患眼及全身健康状况等原因不能耐受较长时间手术，无法行后房型人工晶状体睫状沟缝线固定术的患者。患者需同时具备以下条件：①正常的房角结构以及足够的前房深度，一般认为 3mm 到 3.2mm 为最低限度；②角膜内皮细胞密度也应在正常范围之内；③无房角异常（如房角关闭或有新生血管），无虹膜周边前粘连等；④无导致前房慢性炎症的相关眼科疾病（如青光眼睫状体炎综合征，虹膜睫状体炎等）以及全身自身免疫或结缔组织疾病（如干燥综合征等）。

（2）虹膜夹型人工晶状体：与房角支撑型前房型人工晶状体一样，虹膜夹型人工晶状体也适用于既有前、后囊膜破裂或缺如，又不能耐受较长时间手术，还有眼内屈光矫正要求的患者。患者需要具备以下条件：①术眼需具备足够的前房深度，一般认为前房深度不小于 3.2mm；②无严重的虹膜损伤或者虹膜萎缩，具备足够的虹膜组织支撑人工晶状体；③角膜内皮细胞数大于 2 000 个/mm²，并且无进行性角膜内皮细胞丢失；④眼球发育基本稳定，未合并葡萄膜炎、无法控制的青光眼、糖尿病性视网膜病变、年龄相关性黄斑变性、视网膜裂孔、黄斑孔、眼底血管闭塞等进行性眼底改变。

三、后房型人工晶状体的优缺点及适应证

（一）后房型人工晶状体的优点

后房型人工晶状体依其植入方式不同有各自的优点。

1. 囊袋内植入人工晶状体的优点

（1）人工晶状体位于生理性解剖位置，不仅可获得最佳的光学效果；而且有利于人工晶状体屈光度数的计算；有利于术后双眼视功能的重建。

（2）远离角膜内皮，与角膜内皮接触概率大大降低，避免了术中和术后对角膜内皮细胞的损害，安全性高，远期疗效好。

（3）不接触前房角，也避免了对房角的压迫、摩擦，不仅减少了术后出现色素脱失播散的风险；也降低了术后因房角损伤而发生继发性青光眼的发生率。

（4）与虹膜保持生理位置的距离，极少发生与虹膜后表面摩擦、虹膜色素脱失或瞳孔阻滞，不阻碍房水循环，继发性青光眼的风险大大降低。

（5）不接触、不损伤睫状体。

（6）囊袋内固位稳定，极少发生人工晶状体偏心、移位和倾斜等。

（7）不干扰瞳孔的正常生理功能，使患者在不同光照条件下都能获得较好的视觉质量，也是现阶段 Toric、多焦点等多种功能性人工晶状体植入的必备条件。

（8）后房型人工晶状体作为前后房交通的机械性屏障，减少了玻璃体的位移和后段血管活性物质的扩散，从而降低了术后发生视网膜脱离和黄斑囊样水肿的风险。

（9）位于虹膜后，美观性好，避免了镜面反射效应带来的不良反应。

2. 睫状沟植入的后房型人工晶状体

（1）睫状沟植入后房型人工晶状体不但具有后房型人工晶状体的大部分优点，还有自己独特的优势，即不需要完整的晶状体囊袋，晶状体光学部后存在足够支撑人工晶状体的环形囊膜即可，满足了没有完整晶状体后囊的患者的屈光重建的需求。

（2）相比于睫状沟缝线固定型人工晶状体，还有一些优点：①手术时间大大缩短，不仅为术者节约了手术时间，也为患者减轻了手术时间长带来的风险和长时间固定体位造成的不适；②减少了手术操作步骤，术后葡萄膜炎性反应轻；③减轻了对邻近组织的损伤，避免了因刺伤睫状体血管造成眼内出血的风险；④避免了双襻缝线结扎过紧引起的较大的术源性散光；⑤人工晶状体位置居中，避免了睫状沟缝线固定人工晶状体容易出现的偏心、倾斜等，术后视觉效果较好。

3. 睫状沟缝线固定人工晶状体 除了具有后房型人工晶状体的大部分优点外，其独特优势是在完全无晶状体囊膜支撑时也可满足无晶状体眼屈光重建的需求，极大拓宽了后房型人工晶状体眼内植入的适应证，改变了以前没有囊膜支撑时只能植入前房型人工晶状体的局限性。相对于前房型人工晶状体，睫状沟缝线固定人工晶状体远离角膜，对角膜内皮损伤小，几乎不损害房角，术后安全性好，远期角膜内皮细胞失代偿、继发性青光眼等并发症发生率低，是一种经过临床验证，安全、可靠、远期疗效稳定、视觉质量相对较好的人工晶状体植入手术方法。

25

(二) 后房型人工晶状体的缺点

后房型人工晶状体经过几十年的发展,不断更新迭代,种类越来越多,功能越来越丰富,已经在很大程度上改善了白内障患者术后的视觉效果,但如果与年轻状态下的自然晶状体比起来,依然存在以下不足。

(1) 调节力不足,调节不连续。

(2) 多焦点人工晶状体远近光能的分配导致人眼看物体时对比敏感度下降。

(3) 特殊情况下人工晶状体屈光度数的计算还存在一定的误差。

(4) 复杂的后房型人工晶状体植入手术比前房型人工晶状体植入手术所需时间长,不适用于年龄大,体弱多病的患者。

(5) 后房型人工晶状体睫状沟缝线固定术,如操作不当,可损伤睫状体血管导致眼内出血,对眼后节及前段玻璃体扰动较大。

(三) 后房型人工晶状体的适应证

由于后房型人工晶状体植入眼内的位置位于晶状体自然的生理解剖位置,光学区接近眼球屈光系统的节点,屈光效能得到最大程度的应用,在视网膜上成像质量好,并且远离角膜,并发症也少,深受眼科医师和患者的青睐。科学家们为此不断寻求突破,优化改进了后房型人工晶状体的设计,现已形成了三个系列多个亚型的后房型人工晶状体供临床选择,包括:囊袋内植入型人工晶状体,睫状沟植入型人工晶状体和睫状沟缝线固定型人工晶状体。它们分别对应解决人工晶状体植入时晶状体囊膜的三种情况:①有晶状体囊袋;②无晶状体囊袋但有囊边支撑;③无囊袋、无囊边支撑。可以看出,现代后房型人工晶状体基本满足了临床对眼内屈光矫正的需要,广泛适用于各类需要植入人工晶状体的患者。

第二节 | 不同类型外伤性白内障手术方式的选择

一、根据角膜的屈光界面选择手术方式

1. 如果角膜完好无瘢痕,晶状体前后囊完整,悬韧带无离断,可选择常规透明角膜切口的白内障超声乳化联合人工晶状体植入手术。

2. 如果角膜有瘢痕,瘢痕较小,且在角膜周边部,角膜地形图显示散光在 2D 以下,不对称,应选择在角膜陡峭径线上做一 3mm 的角膜缘隧道切口(图 25-2-1),完成白内障超声乳化手术后,再扩大手术切口至 5~6mm 植入人工晶状体。这样既可通过手术切口的术源性散光矫正角膜的不对称散光,又可避免在透明角膜上做松解切口,减少对角膜屈光界面的进一步损伤。如果不对称散光的屈光

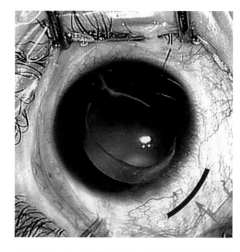

图 25-2-1 角膜瘢痕在周边部,通过手术切口矫正散光

力较大的一侧位于下方无法通过手术切口矫正者,可在上方对应的屈光力较弱的方位做常规透明角膜切口,在下方屈光力强的一侧再做一弧形松弛切开,以矫正不对称散光。

3. 如果角膜瘢痕较大,且位于角膜中央,估计白内障术后因角膜瘢痕的遮挡仍不能恢复视力者,应选择穿透性角膜移植联合白内障摘除及人工晶状体植入术,去除角膜瘢痕的影响,术后可获得较好的中心视力,也有利于双眼视觉融合及重建。这一术式有穿透性角膜移植与白内障摘除、人工晶状体植入手术同期进行或分步Ⅱ期进行两种方法。同期手术因植床制备、植片本身参数、人工晶状体植入位置、植片缝合、愈合的过程、缝线拆除时机等因素均会影响术眼的屈光状态,所以植入的人工晶状体屈光度数的准确性难以把握。但优点是术后视力恢复快,能立即获得有用视力。分步Ⅱ期手术一般Ⅰ期只实施穿透性角膜移植联合白内障超声乳化或囊外摘除术,待植片拆线屈光状态稳定后,再Ⅱ期行人工晶状体植入术。优点是植入的人工晶状体屈光度数相对准确,并可术中同步矫正角膜源散光,有利于术后获得更好的裸眼视力;缺点是Ⅱ期手术在Ⅰ期手术后数月甚至1年后进行,增加了患者等待的时间;同时,Ⅱ期手术对角膜植片的内皮细胞会产生一定的影响。

二、根据前后房的状态选择手术方式

1. 如果有虹膜的前后粘连,手术方式应选择白内障超声乳化联合前后房重建术(请参照第十八章),根据前粘或后粘的不同部位选择不同的重建方法,同时还要依据上述角膜瘢痕的大小、部位及所致散光的类型和大小来选择手术主切口,尽可能地抵消原有散光并减少术源性散光。

2. 如果患眼是无晶状体眼,Ⅰ期手术行晶状体切除,没有囊膜的支撑。但是深前房、房角功能正常、虹膜组织健康,可选择前房虹膜夹型人工晶状体;如果是浅前房、窄房角或虹膜损伤缺损需缝合,应选择后房型人工晶状体睫状沟缝线固定术。

三、根据晶状体前、后囊损伤的情况选择手术方式

1. 如果晶状体前囊有破孔,但破孔小且位于中央部,应用 Vannar 剪在破孔的边缘剪开,改变囊膜破裂的方向,然后用撕囊镊完成圆形撕囊。如伴有晶状体半脱位,应同时联合囊袋张力环的植入,然后再常规完成白内障超声乳化手术(图 25-2-2)。

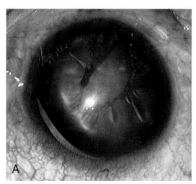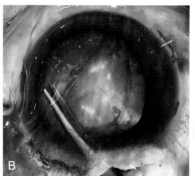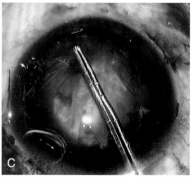

图 25-2-2　破孔位于晶状体前囊中央的手术处理
A. 破孔位于晶状体前囊中央部;B. 用 Vannar 剪剪开破孔边缘;C. 用撕囊镊完成圆形撕囊。

2. 如果晶状体前囊破孔在周边,但尚未伤及悬韧带,应在前囊中央完成一直径稍小的圆形撕囊,直径 4.5~5mm 左右,使撕囊孔边缘与外伤破孔处尚有 1~2mm 宽的正常囊膜,然后在低流量、低灌注的情况下,缓慢完成白内障超声乳化手术,将人工晶状体植入囊袋内。后期为防止囊袋皱缩,可加强随诊,及时行 YAG 激光前囊边缘的多点切开术。

3. 如果前囊破孔较大,且位于中央,无法完成圆形撕囊,但尚未伤及悬韧带者,应用 Vannar 剪或 25G 玻切头将前囊破孔边缘修剪成近似圆形的囊孔,然后缓慢水分离、水分层,先使晶状体核脱出囊袋,使之位于前房,在应用黏弹剂的“软壳”技术保护角膜内皮的情况下,低流量,低灌注,缓慢安全完成白内障超声乳化手术;然后,选择大“C”襻、“L”襻或板式 4 襻的人工晶状体植入囊袋内。如果没有很好的白内障显微手术技术和条件,应将手术主切口做成位于陡峭径线的角膜缘隧道切口,应用对环形撕囊要求相对较低的小切口白内障摘除及人工晶状体囊袋内植入术,术中既可避免对前囊膜造成进一步损害,使手术变得复杂和疑难;又可避免术源性散光与角膜的固有散光相叠加。

4. 如果前囊破裂,无法保存晶状体囊袋,可将前囊破裂处修剪,减张撕除,避免前囊破口向周边放射状撕裂,伤及悬韧带或后囊;完成白内障超声乳化手术后,选择后房型人工晶状体睫状沟固位植入术。

5. 眼钝挫伤或爆炸伤,常造成晶状体后囊膜破裂,临床诊断较困难。其临床特点是:晶状体前囊完整,但很快呈灰白色浑浊,一周后眼前段睫状充血加重,晶状体呈灰黄色浑浊,类似眼内炎的征象,但房闪较轻,KP(－),应用抗炎药物治疗效果不佳;B 超检查显示前段玻璃体浑浊,晶状体后囊轮廓不清晰。这是由于晶状体后囊膜破裂,皮质进入前段玻璃体,并发中周部葡萄膜炎所致。明确诊断后应选择三通道后段玻璃体切除术,术中保留晶状体前囊膜为依托,选择植入后房型人工晶状体睫状沟固位。

四、根据晶状体悬韧带损伤的情况选择手术方式

眼钝挫伤或爆炸伤,常伴有晶状体悬韧带的离断,根据悬韧带离断的范围不同,应选择不同的白内障摘除及人工晶状体植入手术方式。

1. 如果晶状体悬韧带离断≤1/4圆周长(即1个象限,0~90°),可选择常规白内障超声乳化手术,术中选择一枚大“C”襻或“L”襻人工晶状体植入囊袋内固位,并将其中一大“C”襻或“L”襻旋转至悬韧带离断处,将离断处的晶状体囊袋顶压至睫状沟固位,恢复囊袋的正常张力。术中注意低流量、低灌注,操作轻柔、准确,避免加重悬韧带损伤的范围。

2. 如果晶状体悬韧带离断范围大于 1 个象限,小于 2 个象限,即在 90°~180°之间,应在囊袋拉钩的辅助下,选择常规白内障超声乳化 + 囊袋张力环植入 + 人工晶状体囊袋内植入术,术中注意事项同前。

3. 如果晶状体悬韧带离断范围大于 2 个象限,但小于 3 个象限,即离断范围在 180°~270°之间,单纯张力环植入已不能支撑晶状体囊袋于居中位,应在囊袋拉钩的辅助下,选择白内障超声乳化 + 复合式囊袋张力环植入,如果术前或术中玻璃体脱出,还需联合前段玻璃体切除术。参照第十二章第三节。

4. 如果晶状体悬韧带离断的范围大于 3 个象限，即大于 270°。术前晶状体已严重偏位和倾斜，甚至悬挂在前段玻璃体内，并有玻璃体疝入前房。应在平坦部先预制 23G 或 25G 玻璃体切除三通道，从颞下 4:00 位（左眼）或 8:00 位（右眼）方位置入灌注头，玻切头自 10:00 位入路切除疝入前房内的玻璃体，然后从 2:00 位伸入玻切头或导光纤维，将偏位和倾斜的晶状体托起，完成连续环形撕囊，再应用 2~3 个囊袋拉钩牵拉脱位侧撕囊孔，使晶状体保持居中位，植入复合式囊袋张力环并对称 2:00 位睫状沟缝线固定，在囊袋拉钩和张力环的共同作用下，完成囊袋内白内障超声乳化及人工晶状体植入术。如果不具备上述白内障显微手术技术及设备，也可选择三通道后段玻切技术，将脱位的晶状体切除（软核）或托入前房娩出（硬核），清除残留的晶状体皮质及囊袋，在悬韧带未离断处保留 1~2mm 宽的前囊膜的边缘（图 25-2-3），选择带固定孔的大 "C" 襻人工晶状体两襻睫状沟缝线固定，其中一襻架在保留的晶状体前囊膜边缘上，以维持人工晶状体居中固位而不发生倾斜；如果此保留的晶状体前囊边缘不在睫状沟两襻缝线的部位，可将人工晶状体光学部部分架在保留的晶状体前囊边缘上，可同样有效防止人工晶状体发生倾斜和偏位（图 25-2-4）。术中保留少量晶状体前囊的边缘不影响眼后段疾病的检查和治疗，但对人工晶状体的固定具有重要作用：①有

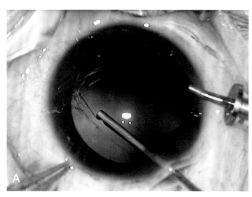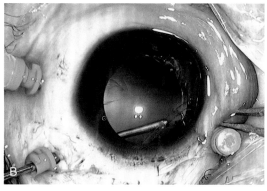

图 25-2-3　前段玻切保留晶状体前囊膜的边缘
A. 角膜缘切口入路玻切保留晶状体前囊膜边缘；B. 平坦部入路玻切保留晶状体前囊膜边缘。

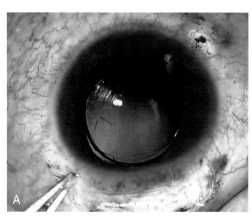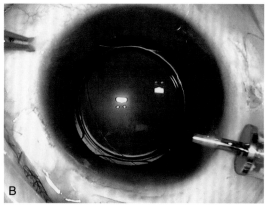

图 25-2-4　晶状体悬韧带离断范围大于 3 个象限的手术处理
A. 大 "C" 襻两襻人工晶状体植入，一襻架在前囊膜边缘上，一襻睫状沟缝线固定；B. 四襻人工晶状体植入，一襻架在前囊边缘上，两襻睫状沟缝线固定（箭头示保留的前囊边缘）。

此前囊的边缘存在,可以准确地定位睫状沟,即睫状沟位于虹膜根部之后与晶状体囊膜之前;②大"C"襻人工晶状体两襻植入,其中一襻架在此边缘上;或其光学部部分架在此囊膜边缘上,使此襻或光学部仿佛放置在一个依托的平面上,而不是一个点上,具有三点固定的效应,可有效防止人工晶状体的倾斜和偏心。因为人工晶状体需要两襻缝线固定,在没有晶状体囊膜边缘作依托时,术中睫状沟的准确定位较困难。如果人工晶状体两襻不能准确植入睫状沟内,而是仅靠 2 根缝线固定在巩膜壁上,其光学区易发生倾斜和偏心,甚至远期发生脱位。因为聚丙烯材料发生降解的时间为 20~30 年,但其在组织中张力强度仅可维持 2~4 年,如果没有晶状体囊膜边缘作为支撑,在人工晶状体的重力作用下,会加速聚丙烯缝线的降解和断裂。

五、根据虹膜瞳孔损伤的部位和程度选择手术方式

眼球穿通伤、钝挫伤和爆炸伤等严重的眼外伤时,均可导致晶状体浑浊的同时合并有虹膜瞳孔的损伤,常需实施白内障摘除及人工晶状体植入联合虹膜瞳孔成形术,参照第十七章虹膜瞳孔成形术。

六、根据眼后段损伤的情况选择手术方式

外伤性白内障如同时合并有眼后段的损伤和病变,如玻璃体浑浊、积血,眼内异物存留等,应选择白内障超声乳化吸除联合三通道后段玻璃体切除术,参照第二十一章外伤性白内障联合后段玻璃体切除术。

(郑广瑛 杜君)

参考文献

1. 郑广瑛,张金嵩.外伤性白内障术中矫正角膜散光方法的探讨.眼外伤职业眼病杂志,2002,24(4):365-368.
2. 郑广瑛,马惠惠,李莉.外伤性晶状体不全脱位不同手术方式的临床效果.中华眼外伤职业眼病杂志,2016,38(10):721-725.
3. 郑广瑛,陈玉浩,王利群,等.外伤性白内障后囊破裂人工晶状体植入的手术方式选择.中华眼科杂志,1998,34(5):327-329.
4. 徐雯,梁冠璐.虹膜夹持型人工晶状体优于睫状沟缝线固定型人工晶状体治疗无后囊膜支撑的无晶状体眼.中华眼科杂志,2015,51(4):259-262.
5. 赵寒昕.人工晶状体取出及置换术的原因分析.杭州:浙江大学,2014.
6. 杨丽红,汤欣.白内障手术同时矫正术前散光的研究进展.中华眼科杂志,2011,47(6):573-576.
7. 姚克,姚玉峰,姜节凯.角膜移植和白内障摘除及人工晶体植入同期和二期联合手术.浙江医科大学学报,1992,21(2):61-63.
8. 毕燕龙.角膜移植联合白内障摘除及人工晶状体植入三联手术现状与思考.同济大学学报(医学版),2019,40(4):402-405.

9. 李上,臧云晓,张薇,等. 穿透性角膜移植联合白内障摘出及人工晶状体植入术疗效观察. 眼科新进展, 2018,38(4):344-347.

10. 吴艺,夏朝霞,李华. 交错分步白内障摘除、人工晶状体植入联合角膜移植术的临床应用. 国际眼科杂志, 2010,10(1):126-128.

11. 滕贺,张红,田芳. Artisan 虹膜固定型人工晶状体植入治疗玻璃体切除术后无晶状体眼. 中华眼科杂志, 2014,50(2):89-94.

12. TENG H,ZHANG H. Comparison of Artisan iris-claw intraocular lens implantation and posterior chamber intraocular lens sulcus fixation for aphakic eyes. Int J Ophthalmol,2014,7(2):283-287.

13. MENEZO JJ,CISNEROS AL,RODRIGUEZ-SALVADOR V. Endothelial study of iris-claw phakic lens: four year follow-up. J Cataract Refract Surg,1998,24(8):1039-1049.

14. BUDO C,HESSLOEHL JC,LZAK M,et al. Multicenter study of the Artisan phakic intraocular lens. J Cataract Refract Surg,2000,26(8):1163-1171.

15. IOANNIDIS A,NARTEY I,LITTLE BC. Traumatic dislocation and successful re-enclavation of an Artisan phakic IOL with analysis of the endothelium. J Refract Surg,2006,22(1):102-103.

16. SHIMON RUMELT,URI REHANY. The influence of surgery and intraocular lens implantation timing on visual outcome in traumatic cataract.Graefes Arch Clin Exp Ophthalmol,2010,248(9):1293-1297.

17. FERENC KUHN. Traumatic cataract:what,when,how. Graefes Arch Clin Exp Ophthalmol,2010,248(9): 1221-1223.

18. VERÓNICA Y BURGOS-ELÍAS,MA JOSÉ MARROQUÍN-SARTI,MARTIN A ZIMMERMANN-PAIZ, et al. Traumatic cataract surgery in pediatric patients. Experience in a site. Arch Argent Pediatr,2018,116(3): 216-219.

19. CHIUN-HO HOU,YU-CHIN LU,CHRISTY PU,et al. Outcomes and longitudinal trend of traumatic cataract wound dehiscence in patients with blunt ocular injury.Sci Rep,2021,11(1):18191.

20. ERICK D BOTHUN,MICHAEL X REPKA,TREVANO W DEAN. Visual outcomes and complications after lensectomy for traumatic cataract in Children.JAMA Ophthalmol,2021,139(6):647-653.

21. S A TABATABAEI,M B RAJABI,S M TABATABAEI,et al. Early versus late traumatic cataract surgery and intraocular lens implantation. Eye(Lond),2017,31(8):1199-1204.

22. KEMAL TURGAY ÖZBILEN,EMRE ALTINKURT. Impact of the possible prognostic factors for visual outcomes of traumatic cataract surgery. Int Ophthalmol,2020,40(11):3163-3173.

第二十六章

飞秒激光应用于外伤性白内障

第一节 | 飞秒激光辅助白内障手术的优越性

一、飞秒激光的概念和基本原理

"飞秒"为时间单位,1 飞秒为 10^{-15} 秒,也就是 1 秒的千万亿分之一。飞秒激光(femtosecond laser)是一种脉冲宽度为飞秒量级的红外线激光,波长 1 043~1 053nm,持续的时间非常短,只有几飞秒,是人类现阶段实验条件下能获得的最短脉冲。飞秒激光因为脉冲持续的时间极短,可以明显降低引发激光致裂解作用的阈值能量,几乎无热效应,而同时能量可以在瞬间释放出来,瞬间功率非常高,可达到百万亿瓦。概括起来,飞秒激光最主要的特点是脉冲宽度极短,瞬间功率超高,重复频率高,而单脉冲能量足够低,热效应区域极小,对周围组织的损伤极轻。

激光与有机体组织的相互作用,主要有光热作用、光化学作用、等离子体致切削作用、光切削作用、光致裂解作用。飞秒激光对物质或组织的作用过程是通过光致裂解作用,即激光引起分子快速电离所致的组织破裂。其原理为:飞秒激光超短脉冲产生作用的是固态 Nd:Glass 激光系统和"chirped"放大系统。二极管振荡器产生的激光脉冲从 200fs 通过放大系统扩大到 50ps,然后再被压缩到 500fs。脉冲产生的频率在 3~10kHz。由电脑控制的光学传输系统产生飞秒激光脉冲,这些脉冲按照密集的等宽度等间距的篱笆墙式的光栅模式,在同一深度聚焦产生光致裂解作用。飞秒激光以极低的能量(几微焦)瞬间在极小的空间产生极高的能量密度,使组织电离并形成等离子体。等离子体产生的电磁场强度比原子核对其周围电子的作用力还大数倍,使组织通过光裂解爆破产生含二氧化碳和水的微小气泡。成千上万紧密相连的激光脉冲产生数以万计小气泡所连起的微腔。飞秒激光可聚焦 2~3μm 直径的空间区域,可精确到 1μm 级别的切割。依靠激光束焦点处的微等离子体形成的光裂解作用,在角膜基质中产生微小气泡并融合连成线形切割和切开,即依靠等离子体的光裂解作用形成切面。

飞秒激光是最近数十年来眼科的一项重要技术突破。在 20 世纪 90 年代初,美国的 Juhasz 和 Kurtz 开发了世界上第一个眼科飞秒激光手术系统,可以无刀高精度切割角膜组织,主要应用于角膜屈光手术方面。之后随着技术发展和完善,飞秒激光在眼科的应用进一步拓展,于 2008 年在匈牙利首次应用于白内障手术。由于其高精度及可控性的优点,飞秒激光辅助的白内障超声乳化手术不仅可以应用于普通白内障患者,对于复杂性白内障,如伴有晶状体不全脱位的白内障、白色成熟期白内障、高度近视并发白内障、硬核白内障、外伤性白内障等,飞秒激光辅助的白内障超声乳化手术更是显示出其独特的优势。浙江大学附属第二医院姚克教授于2013年在国内率先开展了飞秒激光辅助的白内障超声乳化手术,并进行了一系列相关临床研究,证实了飞秒激光辅助白内障超声乳化手术的有效性及安全性,相对于传统超声乳化手术,飞秒激光在复杂性白内障手术中也具有更大的优越性及安全性,为飞秒激光辅助的白内障超声乳化手术在国内的发展和普及做出了重要贡献。

二、飞秒激光辅助白内障超声乳化手术的优越性

基于飞秒激光的光致破裂作用,可用于白内障手术中的组织分离。飞秒激光辅助白内障超声乳化手术主要应用在以下几个方面:飞秒激光前囊的切开,飞秒激光核分割,飞秒激光制作角膜切口,飞秒激光散光性角膜周边松解切开(图 26-1-1)。与传统的白内障超声乳化手术相比,飞秒激光辅助的白内障超声乳化手术显示出一定的优越性,表现在:

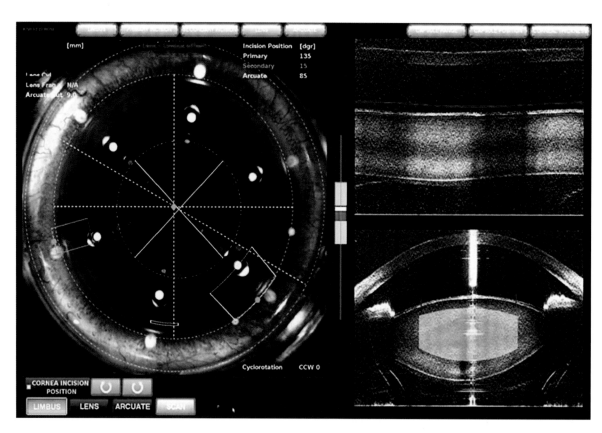

图 26-1-1　飞秒激光辅助白内障超声乳化手术

(一)飞秒激光前囊的切开:环形撕囊制作的安全性和精准性

飞秒激光辅助白内障超声乳化手术的主要优势在晶状体前囊的环形切开。飞秒激光具有精密度高、穿透性强的特点,在其辅助的白内障超声乳化术中,相比于人工操作连续环形撕囊,飞秒激光在计算机程序的控制和图像系统的引导下可以精准地规划撕囊口的大小、形状及位置,保证其圆形和居中性,使飞秒激光对晶状体前囊的环形撕囊有较好的可控性,极大地提高人工晶状体植入术后

位置的居中性和稳定性,减少手术并发症。特别是应用在高端人工晶状体,如散光矫正型人工晶状体、多焦点人工晶状体的手术中,人工晶状体植入术后可获得囊袋内最佳位置,明显减少偏心、倾斜及散光轴位旋转所致的视力和视觉质量问题,以期获得最佳的视觉效果。

(二)飞秒激光核分割:晶状体预劈核技术的安全性和高效性

通过飞秒激光的预劈核技术,预先对晶状体核进行裂解,可以明显减少超声乳化过程中过多释放能量所产生的热量和劈核、转核操作对眼内组织的机械性损伤,显著缩短有效超声乳化时间,降低超声能量和机械性损伤对角膜内皮细胞的影响。因此,对于角膜内皮细胞密度偏少和形态不良的患者,飞秒激光辅助的白内障手术是较为安全的选择。此外,飞秒激光预劈核技术也大大降低了术中后囊破裂发生的风险,增加了手术的安全性。

(三)飞秒激光制作角膜切口:具有可重复性和稳定性

飞秒激光在计算机程序控制下,借助图像指导系统的定位,可以设置不同的切口形状、长度及深度参数,从而构建最优形状的角膜切口,相比于人工操作,可以制作出更稳定的、可重复的、精准的透明角膜切口,使源于术者技巧和经验之间的差异也被相对缩小。同时研究表明飞秒激光辅助的白内障手术切口,术源性散光更小,密闭性更好,可有效减少切口相关的并发症,如术后眼内感染的概率低等。

(四)角膜周边松解切口:矫正散光的精确性和可预测性

飞秒激光可以通过在患眼角膜的陡峭轴上进行角膜周边松解切开,以降低陡峭轴的屈光度来矫正角膜散光,一般可以矫正3.5D以内的散光。现阶段常规白内障手术中矫正角膜散光的人工角膜周边松解切开,由于术者的经验和熟练程度的差异,导致角膜周边松解切口的位置、大小、长度及深度等均具有较大的不确定性。因此,散光矫正效果的预测性差;有时甚至产生其他副作用,如产生新的散光等。而飞秒激光在计算机程序控制和图像系统的指导下,可以在直视状态下行角膜周边松解切口的制作,包括切口的大小、位置、深度都可进行精确的设置和调整。因此,具有较高的精准性和可预测性。

综上所述,飞秒激光辅助的白内障超声乳化手术能够带来精准而自闭性好的角膜切口、精确而居中性良好的圆形撕囊、预劈核降低了超乳能量和机械性损伤、精准而预测性好地矫正散光松解切口,这几项技术共同构成了实现屈光性白内障手术的必要条件,促进了现代白内障手术由复明手术时代向屈光白内障手术时代转化。

飞秒激光辅助白内障超声乳化手术与传统超声乳化手术相比,具有前所未有的优越性,但其局限性及并发症也不容忽视。飞秒激光设备对患者术眼固视及配合度、眼部衔接、组织透明性、虹膜及瞳孔状态等有较高的要求,其绝对或相对禁忌证包括:

(1)患者不能主动配合手术,如眼球震颤、不能固视,各种原因不能仰卧位者等。

(2)眼眶、眼睑或眼球异常影响激光手术者,如睑裂小、眼睑畸形等。

(3)影响负压环固定的结膜疾病,如较肥厚的翼状胬肉、较严重的结膜松弛症等。

(4)部分角膜病变,如影响飞秒激光穿透性的角膜浑浊或致密白斑、角膜营养不良等。

(5)瞳孔不能散大,散瞳后直径 <5mm、瞳孔后粘连或瞳孔位置异位等。

26

（6）青光眼、视神经疾病及视网膜缺血性疾病等相对禁忌证，因激光仪器与眼部组织衔接的过程中，负压吸引可能导致眼压升高，这可能增加一过性眼缺血和视网膜损害的风险，应谨慎选择。

第二节 ｜ 飞秒激光应用于外伤性白内障

近些年来，飞秒激光辅助的白内障超声乳化手术逐步应用于临床，作为一种新颖的手术方式受到越来越多眼科医师的关注。虽然关于飞秒激光辅助的白内障乳化手术是否能成为白内障的主流术式尚存争议，但飞秒激光由于其操作的精准性与安全性，在复杂性白内障尤其是外伤性白内障手术方面的应用仍显示出其独特的优势。

一、手术适应证的选择

（一）外伤性白内障伴角膜散光

外伤性白内障伴角膜散光，行白内障摘除术后，因角膜散光的存在，易引起视物模糊、视疲劳等不适。矫正散光的方法，轻度的规则散光可以通过配戴框架眼镜或硬性角膜接触镜予以矫正，而高度散光则需要手术治疗。目前，矫正散光的手术方法包括散光矫正型 Toric 人工晶状体植入术、角膜松解切开术（astigmatic keratotomy，AK）、角膜楔状切除术、准分子激光角膜磨镶术等，均有其适用范围和一定的局限性。对于常规白内障伴规则角膜散光而言，选择植入散光矫正型 Toric 人工晶状体是最佳的治疗方法，但对于外伤性白内障合并角膜瘢痕所致的高度散光和/或不规则散光（图 26-2-1），Toric 人工晶状体的选择将会受到限制，可选择在角膜上进行散光矫正手术；角膜楔状切除术虽可矫正高度散光，但对于手术者的手术技巧及经验要求较高，手术的可预测性和稳定性相对较差；准分子激光角膜屈光术虽有较好的可预测性、准确性和安全性，但多用于治疗低、中度的角膜规则散光；因而，对于外伤性白内障合并角膜瘢痕所致的高度散光或不规则散光，选择飞秒激光辅助白内障超声乳化吸除 +Toric 人工晶状体植入和/或联合角膜周边单侧的、对称的或不对称的弧形切开是一种较适宜的手术方法。

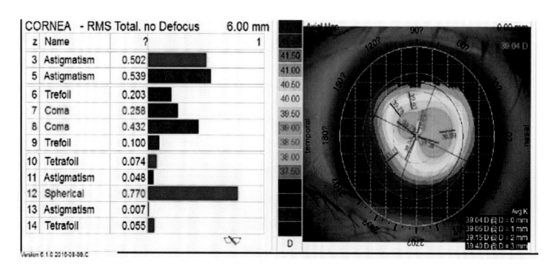

图 26-2-1 角膜不规则散光

相较其他手术方式而言，AK是矫正散光最常用的手术方式。据文献报道，散光矫正量可达3~15.3D。手术原理是根据"弹性半球原理"，在角膜曲率最陡峭的子午线上做横向、直线或者弧形的角膜松解切开，使该子午线上的曲率变平坦，同时，与其垂直的子午线上曲率相应变陡峭，从而减小或者消除角膜散光。

传统的AK手术方法通常是术者利用手术刀手工制作角膜切口，对医师的手术经验及技巧要求较高，制作的切口形状、长度和深度均缺乏精确性和可重复性，甚至可能导致不规则散光、欠矫、过矫和角膜穿孔等不良情况发生。因此，探寻一种预测性更好、更安全有效的散光矫正方法是眼科医师们一直以来追求的目标。

然而，近年来飞秒激光辅助的AK术弥补了传统AK手术方法之不足，具有以下显著的优势。

（1）手术过程完全由电脑程序控制，对医师个人的手术经验和技巧依赖更少，具有更好的精准性、可预测性和可重复性。

（2）手术在计算机程序控制下，借助于图像系统指导，能够精准地控制切口的形状、长度、深度、位置和光学区直径，实现了个性化的手术切削。

（3）切削精度达微米级，制作的切口边缘更加光滑，切削的角膜基质更少。

（4）具有角膜开放性切削和基质内切削两种模式，前者是指切口穿透角膜上皮、前弹力层及基质层，终止于后弹力层之上；后者是指仅在基质内进行切削，保持了角膜上皮和前弹力层的完整性，从而减少了角膜感染、上皮细胞植入和角膜切口裂开的风险，以及患者术后的不适感。

对于外伤性白内障伴有角膜瘢痕所致的高度散光，多为不规则散光，常规的散光矫正方法难以奏效；而飞秒激光不仅可以通过制作两条角度对称的弧形切口用于矫正规则散光，也可以通过参数调整制作两条角度不对称、长度不一致的切口，用于矫正不规则散光，在外伤性白内障伴角膜瘢痕所导致的散光矫正方面具有明显而独特的优势。

（二）外伤性白内障伴角膜内皮损害

对于外伤性白内障伴角膜内皮细胞损伤的患者，手术过程中如何减少对角膜内皮的进一步损害，避免术后角膜水肿甚至发生角膜内皮细胞失代偿，至关重要。飞秒激光辅助的白内障手术可以在计算机程序控制下完成预设形状和深度的晶状体预劈核，减少手工劈核、转核等多步眼内机械性操作及超声能量的释放，可显著减少超声乳化的步骤、术中超声乳化的能量及缩短有效超声乳化时间。这对于伴有角膜内皮损伤的外伤性白内障患者来说，无疑具有较大的安全性，可以最大程度减少角膜水肿、甚至角膜内皮细胞失代偿的风险。

（三）外伤性白内障伴晶状体不全脱位

外伤性白内障伴晶状体不全脱位，晶状体倾斜偏移不居中者，撕囊操作对手术者的技术水平要求较高，且撕囊、手工劈核、转核过程中可能对悬韧带造成进一步损伤，导致晶状体脱位加重甚至全脱位至玻璃体腔内。飞秒激光能精准定位前囊膜位置，可以设定晶状体中心和瞳孔中心进行原位撕囊和激光劈核。且飞秒激光的高功率可瞬间气化组织，撕囊及碎核过程不会对晶状体囊袋及悬韧带造成机械性牵拉，可最大程度避免或减轻对晶状体悬韧带的术源性损伤，大大提高了外伤性白内障伴悬韧带病变、晶状体不全脱位等手术的安全性。

26

此外,眼部钝挫伤导致晶状体全部浑浊,或角膜穿孔伤导致晶状体前囊破裂,对于此类白内障,撕囊操作对手术者的技术水平要求更高,且撕囊过程中容易发生放射状裂开;而应用飞秒激光,可实现重复性的标准撕囊,降低手术难度,减少手术并发症,较传统白内障超声乳化手术具有明显优势。

二、手术步骤

1. 选择适合手术适应证的患者,向患者及家属讲明应用飞秒激光的必要性和优越性,获得患者及家属的同意和配合,并签署手术知情同意书。

2. 术前全身及眼科检查同常规的白内障手术。

3. 术前 3 日应用广谱抗生素滴眼液清洁结膜囊,应用非甾体类抗炎滴眼液防止术中瞳孔缩小。

4. 术前 30 分钟应用复方托吡卡胺滴眼液散大瞳孔。术前 15 分钟滴用表面麻醉剂 3 次行眼表麻醉。

5. 患者固定头位,保持仰卧头平位。

6. 飞秒激光参数设置:根据术前患眼检查结果个体化设置激光参数。依次设置角巩膜缘定位,进行边缘居中定位;定位主切口及侧切口位置,设置切口模式,制定角膜切口的长度、深度及形状;设置前囊膜环形切开的位置、直径及居中性;设置预劈核的形状和深度。

7. 连接设备的显像系统,将系统的患者端接口安装好。开睑器开睑,嘱患者垂直向上方注视,将激光探头降低至角膜平面以上 2cm 时,激活负压,待患者端接口负压吸引环接触眼球后启动负压吸引固定眼球,使手术过程中保持眼部的稳定状态。在所有参数和设定值都确认后,启动激光程序,完成撕囊、劈核和角膜切口制作。

8. 飞秒激光制作晶状体前囊膜切口,直径 5.0~5.5mm(图 26-2-2)。

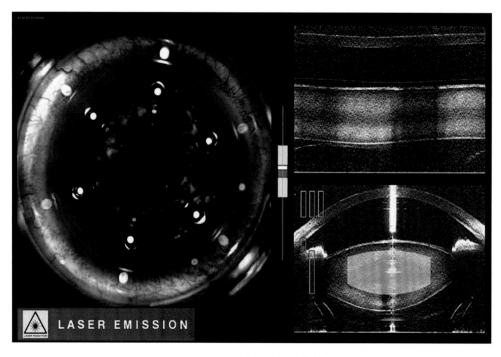

图 26-2-2　飞秒激光制作晶状体前囊切口

9. 飞秒激光预劈核,根据患眼晶状体核的硬度,预先设定好激光裂解晶状体核的模式(选择四分或六分)和深度,在计算机程序控制和图像系统的引导下,应用飞秒激光裂解晶状体核(图 26-2-3)。

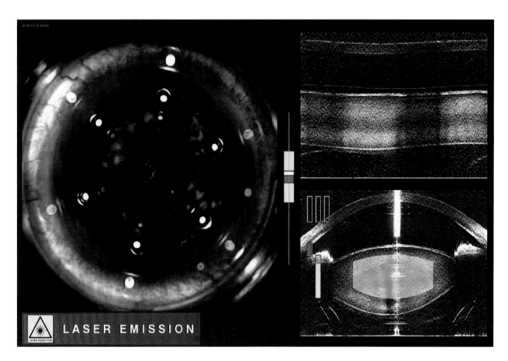

图 26-2-3　飞秒激光预劈核

10. 制作透明角膜切口及角膜松解切口(图 26-2-4)。根据术前检查情况,个性化制订手术方案,设置手术主切口、侧切口和矫正散光的弧形切口的位置、形状和深度。

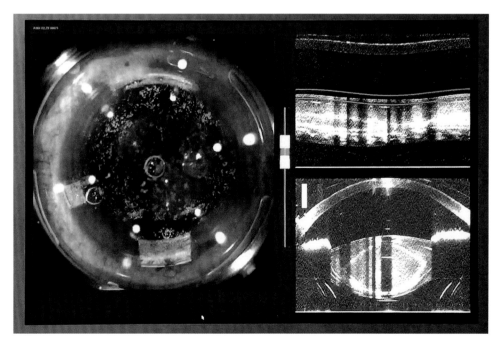

图 26-2-4　飞秒激光制作透明角膜切口及角膜松解切口

（1）如果术眼角膜在垂直轴上有 0.5~1.0D 的散光,可选择单焦或多焦点非球面人工晶状体,把手术主切口设计在 90° 径线上,利用手术源性散光消减角膜的固有散光,使术后残余散光≤0.75D。

（2）如果术眼角膜在水平轴或斜轴上有≥0.75D 的散光,应选择散光矫正型 Toric 人工晶状体植入。

（3）如果术眼角膜散光较大,应用 Toric 人工晶状体也无法完全矫正者,可在散光轴的角膜周边设计成对的弧形切口来矫正残余散光。

（4）如果术眼伴角膜瘢痕所致的不规则散光,根据术眼检查情况,通过参数调整制作两条角度不对称、长度不一致的切口,用于矫正不规则散光。

（5）如果患者有全程视力的要求,可根据术前检查结果选择多焦点人工晶状体或多焦点 Toric 人工晶状体。

11. 飞秒激光按设定的程序完成后,解除患者端接口连接,转移患者至超声乳化手术室。冲洗结膜囊,消毒铺巾。

12. 应用切口分离器打开角膜主切口、侧切口,前房注入黏弹剂,应用撕囊镊撕除已切开的晶状体前囊膜。

13. BSS 液行水分离及水分层。

14. 超声乳化吸除晶状体核,I/A 清除残留的晶状体皮质,并抛光晶状体囊袋。

15. 如伴有晶状体的不全脱位,处理方法参照第十九章。

16. 选择拟定的人工晶状体植入囊袋内。

17. BSS 液置换前房及囊袋内的黏弹剂,人工晶状体调至居中位,重建前房达水密。

18. 术后用药及随访同常规白内障超声乳化手术。

三、手术并发症及处理

（一）负压吸引环脱落或固定困难

原因包括术眼固定不到位、患者眼部或头部突然移动、负压环周围结膜松弛等。遇到此情况,应立即停止操作,重新固定眼球、调整激光参数后再进行手术。

（二）结膜充血或结膜下出血

原因可能是手术过程中角膜缘结膜处于高负压吸引状态,静脉回流受阻导致结膜血管扩张或破裂所致。也可能为术眼接触负压吸引装置时机械损伤所致。术中操作应轻柔,尽可能降低吸引负压并缩短操作时间。

（三）瞳孔缩小

可能原因为固定装置的机械刺激及激光脉冲能量在前房形成气泡对虹膜的刺激,前房内前列腺素浓度的升高等。建议术前 3 日术眼应用非甾体抗炎滴眼液,每日 3 次,来抑制眼内环氧合酶生成前列腺素。若白内障术中发生瞳孔缩小,可采用药物(前房注射1∶10 000 肾上腺素)散瞳联合内聚性黏弹剂扩张等方法帮助扩大瞳孔。

（四）晶状体前囊切开不完整或撕裂

飞秒激光撕囊不完整主要原因为术眼负压吸引环接口(patient interface,PI)下有气泡、眼球位

26

置倾斜、激光能量低、晶状体前囊致密浑浊等。晶状体前囊撕裂多与前囊切开不完整或前囊锯齿状边缘受力不均有关。对于激光撕囊不全者应采用手法二次撕囊,若晶状体前囊膜已发生撕裂,则应在水分离后行水分层,操作轻柔,把核脱出囊袋,应用黏弹剂维持前房,采用低负压、低流量超声乳化吸收晶状体核,I/A 也应非常小心低流量、低灌注清除晶状体皮质,同时避开撕裂区,植入人工晶状体时,其襻应避开囊膜撕裂处固位;必要时可更换大 C 襻人工晶状体睫状沟固位,以保证手术的安全性和人工晶状体的稳定性。

(五)晶状体核裂解未达到预设的深度

对核较致密的白内障,因飞秒激光穿过致密核时的能量衰减,可能出现核劈解深度不够劈不开,则需借助人工劈核。一般情况下,即使深前房合并硬核白内障,飞秒激光无法完全劈开后板层者,仍推荐使用激光预劈核,以达到后续减少超声乳化能量的目的。

(六)囊袋阻滞综合征

是由于飞秒激光劈核过程中,引发的等离子体微爆破效应诱导产生大量气泡积存于囊袋内,同时飞秒激光应用后,皮质和囊膜的黏附力更强以及晶状体皮质松软和膨胀,使得术中水分离时囊袋内压力过大所致。建议飞秒激光操作过程中最大程度减少晶状体内气泡生成,去除前囊膜前避免注入过多的黏弹剂,水分离前可先对囊袋进行减压处理,同时注入 BSS 液行水分离时不宜注入过快或过多。

(七)角膜切口不完全及分离困难

常见的原因可能是角膜缘定位失败,角膜血管翳及老年环等导致的激光穿透不全,眼位倾斜或偏移,激光输出能量不稳定等因素。术前应对患者仔细筛选,选取符合手术适应证的患者,依据患者术眼解剖特点进行准确定位和参数设置。术中使用分离器时,应尽量平行于角巩膜缘分离角膜切口。

其他并发症:包括术后干眼、眼内炎、一过性高眼压、黄斑水肿、一过性脉络膜循环异常等,处理同常规的白内障超声乳化手术。

(宫卫锋)

参考文献

1. 葛坚,王宁利.眼科学.北京:人民卫生出版社,2015.
2. 中华医学会眼科学分会白内障及人工晶状体学组.我国飞秒激光辅助白内障摘除手术规范专家共识(2018年).中华眼科杂志,2018,54(5):328-333.
3. 姚克.重视飞秒激光辅助白内障手术的新认识.中华眼科杂志(电子版),2017,7(3):97-102.
4. 王雁,赵堪兴.飞秒激光屈光手术学.北京:人民卫生出版社,2014.
5. YAN Q,HAN B,MA ZC. Femtosecond laser-assisted ophthalmic surgery:from laser fundamentals to clinical applications. Micromachines,2022,13(10):1653.
6. AGARWAL K,HATCH K. Femtosecond laser assisted cataract surgery:a review. Semin Ophthalmol,2021,36

26

（8）:618-627.

7. LEVITZ LM,DICK HB,SCOTT W,et al. The latest evidence with regards to femtosecond laser-assisted cataract surgery and its use post 2020. Clin Ophthalmol,2021,15:1357-1363.

8. GREWAL DS,SCHULTZ T,BASTI S. Femtosecond laser-assisted cataract surgery-current status and future directions. Surv Ophthalmol,2016,61（2）:103-131.

9. KANCLERZ P,ALIO JL. The benefits and drawbacks of femtosecond laser-assisted cataract surgery. Eur J Ophthalmol,2021,31（3）:1021-1030.

10. LIU HH,HU Y,CUI HP. Femtosecond laser in refractive and cataract surgeries. Int J Ophthalmol,2015,8（2）: 419- 426.

11. ZHANG X,YU Y,ZHANG G,et al. Performance of femtosecond laser-assisted cataract surgery in Chinese patients with cataract:a prospective,multicenter,registry study. BMC Ophthalmol,2019,19（1）:77.

12. WANG W,CHEN X,LIU X,et al. Lens capsule-related complications in femtosecond laser-assisted cataract surgery:a study based on video analysis.Br J Ophthalmol,2022.

13. PRAGER AJ,BASTI S. Femtosecond laser-assisted cataract surgery in management of posterior capsule tear following blunt trauma:Case report and review of literature. Am J Ophthalmol Case Rep,2020,19:100742.

14. NAGY ZZ,KRANITZ K, TAKACS A,et al. Intraocular femtosecond laser use in traumatic cataracts following penetrating and blunt trauma. J Cataract Refract Surg,2012,28（2）:151-153.

15. CHEN X,YU Y,SONG X,et al. Clinical outcomes of femtosecond laser-assisted cataract surgery versus conventional phacoemulsification surgery for hard nuclear cataracts. J Cataract Refract Surg,2017,43（4）: 486-491.

16. CHEE SP,CHAN NS,YANG Y,et al. Femtosecond laser-assisted cataract surgery for the white cataract. Br J Ophthalmol,2019,103（4）:544-550.

17. ALIO JL,ABDOU AA,PUENTE AA. Femtosecond laser cataract surgery:updates on technologies and outcomes. J Cataract Refract Surg,2014,30（6）:420-427.

18. NAGY ZZ. New technology update:femtosecond laser in cataract surgery. Clin Ophthalmol,2014,8: 1157-1167.

19. ZHONG Y,ZHU Y,WANG W,et al. Femtosecond laser-assisted cataract surgery versus conventional phacoemulsification:comparison of internal aberrations and visual quality. Graefes Arch Clin Exp Ophthalmol, 2022,260（3）:901-911.

20. CHEE SP,WONG MH,JAP A. Management of severely subluxated cataracts using femtosecond laser-Assisted cataract surgery. Am J Ophthalmol,2017,173:7-15.

21. STANOJCIC N,ROBERTS HW,WAGH VK,et al. A randomised controlled trial comparing femtosecond laser-assisted cataract surgery versus conventional phacoemulsification surgery:12-month results. Br J Ophthalmol,2021,105（5）:631-638.

22. YU Y,CHEN X,HUA H,et al. Comparative outcomes of femtosecond laser-assisted cataract surgery and manual phacoemusification:a six-month follow-up. Clin Exp Ophthalmol,2016,44（6）:472-80.

23. CHEN X,CHEN K,HE J,et al. Comparing the curative effects between femtosecond laser-assisted cataract surgery and conventional phacoemulsification surgery:a meta-analysis. PLoS One,2016,11（3）:e0152088.

24. LEE JA,SONG WK,KIM JY,et al. Femtosecond laser-assisted cataract surgery versus conventional phacoemulsification:Refractive and aberrometric outcomes with a diffractive multifocal intraocular lens. J Cataract Refract Surg,2019,45（1）:21-27.

26

25. BAHAROZIAN CJ,SONG C,HATCH KM,et al. A novel nomogram for the treatment of astigmatism with femtosecond-laser arcuate incisions at the time of cataract surgery. Clin Ophthalmol,2017,11:1841-1848.

26. DAY AC,STEVENS JD. Predictors of femtosecond laser intrastromal astigmatic keratotomy efficacy for astigmatism management in cataract surgery. J Cataract Refract Surg,2016,42(2):251-257.

27. CONRAD-HENGERER I,DICK HB,SCHULTZ T,et al. Femtosecond laser-assisted capsulotomy after penetrating injury of the cornea and lens capsule. J Cataract Refract Surg,2014,40(1):153-156.

28. WANG L,ZHANG S,ZHANG Z,et al. Femtosecond laser penetrating corneal relaxing incisions combined with cataract surgery. J Cataract Refract Surg,2016,42(7):995-1002.

29. SZEPESSY Z,TAKACS A,KRANITZ K. Intraocular femtosecond laser use in traumatic cataract. Eur J Ophthalmol,2014,24(4):623-625.

30. GREWAL DS,BASTI S,SINGH GREWAL SP. Femtosecond laser-assisted cataract surgery in a subluxated traumatic cataract. J Cataract Refract Surg,2014,40(7):1239-1240.

26